Standardzulassungen für Fertigarzneimittel

Text und Kommentar

Herausgegeben von
Prof. Dr. Rainer Braun, Kronberg/Ts.

unter Mitarbeit von
Prof. Dr. Peter Surmann, Berlin
Dr. Ralf Wendt, Berlin
Prof. Dr. Max Wichtl, Marburg
Prof. Dr. Jochen Ziegenmeyer, Berlin

Mit 16. Ergänzungslieferung

Stand: Dezember 2004

Band 2

Deutscher Apotheker Verlag Stuttgart
Govi-Verlag GmbH Frankfurt

Ein Markenzeichen kann warenzeichenrechtlich geschützt sein, auch wenn ein Hinweis auf etwa bestehende Schutzrechte fehlt.

Bibliografische Information Der Deutschen Bibliothek
Die Deutsche Bibliothek verzeichnet diese Publikation in der Deutschen Nationalbibliografie; detaillierte bibliografische Daten sind im Internet unter http://dnb.ddb.de abrufbar.

Jede Verwertung des Werkes außerhalb der Grenzen des Urheberrechtsgesetzes ist unzulässig und strafbar. Dies gilt insbesondere für Übersetzung, Nachdruck, Mikroverfilmung oder vergleichbare Verfahren sowie für die Speicherung in Datenverarbeitungsanlagen.

ISBN 3-7692-3642-4 (16. Erg.-Lfg.)
ISBN 3-7692-3643-2 (Grundwerk einschl. 16. Erg.-Lfg.)

© 2005 Deutscher Apotheker Verlag, Birkenwaldstraße 44, 70191 Stuttgart
Printed in Germany
Satz und Druck: Kösel, Krugzell

Ibuprofen-Filmtabletten 200 mg und 400 mg

1 Bezeichnung des Fertigarzneimittels

Ibuprofen-Filmtabletten[1)]

2 Darreichungsform

Filmtabletten

3 Eigenschaften und Prüfungen

3.1 Aussehen, Eigenschaften

Ibuprofen-Filmtabletten 200 mg:
Überzogene Tabletten ohne Bruchkerbe.

Ibuprofen-Filmtabletten 400 mg:
Überzogene Tabletten mit Bruchkerbe.

Gleichförmigkeit der Masse der Tablettenhälften (AB. 2.9.5):

Höchstzulässige Abweichung von der Durchschnittsmasse: 7,5 %.

3.2 Wirkstofffreisetzung (AB: 2.9.3)

Innerhalb von 30 Minuten müssen mindestens 70 Prozent der pro Filmtablette deklarierten Menge an Ibuprofen freigesetzt sein.

Prüfflüssigkeit: 900 ml Pufferlösung pH 7,2 R; 37 ± 0,5 °C

Apparatur: Drehkörbchen

Umdrehungsgeschwindigkeit: 150 U/min.

Die Forderung ist erfüllt, wenn:

– jede von 6 geprüften Filmtabletten mindestens 75 Prozent der pro Filmtablette deklarierten Menge an Ibuprofen freisetzt (Stufe 1) oder

– der sich aus 12 geprüften Filmtabletten (die 6 Filmtabletten aus Stufe 1 und 6 weitere Filmtabletten) ergebende Mittelwert der freigesetzten Menge an Ibuprofen mindestens 70 Prozent der pro Filmtablette deklarierten Menge beträgt und gleichzeitig keine der geprüften Filmtabletten weniger als 55 Prozent der deklarierten Menge freisetzt (Stufe 2).

3.3 Prüfung auf Reinheit

4-Isobutylacetophenon: höchstens 0,3 Prozent.

3.4 Gehalt

95,0 bis 105,0 Prozent der pro Filmtablette deklarierten Menge an Ibuprofen.

[1)] Die Bezeichnung der Filmtabletten setzt sich aus den Worten „Ibuprofen Filmtabletten", den arabischen Ziffern, die der jeweiligen Wirkstoffmenge zugeordnet sind und der Masseneinheit „mg" zusammen (z. B. „Ibuprofen-Filmtabletten 200 mg").

3.5 Haltbarkeit

Die Haltbarkeit in den Behältnissen nach 4 beträgt mindestens 1 Jahr.

4 Behältnisse

Dicht schließende Behältnisse, kindergesicherte Verpackung nach DIN 55 559.

5 Kennzeichnung

Nach § 10 AMG, insbesondere:

5.1 Zulassungsnummern

Ibuprofen-Filmtabletten 200 mg: 2129.99.99

Ibuprofen-Filmtabletten 400 mg (zur Behandlung von Schmerzen): 2129.97.99

Ibuprofen-Filmtabletten 400 mg (zur Behandlung rheumatischer Erkrankungen): 2129.98.99

5.2 Art der Anwendung

Zum Einnehmen mit reichlich Flüssigkeit.

5.3 Hinweise

Ibuprofen-Filmtabletten 200 mg: Apothekenpflichtig.

Ibuprofen-Filmtabletten 400 mg (zur Behandlung von Schmerzen): Apothekenpflichtig.

Ibuprofen-Filmtabletten 400 mg (zur Behandlung rheumatischer Erkrankungen): Verschreibungspflichtig.

6 Packungsbeilage

6.1 Ibuprofen-Filmtabletten 200 mg bzw. Ibuprofen-Filmtabletten 400 mg (zur Behandlung von Schmerzen)

> **Lesen Sie die gesamte Packungsbeilage sorgfältig durch, denn sie enthält wichtige Informationen für Sie.**
>
> – Dieses Arzneimittel ist auch ohne Verschreibung erhältlich. Um einen bestmöglichen Behandlungserfolg zu erzielen, müssen/muss Ibuprofen-Filmtabletten 200 mg bzw. 400 mg/(frei gewählte Bezeichnung) jedoch vorschriftsmäßig angewendet werden.
>
> – Heben Sie die Packungsbeilage auf. Vielleicht möchten Sie diese später nochmals lesen.
>
> – Fragen Sie Ihren Apotheker, wenn Sie weitere Informationen oder einen Rat benötigen.
>
> – Wenn sich Ihre Symptome verschlimmern oder nach 4 Tagen keine Besserung eintritt, müssen Sie auf jeden Fall einen Arzt aufsuchen.

Nach § 11 AMG, insbesondere:

6.1.1 *Was sind Ibuprofen-Filmtabletten 200 mg bzw. 400 mg/ist (frei gewählte Bezeichnung) und wofür werden sie/wird es angewendet?*

Ibuprofen-Filmtabletten 200 mg bzw. 400 mg sind/(frei gewählte Bezeichnung) ist ein schmerzstillendes, fiebersenkendes und entzündungshemmendes Arzneimittel (nichtsteroidales Antiphlogistikum/Analgetikum)

Ibuprofen-Filmtabletten 200 mg bzw. 400 mg werden/(frei gewählte Bezeichnung) wird angewendet bei:

- leichten bis mäßig starken Schmerzen, wie Kopfschmerzen, Zahnschmerzen, Regelschmerzen
- Fieber.

6.1.2 *Was müssen Sie vor der Einnahme von Ibuprofen-Filmtabletten 200 bzw. 400 mg/ (frei gewählte Bezeichnung) beachten?*

<u>Ibuprofen-Filmtabletten 200 bzw. 400 mg dürfen/(frei gewählte Bezeichnung) darf nicht eingenommen werden:</u>

- wenn Sie überempfindlich (allergisch) gegenüber Ibuprofen oder einem der sonstigen Bestandteile von Ibuprofen-Filmtabletten 200 bzw. 400 mg/(frei gewählte Bezeichnung) sind
- wenn Sie in der Vergangenheit mit Asthmaanfällen, Nasenschleimhaut-Schwellungen oder Hautreaktionen nach der Einnahme von Acetylsalicylsäure oder anderen nichtsteroidalen Entzündungshemmern reagiert haben
- bei Magen- oder Darmgeschwüren
- in den letzten drei Monaten der Schwangerschaft.

<u>Kinder</u>

Ibuprofen-Filmtabletten 200 bzw. 400 mg dürfen/(frei gewählte Bezeichnung) darf nicht eingenommen werden von Kindern unter 6 Jahren, da diese Dosisstärke aufgrund des Wirkstoffgehaltes in der Regel hier nicht geeignet ist.

<u>Besondere Vorsicht bei der Einnahme von Ibuprofen-Filmtabletten 200 bzw. 400 mg/(frei gewählte Bezeichnung) ist erforderlich:</u>

- bei einer angeborenen Blutbildungsstörung (akute intermittierende Porphyrie)
- bei bestimmten Erkrankungen des Immunsystems (systemischer Lupus erythematodes und Mischkollagenosen)
- bei Magen-Darm-Beschwerden und früher aufgetretenen Magen-Darm-Geschwüren oder chronisch-entzündlichen Darmerkrankungen (Colitis ulcerosa, Morbus Crohn)
- bei Nieren- oder Lebererkrankungen
- bei Bluthochdruck oder Herzleistungsschwäche (Herzinsuffizienz)
- wenn Sie an Allergien (z. B. Hautreaktionen auf andere Mittel, Asthma, Heuschnupfen), chronischen Schleimhautschwellungen oder chronischen, die Atemwege verengenden Atemwegserkrankungen leiden; Ihr Risiko für Überempfindlichkeitsreaktionen ist dann erhöht

– bei gleichzeitiger Anwendung von mehr als 15 mg Methotrexat pro Woche.

Sprechen Sie mit Ihrem Arzt.

Einnahme von Ibuprofen-Filmtabletten 200 bzw. 400 mg/(frei gewählte Bezeichnung) zusammen mit Nahrungsmitteln und Getränken

Während der Anwendung von Ibuprofen-Filmtabletten 200 bzw. 400 mg/(frei gewählte Bezeichnung) sollten Sie möglichst keinen Alkohol trinken.

Schwangerschaft

Wird während einer längeren Anwendung von Ibuprofen-Filmtabletten 200 bzw. 400 mg/(frei gewählte Bezeichnung) eine Schwangerschaft festgestellt, so ist der Arzt zu benachrichtigen. Im ersten und zweiten Schwangerschaftsdrittel sollte(n) Ibuprofen-Filmtabletten 200 bzw. 400 mg/(frei gewählte Bezeichnung) nur nach Rücksprache mit dem Arzt angewendet werden. In den letzten drei Monaten der Schwangerschaft dürfen Ibuprofen-Filmtabletten 200 bzw. 400 mg/ darf (frei gewählte Bezeichnung) wegen eines erhöhten Risikos von Komplikationen für Mutter und Kind bei der Geburt nicht angewendet werden.

Stillzeit

Der Wirkstoff Ibuprofen und seine Abbauprodukte gehen in geringen Mengen in die Muttermilch über. Da nachteilige Folgen für den Säugling bisher nicht bekannt geworden sind, wird bei kurzfristiger Anwendung der empfohlenen Dosis bei leichten bis mäßig starken Schmerzen oder Fieber eine Unterbrechung des Stillens nicht erforderlich sein.

Verkehrstüchtigkeit und das Bedienen von Maschinen

Bei kurzfristiger Einnahme der für Ibuprofen-Filmtabletten 200 bzw. 400 mg/(frei gewählte Bezeichnung) empfohlenen Dosen ist keine Beeinträchtigung zu erwarten.

Worauf müssen Sie noch achten?

Bei längerem hochdosierten, nicht bestimmungsgemäßem Gebrauch von Schmerzmitteln können Kopfschmerzen auftreten, die nicht durch erhöhte Dosen des Arzneimittels behandelt werden dürfen.

Ganz allgemein kann die gewohnheitsmäßige Einnahme von Schmerzmitteln, insbesondere bei Kombination mehrerer schmerzstillender Wirkstoffe, zur dauerhaften Nierenschädigung mit dem Risiko eines Nierenversagens (Analgetika-Nephropathie) führen.

Wichtige Informationen über bestimmte Bestandteile von Ibuprofen-Filmtabletten 200 bzw. 400 mg/(frei gewählte Bezeichnung)

(Hier sind ggf. Erläuterungen zu geben, die für bestimmte Hilfsstoffe entsprechend der „Richtlinie 92/27/EWG des Rates vom 31. März 1992 über die Etikettierung und die Packungsbeilage von Humanarzneimitteln" (Amtsblatt der Europ. Gemeinsch. Nr. L 113 vom 30. 04. 1992, S. 8) und der „Guideline on the excipients in the label and package leaflet of medicinal products for human use" (Regelungen für Humanarzneimittel in der Europäischen Gemeinschaft, Band 3 B) gefordert sind).

Wechselwirkungen mit anderen Arzneimitteln

Bitte informieren Sie Ihren Arzt oder Apotheker, wenn Sie andere Arzneimittel einnehmen bzw. vor kurzem eingenommen haben, auch wenn es sich um nicht verschreibungspflichtige Arzneimittel handelt.

Die Wirkung der nachfolgend genannten Arzneistoffe bzw. Präparategruppen kann bei gleichzeitiger Behandlung mit Ibuprofen-Filmtabletten 200 bzw. 400 mg/ (frei gewählte Bezeichnung) beeinflusst werden.

⇨ Verstärkung der Wirkung bis hin zu erhöhtem Nebenwirkungsrisiko:

- Lithium (Mittel zur Behandlung geistig-seelischer Erkrankungen): Lassen Sie den Lithiumspiegel zur Sicherheit kontrollieren
- blutgerinnungshemmende Mittel: Lassen Sie die Blutgerinnung kontrollieren
- Ciclosporin (Mittel zur Verhinderung von Transplantatabstoßungen und zur Rheumabehandlung): Nierenschädigende Wirkung verstärkt
- Methotrexat (Mittel zur Behandlung von Krebserkrankungen bzw. von bestimmten rheumatischen Erkrankungen): Nebenwirkungen verstärkt
- Glukokortikoide (Arzneimittel, die Kortison oder kortisonähnliche Stoffe enthalten), Acetylsalicylsäure oder andere nichtsteroidale Antiphlogistika/Analgetika (entzündungs- und schmerzhemmende Mittel): Risiko für Magen-Darm-Geschwüre und -Blutungen erhöht, außer wenn die Wirkstoffe nur auf der Haut aufgetragen werden.
- Kaliumsparende Diuretika (bestimmte entwässernde Mittel): Erhöhung der Kaliumspiegel im Blut möglich: Lassen Sie den Kaliumspiegel kontrollieren.

⇨ Abschwächung der Wirkung:

- Entwässernde (Diuretika) und blutdrucksenkende (Antihypertonika) Arzneimittel
- ACE-Hemmer (Mittel zur Behandlung von Herzschwäche und zur Blutdrucksenkung): Zusätzlich erhöhtes Risiko für Nierenfunktionsstörungen.

⇨ Sonstige mögliche Wechselwirkungen:

- Zidovudin (Mittel gegen retrovirale Erreger): Erhöhtes Risiko für Gelenk- und Blutergüsse bei HIV-positiven Blutern
- Probenecid oder Sulfinpyrazon (Mittel zur Behandlung von Gicht): Verzögerung der Ausscheidung von Ibuprofen
- Sulfonylharnstoffe (Mittel zur Senkung des Blutzuckers): Kontrolle der Blutzuckerwerte.

6.1.3 *Wie sind/ist Ibuprofen-Filmtabletten 200 bzw. 400 mg/(frei gewählte Bezeichnung) einzunehmen?*

Nehmen Sie Ibuprofen-Filmtabletten 200 bzw. 400 mg/(frei gewählte Bezeichnung) immer genau nach Anweisung in dieser Packungsbeilage ein. Bitte fragen Sie bei Ihrem Arzt oder Apotheker nach, wenn Sie sich nicht ganz sicher sind. Falls vom Arzt nicht anders verordnet, ist die übliche Dosis:

Filmtabletten mit 200 mg Ibuprofen:

Alter bzw. (Körpermasse)	Einzeldosis	Tagesgesamtdosis
Kinder 6–9 Jahre (ca. 20–29 kg)	1 Filmtablette (entsprechend 200 mg Ibuprofen)	bis 3 Filmtabletten (entsprechend bis 600 mg Ibuprofen)
Kinder 10–12 Jahre (ca. 30–43 kg)	1 Filmtablette (entsprechend 200 mg Ibuprofen)	3–4 Filmtabletten (entsprechend 600–800 mg Ibuprofen)
Kinder 13–14 Jahre (ca. 44–52 kg)	1–2 Filmtabletten (entsprechend 200–400 mg Ibuprofen)	3–5 Filmtabletten (entsprechend 600–1000 mg Ibuprofen)
Jugendliche ab 15 Jahren und Erwachsene	1–2 Filmtabletten (entsprechend 200–400 mg Ibuprofen)	4–6 Filmtabletten (entsprechend 800–1200 mg Ibuprofen)

Filmtabletten mit 400 mg Ibuprofen:

Alter bzw. (Körpermasse)	Einzeldosis	Tagesgesamtdosis
Kinder 6–9 Jahre (ca. 20–29 kg)	$^1/_2$ Filmtablette (entsprechend 200 mg Ibuprofen)	Bis $1^1/_2$ Filmtabletten (entsprechend bis 600 mg Ibuprofen)
Kinder 10–12 Jahre (ca. 30–43 kg)	$^1/_2$ Filmtablette (entsprechend 200 mg Ibuprofen)	$1^1/_2$–2 Filmtabletten (entsprechend 600–800 mg Ibuprofen)
Kinder 13–14 Jahre (ca. 44–52 kg)	$^1/_2$–1 Filmtablette (entsprechend 200–400 mg Ibuprofen)	$1^1/_2$–$2^1/_2$ Filmtabletten (entsprechend 600–1000 mg Ibuprofen)
Jugendliche ab 15 Jahren und Erwachsene	$^1/_2$–1 Filmtablette (entsprechend 200–400 mg Ibuprofen)	2–3 Filmtabletten (entsprechend 800–1200 mg Ibuprofen)

Wenn Sie die maximale Einzeldosis eingenommen haben, warten Sie mindestens 4 Stunden bis zur nächsten Einnahme.

Nehmen Sie die Filmtabletten bitte unzerkaut mit <u>reichlich</u> Flüssigkeit (z. B. einem Glas Wasser) ein. Dies fördert den Wirkungseintritt. Die Filmtabletten können unabhängig von den Mahlzeiten eingenommen werden. Für Patienten, die einen empfindlichen Magen haben, empfiehlt es sich, Ibuprofen-Filmtabletten 200 bzw. 400 mg/(frei gewählte Bezeichnung) während der Mahlzeiten einzunehmen.

Bitte sprechen Sie mit Ihrem Arzt oder Apotheker, wenn Sie den Eindruck haben, dass die Wirkung von Ibuprofen-Filmtabletten 200 bzw. 400 mg/(frei gewählte Bezeichnung) zu stark oder zu schwach ist.

Nehmen Sie Ibuprofen-Filmtabletten 200 bzw. 400 mg/(frei gewählte Bezeichnung) ohne ärztlichen oder zahnärztlichen Rat nicht länger als 4 Tage ein.

6.1.4 *Welche Nebenwirkungen sind möglich?*

Wie alle Arzneimittel können Ibuprofen-Filmtabletten 200 bzw. 400 mg/kann (frei gewählte Bezeichnung) Nebenwirkungen haben. Die Aufzählung der folgenden unerwünschten Wirkungen umfasst alle bekannt gewordenen Nebenwirkungen unter der Behandlung mit Ibuprofen, auch solche unter hochdosierter Langzeittherapie bei Rheumapatienten. Die Häufigkeitsangaben, die über sehr seltene Meldungen hinausgehen, beziehen sich auf die kurzzeitige Anwendung bis zu Tagesdosen von maximal 1200 mg Ibuprofen (= 6 bzw. 3 Filmtabletten Ibuprofen-Filmtabletten 200 bzw. 400 mg/(frei gewählte Bezeichnung).

Bei der Beurteilung von Nebenwirkungen werden üblicherweise folgende Häufigkeitsangaben zugrunde gelegt:

Sehr häufig:	**Häufig:**
Bei mehr als 1 von 10 Behandelten	Bei mehr als 1 von 100 Behandelten
Gelegentlich:	**Selten:**
Bei mehr als 1 von 1000 Behandelten	Bei mehr als 1 von 10000 Behandelten
Sehr selten:	
Bei 1 oder weniger als 1 von 10000 Behandelten, einschließlich Einzelfälle	

Verdauungstrakt:

Häufig:

Magen-Darm-Beschwerden wie Sodbrennen, Bauchschmerzen, Übelkeit, Blähungen, Durchfall, Verstopfung.

Sehr selten:

Magen-Darm-Geschwüre, unter Umständen mit Blutung und Durchbruch. Sollten stärkere Schmerzen im Oberbauch, Bluterbrechen, Blut im Stuhl oder eine Schwarzfärbung des Stuhls auftreten, so müssen Sie Ibuprofen-Filmtabletten 200 bzw. 400 mg/(frei gewählte Bezeichnung) absetzen und sofort den Arzt informieren.

Nervensystem:

Häufig:

Kopfschmerzen, Schwindel.

Gelegentlich:

Schlaflosigkeit, Erregung, Reizbarkeit oder Müdigkeit.

<u>Sehr selten:</u>

Psychotische Reaktionen sowie Depressionen.

Niere:

<u>Gelegentlich:</u>

Verminderung der Harnausscheidung und Ansammlung von Wasser im Körper. Diese Zeichen können Ausdruck einer Nierenerkrankung bis hin zum Nierenversagen sein. Sollten die genannten Symptome auftreten oder sich verschlimmern, müssen Sie Ibuprofen-Filmtabletten 200 bzw. 400 mg/(frei gewählte Bezeichnung) absetzen und sofort Kontakt mit Ihrem Arzt aufnehmen.

<u>Sehr selten:</u>

Nierengewebsschädigung (Papillennekrosen), insbesondere bei Langzeittherapie.

Erhöhte Harnsäurekonzentration im Blut.

Leber:

<u>Sehr selten:</u>

Leberschäden, insbesondere bei Langzeittherapie.

Herz/Kreislauf:

<u>Sehr selten:</u>

Bluthochdruck, Herzmuskelschwäche (Herzinsuffizienz). Sollten die genannten Symptome auftreten oder sich verschlimmern, so müssen Sie Ibuprofen-Filmtabletten 200 bzw. 400 mg/(frei gewählte Bezeichnung) absetzen und sofort Kontakt mit Ihrem Arzt aufnehmen.

Vermehrte Wassereinlagerung im Gewebe mit Ausbildung von Ödemen, insbesondere bei Patienten mit Bluthochdruck oder eingeschränkter Nierenfunktion.

Blut:

<u>Sehr selten:</u>

Störung der Blutbildung. Erste Anzeichen können sein: Fieber, Halsschmerzen, oberflächliche Wunden im Mund, grippeartige Beschwerden, starke Abgeschlagenheit, Nasenbluten und Hautblutungen.

In diesen Fällen ist das Arzneimittel sofort abzusetzen und der Arzt aufzusuchen. Jegliche Selbstbehandlung mit schmerz- oder fiebersenkenden Arzneimitteln sollte unterbleiben.

Haut:

<u>Sehr selten:</u>

Schwere Hautreaktionen wie Hautausschlag mit Rötung und Blasenbildung (z. B. Erythema exsudativum multiforme).

Haarausfall.

Immunsystem:

Sehr selten:

Anzeichen einer Hirnhautentzündung (aseptische Meningitis) wie starke Kopfschmerzen, Übelkeit, Erbrechen, Fieber, Nackensteifigkeit oder Bewusstseinstrübung. Ein erhöhtes Risiko scheint für Patienten zu bestehen, die bereits an bestimmten Erkrankungen des Immunsystems (systemischer Lupus erythematodes und Mischkollagenosen) leiden.

Überempfindlichkeitsreaktionen:

Gelegentlich:

Überempfindlichkeitsreaktionen mit Hautauschlägen und Hautjucken sowie Asthmaanfällen (eventuell mit Blutdruckabfall).

Sehr selten:

Schwere Überempfindlichkeitsreaktionen. Anzeichen hierfür können sein: Schwellungen von Gesicht, Zunge und Kehlkopf mit Einengungen der Luftwege, Atemnot, Herzjagen, Blutdruckabfall bis zum lebensbedrohlichen Schock. Bei Auftreten einer dieser Erscheinungen, die schon bei Erstanwendung vorkommen können, ist sofortige ärztliche Hilfe erforderlich.

Sonstige Nebenwirkungen:

Gelegentlich:

Sehstörungen. In diesem Fall ist umgehend der Arzt zu informieren, und Ibuprofen-Filmtabletten 200 bzw. 400 mg/(frei gewählte Bezeichnung) dürfen/darf nicht mehr eingenommen werden.

Sehr selten:

Ohrgeräusche (Tinnitus), Hörstörungen;

Verschlechterung infektionsbedingter Entzündungen (z.B. Entwicklung einer nekrotisierenden Fasciitis). Wenn während der Anwendung von Ibuprofen-Filmtabletten 200 bzw. 400 mg/(freigewählte Bezeichnung) Zeichen einer Infektion (z.B. Rötung, Schwellung, Überwärmung, Schmerz, Fieber) neu auftreten oder sich verschlimmern, sollte unverzüglich ein Arzt zu Rate gezogen werden.

Informieren Sie Ihren Arzt oder Apotheker, wenn Sie Nebenwirkungen bemerken, die nicht in dieser Packungsbeilage aufgeführt sind.

6.2 Ibuprofen-Filmtabletten 400 mg (zur Behandlung rheumatischer Erkrankungen)

> **Lesen Sie die gesamte Packungsbeilage sorgfältig durch, bevor Sie mit der Einnahme dieses Arzneimittels beginnen**
>
> – Heben Sie die Packungsbeilage auf. Vielleicht möchten Sie diese später nochmals lesen.
>
> – Wenn Sie weitere Fragen haben, wenden Sie sich an Ihren Arzt oder Apotheker.

> – Dieses Arzneimittel wurde Ihnen persönlich verschrieben und darf nicht an Dritte weitergegeben werden. Es kann anderen Menschen schaden, auch wenn diese dieselben Symptome haben wie Sie.

Nach § 11 AMG, insbesondere:

6.2.1 Was sind/ist Ibuprofen-Filmtabletten 400 mg/(frei gewählte Bezeichnung) und wofür werden sie/wird es angewendet?

Ibuprofen-Filmtabletten 400 mg/(frei gewählte Bezeichnung) sind/ist ein entzündungshemmendes und schmerzstillendes Arzneimittel (nichtsteroidales Antiphlogistikum/Analgetikum).

Ibuprofen-Filmtabletten 400 mg werden/(frei gewählte Bezeichnung) wird angewendet zur symptomatischen Behandlung von Schmerz und Entzündung bei:

– akuten Gelenkentzündungen (einschließlich Gichtanfall)

– chronischen Gelenkentzündungen, insbesondere rheumatoider Arthritis (chronische Polyarthritis)

– Bechterew-Krankheit (Spondylitis ankylosans) und anderen entzündlich-rheumatischen Wirbelsäulenerkrankungen

– Reizzuständen bei degenerativen Gelenk- und Wirbelsäulenerkrankungen (Arthrosen und Spondylarthrosen)

– entzündlichen weichteilrheumatischen Erkrankungen

– schmerzhaften Schwellungen oder Entzündungen nach Verletzungen.

6.2.2 Was müssen Sie vor der Einnahme von Ibuprofen-Filmtabletten 400 mg/(frei gewählte Bezeichnung) beachten?

Ibuprofen-Filmtabletten 400 mg dürfen/(frei gewählte Bezeichnung) darf nicht eingenommen werden:

– bei bekannter Überempfindlichkeit gegen den Wirkstoff Ibuprofen oder einen der sonstigen Bestandteile des Arzneimittels

– bei ungeklärten Blutbildungsstörungen

– bei Magen- oder Darmgeschwüren

– bei Blutungen im Magen-Darm-Trakt (gastrointestinalen Blutungen), Hirnblutungen (zerevaskulärer Blutung) oder anderen aktiven Blutungen

– im letzten Drittel der Schwangerschaft

– von Kindern und Jugendlichen unter 15 Jahren.

Besondere Vorsicht bei der Einnahme von Ibuprofen-Filmtabletten 400 mg/(frei gewählte Bezeichnung) ist erforderlich:

– bei bestimmten angeborenen Blutbildungsstörungen (z. B. akute intermittierende Porphyrie)

– bei bestimmten Autoimmunerkrankungen (systemischer Lupus erythematodes und Mischkollagenose)

- bei Magen-Darm-Beschwerden sowie Hinweisen auf Magen- oder Darmgeschwüre oder chronisch entzündliche Darmerkrankungen (Colitis ulcerosa, Morbus Crohn) in der Vorgeschichte
- bei Bluthochdruck oder Herzleistungsschwäche (Herzinsuffizienz)
- bei vorgeschädigter Niere
- bei schweren Leberfunktionsstörungen
- direkt nach größeren chirurgischen Eingriffen.

<u>Einnahme von Ibuprofen-Filmtabletten 400 mg/(frei gewählte Bezeichnung) zusammen mit Nahrungsmitteln und Getränken</u>

Während der Anwendung von Ibuprofen-Filmtabletten 400 mg/(frei gewählte Bezeichnung) sollten Sie möglichst keinen Alkohol trinken.

<u>Kinder und Jugendliche sowie ältere Patienten</u>

Kinder und Jugendliche unter 15 Jahren dürfen Ibuprofen-Filmtabletten 400 mg/ (frei gewählte Bezeichnung) nicht einnehmen, da der Wirkstoffgehalt zu hoch ist. Für diese Altersgruppe stehen andere Ibuprofen-Zubereitungen mit geringerer Wirkstoffkonzentration zur Verfügung.

Bei älteren Patienten ist eine besonders sorgfältige ärztliche Überwachung erforderlich.

<u>Schwangerschaft</u>

Wird während einer längeren Anwendung von Ibuprofen-Filmtabletten 400 mg/ (frei gewählte Bezeichnung) eine Schwangerschaft festgestellt, so ist der Arzt zu benachrichtigen. Im ersten und zweiten Schwangerschaftsdrittel sollte(n) Ibuprofen-Filmtabletten 400 mg/(frei gewählte Bezeichnung) nur nach Rücksprache mit dem Arzt angewendet werden. In den letzten drei Monaten der Schwangerschaft dürfen Ibuprofen-Filmtabletten 400 mg/darf (frei gewählte Bezeichnung) wegen eines erhöhten Risikos von Komplikationen für Mutter und Kind bei der Geburt nicht angewendet werden.

<u>Stillzeit</u>

Der Wirkstoff Ibuprofen und seine Abbauprodukte gehen in geringen Mengen in die Muttermilch über. Da nachteilige Folgen für den Säugling bisher nicht bekannt geworden sind, wird bei kurzfristiger Anwendung eine Unterbrechung des Stillens in der Regel nicht erforderlich sein. Wird eine längere Anwendung bzw. Einnahme höherer Dosen verordnet, sollte jedoch ein frühzeitiges Abstillen erwogen werden.

<u>Vorsichtsmaßnahmen für die Anwendung und Warnhinweise</u>

Patienten, die an Heuschnupfen, chronischen Nasenschleimhautschwellungen (sog. Nasenpolypen), chronischen, die Atemwege verengenden (obstruktiven) Atemwegserkrankungen (z.B. Asthma) leiden, sowie Patienten mit Überempfindlichkeit gegen andere Schmerz- und Rheumamittel aus der Gruppe der nichtsteroidalen Analgetika/Antiphlogistika dürfen Ibuprofen-Filmtabletten 400 mg/ (frei gewählte Bezeichnung) nur unter bestimmten Vorsichtsmaßnahmen und direkter ärztlicher Kontrolle anwenden. Für die beschriebenen Patienten besteht bei Anwendung von Ibuprofen-Filmtabletten/(frei gewählte Bezeichnung) ein erhöhtes Risiko für Überempfindlichkeitsreaktionen (allergische Reaktionen). Diese können sich äußern als Asthma-Anfälle (sog. Analgetika-Asthma), Haut- und Schleimhautschwellungen (sog. Quincke-Ödem) oder Nesselsucht (Urtikaria).

Besondere Vorsicht ist auch geboten bei Patienten, die auf andere Stoffe allergisch reagieren (z. B. mit Hautausschlag und Juckreiz), da für sie bei der Anwendung von Ibuprofen-Filmtabletten 400 mg/(frei gewählte Bezeichnung) ebenfalls ein erhöhtes Risiko für das Auftreten von Überempfindlichkeitsreaktionen besteht.

Ibuprofen, der Wirkstoff von Ibuprofen-Filmtabletten 400 mg/(frei gewählte Bezeichnung) kann vorübergehend die Blutplättchenfunktion (Thrombozytenaggregation) hemmen. Patienten mit Gerinnungsstörungen sollten daher sorgfältig überwacht werden.

Wenn Sie gleichzeitig Arzneimittel zur Hemmung der Blutgerinnung oder zur Senkung des Blutzuckers einnehmen, sollten vorsichtshalber Kontrollen der Blutgerinnung bzw. der Blutzuckerwerte erfolgen.

Bei gleichzeitiger Gabe von Ibuprofen-Filmtabletten 400 mg/(frei gewählte Bezeichnung) und Lithiumpräparaten (Mittel zur Behandlung geistig-seelischer Erkrankungen) oder bestimmten Mitteln zur Entwässerung (kaliumsparenden Diuretika) ist eine Kontrolle der Lithium- und Kaliumkonzentration im Blut nötig (siehe Wechselwirkungen).

Bei längerdauernder Gabe von Ibuprofen-Filmtabletten 400 mg/(frei gewählte Bezeichnung) ist eine regelmäßige Kontrolle der Leberwerte, der Nierenfunktion sowie des Blutbildes erforderlich.

Bei Einnahme von Ibuprofen-Filmtabletten 400 mg/(frei gewählte Bezeichnung) vor operativen Eingriffen ist der Arzt oder Zahnarzt zu befragen bzw. zu informieren.

<u>Verkehrstüchtigkeit und das Bedienen von Maschinen</u>

Da bei der Einnahme von Ibuprofen-Filmtabletten 400 mg/(frei gewählte Bezeichnung) in höherer Dosierung zentralnervöse Nebenwirkungen wie Müdigkeit und Schwindel auftreten können, kann im Einzelfall die Fähigkeit zum Fahren eines Kraftfahrzeuges oder zum Bedienen von Maschinen eingeschränkt sein. Sie können dann auf unerwartete und plötzliche Ereignisse nicht mehr schnell und gezielt genug reagieren. Fahren Sie nicht Auto oder andere Fahrzeuge! Bedienen Sie keine Werkzeuge oder Maschinen. Arbeiten Sie nicht ohne sicheren Halt!

<u>Wichtige Informationen über bestimmte Bestandteile von Ibuprofen-Filmtabletten 400 mg/(frei gewählte Bezeichnung)</u>

(Hier sind ggf. Erläuterungen zu geben, die für bestimmte Hilfsstoffe entsprechend der „Richtlinie 92/27/EWG des Rates vom 31. März 1992 über die Etikettierung und die Packungsbeilage von Humanarzneimitteln" (Amtsbl. Der Europ. Gemeinschaft Nr. L 113 vom 30.04.1992, S. 8) und der „Guideline on the excipients in the label and package leaflet of medicinal products for human use" (Regelungen für Humanarzneimittel in der Europäischen Gemeinschaft, Band 3 B) gefordert sind).

Wechselwirkungen mit anderen Mitteln

Bitte informieren Sie Ihren Arzt oder Apotheker, wenn Sie andere Arzneimittel einnehmen bzw. vor kurzem eingenommen haben, auch wenn es sich um nicht verschreibungspflichtige Arzneimittel handelt.

Die gleichzeitige Anwendung von Ibuprofen-Filmtabletten 400 mg/(frei gewählte Bezeichnung) und Digoxin (Mittel zur Stärkung der Herzkraft), Phenytoin (Mittel zur Behandlung von Krampfanfällen) oder Lithium (Mittel zur Behandlung geistig-seelischer Erkrankungen) kann die Konzentration dieser Arzneimittel im Blut erhöhen.

Ibuprofen-Filmtabletten 400 mg/(frei gewählte Bezeichnung) können/kann die Wirkung von entwässernden und blutdrucksenkenden Arzneimitteln (Diuretika und Antihypertensiva) abschwächen.

Ibuprofen-Filmtabletten 400 mg/(frei gewählte Bezeichnung) können/kann die Wirkung von ACE-Hemmern (Mittel zur Behandlung von Herzschwächen und Bluthochdruck) abschwächen. Bei gleichzeitiger Anwendung kann weiterhin das Risiko für das Auftreten einer Nierenfunktionsstörung erhöht sein.

Die gleichzeitige Gabe von Ibuprofen-Filmtabletten 400 mg/(frei gewählte Bezeichnung) und kaliumsparenden Entwässerungsmitteln (bestimmte Diuretika) kann zu einer Erhöhung des Kaliumspiegels im Blut führen.

Die gleichzeitige Verabreichung von Ibuprofen-Filmtabletten 400 mg/(frei gewählte Bezeichnung) mit anderen entzündungs- und schmerzhemmenden Mitteln aus der Gruppe der nichtsteroidalen Antiphlogistika oder mit Glukokortikoiden erhöht das Risiko von Nebenwirkungen im Magen-Darm-Trakt (siehe „Nebenwirkungen").

Die Gabe von Ibuprofen-Filmtabletten 400 mg/(frei gewählte Bezeichnung) innerhalb 24 Stunden vor oder nach Gabe von Methotrexat kann zu einer erhöhten Konzentration von Methotrexat und einer Zunahme seiner unerwünschten Wirkungen führen.

Das Risiko einer nierenschädigenden Wirkung durch Ciclosporin (Mittel, das zur Verhinderung von Transplantatabstoßungen, aber auch in der Rheumabehandlung eingesetzt wird) wird durch die gleichzeitige Gabe bestimmter nichtsteroidaler Antiphlogistika erhöht. Dieser Effekt kann auch für eine Kombination von Ciclosporin mit Ibuprofen nicht ausgeschlossen werden.

Arzneimittel, die Probenecid oder Sulfinpyrazon (Mittel zur Behandlung von Gicht) enthalten, können die Ausscheidung von Ibuprofen verzögern. Dadurch kann es zu einer Anreicherung von Ibuprofen im Körper mit Verstärkung seiner unerwünschten Wirkungen kommen.

Es gibt Einzelfallberichte über Wechselwirkungen zwischen Ibuprofen und blutgerinnungshemmenden Mitteln. Trotzdem wird bei gleichzeitiger Behandlung eine Kontrolle des Gerinnungsstatus empfohlen.

Klinische Untersuchungen haben Wechselwirkungen zwischen nichtsteroidalen Antiphlogistika und Sulfonylharnstoffen (Mittel zur Senkung des Blutzuckers) gezeigt. Obwohl Wechselwirkungen zwischen Ibuprofen und Sulfonylharnstoffen bisher nicht beschrieben sind, wird vorsichtshalber bei gleichzeitiger Einnahme eine Kontrolle der Blutzuckerwerte empfohlen.

<u>Welche Genussmittel, Speisen und Getränke sollten Sie vermeiden?</u>

Während der Anwendung von Ibuprofen-Filmtabletten 400 mg/(frei gewählte Bezeichnung) sollte möglichst kein Alkohol getrunken werden.

6.2.3 Wie sind Ibuprofen-Filmtabletten 400 mg/ist (frei gewählte Bezeichnung) einzunehmen?

Ibuprofen wird in Abhängigkeit vom Alter bzw. Körpermasse dosiert.

Der empfohlene Dosisbereich für Erwachsene und Jugendliche ab 15 Jahren liegt zwischen 1200 und 2400 mg Ibuprofen pro Tag. Die maximale Einzeldosis sollte höchstens 800 mg Ibuprofen betragen.

Zur Behandlung rheumatischer Erkrankungen bei Kindern und Jugendlichen bis 15 Jahren liegt zur Dosierung kein ausreichendes Erkenntnismaterial vor, daher kann eine begründete Dosierungsempfehlung derzeit nicht gegeben werden. Auf der Basis der Richtlinien zur Dosierung bei Schmerz und Fieber kann eine Tagesdosierung von 30 mg Ibuprofen pro kg Körpermasse auch zur Therapie rheumatischer Erkrankungen bei Kindern angewendet werden. Die Tagesgesamtdosis sollte auf 3–4 Einzelgaben über den Tag verteilt werden.

Alter	Einzeldosis	Tagesgesamtdosis
Jugendliche ab 15 Jahren und Erwachsene	1–2 Filmtabletten (entsprechend 400–800 mg Ibuprofen)	3–6 Filmtabletten (entsprechend 1200–2400 mg Ibuprofen)

Nehmen Sie Ibuprofen-Filmtabletten 400 mg/(frei gewählte Bezeichnung) unzerkaut mit reichlich Flüssigkeit (z. B. einem Glas Wasser) und nicht auf nüchternen Magen ein. Wenn Sie einen empfindlichen Magen haben, empfiehlt es sich, Ibuprofen-Filmtabletten 400 mg/(frei gewählte Bezeichnung) während der Mahlzeiten einzunehmen.

<u>Wie lange sollten Sie Ibuprofen-Filmtabletten 400 mg/(frei gewählte Bezeichnung) anwenden?</u>

Bei rheumatischen Erkrankungen kann die Einnahme von Ibuprofen-Filmtabletten 400 mg/(frei gewählte Bezeichnung) über einen längeren Zeitraum erforderlich sein. Über die Dauer der Anwendung entscheidet der behandelnde Arzt.

Nehmen Sie Ibuprofen-Filmtabletten 400 mg/(frei gewählte Bezeichnung) nach den Anweisungen des Arztes bzw. nach der in der Packungsbeilage angegebenen Dosierungsanleitung ein. Wenn Sie das Gefühl haben, keine ausreichende Schmerzlinderung zu spüren, dann erhöhen Sie nicht selbstständig die Dosierung, sondern fragen Sie Ihren Arzt. Falls Sie die Einnahme einmal vergessen haben, nehmen Sie bei der nächsten Gabe nicht mehr als die übliche empfohlene Menge ein.

Was ist zu tun, wenn Sie Ibuprofen-Filmtabletten 400 mg/(frei gewählte Bezeichnung) in zu großen Mengen angewendet wurde (Überdosierung)?

Als Symptome einer Überdosierung können zentralnervöse Störungen wie Kopfschmerzen, Schwindel, Benommenheit und Bewusstlosigkeit (bei Kindern auch myoklonische Krämpfe) sowie Bauchschmerzen, Übelkeit und Erbrechen auftreten. Des Weiteren sind Blutungen im Magen-Darm-Trakt und Funktionsstörungen von Leber und Nieren möglich. Ferner kann es zu Blutdruckabfall, verminderter Atmung (Atemdepression) und zur blauroten Färbung von Haut und Schleimhäuten (Zyanose) kommen.

Es gibt kein spezifisches Gegenmittel (Antidot).

Bei Verdacht auf eine Überdosierung mit Ibuprofen-Filmtabletten 400 mg/(frei gewählte Bezeichnung) benachrichtigen Sie bitte Ihren Arzt. Dieser kann entsprechend der Schwere einer Vergiftung über die gegebenenfalls erforderlichen Maßnahmen entscheiden.

6.2.4 *Welche Nebenwirkungen sind möglich?*

Bei den folgenden unerwünschten Arzneimittelwirkungen muss berücksichtigt werden, dass sie überwiegend dosisabhängig und von Patient zu Patient unterschiedlich sind. Insbesondere das Risiko für das Auftreten von Magen-Darm-Blutungen (Geschwüre, Schleimhautdefekte, Magenschleimhautentzündungen) ist abhängig vom Dosisbereich und der Anwendungsdauer.

Häufig können folgende Nebenwirkungen auftreten:

– Magen-Darm-Beschwerden wie Sodbrennen, Bauchschmerzen, Übelkeit, Blähungen, Durchfall, Verstopfung und geringfügige Blutverluste im Magen-Darm-Trakt, die in Ausnahmefällen eine Blutarmut verursachen können.

Gelegentlich kann es zu folgenden Nebenwirkungen kommen:

– Magen-Darm-Geschwüre, unter Umständen mit Blutung und Durchbruch. Sollten stärkere Schmerzen im Oberbauch, Bluterbrechen, Blut im Stuhl und/oder eine Schwarzfärbung des Stuhls auftreten, so müssen Sie Ibuprofen-Filmtabletten 400 mg/(frei gewählte Bezeichnung) absetzen und sofort den Arzt informieren.

– Kopfschmerzen, Schwindel, Schlaflosigkeit, Erregung, Reizbarkeit und Müdigkeit.

Selten auftretende Nebenwirkungen sind:

– vermehrte Wassereinlagerung im Gewebe mit Ausbildung von Ödemen, insbesondere bei Patienten mit Bluthochdruck oder eingeschränkter Nierenfunktion

– nephrotisches Syndrom (Wasseransammlung im Körper (Ödeme) und starke Eiweißausscheidung im Harn)

– entzündliche Nierenerkrankung (interstitielle Nephritis), die mit einer akuten Nierenfunktionsstörung einhergehen kann; Verminderung der Harnausscheidung, Ansammlung von Wasser im Körper (Ödeme) sowie allgemeines Unwohlsein können Ausdruck einer Nierenerkrankung bis hin zum Nierenversagen sein.

Sollten die genannten Symptome auftreten oder sich verschlimmern, so müssen Sie Ibuprofen-Filmtabletten 400 mg/(frei gewählte Bezeichnung) absetzen und sofort Kontakt mit Ihrem Arzt aufnehmen.

- Überempfindlichkeitsreaktionen mit Hautausschlägen, Hautjucken sowie Asthma-Anfällen (eventuell mit Blutdruckabfall)
- Sehstörungen

In diesem Fall ist umgehend der Arzt zu informieren, und Ibuprofen-Filmtabletten 400 mg/(frei gewählte Bezeichnung) dürfen/darf nicht mehr eingenommen werden.

In Einzelfällen können vorkommen:

- Entzündung der Speiseröhre
- Ausbildung von membranartigen Verengungen in Dünn- und Dickdarm
- schwere Hautreaktionen wie Hautausschlag mit Rötung und Blasenbildung (z. B. Erythema exsudativum multiforme)
- Nierengewebeschädigung (Papillennekrosen), insbesondere bei Langzeittherapie
- erhöhte Harnsäurekonzentrationen im Blut
- Leberschäden, insbesondere bei Langzeittherapie
- Bluthochdruck, Herzmuskelschwäche (Herzinsuffizienz).

Sollten die genannten Symptome auftreten oder sich verschlimmern, so müssen Sie Ibuprofen-Filmtabletten 400 mg/(frei gewählte Bezeichnung) absetzen und sofort Kontakt mit Ihrem Arzt aufnehmen.

- Störungen der Blutbildung (Anämie, Leukopenie, Thrombozytopenie, Panzytopenie, Agranulozytose).

Erste Anzeichen können sein: Fieber, Halsschmerzen, oberflächliche Wunden im Mund, grippeartige Beschwerden, starke Abgeschlagenheit, Nasenbluten und Hautblutungen.

In diesen Fällen ist das Arzneimittel sofort abzusetzen und der Arzt aufzusuchen. Jegliche Selbstbehandlung mit schmerz- oder fiebersenkenden Arzneimitteln sollte unterbleiben.

- Schwere Überempfindlichkeitsreaktionen. Anzeichen hierfür können sein: Schwellungen von Gesicht, Zunge und Kehlkopf mit Einengung der Luftwege, Atemnot, Herzjagen, Blutdruckabfall bis zum lebensbedrohlichen Schock.

Bei Auftreten einer dieser Erscheinungen, die schon bei Erstanwendung vorkommen können, ist sofortige ärztliche Hilfe erforderlich.

- Ohrgeräusche (Tinnitus), Hörstörungen
- Psychotische Reaktionen, Depressionen
- Haarausfall
- Symptome einer Hirnhautentzündung (aseptische Meningitis) wie starke Kopfschmerzen, Übelkeit, Erbrechen, Fieber, Nackensteifheit oder Bewusstseins-

trübung. Ein erhöhtes Risiko scheint für Patienten zu bestehen, die bereits an bestimmten Autoimmunerkrankungen (systemischer Lupus erythematodes und Mischkollagenosen) leiden.

In Einzelfällen ist im zeitlichen Zusammenhang mit der Anwendung bestimmter entzündungshemmender Arzneimittel (nichtsteroidaler Antiphlogistika; zu diesen gehören/gehört auch Ibuprofen-Filmtabletten 400 mg/(frei gewählte Bezeichnung), eine Verschlechterung infektionsbedingter Entzündungen (z.B. Entwicklung einer nekrotisierenden Fasciitis) beschrieben worden.

Wenn während der Anwendung von Ibuprofen-Filmtabletten 400 mg/(frei gewählte Bezeichnung) Zeichen einer Infektion (z.B. Rötung, Schwellung, Überwärmung, Schmerz, Fieber) neu auftreten oder sich verschlimmern, sollte unverzüglich ein Arzt zu Rate gezogen werden.

Befolgen Sie die oben bei bestimmten Nebenwirkungen aufgeführten Verhaltensmaßregeln!

Wenn Sie Nebenwirkungen bei sich beobachten, die nicht in dieser Packungsbeilage aufgeführt sind, teilen Sie diese bitte Ihrem Arzt oder Apotheker mit.

7 Fachinformation

7.1 Ibuprofen-Filmtabletten 200 mg bzw. Ibuprofen-Filmtabletten 400 mg (zur Behandlung von Schmerzen)

Nach § 11a AMG, insbesondere:

7.1.1 Verschreibungsdauer/Apothekenpflicht

Ibuprofen-Filmtabletten 200 mg: Apothekenpflichtig.

Ibuprofen-Filmtabletten 400 mg (zur Behandlung von Schmerzen): Apothekenpflichtig.

7.1.2 Stoff- oder Indikationsgruppe

Schmerzstillendes und fiebersenkendes Arzneimittel aus der Gruppe der entzündungshemmenden Substanzen (nichtsteroidales Antiphlogistikum/Analgetikum).

7.1.3 Anwendungsgebiete

Leichte bis mäßig starke Schmerzen, wie Kopfschmerzen, Zahnschmerzen, Regelschmerzen; Fieber.

7.1.4 Gegenanzeigen

Ibuprofen-Filmtabletten 200 mg bzw. 400 mg sind/(frei gewählte Bezeichnung) ist kontraindiziert bei:

– Überempfindlichkeit gegen den Wirkstoff Ibuprofen oder einen der sonstigen Bestandteile des Arzneimittels

– Asthmaanfällen, Nasenschleimhautentzündugnen oder Hautreaktionen nach der Einnahme von Acetylsalicylsäure oder anderen nichtsteroidalen Entzündungshemmern in der Vergangenheit

- Magen- oder Darmgeschwüren
- Schwangerschaft im letzten Drittel
- Kindern unter 6 Jahren.

Besondere Vorsicht ist erforderlich bei Patienten mit:
- akuter intermittierender Porphyrie
- systemischem Lupus erythematodes (SLE) und Mischkollagenosen (mixed connective tissue disease)
- Magen-Darm-Beschwerden und früher aufgetretenen Magen-Darm-Geschwüren oder chronisch-entzündlichen Darmerkrankungen (Colitis ulcerosa, Morbus Crohn)
- Bluthochdruck und/oder Herzinsuffizienz
- vorgeschädigter Niere
- schweren Leberfunktionsstörungen
- Allergien (z. B. Hautreaktionen auf andere Mittel, Asthma, Heuschnupfen), chronischen Nasenschleimhautschwellungen oder chronischen, die Atemwege verengenden Atemwegserkrankungen

sowie
- bei gleichzeitiger Einnahme von mehr als 15 mg Methotrexat.

Sollten von ärztlicher Seite eine längerfristige Therapie mit Ibuprofen-Filmtabletten 200 mg bzw. 400 mg/(frei gewählte Bezeichnung) für erforderlich gehalten werden, sind regelmäßig die Leberwerte, die Nierenfunktion sowie das Blutbild zu kontrollieren.

Anwendung in Schwangerschaft und Stillzeit:

Über die Sicherheit der Anwendung von Ibuprofen-Filmtabletten 200 mg bzw. 400 mg/(frei gewählte Bezeichnung) in der Schwangerschaft liegen für den Menschen keine ausreichenden Erfahrungen vor. Da der Einfluss auf die Prostaglandinsynthesehemmung auf die Schwangerschaft ungeklärt ist, sollte(n) Ibuprofen-Filmtabletten 200 mg bzw. 400 mg/(frei gewählte Bezeichnung) in den ersten sechs Monaten der Schwangerschaft nicht angewendet werden. Im letzten Schwangerschaftsdrittel dürfen/darf Ibuprofen-Filmtabletten 200 mg bzw. 400 mg/ (frei gewählte Bezeichnung) nicht angewendet werden. Aufgrund des Wirkmechanismus könnte es zu einer Hemmung der Wehentätigkeit, vorzeitigem Verschluss des Ductus arteriosus Botalli, verstärkter Blutungsneigung bei Mutter und Kind und verstärkter Ödembildung bei der Mutter kommen.

Ibuprofen und seine Abbauprodukte gehen in geringen Mengen in die Muttermilch über. Da nachteilige Folgen für den Säugling bisher nicht bekannt geworden sind, wird bei kurzfristiger Anwendung der empfohlenen Dosis bei Schmerzen oder Fieber eine Unterbrechung des Stillens im Allgemeinen nicht erforderlich sein.

Sollte im Einzelfall eine längere Anwendung bzw. Einnahme höherer Dosen (mehr als 1200 mg Ibuprofen pro Tag = 6 Ibuprofen-Filmtabletten 200 mg bzw. 3 Ibuprofen-Filmtabletten 400 mg) verordnet werden, sollte jedoch ein frühzeitiges Abstillen erwogen werden.

Ibuprofen-Filmtabletten 200 mg und 400 mg   19

Verkehrstüchtigkeit und das Bedienen von Maschinen

Bei kurzfristiger Einnahme der für Ibuprofen-Filmtabletten 200 mg bzw. 400 mg/(frei gewählte Bezeichnung) empfohlenen Dosen ist keine Beeinträchtigung zu erwarten.

7.1.5 Nebenwirkungen

Bei den folgenden unerwünschten Arzneimittelwirkungen muss berücksichtigt werden, dass sie überwiegend dosisabhängig und interindividuell unterschiedlich sind. Insbesondere das Risiko für das Auftreten von Magen-Darm-Blutungen (Geschwüre, Schleimhautdefekte, Magenschleimhautentzündungen) ist abhängig vom Dosisbereich und der Anwendungsdauer. Die Häufigkeitsangaben, die über sehr seltene Meldungen hinausgehen, beziehen sich auf die kurzzeitige Anwendung bis zu Tagesdosen von maximal 1200 mg Ibuprofen (6 Ibuprofen-Filmtabletten 200 mg bzw. 3 Ibuprofen-Filmtabletten 400 mg).

Bei der Bewertung von Nebenwirkungen werden üblicherweise folgende Häufigkeitsangaben zugrunde gelegt:

Sehr häufig:	bei mehr als 1 von 10 Behandelten
Häufig:	bei mehr als 1 von 100 Behandelten
Gelegentlich:	bei mehr als 1 von 1000 Behandelten
Selten:	bei mehr als 1 von 10 000 Behandelten
Sehr selten:	bei 1 oder weniger von 10 000 Behandelten, einschließlich Einzelfälle

Verdauungstrakt:

Häufig:

Magen-Darm-Beschwerden wie Sodbrennen, Bauchschmerzen, Übelkeit, Blähungen, Durchfall, Verstopfung.

Sehr selten:

Magen-Darm-Geschwüre, unter Umständen mit Blutung und Durchbruch. Sollten stärkere Schmerzen im Oberbauch, Bluterbrechen, Blut im Stuhl oder eine Schwarzfärbung des Stuhls auftreten, so wird der Patient aufgefordert, Ibuprofen 200 mg bzw. 400 mg/(frei gewählte Bezeichnung) abzusetzen und sofort den Arzt zu informieren.

Nervensystem:

Häufig:

Kopfschmerzen, Schwindel.

Gelegentlich:

Schlaflosigkeit, Erregung, Reizbarkeit oder Müdigkeit.

Sehr selten:

Psychotische Reaktionen sowie Depressionen.

Niere:

Gelegentlich:

Verminderung der Harnausscheidung und Ansammlung von Wasser im Körper. Diese Zeichen können Ausdruck einer Nierenerkrankung bis hin zum Nierenversagen sein. Sollten die genannten Symptome auftreten oder sich verschlimmern, wird der Patient angewiesen, Ibuprofen 200 mg bzw. 400 mg/(frei gewählte Bezeichnung) abzusetzen und sofort Kontakt mit dem Arzt aufzunehmen.

Sehr selten:

Nierengewebsschädigung (Papillennekrosen), insbesondere bei Langzeittherapie; erhöhte Harnsäurekonzentration im Blut.

Leber:

Sehr selten:

Leberschäden, insbesondere bei Langzeittherapie.

Herz/Kreislauf:

Sehr selten:

Bluthochdruck, Herzmuskelschwäche (Herzinsuffizienz). Sollten die genannten Symptome auftreten oder sich verschlimmern, so wird der Patient angewiesen, Ibuprofen 200 mg bzw. 400 mg/(frei gewählte Bezeichnung) abzusetzen und sofort Kontakt mit dem Arzt aufzunehmen. Vermehrte Wassereinlagerung im Gewebe mit Ausbildung von Ödemen, insbesondere bei Patienten mit Bluthochdruck oder eingeschränkter Nierenfunktion.

Blut:

Sehr selten:

Störungen der Blutbildung. Erste Anzeichen können sein: Fieber, Halsschmerzen, oberflächliche Wunden im Mund, grippeartige Beschwerden, starke Abgeschlagenheit, Nasenbluten und Hautblutungen. In diesen Fällen wird der Patient angewiesen, das Arzneimittel sofort abzusetzen, jegliche Selbstmedikation mit schmerz- oder fiebersenkenden Arzneimitteln zu unterlassen und den Arzt aufzusuchen.

Haut:

Sehr selten:

Schwere Hautreaktionen wie Hautausschlag mit Rötung und Blasenbildung (z. B. Erythema exsudativum multiforme); Haarausfall.

Immunsystem:

Sehr selten:

Anzeichen einer Hirnhautentzündung (aseptische Meningitis) wie starke Kopfschmerzen, Übelkeit, Erbrechen, Fieber, Nackensteifigkeit oder Bewusstseinstrübung. Ein erhöhtes Risiko scheint für Patienten zu bestehen, die bereits an bestimmten Erkrankungen des Immunsystems (systemischer Lupus erythematodes und Mischkollagenosen) leiden.

Überempfindlichkeitsreaktionen:

Gelegentlich:

Überempfindlichkeitsreaktionen mit Hautausschlägen und Hautjucken sowie Asthmaanfällen (eventuell mit Blutdruckabfall).

Sehr selten:

Schwere Überempfindlichkeitsreaktionen. Anzeichen hierfür können sein: Schwellungen von Gesicht, Zunge und Kehlkopf mit Einengung der Luftwege, Atemnot, Herzjagen, Blutdruckabfall bis zum lebensbedrohlichen Schock. Beim Auftreten dieser Erscheinungen, die schon bei Erstanwendung vorkommen können, ist sofortige ärztliche Hilfe erforderlich.

Sonstige Nebenwirkungen:

Gelegentlich:

Sehstörungen. In diesem Fall wird der Patient angewiesen, umgehend den Arzt zu informieren und Ibuprofen 200 mg bzw. 400 mg/(frei gewählte Bezeichnung) nicht mehr einzunehmen.

Sehr selten:

Ohrgeräusche (Tinnitus), Hörstörungen;

Verschlechterung infektionsbedingter Entzündungen (z. B. Entwicklung einer nekrotisierenden Fasciitis). Wenn während der Einnahme von Ibuprofen 200 mg bzw. 400 mg/(frei gewählte Bezeichnung) Zeichen einer Infektion (z. B. Rötung, Schwellung, Überwärmung, Schmerz, Fieber) neu auftreten oder sich verschlimmern, wird der Patient angewiesen, unverzüglich den Arzt zu Rate zu ziehen. Es ist zu prüfen, ob die Indikation für eine antiinfektiöse/antibiotische Therapie vorliegt.

7.1.6 Wechselwirkungen mit anderen Mitteln

Die Wirkung der nachfolgend genannten Arzneistoffe bzw. Arzneistoffgruppen kann bei gleichzeitiger Behandlung mit Ibuprofen 200 mg bzw. 400 mg/(frei gewählte Bezeichnung) bis hin zu einem erhöhten Nebenwirkungsrisiko verstärkt werden:

– Lithium (Kontrolle des Lithiumspiegels)
– Blutgerinnungshemmende Mittel (Kontrolle der Blutgerinnung)
– Ciclosporin (Verstärkung der nierenschädigenden Wirkung)
– Methotrexat (Verstärkung der Nebenwirkungen)
– Glucokortikoide, nichtsteroidale Antiphlogistika/Analgetika (Erhöhung des Risikos für Magen-Darm-Geschwüre und Magen-Darm-Blutungen, außer bei kutaner Anwendung

- Kaliumsparende Diuretika (Kontrolle der Kaliumspiegel wegen Erhöhung der Serumkaliumspiegel).

Die Wirkung der nachfolgend genannten Arzneistoffe bzw. Arzneistoffgruppen kann bei gleichzeitiger Behandlung mit Ibuprofen 200 mg bzw. 400 mg/(frei gewählte Bezeichnung) abgeschwächt werden:

- Diuretika
- Antihypertonika
- ACE-Hemmer (zusätzlich erhöhtes Risiko für Nierenfunktionsstörungen).

Sonstige mögliche Wechselwirkungen:

- Zidovudin (Anhaltspunkte für ein erhöhtes Risiko für Hämarthrosen und Hämatome bei HIV-positiven Hämophilie-Patienten bei gleichzeitiger Behandlung).
- Probenecid und Sulfinpyrazon (verzögerte Ausscheidung von Ibuprofen)
- Sulfonylharnstoff (Kontrolle der Blutzuckerwerte).

7.1.7 Warnhinweise

Keine.

7.1.8 Wichtigste Inkompatibilitäten

Bisher sind keine bekannt.

7.1.9 Dosierung mit Einzel- und Tagesgaben

Ibuprofen wird in Abhängigkeit von Alter und Körpermasse dosiert. Im Allgemeinen beträgt die Tagesgesamtdosis bis zu 20–30 mg pro kg Körpermasse, verteilt auf mehrere Einzelgaben.

Filmtabletten mit 200 mg Ibuprofen:

Alter bzw. (Körpermasse)	Einzeldosis	Tagesgesamtdosis
Kinder 6–9 Jahre (ca. 20–29 kg)	1 Filmtablette (entsprechend 200 mg Ibuprofen)	Bis 3 Filmtabletten (entsprechend bis 600 mg Ibuprofen)
Kinder 10–12 Jahre (ca. 30–43 kg)	1 Filmtablette (entsprechend 200 mg Ibuprofen)	3–4 Filmtabletten (entsprechend 600–800 mg Ibuprofen)
Kinder 13–14 Jahre (ca. 44–52 kg)	1–2 Filmtabletten (entsprechend 200–400 mg Ibuprofen)	3–5 Filmtabletten (entsprechend 600–1000 mg Ibuprofen)
Jugendliche ab 15 Jahren und Erwachsene	1–2 Filmtabletten (entsprechend 200–400 mg Ibuprofen)	4–6 Filmtabletten (entsprechend 800–1200 mg Ibuprofen)

Filmtabletten mit 400 mg Ibuprofen:

Alter bzw. (Körpermasse)	Einzeldosis	Tagesgesamtdosis
Kinder 6–9 Jahre (ca. 20–29 kg)	$^1/_2$ Filmtablette (entsprechend 200 mg Ibuprofen)	Bis 1$^1/_2$ Filmtabletten (entsprechend bis 600 mg Ibuprofen)
Kinder 10–12 Jahre (ca. 30–43 kg)	$^1/_2$ Filmtablette (entsprechend 200 mg Ibuprofen)	1$^1/_2$–2 Filmtabletten (entsprechend 600–800 mg Ibuprofen)
Kinder 13–14 Jahre (ca. 44–52 kg)	$^1/_2$–1 Filmtablette (entsprechend 200–400 mg Ibuprofen)	1$^1/_2$–2$^1/_2$ Filmtabletten (entsprechend 600–1000 mg Ibuprofen)
Jugendliche ab 15 Jahren und Erwachsene	$^1/_2$–1 Filmtablette (entsprechend 200–400 mg Ibuprofen)	2–3 Filmtabletten (entsprechend 800–1200 mg Ibuprofen)

7.1.10 Art und Dauer der Anwendung

Ibuprofen-Filmtabletten 200 mg bzw. 400 mg/(frei gewählte Bezeichnung) werden/wird unzerkaut mit reichlich Flüssigkeit unabhängig von der Mahlzeit eingenommen.

Für Patienten, die einen empfindlichen Magen haben, empfiehlt es sich, Ibuprofen-Filmtabletten 200 mg bzw. 400 mg/(frei gewählte Bezeichnung) während der Mahlzeiten einzunehmen.

Ibuprofen-Filmtabletten 200 mg bzw. 400 mg/(frei gewählte Bezeichnung) gegen Schmerzen oder Fieber sollen/soll ohne ärztlichen oder zahnärztlichen Rat nicht länger als 4 Tage lang eingenommen werden.

7.1.11 Notfallmaßnahme, Symptome und Gegenmittel

Symptome einer Überdosierung:

Als Symptome einer Überdosierung können zentralnervöse Störungen wie Kopfschmerzen, Schwindel, Benommenheit und Bewusstlosigkeit, sowie Bauchschmerzen, Übelkeit und Erbrechen auftreten. Ferner kann es zu Blutdruckabfall, Atemdepressionen und Zyanose kommen.

Des Weiteren sind gastrointestinale Blutungen und Funktionsstörungen von Leber und Nieren möglich.

Therapiemaßnahmen bei Überdosierung:

Ein Antidot existiert nicht.

24   Ibuprofen-Filmtabletten 200 mg und 400 mg

7.1.12 Pharmakologische und toxikologische Eigenschaften, Pharmakokinetik, Bioverfügbarkeit, soweit diese Angaben für die therapeutische Verwendung erforderlich sind.

7.1.12.1 Pharmakologische Eigenschaften

Ibuprofen ist ein nichtsteroidales Antiphlogistikum/Analgetikum, das sich über die Prostaglandinsynthesehemmung in den üblichen tierexperimentellen Entzündungsmodellen als wirksam erwies. Beim Menschen reduziert Ibuprofen entzündlich bedingte Schmerzen, Schwellungen und Fieber. Ferner hemmt Ibuprofen die ADP- und die kollageninduzierte Plättchenaggregation.

7.1.12.2 Toxikologische Eigenschaften

a) Akute Toxizität

Die Prüfung der akuten Toxizität im Tierversuch hat keine besondere Empfindlichkeit ergeben.

Vergiftungssymptome siehe „Notfallmaßnahmen".

b) Chronische Toxizität

Die subchronische und chronische Toxizität von Ibuprofen zeite sich im Tierversuch in Form von Läsionen und Ulzera im Magen-Darm-Trakt. Die ulzerogene Wirkung trat bei Mäusen erst mit 300 mg/kg, bei Ratten mit 180 mg/kg und beim Hund dagegen schon mit 8 mg/kg auf. Da diese Reaktionen mit der systemischen Wirkung von Ibuprofen erklärt werden müssen, steht die größere Anfälligkeit des Hundes mit dem hohen, lang anhaltenden Plasmaspiegel bei dieser Spezies im Zusammenhang.

c) Mutagenes und tumorerzeugendes Potenzial

In-vitro- und In-vivo-Untersuchungen (Bakterien, Humanlymphozyten) zur Mutagenität ergaben keine Hinweise auf mutagene Wirkungen des Ibuprofen. In Studien zum tumorerzeugenden Potenzial von Ibuprofen an Ratten und Mäusen wurden keine Hinweise auf kanzerogene Effekte des Ibuprofen gefunden.

d) Reproduktionstoxizität

Experimentelle Studien an zwei Tierspezies haben gezeigt, dass Ibuprofen die Plazenta passiert; sie haben jedoch keinen Hinweis auf teratogene Wirkung ergeben.

7.1.12.3 Pharmakokinetik

Bei oraler Applikation wird Ibuprofen zum Teil schon im Magen und anschließend vollständig im Dünndarm resorbiert. Nach hepatischer Metabolisierung (Hydroxylierung, Carboxylierung) werden die pharmakologisch unwirksamen Metabolite vollständig hauptsächlich renal (90 %), aber auch biliär eliminiert. Die Eliminationshalbwertszeit beträgt beim Gesunden und Leber- und Nierenkranken 1,8–3,5 Stunden, die Plasmaproteinbindung etwa 99 %. Maximale Plasmaspiegel werden nach oraler Gabe nach 1–2 Stunden erreicht.

7.1.13 Sonstige Hinweise

Bei längerem hochdosierten, nicht bestimmungsgemäßen Gebrauch von Schmerzmitteln können Kopfschmerzen auftreten, die nicht durch erhöhte Dosen des Arzneimittels behandelt werden dürfen.

Ganz allgemein kann die gewohnheitsmäßige Einnahme von Schmerzmitteln, insbesondere bei Kombinationen mehrerer schmerzstillender Wirkstoffe, zur dauerhaften Nierenschädigung mit dem Risiko eines Nierenversagens (Analgetika-Nephropathie) führen.

7.1.14 Besondere Lager- und Aufbewahrungshinweise

Keine.

7.2 Ibuprofen-Filmtabletten 400 mg (zur Behandlung rheumatischer Erkrankungen)

Nach § 11a AMG, insbesondere:

7.2.1 Verschreibungsstatus/Apothekenpflicht

Verschreibungspflichtig.

7.2.2 Stoff- oder Indikationsgruppe

Phenylpropionsäurederivat.

Nichtsteroidales Antiphlogistikum/Analgetikum

7.2.3 Anwendungsgebiete

Symptomatische Behandlung von Schmerz und Entzündung bei:
– akuten Arthritiden (einschließlich Gichtanfall)
– chronischen Arthritiden, insbesondere bei rheumatoider Arthritis (chronische Polyarthritis)
– Spondylitis ankylosans (Morbus Bechterew) und anderen entzündlich-rheumatischen Wirbelsäulenerkrankungen
– Reizzuständen bei degenerativen Gelenk- und Wirbelsäulenerkrankungen (Arthrosen und Spondylarthrosen)
– entzündlich weichteilrheumatischen Erkrankungen
– schmerzhaften Schwellungen und Entzündungen nach Verletzungen.

7.2.4 Gegenanzeigen

Ibuprofen-Filmtabletten 400 mg sind/(frei gewählte Bezeichnung) ist kontraindiziert:
– bei bekannter Überempfindlichkeit gegen den Wirkstoff Ibuprofen oder einen der sonstigen Teile des Arzneimittels
– bei ungeklärten Blutbildungsstörungen
– bei Magen- oder Darmgeschwüren
– bei gastrointestinalen, zerebrovaskulären oder anderen aktiven Blutungen
– im letzten Drittel der Schwangerschaft
– bei Kindern und Jugendlichen unter 15 Jahren.

Besondere Vorsicht ist erforderlich:

- bei akuter intermittierender Porphyrie
- bei systemischem Lupus erythematodes (SLE) und Mischkollagenosen (mixed connective tissue disease)
- bei Magen-Darm-Beschwerden oder Hinweisen auf Magen- oder Darmgeschwüre oder bei chronisch-entzündlichen Darmerkrankungen (Colitis ulcerosa, Morbus Crohn) in der Vorgeschichte
- bei Bluthochdruck oder Herzinsuffizienz
- bei vorgeschädigter Niere
- bei schweren Leberfunktionsstörungen
- direkt nach größeren chirurgischen Eingriffen.

Kinder und Jugendliche unter 15 Jahren dürfen Ibuprofen-Filmtabletten 400 mg/ (frei gewählte Bezeichnung) nicht einnehmen, da der Wirkstoffgehalt zu hoch ist. Für diese Altersgruppe stehen andere Ibuprofen-Zubereitungen mit geringerer Wirkstoffkonzentration zur Verfügung.

Bei älteren Patienten ist eine besonders sorgfältige ärztliche Überwachung erforderlich.

Patienten, die an Heuschnupfen, Nasenpolypen oder chronisch obstruktiven Atemwegserkrankungen leiden, sowie Patienten mit Überempfindlichkeit gegen andere Schmerz- und Rheumamittel aus der Gruppe der nichtsteroidalen Antiphlogistika/Analgetika dürfen Ibuprofen-Filmtabletten 400 mg/(frei gewählte Bezeichnung) nur unter bestimmten Vorsichtsmaßnahmen (Notfallbereitschaft) und direkter ärztlicher Kontrolle anwenden, da für sie ein erhöhtes Risiko für das Auftreten allergischer Reaktionen besteht. Diese können sich äußern als Asthmaanfälle (sog. Analgetika-Asthma), Quincke-Ödem oder Urtikaria.

Besondere Vorsicht ist auch geboten bei Patienten, die auf andere Stoffe allergisch reagieren, da für sie bei der Anwendung von Ibuprofen-Filmtabletten 400 mg/(frei gewählte Bezeichnung) ebenfalls ein erhöhtes Risiko für das Auftreten von Überempfindlichkeitsreaktionen besteht.

Ibuprofen kann vorübergehend die Thrombozytenaggregation hemmen. Patienten mit Gerinnungsstörungen sollten daher sorgfältig überwacht werden.

Anwendung in Schwangerschaft und Stillzeit:

Über die Sicherheit einer Anwendung in der Schwangerschaft liegen für den Menschen keine ausreichenden Erfahrungen vor. Da der Einfluss einer Prostaglandinsynthesehemmung auf die Schwangerschaft ungeklärt ist, sollte Ibuprofen in den ersten sechs Monaten der Schwangerschaft nur unter strenger Abwägung des Nutzen-Risiko-Verhältnisses angewendet werden.

Im letzten Schwangerschaftsdrittel sind/ist Ibuprofen-Filmtabletten 400 mg/(frei gewählte Bezeichnung) kontraindiziert. Aufgrund des Wirkungsmechanismus könnte es zu einer Hemmung der Wehentätigkeit, vorzeitigem Verschluss des Ductus arteriosus Botalli, verstärkter Blutungsneigung bei Mutter und Kind und verstärkter Ödembildung bei der Mutter kommen.

Der Wirkstoff Ibuprofen und seine Abbauprodukte gehen in geringen Mengen in die Muttermilch über. Da nachteilige Folgen für den Säugling bisher nicht bekannt geworden sind, wird bei kurzfristiger Anwendung eine Unterbrechung des Stillens in der Regel nicht erforderlich sein. Wird eine längere Anwendung bzw. Einnahme höherer Dosen verordnet, sollte jedoch ein frühzeitiges Abstillen erwogen werden.

7.2.5 Nebenwirkungen

Bei den folgenden unerwünschten Arzneimittelwirkungen muss berücksichtigt werden, dass sie überwiegend dosisabhängig und interindividuell unterschiedlich sind. Insbesondere das Risiko für das Auftreten von Magen-Darm-Blutungen (Geschwüre, Schleimhautdefekte, Magenschleimhautentzündungen) ist abhängig vom Dosisbereich und der Anwendungsdauer.

Häufig können folgende Nebenwirkungen auftreten:

Gastrointestinale Beschwerden wie Sodbrennen, Bauchschmerzen, Übelkeit, Erbrechen, Diarrhoe, Verstopfung und geringfügige Magen-Darm-Blutverluste, die in Ausnahmefällen eine Anämie verursachen können.

Gelegentlich kann es zu folgenden Nebenwirkungen kommen:

– gastrointestinale Ulzera, unter Umständen mit Blutung und Durchbruch. Der Patient ist anzuweisen, bei Auftreten von stärkeren Schmerzen im Oberbauch oder bei Meläna oder Hämatemesis das Arzneimittel abzusetzen und sofort einen Arzt aufzusuchen.

– Zentralnervöse Störungen wie Kopfschmerzen, Schwindel, Schlaflosigkeit, Erregung, Reizbarkeit und Müdigkeit.

Selten auftretende Nebenwirkungen sind:

– Ausbildung von Ödemen, insbesondere bei Patienten mit arterieller Hypertonie oder Niereninsuffizienz

– Nephrotisches Syndrom

– Interstitielle Nephritis, die mit einer akuten Niereninsuffizienz einhergehen kann.

Die Nierenfunktion sollte regelmäßig kontrolliert werden.

– Überempfindlichkeitsreaktionen mit Hautausschlägen und Hautjucken sowie Asthmaanfällen (ggf. mit Blutdruckabfall)

– Sehstörungen

Der Patient ist anzuweisen, in diesem Fall umgehend den Arzt zu informieren und Ibuprofen-Filmtabletten 200 mg bzw. 400 mg/(frei gewählte Bezeichnung) nicht mehr einzunehmen.

In Einzelfällen können vorkommen:

– Ösophagitis

– Ausbildung von intestinalen, diaphragmaartigen Strikturen

– schwere Verlaufsformen von Hautreaktionen wie Erythema exsudativum multiforme

- Nierengewebsschädigungen (Papillennekrosen)
- erhöhte Harnsäurekonzentration im Blut
- Leberschäden, insbesondere bei der Langzeittherapie.
  Bei längerdauernder Gabe sollten die Leberwerte regelmäßig kontrolliert werden.
- arterielle Hypertonie, Herzinsuffizienz
- Störungen der Blutbildung (Anämie, Leukopenie, Thrombozytopenie, Panzytopenie, Agranulozytose). Erste Anzeichen können sein: Fieber, Halsschmerzen, oberflächliche Wunden im Mund, grippeartige Beschwerden, starke Abgeschlagenheit, Nasenbluten und Hautblutungen.
  Bei Langzeittherapie sollte das Blutbild regelmäßig kontrolliert werden.
- schwere allgemeine Überempfindlichkeitsreaktionen. Sie können sich äußern als: Gesichtsödem, Zungenschwellung, innere Kehlkopfschwellung mit Einengung der Luftwege, Luftnot, Herzjagen, Blutdruckabfall bis hin zum bedrohlichen Schock.
  Beim Auftreten einer dieser Erscheinungen, die schon bei Erstanwendung vorkommen können, ist sofortige ärztliche Hilfe erforderlich.
- Tinnitus
- Psychotische Reaktionen, Depressionen
- Alopezie
- in Einzelfällen wurde unter der Anwendung von Ibuprofen die Symptomatik einer aseptischen Meningitis mit Nackensteifheit, Kopfschmerzen, Übelkeit, Erbrechen, Fieber oder Bewusstseinstrübung beobachtet. Prädisponiert scheinen Patienten mit Autoimmunerkrankungen (SLE, mixed connective tissue disease) zu sein.

In Einzelfällen ist im zeitlichen Zusammenhang mit der systemischen Anwendung von nichtsteroidalen Antiphlogistika eine Verschlechterung infektionsbedingter Entzündungen (z. B. Entwicklung einer nekrotisierenden Fasciitis) beschrieben worden. Dies steht möglicherweise im Zusammenhang mit dem Wirkmechanismus der nichtsteroidalen Antiphlogistika.

Wenn während der Anwendung von Ibuprofen-Filmtabletten 200 mg bzw. 400 mg/(frei gewählte Bezeichnung) Zeichen einer Infektion neu auftreten oder sich verschlimmern, wird dem Patienten daher empfohlen, unverzüglich den Arzt aufzusuchen. Es ist zu prüfen, ob die Indikation für eine antiinfektiöse/antibiotische Therapie vorliegt.

<u>Hinweis für Verkehrsteilnehmer:</u>

Da bei der Anwendung von Ibuprofen-Filmtabletten 200 mg bzw. 400 mg/(frei gewählte Bezeichnung) in höherer Dosierung zentralnervöse Nebenwirkungen wie Müdigkeit und Schwindel auftreten können, kann im Einzelfall die Fähigkeit zum Fahren eines Kraftfahrzeuges oder zum Bedienen von Maschinen eingeschränkt sein. Dies gilt in verstärktem Maße im Zusammenwirken mit Alkohol.

7.2.6 Wechselwirkungen mit anderen Mitteln

Die gleichzeitige Anwendung von Ibuprofen-Filmtabletten 200 mg bzw. 400 mg/(frei gewählte Bezeichnung) mit Digoxin-, Phenytoin- oder Lithiumpräparaten kann den Serumspiegel dieser Arzneimittel erhöhen.

Ibuprofen-Filmtabletten 200 mg bzw. 400 mg/(frei gewählte Bezeichnung) können/kann die Wirkung von Diuretika und Antihypertensiva abschwächen.

Ibuprofen-Filmtabletten 200 mg bzw. 400 mg/(frei gewählte Bezeichnung) können/kann die Wirkung mit ACE-Hemmern abschwächen.

Bei gleichzeitiger Anwendung kann weiterhin das Risiko für das Auftreten einer Nierenfunktionsstörung erhöht sein.

Die gleichzeitige Gabe von Ibuprofen-Filmtabletten 200 mg bzw. 400 mg/(frei gewählte Bezeichnung) und kaliumsparenden Diuretika kann zu einer Hyperkaliämie führen.

Die gleichzeitige Verabreichung von Ibuprofen-Filmtabletten 200 mg bzw. 400 mg/(frei gewählte Bezeichnung) mit anderen nichtsteroidalen Antiphlogistika oder mit Glukokortikoiden erhöht das Risiko von Nebenwirkungen im Magen-Darm-Trakt.

Die Gabe von Ibuprofen-Filmtabletten 200 mg bzw. 400 mg/(frei gewählte Bezeichnung) innerhalb von 24 Stunden vor oder nach Gabe von Methotrexat kann zu einer erhöhten Konzentration von Methotrexat und einer Zunahme seiner toxischen Wirkung führen.

Das Risiko einer nierenschädigenden Wirkung durch Ciclosporin wird durch die gleichzeitige Gabe bestimmter nichtsteroidaler Antiphlogistika erhöht. Dieser Effekt kann auch für eine Kombination von Ciclosporin mit Ibuprofen nicht ausgeschlossen werden.

Arzneimittel, die Probenecid oder Sulfinpyrazon enthalten, können die Ausscheidung von Ibuprofen verzögern.

Es gibt Einzelfallberichte über Wechselwirkungen zwischen Ibuprofen und blutgerinnungshemmenden Mitteln. Bei gleichzeitiger Therapie wird eine Kontrolle des Gerinnungsstatus empfohlen.

Klinische Untersuchungen haben Wechselwirkungen zwischen nichtsteroidalen Antiphlogistika und oralen Antidiabetika (Sulfonylharnstoffen) gezeigt. Obwohl Wechselwirkungen zwischen Ibuprofen und Sulfonylharnstoffen bisher nicht beschrieben sind, wird vorsichtshalber bei gleichzeitiger Einnahme eine Kontrolle der Blutzuckerwerte empfohlen.

7.2.7 Warnhinweise

Keine.

7.2.8 Wichtigste Inkompatibilitäten

Bisher sind keine bekannt.

7.2.9 Dosierung mit Einzel- und Tagesgaben

Ibuprofen wird in Abhängigkeit von Alter bzw. Körpermasse dosiert.

Der empfohlene Dosisbereich für Erwachsene und Jugendliche ab 15 Jahren liegt zwischen 1200 und 2400 mg Ibuprofen pro Tag. Die maximale Einzeldosis sollte höchstens 800 mg Ibuprofen betragen.

Zur Behandlung rheumatischer Erkrankungen bei Kindern liegt zur Dosierung kein ausreichendes Erkenntnismaterial vor, daher kann eine begründete Dosisempfehlung derzeit nicht gegeben werden. Auf der Basis der Richtlinien zur Dosierung bei Schmerz und Fieber kann eine Tagesdosierung von 30 mg Ibuprofen pro kg Körpermasse auch zur Therapie rheumatischer Erkrankungen bei Kindern angewendet werden. Die Tagesgesamtdosis sollte auf 3–4 Einzelgaben über den Tag verteilt werden.

Alter:	Einzeldosis:	Tagesgesamtdosis:
Jugendliche ab 15 Jahren und Erwachsene	1–2 Filmtabletten (entsprechend 400–800 mg Ibuprofen)	3–6 Filmtabletten (entsprechend 1200–2400 mg Ibuprofen)

7.2.10 Art und Dauer der Anwendung

Ibuprofen-Filmtabletten 400 mg/(frei gewählte Bezeichnung) werden/wird unzerkaut mit reichlich Flüssigkeit und nicht auf nüchternen Magen eingenommen. Bei empfindlichem Magen empfiehlt es sich, Ibuprofen-Filmtabletten 400 mg/(frei gewählte Bezeichnung) während der Mahlzeiten einzunehmen.

Über die Dauer der Anwendung entscheidet der behandelnde Arzt.

Bei rheumatischen Erkrankungen kann die Einnahme von Ibuprofen-Filmtabletten 400 mg über einen längeren Zeitraum erforderlich sein.

7.2.11 Notfallmaßnahmen, Symptome und Gegenmittel

Symptome einer Überdosierung:

Als Symptome einer Überdosierung können zentralnervöse Störungen wie Kopfschmerzen, Schwindel, Benommenheit und Bewusstlosigkeit (bei Kindern auch myoklonische Krämpfe) sowie Abdominalschmerzen, Übelkeit und Erbrechen auftreten. Des Weiteren sind gastrointestinale Blutungen und Funktionsstörungen von Leber und Nieren möglich. Ferner kann es zu Hypotension, Atemdepression und Zyanose kommen.

Therapiemaßnahmen bei Überdosierung:

Ein spezifisches Antidot existiert nicht.

7.2.12 Pharmakologische und toxikologische Eigenschaften, Pharmakokinetik, Bioverfügbarkeit, soweit diese Angaben für die therapeutische Verwendung erforderlich sind

7.2.12.1 Pharmakologische Eigenschaften

Ibuprofen ist ein nichtsteroidales Antiphlogistikum/Analgetikum, das sich über die Prostaglandinsynthesehemmung in den üblichen tierexperimentellen Entzündungsmodellen als wirksam erwies. Beim Menschen reduziert Ibuprofen entzündlich bedingte Schmerzen, Schwellungen und Fieber. Ferner hemmt Ibuprofen die ADP- und die kollageninduzierte Plättchenaggregation.

7.2.12.2 Toxikologische Eigenschaften

a) Akute Toxizität

Die Prüfung der akuten Toxizität im Tierversuch hat keine besondere Empfindlichkeit ergeben.

Vergiftungssymptome siehe „Notfallmaßnahmen".

b) Chronische Toxizität

Die subchronische und chronische Toxizität von Ibuprofen zeigt sich im Tierversuch in Form von Läsionen und Ulzera im Magen-Darm-Trakt. Die ulzerogene Wirkung trat bei Mäusen erst mit 300 mg/kg, bei Ratten mit 180 mg/kg und beim Hund dagegen schon mit 8 mg/kg auf. Da diese Reaktionen mit der systemischen Wirkung von Ibuprofen erklärt werden müssen, steht die größere Anfälligkeit des Hundes mit dem hohen, lang anhaltenden Plasmaspiegel bei dieser Spezies im Zusammenhang.

c) Mutagenes und tumorerzeugendes Potenzial

In-vitro- und In-vivo-Untersuchungen (Bakterien, Humanlymphozyten) zur Mutagenität ergaben keine Hinweise auf mutagene Wirkungen des Ibuprofen. In Studien zum tumorerzeugenden Potenzial von Ibuprofen an Ratten und Mäusen wurden keine Hinweise auf kanzerogene Effekte des Ibuprofen gefunden.

d) Reproduktionstoxizität

Experimentelle Studien an zwei Tierspezies haben gezeigt, dass Ibuprofen die Plazenta passiert; sie haben jedoch keinen Hinweis auf teratogene Wirkung ergeben.

7.2.12.3 Pharmakokinetik

Bei oraler Applikation wird Ibuprofen zum Teil schon im Magen und anschließend vollständig im Dünndarm resorbiert. Nach hepatischer Metabolisierung (Hydroxylierung, Carboxylierung) werden die pharmakologisch unwirksamen Metabolite vollständig hauptsächlich renal (90 %), aber auch biliär eliminiert. Die Eliminationshalbwertszeit beträgt beim Gesunden und Leber- und Nierenkranken 1,8–3,5 Stunden, die Plasmaproteinbindung etwa 99 %. Maximale Plasmaspiegel werden nach oraler Gabe nach 1–2 Stunden erreicht.

7.2.13 Sonstige Hinweise

Bei längerdauernder Gabe von Ibuprofen-Filmtabletten 200 mg bzw. 400 mg/(frei gewählte Bezeichnung) ist eine regelmäßige Kontrolle der Leberwerte, der Nierenfunktion sowie des Blutbildes erforderlich.

Bei längerem hochdosierten, nicht bestimmungsgemäßen Gebrauch von Schmerzmitteln können Kopfschmerzen auftreten, die nicht durch erhöhte Dosen des Arzneimittels behandelt werden dürfen.

Ganz allgemein kann die gewohnheitsmäßige Einnahme von Schmerzmitteln, insbesondere bei Kombinationen mehrerer schmerzstillender Wirkstoffe, zur dauerhaften Nierenschädigung mit dem Risiko eines Nierenversagens (Analgetika-Nephropathie) führen.

7.2.14 Besondere Lager- und Aufbewahrungshinweise
Keine.

Monographien-Kommentar

Ibuprofen-Filmtabletten 200 mg

3.2.2 Wirkstofffreisetzung

Die photometrische Verfolgung der Wirkstofffreisetzung ist problematisch, da die Wellenlänge, bei der die spezifische Absorption groß genug ist, sehr niedrig bei 222 nm liegt, so daß die Selektivität gering ist. Nur wenn die verwendeten Hilfsstoffe nicht absorbieren, kann die Untersuchung der mit Auflösungsmedium 1:10 verdünnten Prüflösung erfolgreich sein. Mit empfindlichen Photometern kann auch die Messung bei 265 nm oder 274 nm erfolgen, dann entfällt der Verdünnungsschritt und die gemessenen Absorptionen liegen im Bereich von 0,2 resp. 0,15 Absorptionseinheiten bei 70% Freisetzung. Auch eine Bestimmung mittels Flüssigkeitschromatographie ist möglich z. B. nach USP XXII, nach Ph. Eur. „Ibuprofen, verwandte Substanzen" oder nach [1–4].

3.2.3 Gehalt

Soweit keine sauren Hilfsstoffe zur Herstellung verwendet wurden, kann die Bestimmung acidimetrisch durch Titration in Ethanol 96% mit NaOH-Lösung 0,1 mol/l nach Ph. Eur. oder durch Titration in Diethylether/Ethanol 1/1 mit NaOH-Lösung 0,1 mol/l in Wasser nach DAC 86 gegen Phenolphthalein erfolgen. Bei Anwesenheit störender anorganischer Hilfsstoffe kann vor der Titration eine Extraktion der Substanz entweder aus der Tablette direkt z. B. mit Diethylether (wenn Ibuprofen als freie Säure vorliegt) oder aus der mit HCl-Lösung angesäuerten wäßrigen Lösung mit Diethylether oder einer Mischung aus n-Hexan/2-Propanol 85/15 erfolgen. Als Alternative ist die UV-Photometrie bei 265 oder 274 nm einsetzbar, solange keine bei diesen Wellenlängen absorbierenden Hilfsstoffe vorhanden sind; die Konzentration der zu vermessenden sauren Lösung sollte etwa 200 mg in 250 ml betragen, was zu einer Absorption von ca. 1 bei 265 nm und ca. 0,75 bei 274 nm führt; die Messung sollte gegen eine Standard erfolgen. Auch der Einsatz der Hochdruckflüssigchromatographie (s. o. Wirkstofffreisetzung) ist möglich.

3.2.4 Haltbarkeit

Die Thermostabilität von Ibuprofen ist recht hoch [2]. Zur Überprüfung der Haltbarkeit ist ein selektives Analysenverfahren nötig. Deshalb bieten sich chromatographische Methoden an wie die HPLC [1–4]. Auch das Verfahren nach Ph. Eur. „Ibuprofen, verwandte Substanzen" ist einsetzbar.

[1] B. Levine, Y. H. Caplan, Clin Chem 1985, 31: 346.
[2] V. E. Haikala, I. K. Heimonen, H. J. Vuorela, J Pharmac Sci 1991, 80: 456.
[3] Kenji Yamashita, Michio Motohashi, Takatsuka Yashiki, J Chromatogr, Biomed Appl 1991, 570: 329
[4] M. Castillo, P. C. Smith, J Chromatogr Biomed Appl 1993, 614: 109.

P. Surmann

Monographien-Kommentar

Ibuprofen-Filmtabletten 400 mg

3.2.2 Wirkstofffreisetzung

s. Ibuprofen Tabletten 200 mg; wenn UV-photometrisch bei 222 nm gemessen wird, ist eine Verdünnung 1:20 erforderlich, die Messungen bei 267 resp. 274 nm führen zu Absorptionen von ca. 0,4 bzw. 0,3, die im günstigeren Meßbereich liegen.

3.2.3 Gehalt

s. Ibuprofen Tabletten 200 mg.

3.2.4 Haltbarkeit

s. Ibuprofen Tabletten 200 mg.

P. Surmann

Monographien-Kommentar

Ibuprofen-Filmtabletten 200 mg, 400 mg

Ibuprofen ist ein weißes bis fast weißes kristallines Pulver mit einem charakteristischen Geruch und einem bitteren Geschmack. Der pK_a-Wert liegt bei 4,4 bzw. 5,2. Die Substanz löst sich praktisch nicht in Wasser, leicht dagegen in organischen Flüssigkeiten wie Ethanol, Aceton, Ether und in alkalisch-wäßrigen Medien.

Der Filmüberzug soll den bitteren Geschmack des Ibuprofens verdecken, um eine bessere Patientenakzeptanz für das Fertigarzneimittel zu erreichen. Weitere Vorteile der Befilmung sind ein Schutz des wirkstoffhaltigen Kerns gegen Umwelteinflüsse wie Feuchtigkeit und Licht, eine Erhöhung der mechanischen Festigkeit der Arzneiform und, bedingt durch die Umhüllung, die Vermeidung von Staubabrieb und damit einhergehend die weitgehende Ausschaltung von Kontaminationsgefahren durch die wirkstoffhaltigen Stäube während der nachfolgenden Fertigungsschritte bis hin zur Verpackung und dem Vertrieb.

Mit der Auswahl der Überzugsmaterialien ist sicherzustellen, daß die biopharmazeutischen Forderungen an die Ibuprofen-Filmtabletten hinsichtlich Zerfall und Wirkstofffreisetzung voll erfüllt werden.

Der Filmüberzug erfordert wenig Materialeinsatz und ist so dünn, daß die ursprüngliche Form des Kerns einschließlich der dort angebrachten Kerben und Gravuren nahezu unverändert erhalten bleiben. Folglich werden prozeßbedingte Kernschädigungen ebenfalls nicht verdeckt. Um dennoch zu optisch einwandfreien Filmtabletten zu kommen, müssen die Anforderungen an die Qualität der zu befilmenden Kerne von vornherein wesentlich schärfer sein als beispielsweise bei Nutzung eines Dragierverfahrens.

Dies betrifft zum einen die Oberflächenstruktur der Kerne: Verlangt werden glatte, staubfreie Oberflächen, die zudem für das Filmmaterial gut benetzbar sein müssen. Zum anderen die Härte: Sie muß ausreichen, um die während des Überzugsverfahrens durch Reibung, Stoß und Druck auftretenden Kräfte schadlos zu kompensieren. Kerne mit einem Abrieb < 0,5 % (Roche-Friabilator, 400 U) sollen über eine ausreichende mechanische Festigkeit verfügen [1].

Es ist davon auszugehen, daß sich die den Kern schützende Hülle erst nach mehrfachem Auftragen komplett ausgebildet hat. Bis dahin unterliegt der Kern dem Einfluß des wäßrigen Lösungs- bzw. Dispersionmittels des Filmbildners. Mit der Folge, daß zunächst Bestandteile der Kernoberfläche mit der Flüssigkeit reagieren, diese u. U. absorbieren, schließlich quellen und damit die Oberflächenstrukturen verändern (Orangenhauteffekt), wenn nicht rechtzeitig eingegriffen wird: Im Vorfeld durch fachgerechte Auswahl der Hilfsstoffe, während der Fertigung durch geeignete Prozeßführung.

Die Form der Kerne ist weniger problematisch: Sie sollte etwas gewölbt sein, um ein geldrollenartiges Zusammenkleben der Kerne während des Befilmens zu vermeiden.

Die Ibuprofen-Kerne lassen sich relativ einfach und sicher über den Weg der Feuchtgranulierung verpressen. Das Granulat macht dabei ca. 80–95 % der gesamten Kernmasse aus, bildet bei der Kernformulierung die sog. innere Phase und enthält neben dem Wirkstoff Ibuprofen einen oder mehrere Füllstoffe, dazu Bindemittel und häufiger bereits

Monographien-Kommentar

Substanzen mit zerfallsbeschleunigenden Eigenschaften. In der äußeren Phase befinden sich Spreng- und Gleitmittel.

Als Füllstoff bietet sich in erster Linie Lactosemonohydrat an. Üblich ist dabei die Kombination mit 20–50 % Stärke. Meist handelt es sich um Maisstärke aus Gründen der geringeren mikrobiellen Kontamination. Der Stärkezusatz ist notwendig, um die in Gegenwart der Lactose sich verlängernden Zerfallszeiten der Komprimate zu verringern. Außerdem hat die Mischung aus Lactose und Stärke sehr gute Preßeigenschaften. Ebenfalls gut einsetzbar sind wasserfreie oder sprühgetrocknete Lactosesorten, oft in Kombination mit mikrokristalliner Cellulose.

Mikrokristalline Cellulose hat nicht nur hervorragende Füllstoffqualitäten, sondern auch selbstschmierende sowie zerfallsfördernde Eigenschaften, die dazu führen, daß in ihrer Gegenwart die Anteile spezifischer Spreng- und Gleitmittel vermindert werden können. In der Funktion als Füllstoff kann sie dem Feuchtgranulat in Konzentrationen bis zu 30 % (Untergrenze ca. 5 %) zugesetzt werden. Die Substanz verfügt aufgrund ihrer außergewöhnlich guten plastischen Verformbarkeit über sehr gute Komprimiereigenschaften und liefert harte, meist rasch zerfallende Preßlinge. Letztere auch bei geringerem Preßdruck, wobei die starke Abhängigkeit zwischen Härte und Zerfall vom Preßdruck sorgfältig beachtet werden muß.

Bindemittel und daraus hergestellte Granulierflüssigkeiten beeinflussen maßgeblich sowohl die Eigenschaften der Granulate als auch die der Kerne. Betroffen hiervon sind bei den Granulaten die Parameter Korngröße, Fließfähigkeit, Komprimierbarkeit, bei den Kernen Härte, Friabilität, Zerfall, Wirkstofffreigabe.

Bindemittel können in der Granulierflüssigkeit gelöst oder der inneren Phase trocken zugemischt werden. Wird die Substanz trocken verarbeitet, muß sie in dem der Mischung anschließend als Granulierflüssigkeit zugefügten Medium unverzüglich löslich oder zumindest rasch quellbar sein. Als Granulierflüssigkeit wird in der Regel Wasser herangezogen.

Stärke stellt eine multifunktionelle Substanz dar. Als Bindemittel wird sie in Form eines 8–25 %igen Kleisters verwendet. Die optimale Quelltemperatur z. B. für Maisstärke liegt bei 64 °C, die optimale Verkleisterungstemperatur bei 73 °C. Wird die Verkleisterungstemperatur überschritten, beginnt der Verkleisterungsvorgang unter Aufweitung der Kohlenhydratstrukturen und teilweiser irreversibler Abtrennung von Fragmenten des Stärkemoleküls. Eine zunehmende Verkleisterung hat zur Folge, daß sich sowohl der Kernzerfall als auch die Wirkstofffreisetzung verlangsamen. Wird hingegen die Verkleisterungstemperatur unterschritten, kann das Bindungsvermögen u. U. nicht ausreichen. Mit der Folge, daß ein pulveriges Granulat entsteht.

Um stets gleiche Kleisterqualitäten zu erhalten, empfiehlt sich nach [2] folgende Herstellmethode: Ein Teil Stärke wird in einem Teil kaltem Wasser suspendiert. Die Suspension wird mit sechs Teilen siedendem Wasser übergossen und fünf Minuten lang gerührt. Dann werden zwei Teile kaltes Wasser hinzugegeben und der Verkleisterungsprozeß abgebrochen. Der so entstandene 10 %ige Kleister ist gut fließfähig und hat stets praktisch gleiche Eigenschaften. Stärkekleister von guter Qualität liefern in der Regel ausreichend feste Preßlinge, die rasch zerfallen.

Anstelle von Stärke kann auch Polyvidon (Abk.: PVP, Povidone, im Handel z. B. als Kollidon® etc.) in Form einer 1–10 %igen wäßrigen Lösung oder 1–15 %ig als Trockenbindemittel angewendet werden. Zur Granulierung gut geeignet sind PVP-Sorten mit

Monographien-Kommentar

Ibuprofen-Filmtabletten 200 mg, 400 mg

Molmassen zwischen 25000–40000 g mol^{-1} (**K**ollidon® 25, K 30). Wird niedermolekulares Polyvidon (z. B. K 25) mit einem hochmolekularen PVP (K 90) verschnitten, sollen sich mit dieser Mischung, die Granulat- und Kerneigenschaften optimieren lassen [3]. Bei Einsatz von Polyvidon ist daran zu denken, daß bei längerer Lagerung des Fertigarzneimittels die Zerfallszeit ansteigen kann.

Üblicherweise werden Spreng-und Gleitmittel nicht mitgranuliert, sondern erst bei der Endmischung dem Granulat zugegeben, um ihre Funktionen zu bewahren. Dennoch befinden sich gelegentlich Sprengmittel auch in der inneren Phase, was häufig damit begründet wird, daß der Kern in der Regel zweistufig zerfällt: Kern zu Granulatkörnern, Granulatkörner zu einzelnen Pulverpartikeln. Eine solche Maßnahme kann u.U. gerechtfertigt sein, wenn sichergestellt ist, daß die Wirksamkeit des eingesetzten Sprengmittels durch den Prozeß der Feuchtgranulierung nur unwesentlich beeinträchtigt wird.

Das Sprengmittel erster Wahl ist Stärke. Sie wird in Konzentrationen von 5–20 % der äußeren Phase zugegeben. Gleichfalls gute Sprengmittelwirkung zeigen Natriumcarboxymethylstärke (Abk.: CNS-Na, im Handel z. B. als Bestandteil von Primojel® und Explotab® zusammen mit Kartoffelstärke), Einsatzmenge 2–8 %, ferner Crospovidon (im Handel z. B. als Polyplasdone® XL, Kollidon® CL), 2–5 % und vernetzte Natriumcarboxymethylcellulose (Croscarmellose, im Handel z. B. als Ac-Di-Sol®), 2–5 %.

Mit dem Begriff Gleitmittel werden solche Hilfsstoffe erfaßt, die Fließregulierungs-, Schmier- und Formentrennmitteleigenschaften aufweisen. Von hochdispersem Siliciumdioxid einmal abgesehen, üben vielfach die gleichen Hilfsstoffe mehrere dieser Funktionen aus.

Hochdisperses Siliciumdioxid ist ein ausgesprochenes Fließregulierungsmittel, das in Konzentrationen von 0,1–0,5 % durch Reduktion der interpartikulären Haft- und Gleitreibung den Füllgutfluß in die Matrizen fördert.

Am meisten verwendet wird Magnesiumstearat, da es im Prinzip für alle drei Funktionen einsetzbar ist. Die physikochemischen und die sich daraus ableitenden Gleitmitteleigenschaften dieser Substanz können von Hersteller zu Hersteller, teilweise auch von Charge zu Charge in erheblichem Umfang schwanken, so daß im Rahmen der Qualitätskontrolle auf die exakte Einhaltung der für den Rohstoff vorgegebenen Spezifikationen zu achten ist.

Aufgrund des lipophilen Stoffcharakters können bei zu hohen Anwendungskonzentrationen, aber auch durch längeres oder zu intensives Mischen nach dem Pressen Kerne mit Härte-, Zerfalls- und Freisetzungsproblemen entstehen. Ziel der Rezepturentwicklung ist es daher, mit einem Minimum an Magnesiumstearat ein Optimum an Wirkung zu erreichen. Um den sog. „Stearateffekt" zu vermeiden, sollte man zunächst daran denken, die Substanzkonzentration zu verringern und das Schmiermittel erst ganz zum Schluß, ca. 1–5 min vor Ablauf der Mischzeit der Endmischung zuzugeben. Ferner sind möglichst schonende Mischbedingungen anzustreben. Magnesiumstearat wird üblicherweise in Konzentrationen bis zu 1 % verwendet. Optimale Mengen können wesentlich niedriger liegen und Anteile von 0,2 % und weniger an der Gesamtmasse haben.

Als Schmiermittel ist Talkum nur schwach wirksam. Positive Effekte können bei Zusatz von Talkum zur äußeren Phase erwartet werden, wenn der Magnesiumstearatanteil nicht ausreicht. Ist genügend Stearat vorhanden, zeigt Talkum eine antagonistische Wirkung und reduziert die Schmierwirkung von Magnesiumstearat [3].

Monographien-Kommentar

4

Als Überzug für die Ibuprofen-Kerne eignen sich wasserlösliche Polymere, die zusammen mit gelösten Hilfsstoffen in Form einer Lösung bzw. mit suspendierten Hilfsstoffen als Dispersion auf die Kerne aufgetragen werden. Nach dem Abtrocknen des Lösungsmittels bleiben die restlichen Überzugsmaterialien als zusammenhängende, gleichmäßige Filmhülle auf den Kernen zurück. Weitere Informationen speziell zu den theoretischen Grundlagen der Filmbildung befinden sich z. B. in [4].

Bedingt durch die Klebrigkeit der Polymere und der Forderung nach gleichmäßiger Schichtdicke ist es vorteilhafter, die Filmbestandteile auf die Kerne aufzusprühen und nicht per Hand beispielsweise mit einer Schöpfkelle aufzutragen.

Zum Aufsprühen bieten sich zwei Techniken an, die entweder ein diskontinuierliches oder ein kontinuierliches Befilmen erlauben. Einfacher ist das diskontinuierliche, bei dem das Material in kleinen Mengen auf die Kerne gebracht und jeweils im Luftstrom angetrocknet wird. Bei der kontinuierlichen Methode hingegen erfolgen die Schritte Auftragen und Antrocknen gleichzeitig. Fraglos ist dieses Verfahren schneller, fordert aber auch eine exakte Einstellung der Sprührate und eine sorgfältig ausgesteuerte Luftführung.

Die Berechnung der Überzugsmenge hängt direkt von der Kernoberfläche ab. Handelt es sich um Kleinchargen wechselnder Größe muß ein verläßlicher Mittelwert zur Verfügung stehen. Ein Weg ist der über Tabellen [4]. Ein anderer ist der über eine vereinfachte Berechnung der Oberfläche von Tabletten, die eine nahezu zylindrische Form aufweisen [5]. Deren Oberfläche (O) ergibt sich aus

$$O = \Pi (d\, h + \tfrac{1}{2} d^2)$$

Unter Einbeziehung der Masse des Kerns und der erforderlichen Auftragsmenge/cm² ergibt sich

$$X = \frac{\Pi (d\, h\; \tfrac{1}{2} d^2)\; mg\; Auftragsmenge/cm^2}{Masse\; des\; Kerns\; (mg)}$$

X = Überzugsmenge

d = Tablettendurchmesser (mm)

h = Tablettenhöhe (mm)

Als Richtwert wird eine erforderliche Auftragsmenge von 3 mg Trockensubstanz/cm² angenommen.

Bei der im Überzugsverfahren normalerweise angewandten etwas gewölbten Form ergibt sich als Berechnungsgrundlage ein Zylinder mit zwei Kugelsegmenten:

$$O = 2\Pi (r\, h_s + r^2 + h_w^2) \text{ und}$$

$$V = \Pi (r^2 h_s + r^2 h_w + 1/3\, h_w^3).$$

r = Radius der Tablette (mm)

h_s = Steghöhe (mm)

h_w = Wölbungshöhe (mm)

Weiterführende Berechnungen sind in [4] angegeben.

Eine erprobte Rahmenrezeptur, die als Grundlage für eine Entwicklung dienen kann, ist nachstehend aufgeführt. Sie enthält einen Anteil von insgesamt 12 % Trockensubstanz (TS), der sich wie folgt zusammensetzt:

Monographien-Kommentar

Ibuprofen-Filmtabletten 200 mg, 400 mg

	(%)
Hydroxypropylmethylcellulose	80,0
Macrogol 6000	8,0
Talkum	5,0
Pigmente, einschließlich TiO$_2$	7,0

Lösungsmittel ist Wasser. Als Auftragsmenge sind 1–5 mg TS/cm^2 vorgesehen.

Die Zusammensetzung ist klassisch: Ein Filmbildner (Hydroxypropylmethylcellulose), ein Weichmacher (Macrogol 6000), ein Füll- und Antiklebstoff (Talkum) sowie Deckmittel (Pigmente, Titandioxid).

Hydroxypropylmethylcellulose (Abk. HPMC, Hypromellose BP 93, im Handel z. B. als Pharmacoat®, Methocel®E, Sepifilm®, Viscontran®, Opadry®) liefert wasserlösliche Filme. Obige Rezeptur enthält 9,6 % HPMC in wäßriger Lösung, was dem üblichen Anwendungsrahmen für Celluloseether entspricht (5–10 %). Mit Opadry® und Sepifilm® stellt der Handel zudem Produkte zur Verfügung, mit denen sich die Einsatzkonzentrationen verdoppeln lassen. Weitere wasserlösliche Celluloseether, die ähnliche Substanzeigenschaften aufweisen wie HPMC, sind Hydroxypropylcellulose (HPC, im Handel z. B. als Klucel®, L-HPC®) und Methylcellulose (MC, im Handel z. B. als Tylose®M, Methocel®A).

HPMC neigt dazu, wie HPC und MC auch, in Gegenwart von kaltem Wasser zu quellen und dabei zu verklumpen. Um dennoch einwandfreie Lösungen zu erhalten, nutzt man den Effekt aus, daß Celluloseether in der Hitze dehydratisieren und damit weitgehend unlöslich sind. Es empfiehlt sich daher, HPMC in heißem Wasser zu suspendieren und unter Rühren abzukühlen. Beim Abkühlen geht die Substanz kolloidal in Lösung.

HPMC ist in verschiedenen Typen mit relativen Molmassen zwischen 10 000 und 150 000 g mol^{-1} erhältlich. Mit ihnen lassen sich Lösungen in verfahrenstechnisch einwandfrei zu verarbeitenden Viskositätsgraden herstellen. Möglich ist z. B. die Fertigung einer 2 %igen Lösung mit Werten unter 20 mPa s, so daß Rezepturen mit einem Anteil von 10 % HPMC zusammen mit Hilfsstoffen bis zu einer Gesamtkonzentration von ca. 15 % TS noch versprüht werden können [4].

HPMC liefert beim Antrocknen spröde und unflexible Filme, die zwingend den Zusatz von Weichmachern erfordern. In der Regel handelt es sich um niedermolekulare Verbindungen, deren Wirkung dadurch zustande kommt, daß sich ihre Moleküle zwischen die Polymerketten des Filmbildners einlagern, die Polymerkettensegmente weiter auseinanderschieben und auf diese Weise deren Wechselwirkungen mit den benachbarten Kettengliedern reduzieren. Als Resultat ergibt sich eine erhöhte Beweglichkeit der Polymerketten und, auf den Film bezogen, eine erhöhte Plastizität im Verarbeitungs- und Gebrauchstemperaturbereich.

Typische Vertreter der Weichmacher sind die Macrogole (Abk. PEG, im Handel z. B. als Carbowax®, Polyglykol®, Polywachs®). Vielfach eingesetzt werden von ihnen die wachsartigen Typen mit den relativen Molmassen zwischen 1800 und 7000 g mol^{-1} (PEG 2000–6000). In Konzentrationen von 10–20 %, bezogen auf den Filmbildner. Die Rahmenrezeptur sieht einen Anteil von 10 % Macrogol vor, bewegt sich somit am unteren Rand des Möglichen. Bei Konzentrationen über 20 % können Entmischungen auftreten.

Als Antikleb- und Füllstoff kommt meist Talkum zum Einsatz. Mit Filmbildnern auf Cellulosebasis kann die Substanz aufgrund ihres strukturellen Schichtaufbaus in Wechsel-

Monographien-Kommentar

wirkungen treten. Sie führen dazu, daß die Filmeigenschaften hinsichtlich Härte und Dehnbarkeit in geringerem Maße reduziert werden als in Gegenwart von Pigmentzusätzen wie z.B. Titandioxid. HPMC-Filme können daher mit größeren Talkummengen beladen werden (5–20 %, bezogen auf den trockenen Film). Jedoch ist darauf zu achten, daß sich mit steigenden Talkumanteilen u.U. die Filmlöslichkeit durch hydrophobierende Effekte des Minerals verändern kann. Wegen seiner plättchenförmigen Teilchenform verleiht Talkum den Filmtabletten ein glänzendes Aussehen.

Celluloseether verfügen nur über ein geringes Pigmentbindungsvermögen. Es liegt etwa bei einem Gewichtsteil Pigment zu zwei und mehr Gewichtsteilen Filmbildner. Die zum Färben und Decken der Filmüberzüge verwendeten Pigmente sind nahezu alle unlöslich, lassen sich gut verarbeiten und verfügen über eine gute Farbhomogenität. Farbabstufungen erreicht man durch Abmischung von Titandioxid (Weißpigment) mit Buntpigmenten wie Eisenoxiden und Lebensmittelfarbstoffen.

Eine Filmdicke von etwa 10 µm genügt im allgemeinen bereits, um eine ausreichende Einfärbung der Kerne und eine befriedigende Isolierung des bitteren Geschmacks des im Kern enthaltenen Ibuprofens zu erzielen. Verstreichen nach peroraler Verabfolgung mehr als 10 Sekunden bis zur Auflösung des Films, wird das bittere Geschmacksempfinden durch den Schluckakt in der Regel vermieden.

Das Arzneibuch schreibt unter Ziffer V.5.2.1 für Filmtabletten die Prüfung der Gleichförmigkeit der Masse vor. Ferner müssen die Ibuprofen-Filmtabletten der Prüfung „Wirkstofffreisetzung aus festen oralen Arzneiformen" (Ziffer V.5.4) genügen. Die Prüfung erfolgt anhand der Drehkörbchen-Apparatur, Umdrehungsgeschwindigkeit 150 U/min, Prüfflüssigkeit 900 ml Pufferlösung pH 7,2 R. Die Standardzulassungsmonographie fordert, daß binnen 30 Minuten mindestens 70 % der pro Filmtablette deklarierten Menge Ibuprofen gelöst sind. Weitere Prüfungsmöglichkeiten sind in [1, 4] aufgeführt.

Ibuprofen-Filmtabletten 200 mg und 400 mg sind schnell-freisetzende Zubereitungen und werden nach dem derzeitigen Stand der pharmazeutischen Wissenschaften als Arzneimittel mit „unproblematischer" Bioverfügbarkeit bewertet. Unter bestimmten Voraussetzungen kann daher auf eine vergleichende Bioverfügbarkeitsstudie verzichtet werden. Vor allem dann, wenn eine ordnungsgemäße pharmazeutische Qualität mit ausreichend dokumentierten in-vitro-Freisetzungseigenschaften vorhanden ist [6].

Ibuprofenhaltige Arzneimittel sind entsprechend der Anordnung des Bundesgesundheitsamtes (BGA) kindergesichert zu verpacken [7]. Hierzu eignen sich bestimmte Typen von Durchdrückpackungen (Blisterpackungen), von Siegelstreifenpackungen, oder Behältnisse mit sog. Trick- oder Patentverschlüssen. Für die Durchdrück- und Siegelstreifenpackungen sind Einzeldosisabpackungen vorzusehen, verbunden mit der Auflage, dunkel eingefärbte oder undurchsichtige Folien zu verwenden, um die Sicht auf das Füllgut einzuschränken.

Sämtliche Primärbehältnisse müssen der DIN-Norm 55559 entsprechen. Welche Verpackungsarten nach Auffassung des BGA nach dem Stand der Technik den Anforderungen dieser DIN-Norm genügen, ist Auflistungen zu entnehmen, die kontinuierlich fortgeschrieben und im Bundesanzeiger publiziert werden. So gilt beispielsweise die Durchdrückpackung in der Kombination Tiefziehfolie: Polypropylen 300 µm, weiß opak/Aluminiumpapier-Verbundfolie: Aluminium 7 µm weich + Papier 40 g/m^2 + Heißsiegellack als kindergesichertes Primärbehältnis [8].

Monographien-Kommentar

Ibuprofen-Filmtabletten 200 mg, 400 mg

[1] Stafford, J.: Überzogene feste Formen, Kap. 8.3, 347. In: Sucker, H., Fuchs, P., Speiser, P.: Pharmazeutische Technologie, Georg Thieme Verlag, Stuttgart, New York, 1991.

[2] Bauer, K. H.: Hilfsstoffe, Kap. 5, 174. In: Sucker, H., Fuchs, P., Speiser, P.: Pharmazeutische Technologie, Georg Thieme Verlag, Stuttgart, New York, 1991.

[3] Rahm, H., Hauer-Mechtersheimer, B., Mosimann, P., Posanski, U., Siegrist, H. U., Skinner, F., Stahl, P. H., Völlmy, C., Züger, O.: Pulver, Granulate, Pellets, Tabletten, Kerne, Kap. 8.1, 244. In: Sucker, H., Fuchs, P., Speiser, P.: Pharmazeutische Technologie, Georg Thieme Verlag, Stuttgart, New York, 1991.

[4] Bauer, K. H., Lehmann, K., Osterwald, H. P., Rothgang, G.: Überzogene Arzneiformen, Wissenschaftliche Verlagsgesellschaft mbH, Stuttgart, 1988.

[5] Voigt, R.: Filmdragierung, Kap. 10.5, 270. In: Voigt, R.: Pharmazeutische Technologie, 7. Auflage, Ullstein Mosby GmbH u. Co. KG, Berlin, 1993.

[6] Ibuprofen-Präparate 200 mg, 400 mg (feste orale Arzneiformen), 5. Ergänzungslieferung 1995. In: Blume, H., Mutschler, E.: Bioäquivalenz, Govi-Verlag, Frankfurt a. M., 1989.

[7] Anordnung des Bundesgesundheitsamtes einer Auflage nach § 28 Arzneimittelgesetz (Kindergesicherte Verpackungen von Arzneimittel), BAnz Nr. 36 vom 23. 02. 1982.

[8] 14. Ergänzung der Bekanntmachung des Bundesgesundheitsamtes zu einer Auflage nach § 28 des Arzneimittelgesetzes (Kindergesicherte Verpackungen für Arzneimittel), BAnz. Nr. 194 vom 12. 10. 1991.

J. Ziegenmeyer

Monographien-Kommentar

Ibuprofen-Filmtabletten 200 mg und 400 mg

4 **Behältnisse**

Gemäß einer Auflage nach § 28 Arzneimittelgesetz [1] dürfen Ibuprofen-Filmtabletten 200 mg und 400 mg nur in kindergesicherter Verpackung, die der DIN-Norm 55 559 entspricht, in den Verkehr gebracht werden. Dazu zählen

- Durchdrückpackungen (Blisterpackungen) mit Einzeldosisabpackungen unter ausschließlicher Verwendung von undurchsichtigem oder dunkel eingefärbtem Material oder

- Siegelstreifenverpackung mit Einzeldosispackungen unter ausschließlicher Verwendung von undurchsichtigem oder dunkel eingefärbtem Material oder

- Behältnisse mit Sicherheitsverschlüssen (sog. Trick- oder Patentverschlüssen), die das Öffnen durch Kinder erschweren.

Das Bundesgesundheitsamt hat in der Vergangenheit in zahlreichen Bekanntmachungen die Verpackungsarten benannt, die nach seiner Auffassung dem Stand der Technik den Anforderungen der DIN-Norm 55 559 entsprechen. Für eine Gesamtaufstellung aller diesbezüglichen Bekanntmachungen siehe unter C.I.4.

[1] Anordnung einer Auflage nach § 28 Arzneimittelgesetz vom 18. April 1979 (BAnz. Nr. 81 vom 28. April 1979).

R. Braun

Indische Flohsamen

1 **Bezeichnung des Fertigarzneimittels**

Indische Flohsamen

2 **Darreichungsform**

Körner

3 **Eigenschaften und Prüfungen**

Haltbarkeit:

Die Haltbarkeit in den Behältnissen nach 4 beträgt 3 Jahre.

4 **Behältnisse**

Geklebte Blockbodenbeutel bzw. Seitenfaltenbeutel aus einseitig glattem, gebleichtem Natronkraftpapier 50 g/m^2, gefüttert mit gebleichtem Pergamyn 40 g/m^2.

5 **Kennzeichnung**

Nach § 10 AMG, insbesondere:

5.1 Zulassungsnummer

1549.99.99

5.2 Art der Anwendung

Zum Einnehmen.

5.3 Hinweis

Vor Licht und Feuchtigkeit geschützt lagern.

6 **Packungsbeilage**

Nach § 11 AMG, insbesondere:

6.1 Stoff- oder Indikationsgruppe

Pflanzliches Abführmittel mit Quellstoffen.

6.2 Anwendungsgebiete

Zur Behandlung von Stuhlverstopfung; Bildung von weichem Stuhl, wenn eine erleichterte Darmentleerung erwünscht ist, z.B. bei Einrissen in der Afterschleimhaut, Hämorrhoiden, nach rektal-analen operativen Eingriffen und in der Schwangerschaft.

Unterstützende Therapie bei Durchfällen unterschiedlicher Ursache sowie bei Reizdarm.

6.3 Gegenanzeigen

Krankhafte Verengungen der Speiseröhre und im Magen-Darm-Trakt. Drohender oder bestehender Darmverschluß. Schwer einstellbarer Diabetes mellitus.

6.4 Wechselwirkungen mit anderen Mitteln

Die Resorption von gleichzeitig eingenommenen Medikamenten kann verzögert werden.

Hinweis:

Bei insulinpflichtigen Diabetikern kann eine Reduzierung der Insulindosis erforderlich sein.

6.5 Dosierungsanleitung und Art der Anwendung

Soweit nicht anders verordnet, wird mehrmals täglich 1 Teelöffel voll (ca. 5 g) Indische Flohsamen nach Vorquellen mit etwas Wasser (ca. 100 ml) unter Nachtrinken von 1 bis 2 Glas Wasser eingenommen.

Hinweis:

Es sollte ein Abstand von einer halben bis einer Stunde nach der Einnahme von Arzneimitteln eingehalten werden.

6.6 Dauer der Anwendung

Bei Durchfällen, die länger als 2 Tage andauern oder mit Blutbeimengungen oder Temperaturerhöhung einhergehen, ist die Rücksprache mit einem Arzt erforderlich.

6.7 Nebenwirkungen

In Einzelfällen können Überempfindlichkeitsreaktionen auftreten.

In seltenen Fällen können speziell bei Verwendung von pulverisierter Droge allergische Reaktionen auftreten.

6.8 Hinweis

Vor Licht und Feuchtigkeit geschützt aufbewahren.

Indische Flohsamen

Stammpflanze

Plantago ovata FORSK. (Plantaginaceae), syn. Plantago ispaghula FLEMING ist eine einjährige, nahezu stengellose, flaumig behaarte krautige Pflanze, die von Indien bis zum Iran vorkommt und in Pakistan zwecks Gewinnung der Samen auch kultiviert wird.

Droge

Die reifen Samen variieren in der Farbe beträchtlich von hellrosa bis rötlichgelb, gleichen aber in Form und Größe den Flohsamen. Zur Herstellung von Fertigarzneimitteln werden auch die isolierten Samenschalen verwendet.

Inhaltsstoffe

Die Droge enthält bis zu 30 Prozent Schleimstoffe, die in der Samenschale lokalisiert sind. Bei der Hydrolyse des Schleimes werden Xylose, Arabinose, Galakturonsäure und Rhamnose erhalten. Indische Flohsamen enthalten etwa 5 Prozent fettes Öl, etwas Eiweiß sowie Iridoide, z. B. Aucubin.

Gehaltsbestimmung, Quellungszahl

Wie bei Flohsamen (s. d.) so erhält man auch bei Indischen Flohsamen in der Praxis meist höhere Werte, nämlich 11–14 (Quellungszahl nach BPC 1968 mind. 12).

M. Wichtl

Indometacin-Kapseln 50 mg

1 **Bezeichnung des Fertigarzneimittels**

Indometacin-Kapseln 50 mg

2 **Darreichungsform**

Kapseln

3 **Eigenschaften und Prüfungen**

3.1 Aussehen, Eigenschaften

Hartgelatinekapseln, an deren Außenseite kein Pulver haften darf.

3.2 Wirkstofffreisetzung (AB. 2.9.3).

Innerhalb von 20 Minuten müssen mindestens 80 Prozent der pro Kapsel deklarierten Menge an Indometacin freigesetzt sein.

Prüfflüssigkeit: 750 ml einer Mischung von 1 Volumteil Pufferlösung pH 7,2 R und 4 Volumteilen Wasser; 37 ± 0,5 °C

Apparatur: Drehkörbchen

Umdrehungsgeschwindigkeit: 100 U/min

Die Forderung ist erfüllt, wenn:

- jede von 6 geprüften Kapseln mindestens 85 Prozent der pro Kapsel deklarierten Menge an Indometacin freisetzt (Stufe 1)

oder

- der sich aus 12 geprüften Kapseln (die 6 Kapseln aus Stufe 1 und 6 weitere Kapseln) ergebende Mittelwert der freigesetzten Menge an Indometacin mindestens 80 Prozent der pro Kapsel deklarierten Menge beträgt und gleichzeitig keine der geprüften Kapseln weniger als 65 Prozent der deklarierten Menge freisetzt (Stufe 2).

3.3 Gehalt

95,0 bis 105,0 Prozent der pro Kapsel deklarierten Menge an Indometacin.

Ist aus der Stabilitätsprüfung zur Ermittlung der Haltbarkeitsdauer des Arzneimittels eine niedrigere untere Toleranzgrenze abzuleiten, darf diese 90,0 Prozent nicht unterschreiten.

3.4 Haltbarkeit

Die Haltbarkeit in den Behältnissen nach 4 beträgt mindestens ein Jahr.

4 **Behältnisse**

Dicht schließende Behältnisse, kindergesicherte Verpackung nach DIN 55 559.

2   Indometacin-Kapseln 50 mg

5 **Kennzeichnung**

Nach § 10 AMG, insbesondere:

5.1 Zulassungsnummer

2139.99.99

5.2 Art der Anwendung

Zum Einnehmen mit reichlich Flüssigkeit.

5.3 Hinweis

Verschreibungspflichtig.

6 **Packungsbeilage**

Nach § 11 AMG, insbesondere:

6.1 Stoff- oder Indikationsgruppe

Schmerzstillendes und entzündungshemmendes Arzneimittel.

6.2 Anwendungsgebiete

Akute Gelenkentzündungen (akute Arthritiden), einschließlich Gichtanfall;

chronische Gelenkentzündungen (chronische Arthritiden), insbesondere chronisch verlaufende Entzündungen mehrerer Gelenke (rheumatoide Arthritis/chronische Polyarthritis);

Bechterew-Krankheit (Spondylitis ankylosans) und andere entzündlich rheumatische Wirbelsäulenleiden;

Reizzustände bei degenerativen Gelenk- und Wirbelsäulenerkrankungen (Arthrosen und Spondylarthrosen);

Weichteilrheumatismus;

schmerzhafte Schwellungen oder Entzündungen nach Verletzungen oder Operationen;

schmerzhafte Menstruationsbeschwerden (primäre Dysmenorrhoe);

Tumorschmerzen, insbesondere bei Skelettbefall oder entzündlich-peritumoralem Ödem.

6.3 Gegenanzeigen

<u>Wann dürfen Sie Indometacin-Kapseln 50 mg nicht einnehmen?</u>

Sie dürfen Indometacin-Kapseln 50 mg nicht einnehmen bei:

- bekannter Überempfindlichkeit gegen den Wirkstoff Indometacin oder einen der sonstigen Bestandteile des Arzneimittels
- ungeklärten Blutbildungsstörungen
- Geschwüren im Magen und Darm.

Wann dürfen Sie Indometacin-Kapseln 50 mg erst nach Rücksprache mit Ihrem Arzt einnehmen?

Im Folgenden wird beschrieben, wann Sie Indometacin-Kapseln 50 mg nur unter bestimmten Bedingungen und nur mit besonderer Vorsicht einnehmen dürfen. Befragen Sie hierzu bitte Ihren Arzt. Dies gilt auch, wenn diese Angaben bei Ihnen früher einmal zutrafen.

Sie dürfen Indometacin-Kapseln 50 mg nur mit besonderer Vorsicht (d.h. in größeren Abständen oder in verminderter Dosis) und unter ärztlicher Kontrolle einnehmen:

– bei bestimmten angeborenen Blutbildungsstörungen (induzierbare Porphyrien)
– bei Magen-Darm-Beschwerden oder bei Hinweisen auf Magen- oder Darmgeschwüre oder Darmentzündungen (Colitis ulcerosa, Morbus Crohn) in der Vorgeschichte
– bei Bluthochdruck und/oder Herzleistungsschwäche (Herzinsuffizienz)
– bei vorgeschädigter Niere
– bei schweren Leberfunktionsstörungen
– direkt nach größeren chirurgischen Eingriffen.

Was müssen Sie in der Schwangerschaft beachten?

Wird während einer längeren Einnahme von Indometacin-Kapseln 50 mg eine Schwangerschaft festgestellt, so ist der Arzt zu benachrichtigen. Im ersten und zweiten Schwangerschaftsdrittel sollten Indometacin-Kapseln 50 mg nur nach Rücksprache mit dem Arzt eingenommen werden. In den letzten drei Monaten der Schwangerschaft dürfen Indometacin-Kapseln 50 mg wegen eines erhöhten Risikos von schwerwiegenden Komplikationen für Mutter und insbesondere das Kind (u.a. mögliche lebensbedrohliche Nieren- oder Darmschäden) bei der Geburt nicht angewendet werden.

Was müssen Sie in der Stillzeit beachten?

Der Wirkstoff Indometacin und seine Abbauprodukte gehen in geringen Mengen in die Muttermilch über. Da nachteilige Folgen für den Säugling bisher nicht bekannt geworden sind, wird bei kurzfristiger Anwendung der empfohlenen Dosis eine Unterbrechung des Stillens normalerweise nicht erforderlich sein. Wird eine längere Einnahme höherer Dosen verordnet, sollte jedoch ein frühzeitiges Abstillen erwogen werden.

Was ist bei Kindern und älteren Menschen zu berücksichtigen?

Kinder unter 14 Jahren dürfen Indometacin-Kapseln 50 mg nicht einnehmen, da der Wirkstoffgehalt zu hoch ist.

Bei älteren Patienten ist eine besonders sorgfältige Überwachung erforderlich.

6.4 Vorsichtsmaßnahmen für die Anwendung und Warnhinweise

Welche Vorsichtsmaßnahmen müssen beachtet werden?

Patienten, die an Heuschnupfen, Nasenschleimhautschwellungen (sog. Nasenpolypen), chronischen, die Atemwege verengenden (obstruktiven) Atemwegserkrankungen (z.B. Asthma) oder chronischen Atemwegsinfektionen leiden, sowie Patienten mit Überempfindlichkeit gegen andere Schmerz- und Rheumamittel aus der Gruppe der nichtsteroidalen Antiphlogistika dürfen Indometacin-Kapseln 50 mg nur unter bestimmten Vorsichtsmaßnahmen und direkter ärztlicher Kontrolle einnehmen. Für besagte Patienten besteht bei Einnahme von Indometacin-Kapseln 50 mg ein erhöhtes Risiko für Überempfindlichkeitsreaktionen (allergische Reaktionen). Diese können sich äußern als Asthmaanfälle (sog. Analgetika-Intoleranz/Analgetika-Asthma), örtliche Haut- und Schleimhautschwellung (sog. Quincke-Ödem) oder Nesselsucht (Urtikaria). Das Gleiche gilt für Patienten, die auch auf andere Stoffe überempfindlich (allergisch) reagieren, wie z.B. mit Hautreaktionen, Juckreiz oder Nesselfieber.

Wenn Sie gleichzeitig Arzneimittel zur Hemmung der Blutgerinnung oder zur Senkung des Blutzuckers einnehmen, sollten vorsichtshalber der Gerinnungsstatus bzw. die Blutzuckerwerte kontrolliert werden.

Indometacin kann vorübergehend die Blutplättchenaggregation hemmen. Patienten mit einer Gerinnungsstörung sollten daher sorgfältig überwacht werden.

Bei gleichzeitiger Gabe von Indometacin-Kapseln 50 mg und Lithiumpräparaten (Mittel zur Behandlung geistig-seelischer Störungen) oder speziellen Mitteln zur Entwässerung (kaliumsparenden Diuretika) ist eine Kontrolle der Lithium- und Kaliumkonzentration im Blut nötig (siehe „Wechselwirkungen").

Bei länger dauernder Gabe von Indometacin-Kapseln 50 mg ist eine regelmäßige Kontrolle der Leberwerte, der Nierenfunktion sowie des Blutbildes erforderlich.

Bei Einnahme von Indometacin-Kapseln 50 mg vor operativen Eingriffen ist der Arzt oder Zahnarzt zu befragen bzw. zu informieren.

<u>Was müssen Sie im Straßenverkehr sowie bei der Arbeit mit Maschinen und bei Arbeiten ohne sicheren Halt beachten?</u>

Da bei der Anwendung von Indometacin-Kapseln 50 mg zentralnervöse Nebenwirkungen wie Müdigkeit und Schwindel auftreten können, kann im Einzelfall die Fähigkeit zum Fahren eines Kraftfahrzeuges und/oder zum Bedienen von Maschinen eingeschränkt sein. Sie können dann auf unerwartete und plötzliche Ereignisse nicht mehr schnell genug reagieren. Fahren Sie in diesen Fällen nicht selbst Auto oder andere Fahrzeuge! Bedienen Sie dann keine Werkzeuge oder Maschinen! Arbeiten Sie nicht ohne sicheren Halt! Dies gilt in verstärktem Maße im Zusammenwirken mit Alkohol oder anderen zentral wirksamen Arzneimitteln (z.B. Schlaf- oder Beruhigungsmitteln).

<u>Worauf müssen Sie noch achten?</u>

Bei längerem hochdosierten, nicht bestimmungsgemäßen Gebrauch von Schmerzmitteln können Kopfschmerzen auftreten, die nicht durch erhöhte Dosen des Arzneimittels behandelt werden dürfen.

Ganz allgemein kann die gewohnheitsmäßige Einnahme von Schmerzmitteln, insbesondere bei Kombination mehrerer schmerzstillender Wirkstoffe, zur dauerhaften Nierenschädigung mit dem Risiko eines Nierenversagens (Analgetika-Nephropathie) führen.

6.5 Wechselwirkungen mit anderen Mitteln

Welche anderen Arzneimittel beeinflussen die Wirkung von Indometacin-Kapseln 50 mg und was müssen Sie beachten, wenn Sie zusätzlich andere Arzneimittel einnehmen?

Beachten Sie bitte, dass diese Angaben auch für vor kurzem angewandte Arzneimittel gelten können.

Die gleichzeitige Anwendung von Indometacin-Kapseln 50 mg und Digoxin (Mittel zur Stärkung der Herzkraft), Phenytoin (Mittel zur Behandlung von Krampfanfällen) oder Lithium (Mittel zur Behandlung geistig-seelischer Störungen) kann die Konzentration dieser Arzneimittel im Blut erhöhen.

Indometacin-Kapseln 50 mg können die Wirkung von Diuretika (entwässernde Mittel) und Antihypertonika (blutdrucksenkende Mittel) abschwächen.

Die gleichzeitige Gabe von Indometacin-Kapseln 50 mg und kaliumsparenden Diuretika (bestimmte Entwässerungsmittel) kann zu einer Erhöhung der Kaliumkonzentration im Blut führen.

Indometacin-Kapseln 50 mg können die Wirkung von ACE-Hemmern (Arzneimittel zur Behandlung von Herzschwäche und zur Blutdrucksenkung) abschwächen. Bei gleichzeitiger Anwendung kann weiterhin das Risiko für das Auftreten einer Nierenfunktionsstörung erhöht sein.

Die gleichzeitige Verabreichung von Indometacin-Kapseln 50 mg und anderen entzündungs- und schmerzhemmenden Mitteln dieser Art (nichtsteroidale Antiphlogistika und Analgetika) oder Glukokortikoiden erhöht das Risiko von Nebenwirkungen im Magen-Darm-Trakt (siehe „Nebenwirkungen").

Die Gabe von Indometacin-Kapseln 50 mg innerhalb von 24 Stunden vor oder nach Gabe von Methotrexat kann zu einer erhöhten Konzentration von Methotrexat im Blut und einer Zunahme seiner unerwünschten Wirkungen führen.

Bisher zeigten klinische Untersuchungen keine Wechselwirkungen zwischen Indometacin und blutgerinnungshemmenden Mitteln. Trotzdem wird bei gleichzeitiger Therapie vorsichtshalber eine entsprechende Kontrolle des Gerinnungsstatus empfohlen.

Bei Kombination mit Probenecid (Arzneimittel zur Behandlung der Gicht) wird die Indometacin-Ausscheidung verzögert. Dadurch kann es zu einer Anreicherung von Indometacin im Körper mit einer Verstärkung seiner unerwünschten Wirkungen kommen. Bei Kombination mit Penicillinen wird deren Ausscheidung verzögert. Durch Furosemid (Medikament zur Entwässerung) wird die Indometacin-Ausscheidung beschleunigt.

Indometacin-Kapseln 50 mg sollten nicht gleichzeitig mit Triamteren (Arzneimittel zur Entwässerung und zur Blutdrucksenkung) angewendet werden, da sonst die Gefahr des akuten Nierenversagens besteht.

Indometacin-Kapseln 50 mg sollten auch nicht gleichzeitig mit Diflunisal (Schmerzmittel bei Gelenkentzündungen und degenerativen Gelenkerkrankungen) eingenommen werden, da sonst mit einem deutlichen Anstieg der Indometacinkonzentration im Blut zu rechnen ist (tödliche Magen-Darm-Blutungen wurden beschrieben).

Nichtsteroidale Antirheumatika (wie Indometacin) können die Nierentoxizität von Ciclosporin erhöhen.

Vereinzelt wurde über eine Beeinflussung des Blutzuckerspiegels nach Gabe von Indometacin berichtet, die eine Dosisanpassung der blutzuckersenkenden Medikation erforderte. Daher wird bei gleichzeitiger Therapie vorsichtshalber eine Kontrolle der Blutzuckerwerte empfohlen.

<u>Welche Genussmittel, Speisen und Getränke sollten Sie meiden?</u>

Während der Einnahme von Indometacin-Kapseln 50 mg sollte Alkoholgenuss möglichst vermieden werden.

6.6 Dosierungsanleitung, Art und Dauer der Anwendung

Die folgenden Angaben gelten, soweit Ihnen Ihr Arzt Indometacin-Kapseln 50 mg nicht anders verordnet hat. Bitte halten Sie sich an die Anwendungsvorschriften, da Indometacin-Kapseln 50 mg sonst nicht richtig wirken können!

<u>Wie viel und wie oft sollten Sie Indometacin-Kapseln 50 mg einnehmen?</u>

Dosierung bei Jugendlichen und Erwachsenen:

Indometacin wird in Abhängigkeit von der Schwere der Krankheit dosiert.

Der empfohlene Dosisbereich liegt zwischen 50–150 mg Indometacin pro Tag, verteilt auf 1–3 Einzelgaben.

Jugendliche über 14 Jahre und Erwachsene erhalten 1- bis 3-mal täglich eine Kapsel (entsprechend 50–150 mg Indometacin).

Die Tageshöchstdosis kann in besonderen Fällen kurzfristig auf 200 mg Indometacin erhöht werden; diese Dosis sollte jedoch nicht überschritten werden.

Dosierung bei Kindern:

Indometacin-Kapseln 50 mg sind für Kinder unter 14 Jahren wegen des zu hohen Wirkstoffgehaltes nicht geeignet.

<u>Wie und wann sollten Sie Indometacin-Kapseln 50 mg einnehmen?</u>

Nehmen Sie Indometacin-Kapseln 50 mg unzerkaut mit reichlich Flüssigkeit und nicht auf nüchternen Magen ein. Wenn Sie einen empfindlichen Magen haben, empfiehlt es sich, Indometacin-Kapseln 50 mg während der Mahlzeiten einzunehmen.

<u>Wie lange sollten Sie Indometacin-Kapseln 50 mg einnehmen?</u>

Über die Dauer der Einnahme entscheidet der behandelnde Arzt.

Bei Menstruationsbeschwerden (primäre Dysmenorrhoe) richtet sich die Behandlungsdauer nach dem jeweiligen Beschwerdebild. Die Behandlung mit Indometacin-Kapseln 50 mg sollte jedoch wenige Tage nicht überschreiten. Bestehen die Beschwerden über diesen Zeitraum hinaus, ist Rücksprache mit dem Arzt zu halten.

Bei rheumatischen Erkrankungen kann die Einnahme von Indometacin-Kapseln 50 mg über einen längeren Zeitraum erforderlich sein.

6.7 Überdosierung und andere Anwendungsfehler

Nehmen Sie Indometacin-Kapseln 50 mg nach den Anweisungen des Arztes bzw. der in der Packungsbeilage angegebenen Dosierungsanleitung ein. Wenn Sie das Gefühl haben, keine ausreichende Schmerzlinderung zu spüren, dann erhöhen Sie nicht selbstständig die Dosierung, sondern fragen Sie Ihren Arzt. Falls Sie die Einnahme einmal vergessen haben, nehmen Sie bei der nächsten Gabe nicht mehr als die übliche empfohlene Menge ein.

<u>Was ist zu tun, wenn Indometacin-Kapseln 50 mg in zu großen Mengen angewendet wurde (beabsichtigte oder versehentliche Überdosierung)?</u>

Als Symptome einer Überdosierung können zentralnervöse Störungen wie Kopfschmerzen, Schwindel, Benommenheit, Bewusstlosigkeit und Krämpfe auftreten. Des Weiteren können Bauchschmerzen, Übelkeit und Erbrechen auftreten. Ferner kann es zu Blutungen im Magen-Darm-Trakt sowie zu Funktionsstörungen der Leber und der Nieren kommen. Ein spezifisches Gegenmittel (Antidot) existiert nicht.

Bei Verdacht auf eine Überdosierung mit Indometacin-Kapseln 50 mg benachrichtigen Sie bitte Ihren Arzt. Dieser kann entsprechend der Schwere einer Vergiftung über die gegebenenfalls erforderlichen Maßnahmen entscheiden.

6.8 Nebenwirkungen

<u>Welche Nebenwirkungen können bei der Anwendung von Indometacin-Kapseln 50 mg auftreten, und welche Gegenmaßnahmen sind gegebenenfalls zu ergreifen?</u>

Bei den folgenden unerwünschten Arzneimittelwirkungen muss berücksichtigt werden, dass sie überwiegend dosisabhängig und von Patient zu Patient unterschiedlich sind. Insbesondere das Risiko für das Auftreten von Magen-Darm-Blutungen (Magenschleimhautentzündungen, Schleimhautdefekte, Geschwüre) ist abhängig vom Dosisbereich und der Anwendungsdauer.

Verdauungstrakt

Mit dem Auftreten von Magen-Darm-Beschweren wie Übelkeit, Erbrechen, Durchfall und geringfügigen Magen-Darm-Blutverlusten, die in Ausnahmefällen eine Blutarmut verursachen können, ist häufig zu rechnen.

Gelegentlich kann es zu Verdauungsstörungen, Blähungen, Bauchkrämpfen, Appetitlosigkeit sowie zu Magen- oder Darmgeschwüren (unter Umständen mit Blutungen und Durchbruch), in seltenen Fällen zu blutigem Erbrechen, Blut im Stuhl oder blutigem Durchfall kommen.

Sollten stärkere Schmerzen im Oberbauch, eine Schwarzfärbung des Stuhls oder Blut im Stuhl auftreten, so müssen Sie Indometacin-Kapseln 50 mg absetzen und den Arzt sofort informieren.

In Einzelfällen wurde berichtet über:

Mundschleimhautentzündung, Zungenentzündung, Ösophagusläsionen (Schädigung der Speiseröhre), Beschwerden im Unterbauch (z. B. unspezifische, blutende, z. T. auch ulzerierende Dickdarmentzündungen, Verstärkung eines Morbus

Crohn/einer Colitis ulzerosa (bestimmte, mit Geschwüren einhergehende Dickdarmentzündungen)), Verstopfung, Darmverengung.

Nervensystem und Sinnesorgane

Zentralnervöse Störungen wie Kopfschmerzen und Benommenheit treten häufig auf.

Gelegentlich sind Schwindel, Schläfrigkeit und leichte Ermüdbarkeit sowie Erschöpfung und Depression zu beobachten.

Selten wurde berichtet über:

Verwirrtheit, Angstzustände, psychische Störungen, Schlaflosigkeit, periphere Neuropathie, Muskelschwäche, Krämpfe, Parästhesien und vorübergehende Bewusstseinsverluste bis zum Koma.

Eine Verstärkung der Symptome bei Epilepsie, Morbus Parkinson und psychiatrischen Vorerkrankungen ist unter der Gabe von Indometacin-Kapseln 50 mg möglich.

Abhängig vom Schweregrad der Erscheinungen kann eine Dosisreduktion oder ein Absetzen der Therapie notwendig werden. Setzen Sie sich mit Ihrem Arzt in Verbindung.

Gelegentlich sind Ohrensausen, selten Taubheit und in Einzelfällen Hörstörungen beobachtet worden.

Im Verlauf einer Langzeitbehandlung mit Indometacin werden selten Netzhautschäden (Pigmentdegeneration der Retina) und Hornhaut-Trübungen beobachtet.

Verschwommensehen kann ein Anzeichen dafür sein und erfordert eine gründliche augenärztliche Untersuchung. Da sich diese Veränderungen aber auch ohne erkennbare Zeichen (asymptomatisch) entwickeln können, sind bei Patienten unter Langzeittherapie regelmäßige augenärztliche Untersuchungen ratsam. Bei Auftreten entsprechender Veränderungen wird ein Absetzen des Arzneimittels empfohlen. Zumeist heilen diese Schäden dann folgenlos ab.

Selten wurde über das Auftreten von Doppelbildern berichtet.

Haut

Gelegentlich sind Überempfindlichkeitsreaktionen wie Hautausschlag und Hautjucken beobachtet worden, selten Nesselsucht oder Haarausfall.

Hautausschläge mit Rötung und Blasenbildung (Ekzeme, Erytheme), Lichtüberempfindlichkeit, kleinfleckige Hautblutungen (Purpura) und schwere Verlaufsformen von Hautreaktionen (Stevens-Johnson-Syndrom, toxisch epidermale Nekrolyse (TEN)) kommen in Einzelfällen vor.

Niere

Vereinzelt treten Nierengewebsschädigungen (interstitielle Nephritis, Papillennekrose) auf, die mit akuter Nierenfunktionsstörung (Niereninsuffizienz), Eiweiß im Harn (Proteinurie) und/oder Blut im Harn (Hämaturie) einhergehen können.

In Einzelfällen ist die Entwicklung eines nephrotischen Syndroms möglich (Wasseransammlung im Körper (Ödeme) und starke Eiweißausscheidung im Harn).

Verminderung der Harnausscheidung, Ansammlung von Wasser im Körper (Ödeme) sowie allgemeines Unwohlsein können Ausdruck einer Nierenerkrankung bis hin zum Nierenversagen sein.

Sollten die genannten Symptome auftreten oder sich verschlimmern, so müssen Sie Indometacin-Kapseln 50 mg absetzen und sofort Kontakt mit Ihrem Arzt aufnehmen.

Leber

Gelegentlich kann eine Erhöhung der Leberenzymwerte im Blut (Serumtransaminasen) auftreten.

Selten ist mit Leberschäden zu rechnen (Leberentzündung mit oder ohne Gelbsucht, in Einzelfällen sehr schwer verlaufend, auch ohne Voranzeichen).

Die Leberwerte sollen daher regelmäßig kontrolliert werden.

Blut

In seltenen Fällen kann es zu Störungen der Blutbildung kommen (Anämie, Leukopenie, Agranulozytose, Thrombozytopenie). Erste Anzeichen können sein: Fieber, Halsschmerzen, oberflächliche Wunden im Mund, grippeartige Beschwerden, starke Abgeschlagenheit, Nasenbluten und Hautblutungen. In diesen Fällen ist das Arzneimittel sofort abzusetzen und der Arzt aufzusuchen. Jegliche Selbstbehandlung mit schmerz- und fiebersenkenden Arzneimitteln sollte unterbleiben.

Bei der Langzeittherapie sollte das Blutbild regelmäßig kontrolliert werden.

Herz-Kreislauf-System

In Einzelfällen wurde berichtet über: Herzklopfen, Schmerzen in der Brust und Bluthochdruck.

Vereinzelt kann es zu Herzmuskelschwäche (Herzinsuffizienz) kommen.

Sonstige

Schwere Überempfindlichkeitsreaktionen sind möglich. Sie können sich äußern als: Schwellungen von Gesicht, Zunge und innerem Kehlkopf mit Einengung der Atemwege, Atemnot bis zum Asthmaanfall, Herzjagen und Blutdruckabfall bis zum bedrohlichen Schock. Bei Auftreten einer dieser Erscheinungen, die schon bei Erstanwendung vorkommen können, ist sofortige ärztliche Hilfe erforderlich.

Selten kann es, besonders bei Patienten mit hohem Blutdruck oder eingeschränkter Nierenfunktion, zum Auftreten von Ödemen (z. B. periphere Ödeme) kommen.

In Einzelfällen wurde über eine Hyperglykämie (erhöhter Blutzuckerspiegel), Glukosurie (Zuckerausscheidung im Harn) und Vaginalblutungen (Blutungen aus der Scheide) berichtet.

In Einzelfällen ist im zeitlichen Zusammenhang mit der Anwendung bestimmter entzündungshemmender Arzneimittel (nichtsteroidaler Antiphlogistika (zu diesen gehört auch Indometacin)) eine Verschlechterung infektionsbedingter Entzündungen (z. B. Entwicklung einer nekrotisierenden Fasciitis) beschrieben worden.

Wenn während der Anwendung von Indometacin-Kapseln 50 mg Zeichen einer Infektion (z. B. Rötung, Schwellung, Überwärmung, Schmerz, Fieber) neu auftreten oder sich verschlimmern, sollte daher unverzüglich der Arzt zu Rate gezogen werden.

Befolgen Sie die oben bei bestimmten Nebenwirkungen aufgeführten Verhaltensmaßregeln!

Wenn Sie Nebenwirkungen bei sich beobachten, die nicht in dieser Packungsbeilage aufgeführt sind, teilen Sie diese bitte Ihrem Arzt oder Apotheker mit.

7 Fachinformation

Nach § 11 a AMG, insbesondere:

7.1 Verschreibungsstatus/Apothekenpflicht

Verschreibungspflichtig.

7.2 Stoff- oder Indikationsgruppe

Arylessigsäurederivat.

Nichtsteroidales Antiphlogistikum/Analgetikum.

7.3 Anwendungsgebiete

Akute Arthritiden (einschließlich Gichtanfall);

Chronische Arthritiden, insbesondere rheumatoide Arthritis (chronische Polyarthritis);

Spondylitis ankylosans (Morbus Bechterew) und andere entzündlich-rheumatische Wirbelsäulenleiden;

Reizzustände bei Arthrosen und Spondylarthrosen;

Weichteilrheumatismus;

Schmerzhafte Schwellungen oder Entzündungen nach Verletzungen oder Operationen;

primäre Dysmenorrhoe;

Tumorschmerzen, insbesondere bei Skelettbefall oder entzündlich-peritumoralem Ödem.

7.4 Gegenanzeigen

Indometacin-Kapseln 50 mg dürfen nicht angewendet werden bei:

- bekannter Überempfindlichkeit gegen den Wirkstoff Indometacin oder einen der sonstigen Bestandteile des Arzneimittels
- ungeklärten Blutbildungsstörungen
- Magen- und Darmgeschwüren
- Schwangerschaft im letzten Drittel (s. a. „Sonstige Hinweise")
- Kinder unter 14 Jahren.

Indometacin-Kapseln 50 mg dürfen nur unter strenger ärztlicher Abwägung des Nutzen-Risiko-Verhältnisses angewendet werden:

– im ersten und zweiten Drittel der Schwangerschaft (s. a. „Sonstige Hinweise")

– während der Stillzeit (s. a. „Sonstige Hinweise")

– bei induzierbaren Porphyrien.

Eine besonders sorgfältige ärztliche Überwachung ist erforderlich:

– bei Magen-Darm-Beschwerden oder bei Hinweisen auf Magen- oder Darmgeschwüre oder Darmentzündungen (Colitis ulcerosa, Morbus Crohn) in der Vorgeschichte

– bei Bluthochdruck und/oder Herzinsuffizienz

– bei vorgeschädigter Niere

– bei schweren Leberfunktionsstörungen

– direkt nach größeren chirurgischen Eingriffen

– bei älteren Patienten.

Patienten, die an Heuschnupfen, Nasenpolypen oder chronisch obstruktiven Atemwegserkrankungen leiden sowie Patienten mit Überempfindlichkeit gegen andere nichtsteroidale Antiphlogistika/Analgetika dürfen Indometacin nur unter bestimmten Vorsichtsmaßnahmen (Notfallbereitschaft) und direkter ärztlicher Kontrolle anwenden, da für sie ein erhöhtes Risiko für das Auftreten allergischer Reaktionen besteht. Diese können sich äußern als Asthmaanfälle (sog. Analgetika-Intoleranz/Analgetika-Asthma), Quincke-Ödem oder Urtikaria. Das Gleiche gilt auch für Patienten, die auf andere Stoffe allergisch reagieren, wie z. B. mit Haureaktionen, Juckreiz oder Nesselfieber.

Indometacin kann vorübergehend die Thrombozytenaggregation hemmen. Patienten mit Gerinnungsstörungen sollten daher sorgfältig überwacht werden.

7.5 Nebenwirkungen

Bei den folgenden unerwünschten Arzneimittelwirkungen muss berücksichtigt werden, dass sie überwiegend dosisabhängig und interindividuell unterschiedlich sind. Insbesondere das Risiko für das Auftreten von Magen-Darm-Blutungen (Gastritiden, Erosionen, Ulzera) ist abhängig vom Dosisbereich und der Anwendungsdauer.

Gastrointestinaltrakt

Mit dem Auftreten von Magen-Darm-Beschwerden wie Übelkeit, Erbrechen, Durchfall und geringfügigen Magen-Darm-Blutverlusten, die in Ausnahmefällen eine Anämie verursachen können, ist häufig zu rechnen.

Gelegentlich kann es zu Dypepsie, Flatulenz, Bauchkrämpfen, Inappetenz sowie zu gastrointestinalen Ulzera (unter Umständen mit Blutungen und Durchbruch), in seltenen Fällen zu Hämatemesis, Malaena oder blutigem Durchfall kommen.

Der Patient ist anzuweisen, bei Auftreten dieser Symptome das Arzneimittel abzusetzen und sofort einen Arzt aufzusuchen.

In Einzelfällen wurde berichtet über:

aphthöse Stomatitis, Glossitis, Ösophagusläsionen, Beschwerden im Unterbauch (z.B. unspezifische, blutende, z.T. auch ulzerierende Colititiden oder Verstärkung eines Morbus Crohn/einer Colitis ulcerosa), Obstipation.

In Einzelfällen sind diaphragmaartige intestinale Strukturen beschrieben.

Nervensystem und Sinnesorgane

Zentralnervöse Störungen wie Kopfschmerzen und Benommenheit treten häufig auf.

Gelegentlich sind Schwindel, Schläfrigkeit und leichte Ermüdbarkeit sowie Erschöpfung und Depression zu beobachten.

Selten wurde berichtet über: Verwirrtheit, Angstzustände, psychische Störungen, Schlaflosigkeit, periphere Neuropathie, Muskelschwäche, Krämpfe, Parästhesien und vorübergehende Bewusstseinsverluste bis zum Koma.

Im Verlauf einer Langzeitbehandlung mit Indometacin werden selten Pigmentdegenerationen der Retina und Kornea-Trübungen beobachtet. Verschwommensehen kann hierfür ein kennzeichnendes Symptom sein und erfordert eine gründliche ophthalmologische Untersuchung. Da diese Veränderungen aber auch asymptomatisch sein können, sind bei Patienten unter Langzeittherapie regelmäßig ophthalmologische Untersuchungen ratsam. Beim Auftreten entsprechender Veränderungen wird ein Absetzen des Arzneimittels empfohlen. Zumeist sind diese Veränderungen dann reversibel.

Selten wurde über das Auftreten von Doppelbildern berichtet.

Gelegentlich sind Ohrensausen, selten Taubheit und in Einzelfällen Hörstörungen beobachtet worden.

Eine Verstärkung der Symptome bei Epilepsie, Morbus Parkinson und psychiatrischen Vorerkrankungen ist unter Gabe von Indometacin möglich.

Abhängig vom Schweregrad der Erscheinungen kann eine Dosisreduktion oder ein Absetzen der Therapie notwendig werden.

Haut

Gelegentlich sind Überempfindlichkeitsreaktionen wie Hautausschlag und Hautjucken beobachtet worden, selten Urtikaria oder Alopezie.

Bullöse Exantheme, Ekzeme, Erytheme, Fotosensibilisierung, Purpura (auch allergische Purpura) und schwere Verlaufsformen von Hautreaktionen (Stevens-Johnson-Syndrom, toxisch epidermale Nekrolyse (TEN)) kommen in Einzelfällen vor.

Niere

Vereinzelt treten Nierengewebsschädigungen (interstitielle Nephritis, Papillennekrose) auf, die mit akuter Niereninsuffizienz, Proteinurie und/oder Hämaturie einhergehen können.

In Einzelfällen kann es zu einem nephrotischen Syndrom kommen.

Die Nierenfunktion sollte daher regelmäßig kontrolliert werden.

Leber

Gelegentlich tritt eine Erhöhung der Leberenzyme im Blut (Serumtransaminasen) auf.

Selten ist mit Leberschäden zu rechnen (Hepatitis mit oder ohne Ikterus, in Einzelfällen fulminant verlaufend, auch ohne Prodromalsymptome). Die Leberwerte sollen daher regelmäßig kontrolliert werden.

Blut

In seltenen Fällen kann es zu Störungen der Blutbildung kommen (Anämie, Leukopenie, Agranulozytose, Thrombozytopenie). Erste Symptome können sein: Fieber, Halsschmerzen, oberflächliche Wunden im Mund, grippeartige Beschwerden, starke Abgeschlagenheit, Nasenbluten und Hautblutungen. Bei der Langzeittherapie sollte das Blutbild regelmäßig kontrolliert werden.

Kardiovaskuläres System

In Einzelfällen wurde berichtet über: Palpitationen, Schmerzen in der Brust und Bluthochdruck. Vereinzelt kann es zu Herzinsuffizienz kommen.

Systemische Reaktionen und andere Organsysteme

Schwere Überempfindlichkeitsreaktionen sind möglich. Sie können sich äußern als: Schwellungen von Gesicht, Zunge und innerem Kehlkopf mit Einengung der Atemwege, Atemnot bis zum Asthmaanfall, Tachykardie, Blutdruckabfall bis zum bedrohlichen Schock.

Bei Auftreten einer dieser Erscheinungen, die schon bei Erstanwendung vorkommen können, ist sofortige ärztliche Hilfe erforderlich.

Selten kann es, besonders bei Patienten mit hohem Blutdruck oder eingeschränkter Nierenfunktion, zum Auftreten von Ödemen (z.B. periphere Ödeme) kommen.

In Einzelfällen wurde über Hyperglykämie, Glukosurie und Vaginalblutungen berichtet.

In Einzelfällen ist im zeitlichen Zusammenhang mit der systemischen Anwendung von nichtsteroidalen Antiphlogistika eine Verschlechterung infektionsbedingter Entzündungen (z.B. Entwicklung einer nekrotisierenden Fasciitis) beschrieben worden. Dies steht möglicherweise im Zusammenhang mit dem Wirkmechanismus der nichtsteroidalen Antiphlogistika.

Wenn während der Anwendung von Indometacin Zeichen einer Infektion neu auftreten oder sich verschlimmern, wird dem Patienten empfohlen, unverzüglich den Arzt aufzusuchen. Es ist zu prüfen, ob die Indikation für eine antiinfektiöse/antibiotische Therapie vorliegt.

7.6 Wechselwirkungen mit anderen Mitteln

Die gleichzeitige Anwendung von Indometacin mit Digoxin- oder Lithiumpräparaten kann den Digoxin- bzw. Lithiumspiegel im Serum erhöhen.

Indometacin kann die Wirkung von Diuretika und Antihypertonika abschwächen.

Die gleichzeitige Gabe von Indometacin und kaliumsparenden Diuretika kann zu einer Hyperkaliämie führen, daher ist eine Kontrolle der Kaliumwerte erforderlich.

Indometacin kann die Wirkung von ACE-Hemmern abschwächen. Bei gleichzeitiger Anwendung kann weiterhin das Risiko einer auftretenden Nierenfunktionsstörung erhöht sein.

Die gleichzeitige Verabreichung von Indometacin und anderen nichtsteroidalen Antiphlogistika oder Glukokortikoiden erhöht das Risiko von Nebenwirkungen im Magen-Darm-Trakt.

Die Gabe von Indometacin innerhalb von 24 Stunden vor oder nach Gabe von Methotrexat kann zu einer erhöhten Konzentration von Methotrexat im Blut und einer Zunahme seiner toxischen Wirkung führen.

Bisher zeigten klinische Untersuchungen keine Wechselwirkungen zwischen Indometacin und blutgerinnungshemmenden Mitteln. Trotzdem wird bei gleichzeitiger Therapie vorsichtshalber eine entsprechende Kontrolle des Gerinnungsstatus empfohlen.

Bei Kombination mit Probenecid wird die Indometacin-Elimination verlangsamt, bei Kombination mit Penicillinen wird deren Elimination verzögert. Durch Furosemid wird die Indometacin-Ausscheidung beschleunigt.

Indometacin sollte nicht gleichzeitig mit Triamteren angewendet werden, da sonst die Gefahr des akuten Nierenversagens besteht.

Indometacin sollte auch nicht gleichzeitig mit Diflunisal eingenommen werden, da sonst mit einem deutlichen Anstieg der Indometacinplasmaspiegel zu rechnen ist (letale gastrointestinale Hämorrhagien wurden beschrieben).

Nichtsteroidale Antiphlogistika (wie Indometacin) können die Nierentoxizität von Ciclosporin erhöhen.

Vereinzelt wurde über eine Beeinflussung des Blutzuckerspiegels nach Gabe von Indometacin berichtet, die eine Dosisanpassung der antidiabetischen Medikation erforderte. Daher wird bei gleichzeitiger Therapie vorsichtshalber eine Kontrolle der Blutzuckerwerte empfohlen.

7.7 Warnhinweise

Keine.

7.8 Wichtigste Inkompatibilitäten

Bisher sind keine bekannt.

7.9 Dosierung mit Einzel- und Tagesgaben

Dosierung bei Jugendlichen und Erwachsenen:

Indometacin wird in Abhängigkeit von der Schwere der Erkrankung dosiert. Der empfohlene Tagesdosisbereich liegt zwischen 50–150 mg Indometacin.

Jugendliche über 14 Jahre und Erwachsene erhalten 1- bis 3-mal täglich eine Kapsel (entsprechend 50–150 mg Indometacin).

Die Tageshöchstdosis kann in besonderen Fällen kurzfristig auf 200 mg Indometacin erhöht werden; diese Dosis sollte jedoch nicht überschritten werden.

Dosierung bei Kindern:

Indometacin-Kapseln 50 mg sind für Kinder unter 14 Jahren wegen des zu hohen Wirkstoffgehaltes nicht geeignet.

7.10 Art und Dauer der Anwendung

Indometacin-Kapseln 50 mg werden unzerkaut mit reichlich Flüssigkeit und nicht auf nüchternen Magen eingenommen. Bei empfindlichem Magen empfiehlt es sich, Indometacin-Kapseln 50 mg während der Mahlzeiten einzunehmen.

Über die Dauer der Anwendung entscheidet der behandelnde Arzt.

Bei primärer Dysmenorrhoe richtet sich die Behandlungsdauer nach dem jeweiligen Beschwerdebild. Die Behandlung mit Indometacin sollte jedoch wenige Tage nicht überschreiten. Bestehen die Beschwerden über diesen Zeitraum hinaus, ist deren Abklärung durch einen Arzt erforderlich.

Bei rheumatischen Erkrankungen kann die Einnahme von Indometacin-Kapseln 50 mg über einen längeren Zeitraum erforderlich sein.

7.11 Notfallmaßnahmen, Symptome, Gegenmittel

Symptome einer Überdosierung:

Als Symptome einer Überdosierung können zentralnervöse Störungen wie Kopfschmerzen, Schwindel, Benommenheit, Bewusstlosigkeit und Krämpfe auftreten. Des Weiteren können Abdominalbeschwerden, Übelkeit und Erbrechen auftreten. Ferner kann es zu Blutungen im Magen-Darm-Trakt sowie zu Funktionsstörungen der Leber und der Nieren kommen.

Therapiemaßnahmen bei Überdosierung:

Ein spezifisches Antidot existiert nicht.

7.12 Pharmakologische und toxikologische Eigenschaften, Pharmakokinetik, Bioverfügbarkeit, soweit diese Angaben für die therapeutische Verwendung erforderlich sind

7.12.1 Pharmakologische Eigenschaften

Indometacin ist ein nichtsteroidales Antiphlogistikum/Analgetium, das sich über die Prostaglandinsynthesehemmung in den üblichen tierexperimentellen Entzündungsmodellen als wirksam erwies. Beim Menschen reduziert Indometacin entzündlich bedingte Schmerzen, Schwellungen und Fieber. Ferner hemmt Indometacin die ADP-induzierte Plättchenaggregation.

7.12.2 Toxikologische Eigenschaften

Akute Toxizität:

Die Prüfung der akuten Toxizität im Tierversuch hat keine besondere Empfindlichkeit ergeben (Vergiftungssymptome siehe „Notfallmaßnahmen").

Chronische Toxizität/subchronische Toxizität:

Die subchronische und chronische Toxizität von Indometacin zeigten sich im Tierversuch in Form von Läsionen und Ulzera im Magen-Darm-Trakt, einer erhöhten Blutungsneigung sowie hepatischen und renalen Läsionen.

Mutagenes und tumorerzeugendes Potenzial:

In-vitro- und in-vivo-Untersuchungen zur Mutagenität ergaben keine Hinweise auf eine mutagene Wirkung von Indometacin.

In Langzeitstudien an Ratten und Mäusen wurden keine Hinweise auf ein tumorerzeugendes Potenzial des Indometacins gefunden.

Reproduktionstoxikologie:

Das embryonale Potenzial von Indometacin wurde an 3 Tierarten (Ratte, Maus, Kaninchen) untersucht:

Fruchttod und Wachstumsretardierung traten bei Dosen im maternal-toxischen Bereich auf. Missbildungen wurden nicht beobachtet. Tragzeit und Dauer des Geburtsvorganges wurden durch Indometacin verlängert. Eine nachteilige Wirkung auf die Fertilität wurde nicht festgestellt.

7.12.3 Pharmakokinetik

Bei oraler und rektaler Verabreichung erfolgt rasche und vollständige Resorption. Nach 30 bis 120 Minuten werden maximale Indometacin-Plasmaspiegel erreicht, die gut mit dem Wirkungsverlauf der Analgesie korrelieren. Die Verteilung in die Synovialflüssigkeit erfolgt mit einer zeitlichen Verzögerung zum Plasmaspiegelverlauf. Die Indometacin-Proteinbindung ist mit 90–93 % niedriger als bei den meisten anderen nichtsteroidalen Antirheumatika. Die Plasmaeliminationshalbwertszeit beträgt im Mittel 2 Stunden, weist jedoch eine deutlich längere terminale Phase von 4–11 Stunden auf. Die Plasmakonzentration von Indometacin ist im steady state bei der empfohlenen Dosierung durchschnittlich 1,4-mal so hoch wie nach der ersten Dosis. Die Biotransformation von Indometacin führt entweder zu einem enterohepatisch als Indometacin recyclisierbaren Esterglukuronid oder unter Wirkungsverlust zu O-demethylierten bzw. N-deacyclierten Metaboliten, die sowohl renal als auch mit den Fäzes ausgeschieden werden. Etwa 60 % einer oralen Dosis werden im Urin unverändert oder metabolisiert (26 % als Indometacin und seine Glukuronide) wiedergefunden, 33 % in den Fäzes (1,5 % als Indometacin).

7.13 Sonstige Hinweise

Anwendung in Schwangerschaft und Stillzeit:

Über die Sicherheit einer Anwendung in der Schwangerschaft liegen für den Menschen keine ausreichenden Erfahrungen vor. Da der Einfluss einer Prostaglandinsynthesehemmung auf die Schwangerschaft ungeklärt ist, sollte Indometacin in den ersten sechs Monaten der Schwangerschaft nicht angewendet werden.

Im letzten Schwangerschaftsdrittel ist Indometacin kontraindiziert. Aufgrund des Wirkungsmechanismus kann es zu einer Hemmung der Wehentätigkeit, vorzeitigem Verschluss des Ductus arteriosus Botalli, verstärkter Blutungsneigung bei Mutter und Kind und verstärkter Ödembildung bei der Mutter kommen. Weiterhin sind bei der Anwendung von Indometacin im letzten Trimenon Nierenschäden beim Feten beschrieben, die Oligohydramnie und perinatale Sterblichkeit zur Folge haben. Zusätzlich wurde über fetale Schäden in Form einer nekrotisierenden Enterokolitis berichtet.

Indometacin und seine Abbauprodukte gehen in geringen Mengen in die Muttermilch über. Da nachteilige Folgen für den Säugling bisher nicht bekannt geworden sind, wird bei kurzfristiger Anwendung eine Unterbrechung des Stillens normalerweise nicht erforderlich sein. Wird eine längere Anwendung bzw. Einnahme höherer Dosen verordnet, sollte jedoch ein frühzeitiges Abstillen erwogen werden.

Hinweis für Verkehrsteilnehmer:

Da bei der Anwendung von Indometacin zentralnervöse Nebenwirkungen wie Müdigkeit und Schwindel auftreten können, kann im Einzelfall die Fähigkeit zum Fahren eines Kraftfahrzeuges und/oder zum Bedienen von Maschinen eingeschränkt sein. Dies gilt in verstärktem Maße im Zusammenwirken von Alkohol und anderen zentralwirksamen Arzneimitteln.

Bei längerdauernder Gabe von Indometacin ist eine regelmäßige Kontrolle der Leberwerte, der Nierenfunktion sowie des Blutbildes erforderlich.

Bei längerem hochdosiertem, nicht bestimmungsgemäßem Gebrauch von Schmerzmitteln können Kopfschmerzen auftreten, die nicht durch erhöhte Dosen des Arzneimittels behandelt werden dürfen.

Ganz allgemein kann die gewohnheitsmäßige Einnahme von Schmerzmitteln, insbesondere bei Kombination mehrerer schmerzstillender Wirkstoffe, zur dauerhaften Nierenschädigung mit dem Risiko eines Nierenversagens (Analgetika-Nephropathie) führen.

7.14 Besondere Lager- und Aufbewahrungshinweise

Keine.

Monographien-Kommentar

Indometacin Kapseln 50 mg

3.2 Wirkstofffreisetzung

Wie bei den Tabletten ist die UV-Photometrie als Bestimmungsmethode geeignet, vorausgesetzt, in der Kapselhülle sind keine löslichen Farbstoffe in solcher Menge enthalten, daß sie bei der Wellenlänge von 318 nm merkliche Absorption zeigen.

3.3 Gehalt

s. Indometacin Tabletten 50 mg. Bei Einsatz der Polarographie ist nur eine Auswertung über Standardaddition möglich.

3.4 Haltbarkeit

s. Indometacin Tabletten 50 mg

P. Surmann

Monographien-Kommentar

Indometacin-Kapseln 50 mg

Indometacin ist ein weißes bis gelbes Pulver, geruchlos bis fast geruchlos, liegt hauptsächlich in zwei kristallinen Modifikationen vor und löst sich praktisch nicht in Wasser, wenig in Ethanol (1 in 50) und Ether (1 in 45), wohl aber in Chloroform (1 in 30). Die Substanz hat einen pK_a-Wert von 4,5 und ist in neutralem oder schwach saurem Medium stabil (Optimum bei pH 4,93) [1]. In alkalischen Medien ist Indometacin zwar löslich aber instabil. Die Substanz darf weder in fester noch gelöster Form direkter Sonneneinstrahlung ausgesetzt werden. Bei Raumtemperatur in geeigneten Behältnissen gelagert, soll Indometacin mehr als fünf Jahre stabil sein [2].

Als Hülle werden Hartgelatinekapseln eingesetzt. Ihr Hauptbestandteil setzt sich aus einer Mischung von Gelatine Typ A und Typ B zusammen. Daneben enthält das Wandmaterial Zuschläge von Farbstoffen und Opafizierungsmittel wie Titandioxid und Eisenpigmente. Die Färbung kann u. a. zur Produktidentifizierung und als Lichtschutz dienen. Die Opafizierung darüber hinaus auch zur Verbesserung der Verarbeitungseigenschaften von Hartgelatinekapseln: Opake Kapseln laden sich weniger stark auf als transparente und sind deshalb maschinengängiger, insbesondere beim Einfädeln und beim Verschließvorgang [3]. Zusätzlich kann im Wandmaterial Natriumdodecylsulfat vorhanden sein, das im Rahmen der Kapselfertigung der Gelatinelösung zugesetzt worden ist, um die Oberflächenspannung bei der Verarbeitung der Lösung zu senken. Das Arzneibuch empfiehlt die Verwendung weißopak eingefärbter Kapseln.

Leerkapseln weisen eine Wandstärke von 110–150 μm und einen Wassergehalt von 10–12 % auf. Sie werden in der Regel in Kartons mit antistatischen PE-Innenbeuteln geliefert. Originalverpackt sind sie bei Temperaturen zwischen 15 und 25 °C und 35–65 % rel. Luftfeuchtigkeit (r. F.) gut zu lagern. In unverpacktem Zustand beginnen Hartgelatinekapseln ab 40–50 % r. F. allmählich Feuchtigkeit zu absorbieren. Eine Klimatisierung des Arbeitsbereiches, in dem die Kapselfüllung vorgenommen werden soll, ist daher vorzusehen.

Der Aufwand zur Entwicklung der Kapselrezeptur hält sich in den Grenzen, da zur Formulierung des Füllgutes prinzipiell die gleichen Hilfsstoffe eingesetzt werden können wie zur Entwicklung der schnell-freisetzenden Tablettenform. Zu berücksichtigen sind allerdings die durch das zur Verfügung stehende Dosier- und Abfüllsystem vorgegebenen Rahmenbedingungen: Je nachdem, ob das Füllgut unmittelbar in die Kapselunterteile eingerieselt bzw. eingestrichen wird (direkte Abfüllmethode) oder außerhalb der Kapselunterteile in speziellen Dosiereinheiten komprimiert und als Formling in die Kapselunterteile abgefüllt wird (indirekte Abfüllmethode), sind die verfahrenstechnisch bedingten Ansprüche an die Materialeigenschaften des Füllgutes verschieden und erfordern entsprechende Anpassungen. Dies trifft besonders zu in Hinblick auf das Fließverhalten, die Masseeinheitlichkeit und die Ausstoßkräfte beim Verkapselungsprozeß.

Die Hilfsstoffauswahl zur Formulierung von Indometacin-Kapseln 50 mg beschränkt sich im allgemeinen auf Füllstoffe und Gleitmittel. Für die rezepturgemäße Herstellung empfiehlt das Arzneibuch eine Mischung von 99,5 Teilen Mannitol und 0,5 Teilen hochdispersem Siliciumdioxid als Füllmittel. Statt Mannitol eignen sich als Füllstoffe ebenso

Monographien-Kommentar

Lactose verschiedener Korngrößen, Mais-, Kartoffelstärke, Cellulose, mikrokristalline Cellulose, evtl. auch einige anorganische Salze wie Dicalciumphosphat. Bedacht werden muß ihr unterschiedlicher Einfluß auf die für den Füllprozeß bedeutsamen Parameter Pulverbettdichte, Kompressibilität und Komprimierbarkeit, wobei unter Kompressibilität die Fähigkeit eines Pulvers verstanden wird, unter Druck sein Volumen zu reduzieren und unter Komprimierbarkeit, unter Druck ein ausreichend festes Komprimat einzunehmen. So hat beispielsweise mikrokristalline Cellulose im Vergleich zu Lactose verschiedener Korngrößen eine deutlich kleinere Pulverdichte, jedoch eine wesentlich größere Kompressibilität und Komprimierbarkeit. Andererseits sind die Füllmengenschwankungen bei Verwendung von mikrokristalliner Cellulose größer als mit einer Mischung von Lactose 100+200 mesh [4].

Handelt es sich um rieselfähige Füllgüter, hängt die Dosiergenauigkeit bei der Abfüllung in starkem Maße von den Fließeigenschaften der Materie ab. Zu deren Prüfung sind eine Vielzahl von Versuchsanordnungen vorgeschlagen worden [4, 5]. Hauptsächlich verwendet werden Meßverfahren zur Bestimmung des Böschungswinkels, des Abrutschwinkels und der Fließgeschwindigkeit. Letztere kann nach der im Arzneibuch unter Ziffer V.5.5.5 beschriebenen Methode ermittelt werden: Mit ihr wird unter definierten Bedingungen anhand genormter Auslauftrichter für eine vorgegebene Schüttgutmenge die Auslaufzeit gemessen. Für die Neigung des Böschungswinkels sind vor allem Kräfte der interpartikulären Gleitreibung maßgebend, für die Ausbildung des Abrutschwinkels hingegen die der interpartikulären Haftreibung. Beide Methoden charakterisieren unterschiedliche Füllguteigenschaften und sind darüber hinaus nicht genormt. Will man Vergleiche anstellen, können diese allenfalls mit solchen Werten erfolgen, die unter identischen Bedingungen erzielt wurden.

Ist das Fließverhalten zu verbessern, bieten sich u. a. Granulierungsverfahren an, mit deren Hilfe sich sphärische Kornformen mit möglichst glatten Oberflächen aufbauen lassen. Granulate aus Wirk- und Hilfsstoffen verringern zudem die Gefahr einer potentiellen Entmischung und weisen in Zusammenhang mit spezifischen Abfüllverfahren eine bessere Komprimierbarkeit auf. Die zur Granulierung erforderlichen Bindemittel können in der Granulierflüssigkeit gelöst oder der inneren Phase trocken zugemischt werden. Wird die Substanz trocken verarbeitet, muß sie in dem der Mischung anschließend als Granulierflüssigkeit zugefügten Medium unverzüglich löslich oder zumindest rasch quellbar sein. Als Granulierflüssigkeit wird in der Regel Wasser herangezogen.

Stärke stellt eine multifunktionelle Substanz dar, die sowohl Bindemittelfunktionen als auch zerfallsbeschleunigende Eigenschaften aufweist. Als Bindemittel wird sie in Form eines 8–25%igen Kleisters verwendet. Anstelle von Stärke kann auch Polyvidon (Abk.: PVP, Povidone, im Handel z.B. als Kollidon® etc.) in Form einer 1–10%igen wäßrigen Lösung oder 1–15%ig als Trockenbindemittel angewendet werden. Zur Granulierung gut geeignet sind PVP-Sorten mit Molmassen zwischen 25000–40000 g mol^{-1} (**K**ollidon® 25, K 30). Wird niedermolekulares Polyvidon (z.B.K 25) mit einem hochmolekularen PVP (K 90) verschnitten, sollen sich mit dieser Mischung, die Granulat- und Kerneigenschaften optimieren lassen [6]. Bei Einsatz von Polyvidon ist daran zu denken, daß bei längerer Lagerung des Fertigarzneimittels die Zerfallszeit ansteigen kann.

Weitere Verbesserungsmaßnahmen ergeben sich durch Gleitmittelzusätze. Hierzu zählt hochdisperses Siliciumdioxid, ein ausgesprochenen Fließregulierungsmittel, das in Konzentrationen von 0,1–0,5 % durch Reduktion der interpartikulären Haft- und Gleitreibung den Füllgutfluß fördert. Erfolgt die Abfüllung mit Hilfe halb- oder vollautomatisch arbei-

Monographien-Kommentar

Indometacin-Kapseln 50 mg

tender Maschinen, kommen noch Metallseifen wie Magnesiumstearat, höhere Fettsäuren wie Stearinsäure, gelegentlich auch Talkum hinzu. Sie üben dort ähnliche Funktionen aus wie bei entsprechenden Tablettierungsvorgängen, in dem sie als Schmiermittel bei der Kapselfüllung die Ausstoßkräfte reduzieren und ein Kleben der Formlinge an den Dosierstiften unterbinden.

Am meisten verwendet wird Magnesiumstearat. Die physikochemischen und Gleitmittel-Eigenschaften dieser Substanz können von Hersteller zu Hersteller, teilweise auch von Charge zu Charge in erheblichem Umfang schwanken, so daß im Rahmen der Qualitätskontrolle auf die exakte Einhaltung der vorgegebenen Spezifikationen zu achten ist. Als lipophile Verbindung kann Magnesiumstearat bei zu hoher Konzentration die Auflösungsgeschwindigkeit von Ambroxolhydrochlorid aus den Kapseln verlangsamen. Ziel der Rezepturentwicklung ist es daher, mit einem Minimum an Schmiermittel ein Optimum an Wirkung zu erreichen. Dieser Schritt muß erneut validiert werden, wenn ein anderes Abfüllsystem zum Einsatz kommt [7]. Magnesiumstearat wird üblicherweise in Konzentrationen bis 1 % verwendet. Optimale Mengen können wesentlich tiefer liegen und Anteile von 0,2 % und weniger an der Gesamtmasse haben.

Die zur Schmierung erforderliche Einsatzmenge von Stearinsäure übersteigt die von Magnesiumstearat oft um ein Mehrfaches. Deutliche Minderungen der Ausstoßkraft treten in der Regel erst bei einem Stearinsäureanteil von 2 % auf. Gelegentlich beobachtet man in Gegenwart von Stearinsäure große Kapselmassenschwankungen. Sie sind meist auf den Befund zurückzuführen, daß durch die Fettsäure zwar die Reibungskräfte reduziert werden, der Formling selber jedoch am Dosierstift kleben bleibt. Stearinsäure erweist sich somit als ein Gleitmittel mit akzeptabler Schmierwirkung jedoch mäßigen Formtrenneigenschaften.

Nur wenig wirksam ist Talkum. Selbst in Konzentrationen von 5 % wird die Ausstoßkraft geringfügiger reduziert als durch andere Schmiermittel mit deutlich niedrigeren Konzentrationen. Positive Effekte können bei Zusatz von Talkum erzielt werden, wenn der Magnesiumstearatanteil nicht ausreicht. Ist genügend Stearat vorhanden, zeigt Talkum eine antagonistische Wirkung und reduziert die Schmierwirkung von Magnesiumstearat [7].

Der pro Kapsel erforderliche Gesamtanteil an Hilfsstoffen ergibt sich unter Berücksichtigung des Mischverhaltens des Füllgutes aus dem Fassungsvermögen der geeigneten Kapselgröße, vermindert um das Volumen, das von der Wirkstoffeinzeldosis/Kapsel eingenommen wird. Die geeignete Kapselgröße kann näherungsweise bei Vorlage weitgehend homogener, rieselfähiger Füllmasse und Kenntnis ihres Schüttvolumens bzw. der Schüttdichte errechnet oder aus Nomogrammen abgelesen werden [3]. Die optimale Füllmenge/Kapsel (Sollfüllmasse) muß hingegen experimentell bestimmt werden. Hierzu stehen verschiedene Methoden zur Verfügung [8, 9, 10].

Unabhängig vom Maschinentyp umfaßt der Verkapselungsprozeß folgende Arbeitsschritte: Ordnen und Einsetzen der Kapselhüllen, Öffnen der Leerkapseln, Dosierung des Füllgutes in die Kapselunterteile, Aufsetzen der Kapseloberteile und Verschließen, Auswerfen der gefüllten und verschlossenen Kapseln. Das jeweilige Abfüllverfahren richtet sich nach der Art und den Eigenschaften des Füllgutes, den Anforderungen an die Masseeinheitlichkeit und der Ansatzmenge.

Im Apothekenbetrieb, für die Herstellung von Versuchschargen im Entwicklungsstadium, zum Abfüllen kleinerer Produktionschargen eignen sich handbetriebene Kapselfüllgeräte.

Monographien-Kommentar

Methodisch geht man so vor, daß zunächst auf Basis der zuvor experimentell bestimmten Sollfüllmasse die entsprechend errechnete Menge Füllgut abgewogen und dann in die vorgesehenen Kapselunterteile gleichmäßig eingestrichen wird. Läßt sich gegebenenfalls der überstehende Rest der abgewogenen Füllmasse unter leichtem Druck gleichmäßig auf die Kapseln verteilen, gelingt es, gute Massetoleranzen einzuhalten. Anzumerken ist, daß dieses Einstreichverfahren keine Teilfüllung der Kapseln erlaubt, da das gesamte Kapselunterteil als „Dosierkammer" fungiert. Demzufolge ist eine komplette Füllung erforderlich, die nötigenfalls durch Füllstoffzusatz erreicht werden muß. Weiterführende Informationen zu Abfüllgeräten, die im Industriemaßstab eingesetzt werden, und solchen für pulverförmige Massen mit schlechten Fließeigenschaften finden sich in nachstehenden Publikationen [4, 5, 10, 11, 12].

Das Arzneibuch schreibt unter Ziffer V.5.2.1 für Kapseln mit mehr als 2 mg oder mehr als 2 % Wirkstoff die Prüfung der Gleichförmigkeit der Masse vor. Es empfiehlt sich jedoch, nach Ziffer V.5.2.2 vorzugehen und bei Indometacin-Kapseln 50 mg die Prüfung B auf „Gleichförmigkeit des Gehaltes einzeldosierter Arzneiformen" durchzuführen, um sicher zu stellen, daß signifikante Gehaltsstreuungen, die über das vertretbare Maß hinausgehen und durch inhomogene Verteilung des Wirkstoffes innerhalb des Füllgutes oder nachträglich durch Entmischung während des Abfüllprozesses zustande gekommen sein könnten, weitgehend vermieden worden sind. Wird die Gehaltskonformität ermittelt, kann die Prüfung nach V.5.2.1 entfallen.

Ferner müssen Indometacin-Kapseln 50 mg der Prüfung „Wirkstofffreisetzung aus festen oralen Arzneiformen" (Ziffer V.5.4) genügen. Die Prüfung erfolgt anhand der Drehkörbchen-Apparatur, Umdrehungsgeschwindigkeit 100 U/min, Prüfflüssigkeit 750 ml einer Mischung von 1 Volumanteil Pufferlösung pH 7,2 R und 4 Volumanteilen Wasser. Die Standardzulassungsmonographie fordert, daß binnen 20 Minuten mindestens 80 % der pro Kapsel deklarierten Menge Indometacin gelöst sind.

Indometacin-Kapseln 50 mg mg sind eine schnell-freisetzende Zubereitung und werden nach dem derzeitigen Stand der pharmazeutischen Wissenschaften als Arzneimittel mit „unproblematischer" Bioverfügbarkeit bewertet. Unter bestimmten Voraussetzungen kann daher auf eine vergleichende Bioverfügbarkeitsstudie verzichtet werden. Vor allem dann, wenn eine ordnungsgemäße pharmazeutische Qualität mit ausreichend dokumentierten in-vitro- Freisetzungseigenschaften vorhanden ist [13].

Indometacinhaltige Arzneimittel sind entsprechend der Anordnung des Bundesgesundheitsamtes (BGA) kindergesichert zu verpacken [14]. Hierzu eignen sich bestimmte Typen von Durchdrückpackungen (Blisterpackungen), von Siegelstreifenpackungen, oder Behältnisse mit sog. Trick- oder Patentverschlüssen. Für die Durchdrück- und Siegelstreifenpackungen sind Einzeldosisabpackungen vorzusehen, verbunden mit der Auflage, dunkel eingefärbte oder undurchsichtige Folien zu verwenden, um die Sicht auf das Füllgut einzuschränken.

Sämtliche Primärbehältnisse müssen der DIN-Norm 55559 entsprechen. Welche Verpackungsarten nach Auffassung des BGA nach dem Stand der Technik den Anforderungen dieser DIN-Norm genügen, ist Auflistungen zu entnehmen, die kontinuierlich fortgeschrieben und im Bundesanzeiger publiziert werden. So gilt beispielsweise die Durchdrückpackung in der Kombination Tiefziehfolie: Polypropylen 300 μm, weiß opak/Aluminiumpapier-Verbundfolie: Aluminium 7 μm weich + Papier 40 g/m^2 + Heißsiegellack als kindergesichertes Primärbehältnis [15].

Monographien-Kommentar

Indometacin-Kapseln 50 mg

[1] Hartke, H., Hartke, K.: Indometacin. In Hartke, H., Hartke, K., Mutschler, E., Rücker, G., Wichtl, M.: DAB 10 Kommentar, Band II/3, Wissenschaftliche Verlagsgesellschaft mbH, Stuttgart, Govi-Verlag GmbH, Frankfurt a.M./Eschborn, 1991.

[2] O'Brien, M., McLauley, J., Cohen, E.: Indomethacin, 211. In: Florey, K.: Analytical Profiles of Drug Substances, Vol. 13, Academic Press, Inc. London, 1984.

[3] Cole, E. T.: Leerkapseln, Kap. 8.2.1.1, 319. In: Sucker, H., Fuchs, P., Speiser, P.: Pharmazeutische Technologie, Georg Thieme Verlag, Stuttgart, New York, 1991.

[4] Pfeifer, W.: Entwicklung von Hartgelatinekapseln, Kap. 8.2.1.2, 320. In: Sucker, H., Fuchs, P., Speiser, P.: Pharmazeutische Technologie, Georg Thieme Verlag, Stuttgart, New York, 1991.

[5] Hofer, U.: Trockene Füllgüter, 83. In: Fahrig, W., Hofer, U.: Die Kapsel. Wiss. Verlagsgesellschaft mbH, Stuttgart, 1983.

[6] Rahm, H., Hauer-Mechtersheimer, B., Mosimann, P., Posanski, U., Siegrist, H. U., Skinner, F., Stahl, P. H., Völlmy, C., Züger, O.: Pulver, Granulate, Pellets, Tabletten, Kerne, Kap. 8.1, 244. In: Sucker, H., Fuchs, P., Speiser, P.: Pharmazeutische Technologie, Georg Thieme Verlag, Stuttgart, New York, 1991.

[7] Ullah, J., Wiley, G. J., Agharkar, S. N.: Drug.Dev.Ind.Pharmacy **18**, 895 (1992).

[8] Führer, C.: Die Kapsel als moderne Arzneiform in Offizin und Industrie, Kap. II, 21. In: Fahrig, W., Hofer, U.: Die Kapsel. Wiss. Verlagsgesellschaft mbH, Stuttgart, 1983.

[9] Angaben zur Herstellung von Hartgelatine-Steckkapseln, 21, DAC Anlage G, 7. Ergänzung, 1995. In: Deutscher Arzneimittel-Codex Neues Rezeptur-Formularium, Bd. 1. Govi-Verlag Pharmazeutischer Verlag, Frankfurt a. M., Deutscher-Apotheker-Verlag mbH, Stuttgart, 1986.

[10] Herzfeldt, C.-D.: Kapseln, Kap. 4.9, 802. In: Nürnberg, E., Surmann, P.: Hagers Handbuch der pharmazeutischen Praxis, Bd. 2, Springer-Verlag, Berlin, Heidelberg, New York, 1991.

[11] Van Hostetler, B., Bellard, J. Q.: Hard Capsules, 374. In: Lachman, L., Lieberman, H. A., Kanig, J. L.: The Theory and Practice of Industrial Pharmacy, Lea & Febiger, Philadelphia, 1986.

[12] Kapseln, Kap. 14.6, 324. In: Bauer, K. H., Frömming, K.-H., Führer, C.: Pharmazeutische Technologie, Georg Thieme Verlag, Stuttgart, New York, 1993.

[13] 50 mg-Indometacin-Präparate (feste orale Arzneiformen), 5. Ergänzungslieferung 1995. In: Blume, H., Mutschler, E.: Bioäquivalenz, Govi-Verlag, Frankfurt a.M., 1989.

[14] Anordnung des Bundesgesundheitsamtes einer Auflage nach §28 Arzneimittelgesetz (Kindergesicherte Verpackungen von Arzneimittel), BAnz. Nr. 36 vom 23.02.1982.

[15] 14. Ergänzung der Bekanntmachung des Bundesgesundheitsamtes zu einer Auflage nach §28 des Arzneimittelgesetzes (Kindergesicherte Verpackungen für Arzneimittel), BAnz. Nr. 194 vom 12.10.1991.

J. Ziegenmeyer

Monographien-Kommentar

Indometacin-Kapseln 50 mg

4 **Behältnisse**

Gemäß einer Auflage nach § 28 Arzneimittelgesetz [1] dürfen Indometacin-Kapseln 50 mg nur in kindergesicherter Verpackung, die der DIN-Norm 55 559 entspricht, in den Verkehr gebracht werden. Dazu zählen

– Durchdrückpackungen (Blisterpackungen) mit Einzeldosisabpackungen unter ausschließlicher Verwendung von undurchsichtigem oder dunkel eingefärbtem Material oder

– Siegelstreifenverpackung mit Einzeldosispackungen unter ausschließlicher Verwendung von undurchsichtigem oder dunkel eingefärbtem Material oder

– Behältnisse mit Sicherheitsverschlüssen (sog. Trick- oder Patentverschlüssen), die das Öffnen durch Kinder erschweren.

Das Bundesgesundheitsamt hat in der Vergangenheit in zahlreichen Bekanntmachungen die Verpackungsarten benannt, die nach seiner Auffassung dem Stand der Technik den Anforderungen der DIN-Norm 55 559 entsprechen. Die letzte Bekanntmachung erfolgte am 10. Juni 1996 [2]; für eine Gesamtaufstellung aller diesbezüglichen Bekanntmachungen siehe unter C.I.4.

[1] Anordnung einer Auflage nach § 28 Arzneimittelgesetz vom 18. April 1979 (BAnz. Nr. 81 vom 28. April 1979).

[2] 16. Ergänzung der Bekanntmachung zu einer Auflage nach § 28 Arzneimittelgesetz vom 10. Juni 1996 (BAnz. Nr. 113 vom 21. 6. 1996).

R. Braun

Indometacin-Tabletten 50 mg

1 **Bezeichnung des Fertigarzneimittels**

Indometacin-Tabletten 50 mg

2 **Darreichungsform**

Tabletten

3 **Eigenschaften und Prüfungen**

3.1 Aussehen, Eigenschaften

Weiße, nicht überzogene Tabletten.

3.2 Wirkstofffreisetzung (AB. 2.9.3).

Innerhalb von 20 Minuten müssen mindestens 80 Prozent der pro Tablette deklarierten Menge an Indometacin freigesetzt sein.

Prüfflüssigkeit: 750 ml einer Mischung von 1 Volumteil Pufferlösung pH 7,2 R und 4 Volumteilen Wasser; 37 ± 0,5 °C

Apparatur: Drehkörbchen

Umdrehungsgeschwindigkeit: 100 U/min

Die Forderung ist erfüllt, wenn:

– jede von 6 geprüften Tabletten mindestens 85 Prozent der pro Tablette deklarierten Menge an Indometacin freisetzt (Stufe 1)

oder

– der sich aus 12 geprüften Tabletten (die 6 Tabletten aus Stufe 1 und 6 weitere Tabletten) ergebende Mittelwert der freigesetzten Menge an Indometacin mindestens 80 Prozent der pro Tablette deklarierten Menge beträgt und gleichzeitig keine der geprüften Tabletten weniger als 65 Prozent der deklarierten Menge freisetzt (Stufe 2).

3.3 Gehalt

95,0 bis 105,0 Prozent der pro Tablette deklarierten Menge an Indometacin.

Ist aus der Stabilitätsprüfung zur Ermittlung der Haltbarkeitsdauer des Arzneimittels eine niedrigere untere Toleranzgrenze abzuleiten, darf diese 90,0 Prozent nicht unterschreiten.

3.4 Haltbarkeit

Die Haltbarkeit in den Behältnissen nach 4 beträgt mindestens ein Jahr.

2   Indometacin-Tabletten 50 mg

4 **Behältnisse**

Dicht schließende Behältnisse, kindergesicherte Verpackung nach DIN 55 559.

5 **Kennzeichnung**

Nach § 10 AMG, insbesondere:

5.1 Zulassungsnummer

2139.99.98

5.2 Art der Anwendung

Zum Einnehmen mit reichlich Flüssigkeit

5.3 Hinweis

Verschreibungspflichtig.

6 **Packungsbeilage**

Nach § 11 AMG, insbesondere:

6.1 Stoff- oder Indikationsgruppe

Schmerzstillendes und entzündungshemmendes Arzneimittel.

6.2 Anwendungsgebiete

Akute Gelenkentzündungen (akute Arthritiden), einschließlich Gichtanfall; chronische Gelenkentzündungen (chronische Arthritiden), insbesondere chronisch verlaufende Entzündungen mehrerer Gelenke (rheumatoide Arthritis/chronische Polyarthritis);

Bechterew-Krankheit (Spondylitis ankylosans) und andere entzündlich-rheumatische Wirbelsäulenleiden;

Reizzustände bei degenerativen Gelenk- und Wirbelsäulenerkrankungen (Arthrosen und Spondylarthrosen);

Weichteilrheumatismus;

schmerzhafte Schwellungen oder Entzündungen nach Verletzungen oder Operationen;

schmerzhafte Menstruationsbeschwerden (primäre Dysmenorrhoe);

Tumorschmerzen, insbesondere bei Skelettbefall oder entzündlich-peritumoralem Ödem.

6.3 Gegenanzeigen

<u>Wann dürfen Sie Indometacin-Tabletten 50 mg nicht einnehmen?</u>

Sie dürfen Indometacin-Tabletten 50 mg nicht einnehmen bei:

– bekannter Überempfindlichkeit gegen den Wirkstoff Indometacin oder einen der sonstigen Bestandteile des Arzneimittels

– ungeklärten Blutbildungsstörungen

– Geschwüren im Magen und Darm.

Wann dürfen Sie Indometacin-Tabletten 50 mg erst nach Rücksprache mit Ihrem Arzt einnehmen?

Im Folgenden wird beschrieben, wann Sie Indometacin-Tabletten 50 mg nur unter bestimmten Bedingungen und nur mit besonderer Vorsicht einnehmen dürfen. Befragen Sie hierzu bitte Ihren Arzt. Dies gilt auch, wenn diese Angaben bei Ihnen früher einmal zutrafen.

Sie dürfen Indometacin-Tabletten 50 mg nur mit besonderer Vorsicht (d.h. in größeren Abständen oder in verminderter Dosis) und unter ärztlicher Kontrolle einnehmen:

- bei bestimmten angeborenen Blutbildungsstörungen (induzierbare Porphyrien)
- bei Magen-Darm-Beschwerden oder bei Hinweisen auf Magen- oder Darmgeschwüre oder Darmentzündungen (Colitis ulcerosa, Morbus Crohn) in der Vorgeschichte
- bei Bluthochdruck und/oder Herzleistungsschwäche (Herzinsuffizienz)
- bei vorgeschädigter Niere
- bei schweren Leberfunktionsstörungen
- direkt nach größeren chirurgischen Eingriffen.

Was müssen Sie in der Schwangerschaft beachten?

Wird während einer längeren Einnahme von Indometacin-Tabletten 50 mg eine Schwangerschaft festgestellt, so ist der Arzt zu benachrichtigen. Im ersten und zweiten Schwangerschaftsdrittel sollten Indometacin-Tabletten 50 mg nur nach Rücksprache mit dem Arzt eingenommen werden. In den letzten drei Monaten der Schwangerschaft dürfen Indometacin-Tabletten 50 mg wegen eines erhöhten Risikos von schwerwiegenden Komplikationen für Mutter und insbesondere das Kind (u.a. mögliche lebensbedrohliche Nieren- oder Darmschäden) bei der Geburt nicht angewendet werden.

Was müssen Sie in der Stillzeit beachten?

Der Wirkstoff Indometacin und seine Abbauprodukte gehen in geringen Mengen in die Muttermilch über. Da nachteilige Folgen für den Säugling bisher nicht bekannt geworden sind, wird bei kurzfristiger Anwendung der empfohlenen Dosis eine Unterbrechung des Stillens normalerweise nicht erforderlich sein. Wird eine längere Einnahme höherer Dosen verordnet, sollte jedoch ein frühzeitiges Abstillen erwogen werden.

Was ist bei Kindern und älteren Menschen zu berücksichtigen?

Kinder unter 14 Jahren dürfen Indometacin-Tabletten 50 mg nicht einnehmen, da der Wirkstoffgehalt zu hoch ist.

Bei älteren Patienten ist eine besonders sorgfältige Überwachung erforderlich.

6.4 Vorsichtsmaßnahmen für die Anwendung und Warnhinweise

Welche Vorsichtsmaßnahmen müssen beachtet werden?

Patienten, die an Heuschnupfen, Nasenschleimhautschwellungen (sog. Nasenpolypen), chronischen, die Atemwege verengenden (obstruktiven) Atemwegserkrankungen (z.B. Asthma) oder chronischen Atemwegsinfektionen leiden sowie Patienten mit Überempfindlichkeit gegen andere Schmerz- und Rheumamittel aus der Gruppe der nichtsteroidalen Antiphlogistika dürfen Indometacin-Tabletten 50 mg nur unter bestimmten Vorsichtsmaßnahmen und direkter ärztlicher Kontrolle einnehmen. Für besagte Patienten besteht bei Einnahme von Indometacin-Tabletten 50 mg ein erhöhtes Risiko für Überempfindlichkeitsreaktionen (allergische Reaktionen). Diese können sich äußern als Asthmaanfälle (sog. Analgetika-Intoleranz/Analgetika-Asthma), örtliche Haut- und Schleimhautschwellung (sog. Quincke-Ödem) oder Nesselsucht (Urtikaria). Das Gleiche gilt für Patienten, die auch auf andere Stoffe überempfindlich (allergisch) reagieren, wie z.B. mit Hautreaktionen, Juckreiz oder Nesselfieber.

Wenn Sie gleichzeitig Arzneimittel zur Hemmung der Blutgerinnung oder zur Senkung des Blutzuckers einnehmen, sollten vorsichtshalber der Gerinnungsstatus bzw. die Blutzuckerwerte kontrolliert werden.

Indometacin kann vorübergehend die Blutplättchenaggregation hemmen. Patienten mit einer Gerinnungsstörung sollten daher sorgfältig überwacht werden.

Bei gleichzeitiger Gabe von Indometacin-Tabletten 50 mg und Lithiumpräparaten (Mittel zur Behandlung geistig-seelischer Störungen) oder speziellen Mitteln zur Entwässerung (kaliumsparenden Diuretika) ist eine Kontrolle der Lithium- und Kaliumkonzentration im Blut nötig (siehe „Wechselwirkungen").

Bei länger dauernder Gabe von Indometacin-Tabletten 50 mg ist eine regelmäßige Kontrolle der Leberwerte, der Nierenfunktion sowie des Blutbildes erforderlich.

Bei Einnahme von Indometacin-Tabletten 50 mg vor operativen Eingriffen ist der Arzt oder Zahnarzt zu befragen bzw. zu informieren.

<u>Was müssen Sie im Straßenverkehr sowie bei der Arbeit mit Maschinen und bei Arbeiten ohne sicheren Halt beachten?</u>

Da bei der Anwendung von Indometacin-Tabletten 50 mg zentralnervöse Nebenwirkungen wie Müdigkeit und Schwindel auftreten können, kann im Einzelfall die Fähigkeit zum Fahren eines Kraftfahrzeuges und/oder zum Bedienen von Maschinen eingeschränkt sein. Sie können dann auf unerwartete und plötzliche Ereignisse nicht mehr schnell genug reagieren. Fahren Sie in diesen Fällen nicht selbst Auto oder andere Fahrzeuge! Bedienen Sie dann keine Werkzeuge oder Maschinen! Arbeiten Sie nicht ohne sicheren Halt! Dies gilt in verstärktem Maße im Zusammenwirken mit Alkohol oder anderen zentral wirksamen Arzneimitteln (z.B. Schlaf- oder Beruhigungsmitteln).

<u>Worauf müssen Sie noch achten?</u>

Bei längerem hochdosierten, nicht bestimmungsgemäßen Gebrauch von Schmerzmitteln können Kopfschmerzen auftreten, die nicht durch erhöhte Dosen des Arzneimittels behandelt werden dürfen.

Ganz allgemein kann die gewohnheitsmäßige Einnahme von Schmerzmitteln, insbesondere bei Kombination mehrerer schmerzstillender Wirkstoffe, zur dauerhaften Nierenschädigung mit dem Risiko eines Nierenversagens (Analgetika-Nephropathie) führen.

6.5 Wechselwirkungen mit anderen Mitteln

<u>Welche anderen Arzneimittel beeinflussen die Wirkung von Indometacin-Tabletten 50 mg und was müssen Sie beachten, wenn Sie zusätzlich andere Arzneimittel einnehmen?</u>

Beachten Sie bitte, dass diese Angaben auch für vor kurzem angewandte Arzneimittel gelten können.

Die gleichzeitige Anwendung von Indometacin-Tabletten 50 mg und Digoxin (Mittel zur Stärkung der Herzkraft), Phenytoin (Mittel zur Behandlung von Krampfanfällen) oder Lithium (Mittel zur Behandlung geistig-seelischer Störungen) kann die Konzentration dieser Arzneimittel im Blut erhöhen.

Indometacin-Tabletten 50 mg können die Wirkung von Diuretika (entwässernde Mittel) und Antihypertonika (blutdrucksenkende Mittel) abschwächen.

Die gleichzeitige Gabe von Indometacin-Tabletten 50 mg und kaliumsparenden Diuretika (bestimmte Entwässerungsmittel) kann zu einer Erhöhung der Kaliumkonzentration im Blut führen.

Indometacin-Tabletten 50 mg können die Wirkung von ACE-Hemmern (Mittel zur Behandlung von Herzschwäche und zur Blutdrucksenkung) abschwächen. Bei gleichzeitiger Anwendung kann weiterhin das Risiko für das Auftreten einer Nierenfunktionsstörung erhöht sein.

Die gleichzeitige Verabreichung von Indometacin-Tabletten 50 mg und anderen entzündungs- und schmerzhemmenden Mitteln dieser Art (nichtsteroidale Antiphlogistika und Analgetika) oder Glukokortikoiden erhöht das Risiko von Nebenwirkungen im Magen-Darm-Trakt (siehe „Nebenwirkungen").

Die Gabe von Indometacin-Tabletten 50 mg innerhalb von 24 Stunden vor oder nach Gabe von Methotrexat kann zu einer erhöhten Konzentration von Methotrexat im Blut und einer Zunahme seiner unerwünschten Wirkungen führen.

Bisher zeigten klinische Untersuchungen keine Wechselwirkungen zwischen Indometacin und blutgerinnungshemmenden Mitteln. Trotzdem wird bei gleichzeitiger Therapie vorsichtshalber eine entsprechende Kontrolle des Gerinnungsstatus empfohlen.

Bei Kombination mit Probenecid (Mittel zur Behandlung der Gicht) wird die Indometacin-Ausscheidung verzögert. Dadurch kann es zu einer Anreicherung von Indometacin im Körper mit einer Verstärkung seiner unerwünschten Wirkungen kommen. Bei Kombination mit Penicillinen wird deren Ausscheidung verzögert. Durch Furosemid (bestimmtes Mittel zur Entwässerung) wird die Indometacin-Ausscheidung beschleunigt.

Indometacin-Tabletten 50 mg sollten nicht gleichzeitig mit Triamteren (Arzneimittel zur Entwässerung und zur Blutdrucksenkung) angewendet werden, da sonst die Gefahr des akuten Nierenversagens besteht.

Indometacin-Tabletten 50 mg sollten auch nicht gleichzeitig mit Diflunisal (Schmerzmittel bei Gelenkentzündungen und degenerativen Gelenkerkrankungen) eingenommen werden, da sonst mit einem deutlichen Anstieg der Indometacinkonzentration im Blut zu rechnen ist (tödliche Magen-Darm-Blutungen wurden beschrieben).

Nichtsteroidale Antirheumatika (wie Indometacin) können die Nierentoxizität von Ciclosporin erhöhen.

Vereinzelt wurde über eine Beeinflussung des Blutzuckerspiegels nach Gabe von Indometacin berichtet, die eine Dosisanpassung der blutzuckersenkenden Medikation erforderte. Daher wird bei gleichzeitiger Therapie vorsichtshalber eine Kontrolle der Blutzuckerwerte empfohlen.

<u>Welche Genussmittel, Speisen und Getränke sollten Sie meiden?</u>

Während der Einnahme von Indometacin-Tabletten 50 mg sollte Alkoholgenuss möglichst vermieden werden.

6.6 Dosierungsanleitung, Art und Dauer der Anwendung

Die folgenden Angaben gelten, soweit Ihnen Ihr Arzt Indometacin-Tabletten 50 mg nicht anders verordnet hat. Bitte halten Sie sich an die Anwendungsvorschriften, da Indometacin-Tabletten 50 mg sonst nicht richtig wirken können!

<u>Wie viel und wie oft sollten Sie Indometacin-Tabletten 50 mg einnehmen?</u>

Dosierung bei Jugendlichen und Erwachsenen:

Indometacin wird in Abhängigkeit von der Schwere der Krankheit dosiert.

Der empfohlene Dosisbereich liegt zwischen 50–150 mg Indometacin pro Tag, verteilt auf 1–3 Einzelgaben.

Jugendliche über 14 Jahre und Erwachsene erhalten 1- bis 3-mal täglich eine Tablette (entsprechend 50–150 mg Indometacin).

Die Tageshöchstdosis kann in besonderen Fällen kurzfristig auf 200 mg Indometacin erhöht werden; diese Dosis sollte jedoch nicht überschritten werden.

Dosierung bei Kindern:

Indometacin-Tabletten 50 mg sind für Kinder unter 14 Jahren wegen des zu hohen Wirkstoffgehaltes nicht geeignet.

<u>Wie und wann sollten Sie Indometacin-Tabletten 50 mg einnehmen?</u>

Nehmen Sie Indometacin-Tabletten 50 mg unzerkaut mit reichlich Flüssigkeit und nicht auf nüchternen Magen ein. Wenn Sie einen empfindlichen Magen haben, empfiehlt es sich, Indometacin-Tabletten 50 mg während der Mahlzeiten einzunehmen.

<u>Wie lange sollten Sie Indometacin-Tabletten 50 mg einnehmen?</u>

Über die Dauer der Einnahme entscheidet der behandelnde Arzt.

Bei Menstruationsbeschwerden (primäre Dysmenorrhoe) richtet sich die Behandlungsdauer nach dem jeweiligen Beschwerdebild. Die Behandlung mit Indometacin-Tabletten 50 mg sollte jedoch wenige Tage nicht überschreiten. Bestehen die Beschwerden über diesen Zeitraum hinaus, ist Rücksprache mit dem Arzt zu halten.

Bei rheumatischen Erkrankungen kann die Einnahme von Indometacin-Tabletten 50 mg über einen längeren Zeitraum erforderlich sein.

6.7 Überdosierung und andere Anwendungsfehler

Nehmen Sie Indometacin-Tabletten 50 mg nach den Anweisungen des Arztes bzw. der in der Packungsbeilage angegebenen Dosierungsanleitung ein. Wenn Sie das Gefühl haben, keine ausreichende Schmerzlinderung zu spüren, dann erhöhen Sie nicht selbstständig die Dosierung, sondern fragen Sie Ihren Arzt. Falls Sie die Einnahme einmal vergessen haben, nehmen Sie bei der nächsten Gabe nicht mehr als die übliche empfohlene Menge ein.

<u>Was ist zu tun, wenn Indometacin-Tabletten 50 mg in zu großen Mengen angewendet wurde (beabsichtigte oder versehentliche Überdosierung)?</u>

Als Symptome einer Überdosierung können zentralnervöse Störungen wie Kopfschmerzen, Schwindel, Benommenheit, Bewusstlosigkeit und Krämpfe auftreten. Des Weiteren können Bauchschmerzen, Übelkeit und Erbrechen auftreten. Ferner kann es zu Blutungen im Magen-Darm-Trakt sowie zu Funktionsstörungen der Leber und der Nieren kommen. Ein spezifisches Gegenmittel (Antidot) existiert nicht.

Bei Verdacht auf eine Überdosierung mit Indometacin-Tabletten 50 mg benachrichtigen Sie bitte Ihren Arzt. Dieser kann entsprechend der Schwere einer Vergiftung über die gegebenenfalls erforderlichen Maßnahmen entscheiden.

6.8 Nebenwirkungen

<u>Welche Nebenwirkungen können bei der Anwendung von Indometacin-Tabletten 50 mg auftreten, und welche Gegenmaßnahmen sind gegebenenfalls zu ergreifen?</u>

Bei den folgenden unerwünschten Arzneimittelwirkungen muss berücksichtigt werden, dass sie überwiegend dosisabhängig und von Patient zu Patient unterschiedlich sind. Insbesondere das Risiko für das Auftreten von Magen-Darm-Blutungen (Magenschleimhautentzündungen, Schleimhautdefekte, Geschwüre) ist abhängig vom Dosisbereich und der Anwendungsdauer.

Verdauungstrakt

Mit dem Auftreten von Magen-Darm-Beschwerden wie Übelkeit, Erbrechen, Durchfall und geringfügigen Magen-Darm-Blutverlusten, die in Ausnahmefällen eine Blutarmut verursachen können, ist häufig zu rechnen.

Gelegentlich kann es zu Verdauungsstörungen, Blähungen, Bauchkrämpfen, Appetitlosigkeit sowie zu Magen- oder Darmgeschwüren (unter Umständen mit Blutungen und Durchbruch), in seltenen Fällen zu blutigem Erbrechen, Blut im Stuhl oder blutigem Durchfall kommen.

Sollten stärkere Schmerzen im Oberbauch, eine Schwarzfärbung des Stuhls oder Blut im Stuhl auftreten, so müssen Sie Indometacin-Tabletten 50 mg absetzen und den Arzt sofort informieren.

In Einzelfällen wurde berichtet über:

Mundschleimhautentzündung, Zungenentzündung, Ösophagusläsionen (Schädigung der Speiseröhre), Beschwerden im Unterbauch (z.B. unspezifische, blutende, z.T. auch ulzerierende Dickdarmentzündungen, Verstärkung eines Morbus

Crohn/einer Colitis ulcerosa (bestimmte, mit Geschwüren einhergehende Dickdarmentzündungen)), Verstopfung, Darmverengung.

Nervensystem und Sinnesorgane

Zentralnervöse Störungen wie Kopfschmerzen und Benommenheit treten häufig auf.

Gelegentlich sind Schwindel, Schläfrigkeit und leichte Ermüdbarkeit sowie Erschöpfung und Depression zu beobachten.

Selten wurde berichtet über:

Verwirrtheit, Angstzustände, psychische Störungen, Schlaflosigkeit, periphere Neuropathie, Muskelschwäche, Krämpfe, Parästhesien und vorübergehende Bewusstseinsverluste bis zum Koma.

Eine Verstärkung der Symptome bei Epilepsie, Morbus Parkinson und psychiatrischen Vorerkrankungen ist unter der Gabe von Indometacin-Tabletten 50 mg möglich. Abhängig vom Schweregrad der Erscheinungen kann eine Dosisreduktion oder ein Absetzen der Therapie notwendig werden. Setzen Sie sich mit Ihrem Arzt in Verbindung.

Gelegentlich sind Ohrensausen, selten Taubheit und in Einzelfällen Hörstörungen beobachtet worden.

Im Verlauf einer Langzeitbehandlung mit Indometacin werden selten Netzhautschäden (Pigmentdegeneration der Retina) und Hornhaut-Trübungen beobachtet. Verschwommensehen kann ein Anzeichen dafür sein und erfordert eine gründliche augenärztliche Untersuchung. Da sich diese Veränderungen aber auch ohne erkennbare Zeichen (asymptomatisch) entwickeln können, sind bei Patienten unter Langzeittherapie regelmäßige augenärztliche Untersuchungen ratsam.

Bei Auftreten entsprechender Veränderungen wird ein Absetzen des Arzneimittels empfohlen. Zumeist heilen diese Schäden dann folgenlos ab.

Selten wurde über das Auftreten von Doppelbildern berichtet.

Haut

Gelegentlich sind Überempfindlichkeitsreaktionen wie Hautausschlag und Hautjucken beobachtet worden, selten Nesselsucht oder Haarausfall.

Hautausschläge mit Rötung und Blasenbildung (Ekzeme, Erytheme), Lichtüberempfindlichkeit, kleinfleckige Hautblutungen (Purpura) und schwere Verlaufsformen von Hautreaktionen (Stevens-Johnson-Syndrom, toxisch epidermale Nekrolyse (TEN)) kommen in Einzelfällen vor.

Niere

Vereinzelt treten Nierengewebsschädigungen (interstitielle Nephritis, Papillennekrose) auf, die mit akuter Nierenfunktionsstörung (Niereninsuffizienz), Eiweiß im Harn (Proteinurie) und/oder Blut im Harn (Hämaturie) einhergehen können.

In Einzelfällen ist die Entwicklung eines nephrotischen Syndroms möglich (Wasseransammlung im Körper (Ödeme) und starke Eiweißausscheidung im Harn).

Verminderung der Harnausscheidung, Ansammlung von Wasser im Körper (Ödeme) sowie allgemeines Unwohlsein können Ausdruck einer Nierenerkrankung bis hin zum Nierenversagen sein.

Sollten die genannten Symptome auftreten oder sich verschlimmern, so müssen Sie Indometacin-Tabletten 50 mg absetzen und sofort Kontakt mit Ihrem Arzt aufnehmen.

Leber

Gelegentlich kann eine Erhöhung der Leberenzymwerte im Blut (Serumtransaminasen) auftreten.

Selten ist mit Leberschäden zu rechnen (Leberentzündung mit oder ohne Gelbsucht, in Einzelfällen sehr schwer verlaufend, auch ohne Voranzeichen). Die Leberwerte sollen daher regelmäßig kontrolliert werden.

Blut

In seltenen Fällen kann es zu Störungen der Blutbildung kommen (Anämie, Leukopenie, Agranulozytose, Thrombozytopenie). Erste Anzeichen können sein: Fieber, Halsschmerzen, oberflächliche Wunden im Mund, grippeartige Beschwerden, starke Abgeschlagenheit, Nasenbluten und Hautblutungen. In diesen Fällen ist das Arzneimittel sofort abzusetzen und der Arzt aufzusuchen. Jegliche Selbstbehandlug mit schmerz- und fiebersenkenden Arzneimitteln sollte unterbleiben.

Bei der Langzeittherapie sollte das Blutbild regelmäßig kontrolliert werden.

Herz-Kreislauf-System

In Einzelfällen wurde berichtet über: Herzklopfen, Schmerzen in der Brust und Bluthochdruck.

Vereinzelt kann es zu Herzmuskelschwäche (Herzinsuffizienz) kommen.

Sonstige

Schwere Überempfindlichkeitsreaktionen sind möglich. Sie können sich äußern als: Schwellungen von Gesicht, Zunge und innerem Kehlkopf mit Einengung der Atemwege, Atemnot bis zum Asthmaanfall, Herzjagen und Blutdruckabfall bis zum bedrohlichen Schock. Bei Auftreten einer dieser Erscheinungen, die schon bei Erstanwendung vorkommen können, ist sofortige ärztliche Hilfe erforderlich.

Selten kann es, besonders bei Patienten mit hohem Blutdruck oder eingeschränkter Nierenfunktion, zum Auftreten von Ödemen (z. B. periphere Ödeme) kommen.

In Einzelfällen wurde über eine Hyperglykämie (erhöhter Blutzuckerspiegel), Glukosurie (Zuckerausscheidung im Harn) und Vaginalblutungen (Blutungen aus der Scheide) berichtet.

In Einzelfällen ist im zeitlichen Zusammenhang mit der Anwendung bestimmter entzündungshemmender Arzneimittel (nichtsteroidaler Antiphlogistika (zu diesen gehört auch Indometacin)) eine Verschlechterung infektionsbedingter Entzündungen (z. B. Entwicklung einer nekrotisierenden Fasciitis) beschrieben worden.

10   Indometacin-Tabletten 50 mg

Wenn während der Anwendung von Indometacin-Tabletten 50 mg Zeichen einer Infektion (z. B. Rötung, Schwellung, Überwärmung, Schmerz, Fieber) neu auftreten oder sich verschlimmern, sollte unverzüglich der Arzt zu Rate gezogen werden.

Befolgen Sie die oben bei bestimmten Nebenwirkungen aufgeführten Verhaltensmaßregeln!

Wenn Sie Nebenwirkungen bei sich beobachten, die nicht in dieser Packungsbeilage aufgeführt sind, teilen Sie diese bitte Ihrem Arzt oder Apotheker mit.

7 Fachinformation

Nach § 11 a AMG, insbesondere:

7.1 Verschreibungsstatus/Apothekenpflicht

Verschreibungspflichtig.

7.2 Stoff- oder Indikationsgruppe

Arylessigsäurederivat.

Nichtsteroidales Antiphlogistikum/Analgetikum.

7.3 Anwendungsgebiete

Akute Arthritiden (einschließlich Gichtanfall);

chronische Arthritiden, insbesondere rheumatoide Arthritis (chronische Polyarthritis);

Spondylitis ankylosans (Morbus Bechterew) und andere entzündlich-rheumatische Wirbelsäulenleiden;

Reizzustände bei Arthrosen und Spondylarthrosen;

Weichteilrheumatismus;

schmerzhafte Schwellungen oder Entzündungen nach Verletzungen oder Operationen;

primäre Dysmenorrhoe;

Tumorschmerzen, insbesondere bei Skelettbefall oder entzündlich-peritumoralem Ödem.

7.4 Gegenanzeigen

Indometacin-Tabletten 50 mg dürfen nicht angewendet werden bei:
- bekannter Überempfindlichkeit gegen den Wirkstoff Indometacin oder einen der sonstigen Bestandteile des Arzneimittels
- ungeklärten Blutbildungsstörungen
- Magen- und Darmgeschwüren
- Schwangerschaft im letzten Drittel (s. a. „Sonstige Hinweise")
- Kinder unter 14 Jahren.

Indometacin-Tabletten 50 mg dürfen nur unter strenger ärztlicher Abwägung des Nutzen-Risiko-Verhältnisses angewendet werden:

– im ersten und zweiten Drittel der Schwangerschaft (s. a. „Sonstige Hinweise")

– während der Stillzeit (s. a. „Sonstige Hinweise")

– bei induzierbaren Porphyrien.

Eine besonders sorgfältige ärztliche Überwachung ist erforderlich:

– bei Magen-Darm-Beschwerden oder bei Hinweisen auf Magen- oder Darmgeschwüre oder Darmentzündungen (Colitis ulcerosa, Morbus Crohn) in der Vorgeschichte

– bei Bluthochdruck und/oder Herzinsuffizienz

– bei vorgeschädigter Niere

– bei schweren Leberfunktionsstörungen

– direkt nach größeren chirurgischen Eingriffen

– bei älteren Patienten.

Patienten, die an Heuschnupfen, Nasenpolypen oder chronisch obstruktiven Atemwegserkrankungen leiden sowie Patienten mit Überempfindlichkeit gegen andere nichtsteroidale Antiphlogistika/Analgetika dürfen Indometacin nur unter bestimmten Vorsichtsmaßnahmen (Notfallbereitschaft) und direkter ärztlicher Kontrolle anwenden, da für sie ein erhöhtes Risiko für das Auftreten allergischer Reaktionen besteht. Diese können sich äußern als Asthmaanfälle (sog. Analgetika-Intoleranz/Analgetika-Asthma), Quincke-Ödem oder Urtikaria. Das Gleiche gilt auch für Patienten, die auf andere Stoffe allergisch reagieren, wie z. B. mit Hautreaktionen, Juckreiz oder Nesselfieber.

Indometacin kann vorübergehend die Thrombozytenaggregation hemmen. Patienten mit Gerinnungsstörungen sollten daher sorgfältig überwacht werden.

7.5 Nebenwirkungen

Bei den folgenden unerwünschten Arzneimittelwirkungen muss berücksichtigt werden, dass sie überwiegend dosisabhängig und interindividuell unterschiedlich sind. Insbesondere das Risiko für das Auftreten von Magen-Darm-Blutungen (Gastritiden, Erosionen, Ulzera) ist abhängig vom Dosisbereich und der Anwendungsdauer.

Gastrointestinaltrakt

Mit dem Auftreten von Magen-Darm-Beschwerden wie Übelkeit, Erbrechen, Durchfall und geringfügigen Magen-Darm-Blutverlusten, die in Ausnahmefällen eine Anämie verursachen können, ist häufig zu rechnen.

Gelegentlich kann es zu Dyspepsie, Flatulenz, Bauchkrämpfen, Inappetenz sowie zu gastrointestinalen Ulzera (unter Umständen mit Blutungen und Durchbruch), in seltenen Fällen zu Hämatemesis, Malaena oder blutigem Durchfall kommen.

Der Patient ist anzuweisen, bei Auftreten dieser Symptome das Arzneimittel abzusetzen und sofort einen Arzt aufzusuchen.

In Einzelfällen wurde berichtet über:

aphthöse Stomatitis, Glossitis, Ösophagusläsionen, Beschwerden im Unterbauch (z. B. unspezifische, blutende, z. T. auch ulzerierende Colitiden oder Verstärkung eines Morbus Crohn/einer Colitis ulcerosa), Obstipation.

In Einzelfällen sind diaphragmaartige intestinale Strukturen beschrieben.

Nervensystem und Sinnesorgane

Zentralnervöse Störungen wie Kopfschmerzen und Benommenheit treten häufig auf.

Gelegentlich sind Schwindel, Schläfrigkeit und leichte Ermüdbarkeit sowie Erschöpfung und Depression zu beobachten.

Selten wurde berichtet über:

Verwirrtheit, Angstzustände, psychische Störungen, Schlaflosigkeit, periphere Neuropathie, Muskelschwäche, Krämpfe, Parästhesien und vorübergehende Bewusstseinsverluste bis zum Koma.

Im Verlauf einer Langzeitbehandlung mit Indometacin werden selten Pigmentdegenerationen der Retina und Kornea-Trübungen beobachtet. Verschwommensehen kann hierfür ein kennzeichnendes Symptom sein und erfordert eine gründliche ophthalmologische Untersuchung. Da diese Veränderungen aber auch asymptomatisch sein können, sind bei Patienten unter Langzeittherapie regelmäßig ophthalmologische Untersuchungen ratsam. Beim Auftreten entsprechender Veränderungen wird ein Absetzen des Arzneimittels empfohlen. Zumeist sind diese Veränderungen dann reversibel.

Selten wurde über das Auftreten von Doppelbildern berichtet.

Gelegentlich sind Ohrensausen, selten Taubheit und in Einzelfällen Hörstörungen beobachtet worden.

Eine Verstärkung der Symptome bei Epilepsie, Morbus Parkinson und psychiatrischen Vorerkrankungen ist unter Gabe von Indometacin möglich.

Abhängig vom Schweregrad der Erscheinungen kann eine Dosisreduktion oder ein Absetzen der Therapie notwendig werden.

Haut

Gelegentlich sind Überempfindlichkeitsreaktionen wie Hautausschlag und Hautjucken beobachtet worden, selten Urtikaria oder Alopezie.

Bullöse Exantheme, Ekzeme, Erytheme, Fotosensibilisierung, Purpura (auch allergische Purpura) und schwere Verlaufsformen von Hautreaktionen (Stevens-Johnson-Syndrom, toxisch epidermale Nekrolyse (TEN)) kommen in Einzelfällen vor.

Niere

Vereinzelt treten Nierengewebsschädigungen (interstitielle Nephritis, Papillennekrose) auf, die mit akuter Niereninsuffizienz, Proteinurie und/oder Hämaturie einhergehen können.

In Einzelfällen kann es zu einem nephrotischen Syndrom kommen. Die Nierenfunktion sollte daher regelmäßig kontrolliert werden.

Leber

Gelegentlich tritt eine Erhöhung der Leberenzyme im Blut (Serumtransaminasen) auf.

Selten ist mit Leberschäden zu rechnen (Hepatitis mit oder ohne Ikterus, in Einzelfällen fulminant verlaufend, auch ohne Prodromalsymptome). Die Leberwerte sollen daher regelmäßig kontrolliert werden.

Blut

In seltenen Fällen kann es zu Störungen der Blutbildung kommen (Anämie, Leukopenie, Agranulozytose, Thrombozytopenie). Erste Symptome können sein: Fieber, Halsschmerzen, oberflächliche Wunden im Mund, grippeartige Beschwerden, starke Abgeschlagenheit, Nasenbluten und Hautblutungen. Bei der Langzeittherapie sollte das Blutbild regelmäßig kontrolliert werden.

Kardiovaskuläres System

In Einzelfällen wurde berichtet über: Palpitationen, Schmerzen in der Brust und Bluthochdruck. Vereinzelt kann es zu Herzinsuffizienz kommen.

Systemische Reaktionen und andere Organsysteme

Schwere Überempfindlichkeitsreaktionen sind möglich. Sie können sich äußern als: Schwellungen von Gesicht, Zunge und innerem Kehlkopf mit Einengung der Atemwege, Atemnot bis zum Asthmaanfall, Tachykardie, Blutdruckabfall bis zum bedrohlichen Schock. Bei Auftreten einer dieser Erscheinungen, die schon bei Erstanwendung vorkommen können, ist sofortige ärztliche Hilfe erforderlich.

Selten kann es, besonders bei Patienten mit hohem Blutdruck oder eingeschränkter Nierenfunktion, zum Auftreten von Ödemen (z.B. periphere Ödeme) kommen.

In Einzelfällen wurde über Hyperglykämie, Glukosurie und Vaginalblutungen berichtet.

In Einzelfällen ist im zeitlichen Zusammenhang mit der systemischen Anwendung von nichtsteroidalen Antiphlogistika eine Verschlechterung infektionsbedingter Entzündungen (z.B. Entwicklung einer nekrotisierenden Fasciitis) beschrieben worden. Dies steht möglicherweise im Zusammenhang mit dem Wirkmechanismus der nichtsteroidalen Antiphlogistika.

Wenn während der Anwendung von Indometacin Zeichen einer Infektion neu auftreten oder sich verschlimmern, wird dem Patienten empfohlen, unverzüglich den Arzt aufzusuchen. Es ist zu prüfen, ob die Indikation für eine antiinfektiöse/antibiotische Therapie vorliegt.

7.6   Wechselwirkungen mit anderen Mitteln

Die gleichzeitige Anwendung von Indometacin mit Digoxin- oder Lithiumpräparaten kann den Digoxin- bzw. Lithiumspiegel im Serum erhöhen.

Indometacin kann die Wirkung von Diuretika und Antihypertonika abschwächen.

Die gleichzeitige Gabe von Indometacin und kaliumsparenden Diuretika kann zu einer Hyperkaliämie führen. Daher ist eine Kontrolle der Kaliumwerte erforderlich.

Indometacin kann die Wirkung von ACE-Hemmern abschwächen. Bei gleichzeitiger Anwendung kann weiterhin das Risiko einer auftretenden Nierenfunktionsstörung erhöht sein.

Die gleichzeitige Verabreichung von Indometacin und anderen nichtsteroidalen Antiphlogistika oder Glukokortikoiden erhöht das Risiko von Nebenwirkungen im Magen-Darm-Trakt.

Die Gabe von Indometacin innerhalb von 24 Stunden vor oder nach Gabe von Methotrexat kann zu einer erhöhten Konzentration von Methotrexat im Blut und einer Zunahme seiner toxischen Wirkung führen.

Bisher zeigten klinische Untersuchungen keine Wechselwirkungen zwischen Indometacin und blutgerinnungshemmenden Mitteln. Trotzdem wird bei gleichzeitiger Therapie vorsichtshalber eine entsprechende Kontrolle des Gerinnungsstatus empfohlen.

Bei Kombination mit Probenecid wird die Indometacin-Elimination verlangsamt, bei Kombination mit Penicillinen wird deren Elimination verzögert. Durch Furosemid wird die Indometacin-Ausscheidung beschleunigt.

Indometacin sollte nicht gleichzeitig mit Triamteren angewendet werden, da sonst die Gefahr des akuten Nierenversagens besteht.

Indometacin sollte auch nicht gleichzeitig mit Diflunisal eingenommen werden, da sonst mit einem deutlichen Anstieg der Indometacinplasmaspiegel zu rechnen ist (letale gastrointestinale Hämorrhagien wurden beschrieben).

Nichtsteroidale Antiphlogistika (wie Indometacin) können die Nierentoxizität von Ciclosporin erhöhen.

Vereinzelt wurde über eine Beeinflussung des Blutzuckerspiegels nach Gabe von Indometacin berichtet, die eine Dosisanpassung der antidiabetischen Medikation erforderte. Daher wird bei gleichzeitiger Therapie vorsichtshalber eine Kontrolle der Blutzuckerwerte empfohlen.

7.7 Warnhinweise

Keine.

7.8 Wichtigste Inkompatibilitäten

Bisher sind keine bekannt.

7.9 Dosierung mit Einzel- und Tagesgaben

Dosierung bei Jugendlichen und Erwachsenen:

Indometacin wird in Abhängigkeit von der Schwere der Erkrankung dosiert. Der empfohlene Tagesdosisbereich liegt zwischen 50–150 mg Indometacin.

Jugendliche über 14 Jahre und Erwachsene erhalten 1- bis 3-mal täglich eine Tablette (entsprechend 50–150 mg Indometacin).

Die Tageshöchstdosis kann in besonderen Fällen kurzfristig auf 200 mg Indometacin erhöht werden; diese Dosis sollte jedoch nicht überschritten werden.

Dosierung bei Kindern:

Indometacin-Tabletten 50 mg sind für Kinder unter 14 Jahren wegen des zu hohen Wirkstoffgehaltes nicht geeignet.

7.10 Art und Dauer der Anwendung

Indometacin-Tabletten 50 mg werden unzerkaut mit reichlich Flüssigkeit und nicht auf nüchternen Magen eingenommen. Bei empfindlichem Magen empfiehlt es sich, Indometacin-Tabletten 50 mg während der Mahlzeiten einzunehmen.

Über die Dauer der Anwendung entscheidet der behandelnde Arzt.

Bei primärer Dysmenorrhoe richtet sich die Behandlungsdauer nach dem jeweiligen Beschwerdebild. Die Behandlung mit Indometacin sollte jedoch wenige Tage nicht überschreiten. Bestehen die Beschwerden über diesen Zeitraum hinaus, ist deren Abklärung durch einen Arzt erforderlich.

Bei rheumatischen Erkrankungen kann die Einnahme von Indometacin-Tabletten 50 mg über einen längeren Zeitraum erforderlich sein.

7.11 Notfallmaßnahmen, Symptome, Gegenmittel

Symptome einer Überdosierung:

Als Symptome einer Überdosierung können zentralnervöse Störungen wie Kopfschmerzen, Schwindel, Benommenheit, Bewusstlosigkeit und Krämpfe auftreten. Des Weiteren können Abdominalbeschwerden, Übelkeit und Erbrechen auftreten. Ferner kann es zu Blutungen im Magen-Darm-Trakt sowie zu Funktionsstörungen der Leber und der Nieren kommen.

Therapiemaßnahmen bei Überdosierung:

Ein spezifisches Antidot existiert nicht.

7.12 Pharmakologische und toxikologische Eigenschaften, Pharmakokinetik, Bioverfügbarkeit, soweit diese Angaben für die therapeutische Verwendung erforderlich sind

7.12.1 Pharmakologische Eigenschaften

Indometacin ist ein nichtsteroidales Antiphlogistikum/Analgetikum, das sich über die Prostaglandinsynthesehemmung in den üblichen tierexperimentellen Entzündungsmodellen als wirksam erwies. Beim Menschen reduziert Indometacin entzündlich bedingte Schmerzen, Schwellungen und Fieber. Ferner hemmt Indometacin die ADP-induzierte Plättchenaggregation.

7.12.2 Toxikologische Eigenschaften

Akute Toxizität:

Die Prüfung der akuten Toxizität im Tierversuch hat keine besondere Empfindlichkeit ergeben (Vergiftungssymptome siehe „Notfallmaßnahmen").

Chronische Toxizität/subchronische Toxizität:

Die subchronische und chronische Toxizität von Indometacin zeigten sich im Tierversuch in Form von Läsionen und Ulzera im Magen-Darm-Trakt, einer erhöhten Blutungsneigung sowie hepatischen und renalen Läsionen.

Mutagenes und tumorerzeugendes Potenzial:

In-vitro- und In-vivo-Untersuchungen zur Mutagenität ergaben keine Hinweise auf eine mutagene Wirkung von Indometacin. In Langzeitstudien an Ratten und Mäusen wurden keine Hinweise auf ein tumorerzeugendes Potenzial des Indometacins gefunden.

Reproduktionstoxikologie:

Das embryonale Potenzial von Indometacin wurde an 3 Tierarten (Ratte, Maus, Kaninchen) untersucht:

Fruchttod und Wachstumsretardierung traten bei Dosen im maternal-toxischen Bereich auf. Missbildungen wurden nicht beobachtet. Tragzeit und Dauer des Geburtsvorganges wurden durch Indometacin verlängert. Eine nachteilige Wirkung auf die Fertilität wurde nicht festgestellt.

7.12.3 Pharmakokinetik

Bei oraler und rektaler Verabreichung erfolgt rasche und vollständige Resorption. Nach 30 bis 120 Minuten werden maximale Indometacin-Plasmaspiegel erreicht, die gut mit dem Wirkungsverlauf der Analgesie korrelieren. Die Verteilung in die Synovialflüssigkeit erfolgt mit einer zeitlichen Verzögerung zum Plasmaspiegelverlauf. Die Indometacin-Proteinbindung ist mit 90–93 % niedriger als bei den meisten anderen nichtsteroidalen Antirheumatika. Die Plasmaeliminationshalbwertszeit beträgt im Mittel 2 Stunden, weist jedoch eine deutlich längere terminale Phase von 4–11 Stunden auf. Die Plasmakonzentration von Indometacin ist im steady state bei der empfohlenen Dosierung durchschnittlich 1,4-mal so hoch wie nach der ersten Dosis. Die Biotransformation von Indometacin führt entweder zu einem enterohepatisch als Indometacin recyclisierbaren Esterglukuronid oder unter Wirkungsverlust zu O-demethylierten bzw. N-deacyclierten Metaboliten, die sowohl renal als auch mit den Fäzes ausgeschieden werden. Etwa 60 % einer oralen Dosis werden im Urin unverändert oder metabolisiert (26 % als Indometacin und seine Glukuronide) wiedergefunden, 33 % in den Fäzes (1,5 % als Indometacin).

7.13 Sonstige Hinweise

Anwendung in Schwangerschaft und Stillzeit:

Über die Sicherheit einer Anwendung in der Schwangerschaft liegen für den Menschen keine ausreichenden Erfahrungen vor. Da der Einfluss einer Prostaglandinsynthesehemmung auf die Schwangerschaft ungeklärt ist, sollte Indometacin in den ersten sechs Monaten der Schwangerschaft nicht angewendet werden.

Im letzten Schwangerschaftsdrittel ist Indometacin kontraindiziert. Aufgrund des Wirkungsmechanismus kann es zu einer Hemmung der Wehentätigkeit, vorzeitigem Verschluss des Ductus arteriosus Botalli, verstärkter Blutungsneigung bei Mutter und Kind und verstärkter Ödembildung bei der Mutter kommen. Weiterhin sind bei der Anwendung von Indometacin im letzten Trimenon Nierenschäden beim Feten beschrieben, die Oligohydramnie und perinatale Sterblichkeit zur Folge haben. Zusätzlich wurde über fetale Schäden in Form einer nekrotisierenden Enterokolitis berichtet.

Indometacin und seine Abbauprodukte gehen in geringen Mengen in die Muttermilch über. Da nachteilige Folgen für den Säugling bisher nicht bekannt geworden sind, wird bei kurzfristiger Anwendung eine Unterbrechung des Stillens normalerweise nicht erforderlich sein. Wird eine längere Anwendung bzw. Einnahme höherer Dosen verordnet, sollte jedoch ein frühzeitiges Abstillen erwogen werden.

Hinweis für Verkehrsteilnehmer:

Da bei der Anwendung von Indometacin zentralnervöse Nebenwirkungen wie Müdigkeit und Schwindel auftreten können, kann im Einzelfall die Fähigkeit zum Fahren eines Kraftfahrzeuges und/oder zum Bedienen von Maschinen eingeschränkt sein. Dies gilt in verstärktem Maße im Zusammenwirken von Alkohol und anderen zentralwirksamen Arzneimitteln.

Bei längerdauernder Gabe von Indometacin ist eine regelmäßige Kontrolle der Leberwerte, der Nierenfunktion sowie des Blutbildes erforderlich.

Bei längerem hochdosierten, nicht bestimmungsgemäßen Gebrauch von Schmerzmitteln können Kopfschmerzen auftreten, die nicht durch erhöhte Dosen des Arzneimittels behandelt werden dürfen.

Ganz allgemein kann die gewohnheitsmäßige Einnahme von Schmerzmitteln, insbesondere bei Kombination mehrerer schmerzstillender Wirkstoffe, zur dauerhaften Nierenschädigung mit dem Risiko eines Nierenversagens (Analgetika-Nephropathie) führen.

7.14 Besondere Lager- und Aufbewahrungshinweise

Keine.

Monographien-Kommentar

Indometacin-Tabletten 50 mg

4 **Behältnisse**

Gemäß einer Auflage nach § 28 Arzneimittelgesetz [1] dürfen Indometacin-Tabletten 50 mg nur in kindergesicherter Verpackung, die der DIN-Norm 55 559 entspricht, in den Verkehr gebracht werden. Dazu zählen

- Durchdrückpackungen (Blisterpackungen) mit Einzeldosisabpackungen unter ausschließlicher Verwendung von undurchsichtigem oder dunkel eingefärbtem Material oder
- Siegelstreifenverpackung mit Einzeldosispackungen unter ausschließlicher Verwendung von undurchsichtigem oder dunkel eingefärbtem Material oder
- Behältnisse mit Sicherheitsverschlüssen (sog. Trick- oder Patentverschlüssen), die das Öffnen durch Kinder erschweren.

Das Bundesgesundheitsamt hat in der Vergangenheit in zahlreichen Bekanntmachungen die Verpackungsarten benannt, die nach seiner Auffassung dem Stand der Technik den Anforderungen der DIN-Norm 55 559 entsprechen. Für eine Gesamtaufstellung aller diesbezüglichen Bekanntmachungen siehe unter C.I.4.

[1] Anordnung einer Auflage nach § 28 Arzneimittelgesetz vom 18. April 1979 (BAnz. Nr. 81 vom 28. April 1979).

R. Braun

Monographien-Kommentar

Indometacin-Tabletten 50 mg

Indometacin ist ein weißes bis gelbes Pulver, geruchlos bis fast geruchlos, liegt hauptsächlich in zwei kristallinen Modifikationen vor und löst sich praktisch nicht in Wasser, wenig in Ethanol (1 in 50) und Ether (1 in 45), wohl aber in Chloroform (1 in 30). Die Substanz hat einen pK_a-Wert von 4,5 und ist in neutralem oder schwach saurem Medium stabil (Optimum bei pH 4,93) [1]. In alkalischen Medien ist Indometacin zwar löslich aber instabil. Die Substanz darf weder in fester noch gelöster Form direkter Sonneneinstrahlung ausgesetzt werden. Bei Raumtemperatur in geeigneten Behältnissen gelagert, soll Indometacin mehr als fünf Jahre stabil sein [2].

Indometacin-Tabletten 50 mg lassen sich relativ einfach und sicher über den Weg der Feuchtgranulierung verpressen. Das Granulat macht dabei ca. 80–95 % der gesamten Tablettenmasse aus, bildet bei der Formulierung die sog. innere Phase und enthält neben dem Wirkstoff Indometacin einen oder mehrere Füllstoffe, dazu Bindemittel und häufiger bereits Substanzen mit zerfallsbeschleunigenden Eigenschaften. In der äußeren Phase befinden sich Spreng- und Gleitmittel.

Als Füllstoff bietet sich in erster Linie Lactosemonohydrat an. Üblich ist dabei die Kombination mit 20–50 % Stärke. Meist handelt es sich um Maisstärke aus Gründen der geringeren mikrobiellen Kontamination. Der Stärkezusatz ist notwendig, um die in Gegenwart der Lactose sich verlängernden Zerfallszeiten der Komprimate zu verringern. Außerdem hat die Mischung aus Lactose und Stärke sehr gute Preßeigenschaften. Ebenfalls gut einsetzbar sind wasserfreie oder sprühgetrocknete Lactosesorten, oft in Kombination mit mikrokristalliner Cellulose.

Mikrokristalline Cellulose hat nicht nur hervorragende Füllstoffqualitäten, sondern auch selbstschmierende sowie zerfallsfördernde Eigenschaften, die dazu führen, daß in ihrer Gegenwart die Anteile spezifischer Spreng- und Gleitmittel vermindert werden können. In der Funktion als Füllstoff kann sie dem Feuchtgranulat in Konzentrationen bis zu 30 % (Untergrenze ca. 5 %) zugesetzt werden. Die Substanz verfügt aufgrund ihrer außergewöhnlich guten plastischen Verformbarkeit über sehr gute Komprimiereigenschaften und liefert harte, meist rasch zerfallende Tabletten. Letztere auch bei geringerem Preßdruck, wobei die starke Abhängigkeit zwischen Härte und Zerfall vom Preßdruck sorgfältig beachtet werden muß.

Bindemittel und daraus hergestellte Granulierflüssigkeiten beeinflussen maßgeblich sowohl die Eigenschaften der Granulate als auch die der Tabletten. Betroffen hiervon sind bei den Granulaten die Parameter Korngröße, Fließfähigkeit, Komprimierbarkeit, bei den Tabletten Härte, Friabilität, Zerfall, Wirkstofffreigabe.

Bindemittel können in der Granulierflüssigkeit gelöst oder der inneren Phase trocken zugemischt werden. Wird die Substanz trocken verarbeitet, muß sie in dem der Mischung anschließend als Granulierflüssigkeit zugefügten Medium unverzüglich löslich oder zumindest rasch quellbar sein. Als Granulierflüssigkeit wird in der Regel Wasser herangezogen.

Monographien-Kommentar

Stärke stellt eine multifunktionelle Substanz dar. Als Bindemittel wird sie in Form eines 8–25%igen Kleisters verwendet. Die optimale Quelltemperatur z.B. für Maisstärke liegt bei 64 °C, die optimale Verkleisterungstemperatur bei 73 °C. Wird die Verkleisterungstemperatur überschritten, beginnt der Verkleisterungsvorgang unter Aufweitung der Kohlenhydratstrukturen und teilweiser irreversibler Abtrennung von Fragmenten des Stärkemoleküls. Eine zunehmende Verkleisterung hat zur Folge, daß sich sowohl der Tablettenzerfall als auch die Wirkstofffreisetzung verlangsamen. Wird hingegen die Verkleisterungstemperatur unterschritten, kann das Bindungsvermögen u. U. nicht ausreichen. Mit der Folge, daß ein pulveriges Granulat entsteht.

Um stets gleiche Kleisterqualitäten zu erhalten, empfiehlt sich nach [3] folgende Herstellmethode: Ein Teil Stärke wird in einem Teil kaltem Wasser suspendiert. Die Suspension wird mit sechs Teilen siedendem Wasser übergossen und fünf Minuten lang gerührt. Dann werden zwei Teile kaltes Wasser hinzugegeben und der Verkleisterungsprozeß abgebrochen. Der so entstandene 10%ige Kleister ist gut fließfähig und hat stets praktisch gleiche Eigenschaften. Stärkekleister von guter Qualität liefern in der Regel ausreichend feste Preßlinge, die rasch zerfallen.

Anstelle von Stärke kann auch Polyvidon (Abk.: PVP, Povidone, im Handel z.B. als Kollidon® etc.) in Form einer 1–10%igen wäßrigen Lösung oder 1–15%ig als Trockenbindemittel angewendet werden. Zur Granulierung gut geeignet sind PVP-Sorten mit Molmassen zwischen 25000–40000 g mol^{-1} (**K**ollidon® 25, K 30). Wird niedermolekulares Polyvidon (z.B. K 25) mit einem hochmolekularen PVP (K 90) verschnitten, sollen sich mit dieser Mischung, die Granulat- und Kerneigenschaften optimieren lassen [4]. Bei Einsatz von Polyvidon ist daran zu denken, daß bei längerer Lagerung des Fertigarzneimittels die Zerfallszeit ansteigen kann.

Üblicherweise werden Spreng- und Gleitmittel nicht mitgranuliert, sondern erst bei der Endmischung dem Granulat zugegeben, um ihre Funktionen zu bewahren. Dennoch befinden sich gelegentlich Sprengmittel auch in der inneren Phase, was häufig damit begründet wird, daß der Kern in der Regel zweistufig zerfällt: Kern zu Granulatkörnern, Granulatkörner zu einzelnen Pulverpartikeln. Eine solche Maßnahme kann u. U. gerechtfertigt sein, wenn sichergestellt ist, daß die Wirksamkeit des eingesetzten Sprengmittels durch den Prozeß der Feuchtgranulierung nur unwesentlich beeinträchtigt wird.

Das Sprengmittel erster Wahl ist Stärke. Sie wird in Konzentrationen von 5–20% der äußeren Phase zugegeben. Gleichfalls gute Sprengmittelwirkung zeigen Natriumcarboxymethylstärke (Abk.: CNS-Na, im Handel z.B. als Bestandteil von Primojel® und Explotab® zusammen mit Kartoffelstärke), Einsatzmenge 2–8%, ferner Crospovidon (im Handel z.B. als Polyplasdone® XL, Kollidon® CL), 2–5% und vernetzte Natriumcarboxymethylcellulose (Croscarmellose, im Handel z.B. als Ac-Di-Sol®), 2–5%.

Mit dem Begriff Gleitmittel werden solche Hilfsstoffe erfaßt, die Fließregulierungs-, Schmier- und Formentrennmitteleigenschaften aufweisen. Von hochdispersem Siliciumdioxid einmal abgesehen, üben vielfach die gleichen Hilfsstoffe mehrere dieser Funktionen aus.

Hochdisperses Siliciumdioxid ist ein ausgesprochenes Fließregulierungsmittel, das in Konzentrationen von 0,1–0,5% durch Reduktion der interpartikulären Haft- und Gleitreibung den Füllgutfluß in die Matrizen fördert.

Am meisten verwendet wird Magnesiumstearat, da es im Prinzip für alle drei Funktionen einsetzbar ist. Die physikochemischen und die sich daraus ableitenden Gleitmitteleigen-

Monographien-Kommentar

Indometacin-Tabletten 50 mg

schaften dieser Substanz können von Hersteller zu Hersteller, teilweise auch von Charge zu Charge in erheblichem Umfang schwanken, so daß im Rahmen der Qualitätskontrolle auf die exakte Einhaltung der für den Rohstoff vorgegebenen Spezifikationen zu achten ist.

Aufgrund des lipophilen Stoffcharakters können bei zu hohen Anwendungskonzentrationen, aber auch durch längeres oder zu intensives Mischen nach dem Pressen Kerne mit Härte-, Zerfalls- und Freisetzungsproblemen entstehen. Ziel der Rezepturentwicklung ist es daher, mit einem Minimum an Magnesiumstearat ein Optimum an Wirkung zu erreichen. Um den sog. „Stearateffekt" zu vermeiden, sollte man zunächst daran denken, die Substanzkonzentration zu verringern und das Schmiermittel erst ganz zum Schluß, ca. 1–5 min vor Ablauf der Mischzeit der Endmischung zuzugeben. Ferner sind möglichst schonende Mischbedingungen anzustreben. Magnesiumstearat wird üblicherweise in Konzentrationen bis zu 1 % verwendet. Optimale Mengen können wesentlich niedriger liegen und Anteile von 0,2 % und weniger an der Gesamtmasse haben.

Als Schmiermittel ist Talkum nur schwach wirksam. Positive Effekte können bei Zusatz von Talkum zur äußeren Phase erwartet werden, wenn der Magnesiumstearatanteil nicht ausreicht. Ist genügend Stearat vorhanden, zeigt Talkum eine antagonistische Wirkung und reduziert die Schmierwirkung von Magnesiumstearat [4].

Das Arzneibuch schreibt unter Ziffer V.5.2.1 für Tabletten mit mehr als 2 mg oder mehr als 2 % Wirkstoff die Prüfung der Gleichförmigkeit der Masse vor. Es empfiehlt sich jedoch, nach Ziffer V.5.2.2 vorzugehen und bei Indometacin-Tabletten 50 mg die Prüfung B auf „Gleichförmigkeit des Gehaltes einzeldosierter Arzneiformen" durchzuführen, um sicher zu stellen, daß signifikante Gehaltsstreuungen, die über das vertretbare Maß hinausgehend und durch inhomogene Verteilung des Wirkstoffes innerhalb des Füllgutes oder nachträglich durch Entmischung während des Abfüllprozesses zustande gekommen sein könnten, weitgehend vermieden worden sind. Wird die Gehaltskonformität ermittelt, kann die Prüfung nach V.5.2.1 entfallen.

Ferner müssen Indometacin-Tabletten 50 mg der Prüfung „Wirkstofffreisetzung aus festen oralen Arzneiformen" (Ziffer V.5.4) genügen. Die Prüfung erfolgt anhand der Drehkörbchen-Apparatur, Umdrehungsgeschwindigkeit 100 U/min, Prüfflüssigkeit 750 ml einer Mischung von 1 Volumenteil Pufferlösung pH 7,2 R und 4 Volumenteilen Wasser. Die Standardzulassungsmonographie fordert, daß binnen 20 Minuten mindestens 80 % der pro Tablette deklarierten Menge Indometacin gelöst sind.

Indometacin-Tabletten 50 mg sind eine schnell-freisetzende Zubereitung und werden nach dem derzeitigen Stand der pharmazeutischen Wissenschaften als Arzneimittel mit „unproblematischer" Bioverfügbarkeit bewertet. Unter bestimmten Voraussetzungen kann daher auf eine vergleichende Bioverfügbarkeitsstudie verzichtet werden. Vor allem dann, wenn eine ordnungsgemäße pharmazeutische Qualität mit ausreichend dokumentierten in-vitro-Freisetzungseigenschaften vorhanden ist [5].

Indometacinhaltige Arzneimittel sind entsprechend der Anordnung des Bundesgesundheitsamtes (BGA) kindergesichert zu verpacken [6]. Hierzu eignen sich bestimmte Typen von Durchdrückpackungen (Blisterpackungen), von Siegelstreifenpackungen, oder Behältnisse mit sog. Trick- oder Patentverschlüssen. Für die Durchdrück- und Siegelstreifenpackungen sind Einzeldosisabpackungen vorzusehen, verbunden mit der Auflage, dunkel eingefärbte oder undurchsichtige Folien zu verwenden, um die Sicht auf das Füllgut einzuschränken.

Monographien-Kommentar

4

Sämtliche Primärbehältnisse müssen der DIN-Norm 55559 entsprechen. Welche Verpackungsarten nach Auffassung des BGA nach dem Stand der Technik den Anforderungen dieser DIN-Norm genügen, ist Auflistungen zu entnehmen, die kontinuierlich fortgeschrieben und im Bundesanzeiger publiziert werden. So gilt beispielsweise die Durchdrückpackung in der Kombination Tiefziehfolie: Polypropylen 300 µm, weiß opak/Aluminiumpapier-Verbundfolie: Aluminium 7 µm weich + Papier 40 g/ m2 + Heißsiegellack als kindergesichertes Primärbehältnis [7].

[1] Hartke, H., Hartke, K.: Indometacin. In Hartke, H., Hartke, K., Mutschler, E., Rücker, G., Wichtl, M.: DAB 10 Kommentar, Band II/3, Wissenschaftliche Verlagsgesellschaft mbH, Stuttgart, Govi-Verlag GmbH, Frankfurt a. M./Eschborn, 1991.

[2] O'Brien, M., McLauley, J., Cohen, E.: Indomethacin, 211. In: Florey, K.: Analytical Profiles of Drug Substances, Vol. 13, Academic Press, Inc. London, 1984.

[3] Bauer, K. H.: Hilfsstoffe, Kap. 5, 174. In: Sucker, H., Fuchs, P., Speiser, P.: Pharmazeutische Technologie, Georg Thieme Verlag, Stuttgart, New York, 1991.

[4] Rahm, H., Hauer-Mechtersheimer, B., Mosimann, P., Posanski, U., Siegrist, H. U., Skinner, F., Stahl, P. H., Völlmy, C., Züger, O.: Pulver, Granulate, Pellets, Tabletten, Kerne, Kap. 8.1, 244. In: Sucker, H., Fuchs, P., Speiser, P.: Pharmazeutische Technologie, Georg Thieme Verlag, Stuttgart, New York, 1991.

[5] 50 mg-Indometacin-Präparate (feste orale Arzneiformen), 5. Ergänzungslieferung 1995. In: Blume, H., Mutschler, E.: Bioäquivalenz, Govi-Verlag, Frankfurt a. M., 1989.

[6] Anordnung des Bundesgesundheitsamtes einer Auflage nach § 28 Arzneimittelgesetz (Kindergesicherte Verpackungen von Arzneimittel), BAnz. Nr. 36 vom 23. 02. 1982.

[7] 14. Ergänzung der Bekanntmachung des Bundesgesundheitsamtes zu einer Auflage nach § 28 des Arzneimittelgesetzes (Kindergesicherte Verpackungen für Arzneimittel), BAnz. Nr. 194 vom 12. 10. 1991.

J. Ziegenmeyer

Monographien-Kommentar

Indometacin Tabletten 50 mg

3.2 Wirkstofffreisetzung

Die Freisetzung des Wirkstoffes kann UV-photometrisch verfolgt werden; das Absorptionsmaximum bei 316 nm erlaubt eine recht selektive Bestimmung, übliche Hilfsstoffe stören hier nicht. Mit modernen Photometern (Absorptionsmessungen bis mindestens 1,2 Absorptionseinheiten genau) kann unter Ausnutzung von Lichtleitern (Lichtweg 1 cm) direkt im Auflösungsmedium gemessen werden (ev. Trübungen vor der Messung absetzen lassen); ältere Geräte erfordern wegen der wachsenden Impräzision bei Messungen über 0,8 Absorptionseinheiten einen kürzeren Lichtweg (0,5 cm) oder bei off line Messungen eine Verdünnung der Probe mit Auflösungsmedium im Volumenverhältnis 1:1. Auch die HPLC ist als Methode einsetzbar [1–5, 9].

3.3 Gehalt

Zur Gehaltsbestimmung kann ebenfalls die UV-Photometrie eingesetzt werden, jedoch ist wegen der erforderlichen Verdünnungsschritte und der Filtration der Aufwand recht hoch und die Präzision nicht optimal. Die HPLC [1–5, 9] als Alternative bietet höhere Selektivität, verlangt aber Verdünnungsschritte und eine gründliche Filtration, so daß der Arbeits- und Zeitaufwand ebenfalls relativ hoch sind, es sei denn, die eigentliche Analyse – Probeninjektion und Auswertung – sei automatisiert. Am einfachsten ist die acidimetrische Titration in Aceton oder acetonisch-wäßriger Lösung mit 0,1 mol/l NaOH-Lösung in Wasser gegen den Indikator Phenolphthalein oder mit potentiometrischer Endpunktsanzeige, vorausgesetzt, es sind zur Tablettierung keine sauren oder basischen Hilfsstoffe verwendet worden, die sich in Aceton lösen. In diesem Fall kann eventuell die potentiometrische Endpunktsanzeige helfen, wenn die Aciditätskonstanten der Hilfsstoffe deutlich von der des Indometacins (pK_a = 4,5) verschieden sind. Zwar ist die Methode nicht selektiv hinsichtlich der Hydrolyseprodukte, ihre Anwesenheit führt jedoch zu einem zu hohen Gehalt. Andere Bestimmungsmethoden wie Polarographie [8] oder Dünnschichtchromatographie mit quantitativer Auswertung durch Scannen der Platte [6, 7] werden wohl nur in Spezialfällen nötig sein.

3.4 Haltbarkeit

Zur Überprüfung der Haltbarkeit sind Analysenmethoden erforderlich, die selektiv hinsichtlich möglicher Zersetzungsprodukte sind. Hier bieten sich die chromatographischen Methoden an. Hochleistungs- und Dünnschichtchromatographie [1–7] dürften vergleichbar hinsichtlich Leistungsfähigkeit und Aufwand sein.

[1] USP XXII.
[2] G. G. Skellern, E. G. Salole, J Chromatogr 1975, 114: 483.
[3] S. J. Soldin, T. Gero, Clin Chem 1979, 25: 589.
[4] H. Yaginuma, T. Nakata, H. Toya, T. Murakami, M. Yamazaki, A. Kanada, Chem Pharm Bull 1981, 29: 2974.

Monographien-Kommentar

[5] E. Kwang, G. K. Pillai, K. M. McErlane, J Pharm Sci 1982, 71: 828.
[6] I. Söndergaard, E. Steiness, J Chromatogr 1979, 162: 485.
[7] M. N. Curran, E. G. Lovering, K. M. McErlane, J. R. Watson, J Pharm Sci 1980, 69: 187.
[8] G. Kazemifard, L. Holleck, Arch Pharm 1973, 306: 664.
[9] B. Levine, Y. H. Caplan, Clin Chem 1985, 31: 346.

P. Surmann

Isländisches Moos

1	**Bezeichnung des Fertigarzneimittels**

Isländisches Moos

2 Darreichungsform

Tee

3 Eigenschaften und Prüfungen

Haltbarkeit:
Die Haltbarkeit in den Behältnissen nach 4 beträgt 3 Jahre.

4 Behältnisse

Geklebte Blockbodenbeutel bzw. Seitenfaltenbeutel aus einseitig glattem, gebleichtem Natronkraftpapier 50 g/m^2, gefüttert mit gebleichtem Pergamyn 40 g/m^2.

5 Kennzeichnung

Nach § 10 AMG, insbesondere:

5.1 Zulassungsnummer

1049.99.99

5.2 Art der Anwendung

Zum Trinken nach Bereitung eines Teeaufgusses oder Kaltauszuges.

5.3 Hinweis

Vor Licht und Feuchtigkeit geschützt lagern.

6 Packungsbeilage

Nach § 11 AMG, insbesondere:

6.1 Stoff- oder Indikationsgruppe

Pflanzliches Mittel zur Behandlung von Atemwegserkrankungen/Magen-Darm-Mittel.

6.2 Anwendungsgebiete

Schleimhautreizungen im Mund- und Rachenraum und damit verbundener trockener Reizhusten; Appetitlosigkeit.

2 Isländisches Moos

6.3 Gegenanzeigen

Keine bekannt.

6.4 Wechselwirkungen mit anderen Mitteln

Keine bekannt.

6.5 Dosierungsanleitung und Art der Anwendung

Soweit nicht anders verordnet, wird für die Behandlung von Schleimhautreizungen 3- bis 4mal täglich eine Tasse des wie folgt bereiteten Teeaufgusses getrunken:

1 Teelöffel voll (ca. 1,3 g) Isländisches Moos oder die entsprechende Menge in einem oder mehreren Aufgußbeutel(n) wird mit siedendem Wasser (ca. 150 ml) übergossen und nach etwa 10 bis 15 Minuten gegebenenfalls durch ein Teesieb gegeben.

Soweit nicht anders verordnet, wird zur Appetitanregung 3- bis 4mal täglich ½ Stunde vor den Mahlzeiten eine Tasse des wie folgt bereiteten Kaltauszuges getrunken:

1 Teelöffel voll (ca. 1,3 g) Isländisches Moos oder die entsprechende Menge in einem oder mehreren Aufgußbeutel(n) wird mit kaltem Wasser (ca. 150 ml) übergossen, unter öfterem Umrühren 1 bis 2 Stunden stehengelassen, kurz zum Sieden erhitzt und dann gegebenenfalls durch ein Teesieb gegeben.

6.6 Dauer der Anwendung

Bei akuten Beschwerden, die länger als eine Woche andauern oder periodisch wiederkehren, wird die Rücksprache mit einem Arzt empfohlen.

6.7 Nebenwirkungen

Keine bekannt.

6.8 Hinweis

Vor Licht und Feuchtigkeit geschützt aufbewahren.

Grund folgende Flecke: im Rf-Bereich von 0,5 ein gelber Fleck, entsprechend dem Fleck der Fumarsäure, der auch fehlen kann und im Rf-Bereich von 0,6 ein gelber Fleck. Darüber erscheinen noch zwei weitere gelbe Flecke. Der Fleck der Fumarsäure darf, falls vorhanden, nur sehr schwach sein.

Das erste unter Punkt 4, Prüfung auf Identität, angefertigte Chromatogramm wird mit etwa 30 ml 5prozentiger Eisen(III)-chlorid-Lösung besprüht. Unterhalb des violettfarbenen Hauptfleckes im Rf-Bereich von 0,6 dürfen keine violettbraun gefärbten Flecke auftreten. Weitere Flecke werden nicht berücksichtigt.

Fremde Bestandteile: Drogenteile, welche die beschriebenen makroskopischen und mikroskopischen Merkmale nicht aufweisen, dürfen nicht vorhanden sein.

Trocknungsverlust (AB.): Höchstens 10 Prozent

Asche (AB.): Höchstens 3 Prozent

3.5 Gehaltsbestimmung

Bestimmung des Extraktgehaltes: Mindestens 35 Prozent. 1,000 g gepulverte Droge (355/710) wird mit 100 g Wasser 10 min lang zum Sieden erhitzt. Nach dem Abkühlen wird das verdampfte Wasser ergänzt und der Auszug filtriert. Die ersten 20 ml des Filtrats werden verworfen. Mit 20,0 g Filtrat wird die Bestimmung des Trockenrückstandes (AB.) durchgeführt.

Viskosität (AB.): Mindestens $2{,}5\ mm^2 \cdot s^{-1}$ (2,5 cSt)

Zur Bestimmung werden 1,500 g gepulverte Droge in einem 200-ml-Erlenmeyerkolben mit 100 ml Wasser versetzt. Die Mischung wird unter Rückflußkühlung 60 min lang im Sieden gehalten, unverzüglich auf 20 °C abgekühlt und abzentrifugiert. Der Überstand wird durch einen Glasfiltertiegel G3 gesaugt.

Die Viskosität des Filtrats wird bestimmt:

$$\text{Viskosität} = \frac{150 \times a}{EW \times (100 - b)}\ mm^2 \cdot s^{-1}\ (cSt)$$

a = Viskosität des Auszuges in $mm^2 \cdot s^{-1}$ (centistokes)

b = Trocknungsverlust in Masse Prozent

EW = Einwaage der Substanz in Gramm

4 Behältnisse

Geklebte Blockbodenbeutel bzw. Seitenfaltenbeutel aus einseitig glattem, gebleichtem Natronkraftpapier 50 g/m², gefüttert mit gebleichtem Pergamyn 40 g/m².

5 Kennzeichnung

Nach § 10 AMG, insbesondere:

5.1 Zulassungsnummer

1049.99.99

5.2 Art der Anwendung

Zur Bereitung eines Teeaufgusses.

5.3 Hinweis

Vor Licht und Feuchtigkeit geschützt lagern.

6 Packungsbeilage

Nach § 11 AMG, insbesondere:

6.1 Anwendungsgebiete

Zur Reizlinderung bei Katarrhen der oberen Luftwege.

6.2 Dosierungsanleitung und Art der Anwendung

Etwa 1 bis 2 Teelöffel voll (2 bis 4 g) Isländisches Moos werden mit heißem Wasser (ca. 150 ml) übergossen und nach 10 Minuten durch ein Teesieb gegeben.

Soweit nicht anders verordnet, wird mehrmals täglich 1 Tasse frisch bereiteter Aufguß getrunken.

Hinweis:

Wegen des leicht bitteren Geschmacks ist zu empfehlen, den Aufguß gesüßt einzunehmen.

6.3 Hinweis

Vor Licht und Feuchtigkeit geschützt aufbewahren.

Johanniskraut

1 **Bezeichnung des Fertigarzneimittels**
Johanniskraut

2 **Darreichungsform**
Tee

3 **Eigenschaften und Prüfungen**

3.1 Ausgangsstoff

3.1.1 Johanniskraut
Die Droge muß der Monographie Johanniskraut des Deutschen Arzneimittel-Codex (DAC) 1986, Stammlieferung, entsprechen.

4 **Behältnisse**
Geklebte Blockbodenbeutel bzw. Seitenfaltenbeutel aus einseitig glattem, gebleichtem Natronkraftpapier 50 g/m², gefüttert mit gebleichtem Pergamyn 40 g/m².

5 **Kennzeichnung**
Nach § 10 AMG, insbesondere:

5.1 Zulassungsnummer
1059.99.99

5.2 Art der Anwendung
Zur Bereitung eines Teeaufgusses.

5.3 Hinweis
Vor Licht und Feuchtigkeit geschützt lagern.

6 **Packungsbeilage**
Nach § 11 AMG, insbesondere:

6.1 Anwendungsgebiete
Zur Unterstützung der Behandlung von nervöser Unruhe und Schlafstörungen.

6.2 Gegenanzeigen

Johanniskrautzubereitungen sind nicht anzuwenden bei bekannter Lichtüberempfindlichkeit.

6.3 Nebenwirkungen

Gelegentlich kann, besonders bei hellhäutigen Personen, eine Lichtüberempfindlichkeit auftreten. Dies zeigt sich in Form von sonnenbrandähnlichen Entzündungen der Hautpartien, die stärkerer Sonnenbestrahlung ausgesetzt waren.

6.4 Dosierungsanleitung und Art der Anwendung

1 bis 2 Teelöffel voll Johanniskraut werden mit siedendem Wasser (ca. 150 ml) überbrüht und nach etwa 10 Minuten durch ein Teesieb gegeben.

Soweit nicht anders verordnet, werden regelmäßig morgens und abends 1 bis 2 Tassen frisch bereiteter Tee getrunken.

6.5 Dauer der Anwendung

Zum Erzielen einer Wirkung ist normalerweise eine Anwendung über mehrere Wochen oder Monate erforderlich.

6.6 Hinweis

Vor Licht und Feuchtigkeit geschützt aufbewahren.

Monographien-Kommentar

Johanniskraut

Stammpflanze

Das 40 bis 100 cm hoch werdende, mehrjährige Johanniskraut, Hypericum perforatum (Hypericaceae [= Guttiferael]) ist in ganz Europa verbreitet. Es kommt auf Wiesen, Weiden, Brachland und Waldlichtungen vor und läßt sich an den gelben, punktierten Corollblättern sowie den ebenfalls drüsig punktierten Laubblättern sowie den beiden Längskanten des stielrunden, kahlen Stengels erkennen.

Droge

Diese stammt aus Wildvorkommen Europas, vor allem der östlichen Länder. Dabei gelangen nicht selten auch andere Hypericum-Arten in die Droge (s. Prüfung auf Reinheit)

Inhaltsstoffe

Johanniskraut enthält ca. 0,1 Prozent Naphthodianthrone, besonders Hypericin, Pseudohypericin und verwandte Verbindungen, die in den lysigenen Exkretbehältern der Blüten lokalisiert sind [1]. Die Droge enthält bis 0,3 Prozent ätherisches Öl das vorwiegend aus n-Alkanen besteht, ferner 0,5 bis 1 Prozent Flavonoide und Biflavone [2] und ca. 10 Prozent Gerbstoffe, vorwiegend oligomere Proanthocyanidine [3]. Auch antibiotisch wirksame Substanzen wie Hyperforin, ein Phloroglucinderivat [4], sind nachgewiesen worden.

Prüfung auf Identität

Sie erfolgt entsprechend den Angaben des DAC durch DC-Nachweis des Hypericins in einem Acetonextrakt aus der zuvor mit Chloroform erschöpfend extrahierten Droge [5].

Prüfung auf Reinheit, fremde Bestandteile

Zu achten ist auf Beimengungen anderer Hypericum-Arten; diese lassen sich an abweichenden Merkmalen der Stengelstücke erkennen, so hat Hypericum maculatum (häufigste Verfälschung) vierkantige Stengel. Hypericum montanum stielrunde Stengel. Diese Arten enthalten meist aber sehr viel weniger Hypericin als Hypericum perforatum.

Gehaltsbestimmung

Diese erfolgt nach DAC durch spektralphotometrische Messung einer entsprechend verdünnten Prüflösung [5].

Andere Gehaltsbestimmungsmethoden: Hypericin und Pseudohypericin können auch mittels HPLC bestimmt werden [6]. Der Flavonoidgehalt läßt sich durch Transmissionsmessung von DC ermitteln [7]. Auch die HPLC-Trennung und Bestimmung der Phenole von Hypericum perforatum ist möglich [8].

Monographien-Kommentar

2

6.2 Gegenanzeigen, Nebenwirkungen
u. 6.3

Hypericin gehört zu den photosensibilisierend wirksamen Naturstoffen. Nach oraler Aufnahme wird die Empfindlichkeit gegenüber Licht, besonders gegen UV-Licht, merklich erhöht [9].

[1] J. Hölzl, S. Sattler und H. Schütt, Pharm. Ztg. **139,** 3959 (1994).
[2] R. Berghöfer und J. Hölzl, Planta Med **55,** 91 (1989).
[3] R. Melzer, U. Fricke und J. Hölzl, Arzneim.-Forsch. **41,** 481 (1991).
[4] R. Berghöfer, Dissertation Marburg 1990.
[5] L. F. Neuwald und U. Hagenström; Arch. Pharm. (Weinheim) **288,** 38 (1955).
[6] W. E. Freytag; Dtsch. Apoth. Ztg. **124,** 2383 (1984).
[7] I. Dorossiev; Pharmazie **40,** 585 (1985).
[8] B. Ollivier; J. Pharm. Belg. **40,** 173 (1985).
[9] A. Fröhlich; Präparative Pharmazie **1,** 40; 59 (1965).

M. Wichtl

Kaliumchlorid-Lösung 0,1 M und 0,5 M

1 **Bezeichnung des Fertigarzneimittels**

Kaliumchlorid-Lösung[1])

2 **Darreichungsform**

Infusionslösungskonzentrat

3 **Zusammensetzung**

Bestandteile (in Gramm) \ Wirkstoffkonzentration	0,1 M	0,5 M
Wirksamer Bestandteil: Kaliumchlorid	7,46	37,3
Sonstiger Bestandteil: Wasser für Injektionszwecke	zu 1000,0 ml	zu 1000,0 ml

4 **Herstellungsvorschrift**

Die für die Herstellung einer Charge benötigte Menge Kaliumchlorid wird in Wasser für Injektionszwecke gelöst. Die Lösung wird auf das erforderliche Volumen bzw. die erforderliche Masse aufgefüllt und durch ein Membranfilter mit einem Porendurchmesser von ca. 0,22 µm, falls erforderlich mit vorgeschaltetem Tiefenfilter, in die vorgesehenen Behältnisse filtriert. Die Sterilisation der abgefüllten Lösung erfolgt 15 min bei 121 °C mit gesättigtem Wasserdampf.

---

[1]) Die Bezeichnung der Lösung setzt sich aus den Worten „Kaliumchlorid-Lösung" und der Angabe für die jeweilige molare Konzentration zusammen (z. B. „Kaliumchlorid-Lösung 0,1 M").

5 Inprozeß-Kontrollen

Überprüfung	0,1 M	0,5 M
– der relativen Dichte (AB. V.6.4) oder	1,002 bis 1,008	1,020 bis 1,027
– des Brechungsindexes (AB. V.6.5) sowie	1,332 bis 1,334	1,337 bis 1,339
– des pH-Wertes (AB. V.6.3.1)	4,0 bis 8,0	4,0 bis 8,0

6 Eigenschaften und Prüfungen

6.1 Aussehen, Eigenschaften

Klare, von Schwebestoffen praktisch freie, farblose Lösung von salzigem Geschmack und ohne wahrnehmbaren Geruch. Die Lösung hat einen pH-Wert zwischen 4,0 und 8,0.

6.2 Prüfung auf Identität

Kalium

entsprechend der Identitätsreaktion b) auf Kalium (AB. V.3.1.1).

Chlorid

entsprechend der Identitätsreaktion a) auf Chlorid (AB. V.3.1.1).

6.3 Prüfung auf Reinheit

Prüfung auf Pyrogene (AB. V.2.1.4)

Die zu prüfende Lösung wird mit isotonischer Natriumchlorid-Lösung zu 0,3 % Kaliumchlorid verdünnt. 10 ml/kg Körpermasse werden injiziert.

6.4 Gehalt

95,0 bis 105,0 Prozent der deklarierten Menge Kaliumchlorid.

Bestimmung

Die Bestimmung wird entsprechend der Gehaltsbestimmung von Kaliumchlorid gemäß AB. durchgeführt. Die Lösung wird mit Wasser auf die im AB. beschriebene Konzentration verdünnt.

6.5 Haltbarkeit

Die Haltbarkeit in den Behältnissen nach 7 beträgt drei Jahre.

7 Behältnisse

Ampullen.

8   **Kennzeichnung**

Nach § 10 AMG, insbesondere:

8.1   Zulassungsnummern

0,1 M-Kaliumchlorid-Lösung: 6999.98.99
0,5 M-Kaliumchlorid-Lösung: 6999.97.99

8.2   Art der Anwendung

Zur intravenösen Infusion nach Zusatz zu Infusionslösungen.

8.3   Hinweise

Apothekenpflichtig.
Steril und pyrogenfrei.
Nur klare Lösungen in unversehrten Behältnissen verwenden.
Elektrolytkonzentrat nicht unverdünnt injizieren.
Theoretische Osmolarität:

0,1 M	0,5 M
200 mOsm/l	1 000 mOsm/l

pH-Wert: 4,0 bis 8,0.

9   **Packungsbeilage**

Nach § 11 AMG, insbesondere:

9.1   Anwendungsgebiete

Verminderter Kaliumgehalt im Blut, insbesondere bei untersäuerter Stoffwechsellage,
als Zusatz zu kaliumfreien Infusionslösungen (bei Kaliummangel).

9.2   Gegenanzeigen

Vermehrter Kaliumgehalt im Blut,
vermehrter Chloridgehalt im Blut,
verringerte Harnausscheidung (weniger als 500 ml Urin pro Tag),
Versiegen der Harnausscheidung (weniger als 100 ml Urin pro Tag),
Übersäuerung des Blutes (Azidose).

9.3   Nebenwirkungen

Bei Beachtung der Dosierungsanleitung und der Hinweise nicht bekannt.

9.4   Wechselwirkungen mit anderen Mitteln

Die Wirkung herzwirksamer Glykoside kann herabgesetzt werden.

4 Kaliumchlorid-Lösung 0,1 M und 0,5 M

9.5 Dosierungsanleitung

Soweit nicht anders verordnet, erfolgt die Dosierung entsprechend dem Defizit, jedoch nicht mehr als 20 bis 25 mmol K^+ pro Stunde bzw. 100 bis 150 mmol K^+ pro Tag. Kaliumchlorid-Lösung wird als Zusatz zur Infusionslösung verabreicht.

	0,1 M	0,5 M
höchstens pro Stunde	200 – 250 ml	40 – 50 ml
höchstens pro Tag	1000 – 1500 ml	200 – 300 ml
1 ml entspricht	0,1 mmol K^+	0,5 mmol K^+

Hinweise:

Kontrolle des Serumionogramms und des Säuren-Basen-Haushaltes erforderlich.

Vorsicht bei verminderter Herzleistung (dekompensierter Herzinsuffizienz).

Vorsicht bei Nierenfunktionsstörungen.

Kaliumchlorid-Lösung 0,1 M bzw. 0,5 M nicht unverdünnt injizieren.

9.6 Art und Dauer der Anwendung

Kaliumchlorid-Lösung 0,1 M bzw. 0,5 M wird als Zusatz zu Infusionslösungen in eine Vene verabreicht bis eine ausgeglichene Elektrolyt- und Stoffwechsellage hergestellt ist.

10 **Fachinformation**

Nach § 11 a AMG, insbesondere:

10.1 Verschreibungsstatus/Apothekenpflicht

Apothekenpflichtig.

10.2 Stoff- oder Indikationsgruppe

Elektrolytkonzentrat.

10.3 Anwendungsgebiete

Hypokaliämie, insbesondere bei alkalotischer Stoffwechsellage, als Zusatz zu kaliumfreien Infusionslösungen (bei Kaliummangel).

10.4 Gegenanzeigen

Hyperkaliämie, Hyperchlorämie, Oligurie, Anurie, Azidose.

10.5 Nebenwirkungen

Bei Beachtung der Dosierungsanleitung und der Hinweise nicht bekannt.

10.6 Wechselwirkungen mit anderen Mitteln

Die Wirkung herzwirksamer Glykoside kann herabgesetzt werden.

10.7 Warnhinweise

Keine.

10.8 Wichtigste Inkompatibilitäten

Keine bekannt.

10.9 Dosierung mit Einzel- und Tagesgaben

Dosierung entsprechend dem Defizit, jedoch nicht mehr als 20 bis 25 mmol K^+ pro Stunde bzw. 100 bis 150 mmol K^+ pro Tag.

	0,1 M	0,5 M
höchstens pro Stunde	200 – 250 ml	40 – 50 ml
höchstens pro Tag	1000 – 1500 ml	200 – 300 ml
1 ml entspricht	0,1 mmol K^+	0,5 mmol K^+

Hinweise:

Kontrolle des Serumionogramms und des Säuren-Basen-Haushalts erforderlich.

Vorsicht bei dekompensierter Herzinsuffizienz.

Vorsicht bei Niereninsuffizienz.

Kaliumchlorid-Lösungen nicht unverdünnt injizieren.

10.10 Art und Dauer der Anwendung

Kaliumchlorid-Lösung wird zur intravenösen Kaliumsubstitution als Zusatz zur Infusionslösung verabreicht bis eine ausgeglichene Elektrolyt- und Stoffwechsellage hergestellt ist.

10.11 Notfallmaßnahmen, Symptome und Gegenmittel

Infolge übermäßiger bzw. zu rascher Zufuhr von Kaliumchlorid-Lösung kommt es zur Hyperkaliämie, besonders bei gleichzeitigem Vorhandensein einer Azidose oder einer Niereninsuffizienz.

Symptome einer Hyperkaliämie sind Verwirrtheitszustände, Schwäche, Müdigkeit, Gliederschwere, Muskelzuckungen, Parästhesien an Händen, Füßen, Lippen, aufsteigende Paralyse (selten) auch der Atemmuskulatur. Im Magen-Darm-Trakt treten Erbrechen, Spasmen und Durchfälle auf. Am Herzen kommt es zu Arrythmien, Kammerflimmern bis hin zum Herzstillstand (bei etwa 7 bis 13 mmol K^+/l). Es kann außerdem zu Oligurie und Anurie kommen.

Plasmakaliumkonzentrationen ab 6,5 mmol K^+/l sind bedrohlich, über 10 bis 12 mmol K^+/l oft tödlich.

Im EKG zeigen sich hohe, spitze, schmalbasige T-Zacken, der QRS-Komplex ist verbreitert, die ST-Strecke beginnt weit unter der isoelektrischen Linie und zeigt einen langsamen Anstieg mit rechtsschenkelblockähnlichem Bild. Es kann zu Rhythmusstörungen kommen.

Ein spezielles Antidot ist nicht bekannt.

Als Sofortmaßnahme bei bedrohlicher Hyperkaliämie 20 bis 40 mmol Natriumchlorid infundieren. Bei Azidose statt Natriumchlorid 20 bis 40 ml Natriumhydrogencarbonat-Lösung 8,4 %. Bei Bedarf können diese Infusionen wiederholt werden.

Alternativ zu Natrium können 4 bis 20 mmol Calcium als Calciumgluconat-Lösung 10 % gegeben werden. Vorsicht bei digitalisierten Patienten.

Eine Infusion von 200 bis 500 ml Glucose-Lösung 20 % zusammen mit 20 bis 50 I.E. Alt-Insulin führt über die Einschleusung von extrazellulärem Kalium in die Zellen zu einer Verminderung des Serumkaliums.

Bei klinisch ausgeprägter Kaliumintoxikation mit einem Serumkalium > 8 mmol/l, bei Oligo- bzw. Anurie oder bei Versagen anderer therapeutischer Maßnahmen rechtzeitige Peritonealdialyse oder extrakorporale Hämodialyse!

10.12 Pharmakologische und toxikologische Eigenschaften und Angaben über die Pharmakokinetik und Bioverfügbarkeit, soweit diese Angaben für die therapeutische Verwendung erforderlich sind

10.12.1 Pharmakologische Eigenschaften

Kalium ist ein elementarer Bestandteil des Organismus und für alle Lebensvorgänge unabdingbar. 98 % des Kaliums befinden sich intrazellulär, nur 2 % extrazellulär. Der Normalwert der K^+-Konzentration beträgt im Plasma 3,5 bis 5,5 mmol/l.

Kaliumchlorid-Lösung behebt die Symptome eines Kaliummangels.

10.12.2 Toxikologische Eigenschaften

Die Gabe von Infusionslösungen, die höhere Konzentrationen einer Kaliumchlorid-Lösung enthalten, kann zu lokalen Gewebereizungen führen. Bei einer nicht lege artis angelegten Infusion können Gewebsnekrosen auftreten.

Andere toxische Effekte – einschließlich kanzerogener, mutagener und reproduktionstoxischer Wirkungen – sind in physiologischen Konzentrationen und bei der vorgesehenen Anwendungsart und -dauer unter der Beachtung der Gegenanzeigen und Hinweise nicht zu erwarten.

10.12.3 Pharmakokinetik und Bioverfügbarkeit

Parenteral zugeführtes Kalium steht dem Organismus voll zur Verfügung. Die Aufnahme extrazellulären Kaliums in den intrazellulären Raum erfolgt langsam. Deshalb sollte die Geschwindigkeit der Zufuhr 20 bis 25 mmol K^+ pro Stunde nicht überschreiten, damit sich jeweils ein Gleichgewicht mit dem intrazellulären Kalium einstellen kann.

10.13 Sonstige Hinweise

Die parenterale Zufuhr von Kaliumchlorid in Infusionslösungen kann zum Auftreten von Herzarrhythmien führen, die in der Regel als erste klinische Zeichen einer Hyperkaliämie zu werten sind (EKG-Überwachung besonders bei hohen Dosierungen in Betracht ziehen!).

Bei längerer Substitution mit Kaliumchlorid-Lösung ist auf die Kontrolle der Nierenfunktion zu achten, da es unter einer Kalium-Therapie zu einer unbemerkten Funktionseinschränkung der Niere und damit zur Hyperkaliämie kommen kann.

10.14 Lager- und Aufbewahrungshinweise

Keine.

1 M-Kaliumchlorid-Lösung

1 Bezeichnung des Fertigarzneimittels

1 M-Kaliumchlorid-Lösung

2 Darreichungsform

Infusionslösungskonzentrat

3 Zusammensetzung

Wirksamer Bestandteil:

Kaliumchlorid	74,56 g
Sonstiger Bestandteil:	
Wasser für Injektionszwecke	zu 1000,0 ml

Molare Konzentration:

1 ml enthält: 1 mmol K^+

                 1 mmol Cl^-

4 Herstellungsvorschrift

Die für die Herstellung einer Charge benötigte Menge Kaliumchlorid wird in Wasser für Injektionszwecke gelöst. Die Lösung wird auf das erforderliche Volumen bzw. auf die erforderliche Masse aufgefüllt und durch ein Membranfilter von 0,2 µm nomineller Porengröße, falls erforderlich mit vorgeschaltetem Tiefenfilter, in die vorgesehenen Behältnisse filtriert. Die Sterilisation der abgefüllten Lösung erfolgt 15 Minuten lang bei 121 °C mit gesättigtem Wasserdampf.

5 Inprozess-Kontrollen

Überprüfung

– der relativen Dichte (AB. 2.2.5): 1,044 bis 1,049

oder

– des Brechungsindexes (AB. 2.2.6): 1,341 bis 1,343

sowie

– des pH-Wertes (AB. 2.2.3): 4,5 bis 7,5.

6 Eigenschaften und Prüfungen

6.1 Aussehen, Eigenschaften

Klare, von Schwebstoffen praktisch freie, farblose Lösung ohne wahrnehmbaren Geruch; pH-Wert (AB. 2.2.3) zwischen 4,5 und 7,5.

1 M-Kaliumchlorid-Lösung

6.2 Prüfung auf Identität

Kalium

Entsprechend den Identitätsreaktionen auf Kalium (AB. 2.3.1).

Chlorid

Entsprechend der Identitätsreaktion a) auf Chlorid (AB. 2.3.1).

6.3 Prüfung auf Reinheit

Prüfung auf Bakterien-Endotoxine (AB. 2.6.14):

Die Endotoxinkonzentration darf höchstens 8,8 I.E./ml betragen.

6.4 Gehalt

95,0 bis 105,0 Prozent der deklarierten Menge an Kaliumchlorid.

Bestimmung:

2,0 ml des Konzentrats werden mit 50 ml Wasser, 5 ml Salpetersäure 12,5 % R, 25,0 ml Silbernitrat-Lösung (0,1 mol · 1^{-1}) und 2 ml Dibutylphthalat R versetzt und geschüttelt. Mit Ammoniumthiocyanat-Lösung (0,1 mol · 1^{-1}) wird unter Zusatz von 2 ml Ammoniumeisen(III)-sulfat-Lösung R 2 titriert; in der Nähe des Umschlagspunktes wird kräftig geschüttelt.

1 ml Silbernitrat-Lösung (0,1 mol · 1^{-1}) entspricht 7,456 mg Kaliumchlorid.

6.5 Haltbarkeit

Die Haltbarkeit in den Behältnissen nach 7 beträgt 3 Jahre.

7 Behältnisse

Glasbehältnisse nach AB. 3.2.1, ggf. verschlossen mit Gummistopfen nach AB. 3.2.9.

8 Kennzeichnung

Nach § 10 AMG, insbesondere:

8.1 Zulassungsnummer

6999.99.99

8.2 Art der Anwendung

Zur intravenösen Infusion nach Zusatz zu Infusionslösungen.

8.3 Hinweise

Apothekenpflichtig.

Nur klare Lösungen in unversehrten Behältern verwenden.

Nicht unverdünnt anwenden.

Theoretische Osmolarität: 2000 mOsm/l.

pH-Wert: 4,5 bis 7,5.

Molare Konzentration: 1 ml enthält   1 mmol K^+

 1 mmol Cl^-

9   **Packungsbeilage**

Nach § 11 AMG, insbesondere:

9.1   Stoff- oder Indikationsgruppe

Elektrolytkonzentrat.

1 ml enthält: 1 mmol K^+

   1 mmol Cl^-

9.2   Anwendungsgebiete

Kaliummangelzustände, insbesondere bei hypochlorämischer Alkalose.

9.3   Gegenanzeigen

Absolute Gegenanzeige:

Erhöhter Kaliumgehalt des Blutes (Ausnahme: Diabetisches Koma).

Relative Gegenanzeige:

Störungen der Nierenfunktion.

Vorsicht bei Hyperchlorämie.

Verwendung in der Schwangerschaft und Stillzeit:

Gegen eine Anwendung in der Schwangerschaft und Stillzeit bestehen bei entsprechender Indikation keine Bedenken.

9.4   Vorsichtsmaßnahmen für die Anwendung

Kontrollen des Serumionogramms und des Säuren-Basen-Haushalts sind erforderlich.

Auf intravenöse Anwendung ist zu achten, da eine paravenöse Zufuhr höherkonzentrierter Kaliumlösungen zu Gewebeschädigungen in Form von Nekrosen führen kann.

Die Infusion von Kalium im Rahmen einer Korrekturtherapie sollte grundsätzlich nur mit Hilfe von Infusionspumpen erfolgen.

9.5   Wechselwirkungen mit anderen Mitteln

Kaliumsparende Diuretika und Aldosteron-Antagonisten können zusammen mit Kaliumchlorid zu erhöhtem Kaliumgehalt des Blutes (Hyperkaliämie) führen. Bei gleichzeitiger Gabe von Suxamethonium und Kalium können erhebliche Hyperkaliämien ausgelöst werden, die sich ihrerseits negativ auf den Herzrhythmus auswirken können.

9.6   Warnhinweise

Keine.

9.7   Dosierungsanleitung und Art der Anwendung

Die Dosierung erfolgt entsprechend den Analysenwerten des Serumionogramms und des Säuren-Basen-Status. Ein Kaliumdefizit errechnet sich nach folgender Formel:

Kaliumdefizit (mmol) = kg Körpermasse × 0,2 × 2 (4,5 − Serumkalium)

(Das extrazelluläre Volumen errechnet sich aus Körpermasse in kg × 0,2).

Maximale Infusionsgeschwindigkeit:

20 mmol K^+ pro Stunde (entsprechend ca. 0,3 mmol Kalium/kg Körpermasse/Stunde).

Maximale Tagesdosis:

2–3 mmol K^+/kg Körpermasse/Tag.

Das Konzentrat darf nicht unverdünnt, sondern nur als Zusatz zu Infusionslösungen verwendet werden.

9.8 Hinweise für den Fall der Überdosierung

Überdosierung kann einen erhöhten Kaliumgehalt des Blutes (Hyperkaliämie) zur Folge haben, insbesondere bei gleichzeitiger Azidose oder Niereninsuffizienz. Symptome eines erhöhten Kaliumgehaltes sind Schwäche, Lähmungserscheinungen und vor allem kardiovaskuläre Störungen mit typischen Veränderungen im EKG. Bei schwerer Hyperkaliämie kann es zu Herzrhythmusstörungen, Kammerflimmern und Herzstillstand kommen.

Therapie:

10%ige Calciumgluconat-Lösung langsam intravenös infundieren, Infusion von Glucose mit Insulin, Diuresesteigerung. Einsatz von Kationenaustauschern, ggf. Azidoseausgleich mit Natriumhydrogencarbonat. Bei vitaler Indikation ist eine Dialyse erforderlich.

9.9 Nebenwirkungen

Als Nebenwirkungen können auftreten:

– Azidose

– Hyperchlorämie

– Übelkeit

– Herzrhythmusstörungen bei zu schneller Infusion.

10 **Fachinformation**

Nach § 11a AMG, insbesondere:

10.1 Verschreibungsstatus/Apothekenpflicht

Apothekenpflichtig.

10.2 Stoff- oder Indikationsgruppe

Elektrolytkonzentrat.

1 ml enthält: 1 mmol K^+

1 mmol Cl^-

10.3 Anwendungsgebiete

Hypokaliämie, insbesondere bei hypochlorämischer Alkalose.

10.4 Gegenanzeigen

Absolute Kontraindikation:

Hyperkaliämie (Ausnahme: Diabetisches Koma).

Relative Kontraindikation:

Störungen der Nierenfunktion.

Vorsicht bei Hyperchlorämie.

10.5 Nebenwirkungen

Als Nebenwirkungen können auftreten:

– Azidose

– Hyperchlorämie

– Übelkeit

– Herzrhythmusstörungen bei zu schneller Infusion.

10.6 Wechselwirkungen mit anderen Mitteln

Kaliumsparende Diuretika und Aldosteron-Antagonisten können zusammen mit Kaliumchlorid zu Hyperkaliämien führen.

Bei gleichzeitiger Gabe von Suxamethonium und Kalium können erhebliche Hyperkaliämien ausgelöst werden, die sich ihrerseits negativ auf den Herzrhythmus auswirken können.

10.7 Warnhinweise

Keine.

10.8 Wichtigste Inkompatibilitäten

Keine bekannt.

10.9 Dosierung mit Einzel- und Tagesgaben

Die Dosierung erfolgt entsprechend den Analysenwerten des Serumionogramms und des Säuren-Basen-Status. Ein Kaliumdefizit errechnet sich nach folgender Formel:

Kaliumdefizit (mmol) = kg Körpermasse $\times$ 0,2 $\times$ 2 (4,5 – Serumkalium)

(Das extrazelluläre Volumen errechnet sich aus Körpermasse in kg $\times$ 0,2).

Maximale Infusionsgeschwindigkeit:

20 mmol K^+ pro Stunde (entsprechend 0,3 mmol Kalium/kg Körpermasse/Stunde).

Maximale Tagesdosis:

2–3 mmol K^+/kg Körpermasse/Tag.

10.10 Art der Anwendung

Das Konzentrat darf nicht unverdünnt, sondern nur als Zusatz zu Infusionslösungen verwendet werden.

10.11 Notfallmaßnahmen, Symptome und Gegenmittel

Symptome der Überdosierung:

Hyperkaliämie, insbesondere bei gleichzeitiger Azidose oder Niereninsuffizienz. Symptome einer Hyperkaliämie sind Schwäche, Lähmungserscheinungen und vor allem kardiovaskuläre Störungen mit typischen Veränderungen im EKG.

Bei schwerer Hyperkaliämie kann es zu Herzrhythmusstörungen, Kammerflimmern und Herzstillstand kommen.

Therapie bei Überdosierung:

- 10%ige Calciumgluconat-Lösung langsam intravenös infundieren
- Infusion von Glucose mit Insulin
- Diuresesteigerung
- Einsatz von Kationenaustauschern
- ggf. Azidoseausgleich mit Natriumhydrogencarbonat
- bei vitaler Indikation Durchführung einer Dialyse.

10.12 Pharmakologische und toxikologische Eigenschaften, Pharmakokinetik, Bioverfügbarkeit, soweit diese Angaben für die therapeutische Verwendung erforderlich sind.

Kalium ist das wichtigste Kation der intrazellulären Flüssigkeit. Kalium ist verantwortlich für die Aufrechterhaltung des Membranruhepotenzials und somit der normalen elektrischen Erregbarkeit von Nerven und Muskeln. Kaliumverschiebungen zwischen Intra- und Extrazellulärraum erfolgen im Austausch gegen Wasserstoffionen, sodass Kalium eine wichtige Rolle in der Regulation des Säuren-Basen-Haushaltes zukommt. Bei einer Azidose strömt Kalium aus der Zelle in den Extrazellulärraum. Eine Plasma-Kalium-Konzentration im Normbereich bei gleichzeitiger Azidose ist daher ein Zeichen für einen Kaliummangel.

Kalium ist ein Aktivator vieler Enzyme, es wird bei der Synthese von Proteinen und Glykogen von der Zelle aufgenommen und bei der Glykogenolyse und Proteolyse freigesetzt. Die intrazelluläre Kaliumkonzentration beträgt ca. 150 mmol/l, der Normwert im Plasma 3,5–5,5, mmol/l. Der tägliche Bedarf liegt bei 1 bis 1,5 mmol/kg Körpermasse.

Die Kaliumausscheidung erfolgt zu 90% mit dem Urin und zu etwa 10% über den Gastrointestinaltrakt. Zu einem Kaliummangel kann es durch gesteigerte renale Ausscheidung, erhöhte gastrointestinale Verluste (Erbrechen, Diarrhöen, Fisteln) oder unzureichende Zufuhr kommen.

Symptome einer Hypokaliämie (Plasma-Kalium-Konzentration unter 3,5 mmol/l) können sein: Muskelschwäche, metabolische Alkalose, verminderte Konzentrierungsfähigkeit der Niere, intestinale Atonie mit Obstipation bis zum paralytischen Ileus und eine kardiale Symptomatik (Tachykardie, Extrasystolie, Digitalisüberempfindlichkeit).

Eine Hyperkaliämie (Plasma-Kalium-Konzentration über 5,5 mmol/l) kann sich äußern in Muskelschwäche, Müdigkeit, Parästhesien, Verwirrtheit, Neigung zur metabolischen Azidose und in kardialen Symptomen (Bradykardien, Blockierung der Überleitung, Arrhythmien bis hin zum Kammerflimmern und diastolischen Herzstillstand).

10.13 Sonstige Hinweise

Gegen eine Anwendung in der Schwangerschaft und Stillzeit bestehen bei entsprechender Indikation keine Bedenken.

Bei der Anwendung des Konzentrats sind Kontrollen des Serumionogramms und des Säuren-Basen-Haushalts erforderlich.

Auf intravenöse Anwendung ist zu achten, da eine paravenöse Zufuhr höherkonzentrierter Kaliumlösungen zu Gewebeschädigungen in Form von Nekrosen führen kann.

Die Infusion von Kalium im Rahmen einer Korrekturtherapie sollte grundsätzlich nur mit Hilfe von Infusionspumpen erfolgen.

10.14 Besondere Lager- und Aufbewahrungshinweise

Keine.

1 M-Kaliumlactat-Lösung

1	**Bezeichnung des Fertigarzneimittels**
	1 M-Kaliumlactat-Lösung
2	**Darreichungsform**
	Infusionslösungskonzentrat
3	**Zusammensetzung**

Wirksamer Bestandteil:

Kaliumlactat   128,2 g

als Kaliumlactat-Lösung (50 %)

Sonstiger Bestandteil:

Wasser für Injektionszwecke   zu 1000,0 ml

Molare Konzentration:

1 ml enthält: 1 mmol K^+

              1 mmol $Lactat^-$

4   **Herstellungsvorschrift**

Die für die Herstellung einer Charge benötigte Menge Kaliumlactat-Lösung (50 %) wird in Wasser für Injektionszwecke gelöst. Die Lösung wird auf das erforderliche Volumen bzw. auf die erforderliche Masse aufgefüllt und durch ein Membranfilter von 0,22 µm nomineller Porengröße, falls erforderlich mit vorgeschaltetem Tiefenfilter, in die vorgesehenen Behältnisse filtriert. Die Sterilisation der abgefüllten Lösung erfolgt 15 Minuten lang bei 121 °C mit gesättigtem Wasserdampf.

5   **Inprozess-Kontrollen**

Überprüfung

der relativen Dichte (AB. 2.2.5): 1,056 bis 1,065

oder

– des Brechungsindexes (AB. 2.2.6): 1,348 bis 1,350

sowie

– des pH-Wertes (AB. 2.2.3): 5,0 bis 7,0.

6   **Eigenschaften und Prüfungen**

6.1   Aussehen, Eigenschaften

Klare, von Schwebestoffen praktisch freie, farblose bis höchstens schwach gelbliche Lösung ohne wahrnehmbaren Geruch; pH-Wert (AB. 2.2.3) zwischen 5,0 und 7,0.

6.2 Prüfung auf Identität

Kalium

Entsprechend den Identitätsreaktionen auf Kalium (AB. 2.3.1).

Lactat

Entsprechend der Identitätsreaktion auf Lactat (AB. 2.3.1).

6.3 Prüfung auf Reinheit

Prüfung auf Bakterien-Endotoxine (AB. 2.6.14):

Die Endotoxinkonzentration darf höchstens 8,8 I.E./ml betragen.

6.4 Gehalt

95,0 bis 105,0 Prozent der deklarierten Menge an Kaliumlactat.

Bestimmung:

1,0 ml des Konzentrats wird mit 50 ml Wasser, 15,0 ml Salzsäure (0,1 mol · l^{-1}) und 50 ml Acentonitril R versetzt. Die Lösung wird mit Natriumhydroxid-Lösung (0,1 mol · l^{-1}) titriert. Das zwischen den beiden potenziometrisch ermittelten Wendepunkten der Titrationskurve (AB. 2.2.20) zugesetzte Volumen wird abgelesen. 1 ml Natriumhydroxid-Lösung (0,1 mol · l^{-1}) entspricht 12,82 mg Kaliumlactat.

6.5 Haltbarkeit

Die Haltbarkeit in den Behältnissen nach 7 beträgt 3 Jahre.

7 Behältnisse

Glasbehältnisse nach AB. 3.2.1, ggf. verschlossen mit Gummistopfen nach AB. 3.2.9.

8 Kennzeichnung

Nach § 10 AMG, insbesondere:

8.1 Zulassungsnummer

4099.99.99

8.2 Art der Anwendung

Zur intravenösen Infusion nach Zusatz zu Infusionslösungen.

8.3 Hinweise

Apothekenpflichtig.

Nicht über 25 °C lagern.

Nur klare Lösungen in unversehrten Behältnissen verwenden.

Nicht unverdünnt anwenden.

Theoretische Osmolarität: 2000 mOsm/l.

ph-Wert: 5,0 bis 7,0.

Molare Konzentration:

1 ml enthält: 1 mmol K⁺

1 mmol Lactat⁻

9 **Packungsbeilage**

Nach § 11 AMG, insbesondere:

9.1 Stoff- oder Indikationsgruppe

Elektrolytkonzentrat.

1 ml enthält: 1 mmol K⁺

1 mmol Lactat⁻

9.2 Anwendungsgebiete

Kaliummangelzustände, insbesondere bei azidotischer Stoffwechsellage.

9.3 Gegenanzeigen

Absolute Gegenanzeige:

Erhöhter Kaliumgehalt des Blutes (Ausnahme: Diabetisches Koma).

Relative Gegenanzeigen:

– Störungen der Nierenfunktion

– Störungen der Leberfunktion

– Übersäuerung des Blutes durch vermehrte Ansammlung von Milchsäure (Lactatazidose).

Verwendung in der Schwangerschaft und Stillzeit:

Gegen eine Anwendung in der Schwangerschaft und Stillzeit bestehen bei entsprechender Indikation keine Bedenken.

9.4 Vorsichtsmaßnahmen für die Anwendung

Kontrollen des Serumionogramms und des Säuren-Basen-Haushalts sind erforderlich.

9.5 Wechselwirkungen mit anderen Mitteln

Kaliumsparende Diuretika und Aldosteron-Antagonisten können zusammen mit Kaliumlactat zu erhöhtem Kaliumgehalt des Blutes (Hyperkaliämie) führen. Bei gleichzeitiger Gabe von Suxamethonium und Kalium können erhebliche Hyperkaliämien ausgelöst werden, die sich ihrerseits negativ auf den Herzrhythmus auswirken können.

9.6 Warnhinweise

Auf streng intravenöse Anwendung ist zu achten, da eine paravenöse Zufuhr höherkonzentrierter Kaliumlösungen zu Gewebeschädigungen in Form von Nekrosen führen kann.

Die Infusion von Kalium im Rahmen einer Korrekturtherapie sollte grundsätzlich nur mit Hilfe von Infusionspumpen erfolgen.

9.7 Dosierungsanleitung und Art der Anwendung

Die Dosierung erfolgt entsprechend den Analysenwerten des Serumionogramms und des Säuren-Basen-Status. Ein Kaliumdefizit errechnet sich nach folgender Formel:

Kaliumdefizit (mmol) = kg Körpermasse $\times$ 0,2 $\times$ 2 (4,5 – Serumkalium)

(Das extrazelluläre Volumen errechnet sich aus Körpermasse in kg $\times$ 0,2).

Maximale Infusionsgeschwindigkeit:

20 mmol K^+ pro Stunde (entsprechend 0,3 mmol Kalium/kg Körpermasse/Stunde).

Maximale Tagesdosis:

2–3 mmol K^+/kg Körpermasse/Tag.

Das Konzentrat darf nicht unverdünnt, sondern nur als Zusatz zu Infusionslösungen verwendet werden.

9.8 Hinweise für den Fall der Überdosierung

Überdosierung kann einen erhöhten Kaliumgehalt des Blutes (Hyperkaliämie) zur Folge haben, insbesondere bei gleichzeitiger Azidose oder Niereninsuffizienz. Symptome eines erhöhten Kaliumgehaltes sind Schwäche, Lähmungserscheinungen und vor allem kardiovaskuläre Störungen mit typischen Veränderungen im EKG. Bei schwerer Hyperkaliämie kann es zu Herzrhythmusstörungen, Kammerflimmern und Herzstillstand kommen.

Therapie:

10%ige Calciumgluconat-Lösung langsam intravenös infundieren, Infusion von Glucose mit Insulin, Diuresesteigerung, Einsatz von Kationenaustauschern, ggf. Alkalisierung mit Natriumhydrogencarbonat. Bei vitaler Indikation ist eine Dialyse erforderlich.

9.9 Nebenwirkungen

Als Nebenwirkungen können auftreten:

– Alkalose

– Herzrhythmusstörungen bei zu schneller Infusion.

9.10 Aufbewahrungshinweise

Nicht über 25 °C aufbewahren.

10 Fachinformation

Nach § 11 a AMG, insbesondere:

10.1 Verschreibungsstatus/Apothekenpflicht

Apothekenpflichtig.

10.2 Stoff- oder Indikationsgruppe

Elektrolytkonzentrat.

1 ml enthält: 1 mmol K⁺

1 mmol Lactat⁻

10.3 Anwendungsgebiete

Hypokaliämie, insbesondere bei azidotischer Stoffwechsellage.

10.4 Gegenanzeigen

Absolute Kontraindikation:

Hyperkaliämie (Ausnahme: Diabetisches Koma).

Relative Kontraindikationen:

– Störungen der Nierenfunktion

– Störungen der Leberfunktion

– Lactatazidose.

10.5 Nebenwirkungen

Als Nebenwirkungen können auftreten:

– Alkalose

– Herzrhythmusstörungen bei zu schneller Infusion.

10.6 Wechselwirkungen mit anderen Mitteln

Kaliumsparende Diuretika und Aldosteron-Antagonisten können zusammen mit Kaliumlactat zu Hyperkaliämien führen.

Bei gleichzeitiger Gabe von Suxamethonium und Kalium können erhebliche Hyperkaliämien ausgelöst werden, die sich ihrerseits negativ auf den Herzrhythmus auswirken können.

10.7 Warnhinweise

Auf streng intravenöse Anwendung ist zu achten, da eine paravenöse Zufuhr höherkonzentrierter Kaliumlösungen zu Gewebeschädigungen in Form von Nekrosen führen kann.

Die Infusion von Kalium im Rahmen einer Korrekturtherapie sollte grundsätzlich nur mit Hilfe von Infusionspumpen erfolgen.

10.8 Wichtigste Inkompatibilitäten

Keine bekannt.

10.9 Dosierung mit Einzel- und Tagesgaben

Die Dosierung erfolgt entsprechend den Analysenwerten des Serumionogramms und des Säuren-Basen-Status. Ein Kaliumdefizit errechnet sich nach folgender Formel:

Kaliumdefizit (mmol) = kg Körpermasse $\times$ 0,2 $\times$ 2 (4,5 – Serumkalium)

(Das extrazelluläre Volumen errechnet sich aus Körpermasse in kg $\times$ 0,2).

Maximale Infusionsgeschwindigkeit:

20 mmol K$^+$ pro Stunde (entsprechend 0,3 mmol Kalium/kg Körpermasse/Stunde).

Maximale Tagesdosis:

2–3 mmol K$^+$/kg Körpermasse/Tag.

10.10 Art der Anwendung

Das Konzentrat darf nicht unverdünnt, sondern nur als Zusatz zu Infusionslösungen verwendet werden.

10.11 Notfallmaßnahmen, Symptome und Gegenmittel

Symptome der Überdosierung:

Hyperkaliämie, insbesondere bei gleichzeitiger Azidose oder Niereninsuffizienz. Symptome einer Hyperkaliämie sind Schwäche, Lähmungserscheinungen und vor allem kardiovaskuläre Störungen mit typischen Veränderungen im EKG. Bei schwerer Hyperkaliämie kann es zu Herzrhythmusstörungen, Kammerflimmern und Herzstillstand kommen.

Therapie bei Überdosierung:

– 10%ige Calciumgluconat-Lösung langsam intravenös infundieren

– Infusion von Glucose mit Insulin

– Diuresesteigerung

– Einsatz von Kationenaustauschern

– ggf. Alkalisierung mit Natriumhydrogencarbonat

– bei vitaler Indikation Durchführung einer Dialyse.

10.12 Pharmakologische und toxikologische Eigenschaften, Pharmakokinetik, Bioverfügbarkeit, soweit diese Angaben für die therapeutische Verwendung erforderlich sind.

Kalium ist das wichtigste Kation der intrazellulären Flüssigkeit. Kalium ist verantwortlich für die Aufrechterhaltung des Membranruhepotenzials und somit der normalen elektrischen Erregbarkeit von Nerven und Muskeln. Kaliumverschiebungen zwischen Intra- und Extrazellulärraum erfolgen im Austausch gegen Wasserstoffionen, sodass Kalium eine wichtige Rolle in der Regulation des Säuren-Basen-Haushaltes zukommt. Bei einer Azidose strömt Kalium aus der Zelle in den Extrazellulärraum. Eine Plasma-Kalium-Konzentration im Normbereich bei gleichzeitiger Azidose ist daher ein Zeichen für einen Kaliummangel.

Kalium ist ein Aktivator vieler Enzyme, es wird bei der Synthese von Proteinen und Glykogen von der Zelle aufgenommen und bei der Glykogenolyse und Proteolyse freigesetzt. Die intrazelluläre Kaliumkonzentration beträgt ca. 150 mmol/l, der Normalwert im Plasma 3,5–5,5 mmol/l. Der tägliche Bedarf liegt bei 1–1,5 mmol/kg Körpermasse.

Die Kaliumausscheidung erfolgt zu 90% mit dem Urin und zu etwa 10% über den Gastrointestinaltrakt. Zu einem Kaliummangel kann es durch gesteigerte renale Ausscheidung, erhöhte gastrointestinale Verluste (Erbrechen, Diarrhöen, Fisteln) oder unzureichende Zufuhr kommen.

Symptome einer Hypokaliämie (Plasma-Kalium-Konzentration unter 3,5 mmol/l) können sein: Muskelschwäche, metabolische Alkalose, verminderte Konzentrierungsfähigkeit der Niere, intestinale Atonie mit Obstipation bis zum paralytischen Ileus und eine kardiale Symptomatik (Tachykardie, Extrasystolie, Digitalisüberempfindlichkeit).

Eine Hyperkaliämie (Plasma-Kalium-Konzentration über 5,5 mmol/l) kann sich äußern in Muskelschwäche, Müdigkeit, Parästhesien, Verwirrtheit, Neigung zur metabolischen Azidose und in kardialen Symptomen (Bradykardien, Blockierung der Überleitung, Arrhythmien bis hin zum Kammerflimmern und diastolischen Herzstillstand).

Lactat wird oxidiert und wirkt in der Bilanz alkalisierend.

10.13 Sonstige Hinweise

Gegen eine Anwendung in der Schwangerschaft und Stillzeit bestehen bei entsprechender Indikation keine Bedenken.

Bei der Anwendung des Konzentrats sind Kontrollen des Serumionogramms und des Säuren-Basen-Haushalts erforderlich.

10.14 Besondere Lager- und Aufbewahrungshinweise

Nicht über 25 °C lagern.

Monographien-Kommentar

1 M-Kaliumlactat-Lösung

6 Eigenschaften und Prüfungen

6.2.4 Gehalt

Kalium: Die hier angegebene flammenphotometrische Bestimmung ist spezifisch. Wegen der hohen Empfindlichkeit der Methode ist eine große Verdünnung der Lösung erforderlich, was auf Kosten der Präzision geht. Ohne extreme Verdünnungsschritte kommt man aus bei Einsatz gravimetrischer und volumetrischer Verfahren. Eine Übersicht gibt Kolthoff [1].

Günstig ist die Fällung als Kaliumtetraphenylborat, die gravimetrisch und titrimetrisch auswertbar ist [2]. Gut reproduzierbare Werte bei einfachster Durchführung liefert die folgende Methode:

3,0 ml der Lösung werden in einem 100 ml Meßkolben mit destilliertem Wasser bis zur Marke aufgefüllt. Zu 25,0 ml dieser Lösung werden 5 Tropfen einer ca. 0,2 M Aluminiumchlorid-Lösung und soviel Essigsäure gegeben, daß der pH-Wert bei ca. 5 liegt. Unter Rühren werden 15 ml einer 3%igen Lösung von Natriumtetraphenylborat zugetropft. Nach etwa 5minütigem Stehenlassen wird durch ein Papierfilter mittlerer Härte filtriert. Der Niederschlag wird mit Wasser, dem einige Tropfen Essigsäure zugesetzt sind, gründlich gewaschen bis das Filtrat frei von Chlorid-Ionen ist. Der Rückstand wird mitsamt Filter in einem Erlenmeyerkolben in ca. 15 ml Aceton gelöst, mit 5 ml 2 M-Essigsäure, 1,0 ml (V_1) 0,1 M-Kaliumbromid-Lösung (Faktor F_1) und 2 Tropfen 1prozentiger Eosin-Lösung versetzt und aus einer Feinbürette (10 ml) mit 0,1 M-Silbernitrat-Lösung (Faktor F_2) bis zum Farbumschlag titriert (V_2). Der Gehalt der Kaliumlactat-Lösung an Kalium ergibt sich zu

$$c(K^+) = 0{,}1333 \cdot (V_2 \cdot F_2 - V_1 \cdot F_1) \text{ mol} \cdot l^{-1}.$$

Der auf den Sollwert 0,1 M bezogene Gehalt ist

$$w = 13{,}333 \cdot (V_2 \cdot F_2 - V_1 \cdot F_1) \%.$$

Lactat: Die angegebene Vorschrift beruht auf der Protonierung der Base Lactat in Eisessig-Acetanhydrid. Ein Problem kann die Acetylierungsgeschwindigkeit des Wassers sein. Zur Beschleunigung der Reaktion führt Erwärmen auf dem Wasserbad. Sehr schnell und vor allem mit Sicherheit quantitativ erfolgt die Reaktion von Wasser mit Acetanhydrid säurekatalysiert. Wird zur Mischung der Lösung und Essigsäure-Acetanhydrid ein definiertes Volumen Perchlorsäure im Überschuß gegeben, so kann nach Erkalten die überschüssige Perchlorsäure mit Natriumacetat in Eisessig zurücktitriert werden. Als Indikator eignet sich neben Naptholbenzein auch Malachitgrün und Kristallviolett. Die potentiometrische Endpunktsanzeige, die eine Automatisierung des Verfahrens gestattet, ist bei obiger Vorschrift und der Rücktitration möglich.

Monographien-Kommentar

Spezifische Bestimmungen des Lactats sind unter Verwendung von Enzymen (Lactat-Dehydrogenase) möglich [3], dürften jedoch für den vorliegenden Fall wegen der erforderlichen Verdünnungsschritte und aus Kostengründen unattraktiv sein.

[1] I. M. Kolthoff, P. J. Elving; „Treatise on Analytical Chemistry", Part II, Vol. 1 (1961).
[2] P. Raff, W. Brotz; Z. Anal. Chem. **133,** 241 (1951).
[3] H. U. Bergmeyer; „Methoden der Enzymatischen Analyse", Bd. II, Verlag Chemie, Weinheim 1970.

P. Surmann

Kamillenblüten

1	**Bezeichnung des Fertigarzneimittels**
	Kamillenblüten
2	**Darreichungsform**
	Tee
3	**Eigenschaften und Prüfungen**

Haltbarkeit:

Der Gehalt an ätherischem Öl in Kamillenblüten nimmt in den Behältnissen nach 4 etwa um 0,25 Prozent absolut pro Jahr ab. Die Dauer der Haltbarkeit errechnet sich somit aus der Differenz des zum Zeitpunkt der Abpackung bestimmten Gehaltes an ätherischem Öl und dem durch das Arzneibuch vorgeschriebenen Mindestgehalt.

4 **Behältnisse**

Geklebte Blockbodenbeutel bzw. Seitenfaltenbeutel aus einseitig glattem, gebleichtem Natronkraftpapier 50 g/m^2, gefüttert mit gebleichtem Pergamyn 40 g/m^2.

5 **Kennzeichnung**

Nach § 10 AMG, insbesondere:

5.1 Zulassungsnummer

7999.99.99

5.2 Art der Anwendung

Zum Trinken, Gurgeln, Spülen, Inhalieren und für Umschläge nach Bereitung eines Teeaufgusses. Zur Bereitung von Bädern.

5.3 Hinweis

Vor Licht und Feuchtigkeit geschützt lagern.

6 **Packungsbeilage**

Nach § 11 AMG, insbesondere:

6.1 Stoff- oder Indikationsgruppe

Pflanzliches Magen-Darm-Mittel/Mittel bei örtlichen Entzündungen.

6.2 Anwendungsgebiete

Innerliche Anwendung bei
- Krämpfen und entzündlichen Erkrankungen im Magen-Darm-Bereich.

Äußerliche Anwendung bei
- Haut- und Schleimhautentzündungen sowie bakteriellen Hauterkrankungen einschließlich der Mundhöhle und des Zahnfleisches
- entzündlichen Erkrankungen und Reizzuständen der Luftwege (Inhalationen)
- Erkrankungen im Anal- und Genitalbereich (Bäder, Spülungen).

6.3 Gegenanzeigen

Bekannte Überempfindlichkeit gegenüber Korbblütlern, wie z.B. Arnika, Kamille, Ringelblumen, Schafgarbe.

6.4 Wechselwirkungen mit anderen Mitteln

Keine bekannt.

6.5 Dosierungsanleitung und Art der Anwendung

Soweit nicht anders verordnet, wird bei Erkrankungen im Magen-Darm-Bereich 3- bis 4 mal täglich eine Tasse des wie folgt frisch bereiteten Teeaufgusses zwischen den Mahlzeiten getrunken:

1 gehäufter Eßlöffel voll (ca. 3 g) Kamillenblüten oder die entsprechende Menge in einem oder mehreren Aufgußbeutel(n) wird mit siedendem Wasser (ca. 150 ml) übergossen, zugedeckt und nach etwa 5 bis 10 Minuten gegebenenfalls durch ein Teesieb gegeben.

Zum Gurgeln, Spülen, Inhalieren und zur Bereitung von Umschlägen wird ein Aufguß in der angegebenen Menge oder dem benötigten Vielfachen wie folgt hergestellt:

3 bis 10 g Kamillenblüten werden mit 100 ml siedendem Wasser übergossen, zugedeckt und nach etwa 5 bis 10 Minuten durch ein Teesieb gegeben.

Als Badezusatz werden 50 g Kamillenblüten auf 10 l Wasser eingesetzt.

Hinweis:
Der Aufguß darf nicht im Bereich des Auges angewendet werden.

6.6 Dauer der Anwendung

Bei akuten Beschwerden, die länger als eine Woche andauern oder periodisch wiederkehren, wird die Rücksprache mit einem Arzt empfohlen.

6.7 Nebenwirkungen

Keine bekannt.

6.8 Hinweis

Vor Licht und Feuchtigkeit geschützt aufbewahren.

Kiefernnadelöl

1 **Bezeichnung des Fertigarzneimittels**

Kiefernnadelöl

2 **Darreichungsform**

Ätherisches Öl

3 **Haltbarkeit**

Die Haltbarkeit in den Behältnissen nach 4 beträgt 3 Jahre.

4 **Behältnisse**

Dichtschließende Behältnisse aus Braunglas mit Verschlusskappen aus Polyethylen oder Polypropylen und Tropfeinsätzen aus Polypropylen oder Polyethylen.

5 **Kennzeichnung**

Nach § 10 AMG, insbesondere:

5.1 Zulassungsnummer

2159.99.99

5.2 Art der Anwendung

Zum Inhalieren und zum Einreiben in die Haut.

5.3 Hinweis

Gut verschlossen lagern.

6 **Packungsbeilage**

Nach § 11 AMG, insbesondere:

6.1 Anwendungsgebiete

Zur unterstützenden Behandlung von Erkältungskrankheiten der oberen und unteren Luftwege, rheumatischen Beschwerden, leichten Nervenschmerzen (neuralgischen Beschwerden).

6.2 Gegenanzeigen

Kiefernnadelöl sollte nicht angewendet werden bei Bronchialasthma und Keuchhusten. Kiefernnadelöl ist nicht für Säuglinge und Kleinkinder geeignet, da an Haut und Schleimhäuten verstärkt Reizerscheinungen auftreten können.

2 Kiefernnadelöl

6.3 Nebenwirkungen

An Haut und Schleimhäuten können verstärkte Reizerscheinungen auftreten.

Krämpfe der Bronchialmuskulatur (Bronchospasmen) können verstärkt werden.

6.4 Wechselwirkungen mit anderen Mitteln

Keine bekannt.

6.5 Dosierungsanleitung und Art der Anwendung

Soweit nicht anders verordnet, werden zur Inhalation 2 bis 3 Tropfen Kiefernnadelöl in siedendes Wasser gegeben und die Dämpfe eingeatmet.

Zur äußerlichen Anwendung werden 5 bis 10 Tropfen auf die entsprechenden Hautpartien mehrmals täglich (2- bis 4-mal) aufgetragen und sorgfältig verrieben.

6.6 Dauer der Anwendung

Die Dauer der Anwendung richtet sich nach den Beschwerden.

6.7 Hinweis

Gut verschlossen aufbewahren.

Kohle-Tabletten 250 mg

1   **Bezeichnung des Fertigarzneimittels**

Kohle-Tabletten 250 mg

2   **Darreichungsform**

Tabletten

3   **Eigenschaften und Prüfungen**

3.1 Aussehen, Eigenschaften

Schwarze, nichtüberzogene Tabletten.

3.2 Haltbarkeit

Die Haltbarkeit in den Behältnissen nach 4 beträgt mindestens ein Jahr.

4   **Behältnisse**

Behältnisse aus Glas oder Tiefziehfolie.

5   **Kennzeichnung**

Nach § 10 AMG, insbesondere:

5.1 Zulassungsnummer

3199.99.99

5.2 Art der Anwendung

In Flüssigkeit zerfallen lassen und einnehmen.

6   **Packungsbeilage**

Nach § 11 AMG, insbesondere:

6.1 Anwendungsgebiete

Bei Durchfall sowie bei Vergiftungen durch Nahrungsmittel, Schwermetalle und Arzneimittel. Kohle-Tabletten sind nicht anzuwenden bei Vergiftungen durch Pflanzenschutzmittel.

6.2 Gegenanzeigen

Fieberhafte Diarrhoe (Durchfall).

6.3 Wechselwirkungen mit anderen Mitteln

Kohle-Tabletten sollen nicht mit anderen Arzneimitteln eingenommen werden, da deren Wirksamkeit vermindert werden kann.

6.4 Dosierungsanleitung und Art der Anwendung

Soweit nicht anders verordnet, nehmen Erwachsene bei Durchfall 3- bis 4mal täglich 2 bis 4 Tabletten in Flüssigkeit zerfallen ein, Kinder die Hälfte. Bei Vergiftungen kann die Dosis ohne Bedenken bis auf 50 Tabletten, die in Flüssigkeit zu einem Brei verrührt sind, erhöht werden. In diesem Fall ist zuzüglich die Einnahme eines salinischen Abführmittels 30 bis 60 Minuten später zu empfehlen.

6.5 Dauer der Anwendung

Bei Durchfall bis zur Normalisierung des Stuhlgangs. Sollte die Behandlung nach 3 Tagen erfolglos geblieben sein, sollte ein Arzt aufgesucht werden.

Monographien-Kommentar

Kohle-Tabletten 250 mg

3.2 Haltbarkeit

Während eine Zersetzung der Kohle weitgehend auszuschließen ist, kann das Adsorptionsvermögen abnehmen, z.B. durch Adsorption von Luftverunreinigungen.

Deshalb ist hier die Überprüfung des Adsorptionsvermögens angebracht (Ph. Eur.)

P. Surmann

Monographien-Kommentar

Kohle-Tabletten 250 mg

Anmerkungen zur Rezeptur und Herstellung des Fertigarzneimittels.

Für die Herstellung medizinisch wirksamer Kohle-Tabletten bedarf es gewisser technologischer Spezialkenntnisse und Erfahrungen.

Die Adsorptionskapazität des feinen porösen Kohlepulvers sollte durch das Herstellverfahren möglichst nicht beeinträchtigt werden. Dazu ist es erforderlich, daß die poröse schwammartige Struktur und große innere Oberfläche der Kohle [1] nicht verändert wird. Die Tabletten sollen im Magen sofort wieder in die einzelnen feinen, unveränderten Partikeln zerfallen, um die volle Adsorptionskapazität zu entfalten.

Falsche Granulierung und zu hoher Preßdruck beim Tablettieren beeinträchtigt das Adsorptionsvermögen. Deshalb sind wohl in einigen Arzneibüchern, wie z. B. dem Österreichischen, Schweizerischen und Ungarischen [2, 3, 4] nur Kohlegranulate beschrieben.

Zusammensetzung in g	1 [2]	2 [3]	3 [4]
Kohle	100	900	100
Arabisches Gummi	20	30	7
Destilliertes Wasser	nach Bedarf	nach Bedarf	nach Bedarf

Die Kohle wird mit Schleimlösung von Arabischen Gummi in Wasser granuliert und das Granulat bei 40 °C bis 50 °C bis zur Gewichtskonstanz getrocknet.

Bei den fertigen Granulaten wird das Adsorptionsvermögen bestimmt, eine Forderung, die für die Kohle-Tabletten der Standardzulassung nicht erhoben wird. Das Adsorptionsvermögen der Kohle-Tabletten sollte aber mit Hilfe der Phenazon-Methode kontrolliert werden [1].

Für die Herstellung von Kohle-Tabletten ist eine Direkttablettierung nicht möglich. Auf dem Markt sind weder agglomerierte Kohlegranulate noch körnige Aktiv-Kohle mit Arzneibuchqualität erhältlich, wie eine Marktrecherche gezeigt hat. Das hat folgende Gründe:

1. Kohlepulver läßt sich besser von Begleitstoffen (Ascheanteile) befreien als Kornkohle [5].
2. Echte Kornkohle zu Tabletten verpreßt, zerfällt nicht wieder und verliert durch den Preßvorgang ihr Adsorptionsvermögen [5].

Für die Herstellung der Kohle-Tabletten wird die Aktiv-Kohle üblicherweise mit wenig Bindemittel feucht granuliert. Zur besseren Erhaltung der Aktivität besteht die Möglichkeit, daß man das Granulat bei 40 °C antrocknet und dann vorsichtig verpreßt. Die

Monographien-Kommentar

2

noch feuchten Tabletten werden auf Horden in dünner Schicht schonend fertig getrocknet.

Wegen des unangenehmen Staubens der feinen Aktiv-Kohle, die durch alle Ritzen dringt, empfiehlt es sich zur Vermeidung von Crosskontamination, den gesamten Herstellungsgang zu separieren. Technisch ist dieses Problem durch Arbeiten in Räumen mit einem geringen Unterdruck lösbar.

[1] Ph. Eur. Band III mit Kommentar (1978).
[2] ÖAB 1981.
[3] Ph. Helv. VI (1971).
[4] Ph. Hung. V (1970).
[5] Mitteilung der „Degussa" AC-AT 3 Dr.v.K-rK 2216/86

E. Norden-Ehlert

Koriander

1 Bezeichnung des Fertigarzneimittels

Koriander

2 Darreichungsform

Tee

3 Eigenschaften und Prüfungen

Haltbarkeit:

Der Gehalt an ätherischem Öl im Koriander nimmt in den Behältnissen nach 4 etwa um 0,1 Prozent absolut pro Jahr ab. Die Dauer der Haltbarkeit errechnet sich somit aus der Differenz des zum Zeitpunkt der Abpackung bestimmten Gehaltes an ätherischem Öl und dem durch das Arzneibuch vorgeschriebenen Mindestgehalt.

4 Behältnisse

Geklebte Blockbodenbeutel bzw. Seitenfaltenbeutel aus einseitig glattem, gebleichtem Natronkraftpapier 50 g/m^2, gefüttert mit gebleichtem Pergamyn 40 g/m^2.

5 Kennzeichnung

Nach § 10 AMG, insbesondere:

5.1 Zulassungsnummer

1079.99.99

5.2 Art der Anwendung

Zum Trinken nach Bereitung eines Teeaufgusses.

5.3 Hinweis

Vor Licht und Feuchtigkeit geschützt lagern.

6 Packungsbeilage

Nach § 11 AMG, insbesondere:

6.1 Stoff- oder Indikationsgruppe

Pflanzliches Magen-Darm-Mittel.

2 Koriander

6.2 Anwendungsgebiete

Appetitlosigkeit; Verdauungsbeschwerden mit leichten Krämpfen im Magen-Darm-Bereich, Völlegefühl, Blähungen.

6.3 Gegenanzeigen

Keine bekannt.

6.4 Wechselwirkungen mit anderen Mitteln

Keine bekannt.

6.5 Dosierungsanleitung und Art der Anwendung

Soweit nicht anders verordnet, wird 2- bis 3mal täglich zur Appetitanregung jeweils ca. eine halbe Stunde vor den Mahlzeiten, bei Verdauungsbeschwerden nach den Mahlzeiten eine Tasse des wie folgt bereiteten Teeaufgusses getrunken:

Etwa ½ Teelöffel voll (ca. 1,2 g) kurz vor Gebrauch zerstoßener Koriander oder die zerkleinerte entsprechende Menge in einem oder mehreren Aufgußbeutel(n) wird mit siedendem Wasser (ca. 150 ml) übergossen und nach etwa 10 bis 15 Minuten gegebenenfalls durch ein Teesieb gegeben.

6.6 Dauer der Anwendung

Bei akuten Beschwerden, die länger als eine Woche andauern oder periodisch wiederkehren, wird die Rücksprache mit einem Arzt empfohlen.

6.7 Nebenwirkungen

Keine bekannt.

6.8 Hinweis

Vor Licht und Feuchtigkeit geschützt aufbewahren.

Kreuzdornbeeren

1 **Bezeichnung des Fertigarzneimittels**

Kreuzdornbeeren

2 **Darreichungsform**

Tee

3 **Eigenschaften und Prüfungen**

Haltbarkeit

Die Haltbarkeit in den Behältnissen nach 4 beträgt 3 Jahre.

4 **Behältnisse**

Geklebte Blockbodenbeutel bzw. Seitenfaltenbeutel aus einseitig glattem, gebleichtem Natronkraftpapier 50 g/m^2, gefüttert mit gebleichtem Pergamyn 40 g/m^2.

Die Packungsgrößen sind entsprechend den Angaben zur Dosierungsanleitung und zur Dauer der Anwendung therapiegerecht festzulegen.

5 **Kennzeichnung**

Nach § 10 AMG, insbesondere:

5.1 Zulassungsnummer

1089.99.99

5.2 Art der Anwendung

Zum Trinken nach Bereitung eines Teeaufgusses.

5.3 Hinweise

Apothekenpflichtig.

Vor Licht und Feuchtigkeit geschützt lagern.

6 **Packungsbeilage**

Nach § 11 AMG, insbesondere:

6.1 Stoff- oder Indikationsgruppe

Pflanzliches stimulierendes Abführmittel.

6.2 Anwendungsgebiete

Zur kurzfristigen Anwendung bei Verstopfung (Obstipation).

2 Kreuzdornbeeren

6.3 Gegenanzeigen

Wann dürfen Sie Kreuzdornbeerentee nicht trinken?

Teeaufgüsse aus Kreuzdornbeeren dürfen bei Darmverschluß, akut-entzündlichen Erkrankungen des Darmes, z. B. bei Morbus Crohn, Colitis ulcerosa oder Blinddarmentzündung, bei Bauchschmerzen unbekannter Ursache sowie bei schwerem Flüssigkeitsmangel im Körper mit Wasser- und Salzverlusten nicht getrunken werden.

Was müssen Sie in der Schwangerschaft und Stillzeit beachten?

Teeaufgüsse aus Kreuzdornbeeren dürfen wegen unzureichender toxikologischer Untersuchungen in der Schwangerschaft und Stillzeit nicht getrunken werden.

Was ist bei Kindern und älteren Menschen zu berücksichtigen?

Kinder unter 10 Jahren dürfen Teeaufgüsse aus Kreuzdornbeeren nicht trinken.

6.4 Vorsichtsmaßnahmen für die Anwendung und Warnhinweise

Welche Vorsichtsmaßnahmen müssen beachtet werden?

Eine über die kurzdauernde Anwendung hinausgehende Einnahme stimulierender Abführmittel kann zu einer Verstärkung der Darmträgheit führen.

Kreuzdornbeeren sollten nur dann eingesetzt werden, wenn die Verstopfung durch eine Ernährungsumstellung oder durch Quellstoffpräparate nicht zu beheben ist.

Hinweis:

Bei inkontinenten Erwachsenen sollte beim Trinken von Teeaufgüssen aus Kreuzdornbeeren ein längerer Hautkontakt mit dem Kot durch Wechseln der Vorlage vermieden werden.

6.5 Wechselwirkungen mit anderen Mitteln

Welche anderen Arzneimittel beeinflussen die Wirkung von Kreuzdornbeeren?

Bei andauerndem Gebrauch oder bei Mißbrauch ist durch Kaliummangel eine Verstärkung der Wirkung bestimmter, den Herzmuskel stärkender Arzneimittel (Herzglykoside) sowie eine Beeinflussung der Wirkung von Mitteln gegen Herzrhythmusstörungen möglich. Die Kaliumverluste können durch gleichzeitige Anwendung von bestimmten Arzneimitteln, die die Harnausscheidung steigern (Saluretika), von Cortison und cortisonähnlichen Substanzen (Nebennierenrindensteroide) oder Süßholzwurzel verstärkt werden.

Beachten Sie bitte, daß diese Angaben auch für vor kurzem angewandte Arzneimittel gelten können.

6.6 Dosierungsanleitung, Art und Dauer der Anwendung

Die folgenden Angaben gelten, soweit Ihnen Ihr Arzt Kreuzdornbeeren nicht anders verordnet hat. Bitte halten Sie sich an die Anwendungsvorschriften, da die Teeaufgüsse aus Kreuzdornbeeren sonst nicht richtig wirken können!

Wieviel von Kreuzdornbeerentee und wie oft sollten Sie Kreuzdornbeerentee trinken?

Erwachsene und Kinder ab 10 Jahren trinken 2mal täglich 1 Tasse des wie folgt bereiteten Teeaufgusses:

Etwa $1/2$ Teelöffel voll (ca. 2 g) Kreuzdornbeeren oder die entsprechende Menge in einem oder mehreren Aufgußbeutel(n) werden mit siedendem Wasser (ca. 150 ml) übergossen. Nach 10 bis 15 Minuten wird die Flüssigkeit gegebenenfalls durch ein Teesieb abgegossen.

Die individuell richtige Dosierung ist die geringste, die erforderlich ist, um einen weich geformten Stuhl zu erhalten. Dazu kann gegebenenfalls 1 Tasse Teeaufguß bereits ausreichen.

Wann sollten Sie Kreuzdornbeerentee trinken?

Sie sollten den Teeaufguß möglichst abends vor dem Schlafengehen trinken. Die Wirkung tritt normalerweise nach 8–12 Stunden ein.

Wie lange sollten Sie Kreuzdornbeerentee anwenden?

Das stimulierende Abführmittel Kreuzdornbeerentee darf ohne ärztlichen Rat nicht über einen längeren Zeitraum (mehr als 1–2 Wochen) angewendet werden.

6.7 Überdosierung und andere Anwendungsfehler

Was ist zu tun, wenn Kreuzdornbeerentee in zu großen Mengen getrunken wurde?

Bei versehentlicher oder beabsichtiger Überdosierung können schmerzhafte Darmkrämpfe und schwere Durchfälle mit Folge von Wasser- und Salzverlusten sowie eventuell starke Magen-Darm-Beschwerden auftreten. Bei Überdosierung benachrichtigen Sie bitte umgehend einen Arzt. Er wird entscheiden, welche Gegenmaßnahmen (z. B. Zuführung von Flüssigkeit und Salzen) gegebenenfalls erforderlich sind.

Was müssen Sie beachten, wenn Sie zuwenig Kreuzdornbeerentee getrunken oder eine Anwendung vergessen haben?

Holen Sie die vergessene Anwendung nicht nach, sondern führen Sie in einem solchen Fall die Anwendung wie ursprünglich vorgesehen fort.

6.8 Nebenwirkungen

Welche Nebenwirkungen können nach der Anwendung von Kreuzdornbeerentee auftreten?

In Einzelfällen können krampfartige Magen-Darm-Beschwerden auftreten. In diesen Fällen ist eine Dosisreduktion erforderlich.

Durch Abbauprodukte kann es zu einer intensiven Gelbfärbung oder rotbraunen Verfärbung des Harns kommen, die aber vorübergehend und harmlos ist.

Bei andauerndem Gebrauch oder Mißbrauch können auftreten:

– erhöhter Verlust von Wasser und Salzen (Elektrolytverluste), insbesondere Kaliumverluste. Der Kaliumverlust kann zu Störungen der Herzfunktion und zu Muskelschwäche führen, insbesondere bei gleichzeitiger Einnahme von

Herzglykosiden (den Herzmuskel stärkende Arzneimittel), Saluretika (harntreibende Arzneimittel) und Cortison und cortisonähnlichen Substanzen (Nebennierenrindensteroide).

– Ausscheidung von Eiweiß und roten Blutkörperchen im Harn.

– Pigmenteinlagerung in die Darmschleimhaut (Pseudomelanosis coli). Diese Einlagerung ist harmlos und bildet sich normalerweise nach dem Absetzen von Kreuzdornbeerentee zurück.

Wenn Sie Nebenwirkungen bei sich beobachten, die nicht in dieser Packungsbeilage aufgeführt sind, teilen Sie diese bitte Ihrem Arzt oder Apotheker mit.

6.9 Hinweis

Vor Licht und Feuchtigkeit geschützt aufbewahren.

7 Fachinformation

Nach § 11a AMG, insbesondere:

7.1 Verschreibungsstatus/Apothekenpflicht

Apothekenpflichtig.

7.2 Stoff- oder Indikationsgruppe

Plfanzliches stimulierendes Laxans.

7.3 Anwendungsgebiete

Zur kurzfristigen Anwendung bei Obstipation.

7.4 Gegenanzeigen

Ileus, akut-entzündliche Erkrankungen des Darmes, wie z. B. Morbus Crohn, Colitis ulcerosa, Appendizitis; abdominale Schmerzen unbekannter Ursache;

schwere Dehydratation mit Wasser- und Elektrolytverlusten;

Kinder unter 10 Jahren;

Schwangerschaft und Stillzeit.

7.5 Nebenwirkungen

In Einzelfällen krampfartige Magen-Darm-Beschwerden, insbesondere bei Patienten mit Colon irritabile. In diesen Fällen ist eine Dosisreduktion erforderlich. Gelb- oder Rotbraunverfärbung des Harns (pH-abhängig) durch Metaboliten. Diese Verfärbung ist nicht klinisch signifikant.

Bei chronischem Gebrauch/Mißbrauch:

– Elektrolytverluste, insbesondere von Kalium. Der Kaliumverlust kann zu Störungen der Herzfunktion und zu Muskelschwäche führen, insbesondere bei gleichzeitiger Einnahme von Herzglykosiden, Saluretika und Nebennierenrindensteroiden.

– Albuminurie und Hämaturie.

– Pigmenteinlagerung in die Darmschleimhaut (Pseudomelanosis coli). Diese ist harmlos und bildet sich nach Absetzen der Droge normalerweise zurück.

7.6 Wechselwirkungen mit anderen Mitteln

Bei chronischem Gebrauch oder Mißbrauch ist durch Kaliummangel eine Verstärkung der Wirkung von Herzglykosiden sowie eine Beeinflussung der Wirkung von Antiarrhythmika möglich. Kaliumverluste können durch Kombination mit Saluretika, Nebennierenrindensteroiden und Süßholzwurzel verstärkt werden.

7.7 Warnhinweise

Eine über die kurzdauernde Anwendung hinausgehende Einnahme stimulierender Abführmittel kann zu einer Verstärkung der Darmträgheit führen.

Zubereitungen aus Kreuzdornbeeren sollten nur dann eingesetzt werden, wenn die Verstopfung durch eine Ernährungsumstellung oder durch Quellstoffpräparate nicht zu beheben ist.

Hinweis:

Bei inkontinenten Erwachsenen sollte beim Trinken von Teeaufgüssen aus Kreuzdornbeeren ein längerer Hautkontakt mit dem Kot durch Wechseln der Vorlage vermieden werden.

7.8 Wichtigste Inkompatibilitäten

Keine bekannt.

7.9 Dosierung

Die maximale tägliche Aufnahme darf nicht mehr als 30 mg Hydroxyanthracenderivate betragen.

Diese Dosierung wird mit 2mal täglich einer Tasse eines Teeaufgusses aus je 2 g Kreuzdornbeeren erreicht.

Die individuell richtige Dosierung ist diejenige, die erforderlich ist, um einen weich geformten Stuhl zu erhalten. Dazu kann gegebenenfalls 1 Tasse Teeaufguß bereits ausreichen.

7.10 Art und Dauer der Anwendung

Zum Trinken nach Bereitung eines Teeaufgusses. Der Teeaufgruß soll abends vor dem Schlafengehen getrunken werden.

Stimulierende Abführmittel dürfen ohne ärztlichen Rat nicht über einen längeren Zeitraum (mehr als 1–2 Wochen) eingenommen werden.

7.11 Notfallmaßnahmen, Symptome, Gegenmittel

Symptome der Intoxikation:

Durchfall mit übermäßigen Wasser- und Elektrolytverlusten (insbesondere Kaliumverluste).

Notfallmaßnahmen:

Elektrolyt- und flüssigkeitsbilanzierende Maßnahmen.

7.12 Pharmakologische und toxikologische Eigenschaften und Angaben über die Pharmakokinetik und Bioverfügbarkeit, soweit diese Angaben für die therapeutische Verwendung erforderlich sind.

7.12.1 Pharmakologische Eigenschaften

1,8-Dihydroxyanthracen-Derivate haben einen laxierenden Effekt. Es sind zwei unterschiedliche Wirkmechanismen anzunehmen:

1. Beeinflussung der Kolonmotilität (Stimulierung der propulsiven und Hemmung der stationären Kontraktionen); daraus resultiert eine beschleunigte Darmpassage sowie die Verminderung der Flüssigkeitsresorption.
2. Beeinflussung von Sekretionsprozessen (Stimulierung der Schleim- und aktiven Chloridsekretion); daraus resultiert eine erhöhte Flüssigkeitssekretion.

Die Defäkation setzt nach etwa 8–12 Stunden ein.

7.12.2 Toxikologische Eigenschaften

Es liegen keine Studien zur akuten sowie zur chronischen Toxizität, ebensowenig zu Reproduktionstoxizität und Kanzerogenität der Droge bzw. von Drogenzubereitungen vor.

Drogenzubereitungen weisen, vermutlich auf Grund des Gehaltes an Aglykonen eine höhere Allgemeintoxizität als die reinen Glykoside auf.

Zur in-vitro-Gentoxizität liegen für andere anthranoide Inhaltsstoffe (Aloe-Emodin, Emodin, Physcion und Chrysophanol) teilweise positive Befunde vor.

7.12.3 Pharmakokinetik

Systematische Untersuchungen zur Kinetik von Zubereitungen aus Kreuzdornbeeren fehlen. Die β-glykosidisch gebundenen Glykoside werden weder im oberen Magen-Darm-Trakt resorbiert noch durch menschliche Verdauungsenzyme gespalten; erst im Dickdarm werden sie durch bakterielle Enzyme zu Anthronen als aktiven Metaboliten umgewandelt.

Die in der Droge enthaltenen Aglykone werden bereits im oberen Dünndarm resorbiert.

Aktive Metaboliten anderer Anthranoide, wie Rhein, gehen in geringen Mengen in die Muttermilch über. Eine laxierende Wirkung bei gestillten Säuglingen wurde nicht beobachtet. Tierexperimentell ist die Plazentagängigkeit von Rhein äußerst gering. Untersuchungen zu Kreuzdornbeeren sind nicht bekannt.

7.13 Sonstige Hinweise

Keine.

7.14 Besondere Lager- und Aufbewahrungshinweise

Vor Licht und Feuchtigkeit geschützt aufbewahren.

Monographien-Kommentar

Kreuzdornbeeren

Für Arzneimittel, die als arzneilich wirksame Bestandteile Drogenzubereitungen oder isolierte Inhaltsstoffe (z.B. Sennoside) aus den Arten der Pflanzengattungen Andira, Cassia, Rhammus, Rheum oder Aloe enthalten, werden genotoxische und kanzerogene Wirkungen diskutiert. Wesentliche Grundlage dieser Diskussion sind die Erkenntnisse zur Genotoxizität aus in vitro- und in vivo-Untersuchungen zu einzelnen in den obengenannten Pflanzengattungen enthaltenen Anthranoiden sowie deren Metaboliten und Hinweise auf ein kanzerogenes Potential bei der Anwendung von Anthranoidhaltigen Arzneimitteln.

Zur Abwehr von Arzneimittelrisiken hat daher das Bundesgesundheitsamt im Rahmen des Stufenplan (Stufe II) die pharmazeutischen Unternehmer, die betroffene Arzneimittel in den Verkehr bringen, aufgefordert bestimmte Untersuchungen zur Abklärung des genotoxischen Risikos durchzuführen und die Ergebnisse binnen 12 Monate dem Bundesgesundheitsamt vorzulegen [1].

Weiterhin hat das Bundesgesundheitsamt Auflagen zu den Angaben in den Gebrauchs- und Fachinformationen gemacht.

Anwendungsgebiete

Es darf nur noch beansprucht werden, generell:

„Verstopfung (Obstipation)"

Gegenanzeigen

generell:

„Darmverschluß; akut-entzündliche Erkrankungen des Darms, z.B. Morbus Crohn, Colitis ulcerosa, Appendizitis; abdominale Schmerzen unbekannter Ursache. Nicht anzuwenden bei Kindern unter 12 Jahren. Aufgrund bisher noch unzureichender toxikologischer Untersuchungen nicht anzuwenden in Schwangerschaft und Stillzeit."

Dauer der Anwendung

Folgender Passus ist aufzunehmen:

„Stimulierende Abführmittel dürfen ohne ärztlichen Rat nicht über einen längeren Zeitraum (mehr als ein bis zwei Wochen) eingenommen werden."

Packungsgröße

Die Packungsgröße ist entsprechend der in der Monographie vorgegebenen Tagesdosierung und der Dauer der Anwendung (nicht länger als zwei Wochen) therapiegerecht festzulegen.

Monographien-Kommentar

2

Hinweis

Nach § 36 Abs. 1 AMG ist es den Nutzern einer Standardzulassung möglich, die Angaben zu Anwendungsgebieten einzuschränken bzw. die Angaben zu Gegenanzeigen zu erweitern. Es ist daher ratsam, die Auflagen des Bundesgesundheitsamtes umgehend in der Gebrauchsinformation umzusetzen, auch wenn die Standardzulassungsmonographie vom Verordnungsgeber noch nicht offiziell geändert worden ist.

[1] BAnz. S. 7140 vom 13. Juli 1994.

R. Braun

In der Zwischenzeit hat das Bundesinstitut für Arzneimittel und Medizinprodukte (BfArM) sein Verfahren zur Abwehr von Arzneimittelrisiken, Stufe II, abgeschlossen und mit Bescheid vom 21. Juni 1996 [2] Maßnahmen für den Verkehr mit Anthranoid-(Hydroxyanthracenderivat-) haltigen Arzneimitteln veröffentlicht. Diese Maßnahmen beinhalten ausführliche Vorschriften für die Angaben in der Gebrauchs- und Fachinformation. Die Anpassungen sind von den pharmazeutischen Unternehmern bis spätestens zum 1. Februar 1997 umzusetzen [3].

Der Bescheid gilt grundsätzlich auch für entsprechende Standardzulassungsmonographien. In der Zwischenzeit hat der Verordnungsgeber die Entwürfe für die geänderten Standardzulassungsmonographien im Herbst 1996 den Fachkreisen zur Stellungnahme vorgelegt. Mit einer Verordnung ist im Frühjahr 1997 zu rechnen. Da für das Inkrafttreten der neuen Monographien keine Übergangszeit vorgesehen ist, sollten sich die Nutzer dieser Monographien hinsichtlich der Angaben in der Gebrauchs- und Fachinformation rechtzeitig auf diese Änderung einstellen.

[2] BAnz. S. 7581 vom 5. Juli 1996.
[3] BAnz. S. 10656 vom 12. September 1996.

R. Braun

Kürbissamen

1 **Bezeichnung des Fertigarzneimittels**

Kürbissamen

2 **Darreichungsform**

Samen

4 **Behältnisse**

Geklebte Blockbodenbeutel bzw. Seitenfaltenbeutel aus einseitig glattem, gebleichtem Natronkraftpapier 50 g/m^2, gefüttert mit gebleichtem Pergamyn 40 g/m^2.

5 **Kennzeichnung**

Nach § 10 AMG, insbesondere

5.1 Zulassungsnummer

1559.99.99

5.2 Art der Anwendung

Zum Einnehmen.

5.3 Hinweise

Vor Licht und Feuchtigkeit geschützt lagern.

6 **Packungsbeilage**

Nach § 11 AMG, insbesondere:

6.1 Anwendungsgebiete

Zur unterstützenden Therapie von Funktionsstörungen im Bereich der Blase und von Beschwerden beim Wasserlassen.

6.2 Dosierungsanleitung und Art der Anwendung

Soweit nicht anders verordnet, werden morgens und abends 1 bis 2 gehäufte Eßlöffel voll (15 bis 30 g) Kürbissamen gemahlen oder zerkaut mit Flüssigkeit eingenommen.

Bei Samen mit harter Schale wird diese vorher entfernt.

2 Kürbissamen

6.3 Dauer der Anwendung

Um eine Wirkung zu erzielen, ist erfahrungsgemäß eine Anwendung über Wochen oder Monate erforderlich.

6.4 Hinweis

Vor Licht und Feuchtigkeit geschützt aufbewahren.

Lactose

Lfd. Nr. 18

1. **Bezeichnung des Fertigarzneimittels**

   Lactose

2. **Darreichungsform**

   Pulver

3. **Behältnisse**

   Dosen aus Polypropylen

4. **Kennzeichnung**

   Nach § 10 AMG, insbesondere:

   4.1 Zulassungsnummer

   8999.99.99

   4.2 Art der Anwendung

   Zum Einnehmen

5. **Packungsbeilage**

   Nach § 11 AMG, insbesondere:

   5.1 Anwendungsgebiete

   Verstopfung

   5.2 Gegenanzeigen

   Lactose ist nicht anzuwenden bei Vorliegen von Lactoseunverträglichkeit, Störungen des Galactosestoffwechsels und bei Zuckerkrankheit (Diabetes mellitus).

   5.3 **Dosierungsanleitung und Art der Anwendung**

   Soweit nicht anders verordnet, werden bei Säuglingen und Kleinkindern 1 bis 3 Teelöffel voll Lactose in einer Breinahrung verrührt verabreicht. Erwachsene müssen 2 bis 3 Eßlöffel voll Lactose zur Erzielung einer milden abführenden Wirkung einnehmen.

Lavendelblüten

1 **Bezeichnung des Fertigarzneimittels**

Lavendelblüten

2 **Darreichungsform**

Tee

3 **Eigenschaften und Prüfungen**

Haltbarkeit:

Die Haltbarkeit in den Behältnissen nach 4 beträgt 2 Jahre.

4 **Behältnisse**

Geklebte Blockbodenbeutel bzw. Seitenfaltenbeutel aus einseitig glattem, gebleichtem Natronkraftpapier 50 g/m^2, gefüttert mit gebleichtem Pergamyn 40 g/m^2.

5 **Kennzeichnung**

Nach § 10 AMG, insbesondere:

5.1 Zulassungsnummer

1119.99.99

5.2 Art der Anwendung

Zum Trinken nach Bereitung eines Teeaufgusses und zur Bereitung von Bädern.

5.3 Hinweis

Vor Licht und Feuchtigkeit geschützt lagern.

6 **Packungsbeilage**

Nach § 11 AMG, insbesondere:

6.1 Stoff- oder Indikationsgruppe

Pflanzliches Arzneimittel zur Beruhigung.

Pflanzliches Arzneimittel bei Verdauungsbeschwerden.

Als Badezusatz.

6.2 Anwendungsgebiete

Innerliche Anwendung bei:

Befindensstörungen wie Unruhezustände, Einschlafstörungen, funktionelle Oberbauchbeschwerden (nervöser Reizmagen, Roemheld-Syndrom, Blähsucht, nervöse Darmbeschwerden).

2 Lavendelblüten

Hinweis:

Wenn die Einschlafstörungen, Unruhe und Angstzustände oder die Verdauungsbeschwerden länger andauern, sollte wie bei allen unklaren Beschwerden ein Arzt aufgesucht werden.

In der Badetherapie:

zur Behandlung von funktionellen Kreislaufstörungen.

6.3 Gegenanzeigen

Bei Teeaufgüssen:

Keine bekannt.

Als Bad:

Bei größeren Hautverletzungen und akuten Hautkrankheiten, schweren fieberhaften und infektiösen Erkrankungen, Herzinsuffizienz und Bluthochdruck sollen Vollbäder unabhängig vom Inhaltsstoff nur nach Rücksprache mit einem Arzt angewendet werden.

6.4 Vorsichtsmaßnahmen für die Anwendung und Warnhinweise

Zur Anwendung von Lavendelblüten in Schwangerschaft und Stillzeit sowie bei Kindern unter 12 Jahren liegen keine ausreichenden Untersuchungen vor. Teeaufgüsse aus Lavendelblüten sollen daher von diesem Personenkreis nicht getrunken werden.

6.5 Wechselwirkungen mit anderen Mitteln

Keine bekannt.

6.6 Dosierungsanleitung und Art der Verwendung

Soweit nicht anders verordnet, wird bei Unruhe und Angstzuständen sowie bei Verdauungsbeschwerden 2- bis 3-mal täglich sowie bei Einschlafstörungen vor dem Schlafengehen eine Tasse des wie folgt bereiteten Teeaufgusses getrunken:

1 bis 2 Teelöffel voll (ca. 0,75 bis 1,5 g) Lavendelblüten oder die entsprechende Menge in einem Aufgussbeutel werden mit siedendem Wasser (ca. 150 ml) übergossen und nach etwa 10 bis 15 Minuten gegebenenfalls durch ein Teesieb gegeben.

Zur Bereitung von Bädern werden 10 bis 50 g Lavendelblüten auf 10 l Wasser oder ein Vielfaches davon eingesetzt.

Hinweis:

Kombinationen mit anderen beruhigend und/oder gegen Blähungen wirksamen Drogen können sinnvoll sein.

6.7 Nebenwirkungen

Keine bekannt.

6.8 Hinweis

Vor Licht und Feuchtigkeit geschützt aufbewahren.

Monographien-Kommentar

Lavendelblüten

Stammpflanze

Lavandula angustifolia MILL (Lamiaceae) ist ein kleiner, immergrüner Halbstrauch des westlichen Mittelmeergebietes, der in Gebirgsgegenden Südfrankreichs und Norditaliens auch kultiviert wird. Es existieren mehrere Varietäten, die sich morphologisch und auch in der Zusammensetzung des ätherischen Öles unterscheiden.

Droge

Die Blüten werden kurz vor ihrer vollen Entfaltung abgeerntet und schonend getrocknet. Dabei ist darauf zu achten, daß die Kelchblätter nicht abgetrennt werden, da sie besonders reich an Drüsenhaaren und damit an ätherischem Öl sind.

Inhaltsstoffe

Lavendelblüten enthalten 1 bis 3 Prozent ätherisches Öl, das je nach Herkunft in seiner Zusammensetzung variiert. Die feinste Blütendroge von der var. delphinensis (petite Lavande) enthält den höchsten Anteil an Linalylacetat (bis 60 Prozent), das als wertbestimmende Komponente gilt. In bedeutender Menge ist auch Linalool (15 bis 35 Prozent) vorhanden, während weitere Monoterpene nur kleine Anteile ausmachen [1]. Lavendelblüten enthalten 5–10 Prozent Gerbstoffe (Rosmarinsäure und deren Derivate), Flavonoide, Cumarine und Sterole.

Prüfung auf Identität

Bei der DC Untersuchung nach dem DAC wird das bei der Gehaltsbestimmung erhaltene Gemisch ätherisches Öl + Xylol auf die Anwesenheit von Linalool und Linalylacetat (beide auch als Referenzsubstanzen aufzutragen) geprüft.

Prüfung auf Reinheit, fremde Bestandteile

Blüten anderer Lavandula-Arten oder -Hybriden, z. B. die zur Lavandinölgewinnung benutzte Lavandula hybrida (= L. angustifolia x L. latifolia), lassen sich nur durch sorgfältige Analyse des ätherischen Öles mittels DC (siehe Lavendelöl DAB 10, Kommentar) oder besser mittels GC [2, 3] feststellen. Bei solchen Verfälschungen ist der Gehalt an Linalylacetat erniedrigt, der an 1,8-Cineol und Campher erhöht [2, 3].

4   Haltbarkeit

Wie bei allen Drogen mit ätherischem Öl, so nimmt auch bei Lavendelblüten der Gehalt an diesen flüchtigen Inhaltsstoffen mit der Zeit ab. Bei dieser Monographie ist die Zeitabhängigkeit nicht genau angegeben, es empfiehlt sich deshalb, jeweils im Abstand von 6 Monaten den Gehalt zu kontrollieren.

Monographien-Kommentar

2

[1] A. Mosandl und V. Schubert, Z. Lebensm. Unters. Forsch. **190,** 506 (1990).

[2] G. P. Cartoni, G. Goretti und M. V. Russo, Chromatographie **23,** 790 (1987).

[3] C. Bicchi, A. D.'Amato und C. Frattini, Chromatographia **23,** 818 (1987).

M. Wichtl

Lebertran

1 Bezeichnung des Fertigarzneimittels

Lebertran

2 Darreichungsform

Öl

3 Eigenschaften und Prüfungen

3.1 Lebertran

Lebertran enthällt mindestens 850 I.E. Vitamin A/g und mindestens 85 I.E. Vitamin D/g.

3.1.1 Aussehen, Eigenschaften

Hellgelbe bis goldgelbe, leicht fließende, klare, ölige Flüssigkeit von charakteristischem, schwach fischartigem Geruch und Geschmack. Mischbar mit Ether, Chloroform, Petrolether; schwer löslich in Ethanol.

3.1.2 Prüfung auf Identität

1 g Substanz wird in 10 ml ethanolfreiem Chloroform gelöst. 0,3 ml dieser Lösung müssen nach Zusatz von 5 ml Antimon(III)-chlorid-Lösung (30prozentig) bei sofortigem Vergleich stärker gefärbt sein als das gleiche Volumen einer Mischung aus 0,5 ml Stammlösung Blau, 5 ml verdünnter Ammoniaklösung (10prozentig) und 17,5 ml Wasser.

3.1.3 Prüfungen auf Reinheit

Relative Dichte (AB.): 0,920 bis 0,930

Brechungsindex (AB.): 1,477 bis 1,484

Jodzahl (AB.): 150 bis 180

Verseifungszahl (AB.): 180 bis 197

Säurezahl (AB.): Höchstens 2. 10,0 g Substanz werden in 50 ml des vorgeschriebenen Lösungsmittelgemisches gelöst.

Unverseifbare Anteile (AB.): Höchstens 1,5 Prozent

Kältebeständigkeit: Beim Abkühlen der Substanz auf 0 °C darf innerhalb von 4 h keine Trübung eintreten.

Verdorbenheit: Die Substanz darf nicht ranzig riechen und schmecken.

3.1.4 Gehalt

Vitamin-A-Bestimmung: 1,000 g Öl wird mit 30 ml Ethanol (96prozentig V/V) und 3 ml Kaliumhydroxid-Lösung (50prozentig) auf dem Wasserbad unter Rückfluß und Einleitung von Stickstoff 30 min lang erhitzt. Nach dem Abkühlen auf Raumtemperatur wird mit 35 ml Wasser versetzt, das Gemisch in einen Scheidetrichter übergeführt und viermal mit je 30 ml peroxidfreiem Ether ausgeschüttelt. Die gesammelten Etherauszüge werden mit Wasser bis zur neutralen Reaktion des Waschwassers gegen Phenolphthalein-Lösung (0,1 prozentig) gewaschen und sofort unter schwachem Erwärmen auf etwa 5 ml eingeengt. Der Rest des Lösungsmittels wird im Stickstoffstrom bei einer Temperatur des Wasserbades von höchstens 40 °C beseitigt. Der noch wasserhaltige Abdampfrückstand wird mit Isopropanol zu 100,0 ml gelöst. Aus dieser Stammlösung wird durch mehrfaches Verdünnen mit Isopropanol eine Meßlösung hergestellt, die 7 bis 15 I.E. Vitamin A/ml enthält, entsprechend einer Absorption von etwa 0,4 bis 0,8 bei 325 nm.

Die Absorption dieser Lösung wird in einer Schichtdicke von 1 cm bei 310 nm, 325 nm und 334 nm gegen Isopropanol gemessen.

Nach der Formel

$$A_{korr} = 6{,}815\, A_{325} - 2{,}555\, A_{310} - 4{,}260\, A_{334}$$

wird die korrigierte Absorption berechnet. Weicht die korrigierte Absorption (A_{korr}) um nicht mehr als $\pm$ 3 Prozent von A_{325} ab, so wird der Vitamin-A-Gehalt in I.E. folgendermaßen berechnet:

I.E. Vitamin A/g = $1830 \cdot A_{1\,cm\,(325\,nm)}^{1\%}$

Ist die Abweichung größer als 3 Prozent, so ist die folgende Formel anzuwenden:

I.E. Vitamin A/g = $1830 \cdot A_{1\,cm\,(korr)}^{1\%}$

Vitamin-D-Bestimmung: entsprechend AB.

3.2 Haltbarkeit

Die Haltbarkeit in den Behältnissen nach 4 beträgt 18 Monate.

4 Behältnisse

Dichtschließende Behältnisse aus Braunglas. Die Behältnisse sind randvoll zu füllen. Anderenfalls muß die Abfüllung unter Schutzbegasung mit einem inerten Gas erfolgen.

5 Kennzeichnung

Nach § 10 AMG, insbesondere:

5.1 Zulassungsnummer

5499.99.99

5.2 Art der Anwendung

Zum Einnehmen.

5.3 Hinweise

Apothekenpflichtig

Gut verschlossen und nicht über 25 °C lagern.

Angebrochene Flaschen sollen innerhalb von 4 Wochen verbraucht werden.

6 Packungsbeilage

Nach § 11 AMG, insbesondere:

6.1 Anwendungsgebiete

Prophylaxe der Rachitis, Vitaminmangel während der Schwangerschaft und in der Stillperiode.

6.2 Gegenanzeigen

Lebertran ist nicht anzuwenden bei erhöhtem Calciumplasmaspiegel; erhöhter Calciumausscheidung über die Niere und wenn andere Vitamin-D-haltige Arzneimittel verabreicht werden.

6.3 Nebenwirkungen

Bei Einhalten der angegebenen Dosierung ist nicht mit dem Auftreten von Nebenwirkungen zu rechnen.

Hinweis:

Bei Einnahme größerer Mengen Lebertran (mehr als 5 Eßlöffel täglich) können Anzeichen einer Vitamin-A-Überdosierung auftreten wie Kopfschmerzen, Übelkeit, Erbrechen, Schlafstörungen, Appetitlosigkeit, Gelenkschmerzen und Fissuren der Mundschleimhaut. Während der ersten drei Monate einer Schwangerschaft soll die tägliche Einnahme von mehr als einem Eßlöffel voll Lebertran vermieden werden.

6.4 Dosierungsanleitung und Art der Anwendung

Soweit nicht anders verordnet, nehmen bei Bedarf Säuglinge 1 Teelöffel (5 ml), Kleinkinder 1 bis 2 Teelöffel (5 bis 10 ml), Jugendliche und Erwachsene bis zu 1 Eßlöffel (20 ml) voll Lebertran täglich ein.

6.5 Hinweise

Gut verschlossen und nicht über 25 °C aufbewahren.

Angebrochene Flaschen sollten innerhalb von 4 Wochen verbraucht werden.

Leinsamen

1　Bezeichnung des Fertigarzneimittels

Leinsamen

2　Darreichungsform

Körner

3　Eigenschaften und Prüfungen

3.1　Zusätzliche Qualitätsprüfung

Cadmium: höchstens 0,3 mg/kg Leinsamen.

3.2　Haltbarkeit

Die Haltbarkeit in den Behältnissen nach 4 beträgt 2 Jahre.

4　Behältnisse

Geklebte Blockbodenbeutel bzw. Seitenfaltenbeutel aus einseitig glattem, gebleichtem Natronkraftpapier 50 g/m^2, gefüttert mit gebleichtem Pergamyn 40 g/m^2.

5　Kennzeichnung

Nach § 10 AMG, insbesondere:

5.1　Zulassungsnummer

1099.99.99

5.2　Art der Anwendung

Zum Einnehmen, zum Einnehmen nach Bereitung eines Schleimes, zur Bereitung von Breiumschlägen.

5.3　Hinweis

Vor Licht und Feuchtigkeit geschützt lagern.

6　Packungsbeilage

Nach § 11 AMG, insbesondere:

6.1　Stoff- oder Indikationsgruppe

Pflanzliches Quellmittel zur Stuhlregulierung/pflanzliches Mittel bei Verdauungsbeschwerden/pflanzliches Mittel zur äußerlichen Wundbehandlung.

6.2 Anwendungsgebiete

Innerliche Anwendung bei:

Stuhlverstopfung, durch Abführmittelmißbrauch geschädigtem Dickdarm, Reizdarm, Entzündung von Darmdivertikeln;

In Form einer Schleimzubereitung bei Entzündung der Magenschleimhaut und des Darmes.

Äußerliche Anwendung:

In Form eines Breiumschlages bei lokalen Entzündungen.

Hinweis:

Für die innerliche Anwendung:

Bei anhaltender Verstopfung und Stuhlunregelmäßigkeiten sowie bei anhaltenden unklaren oder neu auftretenden Beschwerden im Magen-Darm-Bereich ist eine ärztliche Abklärung erforderlich.

Für die äußerliche Anwendung:

Bei starker Rötung der Wundränder, nässenden Wunden oder Eiterungen sollte ein Arzt aufgesucht werden.

6.3 Gegenanzeigen

Wann dürfen Sie Leinsamen nicht einnehmen?

Sie dürfen Leinsamen nicht einnehmen bei drohendem oder bestehendem Darmverschluß (Ileus), bei Verengungen der Speiseröhre und im Magen-Darm-Bereich, bei akut entzündlichen Darmerkrankungen und Erkrankungen der Speiseröhre und des Mageneingangs.

Was ist bei Kindern zu berücksichtigen?

Da Angaben zur Dosierung bei Kindern unter 6 Jahren nicht vorliegen, sollten Kinder unter 6 Jahren Leinsamen bei Verstopfung nicht einnehmen.

Zur Anwendung dieses Arzneimittels bei Entzündungen des Magen-Darm-Trakts bei Kindern liegen keine ausreichenden Untersuchungen vor. Es soll deshalb bei Kindern unter 12 Jahren bei diesen Erkrankungen nicht angewendet werden.

6.4 Vorsichtsmaßnahmen für die Anwendung und Warnhinweise

Wenn das Arzneimittel ohne genügend Flüssigkeit eingenommen wird, kann es vorzeitig quellen und dadurch Rachenraum oder Speiseröhre verstopfen und so zum Ersticken führen. Das Präparat darf nicht bei Schluckbeschwerden eingenommen werden. Treten nach der Einnahme Brustschmerzen, Erbrechen oder Beschwerden beim Schlucken oder Atmen auf, sollte unverzüglich ein Arzt aufgesucht werden.

6.5 Wechselwirkungen mit anderen Mitteln

Wie bei allen schleimstoffhaltigen Arznei- und Nahrungsmitteln ist eine behinderte Aufnahme von anderen Arzneistoffen (z.B. Eisen-, Lithium-Präparate) aus dem Magen-Darm-Kanal möglich. Es sollte daher ein Abstand von einer halben bis einer Stunde vor und nach der Einnahme von Arzneimitteln eingehalten werden.

Quellmittel und Arzneimittel gegen Durchfall, die die natürliche Darmbewegung hemmen (z.B. Opiumtinktur, Loperamidhydrochlorid, Diphenoxylat, Diphenoxin) dürfen nicht gleichzeitig verabreicht werden, da ein Darmverschluß auftreten kann.

Beachten Sie bitte, daß diese Angaben auch für vor kurzem angewandte Arzneimittel gelten können.

6.6 Dosierungsanleitung und Art der Anwendung

Soweit nicht anders verordnet, wird bei Verstopfung 2- bis 3mal täglich ein 1 Eßlöffel voll (ca. 10 g) unzerkleinerter Leinsamen mit ausreichend Flüssigkeit eingenommen. Kinder von 6 bis 12 Jahren nehmen die Hälfte der Erwachsenendosierung.

Bei Entzündungen des Magen-Darm-Trakts wird 2- bis 3mal täglich ein aus einem Eßlöffel voll zerkleinertem oder unzerkleinertem Leinsamen und 150 ml Flüssigkeit bereiteter Schleim eingenommen.

Es ist von Vorteil, ein weiteres Glas Flüssigkeit nachzutrinken. Während der Therapie mit Leinsamen ist für eine ausreichende Flüssigkeitszufuhr, täglich 1,5 bis 2 Liter, zu sorgen. Auch sollte ein Abstand von einer halben bis einer Stunde zur Einnahme von Arzneimitteln eingehalten werden.

Soweit nicht anders verordnet, werden für die äußerliche Anwendung 30 bis 50 g Leinsamenmehl für die Bereitung eines feucht-heißen Breiumschlages eingesetzt.

6.7 Nebenwirkungen

Bei Beachtung der Dosierungsanleitung, d.h. vor allem bei Beachtung, daß eine genügende Menge an Flüssigkeit aufgenommen wird (ca.1 : 10), sind Nebenwirkungen nicht bekannt.

Wenn Sie Nebenwirkungen bei sich beobachten, die nicht in dieser Packungsbeilage aufgeführt sind, teilen Sie diese bitte Ihrem Arzt oder Apotheker mit.

6.8 Hinweise

100 g Leinsamen entsprechen einem Nährwert von ca. 1968 kJ (470 kcal), der jedoch bei Einnahme von unzerkleinertem Leinsamen nicht erreicht wird.

Vor Licht und Feuchtigkeit geschützt aufbewahren.

Monographien-Kommentar

Leinsamen

Das Bundesgesundheitsamt hat die Cadmiumbelastung von Leinsamen durch einen Richtwert auf 0,3 mg Cadmium pro kg Leinsamen beschränkt (s. Pharm. Ztg. Nr. 4/88, S. 216). Diese Festsetzung war erforderlich geworden, nachdem umfangreiche Untersuchungen ergeben hatten, daß Leinsamen mit bis zu 1,3 mg Cadmium pro kg belastet war.

Die BGA-Richtwerte orientieren sich an den von der Weltgesundheitsorganisation herausgegebenen gesundheitlichen Bewertungen der Aufnahme von Schwermetallmengen.

Da das Ph. Eur. nicht auf Cadmium prüfen läßt und eine entsprechende Prüfung im normalen Apothekenlabor auch nicht möglich ist, sollte beim Einkauf vom Lieferanten ein entsprechendes Prüfzertifikat nach § 6 Abs. 3 ApBetrO verlangt werden.

R. Braun

Lidocainhydrochlorid-Lösungen 0,5 %, 1 % und 2 %

1 **Bezeichnung des Fertigarzneimittels**

Lidocainhydrochlorid-Lösung[1)]

2 **Darreichungsform**

Injektionslöung

3 **Zusammensetzung**

Wirkstoffkonzentration / Bestandteile	0,5 %	1 %	2 %
Wirksamer Bestandteil:			
Lidocainhydrochlorid 1 H_2O	0,53 g	1,07 g	2,13 g
Sonstige Bestandteile:			
Natriumchlorid	0,79 g	0,68 g	0,48 g
Natrimhydroxid-Lösung (0,1 mol · l^{-1})	zum Einstellen des pH-Wertes	zum Einstellen des pH-Wertes	zum Einstellen des pH-Wertes
Wasser für Injektionszwecke	zu 100,0 ml	zu 100,0 ml	zu 100,0 ml

4 **Herstellungsvorschrift**

Die für die Herstellung einer Charge benötigten Mengen Lidocainhydrochlorid 1 H_2O und Natriumchlorid werden in Wasser für Injektionszwecke gelöst. Die pH-Wert der Lösung wird mit Natriumhydroxid-Lösung (0,1 mol · l^{-1}) auf 6,5 ± 0,5 eingestellt. Anschließend wird mit Wasser für Injektionszwecke auf das erforderliche Volumen bzw. die erforderliche Masse aufgefüllt. Die Lösung wird durch ein Membranfilter von 0,2 μm nomineller Porengröße, falls erforderlich mit vorgeschaltetem Tiefenfilter, in die vorgesehenen Behältnisse filtriert. Die Sterilisation der abgefüllten Lösung erfolgt 15 Minuten lang bei 121 °C mit gesättigtem Wasserdampf.

[1)] Die Bezeichnung der Lösung setzt sich aus den Worten „Lidocainhydrochlorid-Lösung", den arabischen Ziffern, die der jeweiligen Wirkstoffkonzentration zugeordnet sind und dem Zeichen „%" zusammen (z. B. Lidocainhydrochlorid-Lösung 0,5 %).

2 Lidocainhydrochlorid-Lösungen 0,5 %, 1 % und 2 %

5 Inprozess-Kontrollen

Überprüfung:	0,5 %	1 %	2 %
der relativen Dichte (AB. 2.2.5) oder	1,005 bis 1,007	1,005 bis 1,007	1,005 bis 1,007
des Brechungsindexes (AB. 2.2.6) sowie	1,334 bis 1,336	1,335 bis 1,337	1,337 bis 1,339
des pH-Wertes (AB. 2.2.3)	5,0 bis 7,0	5,0 bis 7,0	5,0 bis 7,0

6 Eigenschaften und Prüfungen

6.1 Aussehen, Eigenschaften

Klare, von Schwebestoffen praktisch freie, farblose, isotonische Lösung ohne wahrnehmbaren Geruch; pH-Wert (AB. 2.2.3) zwischen 5,0 und 7,0; relative Dichte (AB. 2.2.5) zwischen 1,005 und 1,007; Brechungsindex (AB. 2.2.6) zwischen 1,334 und 1,336 (0,5 %), 1,335 und 1,337 (1 %) bzw. 1,337 und 1,339 (2 %).

6.2 Prüfung auf Identität

Die Prüfung erfolgt mit Hilfe der Dünnschichtchromatographie (AB. 2.2.27) unter Verwendung einer Schicht von Kieselgel G R.

Untersuchungslösung: Die Injektionslösung wird – falls erforderlich – mit Methanol R zu einer Konzentration von 5,3 mg Lidocainhydrochlorid 1 H_2O pro 1 ml verdünnt.

Referenzlösung: 5,3 mg eines als Standard geeigneten Lidocainhydrochlorids 1 H_2O pro 1 ml Methanol R.

Auf die Platte werden getrennt 10 µl jeder Lösung aufgetragen. Die Chromatographie erfolgt mit einer Mischung von 17 Volumteilen Wasser, 17 Volumteilen Essigsäure 98 % R und 66 Volumteilen 1-Butanol R über eine Laufstrecke von 10 cm. Nach dem Trocknen der Platte an der Luft wird mit verdünntem Dragendorffs Reagenz R angesprüht. Im Chromatogramm der Untersuchungslösung tritt ein Fleck auf, der in Bezug auf seine Lage, Größe und Färbung annähernd dem Fleck im Chromatogramm der Referenzlösung entspricht.

6.3 Prüfung auf Reinheit

2,6-Dimethylanilin: höchstens 400 ppm.

Ein 30 mg wasserfreiem Lidocainhydrochlorid entsprechendes Volumen Injektionslösung wird mit Methanol R zu 15 ml verdünnt. 2 ml der Lösung werden mit 1 ml einer frisch bereiteten Lösung von Dimethylaminobenzaldehyd R (10 g · l^{-1}) in Methanol R und 2 ml Essigsäure 96 % R versetzt. Nach 10 Minuten darf die Lösung nicht stärker gefärbt (AB. 2.2.2, Methode II) sein als eine gleichzeitig und in gleicher Weise hergestellte Referenzlösung, zu deren Herstellung 2 ml einer Lösung von 2,6-Dimethylanilin R (8 mg · l^{-1}) in Methanol R verwendet werden.

Prüfung auf Bakterien-Endoxine (AB. 2.6.14):

Die Endotoxinkonzentration darf höchstens betragen bei:

Lidocainhydrochlorid-Lösung 0,5 %: 5,8 I.E./ml

Lidocainhydrochlorid-Lösung 1 %: 11,7 I.E./ml

Lidocainhydrochlorid-Lösung 2 %: 23,4 I.E./ml

6.4 Gehalt

95,0 bis 105,0 Prozent der deklarierten Menge an Lidocainhydrochlorid 1 H_2O.

Die Bestimmung erfolgt mit Hilfe der UV-VIS-Spektroskopie (AB. 2.2.25).

Untersuchungslösung: Die Injektionslösung wird mit Salzsäure (0,1 mol · l^{-1}) zu einer Konzentration von 0,53 mg Lidocainhydrochlorid 1 H_2O pro 1,0 ml verdünnt.

Die Absorption der Lösung wird im Maximum bei etwa 263 nm gegen Salzsäure (0,1 mol · l^{-1}) als Kompensationsflüssigkeit gemessen.

Die Berechnung des Gehalts erfolgt mit Hilfe der Absorption einer Referenzlösung eines als Standard geeigneten Lidocainhydrochlorids 1 H_2O in Salzsäure (0,1 mol · l^{-1}) mit einer Konzentration von 0,53 mg pro 1,0 ml.

6.5 Haltbarkeit

Die Haltbarkeit in den Behältnissen nach 7 beträgt 3 Jahre.

7 **Behältnisse**

Ampullen.

8 **Kennzeichnung**

Nach § 10 AMG, insbesondere:

8.1 Zulassungsnummern

Lidocainhydrochlorid-Lösung 0,5 %: 2529.99.99

Lidocainhydrochlorid-Lösung 1 %: 2529.98.99

Lidocainhydrochlorid-Lösung 2 %: 2529.97.99

8.2 Art der Anwendung

Zur intrakutanen, subkutanen, intravenösen oder periduralen Injektion.

8.3 Hinweise

Apothekenpflichtig.

Nur klare Lösungen in unversehrten Behältnissen verwenden.

pH-Wert: 5,0 bis 7,0.

9 **Packungsbeilage**

Nach § 11 AMG, insbesondere:

9.1 Stoff- oder Indikationsgruppe

Arzneimittel vom Säureamid-Typ zur örtlichen Betäubung.

9.2 Anwendungsgebiete

Lokale und regionale Nervenblockade.

9.3 Gegenanzeigen

Wann darf Lidocainhydrochlorid-Lösung 0,5 % bzw. 1 % nicht angewendet werden?

Lidocainhydrochlorid-Lösung 0,5 % bzw. 1 % darf nicht angewendet werden:

- bei bekannter Überempfindlichkeit gegen Lokalanästhetika vom Säureamid-Typ, falls nicht eine schrittweise Testung unter optimalen Sicherheitsbedingungen durchgeführt wird
- bei schweren Störungen des Herz-Reizleitungssystems
- bei akutem Versagen der Herzleistung.

Wann darf Lidocainhydrochlorid-Lösung 2 % nicht angewendet werden?

Lidocainhydrochlorid-Lösung 2 % darf nicht angewendet werden:

- bei bekannter Überempfindlichkeit gegen Lokalanästhetika vom Säureamid-Typ, falls nicht eine schrittweise Testung unter optimalen Sicherheitsbedingungen durchgeführt wird
- bei schweren Störungen des Herz-Reizleitungssystems
- bei akutem Versagen der Herzleistung.
- in der Geburtshilfe.

Zusätzlich sind die speziellen Gegenanzeigen für die Spinal- und die Periduralanästhesie zu beachten, wie z. B.:

- nicht korrigierter Mangel an Blutvolumen
- erhebliche Störungen der Blutgerinnung
- erhöhter Hirndruck.

Zur Durchführung einer rückenmarksnahen Anästhesie unter den Bedingungen einer Blutgerinnungsprophylaxe siehe unter „Vorsichtsmaßnahmen".

Hinweis:

Die Durchführung der Spinalanästhesie bei Jugendlichen und Erwachsenen bis ca. 30 Jahren wird wegen der in diesen Altersgruppen häufig auftretenden postspinalen Kopfschmerzen nicht empfohlen.

Wann darf Lidocainhydrochlorid-Lösung 0,5 % bzw. 1 % bzw. 2 % nur mit besonderer Vorsicht angewendet werden?

Im Folgenden wird beschrieben, wann Lidocainhydrochlorid-Lösung 0,5 % bzw. 1 % bzw. 2 % nur unter bestimmten Bedingungen und nur mit besonderer Vorsicht angewendet werden darf. Befragen Sie bitte hierzu Ihren Arzt. Dies gilt auch, wenn diese Angaben bei Ihnen früher einmal zutrafen.

Lidocainhydrochlorid-Lösung 0,5 % bzw. 1 % bzw. 2 % darf nur mit besonderer Vorsicht angewendet werden:

- bei Nieren- oder Lebererkrankungen
- bei Myasthenia gravis
- zur Injektion in ein entzündetes (infiziertes) Gebiet.

Was muss in der Schwangerschaft und Stillzeit beachtet werden?

Über die Anwendung von Lidocainhydrochlorid-Lösung 0,5 % bzw. 1 % bzw. 2 % in der Schwangerschaft liegen keine Daten für eine ausreichende Beurteilung der Anwendungssicherheit vor.

Obwohl die lokale und regionale Nervenblockade bei einer Reihe von ärztlichen Eingriffen als die schonendste Methode gilt, sollte während der Schwangerschaft die Verabreichung von Lidocainhydrochlorid-Lösung 0,5 % bzw. 1 % bzw. 2 % unter Abwägung von Nutzen und Risiko nur dann erfolgen, wenn dies unbedingt erforderlich ist. Lidocainhydrochlorid-Lösung ist in Konzentrationen > 1 % in der Geburtshilfe nicht anzuwenden.

Kontraindiziert ist die Periduralanästhesie mit Lidocainhydrochlorid-Lösung 0,5 % bzw. 1 % bzw. 2 % in der Geburtshilfe bei drohenden starken Blutungen oder tiefer Einnistung des Mutterkuchens.

Nach Regionalanästhesien mit Lidocainhydrochlorid-Lösung 0,5 % bzw. 1 % bzw. 2 % unter der Geburt können selten toxische Symptome beim Neugeborenen auftreten: Bradykardien, AV-Blockierungen und vertrikuläre Tachykardien.

Lidocain geht auch in die Muttermilch über. Hinsichtlich möglicher Wirkungen beim Säugling liegen jedoch keine Erkenntnisse vor, klinisch bedeutsame Auswirkungen werden aber nicht erwartet.

Was muss bei Kindern berücksichtigt werden?

Für Kinder sind Dosierungen individuell unter Berücksichtigung von Alter und Gewicht zu berechnen.

Was muss bei älteren Menschen berücksichtigt werden?

Vornehmlich bei älteren Patienten kann ein plötzlicher arterieller Blutdruckabfall als Komplikation bei Periduralanästhesie mit Lidocainhydrochlorid-Lösung 0,5 % bzw. 1 % bzw. 2 % auftreten.

9.4 Vorsichtsmaßnahmen für die Anwendung und Warnhinweise

Welche Vorsichtsmaßnahmen müssen beachtet werden?

Vor einer Lokalanästhesie ist grundsätzlich auf eine gute Auffüllung des Kreislaufes zu achten. Bestehende Verminderungen der Gesamtblutmenge (Hypovolämien) müssen behoben werden.

Ist eine Allergie gegen Lidocainhydrochlorid bekannt, so muss mit einer Kreuzallergie gegen andere Säureamid-Lokalanästhetika gerechnet werden. Die intravenöse Injektion darf nur unter sorgfältiger Kreislaufüberwachung erfolgen. Alle Maßnahmen zur Beatmung, antikonvulsiven Therapie und Reanimation müssen vorhanden sein.

Bei Lösen der Blutsperre im Rahmen der intravenösen Regionalanästhesie ist das Risiko von Nebenwirkungen erhöht.

Bei Anwendung im Hals-Kopf-Bereich besteht ein höherer Gefährdungsgrad, weil das Risiko für zentralnervöse Intoxikationssymptome erhöht ist.

Zur Vermeidung von Nebenwirkungen sollten folgende Punkte beachtet werden:

- bei Risikopatienten und bei Verwendung höherer Dosierungen (> 25 % der maximalen Einzeldosis bei einzeitiger Gabe) intravenösen Zugang für Infusion anlegen (Volumensubstitution)
- Dosierung so niedrig wie möglich wählen
- normalerweise keinen Vasokonstriktorzusatz verwenden (siehe Dosierungsanleitung)
- korrekte Lagerung des Patienten beachten
- vor Injektion sorgfältig in zwei Ebenen aspirieren (Drehung der Kanüle)
- Vorsicht bei Injektion in infizierte Bereiche (wegen verstärkter Resorption bei herabgesetzter Wirksamkeit)
- Injektion langsam vornehmen
- Blutdruck, Puls und Pupillenweite kontrollieren
- allgemeine und spezielle Kontraindikationen und Wechselwirkungen mit anderen Mitteln beachten.

Vor der periduralen Injektion des Lokalanästhetikums ist darauf zu achten, dass das Instrumentarium zur Wiederbelebung (z. B. zur Freihaltung der Atemwege und zur Sauerstoffzufuhr) und die Notfallmedikation zur Therapie toxischer Reaktionen sofort verfügbar sind.

Es ist zu beachten, dass unter Behandlung mit Blutgerinnungshemmern (Antikoagulanzien, wie z. B. Heparin) nichtsteroidalen Antirheumatika oder Plasmaersatzmitteln nicht nur eine versehentliche Gefäßverletzung im Rahmen der Schmerzbehandlung zu ernsthaften Blutungen führen kann, sondern dass allgemein mit einer erhöhten Blutungsneigung gerechnet werden muss. Gegebenenfalls sollten die Blutungszeit und die Prothrombinzeit bestimmt, der Quick-Test durchgeführt und die Thrombozytenzahl überprüft werden. Diese Untersuchungen sollten bei Risikopatienten auch im Falle einer Low-dose-Heparinprophylaxe (vorsorgliche Behandlung mit dem Blutgerinnungshemmer Heparin in niedriger Dosis) vor der Anwendung von Lidocainhydrochlorid-Lösung durchgeführt werden.

Eine Anästhesie bei gleichzeitiger Vorsorgetherapie zur Vermeidung von Thrombosen (Thromboseprophylaxe) mit niedermolekularem Heparin sollte nur unter besonderer Vorsicht durchgeführt werden.

Bei bestehender Behandlung mit nichtsteroidalen Antirheumatika (z. B. Acetylsalicylsäure) wird in den letzten fünf Tagen vor der geplanten rückenmarksnahen Anästhesie eine Bestimmung der Blutungszeit als notwendig angesehen.

<u>Was muss im Straßenverkehr sowie bei der Arbeit mit Maschinen und bei Arbeiten ohne sicheren Halt beachtet werden?</u>

Bei operativer, zahnärztlicher oder großflächiger Anwendung von Lidocainhydrochlorid-Lösung muss vom Art im Einzelfall entschieden werden, ob der Patient aktiv am Straßenverkehr teilnehmen oder Maschinen bedienen darf.

9.5 Wechselwirkungen mit anderen Mitteln

Welche anderen Arzneimittel beeinflussen die Wirkung von Lidocainhydrochlorid-Lösung 0,5 % bzw. 1 % bzw. 2 %?

Beachten Sie bitte, dass diese Angaben auch für vor kurzem angewandte Arzneimittel gelten können.

Die gleichzeitige Gabe gefäßverengender Arzneimittel führt zu einer längeren Wirkdauer von Lidocainhydrochlorid-Lösung 0,5 % bzw. 1 % bzw. 2 %.

Bei gleichzeitiger Gabe von Lidocainhydrochlorid-Lösung 0,5 % bzw. 1 % bzw. 2 % und Secale-Alkaloiden (wie z. B. Ergotamin) oder Epinephrin kann ein ausgeprägter Blutdruckabfall auftreten.

Bei gleichzeitiger Anwendung von Aprindin und Lidocainhydrochlorid-Lösung 0,5 % bzw. 1 % bzw. 2 % ist eine Summation der Nebenwirkungen möglich. Aprindin hat aufgrund der chemischen Strukturähnlichkeit mit Lokalanästhetika ähnliche Nebenwirkungen.

Vorsicht ist geboten bei gleichzeitiger Therapie mit Propranolol, Diltiazem und Verapamil. Durch eine Abnahme der Lidocain-Clearance kommt es zu einer deutlichen Verlängerung der Eliminationshalbwertszeit mit Kumulationsgefahr. Ein toxischer Synergismus wird für zentrale Analgetika und Narkotika, wie z. B. Ether, beschrieben.

Toxizitätsmindernd wirken herzwirksame Glykoside.

Kombinationen verschiedener Lokalanästhetika rufen additive Wirkungen an kardiovaskulärem System und ZNS hervor.

Vorsicht ist geboten bei gleichzeitiger Gabe des H_2-Antagonisten Cimetidin.

Durch eine Abnahme der Leberdurchblutung und Hemmung mikrosomaler Enzyme können bereits nach Interkostalblockade toxische Lidocain-Plasmaspiegel auftreten.

Welche anderen Arzneimittel werden in ihrer Wirkung durch Lidocainhydrochlorid-Lösung 0,5 % bzw. 1 % bzw. 2 % beeinflusst?

Die Wirkung nicht depolarisierender Muskelrelaxanzien wird durch Lidocainhydrochlorid-Lösung 0,5 % bzw. 1 % bzw. 2 % verlängert.

9.6 Wichtigste Inkompatibilitäten

Bisher sind keine bekannt.

9.7 Dosierungsanleitung und Art der Anwendung

Die folgenden Angaben gelten, soweit Ihr Arzt Lidocainhydrochlorid-Lösung 0,5 % bzw. 1 % bzw. 2 % nicht anders verordnet hat.

Grundsätzlich gilt, dass nur die kleinste Dosis verabreicht werden darf, mit der die gewünschte ausreichende Anästhesie erreicht wird. Die Dosierung ist entsprechend den Besonderheiten des Einzelfalles vorzunehmen.

Wie viel wird von Lidocainhydrochlorid-Lösung 0,5 % bzw. 1 % bzw. 2 % angewendet? Wie oft wird die Lösung angewendet?

Bei Applikation in Gewebe, aus denen eine schnelle Resorption von Substanzen erfolgt, sollte eine Einzeldosierung von 300 mg Lidocainhydrochlorid ohne Vasokonstriktorzusatz oder 500 mg Lidocainhydrochlorid mit Vasokonstriktorzusatz nicht überschritten werden. Bei Anwendung in der Zahn-, Mund- und Kieferheilkunde sollte in jedem Fall eine Gesamtdosis von 200 mg Lidocainhydrochlorid nicht überschritten werden. Bei Kindern und älteren Patienten muss eine Dosisanpassung vorgenommen werden.

Für die jeweiligen Anwendungsarten gelten als Einzeldosen für Jugendliche über 15 Jahren und Erwachsene mit einer durchschnittlichen Körpergröße folgende Empfehlungen von verschieden konzentrierten lidocainhaltigen Injektionslösungen:

Oberflächenanästhesie (hier unabhängig von der Darreichungsform)	bis zu	300 mg	
Infiltration	bis zu	300 mg	0,5–2 %
Infiltrations- und Leitungsanästhesie in der Zahnheilkunde	bis zu	300 mg	2 %
periphere Nervenblockade	bis zu	300 mg	1–2 %
Stellatum-Blockade	bis zu	100 mg	1 %
Grenzstrang-Blockade	bis zu	300 mg	1 %
Paravertebralanästhesie	bis zu	300 mg	1 %
Epiduralanästhesie	bis zu	300 mg	0,5–2 %
Feldblock	bis zu	500 mg	0,5–2 %
intravenöse Regionalanästhesie	bis zu	300 mg	0,5 %
Hautquaddeln	pro Quaddel	20 mg	0,5–1 %

Lidocainhydrochlorid-Lösungen können mit einem vasokonstriktorischen Zusatz, wie z. B. Epinephrin, zur Wirkungsverlängerung kombiniert werden; bewährt hat sich ein Epinephrinzusatz von 1:100 000 bis 1:200 000. Besonders im Bereich der Zahnheilkunde kann die Verwendung eines vasokonstriktorhaltigen Lokalanästhetikums bei Einsatz von kurz- bis mittellangwirkenden Substanzen unverzichtbar sein. Lidocainhydrochlorid mit Epinephrinzusatz sollte nur für Anästhesien im Gesichtsbereich (Zahn, Mund, Kiefer) eingesetzt werden.

Bei Patienten mit reduziertem Allgemeinzustand bzw. veränderter Plasmaeiweißbindung (z. B. Niereninsuffizienz, Leberinsuffizienz, Karzinomerkrankungen, Schwangerschaft) müssen grundsätzlich kleinere Dosen angewendet werden. Bei Patienten mit Niereninsuffizienz wird eine verkürzte Wirkzeit der Lokalanästhetika beobachtet. Dies wird auf einen beschleunigten Transport des Lokalanästhetikums in die Blutbahn, durch Azidose und gesteigertes Herz-Zeit-Volumen zurückgeführt.

Bei Lebererkrankungen ist die Toleranz gegen Säureamid-Lokalanästhetika herabgesetzt. Verantwortlich hierfür wird ein verminderter hepatischer Metabolismus gemacht sowie eine verringerte Proteinsynthese mit einer daraus resultierenden geringeren Plasmaproteinbindung von Lokalanästhetika. In diesen Fällen wird ebenfalls eine erniedrigte Dosis empfohlen.

Bei Patienten mit einem zerebralen Anfallsleiden muss verstärkt auf die Manifestation zentralnervöser Symptome geachtet werden. Auch bei nicht hohen Lidocainhydrochlorid-Dosen muss mit einer gesteigerten Krampfbereitschaft gerechnet werden. Beim Melkersson-Rosenthal-Syndrom können allergische, toxische Reaktionen des Nervensystems auf Lokalanästhetika vermehrt auftreten.

Bei Patienten mit Zeichen einer Herzinsuffizienz oder klinisch relevanten Störungen der kardinalen Erregungsbildung und -ausbreitung ist die Dosis zu reduzieren und eine stete Kontrolle der Funktionsparameter erforderlich, auch nach Wirkungsende des Lokalanästhetikums. Nichtsdestoweniger kann die lokale oder regionale Nervenblockade das anästhesiologische Verfahren der Wahl sein.

In der geburtshilflichen Periduralanästhesie ist eine Dosisreduktion um etwa ein Drittel erforderlich (verkleinerter Periduralraum durch gestauten Plexus venosus intervertebralis).

<u>Wie und wann wird Lidocainhydrochlorid-Lösung 0,5 % bzw. 1 % bzw. 2 % angewendet?</u>

Lidocainhydrochlorid-Lösung 0,5 % bzw. 1 % bzw. 2 % wird in Abhängigkeit von dem jeweiligen Anästhesieverfahren intrakutan, subkutan, intravenös oder peridural injiziert, in einem umschriebenen Bezirk in das Gewebe eingespritzt (Infiltration) oder in Abhängigkeit von den anatomischen Verhältnissen nach gezielter Punktion lokal appliziert.

Lidocainhydrochlorid-Lösung 0,5 % bzw. 1 % bzw. 2 % sollte nur von Personen mit entsprechenden Kenntnissen zur erfolgreichen Durchführung der jeweiligen Anästhesieverfahren angewendet werden.

Grundsätzlich gilt, dass bei kontinuierlicher Anwendung nur niedrig konzentrierte Lösungen von Lidocainhydrochlorid appliziert werden.

Die Injektionslösung ist nur zur einmaligen Entnahme vorgesehen. Die Anwendung muss unmittelbar nach Öffnung der Ampulle erfolgen. Nicht verbrauchte Reste sind zu verwerfen.

9.8 Überdosierung und andere Anwendungsfehler

<u>Was ist zu tun, wenn Lidocainhydrochlorid-Lösung 0,5 % bzw. 1 % bzw. 2 % versehentlich in zu großen Mengen oder in ungeeigneter Art und Weise angewendet wurde?</u>

Symptome einer Überdosierung:

Lidocainhydrochlorid wirkt in niedrigen toxischen Dosierungen als zentrales Nervenstimulans, in hohen toxischen Bereichen kommt es zur Depression der zentralen Funktionen. Die Lidocainhydrochlorid-Intoxikation verläuft in 2 Phasen:

1. Stimulation

   ZNS:

   periorale Missempfindungen, Gefühl der tauben Zunge, Unruhe, Delirium, Krämpfe (tonisch-klonisch)

Kardiovaskulär:

Herzfrequenz erhöht (beschleunigter Herzschlag), Blutdruck erhöht, Rötung der Haut.

2. Depression

ZNS:

Koma, Atemstillstand

Kardiovaskulär:

Pulse nicht tastbar, Blässe, Herzstillstand.

Patienten mit einer beginnenden Lokalanästhetika-Intoxikation fallen zunächst durch exzitatorische Symptome auf. Sie werden unruhig, klagen über Schwindel, akustische und visuelle Störungen sowie Kribbeln, vor allem an Zunge und Lippenbereich. Die Sprache ist verwaschen, Schüttelfrost und Muskelzuckungen sind Vorboten eines drohenden generalisierten Krampfanfalls. Subkonvulsive Plasmaspiegel von Lidocain führen oft auch zu Schläfrigkeit und Sedierung der Patienten. Die Krampfanfälle sind zuerst von klonisch-tonischer Form. Bei fortschreitender ZNS-Intoxikation kommt es zu einer zunehmenden Funktionsstörung des Hirnstammes mit den Symptomen Atemdepression und Koma bis hin zum Tod.

Ein Blutdruckabfall ist häufig das erste Zeichen eines toxischen Effektes auf das kardiovaskuläre System Die Hypotension wird hauptsächlich durch eine negative Inotropie und eine Verminderung des Schlagvolumens verursacht. Die toxischen Wirkungen sind jedoch klinisch von relativ untergeordneter Bedeutung.

Nofallmaßnahmen und Gegenmittel

Bei Auftreten zentraler oder kardiovaskulärer Symptome einer Intoxikation sind folgende Gegenmaßnahmen erforderlich:

– sofortige Unterbrechung der Zufuhr der Lidocainhydrochlorid-Lösung

– Freihalten der Atemwege

– zusätzlich Sauerstoff zuführen; falls notwendig, mit reinem Sauerstoff assistiert oder kontrolliert beatmen (zunächst über Maske und mit Beatmungsbeutel, dann erst über einen Trachealtubus); die Sauerstofftherapie darf nicht bereits beim Abklingen der Symptome, sondern erst dann abgesetzt werden, wenn alle Vitalfunktionen zur Norm zurückgekehrt sind

– sorgfältige Kontrolle von Blutdruck, Puls und Pupillenweite.

Diese Maßnahmen gelten auch für den Fall einer akzidentellen totalen Spinalanästhesie, deren erste Anzeichen Unruhe, Flüsterstimme und Schläfrigkeit sind; letztere kann in Bewusstlosigkeit und Atemstillstand übergehen.

Weitere mögliche Gegenmaßnahmen sind:

– bei einem akuten und bedrohlichen Blutdruckabfall sollte unverzüglich eine Flachlagerung des Patienten mit einer Hochlagerung der Beine erfolgen und eine Beta-Sympathikomimetikum langsam intravenös injiziert werden (z.B. 10–20 Tropfen einer Lösung von 1 mg Isoprenalin in 200 ml Glucose-Lösung 5%); zusätzlich ist eine Volumensubstitution vorzunehmen (z.B. mit kristalloiden Lösungen)

- bei erhöhtem Vagotonus (Bradykardie) wird Atropin (0,5–1,0 mg i. v.) verabreicht
- bei Verdacht auf Herzstillstand sind die erforderlichen Maßnahmen durchzuführen
- Konvulsionen werden mit kleinen, wiederholt verabreichten Dosen ultrakurz wirkender Barbiturate (z. B. Thiopental-Natrium 25–50 mg) oder mit Diazepam 5–10 mg i. v. behandelt; dabei werden die Dosen fraktioniert bis zum Zeitpunkt der sicheren Kontrolle verabreicht; grundsätzlich ist darauf hinzuweisen, dass in vielen Fällen bei Anzeichen von Krämpfen eine Sauerstoffbeatmung zur Behandlung ausreicht; bei anhaltenden Krämpfen werden Thiopental-Natrium (250 mg) und gegebenenfalls ein kurzwirksames Muskelrelaxans verabreicht, und nach Intubation wird mit 100 % Sauerstoff beatmet.

Zentral wirkende Analeptika sind kontraindiziert bei Intoxikation durch Lokalanästhetika!

9.9 Nebenwirkungen

Welche Nebenwirkungen können bei der Anwendung von Lidocainhydrochlorid-Lösung 0,5 % bzw. 1 % bzw. 2 % auftreten?

Die möglichen Nebenwirkungen nach Anwendung von Lidocainhydrochlorid-Lösung 0,5 % bzw. 1 % bzw. 2 % entsprechen weitgehend denen anderer Lokalanästhetika des Substanztyps der Säureamide. Unerwünschte, bestimmte Organsysteme betreffende Wirkungen, die bei Überschreiten eines Plasmaspiegels von 5–10 µg Lidocain pro ml auftreten können, sind verursacht durch die Art der Anwendung, pharmakodynamisch oder pharmakokinetisch bedingt und betreffen das Zentralnervensystem und das Herz-Kreislauf-System. Bei Plasma-Konzentrationen, wie sie bei regelrechter Anwendung im Allgemeinen erreicht werden, wird der Blutdruck normalerweise nur geringgradig durch die positiv inotrope und positiv chronotrope Wirkung von Lidocainhydrochlorid-Lösung 0,5 % bzw. 1 % bzw. 2 % gesteigert.

Ein Blutdruckabfall kann erstes Zeichen für eine relative Überdosierung im Sinne einer kardiotoxischen Wirkung sein.

Die Auslösung einer malignen Hyperthermie ist, wie bei anderen Lokalanästhetika, auch für Lidocainhydrochlorid nicht auszuschließen. Im Allgemeinen wird jedoch der Einsatz von Lidocainhydrochlorid bei Patienten mit maligner Hyperthermie für sicher gehalten, auch wenn über das Auftreten einer solchen Erhöhung der Körpertemperatur bei einem Patienten, der Lidocain zur Epiduralanästhesie erhalten hatte, berichtet wurde.

Allergische Reaktionen auf Lidocainhydrochlorid in Form von Urtikaria, Ödem, Bronchospasmus oder eines Atemnotsyndroms sowie Kreislaufreaktionen werden selten beschrieben.

Wenn Sie Nebenwirkungen bei sich beobachten, die nicht in dieser Packungsbeilage aufgeführt sind, teilen Sie diese bitte Ihrem Arzt oder Apotheker mit.

9.10 Hinweise

Nur klare Lösungen in unversehrten Behältnissen verwenden.

pH-Wert: 5,0 bis 7,0.

10 Fachinformation

Nach § 11 a AMG, insbesondere:

10.1 Verschreibungsstatus/Apothekenpflicht

Apothekenpflichtig.

10.2 Stoff- oder Indikationsgruppe

Lokalanästhetikum vom Säureamid-Typ (Carbonsäureamid des Anilins).

10.3 Anwendungsgebiete

Lokale und regionale Nervenblockade.

10.4 Gegenanzeigen

Die Anwendung von Lidocainhydrochlorid-Lösung 0,5 % bzw. 1 % ist kontraindiziert:

– bei bekannter Überempfindlichkeit gegen Lokalanästhetika vom Säureamid-Typ, falls nicht eine schrittweise Testung unter optimalen Sicherheitsbedingungen durchgeführt wird

– bei schweren kardialen Überleitungsstörungen

– bei akut dekompensierter Herzinsuffizienz.

Die Anwendung von Lidocainhydrochlorid-Lösung 2 % ist kontraindiziert:

– bei bekannter Überempfindlichkeit gegen Lokalanästhetika vom Säureamid-Typ, falls nicht eine schrittweise Testung unter optimalen Sicherheitsbedingungen durchgeführt wird

– bei schweren kardialen Überleitungsstörungen

– bei akut dekompensierter Herzinsuffizienz

– in der Geburtshilfe.

Zusätzlich sind die speziellen Gegenanzeigen für die Spinal- und die Periduralanästhesie zu beachten, wie z. B.:

– nicht korrigierter Mangel an Blutvolumen

– erhebliche Störungen der Blutgerinnung

– erhöhter Hirndruck.

Zur Durchführung einer rückenmarksnahen Anästhesie unter den Bedingungen einer Blutgerinnungsprophylaxe siehe unter „Vorsichtsmaßnahmen".

Hinweis:

Die Durchführung der Spinalanästhesie bei Jugendlichen und Erwachsenen bis ca. 30 Jahren wird wegen der in diesen Altersgruppen häufig auftretenden postspinalen Kopfschmerzen nicht empfohlen.

Lidocainhydrochlorid-Lösung 0,5 % bzw. 1 % bzw. 2 % darf nur mit besonderer Vorsicht angewendet werden:

– bei Nieren- oder Lebererkrankungen

- bei Myasthenia gravis
- zur Injektion in ein infiziertes Gebiet.

Anwendung in der Schwangerschaft und Stillzeit:

Über die Anwendung von Lidocainhydrochlorid-Lösung in der Schwangerschaft liegen keine Daten für eine ausreichende Beurteilung der Anwendungssicherheit vor.

Obwohl die lokale oder regionale Nervenblockade bei einer Reihe von ärztlichen Eingriffen als die schonendste Methode gilt, sollte während der Schwangerschaft die Verabreichung von Lidocainhydrochlorid Abwägung von Nutzen und Risiko nur dann erfolgen, wenn dies unbedingt erforderlich ist.

Lidocainhydrochlorid ist in Konzentrationen von mehr als 1 % in der Geburtshilfe nicht anzuwenden.

Kontraindiziert ist die Periduralanästhesie mit Lidocainhydrochlorid in der Geburtshilfe bei drohenden starken Blutungen oder tiefer Implantation der Plazenta.

Nach Regionalanästhesien mit Lidocainhydrochlorid unter der Geburt können selten toxische Symptome beim Neugeborenen auftreten: Bradykardien, AV-Blockierungen und vertrikuläre Tachykardien.

Lidocain geht auch in die Muttermilch über. Hinsichtlich möglicher Wirkungen beim Säugling liegen jedoch keine Erkenntnisse vor, klinisch bedeutsame Auswirkungen werden aber nicht erwartet.

10.5 Nebenwirkungen

Die möglichen Nebenwirkungen nach Anwendung von Lidocainhydrochlorid entsprechen weitgehend denen anderer Lokalanästhetika des Substanztyps der Säureamide. Unerwünschte, systemische Wirkungen, die bei Überschreiten eines Blutplasmaspiegels von 5–10 µg Lidocain/ml auftreten können, sind methodisch, pharmakodynamisch oder pharmakokinetisch bedingt und betreffen das Zentralnervensystem und das kardiovaskuläre System.

Bei Plasmakonzentrationen, wie sie bei regelrechter Anwendung im Allgemeinen erreicht werden, wird der Blutdruck normalerweise nur geringgradig durch die positiv inotrope und positiv chronotrope Wirkung von Lidocainhydrochlorid gesteigert.

Ein Blutdruckabfall kann erstes Zeichen für eine relative Überdosierung im Sinne einer kardiotoxischen Wirkung sein.

Die Auslösung einer malignen Hyperthermie ist, wie bei anderen Lokalanästhetika, auch für Lidocainhydrochlorid nicht auszuschließen. Im Allgemeinen wird jedoch der Einsatz von Lidocainhydrochlorid bei Patienten mit maligner Hyperthermie für sicher gehalten, auch wenn über das Auftreten einer solchen Erhöhung der Körpertemperatur bei einem Patienten, der Lidocain zur Epiduralanästhesie erhalten hatte, berichtet wurde.

Allergische Reaktionen auf Lidocainhydrochlorid in Form von Urtikaria, Ödem, Bronchospasmus oder eines Atemnotsyndroms sowie Kreislaufreaktionen werden selten beschrieben.

10.6 Wechselwirkungen mit anderen Mitteln

Die gleichzeitige Applikation von Vasokonstriktoren führt zu einer längeren Wirkdauer von Lidocainhydrochlorid.

Bei gleichzeitiger Gabe von Lidocainhydrochlorid und Secale-Alkaloiden (wie z. B. Ergotamin) oder Epinephrin kann ein ausgeprägter Blutdruckabfall auftreten.

Vorsicht ist geboten beim Einsatz von Sedativa, die ebenfalls die Funktion des ZNS beeinflussen und die toxische Wirkung von Lokalanästhetika verändern können. Es besteht ein Antagonismus zwischen Lokalanästhetika einerseits und Sedativa und Hypnotika andererseits. Die beiden letztgenannten Medikamentengruppen heben wie Krampfschwelle des ZNS an.

Bei gleichzeitiger Anwendung von Aprindin und Lidocainhydrochlorid ist eine Summation der Nebenwirkungen möglich. Aprindin hat aufgrund der chemischen Strukturähnlichkeit mit Lokalanästhetika ähnliche Nebenwirkungen.

Vorsicht ist geboten bei gleichzeitiger Therapie mit Propranolol, Diltiazem und Verapamil. Durch eine Abnahme der Lidocain-Clearance kommt es zu einer deutlichen Verlängerung der Eliminationshalbwertszeit mit Kumulationsgefahr.

Ein toxischer Synergismus wird für zentrale Analgetika und Narkotika, wie z. B. Ether, beschrieben.

Toxizitätsmindernd wirken herzwirksame Glykoside.

Kombinationen verschiedener Lokalanästhetika rufen additive Wirkungen an kardiovaskulärem System und ZNS hervor.

Vorsicht ist geboten bei gleichzeitiger Gabe des H_2-Antagonisten Cimetidin.

Durch eine Abnahme der Leberdurchblutung und Hemmung mikrosomaler Enzyme können bereits nach Interkostalblockade toxische Lidocain-Plasmaspiegel auftreten.

Die Wirkung nicht depolarisierender Muskelrelaxanzien wird durch Lidocainhydrochlorid verlängert.

10.7 Vorsichtsmaßnahmen für die Anwendung und Warnhinweise

Vor einer Lokalanästhesie ist grundsätzlich auf gute Auffüllung des Kreislaufes zu achten. Bestehende Hypovolämien müssen behoben werden.

Ist eine Allergie gegen Lidocainhydrochlorid bekannt, so muss mit einer Kreuzallergie gegen andere Säureamid-Lokalanästhetika gerechnet werden.

Eine intravenöse Injektion darf nur unter sorgfältiger Kreislaufüberwachung erfolgen. Alle Maßnahmen zur Beatmung, antikonvulsiven Therapie und Reanimation müssen vorhanden sein.

Bei Lösen der Blutsperre im Rahmen der intravenösen Regionalanästhesie ist das Risiko von Nebenwirkungen erhöht.

Bei Anwendung im Hals-Kopf-Bereich besteht ein höherer Gefährdungsgrad, weil das Risiko für zentralnervöse Intoxikationssymptome erhöht ist.

Zur Vermeidung von Nebenwirkungen sollten folgende Punkte beachtet werden:
- bei Risikopatienten und bei Verwendung höherer Dosierungen (> 25 % der maximalen Einzeldosis bei einzeitiger Gabe) intravenösen Zugang für Infusion anlegen (Volumensubstitution)

- Dosierung so niedrig wie möglich wählen
- normalerweise keinen Vasokonstriktorzusatz verwenden (siehe Dosierungsanleitung)
- korrekte Lagerung des Patienten beachten
- vor Injektion sorgfältig in zwei Ebenen aspirieren (Drehung der Kanüle)
- Vorsicht bei Injektion in infizierte Bereiche (wegen verstärkter Resorption bei herabgesetzter Wirksamkeit)
- Injektion langsam vornehmen
- Blutdruck, Puls und Pupillenweite kontrollieren
- allgemeine und spezielle Kontraindikationen und Wechselwirkungen mit anderen Mitteln beachten.

Vor der periduralen Injektion des Lokalanästhetikums ist darauf zu achten, dass das Instrumentarium zur Wiederbelebung (z.B. zur Freihaltung der Atemwege und zur Sauerstoffzufuhr) und die Nofallmedikation zur Therapie toxischer Reaktionen sofort verfügbar sind.

Es ist zu beachten, dass unter Behandlung mit Antikoagulanzien (wie z.B. Heparin) nichtsteroidalen Antirheumatika oder Plasmaersatzmitteln nicht nur eine versehentliche Gefäßverletzung im Rahmen der Schmerzbehandlung zu ernsthaften Blutungen führen kann, sondern dass allgemein mit einer erhöhten Blutungsneigung gerechnet werden muss. Gegebenenfalls sollten die Blutungszeit und die Prothrombinzeit bestimmt, der Quick-Test durchgeführt und die Thrombozytenzahl überprüft werden. Diese Untersuchungen sollten bei Risikopatienten auch im Falle einer Low-dose-Heparinprophylaxe vor der Anwendung von Lidocainhydrochlorid-Lösung durchgeführt werden.

Eine Anästhesie bei gleichzeitiger Thromboseprophylaxe mit niedermolekularem Heparin sollte nur unter besonderer Vorsicht durchgeführt werden.

Bei bestehender Behandlung mit nichtsteroidalen Antirheumatika (z.B. Acetylsalicylsäure) wird in den letzten fünf Tagen vor der geplanten rückenmarksnahen Anästhesie eine Bestimmung der Blutungszeit als notwendig angesehen.

10.8 Wichtigste Inkompatibilitäten

Bisher sind keine bekannt.

10.9 Dosierungsanleitung und Art der Anwendung

Grundsätzlich gilt, dass nur die kleinste Dosis verabreicht werden darf, mit der die gewünschte ausreichende Anästhesie erreicht wird. Die Dosierung ist entsprechend den Besonderheiten des Einzelfalles vorzunehmen.

Bei Applikation in Gewebe, aus denen eine schnelle Resorption von Substanzen erfolgt, sollte eine Einzeldosierung von 300 mg Lidocainhydrochlorid ohne Vasokonstriktorzusatz oder 500 mg Lidocainhydrochlorid mit Vasokonstriktorzusatz nicht überschritten werden. Bei Kindern und älteren Patienten muss eine Dosisanpassung vorgenommen werden.

Für die jeweiligen Anwendungsarten gelten als Einzeldosen für Jugendlich über 15 Jahren und Erwachsene mit einer durchschnittlichen Körpergröße folgende

Empfehlungen von verschieden konzentrierten lidocainhaltigen Injektionslösungen:

Oberflächenanästhesie (hier unabhängig von der Darreichungsform)	bis zu	300 mg	
Infiltration	bis zu	300 mg	0,5–2 %
Infiltrations- und Leitungsanästhesie in der Zahnheilkunde	bis zu	300 mg	2 %
periphere Nervenblockade	bis zu	300 mg	1–2 %
Stellatum-Blockade	bis zu	100 mg	1 %
Grenzstrang-Blockade	bis zu	300 mg	1 %
Paravertebralanästhesie	bis zu	300 mg	1 %
Epiduralanästhesie	bis zu	300 mg	0,5–2 %
Feldblock	bis zu	500 mg	0,5–2 %
intravenöse Regionalanästhesie	bis zu	300 mg	0,5 %
Hautquaddeln	pro Quaddel	20 mg	0,5–1 %

Lidocainhydrochlorid kann mit einem vasokonstriktorischen Zusatz, wie z. B. Epinephrin, zur Wirkungsverlängerung kombiniert werden; bewährt hat sich ein Epinephrinzusatz von 1:100 000 bis 1:200 000. Besonders im Bereich der Zahnheilkunde kann die Verwendung eines vasokonstriktorhaltigen Lokalanästhetikums bei Einsatz von kurz- bis mittellangwirkenden Substanzen unverzichtbar sein. Lidocainhydrochlorid mit Epinephrinzusatz sollte nur für Anästhesien im Gesichtsbereich (Zahn, Mund, Kiefer) eingesetzt werden.

Bei Patienten mit reduziertem Allgemeinzustand bzw. veränderter Plasmaeiweißbindung (z. B. Niereninsuffizienz, Leberinsuffizienz, Karzinomerkrankungen, Schwangerschaft) müssen grundsätzlich kleinere Dosen angewendet werden. Bei Patienten mit Niereninsuffizienz wird eine verkürzte Wirkzeit der Lokalanästhetika beobachtet. Dies wird auf einen beschleunigten Transport des Lokalanästhetikums in die Blutbahn, durch Azidose und gesteigertes Herz-Zeit-Volumen zurückgeführt.

Bei Lebererkrankungen ist die Toleranz gegen Säureamid-Lokalanästhetika herabgesetzt. Verantwortlich hierfür wird ein verminderter hepatischer Metabolismus gemacht sowie eine verringerte Proteinsynthese mit einer daraus resultierenden geringeren Plasmaproteinbindung von Lokalanästhetika. In diesen Fällen wird ebenfalls eine erniedrigte Dosis empfohlen.

Bei Patienten mit einem zerebralen Anfallsleiden muss verstärkt auf die Manifestation zentralnervöser Symptome geachtet werden. Auch bei nicht hohen Lidocainhydrochlorid-Dosen muss mit einer gesteigerten Krampfbereitschaft gerechnet werden. Beim Melkersson-Rosenthal-Syndrom können allergische, toxische Reaktionen des Nervensystems auf Lokalanästhetika vermehrt auftreten.

Bei Patienten mit Zeichen einer Herzinsuffizienz oder klinisch relevanten Störungen der kardialen Erregungsbildung und -ausbreitung ist die Dosis zu reduzieren und eine stete Kontrolle der Funktionsparameter erforderlich, auch nach Wirkungsende des Lokalanästhetikums. Nichtsdestoweniger kann die lokale oder regionale Nervenblockade das anästhesiologische Verfahren der Wahl sein.

In der geburtshilflichen Periduralanästhesie ist wegen der veränderten anatomischen Verhältnisse eine Dosisreduktion um etwa ein Drittel erforderlich.

Art der Anwendung:

Lidocainhydrochlorid-Lösung 0,5 % bzw. 1 % bzw. 2 % wird in Abhängigkeit von dem jeweiligen Anästhesieverfahren intraktutan, subkutan, intravenös oder zur rückenmarksnahen Leitungsanästhesie peridural injiziert, in einem umschriebenen Bezirk in das Gewebe eingespritzt (Infiltration) oder in Abhängigkeit von den anatomischen Verhältnissen nach gezielter Punktion lokal appliziert.

Lidocainhydrochlorid-Lösungen sollten nur von Personen mit entsprechenden Kenntnissen zur erfolgreichen Durchführung der jeweiligen Anästhesieverfahren angewendet werden.

Grundsätzlich gilt, dass bei kontinuierlicher Anwendung nur niedrig konzentrierte Lösungen von Lidocainhydrochlorid appliziert werden.

Die Injektionslösung ist nur zur einmaligen Entnahme vorgesehen. Die Anwendung muss unmittelbar nach Öffnung der Ampulle erfolgen. Nicht verbrauchte Reste sind zu verwerfen.

10.10 Notfallmaßnahmen, Symptome und Gegenmittel

Symptome der Überdosierung:

Lidocainhydrochlorid wirkt in niedrigen toxischen Dosierungen als zentrales Nervenstimulans, in hohen toxischen Bereichen kommt es zur Depression der zentralen Funktionen. Die Lidocainhydrochlorid-Intoxikation verläuft in 2 Phasen:

1. Stimulation

    ZNS:

    periorale Missempfindungen, Gefühl der tauben Zunge, Unruhe, Delirium, Krämpfe (tonisch-klonisch)

    Kardiovaskulär:

    Herzfrequenz erhöht (beschleunigter Herzschlag), Blutdruck erhöht, Rötung der Haut.

2. Depression

    ZNS:

    Koma, Atemstillstand

    Kardiovaskulär:

    Pulse nicht tastbar, Blässe, Herzstillstand.

Patienten mit einer beginnenden Lokalanästhetika-Intoxikation fallen zunächst durch exzitatorische Symptome auf. Sie werden unruhig, klagen über Schwindel, akustische und visuelle Störungen sowie Kribbeln, vor allem an Zunge und Lippenbereich. Die Sprache ist verwaschen, Schüttelfrost und Muskelzuckungen sind Vorboten eines drohenden generalisierten Krampfanfalls. Subkonvulsive

Plasmaspiegel von Lidocain führen oft auch zu Schläfrigkeit und Sedierung der Patienten. Die Krampfanfälle sind zuerst von klonisch-tonischer Form. Bei fortschreitender ZNS-Intoxikation kommt es zu einer zunehmenden Funktionsstörung des Hirnstammes mit den Symptomen Atemdepression und Koma bis hin zum Tod.

Ein Blutdruckabfall ist häufig das erste Zeichen eines toxischen Effektes auf das kardiovaskuläre System. Die Hypotension wird hauptsächlich durch eine negative Inotropie und eine Verminderung des Schlagvolumens verursacht. Die toxischen Wirkungen sind jedoch klinisch von relativ untergeordneter Bedeutung.

Nofallmaßnahmen und Gegenmittel

Beim Auftreten von zentralen oder kardiovaskulären Symptomen einer Intoxikation sind folgende Gegenmaßnahmen erforderlich:

- sofortige Unterbrechung der Zufuhr von Lidocainhydrochlorid
- Freihalten der Atemwege
- zusätzlich Sauerstoff zuführen; falls notwendig, mit reinem Sauerstoff assistiert oder kontrolliert beatmen (zunächst über Maske und mit Beatmungsbeutel, dann erst über einen Trachealtubus); die Sauerstofftherapie darf nicht bereits beim Abklingen der Symptome, sondern erst dann abgesetzt werden, wenn alle Vitalfunktionen zur Norm zurückgekehrt sind
- sorgfältige Kontrolle von Blutdruck, Puls und Pupillenweite.

Diese Maßnahmen gelten auch für den Fall einer akzidentellen totalen Spinalanästhesie, deren erste Anzeichen Unruhe, Flüsterstimme, Schläfrigkeit sind; letztere kann in Bewusstlosigkeit und Atemstillstand übergehen.

Weitere mögliche Gegenmaßnahmen sind:

- bei einem akuten und bedrohlichen Blutdruckabfall sollte unverzüglich eine Flachlagerung des Patienten mit einer Hochlagerung der Beine erfolgen und ein Beta-Sympathikomimetikum langsam intravenös injiziert werden (z. B. 10–20 Tropfen einer Lösung von 1 mg Isoprenalin in 200 ml Glucose-Lösung 5%); zusätzlich ist eine Volumensubstitution vorzunehmen (z. B. mit kristalloiden Lösungen)
- bei erhöhtem Vagotonus – Bradykardie – wird Atropin (0,5–1,0 mg i. v.) verabreicht
- bei Verdacht auf Herzstillstand sind die erforderlichen Maßnahmen durchzuführen
- Konvulsionen werden mit kleinen, wiederholt verabreichten Dosen ultrakurz wirkender Barbiturate (z. B. 25–50 mg Thiopenal-Natrium) oder mit Diazepam (5–10 mg i. v.) behandelt; dabei werden die Dosen fraktioniert bis zum Zeitpunkt der sicheren Kontrolle verabreicht.

Grundsätzlich ist darauf hinzuweisen, dass in vielen Fällen bei Anzeichen von Krämpfen eine Sauerstoffbeatmung zur Behandlung ausreicht. Bei anhaltenden Krämpfen werden Thiopental-Natrium (250 mg) und gegebenenfalls ein kurzwirksames Muselrelaxans verabreicht, und nach Intubation wird mit 100% Sauerstoff beatmet.

Zentral wirkende Analeptika sind kontraindiziert bei Intoxikation durch Lokalanästhetika!

10.11 Pharmakologische und toxikologische Eigenschaften, Pharmakokinetik, Bioverfügbarkeit, soweit diese Angaben für die therapeutische Verwendung erforderlich sind

10.11.1 Pharmakologische Eigenschaften

Lidocainhydrochlorid ist ein Lokalanästhetikum vom Säureamid-Typ. Die Base hemmt die Funktionen erregbarer Strukturen, wie sensorische, motorische und autonome Nervenfasern sowie die Erregungsleitung des Herzens. Lidocain hebt reversibel und örtlich begrenzt das Leitungsvermögen der sensiblen Nervenfasern auf. Nach der Schmerzempfindung wird in dieser fallenden Reihenfolge die Empfindung für Kälte bzw. Wärme, für Berührung und Druck herabgesetzt.

Lidocainhydrochlorid wirkt außerdem antiarrhythmisch. Es zeigt zusätzlich eine schwache antihistaminerge und parasympatholytische Wirkung. Im Gegensatz zu den meisten anderen Lokalanästhetika besitzt Lidocain keine gefäßerweiternde Wirkung.

Lidocain setzt die Membranpermeabilität für Kationen, insbesondere für Natriumionen, in höheren Konzentrationen auch für Kaliumionen, herab. Dies führt konzentrationsabhängig zu einer verminderten Erregbarkeit der Nervenfaser, da der zur Ausbildung des Aktionspotenzials notwendige, plötzliche Anstieg der Natriumpermeabilität verringert ist. Die Membranstabilisierung beruht auf einer Einlagerung der lipophilen Lokalanästhetika in die Zellmembran. Dadurch tritt eine unspezifische Membranexpansion ein, wodurch Ionenkanäle, besonders Natriumkanäle blockiert werden. Sekundär wird durch den hydrophilen Teil des Lokalanästhetikum-Moleküls, der in die wasserführende Pore hineinragt, der Durchtritt der Elektrolyte beeinträchtigt. Daher ist die Wirkung vom Pk_a-Wert (7,9) der Substanz und vom pH-Wert des Milieus abhängig, also vom Anteil an ungeladener Base, die besser als die Kationen in die lipophile Nervenmembran permeieren kann. Im entzündeten Gewebe ist die Wirkung aufgrund des dort vorliegenden sauren pH-Wertes herabgesetzt.

Nach i. v.-Gabe verteilt sich die Substanz schnell in stark durchbluteten Organen (Herz, Leber, Lunge), gefolgt von einer Umverteilung in die Skelettmuskulatur und das Fettgewebe.

Die Wirkdauer beträgt ca. 30 Minuten.

10.11.2 Toxikologische Eigenschaften

Akute Toxizität:

Die Prüfung der akuten Toxizität von Lidocainhydrochlorid im Tierversuch ergab bei der Maus eine LD_{50} (i. v.) zwischen 22 mg und 48 mg/kg Körpermasse. Bei der Ratte liegen die Werte zwischen 21 mg und 25 mg/kg Körpermasse und für Hunde bei 2,6 mg/kg Körpermasse. Bei subkutaner Applikation betrug die LD_{50} für Mäuse 350 mg/kg Körpermasse.

Die toxische Grenze von Lidocainhydrochlorid liegt beim Menschen bei 5–10 µg Lidocain/ml Plasma. Die krampfauslösenden Plasmaspiegel liegen bei 7–12 µg Lidocain/ml. Mit ernsthaften kardiovaskulären Veränderungen muss bei Lidocain-Plasmaspiegeln von mehr als 6 µg Lidocain/ml gerechnet werden.

Chronische Toxizität/Subchronische Toxizität:

Untersuchungen zur subchronischen Toxizität von Lidocainhydrochlorid bei lokaler Applikation beim Tier (Ratte, Hund) zeigten beim Hund bei einer Dosierung von 30 mg/kg Körpermasse einen fettigen Umbau der Leber mit peripherer und perilobulärer Verteilung, die der Wirkung von Lidocainhydrochlorid zugeschrieben wird.

Die Prüfung der chronischen Toxizität von Lidocainhydrochlorid an der Ratte über einen Zeitraum von 6 Monaten in Dosen von 6 mg/kg Körpermasse ergab keine Hinweise auf pathologische Veränderungen, die auf Lidocainhydrochlorid zurückzuführen sind.

Mutagenes und tumorerzeugendes Potenzial:

Es gibt Hinweise, dass ein bei der Ratte, möglicherweise auch beim Menschen, aus Lidcain/Etidocain entstehendes Stoffwechselprodukt, 2,6-Xylidin, mutagene Wirkungen haben könnte. Diese Hinweise ergeben sich aus in-vitro-Tests, in denen dieser Metabolit in sehr hohen, nahezu toxischen Konzentrationen eingesetzt wurde. Dafür, dass auch die Muttersubstanzen Lidocain und Etidocin selbst mutagen sind, gibt es derzeit keinen Anhalt.

In einer Kanzerogenitätsstudie mit transplazentarer Exposition und nachgeburtlicher Behandlung der Tiere über 2 Jahre mit sehr hohen Dosen 2,6-Xylidin an Ratten wurden in einem hoch empfindlichen Testsystem bösartige und gutartige Tumoren vor allem in der Nasenhöhle (Ethmoturbinalie) beobachtet.

Eine Relevanz dieser Befunde für den Menschen erscheint nicht völlig unwahrscheinlich. Daher sollte Lidocainhydrochlorid-Lösung nicht über längere Zeit in hohen Dosen verabreicht werden.

Reproduktionstoxizität:

Lidocain passiert die Plazenta mittels einfacher Diffusion. Die embryonale/fetale Dosis im Verhältnis zur maternalen Serumkonzentration beträgt 0,4 bis 1,3.

Die Frequenz kongenitaler Anomalien insgesamt war nicht erhöht bei Kindern, deren Mütter während der ersten Schwangerschaftsmonate eine Lokalanästhesie mit Lidocainhydrochlorid erhalten hatten. Zugleich war die Frequenz kongenitaler Anomalien nicht größer als erwartet bei Kindern, deren Mütter eine Lokalanästhesie mit Lidocainhydrochlorid zu verschiedenen Zeitpunkten während der Schwangerschaft erhalten hatten.

Reproduktionstoxikologische Untersuchungen an der Ratte nach i.p.- bzw. s.c.-Applikation von Lidocainhydrochlorid ergaben bei Dosen bis zu 56 mg/kg Körpermasse keine Hinweise auf teratogene Effekte.

Bei der Anwendung von Lidocainhydrochlorid beim parazervikalen Block wie auch während Epiduralanästhesien ist über Bradykardien des Ungeborenen berichtet worden.

Bei Neugeborenen, die pränatal (1.–3. Trimenon) einer Exposition gegenüber Lokalanästhetika – darunter auch Lidocainhydrochlorid – ausgesetzt waren, ist von neurologischen Verhaltensänderungen berichtet worden.

Tierexperimentell sind bei der Ratte nach i.m.-Applikation von 6 mg Lidocainhydrochlorid/kg Körpermasse bei Jungtieren neurologische Verhaltensänderungen aufgetreten.

10.11.3 Pharmakokinetik

Die Halbwertszeit der α-Verteilungsphase liegt bei 6–9 Minuten.

Nach i. m.-Injektion von 400 mg Lidocainhydrochlorid (Interkostalblock) wurde C_{max} im Plasma mit 6,48 µg Lidocain/ml bestimmt. Die t_{max} nach i. m.-Applikation wurde zu 5–15 Minuten ermittelt, bei Dauerinfusion wird der Steady-state-Plasmaspiegel erst nach 6 Stunden (range 5–7 Std.) erreicht. Therapeutische Wirkspiegel stellen sich aber bereits nach 15–60 Minuten ein. Im Vergleich hierzu lagen die C_{max}-Werte nach s. c.-Gabe bei 4,91 µg Lidocain/ml (Vaginalapplikation), bzw. bei 1,95 µg Lidocain/ml (Abdominalapplikation). In einer Studie mit 5 gesunden Probanden wurde 30 Minuten nach maxillar-buccaler Infiltrationsanästhesie mit 36 mg Lidocainhydrochlorid in 2 %iger Lösung ein C_{max}-Wert von durchschnittlich 0,31 µg Lidocain/ml erreicht. Bei Injektion in den Epiduralraum scheint die gemessene maximale Plasmakonzentration unabhängi von der applizierten Dosis zu sein. 400 mg Lidocainhydrochlorid führten hier zu C_{max}-Werten von 4,27 µg Lidocain/ml bzw. 2,65 µg Lidocain/ml.

Zum pharmakokinetischen Verhalten nach intrathekaler Applikation liegen keine Daten vor.

Die Bioverfügbarkeit nach oraler Aufnahme wurde aufgrund des First-pass-Effektes mit 35 % bestimmt.

Das Verteilungsvolumen beträgt bei Gesunden 1,5 l/kg (range 1,3–1,7 l/kg), ist bei Herzinsuffizienz erniedrigt auf 0,8–1,0 l/kg und bei Leberinsuffizienz erhöht auf etwa 2,3 l/kg. Bei Neugeborenen liegt V_D bei 2,7 l/kg.

Lidocain und sein Metabolit Monoethylglycinxylidid passieren langsam die Blut-Hirn-Schranke. Lidcocain wird an α_1-saures Glycoprotein gebunden (60–80 %).

Lidocain wird in der Leber durch Monooxygenasen rasch metabolisiert. Hauptrichtung der Biotransformation sind die oxydative Entalkylierung, Ringhydroxylierung und Amidhydrolyse. Hydroxyderivate werden konjugiert.

Insgesamt werden etwa 90 % der verabreichten Dosis zu 4-Hydroxy-2,6-xylidin, 4-Hydroxy-2,6-xylidinglucuronid und in geringerem Maß zu den noch wirksamen Metaboliten Monoethylglycinxylidid und Glycinxylidid metabolisiert, die aufgrund ihrer längeren Halbwertszeit besonders bei länger dauernden Infusionen und bei Niereninsuffizienz kumulieren können. Bei Lebererkrankungen kann die Metabolisierungsrate auf 10–50 % des Normalwertes abfallen.

Lidocain und seine Metaboliten werden renal eliminiert. Der Anteil an unveränderter Substanz beträgt etwa 5–10 %.

Die Eliminationshalbwertszeit liegt bei 1,5–2 Stunden bei Erwachsenen bzw. 3 Stunden bei Neugeborenen. Sie kann bei schwerer Herzinsuffizienz auf 4–10 (bis zu 12) Stunden, bei chronisch alkoholgeschädigter Leber auf 4,5–6 Stunden verlängert sein. Die Halbwertszeiten der beiden noch wirksamen Metaboliten Monoethylglycinxylidid und Glycinxylidid liegen bei 2 bzw. 10 Stunden. Die Halbwertszeiten von Lidocain und Monoethylglycinxylidid verlängern sich bei Patienten mit Myokardinfarkt, ebenso die Halbwertszeit von Glycinxylidid bei Herzinsuffizienz nach einem Herzinfarkt.

Bei Niereninsuffizienz wurden Plasmahalbwertszeiten für Glycinxylidid von etwa 10 Stunden, für Lidocain von 2–3 Stunden gemessen. Bei wiederholter i. v.-Applikation von Lidocain besteht in den genannten Fällen die Gefahr einer Kumulation.

Lidocain überwindet die Plazentaschranke. Bei Neugeborenen wurden nach Lindocainanästhesie der Mutter 40–45 % des maternen Lidocainspiegels gefunden. Die Ausscheidung im Harn des Säuglings erfolgt zu 50–75 % unverändert.

Die Eliminationsgeschwindigkeit ist pH-abhängig und wird durch Ansäuern des Harns erhöht. Die Clearance liegt bei 0,95 l/min.

10.12 Sonstige Hinweise

Anwendung in der Schwangerschaft und Stillzeit:

Siehe „Gegenanzeigen".

Anwendung bei älteren Menschen:

Plötzliche arterielle Hypotension als Komplikation bei Periduralanästhesie mit Lidocainhydrochlorid-Lösung 0,5 % bzw. 1 % bzw. 2 % kann vornehmlich bei älteren Patienten auftreten.

Anwendung bei Kindern:

Für Kinder sind die Dosierungen individuell unter Berücksichtigung von Alter und Gewicht zu berechnen.

10.13 Besondere Lager- und Aufbewahrungshinweise

Keine.

Liebstöckelwurzel

1 Bezeichnung des Fertigarzneimittels

Liebstöckelwurzel

2 Darreichungsform

Tee

3 Eigenschaften und Prüfungen

Haltbarkeit:

Der Gehalt an ätherischem Öl in Liebstöckelwurzeln nimmt in den Behältnissen nach 4 um etwa 0,1 Prozent absolut pro Jahr ab. Die Dauer der Haltbarkeit errechnet sich somit aus der Differenz des zum Zeitpunkt der Abpackung bestimmten Gehaltes an ätherischem Öl und dem durch das Arzneibuch vorgeschriebenen Mindestgehalt.

4 Behältnisse

Geklebte Blockbodenbeutel bzw. Seitenfaltenbeutel aus einseitig glattem, gebleichtem Natronkraftpapier 50 g/m^2, gefüttert mit gebleichtem Pergamyn 40 g/m^2.

5 Kennzeichnung

Nach § 10 AMG, insbesondere:

5.1 Zulassungsnummer

1569.99.99

5.2 Art der Anwendung

Zum Trinken nach Bereitung eines Teeaufgusses.

5.3 Hinweis

Vor Licht und Feuchtigkeit geschützt lagern.

6 Packungsbeilage

Nach § 11 AMG, insbesondere:

6.1 Stoff- oder Indikationsgruppe

Pflanzliches Arzneimittel zur Durchspülung der Harnwege.

6.2 Anwendungsgebiete

Zur Durchspülung der ableitenden Harnwege und zur Vorbeugung von Nierengrieß.

Bei Blut im Urin, bei Fieber oder beim Anhalten der Beschwerden über 7 Tage hinaus ist ein Arzt aufzusuchen.

6.3 Gegenanzeigen

Teeaufgüsse aus Liebstöckelwurzeln sollten bei akuten entzündlichen Erkrankungen des Nierenparenchyms sowie bei eingeschränkter Nierenfunktion nicht angewendet werden.

Hinweis:

Bei Wasseransammlungen (Ödemen) infolge eingeschränkter Herz- und Nierentätigkeit ist eine Durchspülungstherapie nicht angezeigt.

6.4 Vorsichtsmaßnahmen für die Anwendung und Warnhinweise

Aus der verbreiteten Anwendung von Liebstöckelwurzel als Arzneimittel oder in Lebensmitteln haben sich bisher keine Anhaltspunkte für Risiken ergeben. Zur Anwendung von Liebstöckelwurzel in Schwangerschaft und Stillzeit sowie bei Kindern unter 12 Jahren liegen jedoch keine ausreichenden Untersuchungen vor. Das Trinken von Teeaufgüssen aus Liebstöckelwurzel wird diesem Personenkreis daher nicht empfohlen.

6.5 Wechselwirkungen mit anderen Mitteln

Keine bekannt.

6.6 Dosierungsanleitung und Art der Anwendung

Soweit nicht anders verordnet, wird 2- bis 3-mal täglich eine Tasse des wie folgt bereiteten Teeaufgusses getrunken:

1 knapper Teelöffel voll (ca. 2,5 g) Liebstöckelwurzel oder die entsprechende Menge in einem oder mehreren Aufgussbeutel(n) wird mit siedendem Wasser (ca. 150 ml) übergossen und nach etwa 10 bis 15 Minuten gegebenenfalls durch ein Teesieb gegeben.

Hinweise:

Auf zusätzliche reichliche Flüssigkeit ist zu achten.

Bei längerer Anwendung von Liebstöckelwurzel ist auf UV-Bestrahlung sowie intensives Sonnenbaden zu verzichten.

6.7 Nebenwirkungen

Keine bekannt.

6.8 Hinweis

Vor Licht und Feuchtigkeit geschützt aufbewahren.

Lindenblüten

1 Bezeichnung des Fertigarzneimittels

Lindenblüten

2 Darreichungsform

Tee

3 Eigenschaften und Prüfungen

Haltbarkeit:

Die Haltbarkeit in den Behältnissen nach 4 beträgt 3 Jahre.

4 Behältnisse

Geklebte Blockbodenbeutel bzw. Seitenfaltenbeutel aus einseitig glattem, gebleichtem Natronkraftpapier 50 g/m^2, gefüttert mit gebleichtem Pergamyn 40 g/m^2.

5 Kennzeichnung

Nach § 10 AMG, insbesondere:

5.1 Zulassungsnummer

1129.99.99

5.2 Art der Anwendung

Zum Trinken nach Bereitung eines Teeaufgusses.

5.3 Hinweis

Vor Licht und Feuchtigkeit geschützt lagern.

6 Packungsbeilage

Nach § 11 AMG, insbesondere:

6.1 Stoff- oder Indikationsgruppe

Pflanzliches Mittel zur Behandlung von Atemwegserkrankungen.

6.2 Anwendungsgebiete

Erkältungskrankheiten und damit verbundener Husten.

6.3 Gegenanzeigen

Keine bekannt.

2 Lindenblüten

6.4 Wechselwirkungen mit anderen Mitteln

Keine bekannt.

6.5 Dosierungsanleitung und Art der Anwendung

Soweit nicht anders verordnet, wird 1- bis 2mal täglich eine Tasse des wie folgt bereiteten Teeaufgusses getrunken:

1 Teelöffel voll (ca. 1,8 g) Lindenblüten oder die entsprechende Menge in einem oder mehreren Aufgußbeutel(n) wird mit siedendem Wasser (ca. 150 ml) übergossen und nach etwa 10 bis 15 Minuten gegebenenfalls durch ein Teesieb gegeben.

6.6 Dauer der Anwendung

Bei akuten Beschwerden, die länger als eine Woche andauern oder periodisch wiederkehren, wird die Rücksprache mit einem Arzt empfohlen.

6.7 Nebenwirkungen

Keine bekannt.

6.8 Hinweis

Vor Licht und Feuchtigkeit geschützt aufbewahren.

Löwenzahn

1 **Bezeichnung des Fertigarzneimittels**

Löwenzahn

2 **Darreichungsform**

Tee

3 **Eigenschaften und Prüfungen**

3.1 Qualitätsvorschrift

Die Droge muss der Monographie „Löwenzahn" des Deutschen Arzneimittel-Codex (DAC) in der jeweils gültigen Fassung entsprechen.

3.2 Haltbarkeit

Die Haltbarkeit in den Behältnissen nach 4 beträgt 3 Jahre.

4 **Behältnisse**

Geklebte Blockbodenbeutel bzw. Seitenfaltenbeutel aus einseitig glattem, gebleichtem Natronkraftpapier 50 g/m^2, gefüttert mit gebleichtem Pergamyn 40 g/m^2.

5 **Kennzeichnung**

Nach § 10 AMG insbesondere:

5.1 Zulassungsnummer

1139.99.99

5.2 Art der Anwendung

Zum Trinken nach Bereitung eines Teeaufgusses.

5.3 Hinweis

Vor Licht und Feuchtigkeit geschützt lagern.

6 **Packungsbeilage**

Nach § 11 AMG, insbesondere:

6.1 Stoff- oder Indikationsgruppe

Pflanzliches Arzneimittel bei Verdauungsbeschwerden.

6.2 Anwendungsgebiete

Störungen des Gallenflusses mit Verdauungsbeschwerden wie Blähungen und Völlegefühl, Appetitlosigkeit.

Hinweis:

Bei Beschwerden, die länger als 1 Woche andauern oder periodisch wiederkehren, sollte ein Arzt aufgesucht werden.

6.3 Gegenanzeigen

Nicht anzuwenden bei Verschluss der Gallenwege, Darmverschluss und Gallenblasenentzündung.

Nicht anzuwenden bei bekannter Überempfindlichkeit gegen Löwenzahn. Bei Gallensteinleiden nur nach Rücksprache mit einem Arzt anwenden.

6.4 Vorsichtsmaßnahmen für die Anwendung und Warnhinweise

Aus der verbreiteten Anwendung von Löwenzahnwurzel als Arzneimittel oder in Lebensmitteln haben sich bisher keine Anhaltspunkte für Risiken ergeben. Zur Anwendung von Löwenzahn in Schwangerschaft und Stillzeit sowie bei Kindern unter 12 Jahren liegen jedoch keine ausreichenden Untersuchungen vor. Das Trinken von Teeaufgüssen aus Löwenzahn wird diesem Personenkreis daher nicht empfohlen.

6.5 Wechselwirkungen mit anderen Mitteln

Keine bekannt.

6.6 Dosierungsanleitung und Art der Anwendung

Soweit nicht anders verordnet, wird 2- bis 3-mal täglich zur Appetitanregung jeweils eine halbe Stunde vor den Mahlzeiten, ansonsten nach den Mahlzeiten eine Tasse des wie folgt bereiteten Teeaufgusses getrunken:

1 Esslöffel voll (ca. 2,5 g) Löwenzahn oder die entsprechende Menge in einem oder mehreren Aufgussbeutel(n) wird mit siedendem Wasser (ca. 150 ml) übergossen und nach etwa 10 bis 15 Minuten gegebenenfalls durch ein Teesieb gegeben.

6.7 Nebenwirkungen

Wie bei allen bitterstoffhaltigen Drogen können Beschwerden aufgrund eines übermäßig sauren Magensaftes auftreten sowie in seltenen Fällen bei Überempfindlichkeit gegen Löwenzahn Juckreiz und Hautrötungen.

Beim Auftreten dieser Nebenwirkungen sollte das Arzneimittel nicht mehr angewendet werden.

6.8 Hinweis

Vor Licht und Feuchtigkeit geschützt aufbewahren.

Monographien-Kommentar

Löwenzahn

Stammpflanze

Die gemeine Kuhblume oder der Löwenzahn, Taraxacum officinale WEBER (Cichoriaceae) ist eine mit vielen Unterarten auf der ganzen Nordhemisphäre verbreitete 10 bis 40 cm hoch werdende krautige Pflanze. Sie besiedelt Wegränder, Wiesen und Kleeäcker. Von der verwandten Gattung Leontodon L. (Löwenzahn) unterscheidet sie sich durch das Fehlen ungestielter gefiederter Kelchhaare (Pappus).

Droge

Zur Gewinnung werden die ganzen Pflanzen im Frühjahr, vor dem Aufblühen ausgegraben, gesäubert und getrocknet. Die Droge stammt von Wildvorkommen und wird aus den Balkanländern importiert.

Inhaltsstoffe

Löwenzahn enthält ca. 0,5 bis 1 Prozent Sesquiterpenlactone (Bitterstoffe) vom Typ der Eudesmanolide und Germacranolide [1, 2]. In kleineren Mengen kommen Triterpene (Taraxasterol u. a.) vor, ferner Flavonoide, ein Butyrolactonglucosid, das Taraxacosid [3], bis zu 4,5 Prozent Kaliumsalze und beachtliche Mengen an Fructose (im Frühjahr bis > 15 Prozent) sowie Inulin.

Beschreibung

Die Angaben im DAC sind besonders ausführlich und gestatten eine sichere Identifizierung.

Prüfung auf Identität

Die DC-Prüfung eines methanol. Extraktes entsprechend der Vorschrift des DAC, die auf den Nachweis einiger nicht näher bezeichneter, mit Anisaldehyd violett, blauviolett und graugrün anfärbbarer Zonen abhebt (Sesquiterpene, Triterpene), erscheint in dieser Form (keine Referenzsubstanz, keine Zuordnung zu definierten Substanzen) sehr problematisch und revisionsbedürftig [4].

Prüfung auf Reinheit, fremde Bestandteile

Die im DAC erwähnten auf Leontodon (Löwenzahn) oder Cichorium intybus (Gemeine Wegwarte, Zichorie) bezogenen Merkmale werden in der Praxis nur sehr selten beobachtet.

Monographien-Kommentar

2

[1] R. Hänsel u. a.; Phytochemistry **19,** 857 (1980).
[2] T. Kuusi, H. Pyysalo und K. Autio, Lebensm.-Wiss. Technol. **18,** 347 (1985).
[3] H. W. Rauwald und J. T. Huang; Phytochemistry **24,** 1557 (1985).
[4] G. Willuhn, in M. Wichtl (Hrsg.); Teedrogen, 3. Aufl. Wiss. Verlagsges. Stuttgart 1996.

M. Wichtl

Mädesüßblüten

1 **Bezeichnung des Fertigarzneimittels**

Mädelsüßblüten

2 **Darreichungsform**

Tee

3 **Eigenschaften und Prüfungen**

3. Qualitätsvorschrift

Die Droge muss der Monographie „Mädelsüßblüten" des Deutschen Arzneimittel-Codex (DAC) in der jeweils gültigen Fassung entsprechen.

3.2 Haltbarkeit

Die Haltbarkeit in den Behältnissen nach 4 beträgt 3 Jahre.

4 **Behältnisse**

Geklebte Blockbodenbeutel bzw. Seitenfaltenbeutel aus einseitig glattem, gebleichtem Natronkraftpapier 50 g/m^2, gefüttert mit gebleichtem Pergamyn 40 g/m^2.

5 **Kennzeichnung**

Nach § 10 AMG, insbesondere:

5.1 Zulassungsnummer

1609.99.99

5.2 Art der Anwendung

Zum Trinken nach Bereitung eines Teeaufgusses.

5.3 Hinweis

Vor Licht und Feuchtigkeit geschützt lagern.

6 **Packungsbeilage**

Nach § 11 AMG, insbesondere:

6.1 Stoff- oder Indikationsgruppe

Pflanzliches Arzneimittel bei katarrhalischen Erkrankungen der oberen Atemwege.

6.2 Anwendungsgebiete

Zur unterstützenden Behandlung von Erkältungskrankheiten.

Hinweis:

Bei Beschwerden, die länger als 3 Tage anhalten, bei Atemnot, Fieber oder eitrigem oder blutigem Auswurf sollte ein Arzt aufgesucht werden.

6.3 Gegenanzeigen

Teeaufgüsse aus Mädesüßblüten dürfen nicht getrunken werden bei bekannter Überempfindlichkeit gegen Salicylate, gegen andere Entzündungshemmer/Antirheumatika oder bei Neigung zu Allergien, bei Bronchialasthma sowie spastischen Bronchitiden.

Bei vorgeschädigter Niere oder schweren Leberfunktionsstörungen ist der Teeaufguss nur nach Rücksprache mit einem Arzt zu trinken.

6.4 Vorsichtsmaßnahmen für die Anwendung und Warnhinweise

Bei Patienten mit eingeschränkter Leber- und Nierenfunktion ist eine besonders sorgfältige Überwachung der Behandlung erforderlich. Im Verlauf einer Langzeitbehandlung müssen regelmäßig Kontrollen des Blutbildes und des Harnsäurespiegels erfolgen. Bei Patienten mit Glucose-6-Phosphat-Dehydrogenase-Mangel (ererbte Enzymerkrankung) besteht das Risiko einer hämolytischen Anämie (Abbau der roten Blutkörperchen). Diese Patienten sollen Mädesüßblüten nicht ohne ärztlichen Rat anwenden.

Das Arzneimittel soll in den ersten 6 Monaten der Schwangerschaft und in der Stillzeit nur nach Rücksprache mit dem Arzt angewendet werden. Im letzten Drittel der Schwangerschaft dürfen Teeaufgüsse aus Mädesüßblüten nicht getrunken werden.

Zur Anwendung von Mädesüßblüten bei Kindern liegen keine ausreichenden Untersuchungen vor. Sie sollen deshalb und wegen des möglichen Auftretens eines Reye-Syndroms (Erläuterung unter dem nachfolgenden „Hinweis") bei Kindern unter 12 Jahren nicht angewendet werden.

Hinweis:

Bei Jugendlichen und Kindern über 12 Jahren mit fieberhaften Erkrankungen soll dieses Arzneimittel nur auf ärztliche Anweisung und nur dann angewendet werden, wenn andere Maßnahmen nicht wirken. Sollte es bei diesen Erkrankungen zu lang anhaltendem Erbrechen kommen, so kann dies ein Zeichen des Reye-Syndroms sein, einer sehr seltenen, aber unter Umständen lebensbedrohlichen Krankheit sein, die unbedingt sofortiger ärztlicher Behandlung bedarf.

6.5 Wechselwirkungen mit anderen Mitteln

Die von anderen Salicylaten bekannten Wechselwirkungen können auch bei der Anwendung von Mädesüßblüten auftreten. Insbesondere können die Wirkungen von Arzneimitteln zur Senkung der Gerinnungsfähigkeit des Blutes (Antikoagulanzien, z.B. Cumarin-Derivate und Heparin), das Risiko einer Magen-Darm-Blutung bei gleichzeitiger Behandlung mit Kortikoiden (z.B. Prednisolon) oder bei gleichzeitigem Alkoholkonsum wie auch die Wirkung von einzunehmenden blutzuckersenkenden Medikamenten, erhöht werden. Die Wirkung von Medikamenten zur Steigerung der Harnsäureausscheidung kann vermindert werden.

6.6 Dosierungsanleitung und Art der Anwendung

Soweit nicht anders verordnet, wird 2- bis 3-mal täglich eine Tasse des wie folgt frisch bereiteten Teeaufgusses möglichst heiß getrunken:

1 gestrichener Teelöffel voll (ca. 1,2 g) Mädesüßblüten oder die entsprechende Menge in einem oder mehreren Aufgussbeutel(n) wird mit siedendem Wasser (ca. 150 ml) übergossen und nach etwa 10 bis 15 Minuten gegebenenfalls durch ein Teesieb gegeben.

6.7 Nebenwirkungen

Keine bekannt.

6.8 Hinweis

Vor Licht und Feuchtigkeit geschützt aufbewahren.

Monographien-Kommentar

Mädesüßblüten

Stammpflanze

Die Wiesenspierstaude, auch als Wiesengeißbart oder Mädesüß bezeichnete Filipendula ulmaria (L.) MAXIM. (Rosaceae), ist eine bis 1,5 m hoch werdende Staude, die auf feuchten oder nassen Wiesen und Hochstaudenfluren Europas und Nordamerikas vorkommt. Der Blütenstand ist eine zusammengesetzte, reichblütige Doldentraube.

Inhaltsstoffe

Mädesüßblüten enthalten 0,3–0,5 % einfache Phenolglykoside (Monotropitin, Spiraein) [1], etwa 1–5 Prozent Flavonoide [2, 3], besonders Spiraeosid (= Quercetin-4'-glucosid) und andere Quercetinderivate. Die Droge enthält sehr kleine Mengen an ätherischem Öl, das sich zu ca. 75 Prozent aus Salicylaldehyd, 3 Prozent Phenylethylalkohol, 2 Prozent Anisaldehyd, 2 Prozent Benzylalkohol und 1,5 Prozent Methylsalicylat zusammensetzt [4]. Auch kleine Mengen an Gerbstoffen sowie verschiedene Phenolcarbonsäuren kommen vor.

3.3 Prüfung auf Identität

Mittels DC wird auf das Vorkommen von Flavonoiden und Phenolcarbonsäuren geprüft, ohne daß in der Beschreibung des Chromatogramms bestimmte Substanzen namentlich angesprochen werden, ausgenommen Quercetin. Spiraeosid erscheint im DC etwa auf der Höhe des Isoquercitrins (Referenzsubstanz).

3.4 Prüfung auf Reinheit

Fremde Bestandteile: Verfälschungen kommen selten vor. Verwechslungen mit Holunderblüten sind leicht an deren verwachsener Corolle zu erkennen.

[1] B. Meier, Habilitationsschrift ETH Zürich 1988.
[2] J. L. Lamaison, C. Petitjean-Freytet und A. Carnat, Pharm. Acta Helv. **67,** 218 (1992).
[3] Th. Scheer und M. Wichtl, Planta Med. **53,** 573 (1987).
[4] A. Lindeman und Mitarb., Lebensm.-Wiss. Technol. **15,** 286 (1982).

M. Wichtl

Magentee I

1 Bezeichnung des Fertigarzneimittels

Magentee I

2 Darreichungsform

Tee

3 Zusammensetzung

Enzianwurzel	20,0 g
Pomeranzenschale	20,0 g
Tausendgüldenkraut	25,0 g
Wermutkraut	25,0 g
Zimtrinde	10,0 g

4 Herstellungsvorschrift

Die für die Herstellung einer Charge benötigten Mengen Enzianwurzel, Pomeranzenschale, Tausendgüldenkraut, Wermutkraut und Zimtrinde werden gemischt und anschließend in die vorgesehenen Behältnisse abgefüllt.

5 Eigenschaften und Prüfungen

5.1 Ausgangsstoffe

5.1.1 Pomeranzenschale

Der Gehalt an ätherischem Öl muss zum Zeitpunkt der Herstellung des Tees eine Mindesthaltbarkeit der Droge von einem Jahr gewährleisten, wobei davon auszugehen ist, dass der Gehalt an ätherischem Öl in den Behältnissen nach 6 absolut um etwa 0,2 Prozent pro Jahr abnimmt. Die Dauer der Haltbarkeit errechnet sich somit aus der Differenz des Gehaltes an ätherischem Öl zum Zeitpunkt der Herstellung und dem im Arzneibuch vorgeschriebenen Mindestgehalt.

5.1.2 Wermutkraut

Der Gehalt an ätherischem Öl muss zum Zeitpunkt der Herstellung des Tees eine Mindesthaltbarkeit der Droge von einem Jahr gewährleisten, wobei davon auszugehen ist, dass der Gehalt an ätherischem Öl in den Behältnissen nach 6 absolut um etwa 0,1 Prozent pro Jahr abnimmt. Die Dauer der Haltbarkeit errechnet sich somit aus der Differenz des Gehaltes an ätherischem Öl zum Zeitpunkt der Herstellung und dem im Arzneibuch vorgeschriebenen Mindestgehalt.

5.2 Fertigarzneimittel

5.2.1 Aussehen, Eigenschaften

Magentee I ist ein aromatisch riechendes Teegemisch aus getrockneten und geschnittenen, teilweise behaarten Blättern von grüner und silbergrauer Farbe, rosaroten und gelben bis bräunlichen Blütenteilen und Stengelfragmenten, aus gelben bis gelbbraunen geschnittenen Wurzelstücken, aus hellbraunen Rindenstücken sowie aus weißlichgelben und rötlichbraunen geschnittenen Fruchtwänden.

5.2.2 Prüfung auf Identität

Die nach 5.2.3 makroskopisch einzeln verlesenen Bestandteile werden auf Identität geprüft.

Enzianwurzel
entsprechend Prüfung auf Identität gemäß AB.

Pomeranzenschale
entsprechend Prüfung auf Identität (AB.).

Tausendgüldenkraut
entsprechend Prüfung auf Identität (AB.).

Wermutkraut
entsprechend Prüfung auf Identität (AB.).

Zimtrinde
entsprechend Prüfung auf Identität gemäß AB.

5.2.3 Gehalt

80,0 bis 120,0 Prozent der deklarierten Mengen an Enzianwurzel, Pomeranzenschale, Tausendgüldenkraut, Wermutkraut, Zimtrinde.

Bestimmung

Eine geeignete Menge Magentee I wird makroskopisch in die einzelnen Bestandteile verlesen und diese gewogen.

5.2.4 Haltbarkeit

Die Haltbarkeit in den Behältnissen nach 6 beträgt ein Jahr.

6 Behältnisse

Geklebte Blockbodenbeutel bzw. Seitenfaltenbeutel aus einseitig glattem, gebleichtem Natronkraftpapier 50 g/m^2, gefüttert mit gebleichtem Pergamyn 40 g/m^2.

7 Kennzeichnung

Nach § 10 AMG, insbesondere:

7.1 Zulassungsnummer

2019.99.99

7.2 Art der Anwendung

Zum Trinken nach Bereitung eines Teeaufgusses.

7.3 Hinweis

Vor Licht und Feuchtigkeit geschützt lagern.

8 Packungsbeilage

Nach § 11 AMG, insbesondere:

8.1 Anwendungsgebiete

Bei Magenbeschwerden, wie z. B. durch mangelnde Magensaftbildung; zur Appetitanregung.

8.2 Gegenanzeigen

Magen- und Darmgeschwüre.

8.3 Nebenwirkungen

Gelegentlich können bei bitterstoffempfindlichen Personen Kopfschmerzen ausgelöst werden.

8.4 Dosierungsanleitung und Art der Anwendung

2 Teelöffel voll Tee werden mit siedendem Wasser (ca. 150 ml) übergossen, bedeckt etwa 5 bis 10 Minuten ziehen gelassen und dann durch ein Teesieb gegeben.

Soweit nicht anders verordnet, wird mehrmals täglich eine Tasse frisch bereiteter Tee mäßig warm eine halbe Stunde vor den Mahlzeiten getrunken.

8.5 Hinweis

Vor Licht und Feuchtigkeit geschützt aufbewahren.

Monographien-Kommentar

Magentee I

Kommentare zu den einzelnen Bestandteilen von Magentee I befinden sich gemäß nachfolgender Übersicht in:

Bestandteil	Kommentar
Enzianwurzel	Kom. Ph. Eur.
Pomeranzenschale	Kom. DAB
Tausendgüldenkraut	Kom. Ph. Eur.
Wermutkraut	Kom. Ph. Eur.
Zimtrinde	Kom. Ph. Eur.

M. Wichtl

Magentee II bis VI

1 **Bezeichnung des Fertigarzneimittels**

Magentee[1)]

2 **Darreichungsform**

Tee

3 **Zusammensetzung**

A. Wirksame Bestandteile (in Masseprozenten)

Bestandteile / Teenummer	II	III	IV	V	VI
Angelikawurzel	10,0 bis 25,0				
Enzianwurzel			10,0 bis 30,0	10,0 bis 30,0	10,0 bis 15,0
Löwenzahn			10,0 bis 35,0		
Melissenblätter		10,0 bis 35,0			
Bitterorangenschale					15,0 bis 25,0
Schafgarbenkraut	15,0 bis 30,0	10,0 bis 35,0		10,0 bis 35,0	
Tausendgüldenkraut	10,0 bis 25,0		10,0 bis 35,0	10,0 bis 25,0	10,0 bis 25,0
Wermutkraut	10,0 bis 25,0	30,0 bis 50,0		10,0 bis 25,0	10,0 bis 20,0

[1)] Die Bezeichnung des Tees setzt sich aus dem Wort „Magentee" und der römischen Ziffer zusammen, die der jeweiligen Zusammensetzung zugeordnet ist (z. B. „Magentee II").

B. Sonstige Bestandteile

Anis,	Kornblumenblüten,
Basilikumkraut,	Bitterorangenblüten,
Brombeerblätter,	Ringelblumenblüten,
Bitterer Fenchel,	Rosmarinblätter,
Koriander,	Salbeiblätter.

Die wirksamen Bestandteile nach A müssen insgesamt mindestens 70 Masseprozente der jeweiligen Teemischung ergeben. Die sonstigen Bestandteile müssen – sofern solche verwendet werden – aus der Gruppe B ausgewählt werden. Sie dürfen pro Bestandteil nicht mehr als 5 Masseprozente der jeweiligen Teemischung betragen.

4 Herstellungsvorschrift

Die für die Herstellung einer Charge benötigten Bestandteile werden gemischt und anschließend in die vorgesehenen Behältnisse abgefüllt.

5 Eigenschaften und Prüfungen

5.1 Ausgangsstoffe

5.1.2 Löwenzahn

Die Droge muss der Monographie „Löwenzahn" des Deutschen Arzneimittel-Codex (DAC) in der jeweils gültigen Fassung entsprechen.

5.1.4 Basilikumkraut

Die Droge muss der Monographie „Basilikumkraut" des Deutschen Arzneimittel-Codex (DAC) in der jeweils gültigen Fassung entsprechen.

5.1.5 Brombeerblätter

Die Droge muss der Monographie „Brombeerblätter" des Deutschen Arzneimittel-Codex (DAC) in der jeweils gültigen Fassung entsprechen.

5.1.7 Kornblumenblüten

Die Droge muss der Monographie „Kornblumenblüten" des Deutschen Arzneimittel-Codex (DAC) in der jeweils gültigen Fassung entsprechen.

5.1.8 Rosmarinblätter

Die Droge muss der Monographie „Rosmarinblätter, Rosmarinii folium" des Deutschen Arzneimittel-Codex (DAC) in der jeweils gültigen Fassung entsprechen.

5.2 Fertigarzneimittel

5.2.1 Aussehen, Eigenschaften

Teemischung aus getrockneten und meist zerkleinerten Pflanzenteilen mit arteigenem Geruch

5.2.2 Prüfung auf Identität

Die nach 5.2.3 makroskopisch einzeln verlesenen, wirksamen Bestandteile werden auf Identität geprüft.

Angelikawurzel
entsprechend Prüfung auf Identität gemäß AB.

Enzianwurzel
entsprechend Prüfung auf Identität gemäß AB.

Löwenzahn
entsprechend Prüfung auf Identität gemäß DAC.

Melissenblätter
entsprechend Prüfung auf Identität gemäß AB.

Bitterorangenschale
entsprechend Prüfung auf Identität gemäß AB.

Schafgarbenkraut
entsprechend Prüfung auf Identität gemäß AB.

Tausendgüldenkraut
entsprechend Prüfung auf Identität gemäß AB.

Wermutkraut
entsprechend Prüfung auf Identität gemäß AB.

5.2.3 Gehalt

80 bis 120 Prozent der deklarierten Bestandteile.

Bestimmung

Eine geeignete Menge der Teemischung wird makroskopisch in die einzelnen Bestandteile verlesen. Die deklarierten Bestandteile werden gewogen.

5.2.4 Haltbarkeit

Die Haltbarkeit in den Behältnissen nach 6 beträgt für Magentee III ein Jahr, für Magentee IV drei Jahre.

Für die Haltbarkeit von Magentee II, V und VI ist der Gehalt an ätherischem Öl im Wermutkraut, in der Angelikawurzel und in der Bitterorangenschale entscheidend. Dieser nimmt in den Behältnissen nach 6 pro Jahr absolut um etwa 0,1 Prozent im Wermutkraut, um etwa 0,05 Prozent in der Angelikawurzel und um etwa 0,2 Prozent in der Bitterorangenschale ab. Die Dauer der Haltbarkeit errechnet sich somit aus der Differenz des jeweiligen Gehaltes an ätherischem Öl zum Zeitpunkt der Herstellung und dem vorgeschriebenen Mindestgehalt. Die Droge mit der kürzesten Haltbarkeit ist für die gesamte Teemischung bestimmend.

6 Behältnisse

Geklebte Blockbodenbeutel bzw. Seitenfaltenbeutel aus einseitig glattem, gebleichtem Natronkraftpapier 50 g/m², gefüttert mit gebleichtem Pergamyn 40 g/m².

7 Kennzeichnung

Nach § 10 AMG, insbesondere:

7.1 Zulassungsnummer

Magentee Nr.	Zulassungsnummer
II	2019.98.99
III	2019.97.99
IV	2019.96.99
V	2019.95.99
VI	2019.94.99

7.2 Art der Anwendung

Zum Trinken nach Bereitung eines Teeaufgusses.

7.3 Hinweis

Vor Licht und Feuchtigkeit geschützt lagern.

8 Packungsbeilage

Nach § 11 AMG, insbesondere:

8.1 Anwendungsgebiete

Magenbeschwerden wie Völlegefühl und Blähungen, z. B. durch mangelnde Magensaftbildung; zur Appetitanregung.

8.2 Gegenanzeigen

Magen- und Darrmgeschwüre.

8.3 Nebenwirkungen

Gelegentlich können bei bitterstoffempfindlichen Personen Kopfschmerzen ausgelöst werden.

Die Seiten 5–6 entfallen

8.4 Dosierungsanleitung und Art der Anwendung

2 Teelöffel voll Tee werden mit siedendem Wasser (ca. 150 ml) übergossen, bedeckt etwa 10 bis 15 Minuten ziehengelassen und dann durch ein Teesieb gegeben.

Soweit nicht anders verordnet, wird mehrmals täglich eine Tasse frisch bereiteter Tee mäßig warm eine halbe Stunde vor den Mahlzeiten getrunken.

8.5 Hinweis

Vor Licht und Feuchtigkeit geschützt aufbewahren.

Monographien-Kommentar

Magentee II bis VI

Kommentare zu den einzelnen Bestandteilen von Magnetee II bis VI befinden sich gemäß nachfolgender Übersicht in:

Bestandteil	Kommentar
A. Angelikawurzel	Kom. DAB u. St. Zul.
Enzianwurzel	Kom. Ph. Eur.
Löwenzahn	St. Zul.
Melissenblätter	Kom. Ph. Eur.
Pomeranzenschale	Kom. DAB
Schafgarbenkraut	Kom. Ph. Eur. u. St. Zul.
Tausendgüldenkraut	Kom. Ph. Eur.
Wermutkraut	Kom. Ph. Eur.
B. Anis	Kom. Ph. Eur.
Basilikumkraut	St. Zul.
Brombeerblätter	St. Zul.
Fenchel	Kom. Ph. Eur.
Korianderfrüchte	Kom. Ph. Eur.
Kornblumenblüten	St. Zul. Blasen- u. Nierentee II–VII
Pomeranzenblüten	Kom. DAB u. St. Zul. Beruhigungstee II–VIII
Ringelblumenblüten	St. Zul.
Rosmarinblätter	St. Zul.
Salbeiblätter	Kom. Ph. Eur.

M. Wichtl

Magen- und Darmtee I

1   Bezeichnung des Fertigarzneimittels

Magen- und Darmtee I

2   Darreichungsform

Tee

3   Zusammensetzung

Baldrianwurzel	25,0 g
Kümmel	25,0 g
Pfefferminzblätter	25,0 g
Kamillenblüten	25,0 g

4   Herstellungsvorschrift

Die für die Herstellung einer Charge benötigten Mengen Baldrianwurzel, Kümmel, Pfefferminzblätter und Kamillenblüten werden gemischt und anschließend in die vorgesehenen Behältnisse abgefüllt.

5   Eigenschaften und Prüfungen

5.1   Fertigarzneimittel

5.1.1   Aussehen, Eigenschaften

Magen- und Darmtee I ist ein charakteristisch durchdringend nach Valeriansäure und Menthol riechendes Teegemisch aus dünnen, getrockneten und geschnittenen Blättern von grüner bis hell gelbbrauner Farbe. Die Mischung enthält getrocknete Blütenköpfchen mit gelben Röhrenblüten, weißen Zungenblüten und graubraune Spaltfrüchte, die in ihre Teilfrüchte zerfallen sind.

5.1.2   Prüfung auf Identität

Die nach 5.1.3 makroskopisch einzeln verlesenen Bestandteile werden auf Identität geprüft.

Baldrianwurzel
entsprechend Prüfung auf Identität (AB.).

Kümmel
entsprechend Prüfung auf Identität (AB.).

Pfefferminzblätter
entsprechend Prüfung auf Identität gemäß AB.

Kamillenblüten
entsprechend Prüfung auf Identität (AB.).

5.1.3 Gehalt

80,0 bis 120,0 Prozent der deklarierten Mengen an Baldrianwurzel, Kümmel, Pfefferminzblättern und Kamillenblüten.

Bestimmung

Eine geeignete Menge Magen- und Darmtee I wird makroskopisch in die einzelnen Bestandteile verlesen und diese gewogen.

5.1.4 Haltbarkeit

Die Haltbarkeit in den Behältnissen nach 6 beträgt zwei Jahre unter der Voraussetzung einer 2-jährigen Haltbarkeit des Kümmels. Der Gehalt des ätherischen Öls im Kümmel nimmt in den Behältnissen nach 6 pro Jahr absolut um etwa 0,3 Prozent ab. Die Haltbarkeit des Kümmels errechnet sich somit aus der Differenz des Gehaltes an ätherischem Öl zum Zeitpunkt der Herstellung und dem im Arzneibuch vorgeschriebenen Mindestgehalt.

6 Behältnisse

Geklebte Blockbodenbeutel bzw. Seitenfaltenbeutel aus einseitig glattem, gebleichtem Natronkraftpapier 50 g/m^2, gefüttert mit gebleichtem Pergamyn 40 g/m^2.

7 Kennzeichnung

Nach § 10 AMG, insbesondere:

7.1 Zulassungsnummer

2029.99.99

7.2 Art der Anwendung

Zum Trinken nach Bereitung eines Teeaufgusses.

7.3 Hinweis

Vor Licht und Feuchtigkeit geschützt lagern.

8 Packungsbeilage

Nach § 11 AMG, insbesondere:

8.1 Anwendungsgebiete

Beschwerden wie Völlegefühl, Blähungen und leichte krampfartige Magen-Darm-Störungen; nervöse Herz-Magen-Beschwerden.

8.2 Dosierungsanleitung und Art der Anwendung

1 Eßlöffel voll Tee wird mit siedendem Wasser (ca. 150 ml) übergossen, bedeckt etwa 10 Minuten ziehen gelassen und dann durch ein Teesieb gegeben.

Soweit nicht anders verordnet, wird mehrmals täglich eine Tasse frisch bereiteter Tee warm zwischen den Mahlzeiten getrunken.

8.3 Hinweis

Vor Licht und Feuchtigkeit geschützt aufbewahren.

Monographien-Kommentar

Magen- und Darmtee I

Kommentare zu den einzelnen Bestandteilen von Magen- und Darmtee I befinden sich gemäß nachfolgender Übersicht in:

Bestandteil	Kommentar
Baldrianwurzel	Kom. Ph. Eur.
Kümmel	Kom. Ph. Eur.
Pfefferminzblätter	Kom. Ph. Eur.
Kamillenblüten	Kom. Ph. Eur.

M. Wichtl

Magen- und Darmtee II bis XII

1 **Bezeichnung des Fertigarzneimittels**

   Magen- und Darmtee¹)

2 **Darreichungsform**

   Tee

3 **Zusammensetzung**

   A. Wirksame Bestandteile (in Masseprozenten)

Bestandteile \ Teenummer	II	III	IV	V	VI
Anis	20,0 bis 30,0		15,0 bis 30,0		15,0 bis 30,0
Bitterer Fenchel	20,0 bis 30,0	20,0 bis 30,0	15,0 bis 30,0	20,0 bis 35,0	15,0 bis 30,0
Koriander		20,0 bis 40,0	15,0 bis 20,0		
Kümmel	20,0 bis 40,0	20,0 bis 30,0	15,0 bis 30,0	20,0 bis 35,0	15,0 bis 30,0
Angelikawurzel				20,0 bis 30,0	
Kamillenblüten					20,0 bis 40,0
Pfefferminzblätter					
Schafgarbenkraut					
Süßholzwurzel					

---

¹) Die Bezeichnung des Tees setzt sich aus dem Wort „Magen- und Darmtee" und der römischen Ziffer zusammen, die der jeweiligen Zusammensetzung zugeordnet ist (z. B. „Magen- und Darmtee II").

2 Magen- und Darmtee II bis XII

A. Wirksame Bestandteile (in Masseprozenten)
– Fortsetzung –

Bestandteile \ Teenummer	VII	VIII	IX	X	XI	XII
Anis	15,0 bis 30,0	15,0 bis 30,0	15,0 bis 30,0			
Fenchel	15,0 bis 30,0	15,0 bis 30,0	15,0 bis 30,0			
Koriander						
Kümmel	15,0 bis 30,0	15,0 bis 30,0	15,0 bis 30,0			
Angelikawurzel						
Kamillenblüten		10,0 bis 40,0	10,0 bis 40,0	20,0 bis 40,0	30,0 bis 40,0	30,0 bis 50,0
Pfefferminzblätter	20,0 bis 40,0	10,0 bis 40,0		20,0 bis 30,0	15,0 bis 40,0	
Schafgarbenkraut			10,0 bis 30,0	20,0 bis 35,0		15,0 bis 25,0
Süßholzwurzel					15,0 bis 35,0	15,0 bis 35,0

B. Sonstige Bestandteile

Baldrianwurzel,
Kornblumenblüten,
Malvenblüten,
Melissenblätter,
Ringelblumenblüten,
Zimtrinde.

Die wirksamen Bestandteile nach A müssen insgesamt mindestens 70 Masseprozente der jeweiligen Teemischung ergeben. Die sonstigen Bestandteile müssen – sofern solche verwendet werden – aus der Gruppe B ausgewählt werden. Sie dürfen pro Bestandteil nicht mehr als 5 Masseprozente der jeweiligen Teemischung betragen.

4 **Herstellungsvorschrift**

Die für die Herstellung einer Charge benötigten Bestandteile werden gemischt und anschließend in die vorgesehenen Behältnisse abgefüllt.

5 **Eigenschaften und Prüfungen**

5.1 Ausgangsstoffe

5.1.1 Kornblumenblüten

Die Droge muss der Monographie „Kornblumenblüten" des Deutschen Arzneimittel-Codex (DAC) in der jeweils gültigen Fassung entsprechen.

5.2 Fertigarzneimittel

5.2.1 Aussehen, Eigenschaften

Teemischung aus getrockneten und meist zerkleinerten Pflanzenteilen mit arteigenem Geruch.

5.2.2 Prüfung auf Identität

Die nach 5.2.3 makroskopisch einzeln verlesenen, wirksamen Bestandteile werden auf Identität geprüft.

Anis
entsprechend Prüfung auf Identität gemäß AB.

Bitterer Fenchel
entsprechend Prüfung auf Identität gemäß AB.

Korianderfrüchte
entsprechend Prüfung auf Identität gemäß AB.

Korianderfrüchte
entsprechend Prüfung auf Identität in der Monographie Nr. 118, Korianderfrüchte, der Verordnung über Standardzulassungen.

Kümmel
entsprechend Prüfung auf Identität gemäß AB.

Angelikawurzel
entsprechend Prüfung auf Identität gemäß AB.

Kamillenblüten
entsprechend Prüfung auf Identität gemäß AB.

Pfefferminzblätter
entsprechend Prüfung auf Identität gemäß AB.

Schafgarbenkraut
entsprechend Prüfung auf Identität gemäß AB.

Süßholzwurzel
entsprechend Prüfung auf Identität gemäß AB.

4   Magen- und Darmtee II bis XII

5.2.3   Gehalt

80 bis 120 Prozent der deklarierten Bestandteile.

Bestimmung

Eine geeignete Menge der Teemischung wird makroskopisch in die einzelnen Bestandteile verlesen. Die deklarierten Bestandteile werden gewogen.

5.2.4   Haltbarkeit

Die Haltbarkeit in den Behältnissen nach 6 beträgt für Magen- und Darmtee II bis IX ein Jahr, für Magen- und Darmtee X bis XII zwei Jahre.

6   **Behältnisse**

Geklebte Blockbodenbeutel bzw. Seitenfaltenbeutel aus einseitig glattem, gebleichtem Natronkraftpapier 50 g/m^2, gefüttert mit gebleichtem Pergamyn 40 g/m^2.

7   **Kennzeichnung**

Nach § 10 AMG, insbesondere:

7.1   Zulassungsnummer

Magen- und Darmtee Nr.	Zulassungsnummer
II	2029.98.99
III	2029.97.99
IV	2029.96.99
V	2029.95.99
VI	2029.94.99
VII	2029.93.99
VIII	2029.92.99
IX	2029.91.99
X	2029.90.99
XI	2029.89.99
XII	2029.88.99

7.2   Art der Anwendung

8   **Packungsbeilage**

Nach § 11 AMG, insbesondere:

8.1 Anwendungsgebiete

Magen-Darm-Beschwerden wie Völlegefühl, Blähungen und leichte krampfartige Magen-Darm-Störungen; nervöse Herz-Magen-Beschwerden.

8.2 Gegenanzeige

Allergie gegen Anis und Anethol.

8.3 Nebenwirkungen

Gelegentlich allergische Reaktionen der Haut, der Atemwege und des Gastrointestinaltraktes.

8.4 Dosierungsanleitung und Art der Anwendung

Etwa 1 Eßlöffel voll Tee wird mit siedendem Wasser (ca. 150 ml) übergossen, bedeckt etwa 10 Minuten ziehengelassen und dann durch ein Teesieb gegeben.

Soweit nicht anders verordnet, wird mehrmals täglich eine Tasse frisch bereiteter Tee warm zwischen den Mahlzeiten getrunken.

8.5 Hinweis

Vor Licht und Feuchtigkeit geschützt aufbewahren."

Monographien-Kommentar

Magen- und Darmtee II bis XII

Kommentare zu den einzelnen Bestandteilen von Magen- und Darmtee II bis XII befinden sich gemäß nachfolgender Übersicht in:

Bestandteil	Kommentar
A. Anis	Kom. Ph. Eur.
Fenchel	Kom. Ph. Eur.
Korianderfrüchte	Kom. Ph. Eur.
Kümmel	Kom. Ph. Eur.
Angelikawurzel	Kom. DAB u. St. Zul.
Kamillenblüten	Kom. Ph. Eur.
Pfefferminzblätter	Kom. Ph. Eur.
Schafgarbenkraut	Kom. Ph. Eur. u. St. Zul.
Süßholzwurzel	Kom. Ph. Eur.
B. Baldrianwurzel	Kom. Ph. Eur.
Kornblumenblüten	St. Zul. Blasen- u. Nierentee II–VII
Malvenblüten	St. Zul. Erkältungstee II–V
Melissenblätter	Kom. Ph. Eur.
Ringelblumenblüten	St. Zul.
Zimtrinde	Kom. Ph. Eur.

M. Wichtl

Schweres Magnesiumoxid

1 **Bezeichnung des Fertigarzneimittels**
Schweres Magnesiumoxid

2 **Darreichungsform**
Pulver

4 **Behältnisse**
Dichtschließende Dosen aus Polypropylen.

5 **Kennzeichnung**
Nach § 10 AMG, insbesondere:

5.1 Zulassungsnummer
5599.99.99

5.2 Art der Anwendung
Zum Einnehmen.

5.3 Hinweis
Apothekenpflichtig

6 **Packungsbeilage**
Nach § 11 AMG, insbesondere:

6.1 Anwendungsgebiete
Übersäuerung des Magens (Hyperazidität) mit Druck- und Völlegefühl; saures Aufstoßen, Sodbrennen.

6.2 Gegenanzeigen
Schweres Magnesiumoxid soll bei eingeschränkter Nierenfunktion nicht in höheren Dosen über längere Zeit ohne regelmäßige Kontrolle des Serum-Magnesium-Spiegels angewendet werden.

6.3 Nebenwirkungen
Bei Einnahme von hohen Dosen Schweren Magnesiumoxids kann sich eine milde abführende Wirkung einstellen. Bei erhöhter Resorption von Magnesium aus dem Darm und eingeschränkter Nierenfunktion kann es zu einer Hypermagnesiämie mit Muskelschwäche, Blutdruckabfall und Müdigkeit kommen.

2 Magnesiumoxid, Schweres

6.4 Wechselwirkungen mit anderen Mitteln

Die gleichzeitige Einnahme von Schwerem Magnesiumoxid und anderen Arzneimitteln (z. B. Tetracycline, Herzglykoside, Atropin, Cimetidin, Barbiturate, Eisen) sollte vermieden werden, da die Resorption der mitverabreichten Arzneimittel beeinflußt werden kann. Deswegen sollte die Einnahme anderer Arzneimittel 1 Stunde vor oder nach Einnahme des Schweren Magnesiumoxids erfolgen.

6.5 Dosierungsanleitung und Art der Anwendung

Soweit nicht anders verordnet, 2- bis 4mal täglich eine Messerspitze voll (250 bis 500 mg) Schweres Magnesiumoxid, in wenig Flüssigkeit angerührt, zwischen den Mahlzeiten und vor dem Schlafengehen einnehmen.

6.6 Dauer der Anwendung

Schweres Magnesiumoxid soll ohne ärztliche Anweisung nicht länger als eine Woche angewendet werden.

Magnesiumsulfat 7 H$_2$O

1 **Bezeichnung des Fertigarzneimittels**

Magnesiumsulfat 7 H$_2$O

2 **Darreichungsform**

Pulver

3 **Eigenschaften und Prüfungen**

Haltbarkeit:

Die Haltbarkeit in den Behältnissen nach 4 beträgt 3 Jahre.

4 **Behältnisse**

Dicht schließende Dosen aus Polypropylen.

5 **Kennzeichnung**

Nach § 10 AMG, insbesondere:

5.1 Zulassungsnummer

1199.99.99.

5.2 Art der Anwendung

Zum Trinken nach Auflösen in Wasser.

6 **Packungsbeilage**

Nach § 11 AMG, insbesondere:

6.1 Stoff- oder Indikationsgruppe

Salinisches Abführmittel.

6.2 Anwendungsgebiete

Zur kurzfristigen Anwendung bei Verstopfung (Obstipation);

zur Darmentleerung vor diagnostischen und therapeutischen Maßnahmen.

6.3 Gegenanzeigen

Magnesiumsulfat 7 H$_2$O darf nicht angewendet werden bei Darmverschluss und bei eingeschränkter Nierenfunktion. Es sollte nicht angewendet werden bei entzündlichen Magen-Darm-Erkrankungen sowie Störungen des Wasser- und Elektrolythaushalts.

Schwangerschaft und Stillzeit:

Schädliche Wirkungen von Magnesiumsulfat 7 H$_2$O während der Schwangerschaft und des Stillens sind nicht bekannt.

6.4 Wechselwirkungen mit anderen Mitteln

Magnesiumsulfat $7\,H_2O$ kann mit Tetrazyklinen schwer resorbierbare Komplexe bilden, sodass nur ein unzureichender Wirkstoffspiegel erreicht wird.

Die Empfindlichkeit gegenüber herzwirksamen Glykosiden kann aufgrund erhöhter Kaliumverluste verstärkt werden. Der Kaliumverlust kann bei gleichzeitiger Einnahme von harntreibenden Mitteln verstärkt werden.

6.5 Dosierungsanleitung und Art der Anwendung

Soweit nicht anders verordnet, trinken Erwachsene 2 bis 3 Esslöffel voll (10 bis 15 g) Magnesiumsulfat $7\,H_2O$ in ca. 250 ml Wasser gelöst. Für eine rasche Darmentleerung werden 1 bis 2 Esslöffel voll (20 bis 30 g) Magnesiumsulfat $7\,H_2O$ in ca. 500 ml Wasser gelöst getrunken. Kinder über 6 Jahre erhalten die halbe Dosis.

6.6 Dauer der Anwendung

Magnesiumsulfat $7\,H_2O$ soll nur kurzfristig angewendet werden. Eine längerfristige Anwendung führt zu einer Verstärkung der Darmträgheit.

6.7 Überdosierung

Bei Überdosierung von Magnesiumsulfat $7\,H_2O$ kann es zum Entzug von Wasser mit Elektrolytstörungen und zur Magnesiumvergiftung kommen. Die Therapie hat sich an den Symptomen zu orientieren.

6.8 Nebenwirkungen

Bei der Anwendung sehr hoher Dosen oder chronischer Anwendung von Magnesiumsulfat $7\,H_2O$ kann es – insbesondere bei eingeschränkter Nierenfunktion – zu einer Magnesiumvergiftung kommen, die durch zentralnervöse Störungen, Muskelschwäche, Reflexausfälle, Müdigkeit, teilweise Lähmungen, Koma sowie durch Herzrhythmusstörungen gekennzeichnet ist.

Wie bei anderen Abführmitteln kann es bei längerdauernder Anwendung von Magnesiumsulfat $7\,H_2O$ zu erhöhten Verlusten von Wasser, Kalium und anderen Salzen kommen. Dies kann zu Störungen der Herzfunktion und zu Muskelschwäche führen, insbesondere bei gleichzeitiger Einnahme von harntreibenden Mitteln und Nebennierenrindensteroiden.

Magnesiumtrisilikat-Tabletten 500 mg

1 Bezeichnung des Fertigarzneimittels

Magnesiumtrisilikat-Tabletten 500 mg

2 Darreichungsform

Lutsch-/Kautabletten

3 Eigenschaften und Prüfungen

3.1 Aussehen, Eigenschaften

Weiße, nichtüberzogene Tabletten.

3.2 Gehalt

95,0 bis 105,0 Prozent der pro Tablette deklarierten Menge Magnesiumtrisilikat; davon mindestens 29 Prozent MgO und mindestens 65 Prozent SiO_2, berechnet auf die geglühte Substanz.

3.3 Haltbarkeit

Die Haltbarkeit in den Behältnissen nach 4 beträgt mindestens ein Jahr.

4 Behältnisse

Behältnisse aus Glas oder Tiefziehfolie.

5 Kennzeichnung

Nach § 10 AMG, insbesondere:

5.1 Zulassungsnummer

3399.99.99

5.2 Art der Anwendung

Zum Lutschen oder Kauen.

6 Packungsbeilage

Nach § 11 AMG, insbesondere:

6.1 Anwendungsgebiete

Bei Übersäuerung des Magens (Hyperazidität); Magendruck und Völlegefühl; Sodbrennen und saures Aufstoßen.

6.2 Gegenanzeigen

Magnesiumtrisilikat-Tabletten sollen bei eingeschränkter Nierenfunktion nicht in höheren Dosen über längere Zeit ohne regelmäßige Kontrolle des Serum-Magnesium-Spiegels angewendet werden.

6.3 Nebenwirkungen

Bei Einnahme von hohen Dosen Magnesiumtrisilikat-Tabletten kann sich eine milde abführende Wirkung einstellen, in seltenen Fällen können sich Trisilikat-Nierensteine bilden.

6.4 Wechselwirkung mit anderen Mitteln

Die gleichzeitige Einnahme von Magnesiumtrisilikat-Tabletten und anderen Arzneimitteln (z. B. Tetracycline, Herzglykoside, Atropin, Cimetidin, Barbiturate, Eisen) sollte vermieden werden, da die Resorption der mitverabreichten Arzneimittel beeinflußt werden kann. Deswegen sollte die Einnahme anderer Arzneimittel eine Stunde vor oder nach Einnahme der Magnesiumtrisilikat-Tabletten erfolgen.

6.5 Dosierungsanleitung und Art der Anwendung

Soweit nicht anders verordnet, 3- bis 4mal täglich 1 bis 2 Tabletten nach oder zwischen den Mahlzeiten und vor dem Schlafengehen lutschen oder zerkaut einnehmen.

6.6 Dauer der Anwendung

Magnesiumtrisilikat-Tabletten sollen ohne ärztliche Anweisung nicht länger als eine Woche angewendet werden.

Monographien-Kommentar

Magnesiumtrisilikat-Tabletten 500 mg

3.2 Gehalt

Die Bestimmung des MgO kann analog zur Ph. Eur. mittels komplexometrischer Titration erfolgen. Übliche Hilfsstoffe stören nicht außer Magnesiumstearat. Dies wird jedoch meist so niedrig dosiert (z. B. 10 mg auf 450 mg Mg-trisilikat), daß der dadurch bedingte systematische Fehler kleiner als 0,5% ist. Die Methode ist robust, lediglich die Neutralisation der Aufschlußlösung vor der komplexometrischen Titration stellt einen Schwachpunkt dar und sollte deshalb durch Messung des pH-Wertes überprüft werden.

Die Bestimmung des Siliciumdioxids kann nach Ph. Eur. erfolgen. Sie beruht auf dem Herauslösen des MgO durch längeres Digerieren mit verdünnter Schwefelsäure, die außerdem die vorliegenden Silikate protoniert und damit in (wasserhaltige) Kieselsäure überführt, die nicht wasserlöslich ist. Nach Filtration und Auswaschen des Filters bis zur Sulfatfreiheit wird verascht und bis zur Gewichtskonstanz geglüht. Organische wasser- und säureunlösliche Hilfsstoffe wie Stärke stören wie das Filterpapier wegen der Veraschung und dem Glühen nicht.

3.3 Haltbarkeit

Hier ist die Prüfung auf das Säurebindungsvermögen (siehe Ph. Eur.) angebracht. Zur Beurteilung ist es nötig, diese Prüfung auch direkt nach Herstellung der Magnesiumtrisilikat-Tabletten vorzunehmen.

P. Surmann

Monographien-Kommentar

Magnesiumtrisilikat-Tabletten 500 mg

Anmerkungen zur Rezeptur und Herstellung des Fertigarzneimittels.

Magnesiumtrisilikat für die pharmazeutische Verwendung wird stets durch Fällen von Magnesiumsalzlösungen mit Alkalisilikaten hergestellt [1].

Die Substanz hat eine wechselnde Zusammensetzung, wobei insbesondere der Wassergehalt schwankt [1, 2].

Durch Variation der Herstellungsbedingungen kann man die Zusammensetzung sowie die Produkteigenschaften für den vorgesehenen Verwendungszweck steuern, insbesondere das Säureverbindungsvermögen, das Sorptionsvermögen, die Porosität, die spezifische Oberfläche und die Teilchengröße [1, 3].

Wegen der unterschiedlichen Magnesiumtrisilikat-Qualitäten empfiehlt es sich, für ein reproduzierbares Herstellverfahren und für eine stets gleichbleibende Qualität des Fertigproduktes eine strengere Spezifizierung der Ausgangssubstanzen vorzunehmen als sie das Arzneibuch vorsieht. So sollten das Schütt- und Stampfvolumen festgelegt werden sowie das pH-Neutralisationsvermögen nach dem Preliminary-Test [2], der zur Erfassung der alkalischen Stoffeigenschaft dient, und die antazide Reaktivität mit der pH-Statmethode [3] bestimmt werden. Diese Prüfungen sollten auch bei dem Fertigarzneimittel nach der Standardzulassung zusätzlich durchgeführt werden.

Als Herstellverfahren ist wegen des hohen Gehaltes an Magnesiumtrisilikat und seines leicht kreidigen und leicht sandigen Geschmackes eine Feuchtgranulierung zu empfehlen. Der leicht kreidige und leicht sandige Geschmack kann durch die Wahl der Hilfsstoffe, wie z.B. Mannit, Sorbit als Füllmittel und geeignete Granulierung mit 5- bis 7prozentigem Maisstärkekleister oder 5- bis 7prozentiger wäßriger Methylcelluloselösung verbessert werden [4]. Polyvinylpyrrolidonlösungen sind als Granuliermittel für Antazida-Tabletten ungeeignet, da Polyvinylpyrrolidon in stark alkalischer Lösung und bei höheren Temperaturen zur Vernetzung neigt [5]. Das Sorptionsverhalten und die antazide Reaktivität können beeinträchtigt werden.

Wichtig für die Akzeptanz einer Kau- und Lutschtablette ist eine gute Aromatisierung, die durch eine ausgewogene Süße ergänzt werden muß. Antazidazubereitungen werden überwiegend mit Menthol, Pfefferminzöl oder Spermintöl aromatisiert. Das Menthol wird in Ethanol gelöst eingearbeitet. Pfefferminzöl oder Spermintöl können ebenfalls in Alkohol gelöst verarbeitet werden. Es gibt sie aber auch als sprühgetrocknetes, mikroverkapseltes Aromapulver mit 20 Prozent ätherischem Ölgehalt oder als auf Siliciumdioxid aufgezogenes Öl mit einem ätherischen Ölgehalt von 70 Prozent. Für Kau- und Lutschtabletten dürfte ein aufgezogenes ätherisches Öl zu den besten Ergebnissen führen [4].

Folgende Rezeptur [4] dürfte durch geringe Umformulierung auch für eine Magnesiumtrisilikat-Tablette 500 mg nach der Standardzulassung als unverbindlicher Rahmenrezepturvorschlag geeignet sein:

Monographien-Kommentar

2

Magnesiumtrisilikat	450 mg
Aluminiumhydroxid[1]) (Trockengelpulver, z. B. Reheis® F 2200)	200 mg
Mannit pulv.	300 mg
Stärkekleister 7prozentig	q. s.
Geeignetes Aroma und Süßungsmittel	q.s.
(z. B.) Pfferminzaroma + Saccharin-Natrium)	
Magnesiumstearat	10 mg
Maisstärke	10 mg

[1]) 200 mg Aluminiumhydroxid werden durch 50 mg Magnesiumtrisilikat und maximal 150 mg Mannit ersetzt.

Magnesiumtrisilikat wird mit Mannit gemischt. Saccharin-Natrium wird in Wasser gelöst und dem Stärkekleister zugesetzt. Die mit dem Stärkekleister durchfeuchtete Pulvermischung wird granuliert, bei 60°C getrocknet und durch ein Sieb mit 1 mm Maschenweite (16 mesh) gesiebt. Aus dem Aroma, dem Magnesiumstearat und der Maisstärke wird eine Vormischung hergestellt. Diese wird durch ein Sieb von 0,84 mm (20 mesh) Maschenweite zu dem Granulat gesiebt und 10 Minuten gemischt. Das Granulat soll vor der Tablettierung mindestens 24 Stunden unter Raumbedingungen lagern.

Im Hinblick auf die Arbeiten von Schmidt [9, 10] empfiehlt es sich, Magnesiumtrisilikat-Tabletten 500 mg mit ca. 500 mg Sorbit Type A (Karion® Instant für die Tablettierung) [6, 7] und Magnesiumstearat bis zu 1 Prozent zu verarbeiten. Es muß geprüft werden, ob die Aufnahmekapazität des Sorbits, Type A, ausreicht, um 50 Prozent Magnesiumtrisilikat aufzunehmen und einzuhüllen, so daß eine Direkttablettierung möglich wird [8]. Anderenfalls muß die Pulvermischung granuliert werden.

[1] Ph. Eur. Band III mit Kommentar (1978).
[2] USP XXI (1985).
[3] Standardzulassung Aluminiumhydroxid-Tabletten 500 mg, Anmerkungen zu Rezeptur und Herstellung des Fertigarzneimittels.
[4] H. A. Liebermann, L. Lachmann, Pharmaceutical Dosage Forms: Tablets, Vol. 1, p. 289, 321, Marcel Dekker, Inc. New York, Basel (1980).
[5] BASF-Feinchemikalien, Register 2, MEF 129d / Juli 1985.
[6] E. Merck, Darmstadt, Technische Information, 3140 Karion® Instant (Sorbit DAB 8, NF, E 420) zur Herstellung von zuckerfreien Komprimaten (Tabletten).
[7] E. Merck, Darmstadt, Technische Information, 3140 Sorbit Instant DAB 8, NF, E 420 zur Herstellung von zuckerfreien Tabletten, 6613 Dr. Vogel — wk, 14. 2. 1983.
[8] Standardzulassung Ascorbinsäure-Tabletten 100 mg, Anmerkung zur Rezeptur und Herstellung des Fertigarzneimittels.
[9] P. C. Schmidt, Pharm. Technol. **7**, 65 (1983).
[10] P. C. Schmidt, Acta Pharm. Technol. **30**, 302 (1984).

E. Norden-Ehlert

Malvenblätter

1 **Bezeichnung des Fertigarzneimittels**

Malvenblätter

2 **Darreichungsform**

Tee

3 **Eigenschaften und Prüfungen**

3.1 Qualitätsvorschrift

Die Droge muss der Monographie „Malvenblätter" des Deutschen Arzneimittel-Codex (DAC) in der jeweils gültigen Fassung entsprechen.

3.2 Haltbarkeit

Die Haltbarkeit in den Behältnissen nach 4 beträgt 3 Jahre.

4 **Behältnisse**

Geklebte Blockbodenbeutel bzw. Seitenfaltenbeutel aus einseitig glattem, gebleichtem Natronkraftpapier 50 g/m^2, gefüttert mit gebleichtem Pergamyn 40 g/m^2.

5 **Kennzeichnung**

Nach § 10 AMG, insbesondere:

5.1 Zulassungsnummer

1579.99.99

5.2 Art der Anwendung

Zum Trinken nach Bereitung eines Teeaufgusses.

5.3 Hinweis

Vor Licht und Feuchtigkeit geschützt lagern.

6 **Packungsbeilage**

Nach § 11 AMG, insbesondere:

6.1 Stoff- oder Indikationsgruppe

Pflanzliches Arzneimittel bei katarrhalischen Erkrankungen der oberen Atemwege.

6.2 Anwendungsgebiete

Schleimhautreizungen im Mund- und Rachenraum und damit verbundenem trockenen Reizhusten.

Hinweis:

Bei Beschwerden, die länger als 3 Tage anhalten, bei Atemnot, Fieber oder eitrigem oder blutigem Auswurf sollte ein Arzt aufgesucht werden.

6.3 Gegenanzeigen

Keine bekannt.

6.4 Vorsichtsmaßnahmen für die Anwendung und Warnhinweise

Zur Anwendung von Malvenblättern in der Schwangerschaft und Stillzeit sowie bei Kindern unter 12 Jahren liegen keine ausreichenden Untersuchungen vor.

Teeaufgüsse aus Malvenblättern sollen daher von diesem Personenkreis nicht getrunken werden.

6.5 Wechselwirkungen mit anderen Mitteln

Keine bekannt.

6.6 Dosierungsanleitung und Art der Anwendung

Soweit nicht anders verordnet, wird 3-mal täglich eine Tasse des wie folgt bereiteten Teeaufgusses getrunken:

1 Teelöffel voll (ca. 1,8 g) Malvenblätter oder die entsprechende Menge in einem oder mehreren Aufgussbeutel(n) wird mit siedendem Wasser (ca. 150 ml) übergossen und nach etwa 10 bis 15 Minuten gegebenenfalls durch ein Teesieb gegeben.

6.7 Nebenwirkungen

Keine bekannt.

6.8 Hinweis

Vor Licht und Feuchtigkeit geschützt aufbewahren.

Monographien-Kommentar

Malvenblätter

Stammpflanzen

Die wilde Malve, Malva silvestris L. (Malvaceae) ist eine zwei- bis mehrjährige, bis 120 cm hoch werdende Pflanze, die an Waldschlägen, Wegrändern und Schuttplätzen vorkommt, aber stellenweise auch kultiviert wird. Ihr Verbreitungsgebiet erstreckt sich über Europa, das westliche Asien und Teile Nordafrikas. Die kleine Malve oder Weg-Malve, Malva neglecta WALLR., wird nur etwa 40 bis 50 cm hoch; Standorte und Verbreitungsgebiet entsprechen weitgehend Malva silvestris. Der Name Käsepappel für die beiden Malvenarten geht auf die Spaltfrüchte, die die Form eines Käselaibes haben, zurück.

Droge

Die Laubblätter werden im Schatten getrocknet. In der Schnittdroge ist eine Unterscheidung der beiden Arten nicht möglich (aber auch nicht nötig), da sich morphologische und mikroskopische Merkmale, wie eine sehr sorgfältige und umfangreiche Untersuchung [1] zeigte, außerordentlich ähnlich sind. In der Schnittdroge können auch die Blätter nahe verwandter Malva-Arten nicht unterschieden werden [1]. Die Droge wird aus Bulgarien, Albanien und Marokko importiert.

Inhaltsstoffe

Malvenblätter enthalten 6 bis 10 Prozent Schleim, der aus Arabinose, Glucose, Rhamnose, Galaktose und Galakturonsäure aufgebaut ist. Die Droge enthält etwas Gerbstoff, kleine Mengen an Phenolcarbonsäuren, z. B. Kaffeesäure, Flavonoide und Flavonoidsulfate, Proteine und Cholin.

3.3 Prüfung auf Identität

Der in besonderen Mesophyllzellen lokalisierte Schleim quillt in Tusche und verdrängt die Rußteilchen. Im mikroskopischen Bild erscheinen helle Felder im ansonsten dunklen Präparat. Die Gerbstoffe geben als Polyphenole mit $FeCl_3$ grüne oder blaue Fe (III)-Chelate.

Bei der DC-Prüfung wird ein (wenig aussagekräftiges) Fingerprint-Chromatogramm erhalten, bei der besonders Kaffeesäure (auch als Referenzsubstanz eingesetzt) nachgewiesen wird. Da diese Verbindung aber sehr häufig in Blattdrogen gefunden wird, ist diese Prüfung nicht sehr spezifisch. Die rot fluoreszierende Zone im Rf-Bereich von 0,9 entspricht Chlorophyll (bzw. -derivaten), über die Identität der anderen fluoreszierenden oder anfärbbaren Zonen fehlt eine Aussage.

3.4 Prüfung auf Reinheit

Zu achten ist besonders auf Rostpilze (siehe Kommentar zu Eibischblätter).

Monographien-Kommentar

2

3.5 Gehaltsbestimmung

Die Quellungszahl von mindestens 7 wird von guten Drogen meist weit übertroffen; ÖAB verlangt eine Quellungszahl von mindestens 8. Der Extraktgehalt von mindestens 30 Prozent entspricht Erfahrungswerten.

[1] J. Saukel; Sci. Pharm. **50,** 37 (1982).

M. Wichtl

Mannitol-Lösung 10 %

1	**Bezeichnung des Fertigarzneimittels**	
	Mannitol-Lösung 10 %	
2	**Darreichungsform**	
	Infusionslösung	
	Zusammensetzung	
	Mannitol	100,0 g
	Wasser für Injektionszwecke zu	1000,0 ml

4 **Herstellungsvorschrift**

Die für die Herstellung einer Charge benötigte Menge Mannitol wird in Wasser für Injektionszwecke gelöst und auf das erforderliche Volumen bzw. auf das erforderliche Gewicht aufgefüllt. Die Lösung wird durch ein Membranfilter mit einem Porendurchmesser von ca. 0,22 µm, falls erforderlich mit vorgeschaltetem Tiefenfilter, in die vorgesehenen Behältnisse filtriert. Die Sterilisation der abgefüllten Lösung erfolgt bei 121 °C in gespanntem, gesättigtem Wasserdampf.

5 **Inprozess-Kontrollen**

Überprüfung:

der relativen Dichte (AB. 2.2.5): 1,032 bis 1,038 oder

des Brechungsindex (AB. 2.2.6): 1,346 bis 1,348 sowie

des pH-Wertes (AB. 2.2.3) der unverdünnten Lösung: 3,6 bis 6,6.

6 **Eigenschaften und Prüfungen**

6.1 Fertigarzneimittel

6.1.1 Aussehen, Eigenschaften

Mannitol-Lösung 10 % ist eine klare, von Schwebeteilchen praktisch freie, farblose Infusionslösung ohne wahrnehmbaren Geruch.

6.1.2 Prüfung auf Identität

Mannitol

Entsprechend Prüfung auf Identität gemäß AB.

6.1.3 Prüfung auf Reinheit

Prüfung auf Pyrogene:

Entsprechend AB. 2.6.8: Es werden 10 ml/kg Körpermasse injiziert.

2 Mannitol-Lösung 10 %

6.1.4   Gehalt

95,0 bis 105,0 Prozent der deklarierten Menge Mannitol.

Bestimmung: Entsprechend der Gehaltsbestimmung gemäß AB. Es werden 4,0 ml Infusionslösung mit Wasser zu 100,0 ml verdünnt.

7   **Behältnisse**

DIN-Behältnisse aus Glas, verschlossen mit DIN-Stopfen aus Butylgummi.

8   **Kennzeichnung**

Nach § 10 AMG, insbesondere:

8.1   Zulassungsnummer

4299.99.99

8.2   Art der Anwendung

Zur intravenösen Infusion. Die Verwendung eines Filterinfusionsbestecks wird empfohlen.

8.2   Hinweise

Apothekenpflichtig.

Bei kühler Lagerung kann es zur Bildung von Kristallen kommen, die sich durch leichtes Erwärmen wieder lösen.

Nur klare Lösungen in unversehrten Behältnissen verwenden.

Theoretische Osmolarität: 550 mOsm/l

ph-Wert: 3,6 bis 6,6

9   **Packungsbeilage**

Nach § 11 AMG, insbesondere:

9.1   Stoff- oder Indikationsgruppe

Osmotherapeutikum.

9.2   Anwendungsgebiete

Therapie und Prophylaxe eines akuten Nierenversagens infolge Trauma oder Schock nach vorangegangener Probeinfusion;

Hirndrucksenkung bei intakter Blut-Hirn-Schranke;

Osmotherapie zur Hirnödemprophylaxe und -therapie;

Augeninnendrucksenkung (Glaukom).

9.3   Gegenanzeigen

Nach Probeinfusion (siehe Dosierungsanleitung) anhaltende Harnausscheidungsstörung (Oligourie/Anurie); verminderte Herzleistung (kardiale Dekompensation);

Verlust von Körperwasser (Dehydratationszustände);

Überwässerung (Hyperhydratation);

Flüssigkeitsansammlungen in der Lunge (Lungenödem);

Gehirnblutungen (intrakranielle Blutungen);

Abflusshindernis im Bereich der ableitenden Harnwege;

erhöhte Serumosmolarität.

Verwendung in der Schwangerschaft:

Es besteht das Risiko der Überdosierung nach Infusion großer Mengen Mannitol-Lösung infolge Überlastung der Nieren in der Spätschwangerschaft.

9.4 Wechselwirkungen mit anderen Mitteln

Mannitol kann Wechselwirkungen mit folgenden Arzneimitteln eingehen:

- Verstärkung der ototoxischen Effekte von Aminoglykosid-Antibiotika
- Steigerung der Wirkung von Tubocurarin und anderer kompetitiv oder depolarisierend wirkender Muskelrelaxantien
- Herabsetzung der Wirkung von oralen Antikoagulantien.

Mannitol-Lösung vermindert die Serumwerte zahlreicher Elektrolyte. Bei gleichzeitiger Einnahme von Lithiumpräparaten muss der Lithiumspiegel kontrolliert werden.

9.5 Wichtigste Inkompatibilitäten

Infusionslösungen mit Elektrolyten oder Injektionslösungen anderer Arzneistoffe eignen sich nicht zum Mischen mit Mannitol-Lösung 10 %, da es zu Ausfällungen kommen kann.

9.6 Warnhinweise

Lösung nur zur Osmotherapie geeignet.

Vortestung (Probeinfusion) bei Oligurie/Anurie erforderlich.

Jede osmotische Diurese setzt einen ausreichenden Hydratationszustand voraus.

Vorsicht ist geboten bei gestörter Blut-Hirn-Schranke.

9.7 Dosierung mit Einzel- und Tagesgaben

Dosierung für die Probeinfusion bei Oligurie/Anurie

Die Zufuhr von 0,2 g Mannitol/kg Körpermasse innerhalb von 5 Minuten soll zu einer Mindestharnmenge von 40 bis 50 ml/Stunde über einen Zeitraum von 2 bis 3 Stunden führen. Eine zweite Probeinfusion ist möglich, wenn das Ergebnis des ersten Tests unzureichend war. Bleibt die Diurese weiterhin aus, dann sind andere therapeutische Maßnahmen einzuleiten.

Richtwerte für die Infusionsgeschwindigkeit:

0,1 bis 0,3 g Mannitol/kg Körpermasse/Stunde entsprechend 1 bis 3 ml Mannitol-Lösung 10 %/kg Körpermasse/Stunde. Die maximale Tagesmenge an Mannitol wird bestimmt durch den Flüssigkeitsbedarf, das Ausmaß an Urinausschei-

Mannitol-Lösung 10%

dung und die Art sowie den Schweregrad des zu behandelnden Körperzustandes.

Dosierung für die Senkung des Hirndrucks

Innerhalb von 15 Minuten werden 0,5 bis 1 g Mannitol/kg Körpermasse, entsprechend 5 bis 10 ml Mannitol-Lösung 10%/kg Körpermasse infundiert. Die Wirkung setzt nach ca. 20 Minuten ein. Es wird empfohlen, Mannitol in kleinen Dosen, intermittierend nach Bedarf und nicht kontinuierlich zuzuführen, um Druckanstiege im Schädel und eine rasche osmotische Anpassung des Gehirns zu vermeiden.

Dosierung für die Augeninnendrucksenkung (Glaukom)

Über 15 bis 30 Minuten werden bis zu 2 g Mannitol/kg Körpermasse, entsprechend bis zu 20 ml Mannitol-Lösung 10%/kg Körpermasse infundiert.

Bei überhöhter Infusionsgeschwindigkeit und Überdosierung besteht die Gefahr einer akuten Volumenbelastung mit Beeinträchtigung des kardiovaskulären Systems.

Art und Dauer der Anwendung

Mannitol-Lösung 10%:

Zur intravenösen Infusion.

Über die Dauer der Behandlung entscheidet der Arzt.

9.8 Hinweise für den Fall der Überdosierung

Symptome der Überdosierung:

Überdosierung führt bei intakter Nierenfunktion zu erhöhter Wasser- und Elektrolyt-Ausscheidung (Na^+, Cl^-, K^+). Durch Natriumchlorid- und Wasserverluste kommt es zu orthostatischen Störungen mit Tachykardie oder Hypotension und einem Abfall des zentralvenösen Drucks. Kaliumverlust führt zu Störungen der neuromuskulären Erregbarkeit: Adynamie, Reflexabschwächung, Verminderung des Muskeltonus, Parästhesien, Magen-Darm-Atonie, Blasenentleerungsstörungen, Beeinträchtigung der Reizbildung und Reizleitung am Herzen (Arrhythmien, St-Streckensenkung, T-Abflachung, verlängerte QT-Dauer, TU-Verschmelzungswelle). Bei herabgesetzter Urinausscheidung kann es zum Lungenödem und zur Wasserintoxikation kommen.

Therapie der Überdosierung:

Abbruch der Infusion. Kontrolle des Wasser- und Elektrolythaushalts und dessen Korrektur. In schweren Fällen sind durch Hämodialyse eine Beseitigung von Mannitol und eine Reduzierung der Osmolarität möglich.

9.9 Nebenwirkungen

Nach schneller Infusion können Übelkeit, Erbrechen, Oberbauchschmerzen, Kopfschmerzen, Verwirrtheitszustände, Krämpfe sowie Tachykardien auftreten. An der Injektionsstelle kann eine Venenentzündung (Thrombophlebitis) entstehen.

Osmodiuretika wie Mannitol können nur dann ihre Wirkung entfalten, wenn sie mit einer entsprechenden Infusionsgeschwindigkeit (ca. 125 ml in ca. 20–40 Minuten) appliziert werden. Dies ist in jedem Fall mit einer akuten Volumenbelastung des Organismus verbunden, die umso schwerwiegender ist, je geringer die Urinproduktion ist. Vor Beginn einer Osmotherapie mit Mannitol ist ein Nierenversagen infolge Flüssigkeits- bzw. Volumenmangels auszuschließen.

Störungen im Wasserhaushalt mit Dehydratation.

Störungen im Elektrolythaushalt mit starken Elektrolytverlusten.

Ausbildung eines Lungenödems bei eingeschränkter Nierenfunktion.

Akutes Nierenversagen.

Überempfindlichkeitsreaktionen bis hin zum anaphylaktischen Schock.

9.10 Hinweis:

Bei kühler Lagerung kann es zur Bildung von Kristallen kommen, die sich durch leichtes Erwärmen wieder lösen.

10 Fachinformation

Nach § 11 a AMG, insbesondere:

10.1 Verschreibungsstatus/Apothekenpflicht

Apothekenpflichtig.

10.2 Stoff- oder Indikationsgruppe

Osmotherapeutikum.

10.3 Anwendungsgebiete

Therapie und Prophylaxe eines akuten Nierenversagens infolge Trauma oder Schock nach vorangegangener Probeinfusion;

Hirndrucksenkung bei intakter Blut-Hirn-Schranke;

Osmotherapie zur Hirnödemprophylaxe und -therapie;

Glaukom.

10.4 Gegenanzeigen

Oligourie/Anurie nach Probeinfusion (siehe Dosierungsanleitung);

kardiale Dekompensation;

Dehydratationszustände;

Hyperhydratation;

Lungenödem;

intrakranielle Blutungen;

Abflusshindernis im Bereich der ableitenden Harnwege;

erhöhte Serumosmolarität.

Verwendung in der Schwangerschaft:

Es besteht das Risiko der Überdosierung nach Infusion großer Mengen Mannitol-Lösung infolge Überlastung der Nieren in der Spätschwangerschaft.

10.5 Nebenwirkungen

Nach schneller Infusion können Übelkeit, Erbrechen, Oberbauchschmerzen, Kopfschmerzen, Verwirrtheitszustände, Krämpfe sowie Tachykardien auftreten. An der Injektionsstelle kann eine Thrombophlebitis entstehen.

Osmodiuretika wie Mannitol können nur dann ihre Wirkung entfalten, wenn sie mit einer entsprechenden Infusionsgeschwindigkeit (ca. 125 ml in ca. 20–40 Minuten) appliziert werden. Dies ist in jedem Fall mit einer akuten Volumenbelastung des Organismus verbunden, die umso schwerwiegender ist, je geringer die Urinproduktion ist. Vor Beginn einer Osmotherapie mit Mannitol ist ein Nierenversagen infolge Flüssigkeits- bzw. Volumenmangels auszuschließen.

Störungen im Wasserhaushalt mit Dehydratation.

Störungen im Elektrolythaushalt mit starken Elektrolytverlusten.

Ausbildung eines Lungenödems bei eingeschränkter Nierenfunktion.

Akutes Nierenversagen.

Überempfindlichkeitsreaktionen bis hin zum anaphylaktischen Schock.

10.6 Warnhinweise

Lösung nur zur Osmotherapie geeignet.

Vortestung (Probeinfusion) bei Oligurie/Anurie erforderlich.

Jede osmotische Diurese setzt einen ausreichenden Hydratationszustand voraus.

10.7 Wichtigste Inkompatibilitäten

Infusionslösungen mit Elektrolyten oder Injektionslösungen anderer Arzneistoffe eignen sich nicht zum Mischen mit Mannitol-Lösung 10 %, da es zu Ausfällungen kommen kann.

10.8 Dosierung mit Einzel- und Tagesgaben

Dosierung für die Probeinfusion bei Oligurie/Anurie

Die Zufuhr von 0,2 g Mannitol/kg Körpermasse innerhalb von 5 Minuten soll zu einer Mindestharnmenge von 40 bis 50 ml/Stunde über einen Zeitraum von 2 bis 3 Stunden führen. Eine zweite Probeinfusion ist möglich, wenn das Ergebnis des ersten Tests unzureichend war. Bleibt die Diurese weiterhin aus, dann sind andere therapeutische Maßnahmen einzuleiten.

Richtwerte für die Infusionsgeschwindigkeit:

0,1 bis 0,3 g Mannitol/kg Körpermasse/Stunde entsprechend 1 bis 3 ml Mannitol-Lösung 10 %/kg Körpermasse/Stunde. Die maximale Tagesmenge an Mannitol wird bestimmt durch den Flüssigkeitsbedarf, das Ausmaß der Urinausscheidung und die Art sowie den Schweregrad des zu behandelnden Körperzustandes.

Dosierung für die Senkung des Hirndrucks

Innerhalb von 15 Minuten werden 0,5 bis 1 g Mannitol/kg Körpermasse, entsprechend 5 bis 10 ml Mannitol-Lösung 10 %/kg Körpermasse infundiert. Die

Wirkung setzt nach ca. 20 Minuten ein. Es wird empfohlen, Mannitol in kleinen Dosen, intermittierend nach Bedarf und nicht kontinuierlich zuzuführen, um Druckanstiege im Schädel und eine rasche osmotische Anpassung des Gehirns zu vermeiden.

Dosierung für die Augeninnendrucksenkung (Glaukom)

Über 15 bis 30 Minuten werden bis zu 2 g Mannitol/kg Körpermasse, entsprechend bis zu 20 ml Mannitol-Lösung 10 %/kg Körpermasse infundiert.

Bei überhöhter Infusionsgeschwindigkeit und Überdosierung besteht die Gefahr einer akuten Volumenbelastung mit Beeinträchtigung des kardiovaskulären Systems.

Art und Dauer der Anwendung

Mannitol-Lösung 10 %:

Zur intravenösen Infusion.

Über die Dauer der Behandlung entscheidet der Arzt.

10.9 Notfallmaßnahmen, Symptome und Gegenmittel

Symptome der Intoxikation:

Überdosierung führt bei intakter Nierenfunktion zu erhöhter Wasser- und Elektrolyt-Ausscheidung (Na^+, Cl^-, K^+). Durch Natriumchlorid- und Wasserverluste kommt es zu orthostatischen Störungen mit Tachykardie oder Hypotension und einem Abfall des zentralvenösen Drucks. Kaliumverlust führt zu Störungen der neuromuskulären Erregbarkeit: Adynamie, Reflexabschwächung, Verminderung des Muskeltonus, Parästhesien, Magen-Darm-Atonie, Blasenentleerungsstörungen, Beeinträchtigung der Reizbildung und Reizleitung am Herzen (Arrhythmien, ST-Streckensenkung, T-Abflachung, verlängerte QT-Dauer, TU-Verschmelzungswelle). Bei herabgesetzter Urinausscheidung kann es zum Lungenödem und zur Wasserintoxikation kommen.

Therapie der Intoxikation:

Abbruch der Infusion. Kontrolle des Wasser- und Elektrolythaushalts und dessen Korrektur. In schweren Fällen sind durch Hämodialyse eine Beseitigung von Mannitol und eine Reduzierung der Osmolarität möglich.

10.10 Pharmakologische und toxikologische Eigenschaften, Pharmakokinetik und Bioverfügbarkeit, soweit diese Angaben für die therapeutische Verwendung erforderlich sind.

Pharmakologische Eigenschaften:

Mannitol ist ein sechswertiger Alkohol, der nur sehr langsam metabolisiert wird. Bei i. v.-Applikation hat Mannitol eine ausgeprägte osmotische und diuretische Wirkung. Es wird zu 90 % glomerulär filtriert und tubulär nicht reabsorbiert. Aufgrund seines osmotischen Drucks hemmt es die Rückresorption von Wasser im proximalen Tubulus und im dünnen Teil der Henleschen Schleife. Die Elektrolytausscheidung wird nur geringfügig gesteigert. Hypertone Mannitol-Lösungen verstärken den Transfer von intrazellulärem Wasser in den Extrazellulärraum. Dadurch erhöht sich das Plasmavolumen, und ein größerer Anteil des Körperwassers kann renal ausgeschieden werden. Darüber hinaus verstärkt Mannitol die Nierendurchblutung.

Am Hirn führt der sofortige Plasmaexpandereffekt von Mannitol zu einer Reduktion des Hämatokrits und zu einer Zunahme des cerebralen Blutflusses CBF. Nach 10–30 Minuten kommt es zu einer osmodiuretischen Wirkung, die zu einer Entwässerung des Hirngewebes mit kurzzeitiger Volumenabnahme und Abnahme des intrakraniellen Druckes ICP führt.

Vor allem bei einer gestörten Blut-Hirn-Schranke kann ein Rebound-Effekt auftreten. Hierbei führt ein Anstieg der extravasalen Mannitolkonzentration zu einer Umkehr des osmotischen Gradienten mit Anstieg des intrakraniellen Druckes. Dieser Effekt tritt vornehmlich durch kontinuierliche Mannitol-Infusionen auf.

Pharmakokinetik und Bioverfügbarkeit:

Bei i. v.-Injektion ist Mannitol zu 100 % bioverfügbar. Eine Metabolisierung in der Leber erfolgt nur in geringem Umfang. Mannitol wird rasch über die Nieren ausgeschieden.

10.11 Sonstige Hinweise

Die Kontrolle des Serumionogramms und der Wasserbilanz ist erforderlich. Vorsicht bei Hypervolämie.

Mannitol-Lösung 20 %

1 Bezeichnung des Fertigarzneimittels

Mannitol-Lösung 20 %

2 Darreichungsform

Infusionslösung

3 Zusammensetzung

Mannitol	200,0 g
Wasser für Injektionszwecke zu	1000,0 ml

4 Herstellungsvorschrift

Die für die Herstellung einer Charge benötige Menge Mannitol wird in Wasser für Injektionszwecke gelöst und auf das erforderliche Volumen bzw. auf das erforderliche Gewicht aufgefüllt. Die Lösung wird durch ein Membranfilter mit einem Porendurchmesser von ca. 0,45 µm, falls erforderlich mit vorgeschaltetem Tiefenfilter, in die vorgesehenen Behältnisse filtriert.

Mannitol-Lösung 20 % ist eine übersättigte Lösung und muss daher warm filtriert und abgefüllt werden.

Die Sterilisation der abgefüllten Lösung erfolgt bei 121 °C in gespanntem, gesättigtem Wasserdampf.

5 Inprozess-Kontrollen

Überprüfung:

der relativen Dichte (AB. 2.2.5): 1,063 bis 1,073 oder

des Brechungsindex (AB. 2.2.6): 1,360 bis 1,363 sowie

des pH-Wertes (AB. 2.2.3) der unverdünnten Lösung: 3,6 bis 6,6.

6 Eigenschaften und Prüfungen

6.1 Fertigarzneimittel

6.1.1 Aussehen, Eigenschaften

Mannitol-Lösung 20 % ist eine klare, von Schwebeteilchen praktisch freie, farblose Infusionslösung ohne wahrnehmbaren Geruch.

6.1.2 Prüfung auf Identität

Mannitol

Entsprechend Prüfung auf Identität gemäß AB.

6.1.3 Prüfung auf Reinheit

Prüfung auf Pyrogene:

Entsprechend AB. 2.6.8: Es werden 10 ml/kg Körpermasse injiziert.

6.1.4 Gehalt

95,0 bis 105,0 Prozent der deklarierten Menge Mannitol.

Bestimmung: Entsprechend der Gehaltsbestimmung gemäß AB. Es werden 2,0 ml Infusionslösung mit Wasser zu 100,0 ml verdünnt.

7 Behältnisse

DIN-Behältnisse aus Glas, verschlossen mit DIN-Stopfen auf Butylgummi.

8 Kennzeichnung

Nach § 10 AMG, insbesondere:

8.1 Zulassungsnummer

4299.98.99

8.2 Art der Anwendung

Zur intravenösen Infusion. Die Verwendung eines Filterinfusionsbestecks wird empfohlen.

8.3 Hinweise

Apothekenpflichtig.

Bei kühler Lagerung kann es zur Bildung von Kristallen kommen, die sich durch leichtes Erwärmen wieder lösen.

Nur klare Lösungen in unversehrten Behältnissen verwenden.

Theoretische Osmolarität: 1100 mOsm/l

pH-Wert: 3,6 bis 6,6

9 Packungsbeilage

Nach § 11 AMG, insbesondere:

9.1 Stoff- oder Indikationsgruppe

Osmotherapeutikum.

9.2 Anwendungsgebiete

Therapie und Prophylaxe eines akuten Nierenversagens infolge Trauma oder Schock nach vorangegangener Probeinfusion;

Hirndrucksenkung bei intakter Blut-Hirn-Schranke;

Osmotherapie zur Hirnödemprophylaxe und -therapie;

Augeninnendrucksenkung (Glaukom).

9.3 Gegenanzeigen

Nach Probeinfusion (siehe Dosierungsanleitung) anhaltende Harnausscheidungsstörung (Oligurie/Anurie);

verminderte Herzleistung (kardiale Dekompensation);

Verlust von Körperwasser (Dehydratationszustände);

Überwässerung (Hyperhydratation);

Flüssigkeitsansammlungen in der Lunge (Lungenödem);

Gehirnblutungen (intrakranielle Blutungen);

Abflusshindernis im Bereich der ableitenden Harnwege;

erhöhte Serumosmolarität.

Verwendung in der Schwangerschaft:

Es besteht das Risiko der Überdosierung nach Infusion großer Mengen Mannitol-Lösung infolge Überlastung der Nieren in der Spätschwangerschaft.

9.4 Wechselwirkungen mit anderen Mitteln

Mannitol kann Wechselwirkungen mit folgenden Arzneimitteln eingehen:

– Verstärkung der ototoxischen Effekte von Aminoglykosid-Antibiotika

– Steigerung der Wirkung von Tubocurarin und anderer kompetitiv oder depolarisierend wirkender Muskelrelaxantien

– Herabsetzung der Wirkung von oralen Antikoagulantien.

Mannitol-Lösung vermindert die Serumwerte zahlreicher Elektrolyte. Bei gleichzeitiger Einnahme von Lithiumpräparaten muss der Lithiumspiegel kontrolliert werden.

9.5 Wichtigste Inkompatibilitäten

Infusionslösungen mit Elektrolyten oder Injektionslösungen anderer Arzneistoffe eignen sich nicht zum Mischen mit Mannitol-Lösung 20 %, da es zu Ausfällungen kommen kann.

9.6 Warnhinweise

Lösung nur zur Osmotherapie geeignet.

Vortestung (Probeinfusion) bei Oligurie/Anurie erforderlich.

Jede osmotische Diurese setzt einen ausreichenden Hydratationszustand voraus.

Vorsicht ist geboten bei gestörter Blut-Hirn-Schranke.

9.7 Dosierung mit Einzel- und Tagesgaben

Dosierung für die Probeinfusion bei Oligurie/Anurie

Die Zufuhr von 0,2 g Mannitol/kg Körpermasse innerhalb von 5 Minuten soll zu einer Mindestharnmenge von 40 bis 50 ml/Stunde über einen Zeitraum von 2 bis 3 Stunden führen. Eine zweite Probeinfusion ist möglich, wenn das Ergebnis des ersten Tests unzureichend war.

Bleibt die Diurese weiterhin aus, dann sind andere therapeutische Maßnahmen einzuleiten.

Richtwerte für die Infusionsgeschwindigkeit:

0,1 bis 0,3 g Mannitol/kg Körpermasse/Stunde entsprechend 0,5 bis 1,5 ml Mannitol-Lösung 20 %/kg Körpermasse/Stunde.

Die maximale Tagesmenge an Mannitol wird bestimmt durch den Flüssigkeitsbedarf, das Ausmaß an Urinausscheidung und die Art sowie den Schweregrad des zu behandelnden Körperzustandes.

Dosierung für die Senkung des Hirndrucks

Innerhalb von 15 Minuten werden 0,5 bis 1 g Mannitol/kg Körpermasse, entsprechend 2,5 bis 5 ml Mannitol-Lösung 20 %/kg Körpermasse, infundiert. Die Wirkung setzt nach ca. 20 Minuten ein. Es wird empfohlen, Mannitol in kleinen Dosen, intermittierend nach Bedarf und nicht kontinuierlich zuzuführen, um Druckanstiege im Schädel und eine rasche osmotische Anpassung des Gehirns zu vermeiden.

Dosierung für die Augeninnendrucksenkung (Glaukom)

Über 15 bis 30 Minuten werden bis zu 2 g Mannitol/kg Körpermasse, entsprechend bis zu 10 ml Mannitol-Lösung 20 %/kg Körpermasse infundiert.

Bei überhöhter Infusionsgeschwindigkeit und Überdosierung besteht die Gefahr einer akuten Volumenbelastung mit Beeinträchtigung des kardiovaskulären Systems.

Art und Dauer der Anwendung:

Mannitol-Lösung 20 %:

Zur intravenösen Infusion (Kava-Katheter).

Über die Dauer der Behandlung entscheidet der Arzt.

9.8 Hinweise für den Fall der Überdosierung

Symptome der Überdosierung:

Überdosierung führt bei intakter Nierenfunktion zu erhöhter Wasser- und Elektrolyt-Ausscheidung (Na^+, Cl^-, K^+). Durch Natriumchlorid- und Wasserverluste kommt es zu orthostatischen Störungen mit Tachykardie oder Hypotension und einem Abfall des zentralvenösen Drucks. Kaliumverlust führt zu Störungen der neuromuskulären Erregbarkeit: Adynamie, Reflexabschwächung, Verminderung des Muskeltonus, Parästhesien, Magen-Darm-Atonie, Blasenentleerungsstörungen, Beeinträchtigung der Reizbildung und Reizleitung am Herzen (Arrhythmien, ST-Streckensenkung, T-Abflachung, verlängerte QT-Dauer, TU-Verschmelzungswelle). Bei herabgesetzter Urinausscheidung kann es zum Lungenödem und zur Wasserintoxikation kommen.

Therapie der Überdosierung:

Abbruch der Infusion. Kontrolle des Wasser- und Elektrolythaushalts und dessen Korrektur. In schweren Fällen sind durch Hämodialyse eine Beseitigung von Mannitol und eine Reduzierung der Osmolarität möglich.

9.9 Nebenwirkungen

Nach schneller Infusion können Übelkeit, Erbrechen, Oberbauchschmerzen, Kopfschmerzen, Verwirrtheitszustände, Krämpfe sowie Tachykardien auftreten. An der Injektionsstelle kann eine Venenentzündung (Thrombophlebitis) entstehen.

Osmodiuretika wie Mannitol können nur dann ihre Wirkung entfalten, wenn sie mit einer entsprechenden Infusionsgeschwindigkeit (ca. 125 ml in ca. 20–40 Minuten) appliziert werden. Dies ist in jedem Fall mit einer akuten Volumenbelastung des Organismus verbunden, die umso schwerwiegender ist, je geringer die Urinproduktion ist. Vor Beginn einer Osmotherapie mit Mannitol ist ein Nierenversagen infolge Flüssigkeits- bzw. Volumenmangels auszuschließen.

Störungen im Wasserhaushalt mit Dehydratation.

Störungen im Elektrolythaushalt mit starken Elektrolytverlusten.

Ausbildung eines Lungenödems bei eingeschränkter Nierenfunktion.

Akutes Nierenversagen.

Überempfindlichkeitsreaktionen bis hin zum anaphylaktischen Schock.

9.10 Hinweis:

Bei kühler Lagerung kann es zur Bildung von Kristallen kommen, die sich durch leichtes Erwärmen wieder lösen.

10 **Fachinformation**

Nach § 11a AMG, insbesondere:

10.1 Verschreibungsstatus/Apothekenpflicht

Apothekenpflichtig.

10.2 Stoff- oder Indikationsgruppe

Osmotherapeutikum.

10.3 Anwendungsgebiete

Therapie und Prophylaxe eines akuten Nierenversagens infolge Trauma oder Schock nach vorangegangener Probeinfusion;

Hirndrucksenkung bei intakter Blut-Hirn-Schranke;

Osmotherapie zur Hirnödemprophylaxe und -therapie;

Glaukom.

10.4 Gegenanzeigen

Oligurie/Anurie nach Probeinfusion (siehe Dosierungsanleitung);

kardiale Dekompensation;

Dehydratationszustände;

Hyperhydratation;

Lungenödem;

intrakranielle Blutungen;

Abflusshindernis im Bereich der ableitenden Harnwege;

erhöhte Serumosmolarität.

Verwendung in der Schwangerschaft:

Es besteht das Risiko der Überdosierung nach Infusion großer Mengen Mannitol-Lösung infolge Überlastung der Nieren in der Spätschwangerschaft.

10.5 Nebenwirkungen

Nach schneller Infusion können Übelkeit, Erbrechen, Oberbauchschmerzen, Kopfschmerzen, Verwirrtheitszustände, Krämpfe sowie Tachykardien auftreten. An der Injektionsstelle kann eine Thrombophlebitis entstehen.

Osmodiuretika wie Mannitol können nur dann ihre Wirkung entfalten, wenn sie mit einer entsprechenden Infusionsgeschwindigkeit (ca. 125 ml in ca. 20–40 Minuten) appliziert werden. Dies ist in jedem Fall mit einer akuten Volumenbelastung des Organismus verbunden, die umso schwerwiegender ist, je geringer die Urinproduktion ist. Vor Beginn einer Osmotherapie mit Mannitol ist ein Nierenversagen infolge Flüssigkeits- bzw. Volumenmangels auszuschließen.

Störungen im Wasserhaushalt mit Dehydratation.

Störungen im Elektrolythaushalt mit starken Elektrolytverlusten.

Ausbildung eines Lungenödems bei eingeschränkter Nierenfunktion.

Akutes Nierenversagen.

Überempfindlichkeitsreaktionen bis hin zum anaphylaktischen Schock.

10.6 Warnhinweise

Lösung nur zur Osmotherapie geeignet.

Vortestung (Probeinfusion) bei Oligurie/Anurie erforderlich. Jede osmotische Diurese setzt einen ausreichenden Hydratationszustand voraus.

10.7 Wichtigste Inkompatibilitäten

Infusionslösungen mit Elektrolyten oder Injektionslösungen anderer Arzneistoffe eignen sich nicht zum Mischen mit Mannitol-Lösung 20%, da es zu Ausfällen kommen kann.

10.8 Dosierung mit Einzel- und Tagesgaben

Dosierung für die Probeinfusion bei Oligurie/Anurie

Die Zufuhr von 0,2 g Mannitol/kg Körpermasse innerhalb von 5 Minuten soll zu einer Mindestharnmenge von 40 bis 50 ml/Stunde über einen Zeitraum von 2 bis 3 Stunden führen. Eine zweite Probeinfusion ist möglich, wenn das Ergebnis des ersten Tests unzureichend war. Bleibt die Diurese weiterhin aus, dann sind andere therapeutische Maßnahmen einzuleiten.

Richtwerte für die Infusionsgeschwindigkeit:

0,1 bis 0,3 g Mannitol/kg Körpermasse/Stunde entsprechend 0,5 bis 1,5 ml Mannitol-Lösung 20%/kg Körpermasse/Stunde. Die maximale Tagesmenge an Mannitol wird bestimmt durch den Flüssigkeitsbedarf, das Ausmaß der Urinausscheidung und die Art sowie den Schweregrad des zu behandelnden Körperzustandes.

Dosierung für die Senkung des Hirndrucks:

Innerhalb von 15 Minuten werden 0,5 bis 1 g Mannitol/kg Körpermasse, entsprechend 2,5 bis 5 ml Mannitol-Lösung 20 %/kg Körpermasse infundiert. Die Wirkung setzt nach ca. 20 Minuten ein. Es wird empfohlen, Mannitol in kleinen Dosen, intermittierend nach Bedarf und nicht kontinuierlich zuzuführen, um Druckanstiege im Schädel und eine rasche osmotische Anpassung des Gehirns zu vermeiden.

Dosierung für die Augeninnendrucksenkung (Glaukom)

Über 15 bis 30 Minuten werden bis zu 2 g Mannitol/kg Körpermasse, entsprechend bis zu 10 ml Mannitol-Lösung 20 %/kg Körpermasse infundiert.

Bei überhöhter Infusionsgeschwindigkeit und Überdosierung besteht die Gefahr einer akuten Volumenbelastung mit Beeinträchtigung des kardiovaskulären Systems.

Art und Dauer der Anwendung

Mannitol-Lösung 20 %:

Zur intravenösen Infusion (Kava-Katheter).

Über die Dauer der Behandlung entscheidet der Arzt.

10.9 Notfallmaßnahmen, Symptome und Gegenmittel

Symptome der Intoxikation:

Überdosierung führt bei intakter Nierenfunktion zu erhöhter Wasser- und Elektrolyt-Ausscheidung (Na^+, Cl^-, K^+). Durch Natriumchlorid- und Wasserverluste kommt es zu orthostatischen Störungen mit Tachykardie oder Hypotension und einem Abfall des zentralvenösen Drucks. Kaliumverlust führt zu Störungen der neuromuskulären Erregbarkeit: Adynamie, Reflexabschwächung, Verminderung des Muskeltonus, Parästhesien, Magen-Darm-Atonie, Blasenentleerungsstörungen, Beeinträchtigung der Reizbildung am Herzen (Arrhythmien, ST-Streckensenkung, T-Abflachung, verlängerte QT-Dauer, TU-Verschmelzungswelle). Bei herabgesetzter Urinausscheidung kann es zum Lungenödem und zur Wasserintoxikation kommen.

Therapie der Intoxikation:

Abbruch der Infusion. Kontrolle des Wasser- und Elektrolythaushalts und dessen Korrektur. In schweren Fällen sind durch Hämodialyse eine Beseitigung von Mannitol und eine Reduzierung der Osmolarität möglich.

10.12 Pharmakologische und toxikologische Eigenschaften, Pharmakokinetik und Bioverfügbarkeit, soweit diese Angaben für die therapeutische Verwendung erforderlich sind

Pharmakologische Eigenschaften:

Mannitol ist ein sechswertiger Alkohol, der nur sehr langsam metabolisiert wird. Bei i. v.-Applikation hat Mannitol eine ausgeprägte osmotische und diuretische

Wirkung. Es wird zu 90 % glomerulär filtriert und tubulär nicht reabsorbiert. Aufgrund seines osmotischen Drucks hemmt es die Rückresorption von Wasser im proximalen Tubulus und im dünnen Teil der Henleschen Schleife. Die Elektrolytausscheidung wird nur geringfügig gesteigert. Hypertone Mannitol-Lösungen verstärken den Transfer von intrazellulärem Wasser in den Extrazellulärraum. Dadurch erhöht sich das Plasmavolumen, und ein größerer Anteil des Körperwassers kann renal ausgeschieden werden. Darüber hinaus verstärkt Mannitol die Nierendurchblutung.

Am Hirn führt der sofortige Plasmaexpandereffekt von Mannitol zu einer Reduktion des Hämatokrits und zu einer Zunahme des cerebralen Blutflusses CBF. Nach 10–30 Minuten kommt es zu einer osmodiuretischen Wirkung, die zu einer Entwässerung des Hirngewebes mit kurzzeitiger Volumenabnahme und Abnahme des intrakraniellen Druckes ICP führt.

Vor allem bei einer gestörten Blut-Hirn-Schranke kann ein Rebound-Effekt auftreten. Hierbei führt ein Anstieg der extravasalen Mannitolkonzentration zu einer Umkehr des osmotischen Gradienten mit Anstieg des intrakraniellen Druckes. Dieser Effekt tritt vornehmlich durch kontinuierliche Mannitol-Infusionen auf.

Pharmakokinetik und Bioverfügbarkeit:

Bei i. v.-Injektion ist Mannitol zu 100 % bioverfügbar. Eine Metabolisierung in der Leber erfolgt nur in geringem Umfang. Mannitol wird rasch über die Nieren ausgeschieden.

10.13 Sonstige Hinweise

Die Kontrolle des Serumionogramms und der Wasserbilanz ist erforderlich. Vorsicht bei Hypervolämie.

Mariendistelfrüchte

1 **Bezeichnung des Fertigarzneimittels**

Mariendistelfrüchte

2 **Darreichungsform**

Tee

3 **Eigenschaften und Prüfungen**

Haltbarkeit:

Die Haltbarkeit in den Behältnissen nach 4 beträgt 3 Jahre.

4 **Behältnisse**

Geklebte Blockbodenbeutel bzw. Seitenfaltenbeutel aus einseitig glattem, gebleichtem Natronkraftpapier 50 g/m², gefüttert mit gebleichtem Pergamyn 40 g/m².

5 **Kennzeichnung**

Nach § 10 AMG, insbesondere:

5.1 Zulassungsnummer

1589.99.99

5.2 Art der Anwendung

Zum Trinken nach Bereitung eines Teeaufgusses.

5.3 Hinweis

Vor Licht und Feuchtigkeit geschützt lagern.

6 **Packungsbeilage**

Nach § 11 AMG, insbesondere:

6.1 Stoff- oder Indikationsgruppe

Pflanzliches Magen-Darm-Mittel.

6.2 Anwendungsgebiete

Verdauungsbeschwerden, besonders bei funktionellen Störungen des ableitenden Gallensystems.

2 Mariendistelfrüchte

6.3 Gegenanzeigen

Keine bekannt.

6.4 Wechselwirkungen mit anderen Mitteln

Keine bekannt.

6.5 Dosierungsanleitung und Art der Anwendung

Soweit nicht anders verordnet, wird 3- bis 4mal täglich eine Tasse des wie folgt bereiteten Teeaufgusses getrunken:

1 Teelöffel voll (ca. 3,5 g) Mariendistelfrüchte oder die entsprechende Menge in einem oder mehreren Aufgußbeutel(n) wird mit siedendem Wasser (ca.150 ml) übergossen und nach etwa 10 bis 15 Minuten gegebenenfalls durch ein Teesieb gegeben.

6.6 Dauer der Anwendung

Bei akuten Beschwerden, die länger als eine Woche andauern oder periodisch wiederkehren, wird die Rücksprache mit einem Arzt empfohlen.

6.7 Nebenwirkungen

Keine bekannt.

6.8 Hinweis

Vor Licht und Feuchtigkeit geschützt aufbewahren.

Melissenblätter

1 Bezeichnung des Fertigarzneimittels

Melissenblätter

2 Darreichungsform

Tee

3 Eigenschaften und Prüfungen

Haltbarkeit:

Die Haltbarkeit in den Behältnissen nach 4 beträgt 1 Jahr.

4 Behältnisse

Geklebte Blockbodenbeutel bzw. Seitenfaltenbeutel aus einseitig glattem, gebleichtem Natronkraftpapier 50 g/m^2, gefüttert mit gebleichtem Pergamyn 40 g/m^2.

5 Kennzeichnung

Nach § 10 AMG, insbesondere:

5.1 Zulassungsnummer

1149.99.99

5.2 Art der Anwendung

Zum Trinken nach Bereitung eines Teeaufgusses.

5.3 Hinweis

Vor Licht und Feuchtigkeit geschützt lagern.

6 Packungsbeilage

Nach § 11 AMG, insbesondere:

6.1 Stoff- oder Indikationsgruppe

Pflanzliches Beruhigungsmittel/Magen-Darm-Mittel.

6.2 Anwendungsgebiete

Nervös bedingte Einschlafstörungen; funktionelle Magen-Darm-Beschwerden.

6.3 Gegenanzeigen

Keine bekannt.

2 Melissenblätter

6.4 Wechselwirkungen mit anderen Mitteln

Keine bekannt.

6.5 Dosierungsanleitung und Art der Anwendung

Soweit nicht anders verordnet, wird mehrmals täglich eine Tasse des wie folgt bereiteten Teeaufgusses getrunken:

1 bis 3 Teelöffel voll (ca. 1,5 bis 4,5 g) Melissenblätter oder die entsprechende Menge in einem oder mehreren Aufgußbeutel(n) werden mit siedendem Wasser (ca. 150 ml) übergossen und nach etwa 10 bis 15 Minuten gegebenenfalls durch ein Teesieb gegeben.

6.6 Dauer der Anwendung

Bei akuten Beschwerden, die länger als eine Woche andauern oder periodisch wiederkehren, wird die Rücksprache mit einem Arzt empfohlen.

6.7 Nebenwirkungen

Keine bekannt.

6.8 Hinweis

Vor Licht und Feuchtigkeit geschützt aufbewahren.

Mepivacainhydrochlorid-Lösung 0,5 %

1 **Bezeichnung des Fertigarzneimittels**

Mepivacainhydrochlorid-Lösung 0,5 %

2 **Darreichungsform**

Injektionslösung

3 **Zusammensetzung**

Wirksamer Bestandteil:

Mepivacainhydrochlorid 0,50 g

Sonstige Bestandteile:

Natriumchlorid 0,775 g

Nagriumhydroxid-Lösung (0,1 mol · l^{-1}) zum Einstellen des pH-Wertes

Wasser für Injektionszwecke zu 100,0 ml

4 **Herstellungsvorschrift**

Die für die Herstellung einer Charge benötigten Mengen Mepivacainhydrochlorid und Natriumchlorid werden in Wasser für Injektionszwecke gelöst. Der pH-Wert der Lösung wird mit Natriumhydroxid-Lösung (0,1 mol · l^{-1}) auf 5,9 + 0,5 eingestellt. Anschließend wird mit Wasser für Injektionszwecke auf das erforderliche Volumen bzw. die erforderliche Masse aufgefüllt. Die Lösung wird durch ein Membranfilter von 0,2 µm nomineller Porengröße, falls erforderlich mit vorgeschaltetem Tiefenfilter, in die vorgesehenen Behältnisse filtriert. Die Sterilisation der abgefüllten Lösung erfolgt 15 Minuten lang bei 121 °C mit gesättigtem Wasserdampf.

5 **Inprozess-Kontrollen**

Überprüfung

– der relativen Dichte (AB. 2.2.5): 1,002 bis 1,006

oder

– des Brechungsindexes (AB. 2.2.6): 1,334 bis 1,338

sowie

– des pH-Wertes (AB. 2.2.3): 4,5 bis 6,8.

6 **Eigenschaften und Prüfungen**

6.1 Aussehen, Eigenschaften

Klare, von Schwebestoffen praktisch freie, farblose, isotonische Lösung ohne wahrnehmbaren Geruch; pH-Wert (AB. 2.2.3) zwischen 4,5 und 6,8; relative

Dichte (AB. 2.2.5) zwischen 1,002 und 1,006; Brechungsindex (AB. 2.2.6) zwischen 1,334 und 1,338.

6.2 Prüfung auf Identität

Die Prüfung erfolgt mit Hilfe der Dünnschichtchromatographie (AB. 2.2.7) unter Verwendung einer Schicht von Kieselgel G R.

Untersuchungslösung: Mepivacainhydrochlorid-Lösung 0,5 %.

Referenzlösung: 5 mg eines als Standard geeigneten Mepivacainhydrochlorids pro 1 ml Methanol R.

Auf die Platte werden getrennt 10 µl jeder Lösung aufgetragen. Die Chromatographie erfolgt mit einer Mischung von 17 Volumteilen Wasser, 17 Volumteilen Essigsäure 98 % R und 66 Volumteilen 1-Butanol R über eine Laufstrecke von 10 cm. Nach dem Trocknen der Platte an der Luft wird mit verdünntem Dragendorffs Reagenz R angesprüht. Im Chromatogramm der Untersuchungslösung tritt ein Fleck auf, der in Bezug auf seine Lage, Größe und Färbung annähernd dem Fleck im Chromatogramm der Referenzlösung entspricht.

6.3 Prüfung auf Reinheit

2,6-Dimethylanilin: höchstens 400 ppm.

Ein 30 mg Mepivacainhydrochlorid entsprechendes Volumen Injektionslösung wird mit Methanol R zu 15 ml verdünnt. 2 ml der Lösung werden mit 1 ml einer frisch bereiteten Lösung von Dimetylaminobenzaldehyd R (10 g $\cdot$ l^{-1}) in Methanol R und 2 ml Essigsäure 96 % R versetzt. Nach 10 Minuten darf die Lösung nicht stärker gefärbt (AB. 2.2.2, Methode II) sein als eine gleichzeitig und in gleicher Weise hergestellte Referenzlösung, zu deren Herstellung 2 ml einer Lösung von 2,6-Dimethylanilin R (8 mg $\cdot$ l^{-1}) in Methanol R verwendet werden.

Prüfung auf Bakterien-Endoxine (AB. 2.6.14):

Die Endotoxinkonzentration darf höchstens 4,0 I.E./ml betragen.

6.4 Gehalt

95,0 bis 105,0 Prozent der deklarierten Menge an Mepivacainhydrochlorid.

Die Bestimmung erfolgt mit Hilfe der UV-Vis-Spektroskopie (AB. 2.2.25).

Untersuchungslösung: Die Injektionslösung wird mit Salzsäure (0,1 mol $\cdot$ l^{-1}) zu einer Konzentration von 0,20 mg Mepivacainhydrochlorid pro 1,0 ml verdünnt.

Die Absorption der Lösung wird im Maximum bei etwa 263 nm gegen Salzsäure (0,1 mol $\cdot$ l^{-1}) als Kompensationsflüssigkeit gemessen.

Die Berechnung des Gehalts erfolgt mit Hilfe der Absorption einer Referenzlösung eines als Standard geeigneten Mepivacainhydrochlorids in Salzsäure (0,1 mol $\cdot$ l^{-1}) mit einer Konzentration von 0,20 mg pro 1,0 ml.

6.5 Haltbarkeit

Die Haltbarkeit in den Behältnissen nach 7 beträgt 3 Jahre.

7 **Behältnisse**

Ampullen.

8 **Kennzeichnung**

Nach § 10 AMG, insbesondere:

8.1 Zulassungsnummer

2179.99.99

8.2 Art der Anwendung

Zur epiduralen und perineuralen Injektion.

8.3 Hinweise

Apothekenpflichtig.

Nur klare Lösungen in unversehrten Behältnissen verwenden.

pH-Wert: 4,5 bis 6,8.

9 **Packungsbeilage**

Nach § 11 AMG, insbesondere:

9.1 Stoff- oder Indikationsgruppe

Arzneimittel vom Säureamid-Typ zur örtlichen Betäubung.

9.2 Anwendungsgebiete

Lokale und regionale Nervenblockade.

9.3 Gegenanzeigen

Wann darf Mepivacainhydrochlorid-Lösung 0,5 % nicht angewendet werden?

Mepivacainhydrochlorid-Lösung 0,5 % darf nicht angewendet werden:

– bei bekannter Überempfindlichkeit gegen Lokalanästhetika vom Säureamid-Typ

– bei schweren Störungen des Herz-Reizleitungssystems

– bei akutem Versagen der Herzleistung

– zur Betäubung des Gebärmutterhalses in der Geburtshilfe (Parazervikalanästhesie).

Hinweis:

Mepivacainhydrochlorid-Lösung 0,5 % ist aufgrund der niedrigen Wirkstoffkonzentration nicht geeignet für zahnmedizinische Eingriffe.

Zusätzlich sind die speziellen Gegenanzeigen für die Periduralanästhesie zu beachten, wie z. B.:

– nicht korrigierter Mangel an Blutvolumen

– erhebliche Störungen der Blutgerinnung

– erhöhter Hirndruck.

Zur Durchführung einer rückenmarksnahen Anästhesie unter den Bedingungen einer Blutgerinnungsprophylaxe siehe unter „Vorsichtsmaßnahmen".

<u>Wann darf Mepivacainhydrochlorid-Lösung 0,5 % nur mit besonderer Vorsicht angewendet werden?</u>

Im Folgenden wird beschrieben, wann Mepivacainhydrochlorid-Lösung 0,5 % nur unter bestimmten Bedingungen und nur mit besonderer Vorsicht angewendet werden darf. Befragen Sie hierzu bitte Ihren Arzt. Dies gilt auch, wenn diese Angaben bei Ihnen früher einmal zutrafen.

Mepivacainhydrochlorid-Lösung 0,5 % darf nur mit besonderer Vorsicht angewendet werden:

– bei Nieren- oder Lebererkrankungen

– bei Gefäßverschlüssen

– bei Arteriosklerose (Gefäßverkalkung)

– bei Nervenschädigung durch Zuckerkrankheit

– zur Injektion in ein entzündetes (infiziertes) Gebiet.

<u>Was muss in der Schwangerschaft und Stillzeit beachtet werden?</u>

Die Anwendung von Mepivacainhydrochlorid-Lösung 0,5 % in der Frühschwangerschaft sollte nur erfolgen, sofern sie absolut notwendig ist.

Kontraindiziert ist die Periduralanästhesie mit Mepivacainhydrochlorid-Lösung 0,5 % in der Geburtshilfe bei drohenden starken Blutungen oder tiefer Einnistung des Mutterkuchens.

Als mögliche Komplikation des Einsatzes von Mepivacainhydrochlorid-Lösung 0,5 % in der Geburtshilfe ist das Auftreten eines arteriellen Blutdruckabfalls bei der Mutter anzusehen.

Nach Parazervikalblockade mit Mepivacainhydrochlorid-Lösung 0,5 % unter der Geburt wurden Vergiftungssymptome bei den Neugeborenen beobachtet: gehäuft Bradykardien (20–30 % bei Feten ohne Risikofaktoren, 60 % bei Feten mit Risikofaktoren), bei einigen Zwischenfällen tonisch-klonische Krämpfe, Atemstillstand, Hypotonie, Mydriasis mit fehlender Lichtreaktion. Die geburtshilfliche Anwendung der Parazervikalblockade ist daher kontraindiziert. Für die geburtshilfliche Periduralanästhesie stellt Mepivacainhydrochlorid-Lösung 0,5 % aus pharmakokinetischen Gründen (Gefahr der systemischen Kumulation) nicht das Mittel der Wahl dar.

Es ist nicht bekannt, in welchen Mengen Mepivacainhydrochlorid in die Muttermilch übergeht. Sollte eine Anwendung während der Stillzeit erforderlich sein, kann das Stillen ca. 24 Stunden nach Ende der Behandlung wieder aufgenommen werden.

<u>Was muss bei Kindern berücksichtigt werden?</u>

Für Kinder sind die Dosierungen individuell unter Berücksichtigung von Alter und Gewicht zu berechnen. Als Maximaldosis gelten 5 bis 6 mg Mepivacainhydrochlorid pro kg Körpermasse.

Was muss bei älteren Menschen berücksichtigt werden?

Vornehmlich bei älteren Patienten kann ein plötzlicher arterieller Blutdruckabfall als Komplikation bei Periduralanästhesie mit Mepivacainhydrochlorid-Lösung 0,5 % auftreten.

9.4 Vorsichtsmaßnahmen für die Anwendung und Warnhinweise

Welche Vorsichtsmaßnahmen müssen beachtet werden?

Zur Vermeidung von Nebenwirkungen sollten folgende Punkte beachtet werden:

- bei Risikopatienten und bei Verwendung höherer Dosen (> 25 % der maximalen Einzeldosis bei einzeitiger Gabe) intravenösen Zugang für Infusion anlegen (Volumensubstitution)
- Dosierung so niedrig wie möglich wählen
- normalerweise keinen Vasokonstriktorzusatz verwenden
- korrekte Lagerung des Patienten beachten
- vor Injektion sorgfältig in zwei Ebenen aspirieren (Drehung der Kanüle)
- Vorsicht bei Injektion in infizierte Bereiche (wegen verstärkter Resorption bei herabgesetzter Wirksamkeit)
- Injektion langsam vornehmen
- Blutdruck, Puls und Pupillenweite kontrollieren
- allgemeine und spezielle Kontraindikationen und Wechselwirkungen mit anderen Mitteln beachten.

Vor der Anwendung des Lokalanästhetikums ist darauf zu achten, dass das Instrumentarium zur Wiederbelebung (z.B. zur Freihaltung der Atemwege und zur Sauerstoffzufuhr) und die Notfallmedikation zur Therapie toxischer Reaktionen sofort verfügbar sind.

Es ist zu beachten, dass unter Behandlung mit Blutgerinnungshemmern (Antikoagulanzien, wie z.B. Heparin), nichtsteroidalen Antirheumatika oder Plasmaersatzmitteln nicht nur eine versehentliche Gefäßverletzung im Rahmen der Schmerzbehandlung zu ernsthaften Blutungen führen kann, sondern dass allgemein mit einer erhöhten Blutungsneigung gerechnet werden muss. Gegebenenfalls sollten die Blutungszeit und die partielle Thromboplastinzeit (PTT), respektive die aktivierte partielle Thromboplastinzeit (aPTT) bestimmt, der Quick-Test durchgeführt und die Thrombozytenzahl überprüft werden. Diese Untersuchungen sollten bei Risikopatienten auch im Falle einer Low-dose-Heparinprophylaxe (vorsorgliche Behandlung mit dem Blutgerinnungshemmer Heparin in niedriger Dosis) vor der Anwendung von Mepivacainhydrochlorid-Lösung 0,5 % durchgeführt werden.

Eine Anästhesie bei gleichzeitiger Vorsorgetherapie zur Vermeidung von Thrombosen (Thromboseprophylaxe) mit niedermolekularem Heparin sollte nur unter besonderer Vorsicht durchgeführt werden.

Bei bestehender Behandlung mit nichtsteroidalen Antirheumatika (z.B. Acetylsalicylsäure) wird in den letzten fünf Tagen vor einer geplanten rückenmarksnahen Injektion eine Bestimmung der Blutungszeit als notwendig angesehen.

6   Mepivacainhydrochlorid-Lösung 0,5 %

<u>Was muss im Straßenverkehr sowie bei der Arbeit mit Maschinen und bei Arbeiten ohne sicheren Halt beachtet werden?</u>

Bei Anwendung von Mepivacainhydrochlorid-Lösung 0,5 % muss vom Arzt im Einzelfall entschieden werden, ob der Patient aktiv am Straßenverkehr teilnehmen oder Maschinen bedienen darf.

9.5   Wechselwirkungen mit anderen Mitteln

<u>Welche anderen Arzneimittel beeinflussen die Wirkung von Mepivacainhydrochlorid-Lösung 0,5 %?</u>

Beachten Sie bitte, dass diese Angaben auch für vor kurzem angewendete Arzneimittel gelten können.

Die gleichzeitige Gabe gefäßverengender Arzneimittel führt zu einer längeren Wirkdauer von Mepivacainhydrochlorid-Lösung 0,5 %.

Bei gleichzeitiger Anwendung von Aprindin und Mepivacainhydrochlorid-Lösung 0,5 % ist eine Summation der Nebenwirkungen möglich. Aprindin hat aufgrund der chemischen Strukturähnlichkeit mit Lokalanästhetika ähnliche Nebenwirkungen.

Ein toxischer Synergismus wird für zentrale Analgetika und Narkotika, wie z. B. Ether, beschrieben.

Kombinationen verschiedener Lokalanästhetika rufen additive Wirkungen an kardiovaskulärem System und UNS hervor.

<u>Welche anderen Arzneimittel werden in ihrer Wirkung durch Mepivacainhydrochlorid-Lösung 0,5 % beeinflusst?</u>

Die Wirkung nicht depolarisierter Muskelrelaxanzien wird durch Mepivacainhydrochlorid-Lösung 0,5 % verlängert.

9.6   Wichtigste Inkompatibilitäten

Bisher sind keine bekannt.

9.7   Dosierungsanleitung und Art der Anwendung

Die folgenden Angaben gelten, soweit Ihr Arzt Mepivacainhydrochlorid-Lösung 0,5 % nicht anders verordnet hat.

<u>Wie viel wird von Mepivacainhydrochlorid-Lösung 0,5 % angewendet? Wie oft wird die Lösung angewendet?</u>

Grundsätzlich gilt, dass nur die kleinste Dosis Mepivacainhydrochlorid-Lösung 0,5 % verabreicht werden darf, mit der die gewünschte ausreichende Anästhesie erzielt wird. Die Dosierung ist entsprechend den Besonderheiten des Einzelfalles vorzunehmen.

Die Angaben für die empfohlenen Dosen gelten für Jugendliche über 15 Jahre und Erwachsene mit einer durchschnittlichen Körpergröße bei einmaliger Anwendung (1 ml Mepivacainhydrochlorid-Lösung 0,5 % enthält 5 mg Mepivacainhydrochlorid):

Grenzstrang-Blockade	5–10 ml
Plexus cervicalis-Blockade, pro Segment und Seite	6–10 ml

Nervus cutan. antebrachii-Blockade	10–15 ml
Nervus cutan. femoris lateralis-Blockade	10–15 ml
Nervus femoralis-Blockade	10–20 ml
Nervus obturatorius-Blockade	10–15 ml
Nervus phrenicus-Blockade	10–20 ml
Nervus radialis-Blockade	10–20 ml
Nervus ulnaris-Blockade	5–10 ml
Nervus suprascapularis-Blockade	5–15 ml
Parazervikal-Blockade, pro Seite	6–10 ml
Paravertebral-Blockade	5–10 ml
Sakral-Blockade	10–30 ml
Tonsillektomie, pro Tonsille	5–10 ml
Wundversorgung	bis zu 30 ml
Hautquaddeln	0,1–2 ml
intravenöse Regionalanästhesie	bis 40 ml

Bei der Periduralanästhesie ist altersabhängig zu dosieren, für den Lumbalbereich gelten folgende Richtwerte:

5-jährige:	0,5 ml/Segment
10-jährige:	0,9 ml/Segment
15-jährige:	1,3 ml/Segment
20-jährige:	1,5 ml/Segment
40-jährige:	1,3 ml/Segment
60-jährige:	1,0 ml/Segment
80-jährige:	0,7 ml/Segment

Für die Anwendung zur einzeitigen Periduralanästhesie umfasst der Dosierungsbereich 10–20 ml.

Die empfohlene Maximaldosis beträgt bei einzeitiger Anwendung:

– HNO-Bereich: 200 mg Mepivacainhydrochlorid (3 mg/kg Körpermasse)

– Interkostalblockade: 300 mg Mepivacainhydrochlorid (4 mg/kg Körpermasse)

– Periduralanästhesie und periphere Blockaden: 400 mg Mepivacainhydrochlorid (6 mg/kg Körpermasse)

– Plexusanästhesie: 500 mg Mepivacainhydrochlorid (7 mg/kg Körpermasse).

Bei Patienten mit reduziertem Allgemeinzustand müssen grundsätzlich kleinere Dosen angewendet werden (siehe maximale Dosis).

Bei Patienten mit bestimmten Vorerkrankungen (Gefäßverschlüssen, Arteriosklerose oder Nervenschädigungen bei Zuckerkrankheit) ist die Dosis ebenfalls um ein Drittel zu verringern.

Bei eingeschränkter Leber- oder Nierenfunktion können besonders bei wiederholter Anwendung erhöhte Plasmaspiegel auftreten. In diesen Fällen wird ebenfalls ein niedrigerer Dosisbereich empfohlen.

In der geburtshilflichen Periduralanästhesie ist wegen der veränderten anantomischen Verhältnisse eine Dosisreduktion um etwa ein Drittel erforderlich.

Wie und wann wird Mepivacainhydrochlorid-Lösung 0,5 % angewendet?

Mepivacainhydrochlorid-Lösung 0,5 % wird zur rückenmarksnahen Leitungsanästhesie peridural injiziert. Zur Infiltrationsanästhesie wird sie in einem umschriebenen Bezirk in das Gewebe eingespritzt (Infiltration). Zur peripheren Leitungsanästhesie, Schmerztherapie und Sympathikusblockade wird die Lösung in Abhängigkeit von den anatomischen Verhältnissen nach gezielter Punktion lokal appliziert.

Mepivacainhydrochlorid-Lösung 0,5 % sollte nur von Personen mit entsprechenden Kenntnissen zur erfolgreichen Durchführung der jeweiligen Anästhesieverfahren angewendet werden.

Eine wiederholte Anwendung kann aufgrund einer raschen Toleranzentwicklung gegenüber diesem Arzneimittel zu Wirkungseinbußen führen.

Die Injektionslösung ist nur zur einmaligen Entnahme vorgesehen. Die Anwendung muss unmittelbar nach Öffnung der Ampulle erfolgen. Nicht verbrauchte Reste sind zu verwerfen.

9.8 Überdosierung und andere Anwendungsfehler

Was ist zu tun, wenn Mepivacainhydrochlorid-Lösung 0,5 % versehentlich in zu großen Mengen oder in ungeeigneter Art und Weise angewendet wurde?

Neurologische Symptome bis hin zu generalisierten zerebralen Krampfanfällen können als Folge einer unbeabsichtigten intravenösen Applikation oder bei abnormen Resorptionsverhältnissen auftreten. Als kritische Schwellendosis wird eine Konzentration von 5–6 µg Mepivacain/ml Blutplasma angesehen.

Die Zeichen einer Überdosierung lassen sich zwei qualitativ unterschiedlichen Symptomenkomplexen zuordnen und unter Berücksichtigung der Intensität gliedern:

Zentralnervöse Symptome

leichte Intoxikation

Kribbeln in den Lippen und der Zunge, Taubheit im Mundbereich, Ohrensausen, metallischer Geschmack, Angst, Unruhe, Zittern, Muskelzuckungen, Erbrechen, Desorientiertheit

mittelschwere Intoxikation

Sprachstörung, Benommenheit, Übelkeit, Erbrechen, Schwindel, Schläfrigkeit, Verwirrtheit, Zittern, choreiforme Bewegungen (bestimmte Form von Bewegungsunruhe), Krämpfe (tonisch-klonisch), weite Pupillenöffnung, beschleunigte Atmung

schwere Intoxikation

Erbrechen (Erstickungsgefahr), Schließmuskellähmung, Muskeltonusverlust, Reaktions- und Bewegungslosigkeit (Stupor), irreguläre Atmung, Atemstillstand, Koma, Tod.

Kardiovaskuläre Symptome

leichte Intoxikation

Herzklopfen, erhöhter Blutdruck, beschleunigte Herzrate, beschleunigte Atmung

mittelschwere Intoxikation

beschleunigter Herzschlag, Herzrhythmusstörungen (Arrhythmie), Sauerstoffmangel, Blässe

schwere Intoxikation

starke Sauerstoffunterversorgung (schwere Zyanose), Herzrhythmusstörungen (verlangsamter Herzschlag, Blutdruckabfall, primäres Herzversagen, Kammerflimmern, Asystolie).

Es sind folgende Gegenmaßnahmen erforderlich:

– sofortige Unterbrechung der Zufuhr der Mepivacainhydrochlorid-Lösung 0,5 %

– Freihalten der Atemwege

– zusätzlich Sauerstoff zuführen; falls notwendig, mit reinem Sauerstoff assistiert oder kontrolliert beatmen (zunächst über Maske und mit Beatmungsbeutel, dann erst über einen Trachealtubus); die Sauerstofftherapie darf nicht bereits beim Abklingen der Symptome, sondern erst dann abgesetzt werden, wenn alle Vitalfunktionen zur Norm zurückgekehrt sind

– sorgfältige Kontrolle von Blutdruck, Puls und Pupillenweite.

Weitere mögliche Gegenmaßnahmen sind:

– bei einem akuten und bedrohlichen Blutdruckabfall sollte unverzüglich eine Flachlagerung des Patienten mit einer Hochlagerung der Beine erfolgen und eine Beta-Sympathikomimetikum langsam intravenös injiziert werden (z. B. 10–20 Tropfen einer Lösung von 1 mg Isoprenalin in 200 ml Glucose-Lösung 5 %); zusätzlich ist eine Volumensubstitution vorzunehmen (z. B. mit kristalloiden Lösungen)

– bei erhöhtem Vagotonus (Bradykardie) wird Atropin (0,5–1,0 mg i. v.) verabreicht

– bei Verdacht auf Herzstillstand sind die erforderlichen Maßnahmen durchzuführen

– Konvulsionen werden mit kleinen, wiederholt verabreichten Dosen ultrakurz wirkender Barbiturate (z. B. Thiopental-Natrium 25–50 mg) oder mit Diazepam 5–10 mg i. v. behandelt; dabei werden die Dosen fraktioniert bis zum Zeitpunkt der sicheren Kontrolle verabreicht; grundsätzlich ist darauf hinzuweisen, dass in vielen Fällen bei Anzeichen von Krämpfen eine Sauerstoffbeatmung zur Behandlung ausreicht; bei anhaltenden Krämpfen werden Thiopental-Natrium (250 mg) und gegebenenfalls ein kurzwirksames Muskelrelaxans verabreicht, und nach Intubation wird mit 100 % Sauerstoff beatmet; die Krampfschwellendosis kann beim Menschen individuell unterschiedlich sein; als Untergrenze werden 5 µg/ml Blutplasma angegeben.

Zentral wirkende Analeptika sind kontraindiziert bei Intoxikation durch Lokalanästhetika!

9.9 Nebenwirkungen

Welche Nebenwirkungen können bei der Anwendung von Mepivacainhydrochlorid-Lösung 0,5 % auftreten?

Die möglichen Nebenwirkungen nach Anwendung von Mepivacainhydrochlorid entsprechend weitgehend denen anderer Lokalanästhetika vom Säureamid-Typ. Unerwünschte, bestimmte Organsysteme betreffende Wirkungen, die bei Überschreiten eines Blutplasmaspiegels von 5–6 µg Mepivacain pro ml auftreten können, sind verursacht durch die Art der Anwendung, pharmakodynamisch oder pharmakokinetisch bedingt und betreffen das Zentralnervensystem und das Herz-Kreislauf-System.

Durch die Art der Anwendung verursacht sind Nebenwirkungen:

– infolge der Injektion zu großer Lösungsmengen

– durch unbeabsichtigte Injektion in ein Blutgefäß

– durch unbeabsichtigte Injektion in den Spinalkanal (intrathekal) bei vorgesehener Periduralanästhesie

– durch hohe Periduralanästhesie (massiver Blutdruckabfall).

Pharmakodynamisch bedingte Nebenwirkungen:

In äußerst seltenen Fällen können allergische Reaktionen auftreten.

Pharmakokinetisch bedingte Nebenwirkungen:

Als mögliche Ursache für Nebenwirkungen müssen auch eventuelle abnorme Resorptionsverhältnisse oder Störungen beim Abbau in der Leber oder bei der Ausscheidung durch die Niere in Betracht gezogen werden.

Wenn Sie Nebenwirkungen bei sich beobachten, die nicht in dieser Packungsbeilage aufgeführt sind, teilen Sie diese bitte Ihrem Arzt oder Apotheker mit.

9.10 Hinweise

Nur klare Lösungen in unversehrten Behältnissen verwenden.

pH-Wert der Lösung: 4,5 bis 6,8.

10 Fachinformation

Nach § 11 a AMG, insbesondere:

10.1 Verschreibungsstatus/Apothekenpflicht

Apothekenpflichtig.

10.2 Stoff- oder Indikationsgruppe

Lokalanästhetikum vom Säureamid-Typ (Carbonsäureamid des Anilins).

10.3 Anwendungsgebiete

Lokale und regionale Nervenblockade.

10.4 Gegenanzeigen

Die Anwendung von Mepivacainhydrochlorid-Lösung 0,5 % ist kontraindiziert bei:

– bekannter Überempfindlichkeit gegen Lokalanästhetika vom Säureamid-Typ

– schweren kardialen Überleitungsstörungen

– akut dekompensierter Herzinsuffizienz

– Parazervikalanästhesie in der Geburtshilfe.

Hinweis:

Mepivacainhydrochlorid-Lösung 0,5 % ist aufgrund der niedrigen Wirkstoffkonzentration nicht geeignet für zahnmedizinische Eingriffe.

Zusätzlich sind die speziellen Gegenanzeigen für die Periduralanästhesie zu beachten, wie z. B.:

– nicht korrigierter Mangel an Blutvolumen

– erhebliche Störungen der Blutgerinnung

– erhöhter Hirndruck.

Zur Durchführung einer rückenmarksnahen Anästhesie unter den Bedingungen einer Blutgerinnungsprophylaxe siehe unter „Vorsichtsmaßnahmen".

Mepivacainhydrochlorid-Lösung 0,5 % darf nur mit besonderer Vorsicht angewendet werden:

– bei Nieren- oder Lebererkrankungen

– bei obliterativer Gefäßerkrankung

– bei Arteriosklerose

– bei diabetischer Neuropathie

– zur Injektion in ein infiziertes Gebiet.

Anwendung in Schwangerschaft und Stillzeit:

Die Anwendung von Mepivacainhydrochlorid-Lösung 0,5 % in der Frühschwangerschaft sollte nur erfolgen, sofern sie absolut notwendig ist.

Kontraindiziert ist die Periduralanästhesie mit Mepivacainhydrochlorid-Lösung 0,5 % in der Geburtshilfe bei drohenden starken Blutungen oder tiefer Implantation der Plazenta.

Als mögliche Komplikation des Einsatzes von Mepivacainhydrochlorid-Lösung 0,5 % in der Geburtshilfe ist das Auftreten einer arteriellen Hypotension bei der Mutter anzusehen.

Nach Parazervikalblockade mit Mepivacainhydrochlorid-Lösung 0,5 % unter der Geburt wurden Vergiftungssymptome bei den Neugeborenen beobachtet: gehäuft Bradykardien (20–30 % bei Feten ohne Risikofaktoren, 60 % bei Feten mit Risikofaktoren), bei einigen Zwischenfällen tonisch-klonische Krämpfe, Atemstillstand, Hypotonie, Mydriasis mit fehlender Lichtreaktion. Die geburtshilfliche

Anwendung der Parazervikalblockade ist daher kontraindiziert. Für die geburtshilfliche Periduralanästhesie stellt Mepivacainhydrochlorid-Lösung 0,5 % aus pharmakokinetischen Gründen (Gefahr der systemischen Kumulation) nicht das Mittel der Wahl dar.

Es ist nicht bekannt, in welchen Mengen Mepivacainhydrochlorid in die Muttermilch übergeht. Sollte eine Anwendung während der Stillzeit erforderlich sein, kann das Stillen ca. 24 Stunden nach Ende der Behandlung wieder aufgenommen werden.

10.5 Nebenwirkungen

Die möglichen Nebenwirkungen nach Anwendung von Mepivacainhydrochlorid entsprechen weitgehend denen anderer Lokalanästhetika vom Säureamid-Typ. Unerwünschte systemische Wirkungen, die bei Überschreiten eines Blutplasmaspiegels von 5–6 µg Mepivacain pro ml auftreten können, sind methodisch, pharmakodynamisch oder pharmakokinetisch bedingt und betreffen das Zentralnervensystem und das kardiovaskuläre System.

Methodisch bedingt sind Nebenwirkungen:

– infolge der Injektion zu großer Volumina

– durch akzidentelle intravasale Injektion

– durch akzidentelle intrathekale Injektion bei vorgesehener Periduralanästhesie

– durch hohe Periduralanästhesie (massiver Blutdruckabfall).

Pharmakodynamisch bedingte Nebenwirkungen:

In äußerst seltenen Fällen können allergische Reaktionen auftreten.

Pharmakokinetisch bedingte Nebenwirkungen:

Als mögliche Ursache für Nebenwirkungen müssen auch eventuelle abnorme Resorptionsverhältnisse oder Störungen beim Abbau in der Leber oder bei der Ausscheidung durch die Niere in Betracht gezogen werden.

10.6 Wechselwirkungen mit anderen Mitteln

Gleichzeitige Applikation von Vasokonstriktoren führt zu einer längeren Wirkdauer von Mepivacainhydrochlorid.

Bei gleichzeitiger Anwendung von Aprindin und Mepivacainhydrochlorid-Lösung 0,5 % ist eine Summation der Nebenwirkungen möglich. Aprindin hat aufgrund der chemischen Strukturähnlichkeit mit Lokalanästhetika ähnliche Nebenwirkungen.

Ein toxischer Synergismus wird für zentrale Analgetika und Narkotika, wie z. B. Ether, beschrieben.

Kombinationen verschiedener Lokalanästhetika rufen additive Wirkungen an kardiovaskulärem System und ZNS hervor.

Die Wirkung nicht depolarisierter Muskelrelaxanzien wird durch Mepivacainhydrochlorid-Lösung 0,5 % verlängert.

10.7 Warnhinweise und Vorsichtsmaßnahmen für die Anwendung

Zur Vermeidung von Nebenwirkungen sollten folgende Punkte beachtet werden:

- bei Risikopatienten und bei Verwendung höherer Dosen (> 25 % der maximalen Einzeldosis bei einzeitiger Gabe) intravenösen Zugang für Infusion anlegen (Volumensubstitution)
- Dosierung so niedrig wie möglich wählen
- normalerweise keinen Vasokonstriktorzusatz verwenden
- korrekte Lagerung des Patienten beachten
- vor Injektion sorgfältig in zwei Ebenen aspirieren (Drehung der Kanüle)
- Vorsicht bei Injektion in infizierte Bereiche (wegen verstärkter Resorption bei herabgesetzter Wirksamkeit)
- Injektion langsam vornehmen
- Blutdruck, Puls und Pupillenweite kontrollieren
- allgemeine und spezielle Kontraindikationen und Wechselwirkungen mit anderen Mitteln beachten.

Vor der Anwendung des Lokalanästhetikums ist darauf zu achten, dass das Instrumentarium zur Wiederbelebung (z. B. zur Freihaltung der Atemwege, zur Sauerstoffzufuhr) und die Notfallmedikation zur Therapie toxischer Reaktionen sofort verfügbar sind.

Es ist zu beachten, dass unter Behandlung mit Antikoagulanzien (wie z. B. Heparin), nichtsteroidalen Antirheumatika oder Plasmaersatzmitteln nicht nur eine versehentliche Gefäßverletzung im Rahmen der Anästhesie zu ernsthaften Blutungen führen kann, sondern dass allgemein mit einer erhöhten Blutungsneigung gerechnet werden muss. Gegebenenfalls sollten die Blutungszeit und die partielle Thromboplastinzeit (PTT), respektive die aktivierte partielle Thromboplastinzeit (aPTT) bestimmt, der Quick-Test durchgeführt und die Thrombozytenzahl überprüft werden. Diese Untersuchungen sollten bei Risikopatienten auch im Falle einer Low-dose-Heparinprophylaxe vor der Anwendung von Mepivacainhydrochlorid-Lösung 0,5 % durchgeführt werden.

Eine Anästhesie bei gleichzeitiger Thromboseprophylaxe mit niedermolekularem Heparin sollte nur unter besonderer Vorsicht durchgeführt werden.

Bei bestehender Behandlung mit nichtsteroidalen Antirheumatika (z. B. Acetylsalicylsäure) wird in den letzten fünf Tagen vor einer geplanten rückenmarksnahen Injektion eine Bestimmung der Blutungszeit als notwendig angesehen.

Bei Anwendung von Mepivacainhydrochlorid muss vom Arzt im Einzelfall entschieden werden, ob der Patient aktiv am Straßenverkehr teilnehmen oder Maschinen bedienen darf.

10.8 Wichtigste Inkompatibilitäten

Bisher sind keine bekannt.

10.9 Dosierungsanleitung und Art der Anwendung

Grundsätzlich gilt, dass nur die kleinste Dosis Mepivacainhydrochlorid-Lösung 0,5 % verabreicht werden darf, mit der die gewünschte ausreichende Anästhesie erzielt wird. Die Dosierung ist entsprechend den Besonderheiten des Einzelfalles vorzunehmen.

Es gelten folgende Dosierungsrichtlinien (empfohlenene Dosen für Jugendliche über 15 Jahre und Erwachsene mit einer durchschnittlichen Körpergröße bei einzeitiger Anwendung; 1 ml Mepivacainhydrochlorid-Lösung 0,5 % enthält 5 mg Mepivacainhydrochlorid):

Grenzstrang-Blockade	5–10 ml
Plexus cervicalis-Blockade, pro Segment und Seite	6–10 ml
Nervus cutan. antebrachii-Blockade	10–15 ml
Nervus cutan. femoris-lateralis-Blockade	10–15 ml
Nervus femoralis-Blockade	10–20 ml
Nervus obturatorius-Blockade	10–15 ml
Nervus phrenicus-Blockade	10–20 ml
Nervus radialis-Blockade	10–20 ml
Nervus ulnaris-Blockade	5–10 ml
Nervus suprascapularis-Blockade	5–15 ml
Parazervikal-Blockade, pro Seite	6–10 ml
Paravertebral-Blockade	5–10 ml
Sakral-Blockade	10–30 ml
Tonsillektomie, pro Tonsille	5–10 ml
Wundversorgung	bis zu 30 ml
Hautquaddeln	0,1–2 ml
intravenöse Regionalanästhesie	bis 40 ml

Bei der Periduralanästhesie ist altersabhängig zu dosieren, für den Lumbalbereich gelten folgende Richtwerte:

5-jährige:	0,5 ml/Segment
10-jährige:	0,9 ml/Segment
15-jährige:	1,3 ml/Segment
20-jährige:	1,5 ml/Segment
40-jährige:	1,3 ml/Segment
60-jährige:	1,0 ml/Segment
80-jährige:	0,7 ml/Segment

Für die Anwendung zur einzeitigen Periduralanästhesie umfasst der Dosierungsbereich 10–20 ml.

Die empfohlene Maximaldosis beträgt bei einzeitiger Anwendung:

- HNO-Bereich: 200 mg Mepivacainhydrochlorid (3 mg/kg Körpermasse)
- Interkostalblockade: 300 mg Mepivacainhydrochlorid (4 mg/kg Körpermasse)

- Periduralanästhesie und periphere Blockaden: 400 mg Mepivacainhydrochlorid (6 mg/kg Körpermasse)
- Plexusanästhesie: 500 mg Mepivacainhydrochlorid (7 mg/kg Körpermasse).

Bei Patienten mit reduziertem Allgemeinzustand müssen grundsätzlich kleinere Dosen angewendet werden (siehe maximale Dosis).

Bei Patienten mit obliterativer Gefäßerkrankung, Arteriosklerose oder diabetischer Neuropathie ist die Dosis um ein Drittel zu verringern.

Bei eingeschränkter Leber- oder Nierenfunktion können besonders bei wiederholter Anwendung erhöhte Plasmaspiegel auftreten. In diesen Fällen wird ebenfalls ein niedrigerer Dosisbereich empfohlen.

In der geburtshilflichen Periduralanästhesie ist wegen der veränderten anatomischen Verhältnisse eine Dosisreduktion um etwa ein Drittel erforderlich.

Art der Anwendung:

Mepivacainhydrochlorid-Lösung 0,5 % wird zur rückenmarksnahen Leitungsanästhesie peridural injiziert. Zur Infiltrationsanästhesie wird sie in einem umschriebenen Bezirk in das Gewebe eingespritzt (Infiltration). Zur peripheren Leitungsanästhesie, Schmerztherapie und Sympathikusblockade wird die Lösung in Abhängigkeit von den anatomischen Verhältnissen nach gezielter Punktion lokal appliziert.

Mepivacainhydrochlorid-Lösung 0,5 % sollte nur von Personen mit entsprechenden Kenntnissen zur erfolgreichen Durchführung der jeweiligen Anästhesieverfahren angewendet werden.

Eine wiederholte Anwendung dieses Arzneimittels kann aufgrund einer Tachyphylaxie zu Wirkungseinbußen führen.

Die Injektionslösung ist nur zur einmaligen Entnahme vorgesehen. Die Anwendung muss unmittelbar nach Öffnung der Ampulle erfolgen. Nicht verbrauchte Reste sind zu verwerfen.

10.10 Notfallmaßnahmen, Symptome und Gegenmittel

Neurologische Symptome bis hin zu generalisierten zerebralen Krampfanfällen können als Folge einer unbeabsichtigten intravenösen Applikation oder bei abnormen Resorptionsverhältnissen auftreten. Als kritische Schwellendosis wird eine Konzentration von 5–6 µg Mepivacain/ml Blutplasma angesehen.

Die Zeichen einer Überdosierung lassen sich zwei qualitativ unterschiedlichen Symptomenkomplexen zuordnen und unter Berücksichtigung der Intensität gliedern:

Zentralnervöse Symptome

leichte Intoxikation

Kribbeln in den Lippen und der Zunge, Taubheit im Mundbereich, Ohrensausen, metallischer Geschmack, Angst, Unruhe, Zittern, Muskelzuckungen, Erbrechen, Desorientiertheit

mittelschwere Intoxikation

Sprachstörung, Benommenheit, Übelkeit, Erbrechen, Schwindel, Schläfrigkeit, Verwirrtheit, Zittern, choreiforme Bewegungen (bestimmte Form von Bewegungsunruhe), Krämpfe (tonisch-klonisch), weite Pupillenöffnung, beschleunigte Atmung

schwere Intoxikation

Erbrechen (Erstickungsgefahr), Schließmuskellähmung, Muskeltonusverlust, Reaktions- und Bewegungslosigkeit (Stupor), irreguläre Atmung, Atemstillstand, Koma, Tod.

Kardiovaskuläre Symptome

leichte Intoxikation

Herzklopfen, erhöhter Blutdruck, beschleunigte Herzrate, beschleunigte Atmung

mittelschwere Intoxikation

beschleunigter Herzschlag, Herzrhythmusstörungen (Arrhythmie), Sauerstoffmangel, Blässe

schwere Intoxikation

starke Sauerstoffunterversorgung (schwere Zyanose), Herzrhythmusstörungen (verlangsamter Herzschlag, Blutdruckabfall, primäres Herzversagen, Kammerflimmern, Asystolie).

Es sind folgende Gegenmaßnahmen erforderlich:

– sofortige Unterbrechung der Zufuhr der Mepivacainhydrochlorid-Lösung 0,5 %

– Freihalten der Atemwege

– zusätzlich Sauerstoff zuführen; falls notwendig, mit reinem Sauerstoff assistiert oder kontrolliert beatmen (zunächst über Maske und mit Beatmungsbeutel, dann erst über einen Trachealtubus); die Sauerstofftherapie darf noch nicht beim Verschwinden der Symptome, sondern erst dann abgesetzt werden, wenn alle Vitalfunktionen zur Norm zurückgekehrt sind

– sorgfältige Kontrolle von Blutdruck, Puls und Pupillenweite.

Weitere mögliche Gegenmaßnahmen sind:

– bei einem akuten und bedrohlichen Blutdruckabfall sollte unverzüglich eine Flachlagerung des Patienten mit einer Hochlagerung der Beine erfolgen und eine Beta-Sympathikomimetikum langsam intravenös injiziert werden (z. B. 10–20 Tropfen einer Lösung von 1 mg Isoprenalin in 200 ml Glucose-Lösung 5 %); zusätzlich ist eine Volumensubstitution vorzunehmen (z. B. mit kristalloiden Lösungen)

– bei erhöhtem Vagotonus (Bradykardie) wird Atropin (0,5–1,0 mg i. v.) verabreicht

– bei Verdacht auf Herzstillstand sind die erforderlichen Maßnahmen durchzuführen

– Konvulsionen werden mit kleinen, wiederholt verabreichten Dosen ultrakurz wirkender Barbiturate (z. B. Thiopental-Natrium 25–50 mg) oder mit Diazepam 5–10 mg i. v. behandelt; dabei werden die Dosen fraktioniert bis zum Zeitpunkt der sicheren Kontrolle verabreicht; grundsätzlich ist darauf hinzuweisen, dass in vielen Fällen bei Anzeichen von Krämpfen eine Sauerstoffbeatmung zur Behandlung ausreicht; bei anhaltenden Krämpfen werden Thiopental-Natrium (250 mg) und gegebenenfalls ein kurzwirksames Muskelrelaxans verabreicht, und nach Intubation wird mit 100 % Sauerstoff beatmet; die Krampfschwellendosis kann beim Menschen individuell unterschiedlich sein; als Untergrenze werden 5 µg/ml angegeben.

Zentral wirkende Analeptika sind kontraindiziert bei Intoxikation durch Lokalanästhetika!

10.11 Pharmakologische und toxikologische Eigenschaften, Pharmakokinetik, Bioverfügbarkeit, soweit diese Angaben für die therapeutische Verwendung erforderlich sind

10.11.1 Pharmakologische Eigenschaften

Mepivacainhydrochlorid ist ein Lokalanästhetikum vom Säureamid-Typ mit raschem Wirkungseintritt und reversibler Blockade vegetativer, sensorischer und motorischer Nervenfasern sowie der Erregungsleitung des Herzens. Es wird angenommen, dass die Wirkung durch Abdichten der Na^+-Kanäle in der Nervenmembran verursacht wird. Mepivacainhydrochlorid-Injektionslösung 0,5 % hat einen pH von 4,5–6,8 und einen pK_a-Wert von 7,6. Das Verhältnis von dissoziierter Form zu der lipidlöslichen Base wird durch den im Gewebe vorliegenden pH-Wert bestimmt.

Der Wirkstoff diffundiert zunächst in seiner basischen Form durch die Nervenmembran zum Nerven, wirkt aber als Mepivacain-Kation erst nach Reprotonierung. Bei niedrigen pH-Werten, z. B. im entzündlich veränderten Gewebe, liegen nur geringe Anteile in der basischen Form vor, sodass keine ausreichende Anästhesie zustande kommen kann.

Mepivaicainhydrochlorid wirkt negativ chronotrop und negativ dromotrop. Die motorische Blockade bleibt nicht länger bestehen als die Analgesie.

10.11.2 Toxikologische Eigenschaften

Akute Toxizität:

Die Prüfung der akuten Toxizität von Mepivacain im Tierversuch ergab bei der Maus nach i. v.-Applikation eine LD_{50} zwischen 31 mg/kg Körpermasse und 43 mg/kg Körpermasse und bei der Ratte zwischen 30 mg/kg Körpermasse und 36 mg/kg Körpermasse. Als kritische Schwellendosis beim Menschen wird ein Plasmaspiegel von 5 bis 6 µg/ml angesehen – eine Konzentration bei der mit systemtoxischen Reaktionen zu rechnen ist.

Lokale Toxizität:

Die Prüfung der lokalen Toxizität von Mepivacain bei verschiedenen Tierspezies bei Dosierungen bis zu 32 mg ergab keine Hinweise auf irreversible Gewebsschäden.

Chronische Toxizität/Subchronische Toxizität:

Untersuchungen zur subchronischen Toxizität bei lokaler Applikation von Mepivacain beim Tier (Kaninchen, Affe, Ratte) ergaben keine Anzeichen für muskuläre Faseratrophien oder andere Läsionen.

Mutagenes und tumorerzeugendes Potenzial:

In vitro- und in vivo-Mutagenitätstests zur Induktion von Gen- und Chromosomenmutationen durch Mepivacain liegen nicht vor.

Langzeituntersuchungen zum tumorerzeugenden Potenzial von Mepivacain liegen nicht vor.

Reproduktionstoxizität:

Mepivacain passiert die Plazenta mittels einfacher Diffusion. Die embryonale/fetale Konzentration im Verhältnis zur maternalen Serumkonzentration beträgt 0,46–2,7 µg.

Ein Anstieg auf das Zweifache an kongenitalen Anomalien wurde bei Neugeborenen von 82 Müttern beobachtet, die während der ersten vier Monate der Schwangerschaft mit Mepivacain behandelt wurden. Die Frequenz lag jedoch nicht über derjenigen von 224 Frauen, die zu verschiedenen Zeitpunkten der gesamten Schwangerschaft mit dem Lokalanästhetikum behandelt wurden. Bei Gabe von Mepivacain unter der Geburt (Epiduralanästhesie) ist über fetale Depression, fetale Intoxikationserscheinungen, verminderter Muskeltonus und Minderung der Muskelkraft in den ersten 8 Stunden nach der Geburt berichtet worden.

Im Zusammenhang mit der Anwendung von Mepivacain bei der Parazervikalblockade ist über fetale Bradykardien und Todesfälle berichtet worden.

Mepivacain verursachte im Tierversuch (Ratte) bei Dosen von 10 bzw. 4 mg nach i. p.-Applikation partielle bis schwere Spermatogeneseschäden.

Nach Injektion von 6 mg Mepivacain/kg Körpermasse bei trächtigen Ratten zeigten sich bei deren Nachkommen Verhaltensanomalien.

10.11.3 Pharmakokinetik

Mepivacainhydrochlorid ist lipophil und hat einen pK_a-Wert von 7,6. Es wird an Plasmaproteine gebunden (65%–78%). Die Plasma-Halbwertszeit bei Erwachsenen beträgt 2–3 Stunden; die Plasma-Clearance ist 0,78 l/min. Nach Metabolisierung in der Leber, vorwiegend durch Hydroxylierung und Dealkylierung, werden die Stoffwechselprodukte (m- und p-Hydroxymepivacain, Pipecolylxylidid) renal ausgeschieden.

10.12 Sonstige Hinweise

Anwendung in Schwangerschaft und Stillzeit:

Siehe „Gegenanzeigen".

Anwendung bei älteren Menschen:

Plötzliche arterielle Hypotension als Komplikation bei Periduralanästhesie mit Mepivacainhydrochlorid-Lösung 0,5% kann vornehmlich bei älteren Patienten auftreten.

Anwendung bei Kindern:

Für Kinder sind die Dosierungen individuell unter Berücksichtigung vom Alter und Gewicht zu berechnen. Als Maximaldosis gelten 5–6 µg Mepivacainhydrochlorid pro kg Körpermasse.

10.13 Besondere Lager- und Aufbewahrungshinweise
Keine.

Mepivacainhydrochlorid-Lösung 1 %

1 **Bezeichnung des Fertigarzneimittels**

Mepivacainhydrochlorid-Lösung 1 %

2 **Darreichungsform**

Injektionslösung

3 **Zusammensetzung**

Wirksamer Bestandteil:

Mepivacainhydrochlorid	1,0 g
Sonstige Bestandteile:	
Natriumchlorid	0,68 g
0,1 N-Natriumhydroxid-Lösung zum Einstellen des pH-Wertes	
Wasser für Injektionszwecke	zu 100,0 ml

4 **Herstellungsvorschrift**

Die für die Herstellung einer Charge benötigten Mengen Mepivacainhydrochlorid und Natriumchlorid werden in Wasser für Injektionszwecke gelöst. Der pH-Wert der Lösung wird mit Natriumhydroxid-Lösung (0,1 mol · l^{-1}) auf 5,9 ± 0,5 eingestellt. Anschließend wird mit Wasser für Injektionszwecke auf das erforderliche Volumen bzw. die erforderliche Masse aufgefüllt. Die Lösung wird durch ein Membranfilter von 0,2 μm nomineller Porengröße, falls erforderlich mit vorgeschaltetem Tiefenfilter, in die vorgesehenen Behältnisse filtriert. Die Sterilisation der abgefüllten Lösung erfolgt 15 Minuten lang bei 121 °C mit gesättigtem Wasserdampf.

5 **Inprozess-Kontrollen**

Überprüfung

– der relativen Dichte (AB. 2.2.5): 1,002 bis 1,006

oder

– des Brechungsindexes (AB. 2.2.6): 1,334 bis 1,338

sowie

– des pH-Wertes (AB. 2.2.3): 4,5 bis 6,8.

6 **Eigenschaften und Prüfungen**

6.1 Aussehen, Eigenschaften

Klare, von Schwebestoffen praktisch freie, farblose, isotonische Lösung ohne wahrnehmbaren Geruch; pH-Wert (AB. 2.2.3) zwischen 4,5 und 6,8; relative Dichte (AB. 2.2.5) zwischen 1,002 und 1,006; Brechungsindex (AB. 2.2.6) zwischen 1,334 und 1,338.

2   Mepivacainhydrochlorid-Lösung 1 %

6.2   Prüfung auf Identität

Die Prüfung erfolgt mit Hilfe der Dünnschichtchromatographie (AB. 2.2.27) unter Verwendung einer Schicht von Kieselgel G R.

Untersuchungslösung: Mepivacainhydrochlorid-Lösung 1 % wird zu gleichen Teilen mit Methanol R verdünnt.

Referenzlösung: 5 mg eines als Standard geeigneten Mepivacainhydrochlorids pro 1 ml Methanol R.

Auf die Platte werden getrennt 10 µl jeder Lösung aufgetragen. Die Chromatographie erfolgt mit einer Mischung von 17 Volumteilen Wasser, 17 Volumteilen Essigsäure 98 % R und 66 Volumteilen 1-Butanol R über eine Laufstrecke von 10 cm. Nach dem Trocknen der Platte an der Luft wird mit verdünntem Dragendorffs Reagenz R angesprüht. Im Chromatogramm der Untersuchungslösung tritt ein Fleck auf, der in Bezug auf seine Lage, Größe und Färbung annähernd dem Fleck im Chromatogramm der Referenzlösung entspricht.

6.3   Prüfung auf Reinheit

2,6-Dimetylanilin: höchstens 400 ppm.

Ein 30 mg Mepivacainhydrochlorid entsprechendes Volumen Injektionslösung wird mit Methanol R zu 15 ml verdünnt. 2 ml der Lösung werden mit 1 ml einer frisch bereiteten Lösung von Dimethylaminobenzaldehyd R (10 g · l^{-1}) in Methanol R und 2 ml Essigsäure 96 % R versetzt. Nach 10 Minuten darf die Lösung nicht stärker gefärbt (AB. 2.2.2, Methode II) sein als eine gleichzeitig und in gleicher Weise hergestellte Referenzlösung, zu deren Herstellung 2 ml einer Lösung von 2,6-Dimethylanilin R (8 mg · l^{-1}) in Methanol R verwendet werden.

Prüfung auf Bakterien-Endoxine (AB. 2.6.14):

Die Endotoxinkonzentration darf höchstens 8,0 I.E./ml betragen.

6.4   Gehalt

95,0 bis 105,0 Prozent der deklarierten Menge an Mepivacainhydrochlorid.

Die Bestimmung erfolgt mit Hilfe der UV-Vis-Spektroskopie (AB. 2.2.25).

Untersuchungslösung: Die Injektionslösung wird mit Salzsäure (0,1 mol · l^{-1}) zu einer Konzentration von 0,20 mg Mepivacainhydrochlorid pro 1,0 ml verdünnt.

Die Absorption der Lösung wird im Maximum bei etwa 263 nm gegen Salzsäure (0,1 mol · l^{-1}) als Kompensationsflüssigkeit gemessen.

Die Berechnung des Gehalts erfolgt mit Hilfe der Absorption einer Referenzlösung eines als Standard geeigneten Mepivacainhydrochlorids in Salzsäure (0,1 mol · l^{-1}) mit einer Konzentration von 0,20 mg pro 1,0 ml.

6.5   Haltbarkeit

Die Haltbarkeit in den Behältnissen nach 7 beträgt 3 Jahre.

7   Behältnisse

Ampullen.

8 Kennzeichnung

Nach § 10 AMG, insbesondere:

8.1 Zulassungsnummer

2179.98.99

8.2 Art der Anwendung

Zur epiduralen und perineuralen Injektion.

8.3 Hinweise

Apothekenpflichtig.

Nur klare Lösungen in unversehrten Behältnissen verwenden.

pH-Wert: 4,5 bis 6,8.

9 Packungsbeilage

Nach § 11 AMG, insbesondere:

9.1 Stoff- oder Indikationsgruppe

Arzneimittel vom Säureamid-Typ zur örtlichen Betäubung.

9.2 Anwendungsgebiete

Lokale und regionale Nervenblockade.

9.3 Gegenanzeigen

<u>Wann darf Mepivacainhydrochlorid-Lösung 1 % nicht angewendet werden?</u>

Mepivacainhydrochlorid-Lösung 1 % darf nicht angewendet werden:

– bei bekannter Überempfindlichkeit gegen Lokalanästhetika vom Säureamid-Typ

– bei schweren Störungen des Herz-Reizleitungssystems

– bei akutem Versagen der Herzleistung

– zur Betäubung des Gebärmutterhalses in der Geburtshilfe (Parazervikalanästhesie).

Hinweis:

Mepivacainhydrochlorid-Lösung 1 % ist aufgrund der niedrigen Wirkstoffkonzentration nicht geeignet für zahnmedizinische Eingriffe.

Zusätzlich sind die speziellen Gegenanzeigen für die Periduralanästhesie zu beachten, wie z. B.:

– nicht korrigierter Mangel an Blutvolumen

– erhebliche Störungen der Blutgerinnung

– erhöhter Hirndruck.

Zur Durchführung einer rückenmarksnahen Anästhesie unter den Bedingungen einer Blutgerinnungsprophylaxe siehe unter „Vorsichtsmaßnahmen".

Wann darf Mepivacainhydrochlorid-Lösung 1 % nur mit besonderer Vorsicht angewendet werden?

Im Folgenden wir beschrieben, wann Mepivacainhydrochlorid-Lösung 1 % nur unter bestimmten Bedingungen und nur mit besonderer Vorsicht angewendet werden darf. Befragen Sie hierzu bitte Ihren Arzt. Dies gilt auch, wenn diese Angaben bei Ihnen früher einmal zutrafen.

Mepivacainhydrochlorid-Lösung 1 % darf nur mit besonderer Vorsicht angewendet werden:

- bei Nieren- oder Lebererkrankung
- bei Gefäßverschlüssen
- bei Arteriosklerose (Gefäßverkalkung)
- bei Nervenschädigung durch Zuckerkrankheit
- zur Injektion in ein entzündetes (infiziertes) Gebiet.

Was muss in der Schwangerschaft und Stillzeit beachtet werden?

Die Anwendung von Mepivacainhydrochlorid-Lösung 1 % in der Frühschwangerschaft sollte nur erfolgen, sofern sie absolut notwendig ist.

Kontraindiziert ist die Periduralanästhesie mit Mepivacainhydrochlorid-Lösung 1 % in der Geburtshilfe bei drohenden starken Blutungen oder tiefer Einnistung des Mutterkuchens.

Als mögliche Komplikation des Einsatzes von Mepivacainhydrochlorid-Lösung 1 % in der Geburtshilfe ist das Auftreten eines arteriellen Blutdruckabfalls bei der Mutter anzusehen.

Nach Parazervikalblockade mit Mepivacainhydrochlorid-Lösung 1 % unter der Geburt wurden Vergiftungssymptome bei den Neugeborenen beobachtet: gehäuft Bradykardien (20–30 % bei Feten ohne Risikofaktoren, 60 % bei Feten mit Risikofaktoren), bei einigen Zwischenfällen tonisch-klonische Krämpfe, Atemstillstand, Hypotonie, Mydriasis mit fehlender Lichtreaktion. Die geburtshilfliche Anwendung der Parazervikalblockade ist daher kontraindiziert. Für die geburtshilfliche Periduralanästhesie stellt Mepivacainhydrochlorid-Lösung 1 % aus pharmakokinetischen Gründen (Gefahr der systemischen Kumulation) nicht das Mittel der Wahl dar.

Es ist nicht bekannt, in welchen Mengen Mepivacainhydrochlorid in die Muttermilch übergeht. Sollte eine Anwendung während der Stillzeit erforderlich sein, kann das Stillen ca. 24 Stunden nach Ende der Behandlung wieder aufgenommen werden.

Was muss bei Kindern berücksichtigt werden?

Für Kinder sind die Dosierungen individuell unter Berücksichtigung von Alter und Gewicht zu berechnen. Als Maximaldosis gelten 5 bis 6 mg Mepivacainhydrochlorid pro kg Körpermasse.

Was muss bei älteren Menschen berücksichtigt werden?

Vornehmlich bei älteren Patienten kann ein plötzlicher arterieller Blutdruckabfall als Komplikation bei Periduralanästhesie mit Mepivacainhydrochlorid-Lösung 1 % auftreten.

9.4 Vorsichtsmaßnahmen für die Anwendung und Warnhinweise

<u>Welche Vorsichtsmaßnahmen müssen beachtet werden?</u>

Zur Vermeidung von Nebenwirkungen sollten folgende Punkte beachtet werden:
- bei Risikopatienten und bei Verwendung höherer Dosen (> 25 % der maximalen Einzeldosis bei einzeitiger Gabe) intravenösen Zugang für Infusion anlegen (Volumensubstitution)
- Dosierung so niedrig wie möglich wählen
- normalerweise keinen Vasokonstriktorzusatz verwenden
- korrekte Lagerung des Patienten beachten
- vor Injektion sorgfältig in zwei Ebenen aspirieren (Drehung der Kanüle)
- Vorsicht bei Injektion in infizierte Bereiche (wegen verstärkter Resorption bei herabgesetzter Wirksamkeit)
- Injektion langsam vornehmen
- Blutdruck, Puls und Pupillenweite kontrollieren
- allgemeine und spezielle Kontraindikationen und Wechselwirkungen mit anderen Mitteln beachten.

Vor der Anwendung des Lokalanästhetikums ist darauf zu achten, dass das Instrumentarium zur Wiederbelebung z. B. zur Freihaltung der Atemwege und zur Sauerstoffzufuhr) und die Notfallmedikation zur Therapie toxischer Reaktionen sofort verfügbar sind.

Es ist zu beachten, dass unter Behandlung mit Blutgerinnungshemmern (Antikoagulanzien, wie z. B. Heparin), nichtsteroidalen Antirheumatika oder Plasmaersatzmitteln nicht nur eine versehentliche Gefäßverletzung im Rahmen der Schmerzbehandlung zu ernsthaften Blutungen führen kann, sondern dass allgemein mit einer erhöhten Blutungsneigung gerechnet werden muss. Gegebenenfalls sollten die Blutungszeit und die partielle Thromboplastinzeit (PTT), respektive die aktivierte partielle Thromboplastinzeit (APTT) bestimmt, der Quick-Test durchgeführt und die Thrombozytenzahl überprüft werden. Diese Untersuchungen sollten bei Risikopatienten auch im Falle einer Low-dose-Heparinprophylaxe (vorsorgliche Behandlung mit dem Blutgerinnungshemmer Heparin in niedriger Dosis) vor der Anwendung von Mepivacainhydrochlorid-Lösung 1 % durchgeführt werden.

Eine Anästhesie bei gleichzeitiger Vorsorgetherapie zur Vermeidung von Thrombosen (Thromboseprophylaxe) mit niedermolekularem Heparin sollte nur unter besonderer Vorsicht durchgeführt werden.

Bei bestehender Behandlung mit nichtsteroidalen Antirheumatika (z. B. Acetylsalicylsäure) wird in den letzten fünf Tagen vor einer geplanten rückenmarksnahen Injektion eine Bestimmung der Blutungszeit als notwendig angesehen.

<u>Was muss im Straßenverkehr sowie bei der Arbeit mit Maschinen und bei Arbeiten ohne sicheren Halt beachtet werden?</u>

Bei Anwendung von Mepivacainhydrochlorid-Lösung 1 % muss vom Arzt im Einzelfall entschieden werden, ob der Patient aktiv am Straßenverkehr teilnehmen oder Maschinen bedienen darf.

9.5 Wechselwirkungen mit anderen Mitteln

<u>Welche anderen Arzneimittel beeinflussen die Wirkung von Mepivacainhydrochlorid-Lösung 1 %?</u>

Beachten Sie bitte, dass diese Angaben auch für vor kurzem angewendete Arzneimittel gelten können.

Die gleichzeitige Gabe gefäßverengender Arzneimittel führt zu einer längeren Wirkdauer von Mepivacainhydrochlorid-Lösung 1 %.

Bei gleichzeitiger Anwendung von Aprindin und Mepivacainhydrochlorid-Lösung 1 % ist eine Summation der Nebenwirkungen möglich. Aprindin hat aufgrund der chemischen Strukturähnlichkeit mit Lokalanästhetika ähnliche Nebenwirkungen.

Ein toxischer Synergismus wird für zentrale Analgetika und Narkotika wie z. B. Ether beschrieben.

Kombinationen verschiedener Lokalanästhetika rufen additive Wirkungen an kardiovaskulärem System und ZNS hervor.

<u>Welche anderen Arzneimittel werden in ihrer Wirkung durch Mepivacainhydrochlorid-Lösung 1 % beeinflusst?</u>

Die Wirkung nicht depolarisierter Muskelrelaxanzien wird durch Mepivacainhydrochlorid-Lösung 1 % verlängert.

9.6 Wichtigste Inkompatibilitäten

Bisher sind keine bekannt.

9.7 Dosierungsanleitung und Art der Anwendung

Die folgenden Angaben gelten, soweit Ihr Arzt Mepivacainhydrochlorid-Lösung 1 % nicht anders verordnet hat.

<u>Wie viel wird von Mepivacainhydrochlorid-Lösung 1 % angewendet? Wie oft wird die Lösung angewendet?</u>

Grundsätzlich gilt, dass nur die kleinste Dosis Mepivacainhydrochlorid-Lösung 1 % verabreicht werden darf, mit der die gewünschte ausreichende Anästhesie erzielt wird. Die Dosierung ist entsprechend den Besonderheiten des Einzelfalles vorzunehmen.

Die Angaben für die empfohlenen Dosen gelten für Jugendliche über 15 Jahre und Erwachsene mit einer durchschnittlichen Körpergröße bei einmaliger Anwendung (1 ml Mepivacainhydrochlorid-Lösung 1 % enthält 10 mg Mepivacainhydrochlorid):

Fraktur-Reposition	5–20 ml
Grenzstrang-Blockade	5–10 ml
Hautquaddeln	0,1–2 ml
Nervus cutan. femoris lateralis-Blockade	10 ml
Nervus femoralis-Blockade	10–20 ml
Nervus medianus-Blockade	3–5 ml

Nervus obturatorius-Blockade	10–15 ml
Nervus phrenicus-Blockade	10–15 ml
Nervus radialis-Blockade	10–20 ml
Nervus ulnaris-Blockade	5–10 ml
Oberst'sche Anästhesie, pro Nerv	1–2 ml
Parazervikal-Blockade, pro Seite	6–10 ml
Paravertebral-Blockade	5–10 ml
Pudendus-Blockade, pro Seite	7–10 ml
Sakral-Blockade	10–30 ml
Tonsillektomie, pro Tonsille	5–10 ml
Wundversorgung	bis zu 30 ml
intravenöse Regionalanästhesie	bis 40 ml

Bei der Periduralanästhesie ist altersabhängig zu dosieren, für den Lumbalbereich gelten folgende Richtwerte:

5-jährige: 0,5 ml/Segment

10-jährige: 0,9 ml/Segment

15-jährige: 1,3 ml/Segment

20-jährige: 1,5 ml/Segment

40-jährige: 1,3 ml/Segment

60-jährige: 1,0 ml/Segment

80-jährige: 0,7 ml/Segment

Die empfohlene Maximaldosis beträgt bei einzeitiger Anwendung:

– HNO-Bereich: 200 mg Mepivacainhydrochlorid (3 mg/kg Körpermasse)

– Periduralanästhesie und periphere Blockaden: 400 mg Mepivacainhydrochlorid (6 mg/kg Körpermasse)

– Intercostalblockade: 300 mg Mepivacainhydrochlorid (4 mg/kg Körpermasse)

– Plexusanästhesie: 500 mg Mepivacainhydrochlorid (7 mg/kg Körpermasse).

Bei Patienten mit reduziertem Allgemeinzustand müssen grundsätzlich kleinere Dosen angewendet werden (siehe maximale Dosis).

Bei Patienten mit bestimmten Vorerkrankungen (Gefäßverschlüssen, Arteriosklerose oder Nervenschädigung bei Zuckerkrankheit) ist die Dosis ebenfalls um ein Drittel zu verringern.

Bei eingeschränkter Leber- oder Nierenfunktion können besonders bei wiederholter Anwendung erhöhte Plasmaspiegel auftreten. In diesen Fällen wird ebenfalls ein niedrigerer Dosisbereich empfohlen.

In der geburtshilflichen Periduralanästhesie ist wegen der veränderten anatomischen Verhältnisse eine Dosisreduktion um etwa ein Drittel erforderlich.

Wie und wann wird Mepivacainhydrochlorid-Lösung 1 % angewendet?

Mepivacainhydrochlorid-Lösung 1 % wird zur rückenmarksnahen Leitungsanästhesie peridural injiziert. Zur Infiltrationsanästhesie wird sie in einem umschriebenen Bezirk in das Gewebe eingespritzt (Infiltration). Zur peripheren Leitungsanästhesie, Schmerztherapie und Sympathikusblockade wird die Lösung in Abhängigkeit von den anatomischen Verhältnissen nach gezielter Punktion lokal appliziert.

Mepivacainhydrochlorid-Lösung 1 % sollte nur von Personen mit entsprechenden Kenntnissen zur erfolgreichen Durchführung der jeweiligen Anästhesieverfahren angewendet werden.

Eine wiederholte Anwendung kann aufgrund einer raschen Toleranzentwicklung gegenüber diesem Arzneimittel zu Wirkungseinbußen führen.

Die Injektionslösung ist nur zur einmaligen Entnahme vorgesehen. Die Anwendung muss unmittelbar nach Öffnung der Ampulle erfolgen. Nicht verbrauchte Reste sind zu verwerfen.

9.8 Überdosierung und andere Anwendungsfehler

Was ist zu tun, wenn Mepivacainhydrochlorid-Lösung 1 % versehentlich in zu großen Mengen oder in ungeeigneter Art und Weise angewendet wurde?

Neurologische Symptome bis hin zu generalisierten zerebralen Krampfanfällen können als Folge einer unbeabsichtigten intravenösen Applikation oder bei abnormen Resorptionsverhältnissen auftreten. Als kritische Schwellendosis wird eine Konzentration von 5–6 µg Mepivacain/ml Blutplasma angesehen.

Die Zeichen einer Überdosierung lassen sich zwei qualitativ unterschiedlichen Symptomenkomplexen zuordnen und unter Berücksichtigung der Intensität gliedern:

Zentralnervöse Symptome

leichte Intoxikation

Kribbeln in den Lippen und der Zunge, Taubheit im Mundbereich, Ohrensausen, metallischer Geschmack, Angst, Unruhe, Zittern, Muskelzuckungen, Erbrechen, Desorientiertheit.

mittelschwere Intoxikation

Sprachstörung, Benommenheit, Übelkeit, Erbrechen, Schwindel, Schläfrigkeit, Verwirrtheit, Zittern, choreiforme Bewegungen (bestimmte Form von Bewegungsunruhe), Krämpfe (tonisch-klonisch), weite Pupillenöffnung, beschleunigte Atmung

schwere Intoxikation

Erbrechen (Erstickungsgefahr), Schließmuskellähmung, Muskeltonusverlust, Reaktions- und Bewegungslosigkeit (Stupor), irreguläre Atmung, Atemstillstand, Koma, Tod.

Kardiovaskuläre Symptome

leichte Intoxikation

Herzklopfen, erhöhter Blutdruck, beschleunigte Herzrate, beschleunigte Atmung

mittelschwere Intoxikation

beschleunigter Herzschlag, Herzrhythmusstörungen (Arrhythmie), Sauerstoffmangel, Blässe

schwere Intoxikation

starke Sauerstoffunterversorgung (schwere Zyanose), Herzrhythmusstörungen (verlangsamter Herzschlag, Blutdruckabfall, primäres Herzversagen, Kammerflimmern, Asystolie).

Es sind folgende Gegenmaßnahmen erforderlich:

- sofortige Unterbrechung der Zufuhr von Mepivacainhydrochlorid-Lösung 1 %
- Freihalten der Atemwege
- zusätzlich Sauerstoff zuführen; falls notwendig, mit reinem Sauerstoff assistiert oder kontrolliert beatmen (zunächst über Maske und mit Beatmungsbeutel, dann erst über einen Trachealtubus); die Sauerstofftherapie darf nicht bereits beim Abklingen der Symptome, sondern erst dann abgesetzt werden, wenn alle Vitalfunktionen zur Norm zurückgekehrt sind
- sorgfältige Kontrolle von Blutdruck, Puls und Pupillenweite.

Weitere mögliche Gegenmaßnahmen sind:

- bei einem akuten und bedrohlichen Blutdruckabfall sollte unverzüglich eine Flachlagerung des Patienten mit einer Hochlagerung der Beine erfolgen und ein Beta-Sympathikomimetikum langsam intravenös injiziert werden (z.B. 10–20 Tropfen einer Lösung von 1 mg Isoprenalin in 200 ml Glucose-Lösung 5 %); zusätzlich ist eine Volumensubstitution vorzunehmen (z.B. mit kristalloiden Lösungen)
- bei erhöhtem Vagotonus (Bradykardie) wird Atropin (0,5–1,0 mg i.v.) verabreicht; bei Verdacht auf Herzstillstand sind die erforderlichen Maßnahmen durchzuführen
- Konvulsionen werden mit kleinen, wiederholt verabreichten Dosen ultrakurz wirkender Barbiturate (z.B. Thiopental-Natrium 25–50 mg) oder mit Diazepam 5–10 mg i.v. behandelt; dabei werden die Dosen fraktioniert bis zum Zeitpunkt der sicheren Kontrolle verabreicht; grundsätzlich ist darauf hinzuweisen, dass in vielen Fällen bei Anzeichen von Krämpfen eine Sauerstoffbeatmung zur Behandlung ausreicht; bei anhaltenden Krämpfen werden Thiopental-Natrium (250 mg) und gegebenenfalls ein kurzwirksames Muskelrelaxans verabreicht, und nach Intubation wird mit 100 % Sauerstoff beatmet; die Krampfschwellendosis kann beim Menschen individuell unterschiedlich sein; als Untergrenze werden 5 µg/ml Blutplasma angegeben.

Zentral wirkende Analeptika sind kontraindiziert bei Intoxikation durch Lokalanästhetika!

9.9   Nebenwirkungen

<u>Welche Nebenwirkungen können bei der Anwendung von Mepivacainhydrochlorid-Lösung 1 % auftreten?</u>

Die möglichen Nebenwirkungen nach Anwendung von Mepivacainhydrochlorid entsprechen weitgehend denen anderer Lokalanästhetika vom Säureamid-Typ.

10 Mepivacainhydrochlorid-Lösung 1 %

Unerwünschte, bestimmte Organsysteme betreffende Wirkungen, die bei Überschreiten eines Blutplasmaspiegels von 5–6 µg Mepivacain pro ml auftreten können, sind verursacht durch die Art der Anwendung, pharmakodynamisch oder pharmakokinetisch bedingt und betreffen das Zentralnervensystem und das Herz-Kreislauf-System.

Durch die Art der Anwendung verursacht sind Nebenwirkungen:

– infolge der Injektion zu großer Lösungsmengen
– durch unbeabsichtigte Injektion in ein Blutgefäß
– durch unbeabsichtigte Injektion in den Spinalkanal (intrathekal) bei vorgesehener Periduralanästhesie
– durch hohe Periduralanästhesie (massiver Blutdruckabfall).

Pharmakodynamisch bedingte Nebenwirkungen:

In äußerst seltenen Fällen können allergische Reaktionen auftreten.

Pharmakokinetisch bedingte Nebenwirkungen:

Als mögliche Ursache für Nebenwirkungen müssen auch eventuelle abnorme Resorptionsverhältnisse oder Störungen beim Abbau in der Leber oder bei der Ausscheidung durch die Niere in Betracht gezogen werden.

Wenn Sie Nebenwirkungen bei sich beobachten, die nicht in dieser Packungsbeilage aufgeführt sind, teilen Sie diese bitte Ihrem Arzt oder Apotheker mit.

9.10 Hinweise

Nur klare Lösungen in unversehrten Behältnissen verwenden.

pH-Wert der Lösung: 4,5 bis 6,8.

10 Fachinformation

Nach § 11a AMG, insbesondere:

10.1 Verschreibungsstatus/Apothekenpflicht

Apothekenpflichtig.

10.2 Stoff- oder Indikationsgruppe

Lokalanästhetikum vom Säureamid-Typ (Carbonsäureamid des Anilins).

10.3 Anwendungsgebiete

Lokale und regionale Nervenblockade.

10.4 Gegenanzeigen

Die Anwendung von Mepivacainhydrochlorid-Lösung 1 % ist kontraindiziert bei:

– bekannter Überempfindlichkeit gegen Lokalanästhetika vom Säureamid-Typ
– schweren kardialen Überleitungsstörungen
– akut dekompensierter Herzinsuffizienz
– Parazervikalanästhesie in der Geburtshilfe.

Hinweis:

Mepivacainhydrochlorid-Lösung 1 % ist aufgrund der niedrigen Wirkstoffkonzentration nicht geeignet für zahnmedizinische Eingriffe.

Zusätzlich sind die speziellen Gegenanzeigen für die Periduralanästhesie zu beachten, wie z. B.:

– nicht korrigierter Mangel an Blutvolumen

– erhebliche Störungen der Blutgerinnung

– erhöhter Hirndruck.

Zur Durchführung einer rückenmarksnahen Anästhesie unter den Bedingungen einer Blutgerinnungsprophylaxe siehe unter „Vorsichtsmaßnahmen".

Mepivacainhydrochlorid-Lösung 1 % darf nur mit besonderer Vorsicht angewendet werden:

– bei Nieren- oder Lebererkrankungen

– bei obliterativer Gefäßerkrankung

– bei Arteriosklerose

– bei diabetischer Neuropathie

– zur Injektion in ein infiziertes Gebiet.

Anwendung in Schwangerschaft und Stillzeit:

Die Anwendung von Mepivacainhydrochlorid-Lösung 1 % in der Frühschwangerschaft sollte nur erfolgen, sofern sie absolut notwendig ist. Kontraindiziert ist die Periduralanästhesie mit Mepivacainhydrochlorid-Lösung 1 % in der Geburtshilfe bei drohenden starken Blutungen oder tiefer Implantation der Plazenta. Als mögliche Komplikation des Einsatzes von Mepivacainhydrochlorid-Lösung 1 % in der Geburtshilfe ist das Auftreten einer arteriellen Hypotension bei der Mutter anzusehen.

Nach Parazervikalblockade mit Mepivacainhydrochlorid-Lösung 1 % unter der Geburt wurden Vergiftungssymptome bei den Neugeborenen beobachtet: gehäuft Bradykardien (20–30 % bei Feten ohne Risikofaktoren, 60 % bei Feten mit Risikofaktoren), bei einigen Zwischenfällen tonisch-klonische Krämpfe, Atemstillstand, Hypotonie, Mydriasis mit fehlender Lichtreaktion. Die geburtshilfliche Anwendung der Parazervikalblockade ist daher kontraindiziert. Für die geburtshilfliche Periduralanästhesie stellt Mepivacainhydrochlorid-Lösung 1 % aus pharmakokinetischen Gründen (Gefahr der systemischen Kumulation) nicht das Mittel der Wahl dar.

Es ist nicht bekannt, in welchen Mengen Mepivacainhydrochlorid in die Muttermilch übergeht. Sollte eine Anwendung während der Stillzeit erforderlich sein, kann das Stillen ca. 24 Stunden nach Ende der Behandlung wieder aufgenommen werden.

10.5 Nebenwirkungen

Die möglichen Nebenwirkungen nach Anwendung von Mepivacainhydrochlorid entsprechen weitgehend denen anderer Lokalanästhetika vom Säureamid-Typ.

12   Mepivacainhydrochlorid-Lösung 1 %

Unerwünschte systemische Wirkungen, die bei Überschreiten eines Blutplasmaspiegels von 5–6 µg Mepivacain pro ml auftreten können, sind methodisch, pharmakodynamisch oder pharmakokinetisch bedingt und betreffen das Zentralnervensystem und das kardiovaskuläre System.

Methodisch bedingt sind Nebenwirkungen:

- infolge der Injektion zu großer Volumina
- durch akzidentelle intravasale Injektion
- durch akzidentelle intrathekale Injektion bei vorgesehener Periduralanästhesie
- durch hohe Periduralanästhesie (massiver Blutdruckabfall).

Pharmakodynamisch bedingte Nebenwirkungen:

In äußerst seltenen Fällen können allergische Reaktionen auftreten.

Pharmakokinetisch bedingte Nebenwirkungen:

Als mögliche Ursache für Nebenwirkungen müssen auch eventuelle abnorme Resorptionsverhältnisse oder Störungen beim Abbau in der Leber oder bei der Ausscheidung durch die Niere in Betracht gezogen werden.

10.6   Wechselwirkungen mit anderen Mitteln

Gleichzeitige Applikation von Vasokonstriktoren führt zu einer längeren Wirkdauer von Mepivacainhydrochlorid.

Bei gleichzeitiger Anwendung von Aprindin und Mepivacainhydrochlorid-Lösung 1 % ist eine Summation der Nebenwirkungen möglich. Aprindin hat aufgrund der chemischen Strukturähnlichkeit mit Lokalanästhetika ähnliche Nebenwirkungen.

Ein toxischer Synergismus wird für zentrale Analgetika, Chloroform, Ether und Thiopental beschrieben.

Kombinationen verschiedener Lokalanästhetika rufen additive Wirkungen an kardiovaskulärem System und ZNS hervor.

Die Wirkung nicht depolarisierter Muskelrelaxanzien wird durch Mepivacainhydrochlorid-Lösung 1 % verlängert.

10.7   Warnhinweise und Vorsichtsmaßnahmen für die Anwendung

Zur Vermeidung von Nebenwirkungen sollten folgende Punkte beachtet werden:

- bei Risikopatienten und bei Verwendung höherer Dosen (> 25 % der maximalen Einzeldosis bei einzeitiger Gabe) intravenösen Zugang für Infusion anlegen (Volumensubstitution)
- Dosierung so niedrig wie möglich wählen
- normalerweise keinen Vasokonstriktorzusatz verwenden
- korrekte Lagerung des Patienten beachten
- vor Injektion sorgfältig in zwei Ebenen aspirieren (Drehen der Kanüle)
- Vorsicht bei Injektion in infizierte Bereiche (wegen verstärkter Resorption bei herabgesetzter Wirksamkeit)
- Injektion langsam vornehmen

- Blutdruck, Puls und Pupillenweite kontrollieren
- allgemeine und spezielle Kontraindikationen und Wechselwirkungen mit anderen Mitteln beachten.

Vor der Anwendung des Lokalanästhetikums ist darauf zu achten, dass das Instrumentarium zur Wiederbelebung (z. B. zur Freihaltung der Atemwege, zur Sauerstoffzufuhr) und die Notfallmedikation zur Therapie toxischer Reaktionen sofort verfügbar sind.

Es ist zu beachten, dass unter Behandlung mit Antikoagulanzien (wie z. B. Heparin), nichtsteroidalen Antirheumatika oder Plasmaersatzmitteln nicht nur eine versehentliche Gefäßverletzung im Rahmen der Anästhesie zu ernsthaften Blutungen führen kann, sondern dass allgemein mit einer erhöhten Blutungsneigung gerechnet werden muss. Gegebenenfalls sollten die Blutungszeit und die partielle Thomboplastinzeit (PTT), respektive die aktivierte partielle Thromboplastinzeit (APTT) bestimmt, der Quick-Test durchgeführt und die Thrombozytenzahl überprüft werden. Diese Untersuchungen sollten bei Risikopatienten auch im Falle einer Low-dose-Heparinprophylaxe vor der Anwendung von Mepivacainhydrochlorid-Lösung 1 % durchgeführt werden. Eine Anästhesie bei gleichzeitiger Thromboseprophylaxe mit niedermolekularem Heparin sollte nur unter besonderer Vorsicht durchgeführt werden.

Bei bestehender Behandlung mit nichtsteroidalen Antirheumatika (z. B. Acetylsalicylsäure) wird in den letzten fünf Tagen vor einer geplanten rückenmarksnahen Injektion eine Bestimmung der Blutungszeit als notwendig angesehen.

Bei Anwendung von Mepivacainhydrochlorid muss vom Arzt im Einzelfall entschieden werden, ob der Patient aktiv am Straßenverkehr teilnehmen oder Maschinen bedienen darf.

10.8 Wichtigste Inkompatibilitäten

Bisher sind keine bekannt.

10.9 Dosierungsanleitung und Art der Anwendung

Grundsätzlich gilt, dass nur die kleinste Dosis Mepivacainhydrochlorid-Lösung 1 % verabreicht werden darf, mit der die gewünschte ausreichende Anästhesie erzielt wird. Die Dosierung ist entsprechend den Besonderheiten des Einzelfalles vorzunehmen.

Es gelten folgende Dosierungsrichtlinien (empfohlene Dosen für Jugendliche über 15 Jahre und Erwachsene mit einer durchschnittlichen Körpergröße bei einzeitiger Anwendung; 1 ml Mepivacainhydrochlorid-Lösung 1 % enthält 10 mg Mepivacainhydrochlorid):

Fraktur-Reposition	5–20 ml
Grenzstrang-Blockade	5–10 ml
Hautquaddeln	01,–2 ml
Nervus cutan. femoris lateralis-Blockade	10 ml
Nervus femoralis-Blockade	10–20 ml
Nervus medianus-Blockade	3–5 ml

Nervus obturatorius-Blockade	10–15 ml
Nervus phrenicus-Blockade	10–15 ml
Nervus radialis-Blockade	10–20 ml
Nervus ulnaris-Blockade	5–10 ml
Oberst'sche Anästhesie, pro Nerv	1–2 ml
Parazervikal-Blockade, pro Seite	6–10 ml
Paravertebral-Blockade	5–10 ml
Pudendus-Blockade, pro Seite	7–10 ml
Sakral-Blockade	10–30 ml
Tonsillektomie, pro Tonsille	5–10 ml
Wundversorgung	bis zu 30 ml
intravenöse Regionalanästhesie	bis 40 ml

Bei der Periduralanästhesie ist altersabhängig zu dosieren, für den Lumbalbereich gelten folgende Richtwerte:

5-jährige: 0,5 ml/Segment

10-jährige: 0,9 ml/Segment

15-jährige: 1,3 ml/Segment

20-jährige: 1,5 ml/Segment

40-jährige: 1,3 ml/Segment

60-jährige: 1,0 ml/Segment

80-jährige: 0,7 ml/Segment

Die empfohlene Maximaldosis beträgt bei einzeitiger Anwendung:

– HNO-Bereich: 200 mg Mepivacainhydrochlorid (3 mg/kg Körpermasse)

– Periduralanästhesie und periphere Blockaden: 400 mg Mepivacainhydrochlorid (6 mg/kg Körpermasse)

– Intercostalblockade: 300 mg Mepivacainhydrochlorid (4 mg/kg Körpermasse)

– Plexusanästhesie: 500 mg Mepivacainhydrochlorid (7 mg/kg Körpermasse)

Bei Patienten mit reduziertem Allgemeinzustand müssen grundsätzlich kleinere Dosen angewendet werden (siehe maximale Dosis).

Bei Patienten mit obliterativer Gefäßerkrankung, Arteriosklerose oder diabetischer Neuropathie ist die Dosis um ein Drittel zu verringern.

Bei eingeschränkter Leber- oder Nierenfunktion können besonders bei wiederholter Anwendung erhöhte Plasmaspiegel auftreten. In diesen Fällen wird ebenfalls ein niedrigerer Dosisbereich empfohlen.

In der geburtshilflichen Periduralanästhesie ist eine Dosisreduktion um etwa ein Drittel erforderlich (verkleinerter Periduralraum durch gestauten Plexus venosus intravertebralis).

Art der Anwendung:

Mepivacainhydrochlorid-Lösung 1 % wird zur rückenmarksnahen Leitungsanästhesie peridural injiziert. Zur Infiltrationsanästhesie wird sie in einem umschriebenen Bezirk in das Gewebe eingespritzt (Infiltration). Zur peripheren Leitungsanästhesie, Schmerztherapie und Sympathikusblockade wird die Lösung in Abhängigkeit von den anatomischen Verhältnissen nach gezielter Punktion lokal appliziert.

Mepivacainhydrochlorid-Lösung 1 % sollte nur von Personen mit entsprechenden Kenntnissen zur erfolgreichen Durchführung der jeweiligen Anästhesieverfahren angewendet werden.

Eine wiederholte Anwendung dieses Arzneimittels kann aufgrund einer Tachyphylaxi zu Wirkungseinbußen führen.

Die Injektionslösung ist nur zur einmaligen Entnahme vorgesehen. Die Anwendung muss unmittelbar nach Öffnung der Ampulle erfolgen. Nicht verbrauchte Reste sind zu verwerfen.

10.10 Notfallmaßnahmen, Symptome und Gegenmittel

Neurologische Symptome bis hin zu generalisierten zerebralen Krampfanfällen können als Folge einer unbeabsichtigten intravenösen Applikation oder bei abnormen Resorptionsverhältnissen auftreten. Als kritische Schwellendosis wird eine Konzentration von 5–6 µg Mepivacain/ml Blutplasma angesehen.

Die Zeichen einer Überdosierung lassen sich zwei qualitativ unterschiedlichen Symptomenkomplexen zuordnen und unter Berücksichtigung der Intensität gliedern:

Zentralnervöse Symptome

leichte Intoxikation

Kribbeln in den Lippen und der Zunge, Taubheit im Mundbereich, Ohrensausen, metallischer Geschmack, Angst, Unruhe, Zittern, Muskelzuckungen, Erbrechen, Desorientiertheit

mittelschwere Intoxikation

Sprachstörung, Benommenheit, Übelkeit, Erbrechen, Schwindel, Schläfrigkeit, Verwirrtheit, Zittern, choreiforme Bewegungen (bestimmte Form von Bewegungsunruhe) Krämpfe (tonisch-klonisch), weite Pupillenöffnung, beschleunigte Atmung

schwere Intoxikation

Erbrechen (Erstickungsgefahr), Schließmuskellähmung, Muskeltonusverlust, Reaktions- und Bewegungslosigkeit (Stupor), irreguläre Atmung, Atemstillstand, Koma, Tod.

Kardiovaskuläre Symptome

leichte Intoxikation

Herzklopfen, erhöhter Blutdruck, beschleunigte Herzrate, beschleunigte Atmung.

mittelschwere Intoxikation

beschleunigter Herzschlag, Herzrhythmusstörungen (Arrhythmie), Sauerstoffmangel, Blässe.

schwere Intoxikation

starke Sauerstoffunterversorgung (schwere Zyanose), Herzrhythmusstörungen (verlangsamter Herzschlag, Blutdruckabfall, primäres Herzversagen, Kammerflimmern, Asystolie).

Es sind folgende Gegenmaßnahmen erforderlich:

- sofortige Unterbrechung der Zufuhr von Mepivacainhydrochlorid-Lösung 1 %
- Freihalten der Atemwege
- zusätzlich Sauerstoff zuführen; falls notwendig mit reinem Sauerstoff assistiert oder kontrolliert beatmen (zunächst über Maske und mit Beatmungsbeutel, dann erst über einen Trachealtubus); die Sauerstofftherapie darf noch nicht beim Verschwinden der Symptome, sondern erst dann abgesetzt werden, wenn alle Vitalfunktionen zur Norm zurückgekehrt sind
- sorgfältige Kontrolle von Blutdruck, Puls und Pupillenweite.

Weitere mögliche Gegenmaßnahmen sind:

- bei einem akuten und bedrohlichen Blutdruckabfall sollte unverzüglich eine Flachlagerung des Patienten mit einer Hochlagerung der Beine erfolgen und ein Beta-Sympathikomimetikum langsam intravenös injiziert werden (z. B. 10–20 Tropfen einer Lösung von 1 mg Isoprenalin in 200 ml Glucose-Lösung 5 %); zusätzlich ist eine Volumensubstitution vorzunehmen (z. B. mit kristalloiden Lösungen)
- bei erhöhtem Vagotonus (Bradykardie) wird Atropin (0,5–1,0 mg i. v.) verabreicht; bei Verdacht auf Herzstillstand sind die erforderlichen Maßnahmen durchzuführen
- Konvulsionen werden mit kleinen, wiederholt verabreichten Dosen ultrakurz wirkender Barbiturate (z. B. Thiopental-Natrium 25–50 mg) oder mit Diazepam 5–10 mg i. v. behandelt; dabei werden die Dosen fraktioniert bis zum Zeitpunkt der sicheren Kontrolle verabreicht; grundsätzlich ist darauf hinzuweisen, dass in vielen Fällen bei Anzeichen von Krämpfen eine Sauerstoffbeatmung zur Behandlung ausreicht; bei anhaltenden Krämpfen werden Thiopental-Natrium (250 mg) und gegebenenfalls ein kurzwirksames Muskelrelaxans verabreicht, und nach Intubation wird mit 100 % Sauerstoff beatmet; die Krampfschwellendosis kann beim Menschen individuell unterschiedlich sein. Als Untergrenze werden 5 µg/ml angegeben.

Zentral wirkende Analeptika sind kontraindiziert bei Intoxikation durch Lokalanästhetika!

10.11 Pharmakologische und toxikologische Eigenschaften, Pharmakokinetik,

Bioverfügbarkeit, soweit diese Angaben für die therapeutische Verwendung erforderlich sind

10.11.1 Pharmakologische Eigenschaften

Mepivacainhydrochlorid ist ein Lokalanästhetikum vom Säureamid-Typ mit raschem Wirkungseintritt und reversibler Blockade vegetativer, sensorischer und motorischer Nervenfasern sowie der Erregungsleitung des Herzens. Es wird angenommen, dass die Wirkung durch Abdichten der Na^+-Kanäle in der Nervenmembran verursacht wird. Mepivacainhydrochlorid-Injektionslösung 1 % hat einen pH-Wert von 4,5–6,8 und einen pK_a-Wert von 7,6. Das Verhältnis von dissoziierter Form zu der lipidlöslichen Base wird durch den im Gewebe vorliegenden pH-Wert bestimmt.

Der Wirkstoff diffundiert zunächst in seiner basischen Form durch die Nervenmembran zum Nerven, wirkt aber als Mepivacain-Kation erst nach Reprotonierung. Bei niedrigen pH-Werten, z. B. im entzündlich veränderten Gewebe, liegen nur geringe Anteile in der basischen Form vor, sodass keine ausreichende Anästhesie zustande kommen kann.

Mepivacainhydrochlorid wirkt negativ chronotrop und negativ dromotrop. Die motorische Blockade bleibt nicht länger bestehen als die Analgesie.

10.11.2 Toxikologische Eigenschaften

Akute Toxizität:

Die Prüfung der akuten Toxizität von Mepivacain im Tierversuch ergab bei der Maus nach i. v.-Applikation eine LD_{50} zwischen 31 mg/kg Körpermasse und 43 mg/kg Körpermasse und bei der Ratte zwischen 30 mg/kg Körpermasse und 36 mg/kg Körpermasse.

Als kritische Schwellendosis beim Menschen wird ein Plasmaspiegel von 5 bis 6 µg/ml angesehen – eine Konzentration, bei der mit systemtoxischen Reaktionen zu rechen ist.

Lokale Toxizität:

Die Prüfung der lokalen Toxizität von Mepivacain bei verschiedenen Tierspezies bei Dosierungen bis zu 32 mg ergab keine Hinweise auf irreversible Gewebeschäden.

Chronische Toxizität/subchronische Toxizität:

Untersuchungen zur subchronischen Toxizität bei lokaler Applikation von Mepivacain beim Tier (Kaninchen, Affe, Ratte) ergaben keine Anzeichen für muskuläre Faseratrophien oder andere Läsionen.

Mutagenes und tumorerzeugendes Potenzial:

In-vitro- und In-vivo-Mutagenitätstests zur Induktion von Gen- und Chromosomenmutationen durch Mepivacain liegen nicht vor.

Langzeituntersuchungen zum tumorerzeugenden Potenzial von Mepivacain liegen nicht vor.

Reproduktionstoxizität:

Mepivacain passiert die Plazenta mittels einfacher Diffusion. Die embryo-fetale Konzentration im Verhältnis zur maternalen Serumkonzentration beträgt 0,46 bis 2,7 µg.

Ein Anstieg auf das zweifache an kongenitalen Anomalien wurde bei Neugeborenen von 82 Müttern beobachtet, die während der ersten vier Monate der Schwangerschaft mit Mepivacain behandelt wurden. Die Frequenz lag jedoch nicht über derjenigen von 224 Frauen, die zu verschiedenen Zeitpunkten der gesamten Schwangerschaft mit dem Lokalanästhetikum behandelt wurden. Bei Gabe von Mepivacain unter der Geburt (Epiduralanästhesie) ist über fetale Depression, fetale Intoxikationserscheinungen, verminderter Muskeltonus und Minderung der Muskelkraft in den ersten 8 Stunden nach der Geburt berichtet worden.

Im Zusammenhang mit der Anwendung von Mepivacain bei der Parazervikalblockade ist über fetale Bradykardien und Todesfälle berichtet worden.

Mepivacain verursachte im Tierversuch (Ratte) bei Dosen von 10 bzw. 4 mg nach i. p.-Applikation partielle bis schwere Spermatogeneseschäden.

Nach Injektion von 6 ml Mepivacain/kg Körpermasse bei trächtigen Ratten zeigten sich bei deren Nachkommen Verhaltensanomalien.

10.11.3 Pharmakokinetik

Mepivacainhydrochlorid ist lipophil und hat einen pK_a-Wert von 7,6. Es wird an Plasmaproteine gebunden (65%–78%). Die Plasma-Halbwertszeit bei Erwachsenen beträgt 2–3 Stunden; die Plasma-Clearance ist 0,78 l/min. Nach Metabolisierung in der Leber, vorwiegend durch Hydroxylierung und Dealkylierung, werden die Stoffwechselprodukte (m- und p-Hydroxymepivacain, Pipecolylxylidid) renal ausgeschieden.

10.12 Sonstige Hinweise

Anwendung in Schwangerschaft und Stillzeit:

Siehe „Gegenanzeigen".

Anwendung bei älteren Menschen:

Plötzliche arterielle Hypotension als Komplikation bei Periduralanästhesie mit Mepivacainhydrochlorid-Lösung 1% kann vornehmlich bei älteren Patienten auftreten.

Anwendung bei Kindern:

Für Kinder sind die Dosierungen individuell unter Berücksichtigung vom Alter und Gewicht zu berechnen. Als Maximaldosis gelten 5–6 µg Mepivacainhydrochlorid pro kg Körpermasse.

10.13 Besondere Lager- und Aufbewahrungshinweise

Keine

Monographien-Kommentar

Mepivacainhydrochlorid-Lösung 1 %

1 Bezeichnung des Fertigarzneimittels

Die Angabe 1% ist nach internationalen Gepflogenheiten eine Gehaltsangabe; hier ist jedoch eine Konzentration gemeint: 1 g/100 ml

4 Herstellungsvorschrift

Ausgehend vom pKa-Wert von 7,7 [1] läßt sich der pH-Wert der angesetzten Lösung mit 4,6 abschätzen, eine 2%-ige Lösung hat nach [1] den pH-Wert 4,5. Zur Einstellung des geforderten pH-Wertes von 5,9 sind etwa 0,5 ml der Natriumhydroxid-Lösung 0,1 M erforderlich, den zulässigen Grenzen pH-Wert 5,4 bis 6,4 entsprechen Basenzugaben von 0,17 ml bis 1,8 ml. Bei pH 5,9 liegt ein Puffer aus Arzneistoffsäure und -base vor, der Basenanteil beträgt ca. 1,6 % der gesamten Arzneistoffmenge.

5 Inprozeß-Kontrollen

Die Dichte als Kontrollgröße für die Richtigkeit der Lösung eignet sich nur zur Erkennung grober Fehler; die Abschätzung zeigt, daß erst bei einer Einwaage der festen Bestandteile von < 50 % der geforderten Werte die untere Grenze der Dichte unterschritten wird; die obere Grenze der Dichte ist erreicht bei einer 150 %-igen Einwaage der Festsubstanzen. Vergleichbare Aussagen sind hinsichtlich des Brechungsindex zu machen.

Hier wird ein pH-Wert Intervall von 4,5 bis 6,8 zugelassen; das steht im Widerspruch zu dem in der Herstellungsvorschrift geforderten pH-Wert von 5,9 ± 0,5 (5,4 bis 6,4).

Zur Kontrolle des Arzneistoffgehaltes könnte die Lichtabsorption eingesetzt werden, günstige Absorptionswerte erzielt man mit einer Lösung der Konzentration 0,5 g/l (Verdünnung 1:20) an den Absorptionsmaxima bei 263 nm (A ca. 0,90, $A\frac{1\%}{1\,cm} = 17$ [DAC 1986], 18 [2], 19 [3]) oder 271 nm (A ca. 0,65, $A\frac{1\%}{1\,cm} = 13$ [DAC 1986], 15,7 [3]).

Der Natriumchloridgehalt ließe sich über Leitfähigkeitsmessungen verfolgen.

6 Eigenschaften und Prüfungen

6.1 Ausgangsstoffe

Der Schmelzpunkt ist in DAC 1986 mit „261 °C unter Zersetzung", in [4] mit 262–264 °C angegeben.

Monographien-Kommentar

2

6.2 Fertigarzneimittel

6.2.1 Aussehen, Eigenschaften

Der geforderte pH-Wert Bereich von 4,5 bis 6,8 entspricht nicht dem aus der Herstellungsvorschrift 5,4 bis 6,4.

6.2.2 Prüfung auf Identität

Das hier angegebene sehr polare Fließmittel führt zu einer hohen Entwicklungszeit. Günstiger wäre die Chromatographie der freien Base, die als relativ unpolare Verbindung schneller zu entwickeln ist. Nach [2] ist z.B. Aceton brauchbar, wenn die Kieselgelplatte vor Gebrauch mit KOH-Lösung besprüht wird; weiter angegeben sind folgende Mischungen: Methanol/Ammonik konz. 100/1,5; Cyclohexan/Toluol/Diethylamin 75/15/10; Chloroform/Methanol 90/10.

6.2.3 Prüfung auf Reinheit

Es wird nicht auf „Verwandte Substanzen" geprüft; lediglich der Gehalt an dem Synthesezwischenprodukt bzw. Hydrolyseprodukt 2,6-Dimethylanilin wird durch Farbvergleich auf 400 ppm (bezogen auf den Arzneistoff Mepivacainhydrochlorid) begrenzt. Durch den vorgeschalteten Extraktionsschritt wird das schwach basische 2,6-Dimethylanilin von möglichen störenden Nebenkomponenten abgetrennt, die sauren Charakter haben; damit werden für den Farbvergleich genau definierte reproduzierbar herstellbare Bedingungen geschaffen. Die Reaktion zwischen dem 2,6-Dimethylanilin und p-Dimethylaminobenzaldehyd (Ehrlichs Reagenz) führt im Sauren zu einem Aldimin (Cyaninfarbstoff):

6.2.4 Gehalt

Die UV-photometrische Gehaltsbestimmung soll mit einer Lösung durchgeführt werden, die 0,2 mg Substanz pro ml enthält; dies ergibt eine Absorption von ca. 0,34 ($A\frac{1\%}{1\,cm}$ = 17 [DAC 1986]) und erfordert eine Verdünnung der Mepiva-

Monographien-Kommentar

Mepivacainhydrochlorid-Lösung 1%

cainhydrochlorid-Lösung 1 % von 2,0 ml auf 100,0 ml; die Referenzlösung kann durch Auflösen von 20 mg Referenzsubstanz in 100 ml erhalten werden. Günstiger im Sinne einer Steigerung der Präzision wäre bei Einsatz moderner Meßgeräte eine Verdünnung der Mepivacainhydrochlorid-Lösung 1 % von 5,0 ml ad 100,0 ml (A = 0,85) bzw. 10,0 ml ad 250,0 ml (A = 0,68); entsprechend müßte die Referenzlösung durch Auflösen von 50 mg bzw 40 mg Referenzsubstanz in 100 ml hergestellt werden.

Demgegenüber ist die titrimetrische Methode der USP 1995 nach Extraktion der freien Base umständlich. Eine Alternative kann die HPLC [2, 5] sein.

6.2.5 Haltbarkeit

Als selektive Methode der Wahl ist die HPLC anzusehen, wie sie z. B. in [2] oder in [5] beschrieben ist, da sie hinsichtlich Einfachheit der Durchführung der GC [6] überlegen ist.

[1] F. v. Bruchhausen, S. Ebel, A. W. Frahm, E. Hackenthal (Hrsg.), Hagers Handbuch der Pharmazeutischen Praxis Bd. 8 S. 554, 5. Aufl., Springer Verlag Heidelberg 1993.

[2] A. C. Moffat et. al (Hrsg.), Clarke's Isolation ans Identification of Drugs, 2. Aufl., The Pharmaceutical Press, London 1986, S. 565.

[3] H.-W. Dibbern, E. Wirbitzki, UV- und IR-Spektren wichtiger pharmazeutischer Wirkstoffe, Editio Cantor Aulendorf (1978).

[4] S. Budavari, The Merck Index, 11. Auflage, 1989, Merck & Co. Inc., Rahway New Jersey.

[5] P. Le Guevello, P. Le Corre, F. Chevanne, R. Le Verge, J. Chromatogr. Biomed. Appl. 1993, 133: 284.

[6] G. B. Park et al., J. Pharm. Sci. 1980, 69: 603.

P. Surmann

Monographien-Kommentar

Mepivacainhydrochlorid-Lösung 1,0 Prozent

Anmerkungen zur Rezeptur und Herstellung des Fertigarzneimittels

Mepivacainhydrochlorid liegt als weißes, kristallines Pulver oder in Form farbloser Kristalle vor und ist geruchlos. In Wasser und Ethanol löst sich die Substanz leicht, sehr schwer dagegen in Dichlormethan und praktisch überhaupt nicht in Ether. Der pH-Wert einer 2%igen wäßrigen Lösung liegt bei 4,5 (20–25 °C). Bei einem pH-Wert von 6,5 hat Mepivacainhydrochlorid einen pKa-Wert von 7,6. Die Bindung an Proteine beträgt 78% [1–5].

Die Zusammensetzung der Lösung stellt einen Kompromiß dar zwischen der Notwendigkeit, das Präparat den physiologischen Bedingungen am Zielort anzupassen und der Forderung nach Stabilität des Wirkstoffs während der Laufzeit des Produktes. Die Zubereitung ist praktisch isoton und euhydrisch eingestellt. Bei passender Einspritzgeschwindigkeit wird die Anisohydrie vom Organismus in der Regel gut vertragen, da dessen Pufferkapazität groß, die der Lösung hingegen klein ist und die Titrationsacidität damit vollkommen ausreichen dürfte.

Die Ph. Eur. definiert Parenteralia als „sterile" Zubereitungen, in denen keine lebensfähigen Keime nachweisbar sein dürfen. Die Forderung erscheint absolut, ist jedoch in dieser Form unter statistischen Gesichtspunkten nicht zu halten. Daher werden Toleranzgrenzen für die Überlebenswahrscheinlichkeit der Keime angegeben: Das Arzneibuch (5.1.1) nennt für Produkte, die im Endbehältnis sterilisiert werden, einen Sterilitätssicherheits-Wert (Sterility Assurance Level, SAL) von maximal 10^{-6}, d. h., höchstens 1 lebensfähiger Mikroorganismus wird in 10^6 sterilisierter Zubereitungen eines Endproduktes akzeptiert.

Injektionszubereitungen mit einem Volumen ab 15 ml sind einer Prüfung auf Pyrogene (2.6.8) zu unterziehen. Stand der Technik ist es, praktisch alle Einzeldosen unter pyrogenfreien Bedingungen zu fertigen. In den weitaus meisten Fällen handelt es sich bei den Pyrogenen um Endotoxine gramnegativer Bakterien, die auf der Oberfläche der Bakterienwände als Lipopolysaccharid-Protein-Lipoid-Komplex sitzen. Hochpyrogen ist dabei der phosphorylierte Polysaccharid-Anteil mit einer relativ fest gebundenen Lipidkomponente.

Eine geringe Anzahl von Viren, Pilzen und Hefen verfügen zwar ebenfalls über pyrogene Eigenschaften, haben jedoch vielfach eine weit geringere Aktivität, so daß in Verbindung mit ihrem spärlichen Vorkommen im allgemeinen die Schlußfolgerung gerechtfertigt erscheint, bei Abwesenheit von Bakterien-Endotoxinen in der Zubereitung auf die Abwesenheit von aus Mikroorganismen stammenden Pyrogenen schlechthin zu schließen. Voraussetzung bleibt selbstverständlich, daß keine anderen pyrogene Substanzen abiogenen Ursprungs wie Schwermetalle (Eisen-, Kupferionen), organische Verbindungen etc. im Produkt vorhanden sind, und die Prüfung auf Bakterien-Endotoxine nach 2.6.14 (LAL-Test) nicht durch Störfaktoren, welche die Reaktion zwischen den Endotoxinen und dem Amöbozyten-Lysat beeinträchtigen, behindert wird. Ist der LAL-Test weder vorgeschrieben noch zugelassen, muß, von begründeten und erlaubten Fällen einmal abgesehen, entsprechend 2.6.8 vorgegangen werden. Anzumerken bleibt, daß der Begriff „Pyrogen-

Monographien-Kommentar

frei" nicht im Sinne von absolut verstanden werden kann, sondern nur bedeutet, daß im Kaninchentest mit einer bestimmten Dosis keine Hyperthermie erzeugt werden konnte.

Kann die Anwesenheit von Pyrogenen trotz Herstellung der Lösung unter aseptischen Bedingungen, Verwendung von pyrogenfreiem Wasser, pyrogenfreien Arznei- und Hilfsstoffen, Behältnissen etc. nicht vermieden werden, müssen sie aus der fertigen Lösung abgetrennt werden. Beispielsweise während der Filtration durch Tiefenfilter auf Zellulosebasis mit Zetapotentialeigenschaften oder mit positiv geladenen Membranfiltern [6].

Bei der Fertigung konzentrieren sich alle verfahrenstechnischen und sonstigen Hygienemaßnahmen auf die Einhaltung höchster mikrobieller Reinheit. Die Forderung nach optimaler Sauberkeit ist in zahlreichen nationalen und internationalen Richtlinien niedergelegt [7–9]. Unter ihnen findet sich die GMP-Richtlinie der Europäischen Union, die z. T. detaillierte Anforderungen an das Personal, die Räumlichkeiten, Einrichtungen und Betriebsmittel stellt.

Mepivacainhydrochlorid-Lösung 1,0% kann unter Beachtung obiger Kriterien entsprechend der unter Pkt. 4 der Monographie aufgeführten Vorschrift hergestellt werden. In einem Ansatzbehälter, der bei Fertigung kleinerer Chargen aus Glas, besser jedoch aus rostfreiem Stahl mit Rührwerk und einer mit einem Manometer versehenen Abdrückvorrichtung bestehen kann, darüber hinaus mit Einrichtungen für Heizung, Kühlung, Evakuierung und Schutzbegasung sowie mit Zuleitungen für destilliertes Wasser und Reindampf ausgerüstet sein sollte, wird zunächst eine zur Lösung der abgewogenen Substanzen ausreichende Menge an Wasser vorgelegt. Vorgeschrieben ist die Verwendung von Wasser für Injektionszwecke, das, ordungsgemäß aus Trinkwasser oder gereinigtem Wasser gewonnen, in frisch destilliertem Zustand praktisch frei von Mikroorganismen und Pyrogenen ist. Destilliert wird heutzutage fast ausschließlich mit Anlagen, die nach dem Thermokompressionsverfahren oder als mehrstufige Druckkolonnen arbeiten. Ihnen werden meist Ionenaustauscher- oder Umkehrosmoseanlagen vorgeschaltet, um die Belagbildung an den Heizflächen der Destillen zu vermeiden.

Nach abgeschlossener Herstellung empfiehlt es sich, noch vor der Filtration Inprozeß-Kontrollen durchzuführen. Nicht nur die unter Pkt. 5 der Monographie aufgeführten, sondern auch die unter Pkt. 6.1 beschriebenen, soweit sie das Aussehen der Lösung hinsichtlich Klarheit, Färbung und Schwebstoffgehalt betreffen. Sind partikuläre Verunreinigungen, die beispielsweise durch die Ausgangsstoffe oder über das System eingeschleppt sein könnten, sichtbar, sollte der Entkeimungsfiltration eine Klärfiltration durch Heranziehen eines geeigneten Tiefenfilters vorangestellt werden. Dabei ist zu prüfen, in welchem Umfang der Wirkstoff von den eingesetzten Filtermaterialien sorbiert wird. Falls erforderlich, sind Maßnahmen zur Verhinderung einer Gehaltsminderung im Filtrat zu ergreifen.

Filtiert werden kann durch ein Membranfilter mit einer Nennporenweite von 0,2 µm. Ein anderer Filtertyp mit gleichem Rückhaltevermögen ist ebenfalls einsetzbar.

Das zur Entkeimungsfiltration vorgesehene Filtrationssystem (Filtereinheit, Verbundleitung, Auffangbehältnis für das Sterilfiltrat) sollte inline dampfsterilisierbar sein, um das Kontaminationsrisiko zu minimieren. Kann das Filtrat nicht inline abgefüllt, sondern nur in vorsterilsierten Zwischenbehältern gesammelt werden, sind alle anschließenden Manipulationen unter LF-Schutz vorzunehmen.

Nach Ph. Eur. 5.1.1 ist das Filtrationsverfahren zu validieren, bevor es in der Praxis angewendet wird. Hierzu gehören neben der Typ-Validierung des Filtermediums, die von

Monographien-Kommentar

Mepivacainhydrochlorid-Lösung 1,0 Prozent

dem Hersteller vorzunehmen ist, die Validierung des Filtrationssystems sowohl nach produkt- als auch verfahrensspezifischen Gesichtspunkten, die Validierung der Abfüllanlage und die Festlegung der Inprozeß-Kontrollen, um den Gesamtprozeß abzusichern [10, 11].

Filtriert wird mit Membranfilter, die einen mittlerer Porendurchmesser (Nennporenweite) von 0,2 µm aufweisen. Die Integrität des Filtrationssystems und der eingesetzten Membranfilter kann anhand von Testgeräten festgestellt werden, die von einer Reihe von Firmen im Handel angeboten werden (Näheres bei 11). Die Geräte prüfen automatisch die Dichtigkeit des Filters von der unreinen Seite her, so daß eine Verunreinigung der Sterilseite vermieden wird. Vom Arbeitsprinzip her gibt es zwischen den Geräten kaum Unterschiede: Filtrationssystem bzw. Filter werden mit einer geeigneten Flüssigkeit (meist Wasser) so benetzt, daß die Poren im Filtermedium vollständig gefüllt sind. Die unreine Seite wird über ein Ventil geschlossen und langsam mit einem Gasdruck beaufschlagt. Da das Gas ausschließlich durch die Membran diffundieren kann, kommt es nach Verdrängung der Flüssigkeit an der unreinen Seite zu einem Druckabfall. Dieser Druckabfall wird meßtechnisch erfaßt, registriert und ausgewertet.

Im Rahmen der Integritätstests wird hauptsächlich das Druckhaltevermögen der Filter überprüft. Mit in die Untersuchungen einbezogen wird meist auch noch das sog. Blasendruckverfahren (Bubble-Point-Test, B.-P.-Test).

Der B.-P.-Test basiert zum einen darauf, daß ein bestimmter Druck erforderlich ist, um das Gas durch den benetzten Filter zu drücken, zum anderen, daß zwischen diesem Druck und der vorhandenen Porenweite Proportionalität besteht. Durch kontinuierliche Steigerung des Gasdruckes wird schließlich eine Höhe erreicht, bei der die Flüssigkeit aus den sog. „größten Poren" (besser: größten Kavernen) herausgedrückt wird, und erste Gasblasen in Form einer Kette aus der Filteroberfläche in die vorgelegte Grenzflüssigkeit hineinperlen. Dieses Druckmaximum gilt als Blasendruckwert, oder B.-P.-Wert, und ist bei einer definierten Flüssigkeit charakteristisch für die vom Hersteller deklarierte mittlere Porenweite des jeweiligen Filtermediums. Anzumerken ist, daß üblicherweise kein Einzelwert sondern ein Druckbereich angegeben wird, da die Filter keine vollkommen homogene Porenverteilung aufweisen und auch bei engermaschigen Membranen durchaus noch einige größere Poren vorhanden sein können. Liegt der Druckbereich jedoch außerhalb der vom Hersteller festgelegten Grenzen, hat das Filtermedium u. U. eine von der Deklaration abweichende mittlere Porenweite oder aber möglicherweise Schädigungen an der Membran.

Beim Druckhaltetest wird der Filter langsam bis zu einem Druck beaufschlagt, der bei ca. 70–80% des B.-P.-Druckbereiches liegt. Dieser Druck wird über einen Zeitraum von wenigen Minuten beobachtet. Der entstehende Druckabfall wird gemessen und mit dem vorgegebenen Grenzwert verglichen. Wird das Limit überschritten, können eine Reihe von Gründen hierfür ausschlaggebend gewesen sein. Beispielsweise durch

- Undichtigkeiten im System aufgrund fehlerhafter Dichtung. Bei Scheibenfiltern kann die Dichtung für die Filterplatte defekt sein, was zwar in der Regel nicht zu einer Keimzunahme im Filtrat führt, aber durch Blasenbildung den Test stören kann. Bei Einsatz von Filterkerzen kann der für die Abdichtung verwendete O-Ring defekt sein, was u. U. zur Folge hat, daß die Lösung von der unreinen zur reinen Seite durchtreten kann. Oder
- die Filtermembran ist nicht ausreichend benetzt oder weist Schädigungen auf, feststellbar durch Druckabfall und Gasdurchlaß. Oder

Monographien-Kommentar

4

- die Kerzen haben u. U. Schwächen im Bereich der Klebe- und Schweißstellen zwischen Abschlußkappe und plissierter Membran, so daß bei hoher plötzlicher Druckbelastung Undichtigkeiten auftreten können.

Bei der Auswahl der Filterschichten stehen verschiedene Materialien zur Verfügung: Zellulosefasern, die zu Tiefenfilter mit Schichtdicken bis etwa 3–4 mm verpreßt werden und dabei ein dreidimensionales, unregelmäßig geformtes Netzwerk bilden mit Zwischenräumen, in denen die abzutrennenden Partikel praktisch irreversibel durch Adsorption, elektrostatische Kräfte und Prallabscheiden gebunden werden.

Celluloseacetat, -nitrat finden entweder alleine oder in Mischungen Anwendung bei der Herstellung von Membranfiltern mit Schichtdicken bis zu 300 µm. Weitere Materialien für Membranfilter sind Polyamid, auch Nylon 66. Letzteres ist z. B. als Ultipor® N_{66} im Handel und wird vom Hersteller als ein „geschäumtes polymeres Material" beschrieben. Der Vorteil der Filter aus diesem Material ist, daß sie im Gegensatz zu denen aus Celluloseestern in Gegenwart von Wärme (z. B. bei der Dampfsterilisation) kaum schrumpfen und damit die deklarierte Porenweite nahezu erhalten bleibt. Welches Material schließlich für den Filtrationsprozeß eingesetzt werden kann, hängt von den Wechselwirkungen zwischen den Inhaltsstoffen der Zubereitung und den Bestandteilen des Filtergewebes ab.

Abhängig davon, ob die Filtergehäuse im Apothekenbereich oder im industriellen Rahmen eingesetzt werden sollen, sind sie hinsichtlich ihrer Größe und Konstruktion verschieden. Unterschiede ergeben sich ferner, ob das Trennmedium für Scheibenmembranen oder Filterkerzen ausgelegt ist.

Für den Apothekenbetrieb eignen sich Filtrationsvorsätze mit Luer-Lock-Eingang zum Anschluß an eine Injektionsspritze als Filtersystem mit Scheibenmembran. Sie sind in unterschiedlichen Durchmessern und Filtrationskapazitäten als Einmalvorsatz aus Kunststoff oder für den Mehrfachgebrauch in Edelstahl erhältlich. Arbeitstechnisch rationeller sind Konstruktionen, die über einen Dreiwegehahn verfügen, über den die zu filtrierende Lösung angesaugt und nach Hahnumstellung durch das Filter in einen vorher sterilisierten Quarantänebehälter gedrückt werden. Ist die Menge an zu filtrierender Lösung größer, empfiehlt es sich, Filter mit einem Aufgußraum zu verwenden, der bis zu 2 l Flüssigkeit aufnehmen kann.

Im industriellen Rahmen werden in der Regel kontinuierlich arbeitende Filtrationssysteme mit Kerzenfiltern bevorzugt, deren Oberfläche wesentlich größer ist und damit eine höhere Durchflußleistung und längere Standzeiten zulassen.

Im Anschluß an den Filtrationsvorgang empfiehlt es sich, noch vor dem Abfüllprozeß das Aussehen und die Eigenschaften der Mepivacainhydrochlorid-Lösung 1,0% nach Pkt. 6.1 zu kontrollieren. Aus Sicherheitsgründen kann es ferner durchaus geboten sein, den Gehalt von Mepivacainhydrochlorid in der Bulk-Ware zu bestimmen, um im Falle signifikanter Abweichungen bereits vor der Abfüllung Korrekturmaßnahmen ergreifen zu können.

Das Arzneibuch fordert, Behältnisse für Parenteralia soweit wie möglich aus Materialien herzustellen, die genügend durchsichtig sind, um eine visuelle Prüfung des Inhaltes zu erlauben. Im Falle der Einzeldosisbehältnisse handelt es sich in der Regel um Ampullen aus Glas der Glasart I (Ph. Eur. 3.2.1). Glasart I, Borosilikatglas, verdankt seine Eigenschaft als „Neutralglas" seinen wesentlichen Anteilen an Bor- und Aluminiumoxid, die die Abgabe von Alkali aus der Oberfläche stark einschränken und dem Glas eine große Resistenz gegen Temperaturschocks verleihen.

Monographien-Kommentar

Mepivacainhydrochlorid-Lösung 1,0 Prozent

Als Nachteil erweist sich allerdings die Bildung von Glassplittern während des Öffnens. Ein nahezu splitterfreies Öffnen erscheint unter folgenden Bedingungen möglich [8]:

- Erzeugung eines leichten Überdrucks in der eingeschmolzenen Ampulle, z. B. durch Verschließen bei niedriger Temperatur,
- Öffnen durch eine Kombination von ziehender und drehender Bewegung,
- Verwendung von Brechringampullen mit Sollbruchstelle: In der Einengung am Spieß wird ein Emailring oder -punkt heiß aufgebracht. Email hat einen unterschiedlichen Ausdehnungskoeffizienten, erzeugt damit im Glas eine Spannung und erleichtert damit das Abbrechen des Ampullenspießes. Der Handel liefert zudem sog. OPC-Ampullen (One Point Cut) mit vorgeritzter Sollbruchstelle im gleichen Bereich.

Die Ampullen werden maschinell nach dem Röhrenglas- oder Hüttenglasverfahren geformt. Nach DIN 56 377, Teil 1, sind sie genormt, wobei zwischen Spieß-, Trichter- und Aufbrennampullen unterschieden wird. Um während der Fertigung entstandene Glasspannungen abzubauen, die eine erhöhte Bruchanfälligkeit verursachen würde, werden die Leerampullen bei Temperaturen um 400 °C getempert und anschließend langsam und gleichmäßig abgekühlt.

Aufbrennampullen werden in geschlossenem Zustand angeliefert und erst unmittelbar vor der Füllung mit Hilfe einer Stichflamme aufgebrannt. Aufgrund der direkt nach der Herstellung erfolgten Hitzeeinwirkung sind diese Behältnisse im Inneren steril und pyrogenfrei, so daß sie ohne vorherige Reinigung befüllt und wieder verschlossen werden können. Spieß- und Trichterampullen sind dagegen im Leerzustand offen und müssen vor der Weiterverwendung sorgfältig gespült, getrocknet und sterilisiert werden. Die Reinigung erfolgt heute überwiegend nach dem Naßspritzverfahren, wobei für den letzten Spülgang Wasser für Injektionszwecke vorzusehen ist. Zur Dekontaminierung der Ampullen setzt man häufig kompakte Rundspritzautomaten ein, gelegentlich mit einem vorgeschalteten Ultraschallbad, um Partikel ≤ 2 µm sicher zu entfernen [Näheres hierzu bei 8, 11,12,13].

Unmittelbar nach der Filtration der Lösung schließt sich der Abfüll- und Schließprozeß an, üblicherweise unter Laminar Flow. Bei den Abfüllsystemen ist die Dosiergenauigkeit von entscheidender Bedeutung. Dosiert wird volumetrisch mit Hilfe von Kolbenpumpen. Sie können mit konventionellen Ansaug- und Auslaßventilen bestückt sein oder über eine sog. Drehkolben- bzw. Drehschiebersteuerung verfügen [12]. Die genaue Dosierung hängt nahezu ausschließlich von den mechanischen Randbedingungen ab: Von der Dichtigkeit des Kolbens im Zylinder und der Abdichtung durch die Steuerorgane.

Die füllgutführenden Teile der Pumpe müssen gereinigt und sterilisiert werden. Moderne Geräte verfügen über die Möglichkeit, beides mit Hilfe des sog. CIP-(Cleaning In Place)-SIP-Verfahrens (Sterilization In Place) automatisch ohne Ausbau von Teilen inline durchzuführen. Dieses Verfahren eignet sich nur für Pumpen mit Drehkolben- oder Drehschiebereinrichtung, nicht für konventionell ausgerüstete aufgrund anderer Konstruktionsmerkmale.

Der Verschluß der Ampullen erfolgt durch Zuschmelzen oder Abziehen des oberen Teils des Ampullenspießes. Hierfür stehen je nach Chargengröße und Einrichtung einfache Handgeräte bis zu vollautomatisch arbeitenden, voll gekapselten Kompaktanlagen zur Verfügung, in denen mehrere Tausend Ampullen pro Stunde gespült, sterilisiert, gefüllt und verschlossen werden können.

Monographien-Kommentar

6

Die Ampullen werden mit gesättigtem gespannten Dampf gemäß der unter AB 5.1.1 beschriebenen Standardbedingungen mit Hilfe eines qualifizierten Autoklaven sterilisiert. Dazu wird der ordnungsgemäße Ablauf des validierten Verfahrens entsprechend überwacht und aufgezeichnet. Bei Verzicht auf den Einsatz der Standardmethode ist die Verwendung äquivalenter Verfahren, die eine andere Kombination von Temperatur und Zeit aufweisen, zulässig. Voraussetzung hierfür ist der Nachweis der Funktionstüchtigkeit des Autoklaven vor dessen Inbetriebnahme (Qualifizierung) und der Nachweis der Effektivität des angewandten Sterilisationsverfahrens (Validierung). Ferner darf die Ausgangskeimzahl (Bioburden) im Endbehältnis nicht größer sein als der bei der Validierung festgelegte Grenzwert. Darüber hinaus muß die Thermoresistenz der im Endbehältnis vorhandenen Mikroorganismen bekannt und insgesamt kleiner sein als die Zahl der bei der Validierung eingesetzten Testkeime.

Nach Abschluß der Sterilisation empfiehlt es sich, eine Dichtigkeitsprüfung durchzuführen. Häufig angewendet wird das Blaubadverfahren. Es basiert auf einer Druckdifferenz zwischen Ampulleninnerem und und umgebender wäßriger Farbstofflösung (meist Methylenblau, 0,1%). Ist die Ampulle undicht, färbt sich der Inhalt an und der Defekt wird sichtbar. In praxi kann der Autoklav soweit mit der Farbstofflösung gefüllt werden, daß alle Ampullen untergetaucht sind. Zur Erzeugung der Druckdifferenz wird anschließend abwechselnd Druck und Vakuum angelegt. Bekannt ist, daß die Nachweisgrenze des Blaubads für Haarrisse weit mehr als Faktor 20 oberhalb der Schwelle für eine mikrobielle Kontamination liegt, die sich etwa bei 0,22 µm befindet. Blaubäder sollten daher steril sein. Die geforderte Prüfsicherheit ist mit ihnen nicht gegeben.

Undichte Ampullen lassen sich auch mit Geräten erfassen, die nach dem Prinzip der Hochfrequenz-Büschelentladung arbeiten. Nach Anlegen einer Hochfrequenzspannung an die Glasampullen fließt in Gegenwart eines Risses oder Loches (Pinehole) ein größerer Strom als bei intakten Behältnissen. Erkannt werden noch 0,5 µm kleine Risse und Löcher mit 0,85 µm Durchmesser [12].

Die Sichtprüfung auf ungelöste Verunreinigungen, die insbesondere durch Fasern, Glassplitter oder andere partikuläre Verunreinigungen hervorgerufen werden, kann nach der im AB unter 2.9.20 angegebenen Methode durchgeführt werden. Nichtsichtbare Partikel lassen sich nach 2.9.19 erfassen. Andere Geräte und Verfahren können ebenfalls eingesetzt werden, wenn sie zu ähnlichen Ergebnissen führen.

[1] Mepivacainhydrochlorid. In: Europäisches Arzneibuch, Nachtrag 1998, Deutscher Apotheker Verlag Stuttgart, Govi-Verlag-Pharmazeutischer Verlag GmbH, Frankfurt, 1998.

[2] Mepivacaine Hydrochloride. In: Martindale, Ed. 31, 1320, 1336, Royal Pharmaceutical Society, London, 1996.

[3] Mepivacaine Hydrochloride. In: The Merck Index, Ed. 12, 1595, Merck & Co. Inc., Whitehouse Station, New York, 1996.

[4] Mepivacainhydrochlorid. In: v. Bruchhausen, F., Dannhardt, G., Ebel, S., Frahm, A. W.; Hackenthal, E., Holzgrabe, U., Stoffe E–O, 875. In: Hagers Handbuch der pharmazeutischen Praxis, Bd. 7, Springer Verlag, Berlin, Heidelberg, New York, 1993.

[5] Mepivacainhydrochlorid. In: Anästhetika V-3. 6.2.2, 10. In: Kuemmerle, H.-P., Klinische Pharmakologie, 4. Aufl., Bd. 6, ecomed verlagsgesellschaft mbH., Landsberg, München, 1990.

[6] Wallhäuser, K. H., Pyrogene. In: Wallhäuser, K. H., Praxis der Sterilisation, Desinfektion, Konservierung, 5. Aufl., 663, Georg Thieme Verlag, Stuttgart, New York, 1995.

[7] Braun, R., Parenteralia. In: Braun, R., Standardzulassungen für Fertigarzneimittel, Kommentar, B 27, Deutscher Apotheker Verlag, Stuttgart, Govi-Verlag-Pharmazeutischer Verlag GmbH, Frankfurt, 1996.

Mepivacainhydrochlorid-Lösung 1,0 Prozent

[8] Dolder, R.; Luft, P., Parenteralia. In: Sucker, H., Fuchs, P., Speiser, P.: Pharmazeutische Technologie, 454, Georg Thieme Verlag, Stuttgart, New York, 1991.

[9] Manufacture of sterile medicinal products. Revision to the Annex I to the EU Guide to GMP, 1997.

[10] Wallhäuser, K. H., Validierung des geeigneten Filtrationssystems. In: Wallhäuser, K. H., Praxis der Sterilisation, Desinfektion, Konservierung, 5. Aufl., 353, Georg Thieme Verlag, Stuttgart, New York, 1995.

[11] Braun, R., Filtration von pharmazeutischen Produkten, die nicht im Endbehältnis sterilisiert werden können. In: Braun, R., Standardzulassungen für Fertigarzneimittel, Kommentar, B 39, Deutscher Apotheker Verlag, Stuttgart, Govi-Verlag-Pharmazeutischer Verlag GmbH, Frankfurt, 1996.

[12] Rössler, R., Parenteralia. In: Nürnberg, E., Surmann, P., Hagers Handbuch der pharmazeutischen Praxis, Bd. 2, Methoden, 758, Springer Verlag, Berlin, Heidelberg, New York, 1991.

[13] Voigt, R., Injektions-und Infusionszubereitungen. In: Voigt, R., Pharmazeutische Technologie für Studium und Beruf, 7. Aufl., 457, Ullstein Mosby GmbH & Co.KG, Berlin, 1993.

J. Ziegenmeyer

Metronidazol-Infusionslösung 0,5 Prozent

1 **Bezeichnung des Fertigarzneimittels**

Metronidazol-Infusionslösung 0,5 Prozent

2 **Darreichungsform**

Infusionslösung

3 **Zusammensetzung**

Wirksamer Bestandteil:

Metronidazol	5,00 g

Sonstige Bestandteile:

Citronensäure-Monohydrat	0,42 g
Natriummonohydrogenphosphat-Dodecahydrat	1,50 g
Natriumchlorid	7,40 g
Wasser für Injektionszwecke	zu 1000,0 ml

4 **Herstellungsvorschrift**

Die für die Herstellung einer Charge benötigten Mengen Citronensäure-Monohydrat, Natriummonohydrogenphosphat-Dodecahydrat, Natriumchlorid und zum Schluß Metronidazol werden in Wasser für Injektionszwecke gelöst. Die Lösung wird auf das erforderliche Volumen bzw. die erforderliche Masse aufgefüllt und durch ein Membranfilter mit einem Porendurchmesser von ca. 0,22 µm, falls erforderlich mit vorgeschaltetem Tiefenfilter, in die vorgesehenen Behältnisse filtriert. Die Sterilisation der abgefüllten Lösung erfolgt 15 min/l bei 121 °C mit gesättigtem Wasserdampf.

Hinweis:

Die Bulkware ist vor Licht geschützt zu lagern.

5 **Inprozess-Kontrollen**

Überprüfung der

– relativen Dichte (AB. V.6.4): 1,005 bis 1,009 oder

– des Brechungsindexes (AB. V.6.5): 1,334 bis 1,337

– sowie des pH-Wertes (AB. V.6.3.1): 4,5 bis 6,0.

Metronidazol-Infusionslösung 0,5 Prozent

6 Eigenschaften und Prüfungen

6.1 Aussehen, Eigenschaften

Klare, von Schwebestoffen praktisch freie, farblose bis schwach gelbliche, isotonische Lösung ohne wahrnehmbaren Geruch; pH-Wert zwischen 4,5 und 6,0.

6.2 Prüfung auf Identität

A. Die Prüfung erfolgt mit Hilfe der Dünnschichtchromatographie (AB. V.6.20.2) unter Verwendung einer Schicht von Kieselgel G R.

Untersuchungslösung: Metronidazol-Infusionslösung 0,5 Prozent.

Referenzlösung: 5 mg eines als Standard geeigneten Metronidazols pro 1,0 ml Aceton R.

Auf die Platte werden getrennt 5 µl jeder Lösung aufgetragen. Die Chromatographie erfolgt mit einer Mischung von 2 Volumteilen Ammoniak-Lösung 26 % R, 4 Volumteilen Wasser, 28 Volumteilen Methanol R und 66 Volumteilen Chloroform R über eine Laufstrecke von 15 cm. Nach dem Verdunsten des Fließmittels wird die Platte mit etwa 10 ml Titan(III)-chlorid-Lösung RN (für eine 200-mm- × 200-mm-Platte) besprüht und bei 110 °C erhitzt, bis die blaugraue Färbung der Schicht verschwunden ist. Die erkaltete Platte wird danach mit einer 1 prozentigen Lösung von Echtblausalz B RN besprüht. Nach 3 min wird die Platte mit einer Mischung von 2 Volumteilen Ammoniak-Lösung 26 % R, 3 Volumteilen Wasser und 5 Volumteilen Ethanol 96 % besprüht und im Tageslicht ausgewertet. Im Chromatogramm der Untersuchungslösung tritt ein Fleck auf, der in Bezug auf seine Lage, Größe und Färbung annähernd dem Fleck im Chromatogramm der Referenzlösung entspricht.

B. Die Prüfung erfolgt mit Hilfe der UV-Vis-Spektroskopie (AB. V.6.19).

Die Lösung wird mit 1 N-Salzsäure zu einer Konzentration von 10 µg Metronidazol pro 1,0 ml verdünnt. Diese Lösung, zwischen 220 und 330 nm gemessen, zeigt ein Absorptionsmaximum bei ca. 277 nm.

6.3 Prüfung auf Reinheit

6.3.1 Verwandte Substanzen und Zersetzungsprodukte

Die Prüfung erfolgt mit Hilfe der Dünnschichtchromatographie (AB. V.6.20.2) unter Verwendung einer Schicht von Kieselgel G R.

Untersuchungslösung: Metronidazol-Infusionslösung 0,5 Prozent.

Referenzlösung: 25,0 µg eines als Standard geeigneten Metronidazols pro 1,0 ml Aceton R.

Auf die Platte werden getrennt 10 µl jeder Lösung aufgetragen. Die Chromatographie- und die Detektionsbedingungen sind dieselben wie unter 6.2 Prüfung A beschrieben.

Auswertung: Im Chromatogramm der Untersuchungslösung auftretende Nebenflecke dürfen nicht größer oder stärker gefärbt sein als der im Chromatogramm der Referenzlösung auftretende Fleck.

9.3 Nebenwirkungen

Gelegentlich kann es zu Beschwerden von Seiten des Magen-Darm-Traktes mit bitterem Geschmack, Übelkeit, Brechreiz, Erbrechen und Magendrücken kommen sowie zu Kopfschmerzen und Schwäche.

Selten treten allergische Reaktionen wie Hautrötung, Nesselsucht oder als Zeichen von Beeinträchtigungen des Nervensystems Schwindel, Kribbeln in den Händen oder Füßen, Schläfrigkeit, Verwirrtheit und Erregbarkeit auf.

Hinweise:

Auftreten von dunklem Urin (bedingt durch ein Stoffwechselprodukt des Metronidazols), metallischer Geschmack im Mund sind möglich und ohne Krankheitswert.

9.4 Wechselwirkungen mit anderen Mitteln

Die gleichzeitige Anwendung von Metronidazol und die Einnahme von Alkohol sollten vermieden werden, da es bei einzelnen Patienten zu Schwindel und Erbrechen kommen kann. Da zusammen mit Disulfiram ähnliche Symptome auftreten können, muß Disulfiram abgesetzt werden.

Bei Patienten, die mit blutgerinnungshemmenden Mitteln (Warfarin) behandelt werden, kann bei gleichzeitiger Verabreichung von Metronidazol die Hemmung der Blutgerinnung verstärkt werden. In diesen Fällen muß der Quickwert unter Umständen neu eingestellt und die Prothrombinzeit regelmäßig kontrolliert werden. Phenobarbital beschleunigt die Metabolisierung, Cimetidin hemmt den Abbau von Metronidazol.

9.5 Dosierungsanleitung

Dosierung bei Erwachsenen:

Soweit nicht anders verordnet, beträgt die empfohlene Tagesdosis 0,2 bis maximal 2 g Metronidazol, entsprechend 40 bis 400 ml Metronidazol-Infusionslösung 0,5 Prozent; die mittlere Dosis beträgt 0,8 bis 1 g Metronidazol, entsprechend 160 bis 200 ml Metronidazol-Infusionslösung 0,5 Prozent. Sie wird gewöhnlich auf 2 bis 3 Einzeldosen verteilt.

Dosierung bei Kindern:

Kinder erhalten zur Therapie 20 bis 30 mg Metronidazol pro kg Körpermasse, entsprechend 4 bis 6 ml Metronidazol-Infusionslösung 0,5 Prozent pro kg Körpermasse.

9.6 Art und Dauer der Anwendung

Die Therapie mit Metronidazol-Infusionslösung 0,5 Prozent sollte mit einer Initialdosis von 1,5 bis 2 g Metronidazol, entsprechend 300 bis 400 ml Metronidazol-Infusionslösung 0,5 Prozent, und einer täglichen Erhaltungsdosis von 1 g, entsprechend 200 ml Metronidazol-Infusionslösung 0,5 Prozent, über 5 bis 7 Tage erfolgen.

Wird Metronidazol-Infusionslösung 0,5 Prozent vorbeugend eingesetzt, sollte die Anwendung auf eine einmalige Gabe von 0,5 bis maximal 2 g Metronidazol, entsprechend 100 ml bis maximal 400 ml Metronidazol-Infusionslösung 0,5 Prozent, beschränkt bleiben.

Hinweis:

Die Behandlung darf in der Regel 10 Tage nicht überschreiten. Diese Frist darf nur in Einzelfällen bei besonders strenger Indikationsstellung überschritten werden.

Die Behandlung sollte möglichst selten wiederholt werden. Die Begrenzung der Therapiedauer ist erforderlich, weil sich eine Schädigung menschlicher Keimzellen nicht ausschließen läßt und weil in tierexperimentellen Studien eine Zunahme von bestimmten Tumoren gesehen wurde.

9.7 Hinweis

Vor Licht geschützt aufbewahren.

10 **Fachinformation**

Nach § 11 a AMG, insbesondere:

10.1 Verschreibungsstatus/Apothekenpflicht

Verschreibungspflichtig.

10.2 Stoff- oder Indikationsgruppe

Chemotherapeutikum aus der Gruppe der Nitroimidazole.

10.3 Anwendungsgebiete

Behandlung von Infektionen mit Beteiligung von Anaerobiern, besonders Infektionen, die vom weiblichen Genitale und vom Magen-Darm-Trakt, HNO- und Mund-Zahn-Kiefer-Bereich ausgehen,

zur Infektionsprophylaxe bei operativen Eingriffen im gynäkologischen Bereich oder im Magen-Darm-Trakt.

10.4 Gegenanzeigen

Metronidazol-Infusionslösung 0,5 Prozent darf bei Überempfindlichkeit gegenüber 5-Nitroimidazolen nur dann gegeben werden, wenn eine lebensbedrohliche Infektion vorliegt und andere Präparate wirkungslos sind.

Metronidazol-Infusionslösung 0,5 Prozent darf nur unter strenger Abwägung des Nutzen-Risiko-Verhältnisses angewendet werden bei:

- schweren Leberschäden,
- Störungen der Blutbildung,
- Erkrankung des zentralen und peripheren Nervensystems (z. B. Anfallsanamnese),
- Schwangeren.

10.5 Nebenwirkungen

Gelegentlich kann es zu Beschwerden von Seiten des Magen-Darm-Traktes mit bitterem Geschmack, Übelkeit, Brechreiz, Erbrechen und Magendrücken kommen sowie zu Kopfschmerzen und Schwäche.

Selten treten allergische Reaktionen wie Exanthem, Urtikaria oder als Zeichen zentraler oder peripherer Neuropathien Schwindel, Parästhesien, Schläfrigkeit, Verwirrtheit und Erregbarkeit auf.

Hinweise:

Auftreten von dunklem Urin (bedingt durch ein Stoffwechselprodukt des Metronidazols), metallischer Geschmack im Mund sind möglich und ohne Krankheitswert.

10.6 Wechselwirkungen mit anderen Mitteln

Die gleichzeitige Anwendung von Metronidazol und die Einnahme von Alkohol sollten vermieden werden, da es bei einzelnen Patienten zu einer Disulfiram-ähnlichen Wirkung (Schwindel und Erbrechen) kommen kann. Da zusammen mit Disulfiram ähnliche Symptome auftreten können, muß Disulfiram abgesetzt werden.

Bei Patienten mit Antikoagulantientherapie (Warfarin) kann die Hemmung der Blutgerinnung bei gleichzeitiger Verabreichung von Metronidazol verstärkt werden. In diesen Fällen muß der Quickwert unter Umständen neu eingestellt und die Prothrombinzeit regelmäßig kontrolliert werden. Phenobarbital beschleunigt die Metabolisierung, Cimetidin hemmt den Abbau von Metronidazol.

10.7 Wichtigste Inkompatibilitäten

Keine bekannt.

10.8 Dosierung mit Einzel- und Tagesgaben

Dosierung bei Erwachsenen:

Die empfohlene Tagesdosis beträgt 0,2 bis maximal 2 g Metronidazol, entsprechend 40 bis 400 ml Metronidazol-Infusionslösung 0,5 Prozent, die mittlere Dosis beträgt 0,8 bis 1 g Metronidazol, entsprechend 160 bis 200 ml Metronidazol-Infusionslösung 0,5 Prozent. Sie wird gewöhnlich auf 2 bis 3 Einzeldosen verteilt.

Dosierung bei Kindern:

Kinder erhalten zur Therapie 20 bis 30 mg Metronidazol pro kg Körpermasse, entsprechend 4 bis 6 ml Metronidazol-Infusionslösung 0,5 Prozent pro kg Körpermasse.

10.9 Art und Dauer der Anwendung

Die Therapie mit Metronidazol-Infusionslösung 0,5 Prozent sollte mit einer Initialdosis von 1,5 bis 2 g Metronidazol, entsprechend 300 bis 400 ml Metronidazol-Infusionslösung 0,5 Prozent, und einer täglichen Erhaltungsdosis von 1 g, entsprechend 200 ml Metronidazol-Infusionslösung 0,5 Prozent, über 5 bis 7 Tage erfolgen.

Wird Metronidazol-Infusionslösung 0,5 Prozent prophylaktisch eingesetzt, sollte die Anwendung auf eine einmalige Gabe von 0,5 bis maximal 2 g Metronidazol, entsprechend 100 ml bis maximal 400 ml Metronidazol-Infusionslösung 0,5 Prozent, beschränkt bleiben.

Hinweis:

Die Behandlung darf in der Regel 10 Tage nicht überschreiten. Diese Frist darf nur in Einzelfällen bei besonders strenger Indikationsstellung überschritten werden. Die Behandlung sollte möglichst selten wiederholt werden.

Die Begrenzung der Therapiedauer ist erforderlich, weil sich eine Schädigung menschlicher Keimzellen nicht ausschließen läßt und weil in tierexperimentellen Studien eine Zunahme von bestimmten Tumoren gesehen wurde.

10.10 Notfallmaßnahmen, Symptome und Gegenmittel

Zu Überdosierungen liegen keine Berichte oder Erfahrungen vor. Metronidazol ist dialysierbar.

10.11 Pharmakologische und toxikologische Eigenschaften und Angaben über Pharmakokinetik und Bioverfügbarkeit, soweit diese Angaben für die therapeutische Verwendung erforderlich sind

10.11.1 Pharmakologische Eigenschaften

Metronidazol gehört zur Stoffgruppe der Nitroimidazole. In empfindlichen Protozoen und strikt anaerob wachsenden Bakterien wird es reduziert, wobei Acetamid und N-(2′Hydroxy-ethyl)-oxamid-säure gebildet werden. Durch Interaktion mit der DNA kommt es zur Hemmung der Nucleinsäure-Synthese der betroffenen Mikroorganismen, was zum Absterben dieser Erreger führt. Es bestehen keine Parallelresistenzen zu anderen antibakteriellen Wirkstoffgruppen.

10.11.2 Toxikologische Eigenschaften

Untersuchungsergebnisse am Tier:

Akute Toxizität:

Die orale LD 50 bei Mäusen und Ratten beträgt 3500 bis 5000 mg Metronidazol/kg Körpermasse.

Chronische Toxizität:

In chronischen Toxizitätsstudien konnten bei Metronidazol-Gaben von über 26 bis 80 Wochen bei Ratten keine Nebenwirkungen festgestellt werden. Erst bei Dosen von 300 bis 600 mg/kg Körpermasse und Tag traten Testisdystrophien und Prostataatrophien auf.

Toxikologische Effekte bei Hunden bei Gabe von 75 mg Metronidazol/kg Körpermasse und Tag äußerten sich lediglich in Ataxien und Tremor. Affen dagegen zeigten nach einer einjährigen Gabe von 45, 100 bzw. 225 mg/kg Körpermasse und Tag keine toxischen Nebenwirkungen.

Tumorerzeugendes und mutagenes Potential:

Tierexperimente an verschiedenen Nagern haben gezeigt, daß es sich bei Metronidazol um einen kanzerogenen Stoff handelt, dessen kanzerogenes Potential schwach ausgeprägt ist.

Metronidazol zeigte in einer Reihe von Tests an Bakterien mit verschiedenen Aktivierungssystemen deutlich mutagene Wirkungen. Eine Anzahl weiterer in-vivo-Tests verlief negativ.

Reproduktionstoxizität:

Tierversuche haben bei Ratten bis zu Dosen von 200 mg/kg und bei Kaninchen bis zu 150 mg/kg pro Tag keine teratogenen Effekte oder andere embryotoxische Wirkungen ergeben.

Beobachtungen beim Menschen:

Wenn auch die bisherigen Verlaufsbeobachtungen beim Menschen keinen Beweis dafür erbracht haben, daß die Einnahme von Metronidazol zu einem erhöhten Tumorrisiko führt, bleibt doch das theoretische Risiko durch den Reduktionsmetaboliten, der auch durch die Bakterienflora gebildet wird und in sehr geringen Mengen im Urin nachweisbar ist.

Die Unbedenklichkeit einer Anwendung von Metronidazol in der Schwangerschaft ist nicht ausreichend belegt. Insbesondere für die Frühschwangerschaft liegen widersprüchliche Berichte vor. Einige Studien haben Hinweise auf eine erhöhte Fehlbildungsrate ergeben. Das Risiko möglicher Spätfolgen, einschließlich des kanzerogenen Risikos, ist bisher nicht geklärt.

In Lymphozyten von Patienten wurden nach längerer Therapie mit Metronidazol erhöhte Raten an Chromosomenmutationen gefunden.

10.11.3 Pharmakokinetik

Die Serum-Halbwertzeit für Metronidazol beträgt ca. 8 Stunden. Im menschlichen Organismus werden verschiedene Metaboliten gebildet. Der Hauptmetabolit im Serum ist der Hydroxymetabolit, der Hauptmetabolit im Urin ist der saure Metabolit.

Ca. 80 % der Substanz wird über die Niere ausgeschieden, wobei der nichtmetabolisierte Anteil weniger als 10 % ausmacht. Geringe Mengen werden auch über die Leber ausgeschieden. Niereninsuffizienz verlängert die Ausscheidung nur unwesentlich. Bei schwerer Leberinsuffizienz ist mit verzögerter Plasmaclearance zu rechnen. Die Proteinbindung liegt unter 20 %.

10.12 Sonstige Hinweise

Schwangerschaft und Laktation:

Metronidazol besitzt eine gute Gewebegängigkeit, so daß die Plazenta keine Schranke darstellt. Auch der Gehalt in der Muttermilch ist hoch (mehr als 50 % des Serumwertes). Obwohl es bis heute keinen gesicherten Hinweis dafür gibt, daß Metronidazol zu einer Schädigung des Embryos oder Feten führt, sollte Metronidazol im 1. Trimenon nur bei schweren, lebensbedrohlichen Infektionen eingesetzt werden. Im 2. und 3. Trimenon und während der

Laktationsperiode kann Metronidazol unter Abwägung des Nutzen-Risiko-Verhältnisses auch bei anderen Indikationen eingesetzt werden. Soweit möglich, sollte während der Schwangerschaft eine lokale Darreichungsform angewendet werden. Bei der systemischen Anwendung in der Stillperiode sollte das Stillen während der Therapie unterbrochen werden.

10.13 Besondere Lager- und Aufbewahrungshinweise

Vor Licht geschützt aufbewahren.

Monographien-Kommentar

Metronidazol-Infusionslösung 0,5 Prozent

5. **Inprozeß-Kontrollen**

    Der pH-Wert des Citrat-Phosphat-Puffers liegt im Stabilitätsoptimum von Metronidazol [1]; deshalb ist die Kontrolle wichtig.

6.1 Aussehen, Eigenschaften

    Die Forderung nach einer farblosen Lösung resultiert aus der möglichen Zersetzung des Metronidazols, die primär zu farbigen (gelb) Produkt führt [1]. Der pH-Wert des Citrat-Phosphat-Puffers liegt im Stabilitätsoptimum von Metronidazol [2]; deshalb ist die Kontrolle wichtig.

6.2 Prüfung auf Identität

    Die Identitätsprüfung mittels Dünnschichtchromatographie läßt sich vereinfachen durch Verwendung einer Sorptionsschicht, die Fluoreszenzindikator enthält; statt des mehrfachen Besprühens und Erhitzens der DC-Platte und des anschließenden Betrachtens im Tageslicht kann direkt die Fluoreszenzlöschung unter einer geeigneten UV-Lampe (254 nm) ausgewertet werden. Schwierigkeiten kann das Auftragen gleich großer Flecken der wäßrigen Analysenlösung und der acetonischen Referenzlösung bereiten; dann ist der Einsatz einer ebenfalls wäßrigen Referenzlösung zu empfehlen.

    Zur Prüfung mittels UV-Spektroskopie wird eine verdünnte Lösung eingesetzt, die am Absorptionsmaximum eine Absorption von ca. 0,38 zeigt; eine doppelt so hohe Konzentration wie sie auch vom DAB 10 genutzt wird, ist vorzuziehen.

6.3 Prüfung auf Reinheit

    Dünnschichtchromatographie s. Prüfung auf Identität

6.4 Gehalt

    Die angegebene Konzentration von 10 µg/ml Metronidazol erfordert eine Verdünnung von 1/500 (z. B. 5,0 ml Untersuchungslösung werden mit 1 N-Salzsäure im Meßkolben zu 125 ml aufgefüllt; 5,0 ml dieser Lösung werden mit 1 N-Salzsäure im Meßkolben zu 100 ml aufgefüllt) und führt zu einer Absorption von ca. 0,38. Ein höherer Wert wäre (0,76, mit modernen Geräten auch höher) hinsichtlich Präzision vorteilhaft: 5,0 ml Untersuchungslösung werden mit 1 N-Salzsäure im Meßkolben zu 125 ml (100 ml) aufgefüllt; 10,0 ml dieser Lösung werden mit 1 N-Salzsäure zu 100 ml aufgefüllt, woraus eine Absorption von ca. 0,75 (0,94) resultiert.

    Alternative Verfahren wie HPLC [1–3], HPTLC [4], Polarographie [5, 6] sind aufwendiger als die einfache UV-Photometrie.

6.5 Haltbarkeit

    Um Zersetzungsprodukte, vor allem die farblosen Folgeprodukte, erkennen zu können, sind chromatographische Verfahren nötig; neben der HPTLC ist vor allem die HPLC [1–3] einsetzbar.

2

[1] G. Russel, R. Edwards, J Pharm Sci 1991, 80: 212.

[2] Wang Da-Peng, Yeh Ming-Kung, J Pharm Sci 1993, 82: 95.

[3] A. R. Zoest, J. C. Lim, F. C. Lam, C. T. Hung, J Liq Chromatogr 1988, 11: 241.

[4] E. Gattavecchia, D. Tonelli, A. Beccia, J Chromatogr 1981, 224: 465.

[5] W. Hussein, Analyst, 1984, 109: 759.

[6] A. Morales, M. I. Toral, P. Richter, Analyst 1984, 109: 633.

P. Surmann

Monographien-Kommentar

Metronidazol-Infusionslösung 0,5 Prozent

Anmerkungen zur Rezeptur und Herstellung des Fertigarzneimittels

Metronidazol liegt als weißes bis gelbliches, kristallines Pulver oder in Form farbloser bis cremefarbener Kristalle vor und ist geruchlos. Die Substanz ist lichtempfindlch und verfärbt sich bei Lichteinwirkung dunkel. Bei 20 °C löst sich Metronidazol 1%ig in Wasser bzw. 0,5%ig in Ethanol 96%. In Diethylether oder Heptan ist die Löslichkeit äußerst gering (< 0,05%). Der pH-Wert einer gesättigten, wäßrigen Lösung liegt bei 5,8. Der pK_a Wert beträgt 2.7 [1–6].

Die Zusammensetzung der Lösung stellt einen Kompromiß dar zwischen der Notwendigkeit, das Präparat den physiologischen Bedingungen am Zielort anzupassen und der Forderung nach Stabilität des Wirkstoffs während der Laufzeit des Produktes. Die Zubereitung ist praktisch isoton und euhydrisch eingestellt. Sollen der Infusionslösung zusätzlich weitere Arzneimittel zugemischt oder zugespritzt werden, ist die Kompatibilitätsfrage vorab zu klären. Hierzu wird auf weiterführende Literatur verwiesen [1, 7–9].

Die Ph. Eur. definiert Parenteralia als „sterile" Zubereitungen, in denen keine lebensfähigen Keime nachweisbar sein dürfen. Die Forderung erscheint absolut, ist jedoch in dieser Form unter statistischen Gesichtspunkten nicht zu halten. Daher werden Toleranzgrenzen für die Überlebenswahrscheinlichkeit der Keime angegeben: Das Arzneibuch (5.1.1) nennt für Produkte, die im Endbehältnis sterilisiert werden, einen Sterilitätssicherheits-Wert (Sterility Assurance Level, SAL) von maximal 10^{-6}, d. h., höchstens 1 lebensfähiger Mikroorganismus wird in 10^6 sterilisierter Zubereitungen eines Endproduktes akzeptiert.

Infusionszubereitungen sind einer Prüfung auf Pyrogene (2.6.8) zu unterziehen. In den weitaus meisten Fällen handelt es sich um Endotoxine gramnegativer Bakterien, die auf der Oberfläche der Bakterienwände als Lipopolysaccharid-Protein-Lipid-Komplex sitzen. Hochpyrogen ist dabei sein phosphorylierter Polysaccharid-Anteil mit einer relativ fest gebundenen Lipidkomponente.

Eine geringe Anzahl von Viren, Pilzen und Hefen verfügen zwar ebenfalls über pyrogene Eigenschaften, haben jedoch vielfach eine weit geringere Aktivität, so daß in Verbindung mit ihrem spärlichen Vorkommen im allgemeinen die Schlußfolgerung gerechtfertigt erscheint, bei Abwesenheit von Bakterien-Endotoxinen in der Zubereitung auf die Abwesenheit von aus Mikroorganismen stammenden Pyrogenen schlechthin zu schließen. Voraussetzung bleibt selbstverständlich, daß keine anderen pyrogene Substanzen abiogenen Ursprungs wie Schwermetalle (Eisen-, Kupferionen), organische Verbindungen etc. im Produkt vorhanden sind, und die Prüfung auf Bakterien-Endotoxine nach 2.6.14 (LAL-Test) nicht durch Störfaktoren, welche die Reaktion zwischen den Endotoxinen und dem Amöbozyten-Lysat beeinträchtigen, behindert wird. Ist der LAL-Test weder vorgeschrieben noch zugelassen, muß, von begründeten und erlaubten Fällen einmal abgesehen, entsprechend 2.6.8 vorgegangen werden. Anzumerken bleibt, daß der Begriff „Pyrogenfrei" nicht im Sinne von absolut verstanden werden kann, sondern nur bedeutet, daß im Kaninchentest mit einer bestimmten Dosis keine Hyperthermie erzeugt werden konnte.

Monographien-Kommentar

2

Kann die Anwesenheit von Pyrogenen trotz Herstellung der Lösung unter aseptischen Bedingungen, Verwendung von pyrogenfreiem Wasser, pyrogenfreien Arznei- und Hilfsstoffen, Behältnissen etc. nicht vermieden werden, müssen sie aus der fertigen Lösung abgetrennt werden. Beispielsweise während der Filtration durch Tiefenfiltern auf Zellulosebasis mit Zetapotentialeigenschaften oder mit positiv geladenen Membranfiltern [10].

Bei der Fertigung konzentrieren sich alle verfahrenstechnischen und sonstigen Hygienemaßnahmen auf die Einhaltung höchster mikrobieller Reinheit. Die Forderung nach optimaler Sauberkeit ist in zahlreichen nationalen und internationalen Richtlinien niedergelegt [11–13]. Unter ihnen findet sich die 1997 revidierte GMP-Richtlinie der Europäischen Union, die z.T. detaillierte Anforderungen an das Personal, die Räumlichkeiten, Einrichtungen und Betriebsmittel stellt.

Metronidazol-Infusionslösung 0,5% kann unter Beachtung obiger Kriterien entsprechend der unter Pkt. 4 der Monographie aufgeführten Vorschrift hergestellt werden. In einem Ansatzbehälter, der aus rostfreiem Stahl mit Rührwerk und einer mit einem Manometer versehenen Abdrückvorrichtung bestehen kann, darüber hinaus mit Einrichtungen für Heizung, Kühlung, Evakuierung und Schutzbegasung sowie mit Zuleitungen für destilliertes Wasser und Reindampf ausgerüstet sein sollte, wird zunächst eine zur Lösung der abgewogenen Substanzen ausreichende Menge an Wasser vorgelegt. Vorgeschrieben ist die Verwendung von Wasser für Injektionszwecke, das, ordungsgemäß aus Trinkwasser oder gereinigtem Wasser gewonnen, in frisch destilliertem Zustand praktisch frei von Mikroorganismen und Pyrogenen ist. Destilliert wird heutzutage fast ausschließlich mit Anlagen, die nach dem Thermokompressionsverfahren oder als mehrstufige Druckkolonnen arbeiten. Ihnen werden meist Ionenaustauscher-oder Umkehrosmoseanlagen vorgeschaltet, um die Belagbildung an den Heizflächen der Destillen zu vermeiden.

Die in der Vorschrift angegebenen Mengen an Puffersubstanzen liefern einen pH-Wert um 5,2. In diesem Medium löst sich Metrodinazol binnen weniger Minuten.

Nach abgeschlossener Herstellung empfiehlt es sich, noch vor der Filtration Inprozeß-Kontrollen durchzuführen. Nicht nur die unter Pkt. 5 der Monographie aufgeführten, sondern auch die unter Pkt. 6.1 beschriebenen, soweit sie das Aussehen der Lösung und den Schwebstoffgehalt betreffen. Sind partikuläre Verunreinigungen, die beispielsweise durch die Ausgangsstoffe oder über das System eingeschleppt sein könnten, sichtbar, sollte der Entkeimungsfiltration eine Klärfiltration durch Heranziehen eines geeigneten Tiefenfilters vorangestellt werden. Dabei ist zu prüfen, in welchem Umfang der Wirkstoff von den eingesetzten Filtermaterialien sorbiert wird. Falls erforderlich, sind Maßnahmen zur Verhinderung einer Gehaltsminderung im Filtrat zu ergreifen.

Filtiert werden kann durch ein Membranfilter mit einer Nennporenweite von 0,2 μm. Andere Filtertypen mit gleichem Rückhaltevermögen sind ebenfalls einsetzbar.

Das zur Entkeimungsfiltration vorgesehene Filtrationssystem (Filtereinheit, Verbundleitung, Auffangbehältnis für das Sterilfiltrat) sollte inline dampfsterilisierbar sein, um das Kontaminationsrisiko zu minimieren. Kann das Filtrat nicht inline abgefüllt, sondern nur in vorsterilsierten Zwischenbehältern gesammelt werden, sind alle anschließenden Manipulationen unter LF-Schutz vorzunehmen.

Nach Ph.Eur. 5.1.1 ist das Filtrationsverfahren zu validieren, bevor es in der Praxis angewendet wird. Hierzu gehören neben der Typ-Validierung des Filtermediums, die von dem Hersteller vorzunehmen ist, die Validierung des Filtrationssystems sowohl nach produkt- als auch verfahrensspezifischen Gesichtspunkten, die Validierung der Abfüll-

Monographien-Kommentar

Metronidazol-Infusionslösung 0,5 Prozent

anlage und die Festlegung der Inprozeß-Kontrollen, um den Gesamtprozeß abzusichern [14, 15].

Die Integrität des Filtrationssystems und der eingesetzten Membranfilter kann anhand von Testgeräten festgestellt werden, die von einer Reihe von Firmen im Handel angeboten werden (Näheres bei 16). Die Geräte prüfen automatisch die Dichtigkeit des Filters von der unreinen Seite her, so daß eine Verunreinigung der Sterilseite vermieden wird. Vom Arbeitsprinzip her gibt es zwischen den Geräten kaum Unterschiede: Filtrationssystem bzw. Filter werden mit einer geeigneten Flüssigkeit (meist Wasser) so benetzt, daß die Poren im Filtermedium vollständig gefüllt sind. Die unreine Seite wird über ein Ventil geschlossen und langsam mit einem Gasdruck beaufschlagt. Da das Gas ausschließlich durch die Membran diffundieren kann, kommt es nach Verdrängung der Flüssigkeit an der unreinen Seite zu einem Druckabfall. Dieser Druckabfall wird meßtechnisch erfaßt, registriert und ausgewertet.

Im Rahmen der Integritätstests wird hauptsächlich das Druckhaltevermögen der Filter überprüft. Mit in die Untersuchungen einbezogen wird meist auch noch das sog. Blasendruckverfahren (Bubble-Point-Test, B.-P.-Test).

Der B.-P.-Test basiert zum einen darauf, daß ein bestimmter Druck erforderlich ist, um das Gas durch den benetzten Filter zu drücken, zum anderen, daß zwischen diesem Druck und der vorhandenen Porenweite Proportionalität besteht. Durch kontinuierliche Steigerung des Gasdruckes wird schließlich eine Höhe erreicht, bei der die Flüssigkeit aus den sog. „größten Poren" (besser: größten Kavernen) herausgedrückt wird, und erste Gasblasen in Form einer Kette aus der Filteroberfläche in die vorgelegte Grenzflüssigkeit hineinperlen. Dieses Druckmaximum gilt als Blasendruckwert, oder B.-P.-Wert, und ist bei einer definierten Flüssigkeit charakteristisch für die vom Hersteller deklarierte mittlere Porenweite des jeweiligen Filtermediums. Anzumerken ist, daß üblicherweise kein Einzelwert sondern ein Druckbereich angegeben wird, da die Filter keine vollkommen homogene Porenverteilung aufweisen und auch bei engermaschigen Membranen durchaus noch einige größere Poren vorhanden sein können. Liegt der Druckbereich jedoch außerhalb der vom Hersteller festgelegten Grenzen, hat das Filtermedium u. U. eine von der Deklaration abweichende mittlere Porenweite oder aber möglicherweise Schädigungen an der Membran.

Beim Druckhaltetest wird der Filter langsam bis zu einem Druck beaufschlagt, der bei ca. 70–80% des B.-P.-Druckbereiches liegt. Dieser Druck wird über einen Zeitraum von wenigen Minuten beobachtet. Der entstehende Druckabfall wird gemessen und mit dem vorgegebenen Grenzwert verglichen. Wird das Limit überschritten, können eine Reihe von Gründen hierfür ausschlaggebend gewesen sein. Beispielsweise durch

- Undichtigkeiten im System aufgrund fehlerhafter Dichtung. Bei Scheibenfiltern kann die Dichtung für die Filterplatte defekt sein, was zwar in der Regel nicht zu einer Keimzunahme im Filtrat führt, aber durch Blasenbildung den Test stören kann. Bei Einsatz von Filterkerzen kann der für die Abdichtung verwendete O-Ring defekt sein, was u. U. zur Folge hat, daß die Lösung von der unreinen zur reinen Seite durchtreten kann. Oder

- die Filtermembran ist nicht ausreichend benetzt oder weist Schädigungen auf, feststellbar durch Druckabfall und Gasdurchlaß. Oder

Monographien-Kommentar

4

- die Kerzen haben u. U. Schwächen im Bereich der Klebe- und Schweißstellen zwischen Abschlußkappe und plissierter Membran, so daß bei hoher plötzlicher Druckbelastung Undichtigkeiten auftreten können.

Bei der Auswahl der Filterschichten stehen verschiedene Materialien zur Verfügung: Zellulosefasern, die zu Tiefenfilter mit Schichtdicken bis etwa 3–4 mm verpreßt werden und dabei ein dreidimensionales, unregelmäßig geformtes Netzwerk bilden mit Zwischenräumen, in denen die abzutrennenden Partikel praktisch irreversibel durch Adsorption, elektrostatische Kräfte und Prallabscheiden gebunden werden.

Celluloseacetat, -nitrat finden entweder alleine oder in Mischungen Anwendung bei der Herstellung von Membranfiltern mit Schichtdicken bis zu 300 µm. Weitere Materialien für Membranfilter sind Polyamid, auch Nylon 66. Letzteres ist z. B. als Ultipor® N_{66} im Handel und wird vom Hersteller als ein „geschäumtes polymeres Material" beschrieben. Der Vorteil der Filter aus diesem Material ist, daß sie im Gegensatz zu denen aus Celluloseestern in Gegenwart von Wärme (z. B. bei der Dampfsterilisation) kaum schrumpfen und damit die deklarierte Porenweite nahezu erhalten bleibt. Welches Material schließlich für den Filtrationsprozeß eingesetzt werden kann, hängt von den Wechselwirkungen zwischen den Inhaltsstoffen der Zubereitung und den Bestandteilen des Filtergewebes ab.

Je nach dem, ob die Filtergehäuse im Apothekenbereich oder im industriellen Rahmen eingesetzt werden sollen, differieren sie hinsichtlich ihrer Größe und Konstruktion. Unterschiede ergeben sich ferner, ob das Trennmedium für Scheibenmembranen oder Filterkerzen ausgelegt ist.

Plissierte Membranfilter und Einwegpatronen eignen sich besonders zur Filtration von Infusionslösungen, da sie sich einfacher handhaben lassen und eine bessere Filtrationsleistung aufweisen als Plattenfilter in Stahlgehäusen. Voraussetzung ist dabei, daß eine Adsorption der Inhaltsstoffe an die als Stützgerüst und Gehäuse eingesetzten Kunststoffe ausgeschlossen werden kann. Ebenso wichtig in diesem Zusammenhang ist die Wahl der Filtergröße: Je kleiner die Oberfläche, desto gringer die zu erwartende Adsorption, desto niedriger aber auch die Filtrationsgeschwindigkeit. Der gangbare Mittelweg muß ausgetestet werden.

Im industriellen Rahmen werden in der Regel kontinuierlich arbeitende Filtrationssysteme mit Kerzenfiltern bevorzugt, deren Oberfläche wesentlich größer ist und damit eine höhere Durchflußleistung und längere Standzeiten zulassen.

Die eingesetzten Filter und Gehäuse werden in der Regel einer Dampfsterilisation unterzogen. Einwegpatronen kommen bereits steril verpackt in den Handel.

Im Anschluß an den Filtrationsvorgang empfiehlt es sich, noch vor dem Abfüllprozeß das Aussehen und die Eigenschaften der Metronidazol-Infusionslösung 0,5% nach Pkt. 6.1 zu kontrollieren. Aus Sicherheitsgründen kann es ferner durchaus geboten sein, den Gehalt von Metronidazol in der Bulk-Ware zu bestimmen, um im Falle signifikanter Abweichungen bereits vor der Abfüllung Korrekturmaßnahmen ergreifen zu können.

Das Arzneibuch fordert, Behältnisse für Parenteralia soweit wie möglich aus Materialien herzustellen, die genügend durchsichtig sind, um eine visuelle Prüfung des Inhaltes zu erlauben. Die Metronidazol-Infusionslösung wird in Eindosenbehältnissen abgefüllt. Empfohlene Behältnisse hierfür sind Glasflaschen der Glasart I (Ph. Eur. 3.2.1) mit weiter Mündung und Gummistopfen. Glasart I, Borosilikatglas, verdankt seine Eigenschaft als „Neutralglas" seinen wesentlichen Anteilen an Bor- und Aluminiumoxid, die die Abgabe von

Monographien-Kommentar

Metronidazol-Infusionslösung 0,5 Prozent

Alkali aus der Oberfläche stark einschränken und dem Glas eine große Resistenz gegen Temperaturschocks verleihen.

Die Flaschen werden nach dem Hüttenverfahren aus der Glasschmelze ausgeformt. Um während der Fertigung entstandene Spannungen im Glas abzubauen, die eine erhöhte Bruchanfälligkeit verursachen würden, läuft nach Temperung des Materials bei 400 °C der Abkühlprozeß langsam und gleichmäßig ab. Die Mündungsdurchmesser sind bei allen Glasflaschengrößen gleich und ebenso durch DIN-Vorschriften genormt wie die Abmessungen und Toleranzen der Behältnisformen und Gummistopfen.

Die Infusionsflaschen sind im Leerzustand offen und müssen vor der Weiterverwendung sorgfältig gespült, getrocknet und sterilisiert werden. Die Reinigung erfolgt heute überwiegend nach dem Naßspritzverfahren auf kontinuierlich arbeitenden, getakteten Langspritzautomaten, wobei für den letzten Spülgang Wasser für Injektionszwecke vorzusehen ist. Als Material für die Gummistopfen eignen sich verschiedene Butylsorten aufgrund ihrer im Vergleich zu anderen Elastomeren geringeren Partikelabgabe und besseren Gasdichtigkeit. Die Verschlüsse werden vor ihrer Anwendung in speziellen Waschmaschinen partikelarm gespült, sterilisiert und getrocknet. [Näheres hierzu bei 12,15, 16,17].

Unmittelbar nach der Filtration der Lösung schließt sich der Abfüll-und Schließprozeß an, üblicherweise unter Laminar Flow. Bei den Abfüllsystemen ist die Dosiergenauigkeit von entscheidender Bedeutung. Dosiert wird volumetrisch mit Hilfe von Kolbenpumpen. Sie können mit konventionellen Ansaug-und Auslaßventilen bestückt sein oder über eine sog. Drehkolben- bzw. Drehschiebersteuerung verfügen. Die genaue Dosierung hängt nahezu ausschließlich von den mechanischen Randbedingungen ab: Von der Dichtigkeit des Kolbens im Zylinder und der Abdichtung durch die Steuerorgane. Andere Volumendosiersysteme wie Höhenfüller, Turbinenfüller, induktive Durchflußmesser und Micro-motion-Systeme sind gleichfalls einsetzbar. Ebenso solche, die anstelle der Volumendosierung andere Meßprinzipien verwenden wie Zeit- und Wägefüller [16].

Die füllgutführenden Teile der Abfüllanlage müssen gereinigt und sterilisiert werden. Moderne Systeme verfügen über die Möglichkeit, beides mit Hilfe des sog. CIP-(Cleaning In Place)-SIP-Verfahrens (Sterilization In Place) automatisch ohne Ausbau von Teilen in-line durchzuführen. Dieses Verfahren eignet sich nicht für konventionell ausgerüstete Kolbenpumpen aufgrund anderer Konstruktionsmerkmale.

Nach beendeter Abfüllung und ordnungsgemäßem Verschluß werden die Infusionsflaschen mit gesättigtem gespannten Dampf gemäß der unter AB 5.1.1 beschriebenen Standardbedingungen mit Hilfe eines qualifizierten Autoklaven sterilisiert. Dazu wird der ordnungsgemäße Ablauf des validierten Verfahrens entsprechend überwacht und aufgezeichnet. Bei Verzicht auf den Einsatz der Standardmethode ist die Verwendung äquivalenter Verfahren, die eine andere Kombination von Temperatur und Zeit aufweisen, zulässig. Voraussetzung hierfür ist der Nachweis der Funktionstüchtigkeit des Autoklaven vor dessen Inbetriebnahme (Qualifizierung) und der Nachweis der Effektivität des angewandten Sterilisationsverfahrens (Validierung). Ferner darf die Ausgangskeimzahl (Bioburden) im Endbehältnis nicht größer sein als der bei der Validierung festgelegte Grenzwert. Darüber hinaus muß die Thermoresistenz der im Endbehältnis vorhandenen Mikroorganismen bekannt und insgesamt kleiner sein als die Zahl der bei der Validierung eingesetzten Testkeime.

Monographien-Kommentar

6

Nach Abschluß der Sterilisation empfiehlt es sich, eine Dichtlgkeitsprüfung durchzuführen. Undichte Behältnisse lassen sich mit Geräten erfassen, die nach dem Prinzip der Hochfrequenz-Büschelentladung arbeiten. Nach Anlegen einer Hochfrequenzspannung an die Glasflasche fließt in Gegenwart eines Risses oder Loches (Pinehole) ein größerer Strom als bei intakten Behältnissen. Erkannt werden noch 0,5 µm kleine Risse und Löcher mit 0,85 µm Durchmesser [11].

Die Sichtprüfung auf ungelöste Verunreinigungen, die insbesondere durch Fasern, Glassplitter oder andere partikuläre Verunreinigungen hervorgerufen werden, kann nach der im AB unter 2.9.20 angegebenen Methode durchgeführt werden. Nichtsichtbare Partikel lassen sich nach 2.9.19 erfassen. Andere Geräte und Verfahren können ebenfalls eingesetzt werden, wenn sie zu ähnlichen Ergebnissen führen.

[1] Metronidazole. In: Martindale, Ed. 31, 621, Royal Pharmaceutical Society, London, 1996.

[2] Metronidazole. In: The Merck Index, Ed. 12, 6234, Merck & Co. Inc., Whitehouse Station, New York, 1996.

[3] Metronidazol. In: v. Bruchhausen, F., Dannhardt, G., Ebel, S.,Frahm, A. W.; Hackenthal, E., Holzgrabe, U., Stoffe E-O, 993. In: Hagers Handbuch der pharmazeutischen Praxis, Bd. 7, Springer Verlag, Berlin, Heidelberg, New York, 1993.

[4] Wearley, L. L., Anthony, G. D: Metronidazole In: Florey,K., Analytical Profiles of Drug Substances, Vol. 5, 327, Academic Press, Inc., San Diego, Boston, London, 1976.

[5] Trissel, L. A.; Metronidazole. In: Trissel's Stability of Compounded Formulations, 170, American Pharmaceutical Ass., Washington D.C., 1996.

[6] Seitz, G.: Metronidazol. In: Wissenschaftliche Erläuterungen zum Deutschen Arzneibuch 1997, Bd, II/3, Monographien L–P, Wissenschaftliche Verlagsgesellschaft mhH, Stuttgart, Govi-Verlag GmbH, Frankfurt a. M./Eschborn, 1997.

[7] Bannert, C., Hehenberger, H.: Kompatibilität von Medikamenten in Infusionslösungen. Krankenhauspharmazie, 6, 132 (1985).

[8] Köchel, D.: Arzneimittelwechselwirkungen bei der Infusionstherapie. Krankenhauspharmazie, 6, 2, (1985).

[9] Parenteral Admixtures and Incompatibilities. In: Turco, S., King, R. E., Sterile Dosage Forms, 3rd Ed., 229, Lea & Febiger, Philadelphia, 1987.

[10] Wallhäuser, K. H., Pyrogene. In: Wallhäuser, K. H., Praxis der Sterilisation, Desinfektion, Konservierung, 5. Aufl., 663, Georg Thieme Verlag, Stuttgart, New York, 1995.

[11] Braun, R., Parenteralia. In: Braun, R., Standardzulassungen für Fertigarzneimittel, Kommentar, B 27, Deutscher Apotheker Verlag, Stuttgart, Govi-Verlag-Pharmazeutischer Verlag GmbH, Frankfurt, 1996.

[12] Dolder, R.; Luft, P., Parenteralia. In: Sucker, H., Fuchs, P., Speiser, P.: Pharmazeutische Technologie, 454, Georg Thieme Verlag, Stuttgart, New York, 1991.

[13] Manufacure of sterile medicinal products, Annex 1. In: Guide to Good Manufacturing Practice for Medicinal Products, Document PH 1/97, PIC-PIC/S, 1997.

[14] Wallhäuser, K.H., Validierung des geeigneten Filtrationssystems. In: Wallhäuser, K. H., Praxis der Sterilisation, Desinfektion, Konservierung, 5. Aufl., 353, Georg Thieme Verlag, Stuttgart, New York, 1995.

[15] Braun, R., Filtration von pharmazeutischen Produkten, die nicht im Endbehältnis sterilisiert werden können. In: Braun, R., Standardzulassungen für Fertigarzneimittel, Kommentar, B 39, Deutscher Apotheker Verlag, Stuttgart, Govi-Verlag-Pharmazeutischer Verlag GmbH, Frankfurt, 1996.

[16] Rössler, R., Parenteralia. In: Nürnberg, E., Surmann, P., Hagers Handbuch der pharmazeutischen Praxis, Bd. 2, Methoden, 758, Springer Verlag, Berlin, Heidelberg, New York, 1991.

[17] Voigt, R., Injektions- und Infusionszubereitungen. In: Voigt, R., Pharmazeutische Technologie für Studium und Beruf, 7. Aufl., 457, Ullstein Mosby GmbH & Co. KG, Berlin, 1993.

J. Ziegenmeyer

Minzöl

1 **Bezeichnung des Fertigarzneimittels**

Minzöl

2 **Darreichungsform**

Ätherisches Öl

3 **Eigenschaften und Prüfungen**

Haltbarkeit:

Die Haltbarkeit in den Behältnissen nach 4 beträgt 3 Jahre.

4 **Behältnisse**

Braunglasflaschen mit Verschlusskappen und Konusdichtungen aus Polyethylen und Senkrechttropfern aus Polyethylen oder Polypropylen.

5 **Kennzeichnung**

Nach § 10 AMG, insbesondere:

5.1 Zulassungsnummer

2369.99.99

5.2 Art der Anwendung

Zum Einnehmen, Inhalieren und zum Einreiben in die Haut.

5.3 Hinweis

Vor Licht geschützt und dicht verschlossen lagern.

6 **Packungsbeilage**

Nach § 11 AMG, insbesondere:

6.1 Stoff- oder Indikationsgruppe

Pflanzliches Magen-Darm-Mittel/Mittel zur Behandlung von Atemwegserkrankungen/Einreibung bei Muskelschmerzen und nervenschmerzähnlichen Beschwerden.

6.2 Anwendungsgebiete

Innere Anwendung bei:

Blähsucht; funktionellen Magen-, Darm- und Gallenbeschwerden; Katarrhen der oberen Luftwege.

Äußerliche Anwendung bei:

Muskelschmerzen und nervenschmerzähnlichen Beschwerden. Katarrhe der oberen Luftwege.

2 Minzöl

6.3 Gegenanzeigen

Verschluss der Gallenwege, Gallenblasenentzündungen, schwere Leberschäden.

Bei Gallensteinleiden nur nach Rücksprache mit einem Arzt anzuwenden.

Bei Säuglingen und Kleinkindern sollte Minzöl nicht im Bereich des Gesichts, speziell der Nase, aufgetragen werden.

6.4 Wechselwirkungen mit anderen Mitteln

Keine bekannt.

6.5 Dosierungsanleitung und Art der Anwendung

Soweit nicht anders verordnet, werden 1- bis 3-mal täglich 2 Tropfen Minzöl auf Zucker oder in einem Glas warmem Wasser eingenommen.

Zur Inhalation werden 3 bis 4 Tropfen Minzöl in heißes Wasser gegeben.

Bei äußerlicher Anwendung werden einige Tropfen Minzöl in die betroffenen Hautpartien eingerieben.

6.6 Dauer der Anwendung

Bei akuten Beschwerden, die länger als eine Woche andauern oder periodisch wiederkehren, wird die Rücksprache mit einem Arzt empfohlen.

6.7 Nebenwirkungen

Bei empfindlichen Personen können Magenbeschwerden auftreten.

6.8 Hinweis

Vor Licht geschützt und dicht verschlossen aufbewahren.

Myrrhentinktur

1 **Bezeichnung des Fertigarzneimittels**

Myrrhentinktur

2 **Darreichungsform**

Tinktur

3 **Eigenschaften und Prüfungen**

Haltbarkeit:

Die Haltbarkeit in den Behältnissen nach 4 beträgt 3 Jahre.

4 **Behältnisse**

Braunglasflaschen mit Verschlusskappen und Konusdichtungen aus Polyethylen und Senkrechttropfern aus Polyethylen oder Polypropylen.

5 **Kennzeichnung**

Nach § 10 AMG, insbesondere:

5.1 Zulassungsnummer

6699.99.99

5.2 Art der Anwendung

Zum Betupfen der Mundschleimhaut und zum Gurgeln und Spülen nach Verdünnung.

5.3 Arzneilich wirksame Bestandteile

Tinktur aus Myrrhe (1 : 5 [Verhältnis Droge zu Auszugsmittel]. Auszugsmittel: Ethanol 90 % (V/V).

5.4 Warnhinweis

Enthält 85 Vol.-% Alkohol.

Packungsbeilage beachten!

5.5 Hinweis

Dicht verschlossen, vor Licht geschützt lagern.

6 **Packungsbeilage**

Nach § 11 AMG, insbesondere:

6.1 Stoff- oder Indikationsgruppe

Pflanzliches Arzneimittel bei Entzündungen im Mund- und Rachenraum.

6.2 Anwendungsgebiete

Lokale Behandlung leichter Entzündungen der Mund- und Rachenschleimhaut.

Hinweis:

Sollten die Beschwerden länger als 1 Woche andauern, wiederkehren oder unklare Beschwerden auftreten, ist ein Arzt aufzusuchen.

6.3 Gegenanzeigen

Myrrhentinktur ist von Alkoholkranken nicht anzuwenden.

6.4 Vorsichtsmaßnahmen für die Anwendung und Warnhinweise

Zur Anwendung von Myrrhentinktur in Schwangerschaft und Stillzeit sowie bei Kindern unter 12 Jahren liegen keine ausreichenden Untersuchungen vor. Myrrhentinktur soll daher von diesem Personenkreis nicht angewendet werden.

6.5 Wechselwirkungen mit anderen Mitteln

Keine bekannt.

6.6 Dosierungsanleitung und Art der Anwendung

Soweit nicht anders verordnet, werden die betroffenen Schleimhautstellen 2- bis 3-mal täglich mit der Tinktur betupft bzw. es werden zum Gurgeln oder Spülen 5–10 Tropfen Tinktur in ein Glas Wasser gegeben.

6.7 Hinweise für den Fall von Anwendungsfehlern oder Überdosierung

Eine Einnahme größerer Mengen von Myrrhentinktur kann insbesondere bei Kleinkindern zu einer Alkoholvergiftung führen. In diesem Fall besteht Lebensgefahr, weshalb unverzüglich ein Arzt aufzusuchen ist.

Bei Einnahme des gesamten Flascheninhalts werden ... g[1] Alkohol aufgenommen.

6.8 Nebenwirkungen

Bei unverdünnter Anwendung der Tinktur können vorübergehend ein leichtes Brennen und eine Geschmacksirritation auftreten.

6.9 Hinweis

Dicht verschlossen, vor Licht geschützt aufbewahren.

---

[1] Die Angabe ist vom pharmazeutischen Unternehmer entsprechend der Packungsgröße zu ergänzen.

Monographien-Kommentar

Myrrhentinktur

Die Anwendung von Arzneimitteln im Bereich von Schleimhäuten gilt als innere Anwendung. Aufgrund des Alkoholgehaltes der „Myrrhentinktur" müssen die Kennzeichnung und die Packungsbeilage folgende Warnhinweise enthalten (s. auch Kommentar zu „Baldriantinktur"):

4   Kennzeichnung

Auf der äußeren Umhüllung und dem Behältnis muß der Warnhinweis aufgeführt sein

„Enthält 85 Vol. % Alkohol!"

5   Packungsbeilage[1])

In der Packungsbeilage muß ebenfalls der Warnhinweis enthalten sein

„Enthält 85 Vol. % Alkohol!"

Über die Plazierung des Hinweises gibt es keine verbindliche Vorschrift. Es ist sinnvoll, ihn vor Pkt. 5.3 „Hinweise" einzufügen.

R. Braun

---

[1]) Anmerkung: Bei Arzneimitteln zur Anwendung im Mund- und Rachenraum ist lediglich der Hinweis auf den Alkoholgehalt erforderlich.

Isotonische Natriumchlorid-Lösung

1 **Bezeichnung des Fertigarzneimittels**

Isotonische Natriumchlorid-Lösung

2 **Darreichungsform**

Infusionslösung

3 **Zusammensetzung**

Wirksamer Bestandteil:

Natriumchlorid 9,00 g

Sonstiger Bestandteil

Wasser für Injektionszwecke zu 1000,0 ml

Molare Konzentration:

1 ml enthält: 0,154 mmol N^+

0,154 mmol Cl^-

4 **Herstellungsvorschrift**

Die für die Herstellung einer Charge benötigte Menge Natriumchlorid wird in Wasser für Injektionszwecke gelöst. Die Lösung wird auf das erforderliche Volumen bzw. auf die erforderliche Masse aufgefüllt und durch ein Membranfilter von 0,2 µm nomineller Porengröße, falls erforderlich mit vorgeschaltetem Tiefenfilter, in die vorgesehenen Behältnisse filtriert. Die Sterilisation der abgefüllten Lösung erfolgt 15 Minuten lang bei 121 °C mit gesättigtem Wasserdampf.

5 **Inprozess-Kontrollen**

Überprüfung

– der relativen Dichte (AB. 2.2.5): 1,004 bis 1,009

oder

– des Brechungsindexes (AB. 2.2.6): 1,334 bis 1,336

sowie

– des pH-Wertes (AB. 2.2.3): 4,5 bis 7,0.

6 **Eigenschaften und Prüfungen**

6.1 Aussehen und Eigenschaften

Klare, von Schwebstoffen praktisch freie, farblose, sterile Lösung von schwach salzigem Geschmack und ohne wahrnehmbaren Geruch; pH-Wert (AB. 2.2.3) zwischen 4,5 und 7,0.

2 Isotonische Natriumchlorid-Lösung

6.2 Prüfung auf Identität

Natrium
Entsprechend der Identitätsreaktion b) auf Natrium (AB. 2.3.1).

Chlorid
Entsprechend der Identitätsreaktion a) auf Chlorid (AB. 2.3.1).

6.3 Prüfung auf Reinheit

Prüfung auf Bakterien-Endotoxine (AB. 2.6.14):

Die Endotoxin-Konzentration darf höchstens 0,5 I.E./ml betragen.

6.4 Gehalt

95,0 bis 105,0 Prozent der deklarierten Menge an Natriumchlorid.

Bestimmung:

10,0 ml der Lösung werden mit 50 ml Wasser, 5 ml Salpetersäure 12,5 % R, 25,0 ml Silbernitrat-Lösung (0,1 mol · l^{-1}) und 2 ml Dibutylphthalat R versetzt und geschüttelt. Mit Ammoniumthiocyanat-Lösung (0,1 mol · l^{-1}) wird unter Zusatz von 2 ml Ammoniumeisen(III)-sulfat-Lösung R 2 bis zur rötlichen Färbung titriert, wobei vor dem Umschlagpunkt kräftig geschüttelt wird.

1 ml Silbernitrat-Lösung (0,1 mol · l^{-1}) entspricht 5,844 mg Natriumchlorid.

6.5 Haltbarkeit

Die Haltbarkeit in den Behältnissen nach 7 beträgt 3 Jahre.

7 Behältnisse

Glasbehältnisse nach AB. 3.2.1, ggf. verschlossen mit Gummistopfen nach AB. 3.2.9.

8 Kennzeichnung

Nach § 10 AMG, insbesondere:

8.1 Zulassungsnummer

1299.99.99

8.2 Art der Anwendung

Zur intravenösen Infusion.

8.3 Hinweise

Apothekenpflichtig.

Nur klare Lösungen in unversehrten Behältnissen verwenden.

Theoretische Osmolarität: 309 mOsm/l.

pH-Wert: 4,5 bis 7,0.

Titrationsazidität bis pH 7,4: < 0,1 mmol/l.

Isotonische Natriumchlorid-Lösung 3

Molare Konzentration:

1 ml enthält: 0,154 mmol Na^+
0,154 mmol Cl^-

9 Packungsbeilage

Nach § 11 AMG, insbesondere:

9.1 Stoff- oder Indikationsgruppe

Elektrolytlösung.

1 ml enthält: 0,154 mmol Na^+
0,154 mmol Cl^-

9.2 Anwendungsgebiete

Flüssigkeits- und Elektrolytsubstitution bei hypochlorämischer Alkalose; Chloridverluste;

kurzfristiger intravasaler Volumenersatz;

hypotone Dehydratation;

isotone Dehydratation.

9.3 Gegenanzeigen

Absolute Gegenanzeige:

Überwässerungszustände (Hyperhydratationszustände).

Relative Gegenanzeigen:

– verminderter Kaliumgehalt des Blutes (Hypokaliämie)

– erhöhter Natriumgehalt des Blutes (Hypernatriämie)

– erhöhter Chloridgehalt des Blutes (Hyperchlorämie)

– Erkrankungen, die eine restriktive Natriumzufuhr gebieten (z.B. Herzinsuffizienz, generalisierte Ödeme, Lungenödem, Bluthochdruck, Eklampsie, schwere Niereninsuffizienz).

Anwendung in Schwangerschaft und Stillzeit:

Gegen eine Anwendung während der Schwangerschaft und Stillzeit bestehen keine Bedenken.

9.4 Vorsichtsmaßnahmen für die Anwendung

Es sind Kontrollen des Elektrolyt- und Flüssigkeitsstatus erforderlich.

9.5 Wechselwirkungen mit anderen Mitteln

Bisher sind keine bekannt.

9.6 Dosierungsanleitung, Art und Dauer der Anwendung

Zur intravenösen Infusion.

Die Dosierung richtet sich in der Regel nach dem Flüssigkeits- und Elektrolytbedarf (40 ml/kg Körpermasse/Tag bzw. 2 mmol Natrium/kg Körpermasse/Tag).

Es gelten folgende Richtwerte:

Maximale Infusionsgeschwindigkeit:

Richtet sich nach der klinischen Situation.

Maximale Tagesdosis:

Die maximale Tagesdosis wird vom Flüssigkeits- und Elektrolytbedarf bestimmt. Für Erwachsene gilt ein Wert von 3–6 mmol Natrium/kg Körpermasse, für Kinder von 3–5 mmol Natrium/kg Körpermasse.

Bei hypertoner Dehydratation ist eine zu schnelle Infusionsgeschwindigkeit unbedingt zu vermeiden. (Cave: Anstieg der Plasma-Osmolarität und der Plasma-Natriumkonzentration).

9.7 Hinweise für den Fall der Überdosierung

Die Symptome einer Überdosierung sind:

– Überwässerung

– erhöhter Natrium- und Chloridgehalt des Blutes (Hypernatriämie, Hyperchlorämie)

– Hyperosmolarität

– Induktion einer azidotischen Stoffwechsellage.

Therapie bei Überdosierung:

Unterbrechung der Zufuhr der Lösung, beschleunigte Elimination über die Nieren und eine verringerte Zufuhr der entsprechenden Elektrolyte.

9.8 Nebenwirkungen

Erhöhter Natrium-Chloridgehalt des Blutes (Hypernatriämie, Hyperchlorämie).

10 **Fachinformation**

Nach § 11 a AMG, insbesondere:

10.1 Verschreibungsstatus/Apothekenpflicht

Apothekenpflichtig.

10.2 Stoff- oder Indikationsgruppe

Elektrolytlösung.

1 ml enthält: 0,154 mmol Na^+

0,154 mmol Cl^-

10.3 Anwendungsgebiete

Flüssigkeits- und Elektrolytsubstitution bei hypochlorämischer Alkalose;

Chloridverluste;

kurzfristiger intravasaler Volumenersatz;

hypotone Dehydratation;

isotone Dehydratation.

10.4 Gegenanzeigen

Absolute Kontraindikation:

Hyperhydratationszustände.

Relative Kontraindikationen:

- Hypokaliämie
- Hypernatriämie
- Hyperchlorämie
- Erkrankungen, die eine restriktive Natriumzufuhr gebieten (z.B. Herzinsuffizienz, generalisierte Ödeme, Lungenödem, Bluthochdruck, Eklampsie, schwere Nierensuffizienz).

10.5 Nebenwirkungen

Hypernatriäme, Hyperchlorämie.

10.6 Wechselwirkungen mit anderen Mitteln

Bisher sind keine bekannt.

10.7 Warnhinweise

Keine.

10.8 Wichtigste Inkompatibilitäten

Beim Mischen mit anderen Arzneimitteln können Inkompatibilitäten auftreten.

10.9 Dosierung mit Einzel- und Tagesgaben, Art und Dauer der Anwendung

Zur intravenösen Infusion.

Die Dosierung richtet sich in der Regel nach dem Flüssigkeits- und Elektrolytbedarf (40 ml/kg Körpermasse/Tag bzw. 2 mmol Natrium/kg Körpermasse/Tag).

Es gelten folgende Richtwerte:

Maximale Infusionsgeschwindigkeit:

Richtet sich nach der klinischen Situation.

Maximale Tagesdosis:

Die maximale Tagesdosis wird vom Flüssigkeits- und Elektrolytbedarf bestimmt. Für Erwachsene gilt ein Wert von 3–6 mmol Natrium/kg Körpermasse, für Kinder von 3–5 mmol Natrium/kg Körpermasse.

Bei hypertoner Dehydratation ist eine zu schnelle Infusionsgeschwindigkeit unbedingt zu vermeiden. (Cave: Anstieg der Plasma-Osmolarität und der Plasma-Natriumkonzentration).

10.10 Notfallmaßnahmen, Symptome und Gegenmittel

Symptome einer Überdosierung:

- Überwässerung
- Hypernatriämie, Hyperchlorämie

- Hyperosmolarität
- Induktion einer azidotischen Stoffwechsellage.

Therapie:

Unterbrechung der Zufuhr der Lösung, beschleunigte renale Elimination und eine entsprechende negative Bilanzierung der Elektrolyte.

10.11 Pharmakologische und toxikologische Eigenschaften, Pharmakokinetik, Bioverfügbarkeit, soweit diese Angaben für die therapeutische Verwendung erforderlich sind.

10.11.1 Pharmakologische Eigenschaften

Natrium ist das Hauptkation des extrazellulären Flüssigkeitsraumes und reguliert zusammen mit verschiedenen Anionen dessen Größe. Natrium und Kalium sind die Hauptträger bioelektrischer Vorgänge im Organismus.

Der Natriumgehalt und Flüssigkeitsstoffwechsel des Organismus sind eng miteinander gekoppelt. Jede vom Physiologischen abweichende Veränderung der Plasma-Natriumkonzentration beeinflusst gleichzeitig den Flüssigkeitsstatus des Organismus. Unabhängig von der Serumosmolarität bedeutet ein vermehrter Natriumgehalt einen gesteigerten Flüssigkeitsgehalt bzw. ein verminderter Natriumgehalt des Organismus eine Abnahme des Körperwassers.

Der Gesamtnatriumgehalt des Organismus beträgt ca. 80 mmol/kg. Davon befinden sich ca. 97 % extrazellulär und ca. 3 % intrazellulär. Der Tagesumsatz beträgt etwa 100–180 mmol (entsprechend 1,5–2,5 mmol/kg Körpermasse). Die Nieren sind der Hauptregulator des Natrium- und Wasserhaushalts. Im Zusammenspiel mit hormonellen Steuerungsmechanismen (Renin-Angiotensin-Aldosteron-System, antidiuretisches Hormon) sowie dem hypothetischen natriuretischen Hormon sind sie hauptsächlich für die Volumenkonstanz und Flüssigkeitszusammensetzung des Extrazellulärraums verantwortlich.

Eine 0,9 %ige Natriumchlorid-Lösung entspricht der Plasmaosmolarität. Bei Zufuhr dieser Lösung kommt es zunächst zur Auffüllung des Interstitiums, welches ca. $^2/_3$ des Extrazellulärraums ausmacht. Nur ca. $^1/_3$ des zugeführten Volumens verbleibt intravasal. Die Lösung ist damit nur kurzfristig hämodynamisch wirksam.

Chlorid wird im Tubulussystem gegen Hydrogencarbonat ausgetauscht und ist auf diese Weise an der Regulation des Säuren-Basen-Haushalts beteiligt.

10.11.2 Pharmakokinetik und Bioverfügbarkeit

Bei parenteraler Zufuhr verteilt sich Natriumchlorid vor allem im Extrazellulärraum des Organismus. Die Ionenkonzentration der Extrazellulärflüssigkeit wird über die Regulation der renalen Ausscheidung konstant gehalten. Die Ausscheidung über die Haut ist normalerweise gering.

10.13 Sonstige Hinweise

Gegen eine Anwendung während der Schwangerschaft und Stillzeit bestehen keine Bedenken.

Es sind Kontrollen des Elektrolyt- und Flüssigkeitsstatus während der Anwendung erforderlich.

10.14 Besondere Lager- und Aufbewahrungshinweise
Keine.

Natriumchlorid-Lösungen 5,85 %, 10 % und 20 %

1 **Bezeichnung des Fertigarzneimittels**

Natriumchlorid-Lösung[1]

2 **Darreichungsform**

Infusionslösungskonzentrat

3 **Zusammensetzung**

Bestandteile \ Wirkstoffkonzentration	5,85 %	10 %	20 %
Wirksamer Bestandteil: Natriumchlorid	58,44 g	100,0 g	200,0 g
Sonstiger Bestandteil: Wasser für Injektionszwecke	jeweils zu 1000,0 ml		

	5,85 %	10 %	20 %
Molare Konzentration/ml	1 mmol Na$^+$ 1 mmol Cl$^-$	1,71 mmol Na$^+$ 1,71 mmol Cl$^-$	3,42 mmol Na$^+$ 3,42 mmol Cl$^-$

4 **Herstellungsvorschrift**

Die für die Herstellung einer Charge benötigte Menge Natriumchlorid wird in Wasser für Injektionszwecke gelöst. Die Lösung wird auf das erforderliche Volumen bzw. auf die erforderliche Masse aufgefüllt und durch ein Membranfilter von 0,2 µm nomineller Porengröße, falls erforderlich mit vorgeschaltetem Tiefenfilter, in die vorgesehenen Behältnisse filtriert. Die Sterilisation der abgefüllten Lösung erfolgt 15 Minuten lang bei 121 °C mit gesättigtem Wasserdampf.

---

[1] Die Bezeichnung der Lösung setzt sich aus den Worten „Natriumchlorid-Lösung", den arabischen Ziffern, die der jeweiligen Wirkstoffkonzentration zugeordnet sind und dem Zeichen „%" zusammen (z. B. „Natriumchlorid-Lösung 5,85 %").

2 Natriumchlorid-Lösungen 5,85 %, 10 % und 20 %

5 Inprozess-Kontrollen

Überprüfung:	5,85 %	10 %	20 %
der relativen Dichte (AB. 2.2.5) oder	1,038 bis 1,043	1,065 bis 1,071	1,129 bis 1,134
des Brechungsindexes (AB. 2.2.6) sowie	1,342 bis 1,344	1,348 bis 1,350	1,364 bis 1,366
des pH-Wertes (AB. 2.2.3)	4,5 bis 7,0	4,5 bis 7,0	4,5 bis 7,0

6 Eigenschaften und Prüfungen

6.1 Aussehen, Eigenschaften

Klare, von Schwebestoffen praktisch freie, farblose Lösung ohne wahrnehmbaren Geruch; pH-Wert (AB. 2.2.3) zwischen 4,5 und 7,0.

6.2 Prüfung auf Identität

Natrium

Entsprechend den Identitätsreaktionen auf Natrium (AB. 2.3.1).

Chlorid

Entsprechend der Identitätsreaktion a) auf Chlorid (AB. 2.3.1).

6.3 Prüfung auf Reinheit

Prüfung auf Bakterien-Endotoxine (AB. 2.6.14):

Die Endotoxinkonzentration darf höchstens 3,6 I.E./ml betragen.

6.4 Gehalt

95,0 bis 105,0 Prozent der deklarierten Menge an Natriumchlorid.

Bestimmung:

Ein 1,0 g Natriumchlorid entsprechendes Volumen der Lösung wird mit Wasser zu 100,0 ml verdünnt, 10,0 ml dieser Lösung werden mit 50 ml Wasser, 5 ml Salpetersäure 12,5 % R, 25,0 ml Silbernitrat-Lösung (0,1 mol · l^{-1}) und 2 ml Dibutylphthalat R versetzt und geschüttelt. Mit Ammoniumthiocyanat-Lösung (0,1 mol · l^{-1}) wird unter Zusatz von 2 ml Ammonium-eisen(III)-sulfat-Lösung R 2 bis zur rötlich gelben Färbung titriert, wobei vor dem Umschlagpunkt kräftig geschüttelt wird.

1 ml Silbernitrat-Lösung (0,1 mol · l^{-1}) entspricht 5,844 mg Natriumchlorid.

6.5 Haltbarkeit

Die Haltbarkeit in den Behältnissen nach 7 beträgt 3 Jahre.

7 Behältnisse

Glasbehältnisse nach AB. 3.2.1, ggf. verschlossen mit Gummistopfen nach AB. 3.2.9.

8 Kennzeichnung

Nach § 10 AMG, insbesondere:

8.1 Zulassungsnummern

Natriumchlorid-Lösung 5,85 %: 1299.98.99

Natriumchlorid-Lösung 10 %: 1299.97.99

Natriumchlorid-Lösung 20 %: 1299.96.99

8.2 Art der Anwendung

Zur zentralvenösen Infusion nach Zusatz zu Infusionslösungen.

8.3 Hinweise

Apothekenpflichtig.

Nur klare Lösungen in unversehrten Behältnissen verwenden. Nicht unverdünnt anwenden.

pH-Wert: 4,5 bis 7,0

	5,85 %	10 %	20 %
Titrationsazidität bis pH 7,4	< 0,3 mmol/l	< 0,3 mmol/l	< 0,3 mmol/l
Theoretische Osmolarität	2000 mOsm/l	3422 mOsm/l	6844 mOsm/l
Molare Konzentration/ml	1 mmol Na^+ 1 mmol Cl^-	1,71 mmol Na^+ 1,71 mmol Cl^-	3,42 mmol Na^+ 3,42 mmol Cl^-

9 Packungsbeilage

Nach § 11 AMG, insbesondere:

9.1 Stoff- oder Indikationsgruppe

Elektrolytkonzentrat.

	5,85 %	10 %	20 %
1 ml enthält:	1 mmol Na^+ 1 mmol Cl^-	1,71 mmol Na^+ 1,71 mmol Cl^-	3,42 mmol Na^+ 3,42 mmol Cl^-

9.2 Anwendungsgebiete

Verminderter Natriumgehalt des Blutes (Hyponatriämie); verminderter Chloridgehalt des Blutes (Hypochlorämie); hypotone Hyperhydratation.

9.3 Gegenanzeigen

Absolute Gegenanzeige:

Überwässerungszustände (isotone, hypertone Hyperhydratationszustände).

Relative Gegenanzeigen:
- verminderter Kaliumgehalt des Blutes (Hypokaliämie)
- erhöhter Natriumgehalt des Blutes (Hypernatriämie)
- erhöhter Chloridgehalt des Blutes (Hyperchlorämie)
- Erkrankungen, die eine restriktive Natriumzufuhr gebieten (z. B. Herzinsuffizienz, generalisierte Ödeme, Lungenödem, Bluthochdruck, Eklampsie, schwere Niereninsuffizienz).

Verwendung in der Schwangerschaft und Stillzeit:

Gegen eine Anwendung in der Schwangerschaft und Stillzeit bestehen keine Bedenken.

9.4 Vorsichtsmaßnahmen für die Anwendung

Es sind Kontrollen des Elektrolyt- und Flüssigkeitsstatus erforderlich.

9.5 Wechselwirkungen mit anderen Mitteln

Wechselwirkungen sind bisher nicht bekannt.

9.6 Warnhinweise

Keine.

9.7 Dosierungsanleitung und Art der Anwendung

Zur spezifischen Korrektur bestehender Defizite kann als grober Anhaltspunkt folgende Formel dienen:

Na^+ Defizit (mmol) = (Na^+ Soll − Na^+ Ist) × kg Körpermasse × 0,2.

(Das extrazelluläre Volumen errechnet sich aus Körpermasse in Kilogramm × 0,2).

Maximale Infusionsgeschwindigkeit:

Richtet sich nach der klinischen Situation.

Maximale Tagesdosis:

Die maximale Tagesdosis wird vom Flüssigkeits- und Elektrolytbedarf bestimmt. Für Erwachsene gilt ein Richtwert von 3–6 mmol Natrium/kg Körpermasse, für Kinder von 3–5 mmol Natrium/kg Körpermasse.

Das Konzentrat darf nicht unverdünnt, sondern nur als Zusatz zu Infusionslösungen verwendet werden.

9.8 Hinweise für den Fall der Überdosierung

Die Symptome einer Überdosierung sind:

– Überwässerung

– erhöhter Natrium- und Chloridgehalt des Blutes (Hypernatriämie, Hyperchlorämie)

– Hyperosmolarität

– Induktion einer azidotischen Stoffwechsellage.

Eine zu schnelle Verabreichung einer hypertonen Lösung kann zu akuter Volumenbelastung, Übelkeit, Erbrechen, Durchfall und hypertoner Krise führen.

Therapie:

Unterbrechung der Zufuhr der Lösung, beschleunigte Elimination über die Nieren und eine entsprechende negative Bilanzierung.

9.9 Nebenwirkungen

Erhöhter Natrium- oder Chloridgehalt des Blutes.

Bei zu schneller Infusion, insbesondere bei konzentrierten Lösungen, kann es aufgrund der hohen Elektrolytkonzentration und der damit verbundenen osmotischen Belastung zu akuten Volumenproblemen sowie zu osmotischer Harnausscheidung und Durchfall kommen.

Aufgrund der hohen Osmolarität können die hoch konzentrierten Lösungen bei schneller und unverdünnter Verabreichung zur Venenreizung mit nachfolgender Venenwandentzündung und Thrombophlebitis führen.

10 **Fachinformation**

Nach § 11a AMG, insbesondere:

10.1 Verschreibungsstatus/Apothekenpflicht

Apothekenpflichtig.

10.2 Stoff- oder Indikationsgruppe

Elektrolytkonzentrat.

	5,85 %	10 %	20 %
1 ml enthält:	1 mmol Na^+ 1 mmol Cl^-	1,71 mmol Na^+ 1,71 mmol Cl^-	3,42 mmol Na^+ 3,42 mmol Cl^-

10.3 Anwendungsgebiete

Hyponatriämie; Hypochlorämie; hypotone Hyperhydratation.

10.4 Gegenanzeigen

Absolute Kontraindikation:

Isotone, hypertone Hyperhydratation.

Natriumchlorid-Lösungen 5,85 %, 10 % und 20 %

Relative Kontraindikationen:

- Hypokaliämie
- Hypernatriämie
- Hyperchlorämie
- Erkrankungen, die eine restriktive Natriumzufuhr gebieten (z. B. Herzinsuffizienz, generalisierte Ödeme, Lungenödem, Bluthochdruck, Eklampsie, schwere Niereninsuffizienz).

Verwendung in der Schwangerschaft und Stillzeit:

Gegen eine Anwendung in der Schwangerschaft und Stillzeit bestehen keine Bedenken.

10.5 Nebenwirkungen

Hypernatriämie; Hyperchlorämie.

Bei zu schneller Infusion, insbesondere bei konzentrierten Lösungen, kann es aufgrund der hohen Elektrolytkonzentration und der damit verbundenen osmotischen Belastung zu akuten Volumenproblemen sowie zu osmotischer Diurese und Durchfall kommen.

Aufgrund der hohen Osmolarität können die hoch konzentrierten Lösungen bei schneller und unverdünnter Verabreichung zur Venenreizung mit nachfolgender Venenwandentzündung und Thrombophlebitis führen.

10.6 Wechselwirkungen mit anderen Mitteln

Wechselwirkungen sind bisher nicht bekannt.

10.7 Warnhinweise

Keine.

10.8 Wichtigste Inkompatibilitäten

Beim Mischen mit anderen Arzneimitteln können Inkompatibilitäten auftreten.

10.9 Dosierung und Art der Anwendung

Zur spezifischen Korrektur bestehender Defizite kann als grober Anhaltspunkt folgende Formel dienen:

Na^+ Defizit (mmol) = (Na^+ Soll − Na^+ Ist) × kg Körpermasse × 0,2.

(Das extrazelluläre Volumen errechnet sich aus Körpermasse in Kilogramm × 0,2).

Maximale Infusionsgeschwindigkeit:

Richtet sich nach der klinischen Situation.

Maximale Tagesdosis:

Die maximale Tagesdosis wird vom Flüssigkeits- und Elektrolytbedarf bestimmt. Für Erwachsene gilt ein Richtwert von 3−6 mmol Natrium/kg Körpermasse, für Kinder von 3−5 mmol Natrium/kg Körpermasse.

Das Konzentrat darf nicht unverdünnt, sondern nur als Zusatz zu Infusionslösungen verwendet werden.

10.10 Notfallmaßnahmen, Symptome und Gegenmittel

Die Symptome einer Überdosierung sind:

– Überwässerung

– Hypernatriämie, Hyperchlorämie

– Hyperosmolarität

– Induktion einer azidotischen Stoffwechsellage.

Eine zu schnelle Verabreichung einer hypertonen Lösung kann zu akuter Volumenbelastung, Übelkeit, Erbrechen, Durchfall und hypertoner Krise führen.

Therapie:

Unterbrechung der Zufuhr der Lösung, beschleunigte Elimination über die Nieren und eine entsprechende negative Bilanzierung.

10.11 Pharmakologische und toxikologische Eigenschaften, Pharmakokinetik, Bioverfügbarkeit, soweit diese Angaben für die therapeutische Verwendung erforderlich sind.

10.11.1 Pharmakologische Eigenschaften

Natrium ist das Hauptkation des extrazellulären Flüssigkeitsraumes und reguliert zusammen mit verschiedenen Anionen dessen Größe. Natrium und Kalium sind die Hauptträger bioelektrischer Vorgänge im Organismus.

Der Natriumgehalt und Flüssigkeitsstoffwechsel des Organismus sind eng miteinander gekoppelt. Jede vom Physiologischen abweichende Veränderung der Plasma-Natrium-Konzentration beeinflusst gleichzeitig den Flüssigkeitsstatus des Organismus. Unabhängig von der Serumosmolarität bedeutet ein vermehrter Natriumgehalt einen gesteigerten Flüssigkeitsgehalt bzw. ein verminderter Natriumgehalt des Organismus eine Abnahme des Körperwassers.

Der Gesamtnatriumgehalt des Organismus beträgt ca. 80 mmol/kg, davon befinden sich ca. 97 % extrazellulär und ca. 3 % intrazellulär. Der Tagesumsatz beträgt etwa 100–180 mmol (entsprechend 1,5–2,5 mmol/kg Körpermasse).

Die Nieren sind der Hauptregulator des Natrium- und Wasserhaushaltes. Im Zusammenspiel mit hormonellen Steuerungsmechanismen (Renin-Angiotensin-Aldosteron-System, antidiuretisches Hormon) sowie dem hypothetischen natriuretischen Hormon sind sie hauptsächlich für die Volumenkonstanz und Flüssigkeitszusammensetzung des Extrazellulärraumes verantwortlich.

10.11.2 Pharmakokinetik und Bioverfügbarkeit

Bei parenteraler Zufuhr verteilt sich Natriumchlorid im gesamten Organismus. Die Ionenkonzentration der Extrazellulärflüssigkeit wird über die Regulation der renalen Ausscheidung konstant gehalten. Die Ausscheidung über die Haut ist normalerweise gering.

10.12 Sonstige Hinweise

Gegen eine Anwendung in der Schwangerschaft und Stillzeit bestehen keine Bedenken.

Es sind Kontrollen des Elektrolyt- und Flüssigkeitsstatus während der Anwendung erforderlich.

10.13 Besondere Lager- und Aufbewahrungshinweise

Keine.

Natriumchlorid-Trägerlösung

1 Bezeichnung des Fertigarzneimittels

Natriumchlorid-Trägerlösung

2 Darreichungsform

Injektionslösung

3 Zusammensetzung

Wirksamer Bestandteil:

Natriumchlorid   9,00 g

Sonstiger Bestandteil:

Wasser für Injektionszwecke   zu 1000,0 ml

Molare Konzentration:

1 ml enthält: 0,154 mmol Na^+

0,154 mmol Cl^-

4 Herstellungsvorschrift

Die für die Herstellung einer Charge benötigte Menge Natriumchlorid wird in Wasser für Injektionszwecke gelöst. Die Lösung wird auf das erforderliche Volumen bzw. auf die erforderliche Masse aufgefüllt und durch ein Membranfilter von 0,2 µm nomineller Porengröße, falls erforderlich mit vorgeschaltetem Tiefenfilter, in die vorgesehenen Behältnisse filtriert. Die Sterilisation der abgefüllten Lösung erfolgt 15 Minuten lang bei 121 °C mit gesättigtem Wasserdampf.

5 Inprozess-Kontrollen

Überprüfung

– der relativen Dichte (AB. 2.2.5): 1,004 bis 1,009

oder

– des Brechungsindexes (AB. 2.2.6): 1,334 bis 1,336

sowie

– des pH-Wertes (AB. 2.2.3): 4,5 bis 7,0.

6 Eigenschaften und Prüfungen

6.1 Aussehen und Eigenschaften

Klare, von Schwebstoffen praktisch freie, farblose, sterile Lösung von schwach salzigem Geschmack und ohne wahrnehmbaren Geruch; pH-Wert (AB. 2.2.3) zwischen 4,5 und 7,0.

6.2 Prüfung auf Identität

Natrium

Entsprechend der Identitätsreaktion b) auf Natrium (AB. 2.3.1).

Chlorid

Entsprechend der Identitätsreaktion a) auf Chlorid (AB. 2.3.1).

6.3 Prüfung auf Reinheit

Prüfung auf Bakterien-Entotoxine (AB. 2.6.14):

Die Endotoxin-Konzentration darf höchstens 0,5 I.E./ml betragen.

6.4 Gehalt

95,0 bis 105,0 Prozent der deklarierten Menge an Natriumchlorid.

Bestimmung:

10,0 ml der Lösung werden mit 50 ml Wasser, 5 ml Salpetersäure 12,5 % R, 25,0 ml Silbernitrat-Lösung (0,1 mol · l^{-1}) und 2 ml Dibutylphthalat R versetzt und geschüttelt. Mit Ammoniumthiocyanat-Lösung (0,1 mol · l^{-1}) wird unter Zusatz von 2 ml Ammoniumeisen(III)-sulfat-Lösung R 2 bis zur rötlich gelben Färbung titriert, wobei vor dem Umschlagpunkt kräftig geschüttelt wird.

1 ml Silbernitrat-Lösung (0,1 mol · l^{-1}) entspricht 5,844 mg Natriumchlorid.

6.5 Haltbarkeit

Die Haltbarkeit in den Behältnissen nach 7 beträgt 3 Jahre.

7 Behältnisse

Glasbehältnisse nach AB. 3.2.1.

8 Kennzeichnung

Nach § 10 AMG, insbesondere:

8.1 Zulassungsnummer

1299.95.99

8.2 Art der Anwendung

Zur subkutanen, intramuskulären oder intravenösen Injektion.

8.3 Hinweise

Apothekenpflichtig.

Nur klare Lösungen in unversehrten Behältnissen verwenden. Nach Anbruch sofort verwenden. Restbestände verwerfen.

Theoretische Osmolarität: 309 mOsm/l.

pH-Wert: 4,5 bis 7,0.

Titrationsazidität bis pH 7,4: < 0,1 mmol/l.

Molare Konzentration:

1 ml enthält: 0,154 mmol Na$^+$

0,154 mmol Cl$^-$

9 Packungsbeilage

Nach § 11 AMG, insbesondere:

9.1 Stoff- oder Indikationsgruppe

Trägerlösung.

1 ml enthält: 0,154 mmol Na$^+$

0,154 mmol Cl$^-$

9.2 Anwendungsgebiete

Als Trägerlösung für Elektrolytkonzentrate und kompatible Medikamente.

9.3 Gegenanzeigen

Erhöhter Natriumgehalt des Blutes (Hypernatriämie);

Erhöhter Chloridgehalt des Blutes (Hyperchlorämie).

Anwendung in Schwangerschaft und Stillzeit:

Gegen eine Anwendung während der Schwangerschaft und Stillzeit bestehen keine Bedenken.

9.4 Wechselwirkungen mit anderen Mitteln

Bisher sind keine bekannt.

9.5 Dosierungsanleitung, Art und Dauer der Anwendung

Zur subkutanen, intramuskulären oder intravenösen Injektion.

Dosierung, Art der Anwendung und Anwendungsdauer richten sich nach den entsprechenden Angaben für das in Natriumchlorid-Trägerlösung gelöste Arzneimittel.

Bei der Anwendung von Natriumchlorid-Lösung als Trägerlösung für Elektrolytkonzentrate sind die Anwendungshinweise für das zuzumischende Arzneimittel unbedingt zu beachten.

9.6 Hinweise für den Fall der Überdosierung

Die Symptome einer Überdosierung sind:

– Überwässerung

– erhöhter Natrium- und Chloridgehalt des Blutes (Hypernatriämie, Hyperchlorämie)

– Hyperosmolarität

– Induktion einer azidotischen Stoffwechsellage.

4 Natriumchlorid-Trägerlösung

Therapie bei Überdosierung:

Unterbrechung der Zufuhr der Lösung, beschleunigte Elimination über die Nieren und eine verringerte Zufuhr der entsprechenden Elektrolyte.

9.7 Nebenwirkungen

Nebenwirkungen sind bei bestimmungsgemäßer Anwendung nicht zu erwarten.

10 **Fachinformation**

Nach § 11 a AMG, insbesondere:

10.1 Verschreibungsstatus/Apothekenpflicht

Apothekenpflichtig.

10.2 Stoff- oder Indikationsgruppe

Trägerlösung.

1 ml enthält: 0,154 mmol Na^+
0,154 mmol Cl^-

10.3 Anwendungsgebiete

Als Trägerlösung für Elektrolytkonzentrate und kompatible Medikamente.

10.4 Gegenanzeigen

Hypernatriämie;

Hyperchlorämie.

10.5 Nebenwirkungen

Nebenwirkungen sind bei bestimmungsgemäßer Anwendung nicht zu erwarten.

10.6 Wechselwirkungen mit anderen Mitteln

Bisher sind keine bekannt.

10.7 Warnhinweise

Keine.

10.8 Wichtigste Inkompatibilitäten

Beim Mischen mit anderen Arzneimitteln können Inkompatibilitäten auftreten.

10.9 Dosierung mit Einzel- und Tagesgaben, Art und Dauer der Anwendung

Zur subkutanen, intramuskulären oder intravenösen Injektion.

Dosierung, Art der Anwendung und Anwendungsdauer richten sich nach den entsprechenden Angaben für das in Natriumchlorid-Trägerlösung gelöste Arzneimittel.

Bei der Anwendung von Natriumchlorid-Lösung als Trägerlösung für Elektrolytkonzentrate sind die Anwendungshinweise für das zuzumischende Arzneimittel unbedingt zu beachten.

10.10 Notfallmaßnahmen, Symptome und Gegenmittel

Symptome einer Überdosierung:

– Überwässerung

– Hypernatriämie, Hyperchlorämie

– Hyperosmolarität

– Induktion einer azidotischen Stoffwechsellage.

Therapie:

Unterbrechung der Zufuhr der Lösung, beschleunigte renale Elimination und eine entsprechende negative Bilanzierung.

10.11 Pharmakologische und toxikologische Eigenschaften, Pharmakokinetik, Bioverfügbarkeit, soweit diese Angaben für die therapeutische Verwendung erforderlich sind

10.11.1 Pharmakologische Eigenschaften

Natrium ist das Hauptkation des extrazellulären Flüssigkeitsraumes und reguliert zusammen mit verschiedenen Anionen dessen Größe. Natrium und Kalium sind die Hauptträger bioelektrischer Vorgänge im Organismus.

Der Natriumgehalt und Flüssigkeitsstoffwechsel des Organismus sind eng miteinander gekoppelt. Jede vom Physiologischen abweichende Veränderung der Plasma-Natriumkonzentration beeinflusst gleichzeitig den Flüssigkeitsstatus des Organismus. Unabhängig von der Serumosmolarität bedeutet ein vermehrter Natriumgehalt einen gesteigerten Flüssigkeitsgehalt bzw. ein verminderter Natriumgehalt des Organismus eine Abnahme des Körperwassers.

Der Gesamtnatriumgehalt des Organismus beträgt ca. 80 mmol/kg. Davon befinden sich ca. 97 % extrazellulär und ca. 3 % intrazellulär. Der Tagesumsatz beträgt etwa 100–180 mmol (entsprechend 1,5–2,5 mmol/kg Körpermasse).

Die Nieren sind der Hauptregulator des Natrium- und Wasserhaushalts. Im Zusammenspiel mit hormonellen Steuerungsmechanismen (Renin-Angiotensin-Aldosteron-System, antidiuretisches Hormon) sowie dem hypothetischen natriuretischen Hormon sind sie hauptsächlich für die Volumenkonstanz und Flüssigkeitszusammensetzung des Extrazellulärraums verantwortlich.

Eine 0,9 %ige Natriumchlorid-Lösung entspricht der Plasmaosmolarität. Bei Zufuhr dieser Lösung kommt es zunächst zur Auffüllung des Interstitiums, welches ca. $^2/_3$ des Extrazellulärraums ausmacht. Nur ca. $^1/_3$ des zugeführten Volumens verbleibt intravasal. Die Lösung ist damit nur kurzfristig hämodynamisch wirksam.

Chlorid wird im Tubulussystem gegen Hyrogencarbonat ausgetauscht und ist auf diese Weise an der Regulation des Säuren-Basen-Haushalts beteiligt.

10.11.2 Pharmakokinetik und Bioverfügbarkeit

Bei parenteraler Zufuhr verteilt sich Natriumchlorid im gesamten Organismus. Die Ionenkonzentration der Extrazellulärflüssigkeit wird über die Regulation der renalen Ausscheidung konstant gehalten. Die Ausscheidung über die Haut ist normalerweise gering.

6   Natriumchlorid-Trägerlösung

10.12   Sonstige Hinweise

Gegen eine Anwendung während der Schwangerschaft und Stillzeit bestehen keine Bedenken.

10.13   Besondere Lager- und Aufbewahrungshinweise

Keine.

Natriumhydrogencarbonat-Lösung 1,4 Prozent

1 **Bezeichnung des Fertigarzneimittels**

Natriumhydrogencarbonat-Lösung 1,4 Prozent

2 **Darreichungsform**

Infusionslösung

3 **Zusammensetzung**

Natriumhydrogencarbonat	14,0 g
Wasser für Injektionszwecke	zu 1 000,0 ml
Kohlendioxid zum Einleiten und Begasen nach Bedarf	

4 **Herstellungsvorschrift**

Die für die Herstellung einer Charge benötigte Menge Natriumhydrogencarbonat wird in Wasser für Injektionszwecke gelöst und auf das erforderliche Volumen bzw. auf das erforderliche Gewicht aufgefüllt. Der pH-Wert wird durch Einleitung von Kohlendioxid eingestellt.

Die Lösung wird durch ein Membranfilter mit einem Porendurchmesser von ca. 0,22 µm, falls erforderlich mit vorgeschaltetem Tiefenfilter, in die vorgesehenen Behältnisse filtriert und mit Kohlendioxid begast.

Die Sterilisation der abgefüllten Lösung erfolgt bei 121 °C in gespanntem, gesättigtem Wasserdampf (AB.).

5 **Inprozeß-Kontrollen**

Überprüfung

- der relativen Dichte (AB.): 1,007 bis 1,013 oder
- des Brechungsindex (AB.): 1,334 bis 1,335 sowie
- des pH-Wertes der unverdünnten Lösung: 7,0 bis 8,5

6 **Eigenschaften und Prüfungen**

6.1 Aussehen, Eigenschaften

Natriumhydrogencarbonat-Lösung 1,4 Prozent ist eine klare, von Schwebestoffen praktisch freie, farblose Infusionslösung ohne wahrnehmbaren Geruch.

2 Natriumhydrogencarbonat-Lösung 1,4 Prozent

6.2 Prüfung auf Identität

Natrium

entsprechend den Identitätsreaktionen a und c auf Natrium (AB.).

Hydrogencarbonat

entsprechend der Identitätsreaktion auf Hydrogencarbonat (AB.).

6.3 Prüfung auf Reinheit

Prüfung auf Pyrogene

entsprechend AB.: 10 ml/kg Körpergewicht werden injiziert.

6.4 Gehalt

95,0 bis 105,0 Prozent der deklarierten Menge Natriumhydrogencarbonat.

Bestimmung: 10,0 ml der Lösung werden nach Zusatz von 0,2 ml Methylorange-Lösung (0,1 prozentig) mit 0,1 N-Salzsäure bis zur rosagelblichen Färbung titriert. Es wird erhitzt und etwa 2 min lang im Sieden belassen. Es wird abgekühlt und die Titration fortgesetzt.

1 ml 0,1 N-Salzsäure entspricht 8,4 mg $NaHCO_3$.

6.5 Haltbarkeit

Die Haltbarkeit in den Behältnissen nach 7 beträgt mindestens ein Jahr.

7 Behältnisse

DIN-Behältnisse aus Glas, verschlossen mit DIN-Stopfen aus EPDM-Kautschuk (Ethylen-Propylen Copolymer).

8 Kennzeichnung

Nach § 10 AMG, insbesondere:

8.1 Zulassungsnummer

4399.99.99

8.2 Art der Anwendung

Zur intravenösen Infusion.

8.3 Hinweise

Apothekenpflichtig

Steril und pyrogenfrei.

Nur klare Lösungen in unversehrten Behältnissen verwenden.

Theoretische Osmolarität: 333 mOsm/l

pH-Wert: 7,0 bis 8,5

9 **Packungsbeilage**

Nach § 11 AMG, insbesondere:

9.1 Anwendungsgebiete

Metabolische Azidosen; Alkalisierung bei Barbiturat- und Salicylatvergiftungen.

9.2 Gegenanzeigen

Alkalosen; Hypernatriämie; Hypokaliämie.

9.3 Nebenwirkungen

Bei Beachtung der Gegenanzeigen und Hinweise nicht bekannt.

9.4 Wechselwirkung mit anderen Mitteln

Nicht zusammen mit calcium- und magnesiumhaltigen Lösungen verwenden; nicht mit phosphathaltigen Lösungen mischen.

9.5 Dosierungsanleitung

Soweit nicht anders verordnet, Dauertropf bis maximal 60 Tropfen/Minute und 200 bis 500 ml/Tag unter Berücksichtigung des Säuren-Basen-Haushaltes. Der Dosierung sollte folgende Dosierungsformel zugrunde gelegt werden:

ml Natriumhydrogencarbonat-Lösung 1,4 Prozent = Hydrogencarbonat-Defizit (mval/l × kg Körpergewicht × 2).

Hinweise:

Paravenöse Applikation kann Nekrosen zur Folge haben.

Kontrollen des Säuren-Basen-Haushalts, des Serumionogramms und der Wasserbilanz erforderlich.

Vorsicht bei Hypokaliämie.

Bei Dosisüberschreitung Gefahr der hypokalzämischen Tetanie.

9.6 Art der Anwendung

Zur intravenösen Infusion.

Monographien-Kommentar

Natriumhydrogencarbonat-Lösung 1,4 Prozent

4 Herstellung

Durch Einleiten von Kohlendioxid wird eventuell vorhandenes Carbonat in Hydrogencarbonat überführt. Darüberhinaus wird zusätzliches Kohlendioxid in der Lösung toleriert bis zum pH-Wert 7,0. Hierdurch ist weitgehend gewährleistet, daß bei der Hitzesterilisation nicht Natriumcarbonat durch Decarboxylierung entsteht

$$2\ HCO_3^- \rightleftarrows CO_3^{2-} + CO_2 + H_2O.$$

6.4 Gehalt

Die Gehaltsbestimmung erfolgt acidimetrisch. Im Gegensatz zur Ph. Eur. wird nach dem ersten Erreichen des Farbumschlages 2 Minuten lang zum Sieden erhitzt und nach dem Erkalten weiter titriert bis zum erneuten Farbumschlag. Dies hat den Zweck, die Gleichgewichtseinstellung zwischen Kohlensäure H_2CO_3 und ihrem Anhydrid Kohlendioxid CO_2 zu beschleunigen und dessen Löslichkeit in Wasser herabzusetzen.

$$HCO_3^- + H_3O^+ \rightleftarrows H_2CO_3 + H_2O$$
$$H_2CO_3 \xrightarrow{k} CO_2\ \{gelöst\} + H_2O$$
$$CO_2\ \{gelöst\} \rightleftarrows CO_2\ \{gas\}$$

P. Surmann

Natriumhydrogencarbonat-Lösung 4,2 Prozent

1 Bezeichnung des Fertigarzneimittels

Natriumhydrogencarbonat-Lösung 4,2 Prozent

2 Darreichungsform

Infusionslösung

3 Zusammensetzung

Natriumhydrogencarbonat	42,0 g
Wasser für Injektionszwecke	1 000,0 ml

Kohlendioxid zum Einleiten und Begasen nach Bedarf

Die Natriumhydrogencarbonat-Lösung 4,2 Prozent darf mit höchstens 0,01 Prozent Edetinsäure, Dinatriumsalz stabilisiert werden.

4 Herstellungsvorschrift

Die für die Herstellung einer Charge benötigte Menge Natriumhydrogencarbonat und ggf. die Menge des Edetinsäure, Dinatriumsalzes werden in Wasser für Injektionszwecke gelöst und auf das erforderliche Volumen bzw. auf das erforderliche Gewicht aufgefüllt. Der pH-Wert wird durch Einleitung von Kohlendioxid eingestellt.

Die Lösung wird durch ein Membranfilter mit einem Porendurchmesser von ca. 0,22 µm, falls erforderlich mit vorgeschaltetem Tiefenfilter, in die vorgesehenen Behältnisse filtriert und mit Kohlendioxid begast.

Die Sterilisation der abgefüllten Lösung erfolgt bei 121 °C in gespanntem, gesättigtem Wasserdampf (AB.).

5 Inprozeß-Kontrollen

Überprüfung

– der relativen Dichte (AB.): 1,026 bis 1,032 oder

– des Brechungsindex (AB.): 1,337 bis 1,339 sowie

– des pH-Wertes der unverdünnten Lösung: 7,0 bis 8,5

6 Eigenschaften und Prüfungen

6.1.2 Edetinsäure, Dinatriumsalz

$C_{10}H_{14}N_2Na_2O_8 \cdot 2\,H_2O$ M_r 372,2

Gehalt mindestens 98,5 und
höchstens 101,0 Prozent $C_{10}H_{14}N_2Na_2O_8 \cdot 2\,H_2O$.

Eigenschaften

Weißes, kristallines, geruchloses Pulver, das löslich in Wasser, schwer löslich in Ethanol und praktisch unlöslich in Chloroform und Ether ist.

Prüfung auf Identität

1. Die IR-Absorptionsmaxima der Substanz stimmen in Lage und relativer Intensität mit denen im Spektrum eines als Standard geeigneten Edetinsäure, Dinatriumsalzes überein.

2. Zu 10 ml Prüflösung (s. Prüfung auf Reinheit) werden 0,5 ml Calciumchlorid-Lösung (10prozentig) gegeben. Mit Ammoniaklösung (10prozentig) wird gegenüber Lackmuspapier alkalisiert. Nach Zugabe von 3 ml Ammoniumoxalat-Lösung (4prozentig) darf kein Niederschlag entstehen.

3. 2 g Substanz werden in 25 ml Wasser gelöst, mit 6 ml Blei(II)-nitrat-Lösung (3,3prozentig) versetzt, geschüttelt und 3 ml Kaliumiodid-Lösung (16,6prozentig) hinzugefügt. Es darf kein Niederschlag entstehen. Mit Ammoniaklösung (10prozentig) wird gegenüber Lackmuspapier alkalisiert, und es werden 3 ml Ammoniumoxalat-Lösung (4prozentig) zugegeben. Es darf kein Niederschlag entstehen.

4. Die Substanz entspricht der Identitätsreaktion a auf Natrium (AB.).

Prüfung auf Reinheit

Prüflösung: 5,0 g Substanz werden zu 100 ml in kohlendioxidfreiem Wasser gelöst.

Aussehen der Lösung: Die Prüflösung ist klar (AB.) und farblos (AB.).

pH-Wert der Prüflösung: zwischen 4,0 und 5,5.

Eisen: Höchstens 80 ppm. 2,5 ml Prüflösung mit Wasser zu 10 ml verdünnt, müssen der Grenzprüfung mit Thioglykolsäure (AB.) entsprechen. Vor Zugabe der Thioglycolsäure ist die Untersuchungslösung und die Vergleichslösung mit 0,25 g Calciumchlorid zu versetzen.

Schwermetalle: Höchstens 20 ppm. Die Untersuchungslösung wird hergestellt, indem 1,0 g Substanz mit 0,5 g Magnesiumoxid vermischt und in einem Porzellantiegel bei schwacher Rotglut verascht werden, bis sich eine homogene weiße oder grauweiße Masse gebildet hat. Wenn nach 30 min langem Veraschen das Gemisch gefärbt bleibt, läßt man die Mischung erkalten. Dann wird mit einem dünnen Glasstab gemischt und nochmals verascht. Notfalls kann der Vorgang wiederholt werden. Etwa 1 h lang wird auf 800 °C erhitzt. Der Rückstand wird in 10 ml einer Mischung aus gleichen Volumteilen Salzsäure (36prozentig, *m/m*) und Wasser aufgenommen. Es werden 0,1 ml Phenolphthalein-Lösung (0,1prozentig) sowie Ammoniaklösung (26prozentig, *m/m*) bis zur Rosafärbung hinzugefügt. Nach dem Kühlen wird die Lösung mit Essigsäure (99prozentig, *m/m*) entfärbt und 0,5 ml Essigsäure (99prozentig, *m/m*) im Überschuß hinzugefügt. Falls erforderlich, wird die Lösung filtriert und das Filter gewaschen. Die Lösung wird mit Wasser zu 20 ml verdünnt. 12 ml dieser Lösung werden mit 2 ml Pufferlösung pH 3,5 versetzt und gemischt. Nach Zusatz von 1,2 ml Thioacetamid-Reagenz wird sofort erneut gemischt.

Vergleichslösung: Zu 0,5 g Magnesiumoxid werden 2,0 ml Blei-Lösung (10 ppm Pb) gegeben, und es wird im Trockenschrank bei 100 bis 105 °C getrocknet. Auf dieselbe Weise, wie für die Prüflösung beschrieben, wird verascht, gelöst und zu 20 ml mit Wasser verdünnt. 10 ml dieser Lösung werden mit 2,0 ml Untersuchungslösung und 2 ml Pufferlösung pH 3,5 versetzt. Nach dem Mischen werden 1,2 ml Thioacetamid-Reagenz hinzugefügt und sofort erneut gemischt. Nach 2 min darf die Prüflösung nicht stärker braun gefärbt sein als die Vergleichslösung.

Chlorid: Höchstens 0,1 Prozent. 20 ml Prüflösung werden mit 30 ml Salpetersäure (12,6prozentig) versetzt, 30 min lang stehengelassen und filtriert. 2,5 ml des Filtrates werden mit Wasser zu 15 ml verdünnt. Die Lösung muß der Grenzprüfung (AB.) entsprechen.

Gehaltsbestimmung

0,500 g Substanz werden zu 300 ml in Wasser gelöst. 2,0 g Methenamin und 2,0 ml Salzsäure (10prozentig) werden hinzugefügt. Mit 0,1 M-Blei(II)-nitrat-Lösung wird unter Zusatz von 50 mg Xylenolorange-Verreibung (1,0 g Xylenolorange, 99 g Natriumchlorid) als Indikator titriert.

1 ml 0,1 M-Blei(II)-nitrat-Lösung entspricht
37,22 mg $C_{10}H_{14}N_2Na_2O_8 \cdot 2\ H_2O$.

6.2 Fertigarzneimittel

6.2.1 Aussehen, Eigenschaften

Natriumhydrogencarbonat-Lösung 4,2 Prozent ist eine klare, von Schwebestoffen praktisch freie, farblose Infusionslösung ohne wahrnehmbaren Geruch.

6.2.2 Prüfung auf Identität

Natrium

entsprechend den Identitätsreaktionen a und c auf Natrium (AB.).

Hydrogencarbonat

entsprechend der Identitätsreaktion auf Hydrogencarbonat (AB.).

6.2.3 Prüfung auf Reinheit

Prüfung auf Pyrogene

entsprechend AB.: 10 ml/kg Körpergewicht einer Lösung, die mit Wasser für Injektionszwecke auf einen Gehalt von 1,4 Prozent Natriumhydrogencarbonat verdünnt worden ist, werden injiziert.

6.2.4 Gehalt

95,0 bis 105,0 Prozent der deklarierten Menge Natriumhydrogencarbonat.

Bestimmung: 10,0 ml der Lösung werden nach Zusatz von 0,2 ml Methylorange-Lösung (0,1 prozentig) mit 0,5 N-Salzsäure bis zur rosagelblichen Färbung titriert. Es wird vorsichtig erhitzt und etwa 2 min lang im Sieden belassen. Es wird abgekühlt und die Titration fortgesetzt.

1 ml 0,5 N-Salzsäure entspricht 42,01 mg $NaHCO_3$.

6.2.5 Haltbarkeit

Die Haltbarkeit in den Behältnissen nach 7 beträgt mindestens ein Jahr.

7 Behältnisse

DIN-Behältnisse aus Glas, verschlossen mit DIN-Stopfen aus EPDM-Kautschuk (Ethylen-Propylen Copolymer).

8 Kennzeichnung

Nach § 10 AMG, insbesondere:

8.1 Zulassungsnummer

4399.98.99

8.2 Art der Anwendung

Zur intravenösen Infusion.

8.3 Hinweise

Apothekenpflichtig

Steril und pyrogenfrei.

Nur klare Lösungen in unversehrten Behältnissen verwenden.

Theoretische Osmolarität: 1 000 mOsm/l

pH-Wert: 7,0 bis 8,5

9 Packungsbeilage

Nach § 11 AMG, insbesondere:

9.1 Anwendungsgebiete

Metabolische Azidosen; Alkalisierung bei Barbiturat- und Salicylatvergiftungen.

9.2 Gegenanzeigen

Alkalosen; Hypernatriämie; Hypokaliämie.

9.3 Nebenwirkungen

Bei Beachtung der Gegenanzeigen und Hinweise nicht bekannt.

9.4 Wechselwirkung mit anderen Mitteln

Nicht zusammen mit calcium- und magnesiumhaltigen Lösungen verwenden; nicht mit phosphathaltigen Lösungen mischen.

9.5 Dosierungsanleitung

Soweit nicht anders verordnet, Dauertropf bis maximal 40 Tropfen/Minute und 200 bis 500 ml/Tag unter Berücksichtigung des Säuren-Basen-Haushaltes. Der Dosierung sollte folgende Dosierungsformel zugrunde gelegt werden:

ml Natriumhydrogencarbonat-Lösung 4,2 Prozent = Hydrogencarbonat-Defizit (mval/l × kg Körpergewicht × 0,6).

Natriumhydrogencarbonat-Lösung 4,2 Prozent kann, unverdünnt oder mit Glucose-Lösung 5 Prozent im gleichen Volumenverhältnis verdünnt, infundiert werden.

Hinweise:

Paravenöse Applikation kann Nekrosen zur Folge haben.

Kontrollen des Säuren-Basen-Haushalts und des Serumionogramms sind erforderlich.

Vorsicht bei Hypokaliämie.

Bei Dosisüberschreitung Gefahr der hypokalzämischen Tetanie.

9.6 Art der Anwendung

Zur intravenösen Infusion.

Monographien-Kommentar

Natriumhydrogencarbonat-Lösung 4,2 Prozent

3   Der Zusatz von Edetinsäure, Dinatriumsalz dient der Komplexierung von Calcium-Ionen, die eventuell aus dem verwendeten Glasgefäß in die Lösung diffundieren und dort zur Fällung von Calciumcarbonat führen können. Die zugelassene Menge Edetinsäure gilt als physiologisch unbedenklich.

4   Siehe Kommentar zu Natriumhydrogencarbonat-Lösung 1,4 Prozent.

6.1.2   Edetinsäure, Dinatriumsalz

Ph. Eur. 1997 enthält die Monographie Natriumedetat, die mit dem hier benannten Edetinsäure, Dinatriumsalz identisch ist.

Prüfung auf Identität

2. Die Komplexierung des Calciums im basischen Milieu ist so vollständig, daß die Konzentration freier Calciumionen nicht mehr ausreicht, das Löslichkeitsprodukt des schwerlöslichen Calciumoxalat zu überschreiten. Deshalb bleibt die Fällung aus.

3. Blei wird so vollständig komplexiert, daß die Konzentration der freien Bleiionen weder zur Fällung von Bleiiodid noch zu der von Bleioxalat ausreicht.

Prüfung auf Reinheit

pH-Wert: Edetinsäure ist eine vier-basische Säure. Die beiden ersten Protonen sind sehr acide (pK_{a1} = 2,0; pK_{a2} = 2,7), die Aciditätskonstante für die Dissoziation des dritten Protons liegt bei pK_a = 6,2, so daß der pH-Wert der Lösung des Di-Natriumsalzes der Edetinsäure im sauren Bereich zwischen den pH-Werten 4,0 und 5,5 liegt.

Eisen: Die Zugabe von Calciumionen dient der Komplexierung der Edetinsäure. Dadurch werden genügend Eisenionen aus dem Eisen-Edetinsäurekomplex freigesetzt für den Nachweis mit Thioglykolsäure.

Schwermetalle: Das Veraschen ist nötig, um den Komplexbildner Edetinsäure zu zerstören, da der den Nachweis unmöglich machte.

Gehaltsbestimmung

Die Bestimmung der Edetinsäure erfolgt komplexometrisch.

6.2.4   Gehalt

Die Gehaltsbestimmung erfolgt acidimetrisch. Im Gegensatz zur Ph. Eur. wird nach dem ersten Erreichen des Farbumschlages 2 Minuten lang zum Sieden erhitzt und nach dem Erkalten weiter titriert bis zum erneuten Farbumschlag. Dies hat den Zweck, die Gleichgewichtseinstellung zwischen Kohlensäure H_2CO_3 und ihrem Anhydrid Kohlendioxid CO_2 zu beschleunigen und dessen Löslichkeit in Wasser herabzusetzen.

$$HCO_3^- + H_3O^+ \rightleftarrows H_2CO_3 + H_2O$$
$$H_2CO_3 \xrightarrow{k} CO_2 \{gelöst\} + H_2O$$
$$CO_2 \{gelöst\} \rightleftarrows CO_2 \{gas\}$$

P. Surmann

Natriumhydrogencarbonat-Lösung 8,4 Prozent

1 **Bezeichnung des Fertigarzneimittels**

Natriumhydrogencarbonat-Lösung 8,4 Prozent

2 **Darreichungsform**

Infusionslösung

3 **Zusammensetzung**

Natriumhydrogencarbonat	84,0 g
Wasser für Injektionszwecke	zu 1 000,0 ml

Kohlendioxid zum Einleiten und Begasen nach Bedarf

Die Natriumhydrogencarbonat-Lösung 8,4 Prozent darf mit höchstens 0,01 Prozent Edetinsäure, Dinatriumsalz stabilisiert werden.

4 **Herstellungsvorschrift**

Die für die Herstellung einer Charge benötigte Menge Natriumhydrogencarbonat und ggf. die Menge des Edetinsäure, Dinatriumsalzes werden in Wasser für Injektionszwecke gelöst und auf das erforderliche Volumen bzw. auf das erforderliche Gewicht aufgefüllt. Der pH-Wert wird durch Einleitung von Kohlendioxid eingestellt.

Die Lösung wird durch ein Membranfilter mit einem Porendurchmesser von ca. 0,22 µm, falls erforderlich mit vorgeschaltetem Tiefenfilter, in die vorgesehenen Behältnisse filtriert und mit Kohlendioxid begast.

Die Sterilisation der abgefüllten Lösung erfolgt bei 121 °C in gespanntem, gesättigtem Wasserdampf (AB.).

5 **Inprozeß-Kontrollen**

Überprüfung

- der relativen Dichte (AB.): 1,053 bis 1,062 oder
- des Brechungsindex (AB.): 1,342 bis 1,344 sowie
- des pH-Wertes der unverdünnten Lösung: 7,0 bis 8,5

6 Eigenschaften und Prüfungen

6.1.2 Edetinsäure, Dinatriumsalz

$C_{10}H_{14}N_2Na_2O_8 \cdot 2\ H_2O$ $\qquad$ M_r 372,2

Gehalt mindestens 98,5 und
höchstens 101,0 Prozent $C_{10}H_{14}N_2Na_2O_8 \cdot 2\ H_2O$.

Eigenschaften

Weißes, kristallines, geruchloses Pulver, das löslich in Wasser, schwer löslich in Ethanol und praktisch unlöslich in Chloroform und Ether ist.

Prüfung auf Identität

1. Die IR-Absorptionsmaxima der Substanz stimmen in Lage und relativer Intensität mit denen im Spektrum eines als Standard geeigneten Edetinsäure, Dinatriumsalzes überein.

2. Zu 10 ml Prüflösung (s. Prüfung auf Reinheit) werden 0,5 ml Calciumchlorid-Lösung (10prozentig) gegeben. Mit Ammoniaklösung (10prozentig) wird gegenüber Lackmuspapier alkalisiert. Nach Zugabe von 3 ml Ammoniumoxalat-Lösung (4prozentig) darf kein Niederschlag entstehen.

3. 2 g Substanz werden in 25 ml Wasser gelöst, mit 6 ml Blei(II)-nitrat-Lösung (3,3prozentig) versetzt, geschüttelt und 3 ml Kaliumiodid-Lösung (16,6prozentig) hinzugefügt. Es darf kein Niederschlag entstehen. Mit Ammoniaklösung (10prozentig) wird gegenüber Lackmuspapier alkalisiert, und es werden 3 ml Ammoniumoxalat-Lösung (4prozentig) zugegeben. Es darf kein Niederschlag entstehen.

4. Die Substanz entspricht der Identitätsreaktion a auf Natrium (AB.).

Prüfung auf Reinheit

Prüflösung: 5,0 g Substanz werden zu 100 ml in kohlendioxidfreiem Wasser gelöst.

Aussehen der Lösung: Die Prüflösung ist klar (AB.) und farblos (AB.).

pH-Wert der Prüflösung: zwischen 4,0 und 5,5

Eisen: Höchstens 80 ppm. 2,5 ml Prüflösung mit Wasser zu 10 ml verdünnt, müssen der Grenzprüfung mit Thioglykolsäure (AB.) entsprechen. Vor Zugabe der Thioglykolsäure ist die Untersuchungslösung und die Vergleichslösung mit 0,25 g Calciumchlorid zu versetzen.

Schwermetalle: Höchstens 20 ppm. Die Untersuchungslösung wird hergestellt, indem 1,0 g Substanz mit 0,5 g Magnesiumoxid vermischt und in einem Porzellantiegel bei schwacher Rotglut verascht werden, bis sich eine homogene weiße oder grauweiße Masse gebildet hat. Wenn nach 30 min langem Veraschen das Gemisch gefärbt bleibt, läßt man die Mischung erkalten. Dann wird mit einem dünnen Glasstab gemischt und nochmals verascht. Notfalls kann der Vorgang wiederholt werden. Etwa 1 h lang wird auf 800 °C erhitzt. Der Rückstand wird in 10 ml einer Mischung aus gleichen Volumteilen Salzsäure (36prozentig, *m/m*) und Wasser aufgenommen. Es werden 0,1 ml Phenolphthalein-Lösung (0,1prozentig) sowie Ammoniaklösung (26prozentig, *m/m*) bis zur Rosafärbung hinzugefügt. Nach dem Kühlen wird die Lösung mit Essigsäure (99prozentig, *m/m*) entfärbt und 0,5 ml Essigsäure (99prozentig, *m/m*) im Überschuß hinzugefügt. Falls erforderlich, wird die Lösung filtriert und das Filter gewaschen. Die Lösung wird mit Wasser zu 20 ml verdünnt. 12 ml dieser Lösung werden mit 2 ml Pufferlösung pH 3,5 versetzt und gemischt. Nach Zusatz von 1,2 ml Thioacetamid-Reagenz wird sofort erneut gemischt.

Vergleichslösung: Zu 0,5 g Magnesiumoxid werden 2,0 ml Blei-Lösung (10 ppm Pb) gegeben, und es wird im Trockenschrank bei 100 bis 105 °C getrocknet. Auf dieselbe Weise, wie für die Prüflösung beschrieben, wird verascht, gelöst und zu 20 ml mit Wasser verdünnt. 10 ml dieser Lösung werden mit 2,0 ml Untersuchungslösung und 2 ml Pufferlösung pH 3,5 versetzt. Nach dem Mischen werden 1,2 ml Thioacetamid-Reagenz hinzugefügt und sofort erneut gemischt. Nach 2 min darf die Prüflösung nicht stärker braun gefärbt sein als die Vergleichslösung.

Chlorid: Höchstens 0,1 Prozent. 20 ml Prüflösung werden mit 30 ml Salpetersäure (12,5prozentig) versetzt, 30 min lang stehengelassen und filtriert. 2,5 ml des Filtrates werden mit Wasser zu 15 ml verdünnt. Die Lösung muß der Grenzprüfung (AB.) entsprechen.

Gehaltsbestimmung

0,500 g Substanz werden zu 300 ml in Wasser gelöst. 2,0 g Methenamin und 2,0 ml Salzsäure (10prozentig) werden hinzugefügt. Mit 0,1 M-Blei(II)-nitrat-Lösung wird unter Zusatz von 50 mg Xylenolorange-Verreibung (1,0 g Xylenolorange, 99 g Natriumchlorid) als Indikator titriert.

1 ml 0,1 N-Blei(II)-nitrat-Lösung entspricht 37,22 mg $C_{10}H_{14}N_2Na_2O_8 \cdot 2 H_2O$.

6.2 Fertigarzneimittel

6.2.1 Aussehen, Eigenschaften

Natriumhydrogencarbonat-Lösung 8,4 Prozent ist eine klare, von Schwebestoffen praktisch freie, farblose Infusionslösung ohne wahrnehmbaren Geruch.

6.2.2 Prüfung auf Identität

Natrium

entsprechend den Identitätsreaktionen a und c auf Natrium (AB.).

Hydrogencarbonat

entsprechend der Identitätsreaktion auf Hydrogencarbonat (AB.).

6.2.3 Prüfung auf Reinheit

Prüfung auf Pyrogene

entsprechend AB.: 10 ml/kg Körpergewicht einer Lösung, die mit Wasser für Injektionszwecke auf einen Gehalt von 1,4 Prozent Natriumhydrogencarbonat verdünnt worden ist, werden injiziert.

6.2.4 Gehalt

95,0 bis 105,0 Prozent der deklarierten Menge Natriumhydrogencarbonat.

Bestimmung: 10,0 ml der Lösung werden nach Zusatz von 0,2 ml Methylorange-Lösung (0,1prozentig) mit 1 N-Salzsäure bis zur rosagelblichen Färbung titriert. Es wird vorsichtig erhitzt und etwa 2 min lang im Sieden belassen. Es wird abgekühlt und die Titration fortgesetzt.

1 ml 1 N-Salzsäure entspricht 84,02 mg $NaHCO_3$.

6.2.5 Haltbarkeit

Die Haltbarkeit in den Behältnissen nach 7 beträgt mindestens ein Jahr.

7 Behältnisse

DIN-Behältnisse aus Glas, verschlossen mit DIN-Stopfen aus EPDM-Kautschuk (Ethylen-Propylen Copolymer).

8 Kennzeichnung

Nach § 10 AMG, insbesondere:

8.1 Zulassungsnummer

4399.97.99

8.2 Art der Anwendung

Zur intravenösen Infusion.

8.3 Hinweise

Apothekenpflichtig

Steril und pyrogenfrei.

Nur klare Lösungen in unversehrten Behältnissen verwenden.

Theoretische Osmolarität: 2 000 mOsm/l

pH-Wert: 7,0 bis 8,5

9 Packungsbeilage

Nach § 11 AMG, insbesondere:

9.1 Anwendungsgebiete

Metabolische Azidosen; Alkalisierung bei Barbiturat- und Salicylatvergiftungen.

9.2 Gegenanzeigen

Alkalosen; Hypernatriämie; Hypokaliämie.

9.3 Nebenwirkungen

Bei Beachtung der Gegenanzeigen und Hinweise nicht bekannt.

9.4 Wechselwirkung mit anderen Mitteln

Nicht zusammen mit calcium- und magnesiumhaltigen Lösungen verwenden; nicht mit phosphathaltigen Lösungen mischen.

9.5 Dosierungsanleitung

Soweit nicht anders verordnet, Dauertropf bis maximal 25 Tropfen/Minute und 100 ml/Tag unter Berücksichtigung des Säuren-Basen-Haushaltes. Der Dosierung sollte folgende Dosierungsformel zugrunde gelegt werden:

ml Natriumhydrogencarbonat-Lösung 8,4 Prozent = Hydrogencarbonat-Defizit (mval/l × kg Körpergewicht × 0,3).

Natriumhydrogencarbonat-Lösung 8,4 Prozent kann, unverdünnt oder mit Glucose-Lösung 5 Prozent im gleichen Volumenverhältnis verdünnt, infundiert werden.

Hinweise:

Paravenöse Applikation kann Nekrosen zur Folge haben.

Kontrollen des Säuren-Basen-Haushalts und des Serumionogramms sind erforderlich.

Vorsicht bei Hypokaliämie.

Bei Dosisüberschreitung Gefahr der hypokalzämischen Tetanie.

9.6 Art der Anwendung

Zur intravenösen Infusion.

Natriumhydrogencarbonat-Lösung 8,4 Prozent

Siehe Kommentar zu Natriumhydrogencarbonat-Lösung 4,2 Prozent.   P. Surmann

1 M-Natriumlactat-Lösung

1 **Bezeichnung des Fertigarzneimittels**

1 M-Natriumlactat-Lösung

2 **Darreichungsform**

Infusionslösungskonzentrat

3 **Zusammensetzung**

Wirksamer Bestandteil:

Natriumlactat   112,1 g

als Natriumlactat-Lösung (50 %)

Sonstiger Bestandteil:

Wasser für Injektionszwecke   zu 1000,0 ml

Molare Konzentration:

1 ml enthält: 1 mmol Na^+

                1 mmol $Lactat^-$

4 **Herstellungsvorschrift**

Die für die Herstellung einer Charge benötigte Menge Natriumlactat-Lösung (50 %) wird in Wasser für Injektionszwecke gelöst. Die Lösung wird auf das erforderliche Volumen bzw. auf die erforderliche Masse aufgefüllt und durch ein Membranfilter von 0,2 µm nomineller Porengröße, falls erforderlich mit vorgeschaltetem Tiefenfilter, in die vorgesehenen Behältnisse filtriert. Die Sterilisation der abgefüllten Lösung erfolgt 15 Minuten lang bei 121 °C mit gesättigtem Wasserdampf.

5 **Inprozess-Kontrollen**

Überprüfung

– der relativen Dichte (AB. 2.2.5): 1,052 bis 1,061

oder

– des Brechungsindexes (AB. 2.2.6): 1,348 bis 1,350

sowie

– des pH-Wertes (AB. 2.2.3): 5,5 bis 7,0.

6 **Eigenschaften und Prüfungen**

6.1 Aussehen, Eigenschaften

Klare, von Schwebstoffen praktisch freie, farblose bis höchstens schwach gelbliche Lösung ohne wahrnehmbaren Geruch; pH-Wert (AB. 2.2.3) zwischen 5,5 und 7,0.

2 1 M-Natriumlactat-Lösung

6.2 Prüfung auf Identität

Natrium

Entsprechend der Identitätsreaktion a) auf Natrium (AB. 2.3.1).

Lactat

Entsprechend der Identitätsreaktion auf Lactat (AB. 2.3.1).

6.3 Prüfung auf Reinheit

Prüfung auf Bakterien-Endotoxine (AB. 2.6.14):

Die Endotoxinkonzentration darf höchstens 2,0 I.E./ml betragen.

6.4 Gehalt

95,0 bis 105,0 Prozent der deklarierten Menge an Natriumlactat.

Bestimmung:

1,0 ml des Konzentrats wird mit 50 ml Wasser, 15,0 ml Salzsäure (0,1 mol · l^{-1}) und 50 ml Acetonitril R versetzt. Die Lösung wird mit Nariumhydroxid-Lösung (0,1 mol · l^{-1}) tritriert. Das zwischen den beiden potenziometrisch ermittelten Wendepunkten der Titrationskurve (AB. 2.2.20) zugesetzte Volumen wird abgelesen. 1 ml Natriumhydroxid-Lösung (0,1 mol · l^{-1}) entspricht 11,21 mg Natriumlactat.

6.5 Haltbarkeit

Die Haltbarkeit in den Behältnissen nach 7 beträgt 3 Jahre.

7 Behältnisse

Glasbehältnisse nach AB. 3.2.1, ggf. verschlossen mit Gummistopfen nach AB. 3.2.9.

8 Kennzeichnung

Nach § 10 AMG, insbesondere:

8.1 Zulassungsnummer

4499.99.99

8.2 Art der Anwendung

Zur intravenösen Infusion nach Zusatz zu Infusionslösungen.

8.3 Hinweise

Apothekenpflichtig.

Nicht über 25 °C lagern.

Nur klare Lösungen in unversehrten Behältnissen verwenden.

Nicht unverdünnt anwenden.

Theoretische Osmolarität: 2000 mOsm/l.

pH-Wert: 5,5 bis 7,0.

Molare Konzentration:

1 ml enthält   1 mmol Na$^+$

                      1 mmol Lactat$^-$

9 Packungsbeilage

Nach § 11 AMG, insbesondere:

9.1 Stoff- oder Indikationsgruppe

Elektrolytkonzentrat.

1 ml enthält   1 mmol Na$^+$

                      1 mmol Lactat$^-$

9.2 Anwendungsgebiete

Metabolische Azidose bei ungestörter Lactatverwertung.

9.3 Gegenanzeigen

1 M-Natriumlactat-Lösung soll nicht angewendet werden bei:

– erhöhtem Natriumgehalt des Blutes (Hypernatriämie)

– Alkalose

– schweren Leberfunktionsstörungen

– Übersäuerung des Blutes durch vermehrte Ansammlung von Milchsäure (Lactatazidose).

Verwendung in der Schwangerschaft und Stillzeit:

Gegen eine Anwendung in der Schwangerschaft und Stillzeit bestehen bei entsprechender Indikation keine Bedenken.

9.4 Vorsichtsmaßnahmen für die Anwendung

Kontrollen des Säuren-Basen-Status, des Serumionogramms und der Wasserbilanz sind erforderlich.

9.5 Wechselwirkungen mit anderen Mitteln

Wechselwirkungen sind bisher nicht bekannt.

9.6 Warnhinweise

Keine.

9.7 Dosierungsanleitung und Art der Anwendung

Die Dosis für die parenterale Anwendung richtet sich nach dem Ausmaß der Störung des Säuren-Basen-Status (Basendefizit). Als Richtwert für die zu verabreichende Menge gilt:

Basendefizit (-BE) × kg Körpermasse × 0,3 = mmol Natriumlactat.

Es wird empfohlen, zunächst die Hälfte der so berechneten Menge Natriumlactat zu verabreichen, um nach einer erneuten Kontrolle des Säuren-Basen-Status

(Blutgasanalyse) ggf. eine Korrektur der ursprünglich berechneten Menge durchführen zu können.

Maximale Infusionsgeschwindigkeit:

Bis ca. 1,5 mmol Natriumlactat/kg Körpermasse/Stunde.

Maximale Tagesdosis:

Entsprechend dem Korrekturbedarf.

Das Konzentrat darf nicht unverdünnt, sondern nur als Zusatz zu Infusionslösungen verwendet werden.

9.8 Hinweise für den Fall der Überdosierung

Überdosierung kann führen zu:

– Blutdruckabfall bei zu schneller Infusion

– Hyperosmolarität

– Überwässerungszustände (Hyperhydratation)

– Elektrolytstörungen

– Alkalose.

Therapie:

Unterbrechung der Zufuhr der Lösung und eine entsprechende negative Bilanzierung.

9.9 Nebenwirkungen

Erhöhter Natriumgehalt des Blutes (Hypernatriämie), Auslösung von Panikattacken bei Psychiatrie-Patienten.

9.10 Aufbewahrungshinweise

Nicht über 25 °C aufbewahren.

10 Fachinformation

Nach § 11a AMG, insbesondere:

10.1 Verschreibungsstatus/Apothekenpflicht

Apothekenpflichtig.

10.2 Stoff- oder Indikationsgruppe

Elektrolytkonzentrat.

1 ml enthält: 1 mmol Na^+

  1 mmol $Lachtat^-$

10.3 Anwendungsgebiete

Metabolische Azidose bei ungestörter Lactatverwertung.

10.4 Gegenanzeigen

Hypernatriämie; Alkalose; schwere Leberfunktionsstörungen; Lactatazidose.

10.5 Nebenwirkungen

Hypernatriämie; Auslösung von Panikattacken bei Psychiatrie-Patienten.

10.6 Wechselwirkungen mit anderen Mitteln

Wechselwirkungen sind bisher nicht bekannt.

10.7 Warnhinweise

Keine.

10.8 Wichtigste Inkompatibilitäten

Bisher nicht bekannt.

10.9 Dosierung mit Einzel- und Tagesgaben

Die Dosis für die parenterale Anwendung richtet sich nach dem Ausmaß der Störung des Säuren-Basen-Status (Basendefizit). Als Richtwert für die zu applizierende Menge gilt:

Basendefizit (-BE) $\times$ kg Körpermasse $\times$ 0,3 = mmol Natriumlactat.

Es wird empfohlen, zunächst die Hälfte der so berechneten Menge Natriumlactat zu applizieren, um nach einer erneuten Kontrolle des Säuren-Basen-Status (Blutgasanalyse) ggf. eine Korrektur der ursprünglich berechneten Menge durchführen zu können.

Maximale Infusionsgeschwindigkeit:

Bis ca. 1,5 mmol Natriumlactat/kg Körpermasse/Stunde.

Maximale Tagesdosis:

Entsprechend dem Korrekturbedarf.

10.10 Art der Anwendung

Das Konzentrat darf nicht unverdünnt, sondern nur als Zusatz zu Infusionslösungen verwendet werden.

10.11 Notfallmaßnahmen, Symptome und Gegenmittel

Symptome der Überdosierung:

– Blutdruckabfall bei zu schneller Infusion

– Hyperosmolarität

– Hyperhydratation

– Elektrolytstörungen

– Alkalose.

Therapie bei Überdosierung:

Unterbrechung der Zufuhr der Lösung und eine entsprechende negative Bilanzierung.

10.12 Pharmakologische und toxikologische Eigenschaften, Pharmakokinetik, Bioverfügbarkeit, soweit diese Angaben für die therapeutische Verwendung erforderlich sind

Natriumlactat wird oxidiert und wirkt in der Bilanz alkalisierend. Die Wirkung erstreckt sich auf den Intrazellulärraum und setzt protrahiert ein.

10.13 Sonstige Hinweise

Gegen eine Anwendung in der Schwangerschaft und Stillzeit bestehen bei entsprechender Indikation keine Bedenken.

Kontrollen des Säuren-Basen-Status, des Serumionogramms und der Wasserbilanz sind erforderlich.

10.14 Besondere Lager- und Aufbewahrungshinweise

Nicht über 25 °C lagern.

Monographien-Kommentar

1-M-Natriumlactat-Lösung

6.4 Gehalt

Die flammenphotometrische Bestimmung der Natriumionen ist spezifisch und sehr empfindlich. Als Nachteil ist die hohe Verdünnung anzusehen, da hierunter die Präzision leidet.

Auch mittels Atomabsorption ist das Natriumion bestimmbar.

Unter Verwendung ionenselektiver Elektroden (Natriumsensitive Glaselektroden) kann die Bestimmung potentiometrisch erfolgen. Weitere einsetzbare moderne analytische Methoden sind die Ionenchromatographie [1] und die Elektrophorese.

Lactat: Siehe Kommentar zu 1-M-Kaliumlactat-Lösung.

[1] J. Weiß, Handbuch der Ionenchromatographie, VCH Verlagsgesellschaft, Weinheim 1985.

P. Surmann

Natriumsulfat-Decahydrat

1 **Bezeichnung des Fertigarzneimittels**

Natriumsulfat-Decahydrat

2 **Darreichungsform**

Pulver

3 **Eigenschaften und Prüfungen**

Haltbarkeit:

Die Haltbarkeit in den Behältnissen nach 4 beträgt 3 Jahre.

4 **Behältnisse**

Dicht schließende Dosen aus Polypropylen.

5 **Kennzeichnung**

Nach § 10 AMG, insbesondere:

5.1 Zulassungsnummer

1369.99.99

5.2 Art der Anwendung

Zum Trinken nach Auflösen in Wasser.

5.3 Hinweis

Nicht über 25 °C lagern.

6 **Packungsbeilage**

Nach § 11 AMG, insbesondere:

6.1 Stoff- oder Indikationsgruppe

Salinisches Abführmittel.

6.2 Anwendungsgebiete

Zur kurzfristigen Anwendung bei Verstopfung (Obstipation); zur Darmentleerung vor diagnostischen und therapeutischen Maßnahmen.

6.3 Gegenanzeigen

Natriumsulfat-Decahydrat darf nicht angewendet werden bei Darmverschluss. Es sollte nicht angewendet werden bei Bluthochdruck, Herzinsuffizienz, entzündlichen Magen-Darm-Erkrankungen sowie Störungen des Wasser- und Elektrolythaushalts.

2 Natriumsulfat-Decahydrat

Schwangerschaft und Stillzeit:

Natriumsulfat-Decahydrat sollte während der Schwangerschaft nicht verwendet werden, da es die bestehende Neigung zur Bildung von Wasseransammlungen (Ödemen) verstärken kann. Schädliche Wirkungen von Natriumsulfat-Decahydrat während des Stillens sind nicht bekannt.

6.4 Wechselwirkungen mit anderen Mitteln

Die Empfindlichkeit gegenüber herzwirksamen Glykosiden kann aufgrund erhöhter Kaliumverluste verstärkt werden. Der Kaliumverlust kann bei gleichzeitiger Einnahme von harntreibenden Mitteln verstärkt werden.

6.5 Dosierungsanleitung und Art der Anwendung

Soweit nicht anders verordnet, trinken Erwachsene 2 bis 4 Teelöffel voll (10 bis 20 g) Natriumsulfat-Decahydrat in ca. 250 ml Wasser gelöst. Für eine rasche Darmentleerung werden 1 bis 2 Esslöffel voll (20 bis 30 g) in ca. 500 ml Wasser gelöst getrunken. Kinder über 6 Jahre erhalten die halbe Dosis.

6.6 Dauer der Anwendung

Natriumsulfat-Decahydrat soll nur kurzfristig angewendet werden. Eine längerfristige Anwendung führt zu einer Verstärkung der Darmträgheit.

6.7 Überdosierung

Bei Überdosierung von Natriumsulfat-Decahydrat kann es zum Entzug von Wasser mit Elektrolytstörungen kommen. Die Therapie hat sich an den Symptomen zu orientieren.

6.8 Nebenwirkungen

Bei der Anwendung sehr hoher Dosen oder chronischer Anwendung von Natriumsulfat-Decahydrat kann es zu erhöhtem Natriumgehalt des Blutes, Wasseransammlungen (Ödemen) und Bluthochdruck kommen.

Wie bei anderen Abführmitteln kann es bei längerdauernder Anwendung zu erhöhten Verlusten von Wasser, Kalium und anderen Salzen kommen. Dies kann zu Störungen der Herzfunktion und zu Muskelschwäche führen, insbesondere bei gleichzeitiger Einnahme von harntreibenden Mitteln und Nebennierenrindensteroiden.

Neomycinsulfat-Kapseln 500 mg

1 Bezeichnung des Fertigarzneimittels

Neomycinsulfat-Kapseln 500 mg (entsprechend 387500 I.E.)

2 Darreichungsform

Kapseln

3 Eigenschaften und Prüfungen

3.1 Ausgangsstoffe

Neomycinsulfat

Eine vom 2. WHO-Standard (775 I.E./mg) abweichende Aktivität muß bei der Herstellung der Kapseln berücksichtigt werden.

3.2 Fertigarzneimittel

3.2.1 Aussehen, Eigenschaften

Hartgelatinekapseln, an deren Außenseite kein Pulver haften darf.

3.2.2 Gehalt

97,0 bis 110,0 Prozent der pro Kapsel deklarierten Menge bzw. Einheiten Neomycinsulfat.

Das Analysenergebnis für die Chargenfreigabe ist aus mindestens 6 Einzelergebnissen zu ermitteln. Das betreffende Mittelwertergebnis ist nur dann zur Beurteilung heranzuziehen, wenn sein Vertrauensbereich (P = 0,95) nicht größer als 10 Prozent der pro Kapsel deklarierten Menge Neomycinsulfat ist.

3.2.3 Haltbarkeit

Die Haltbarkeit in den Behältnissen nach 4 beträgt mindestens ein Jahr.

4 Behältnisse

Dichtschließende Behältnisse aus

– Braunglas, mit Verschlüssen aus Polyethylen oder Polypropylen,
– Tiefziehfolie mit Lichtschutz.

5 Kennzeichnung

Nach § 10 AMG, insbesondere:

5.1 Zulassungsnummer

2209.99.99

5.2 Art der Anwendung

Zum Einnehmen.

5.3 Hinweise

Verschreibungspflichtig.

Vor Licht geschützt lagern.

6 Packungsbeilage

Nach § 11 AMG, insbesondere:

6.1 Anwendungsgebiete

Zur Keimverminderung im Darm vor Operationen (selektive Darmdekontamination),

zur Zusatzbehandlung bei Leberkoma (zur Verminderung der bakteriellen Ammoniakproduktion).

6.2 Gegenanzeigen

Neomycinsulfat darf nicht angewendet werden:

- bei Überempfindlichkeit gegen Neomycin oder andere Antibiotika aus der Gruppe der Aminoglykoside,
- bei stark eingeschränkter Nierenfunktion,
- bei bestehender Vorschädigung des Gehör- und Gleichgewichtsorgans,
- in der Schwangerschaft.

Eine Anwendung von Neomycinsulfat setzt eine besonders sorgfältige Nutzen-Risiko-Abwägung bei Patienten voraus, die in ihrer Vorgeschichte Störungen im Magen-Darm-Trakt (z. B. bei früheren Entzündungen des Dickdarms) hatten.

Neomycinsulfat soll mit besonderer Vorsicht angewendet werden bei Patienten mit neuromuskulären Störungen wie Muskelschwäche (Myasthenia gravis) bzw. bei Patienten, die gleichzeitig muskelentspannende Medikamente erhalten.

Neomycinsulfat darf bei Frühgeborenen wegen der noch nicht ausgereiften Nierenfunktion und der daraus resultierenden verlängerten Halbwertszeit sowie der möglichen ohren- und nierenschädigenden Eigenschaften nicht angewendet werden.

Es ist nicht bekannt, ob Neomycin über die Muttermilch abgegeben wird.

6.3 Nebenwirkungen

Bei bestimmungsgemäßem Gebrauch ist mit folgenden Nebenwirkungen zu rechnen:

Übelkeit, Durchfall, Erbrechen, Verdauungsstörungen, Bauchschmerzen, Blähungen, Appetitlosigkeit. Besonders nach längerer Therapie mit Neomycinsulfat-Kapseln kann es zu Störungen der Verdauung (Malabsorptionssyndrom) mit Fettstühlen, Ernährungsstörungen (u.a. Vitaminmangel) und Kaliummangel kommen. Auch eine Überwucherung mit nichtempfindlichen oder resistenten Keimen im Darm ist möglich.

Hinweis:

Beim Auftreten von schweren und lang anhaltenden Durchfällen während oder nach der Therapie sollte der Arzt befragt werden, weil sich dahinter eine ernstzunehmende Darmerkrankung (pseudomembranöse Kolitis) verbergen kann, die sofort behandelt werden muß. In solchen Fällen ist Neomycin abzusetzen und eine geeignete Therapie einzuleiten (z. B. Vancomycin oral, 4 × 250 mg täglich). Mittel, die die Darmbewegungen hemmen, dürfen nichtangewendet werden.

Neomycinsulfat-Kapseln entfalten ihre Wirkung normalerweise nur im Darm. Bei intakter Darmwand wird der Wirkstoff Neomycinsulfat nur zu einem sehr geringen Prozentsatz (weniger als 5 % einer Dosis) aufgenommen. Deshalb sind bei kürzerer Anwendung auch keine schwerwiegenden, den gesamten Körper betreffenden Nebenwirkungen zu befürchten. Bei entzündlich veränderter Darmwand bzw. bei größeren Schleimhautdefekten kann die Aufnahme von Neomycinsulfat aus dem Darm in die Blutbahn deutlich höher sein als bei intakter Darmwand.

Kommt zusätzlich noch eine eingeschränkte Nierenfunktion dazu, so können bei derartigen „empfindlichen" Patienten infolge der hohen Konzentrationen im Blut Nebenwirkungen auftreten, wie sie sonst nur nach Injektion von Aminoglykosiden zu erwarten sind.

6.4 Wechselwirkungen mit anderen Mitteln

Neomycinsulfat-Kapseln können die Wirksamkeit von Cumarin-Antikoagulantien verstärken, indem sie die Aufnahme von Vitamin K aus dem Darm hemmen. Eine sorgfältige Überprüfung von Gerinnungsparametern wird empfohlen.

Bei gleichzeitiger Einnahme von Digoxin und Neomycinsulfat-Kapseln ist eine verminderte Wirkung von Digoxin möglich, weil die Aufnahme von Digoxin aus dem Darm gehemmt sein kann.

Die Wirkung von Diethylether, Halothan und Methoxyfluran wird bei gleichzeitiger Anwendung von Neomycinsulfat verstärkt.

Die Wirkung peripherer Muskelrelaxantien (Tubocurarinchlorid, Suxamethoniumchlorid, Hexacarbacholinbromid) kann durch Neomycinsulfat heraufgesetzt werden.

Vitamin B 12 wird in seiner Resorption durch Neomycinsulfat beeinträchtigt. Die Resorption oraler Empfängnisverhütungsmittel sowie die von Penicillin wird durch Neomycinsulfat verhindert.

Weitere Wechselwirkungen, wie sie nur nach Injektion von Aminoglykosiden auftreten können, sind, wie bei den Nebenwirkungen, beim Zusammenwirken ungünstiger Umstände theoretisch möglich. Siehe auch Hinweis unter Nebenwirkungen.

6.5 Dosierungsanleitung mit Einzel- und Tagesgaben

Soweit nicht anders verordnet, wird wie folgt eingenommen:

Zur Keimverminderung im Darm vor Operationen 4stündlich 1 g Neomycinsulfat, entsprechend 2 Neomycinsulfat-Kapseln 500 mg für einen Tag oder länger, höchstens aber für 3 Tage.

Bei nur kurzer Vorbereitungszeit stündlich 1 g Neomycinsulfat, entsprechend 2 Neomycinsulfat-Kapseln 500 mg während 4 Stunden, dann 4stündlich 1 g Neomcinsulfat, entsprechend 2 Neomycinsulfat-Kapseln 500 mg.

Zur Zusatzbehandlung bei Leberkoma

Täglich 4 bis 12 g Neomycinsulfat, entsprechend 8 bis 24 Neomycinsulfat-Kapseln 500 mg, verteilt über den Tag.

6.6 Art und Dauer der Anwendung

Die Einnahme der Kapseln erfolgt unzerkaut mit viel Flüssigkeit.

Bei der Keimverminderung im Darm vor Operationen beträgt die Dauer der Anwendung 1 Tag bis höchstens 3 Tage. Bei der Behandlung des Leberkomas sollte die Anwendung nicht länger als 7 Tage dauern. Ist eine längere Therapie notwendig, muß die Möglichkeit zur Serumkonzentrationsbestimmung gegeben sein.

6.7 Hinweis

Vor Licht geschützt aufbewahren.

7 Fachinformation

Nach § 11a AMG, insbesondere:

7.1 Verschreibungsstatus/Apothekenpflicht

Verschreibungspflichtig.

7.2 Stoff- und Indikationsgruppe

Aminoglykosid-Antibiotikum.

7.3 Anwendungsgebiete

Zur präoperativen selektiven Darmdekontamination,

zur Zusatzbehandlung bei Leberkoma (zur Verminderung der bakteriellen Ammoniakproduktion).

7.4　Gegenanzeigen

Neomycinsulfat darf nicht angewendet werden:

- bei Überempfindlichkeit gegen Neomycin oder andere Antibiotika aus der Gruppe der Aminoglykoside,
- bei stark eingeschränkter Nierenfunktion,
- bei bestehender Vorschädigung des Gehör- und Gleichgewichtsorgans,
- in der Schwangerschaft.

Eine Anwendung von Neomycinsulfat oral setzt eine besonders sorgfältige Nutzen-Risiko-Abwägung bei Patienten voraus, die in ihrer Anamnese Störungen im Magen-Darm-Trakt (z. B. bei früheren Entzündungen des Dickdarms) hatten.

Neomycinsulfat oral soll mit besonderer Vorsicht angewendet werden bei Patienten mit neuromuskulären Störungen wie Myasthenia gravis bzw. bei Patienten, die gleichzeitig Muskelrelaxantien erhalten.

Neomycinsulfat darf bei Frühgeborenen wegen der noch nicht ausgereiften Nierenfunktion und der daraus resultierenden verlängerten Halbwertszeit sowie der möglichen ohren- und nierenschädigenden Eigenschaften nicht angewendet werden.

Es ist nicht bekannt, ob Neomycin über die Muttermilch abgegeben wird.

7.5　Nebenwirkungen

Bei bestimmungsgemäßem Gebrauch ist mit folgenden Nebenwirkungen zu rechnen:

Übelkeit, Durchfall, Erbrechen, Verdauungsstörungen, Bauchschmerzen, Blähungen, Appetitlosigkeit.

Besonders nach längerer Therapie mit Neomycinsulfat oral kann es zu einem Malabsorptionssyndrom mit Steatorrhoe, Ernährungsstörungen (u.a. Vitaminmangel) und Kaliummangel kommen. Auch Superinfektionen im Darm sind möglich.

Hinweis:

Beim Auftreten von schweren und lang anhaltenden Durchfällen während oder nach der Therapie kann sich dahinter eine pseudomembranöse Kolitis verbergen, die sofort behandelt werden muß. In solchen Fällen ist Neomycin abzusetzen und eine geeignete Therapie einzuleiten (z. B. Vancomycin oral, 4 × 250 mg täglich). Peristaltikhemmende Präparate sind kontraindiziert.

Bei intakter Darmmukosa werden Aminoglykoside nach oraler Gabe nur zu einem sehr geringen Prozentsatz (weniger als 5 % einer Dosis) im Darm resorbiert. Deshalb sind bei kürzerer Anwendungsdauer auch keine gravierenden systemischen Nebenwirkungen zu befürchten. Bei entzündlich veränderter Mukosa bzw. bei größeren Schleimhautdefekten kann die Absorptionsquote von oral verabreichten Aminoglykosiden deutlich höher sein als bei intakter Mukosa. Kommt zusätzlich noch eine eingeschränkte Nierenfunktion dazu, so können bei derart „vulnerablen" Patienten infolge der hohen Serumkonzentrationen Nebenwirkungen auftreten, wie sie nur nach parenteraler Gabe von Aminoglykosiden zu erwarten sind.

7.6 Wechselwirkungen mit anderen Mitteln

Neomycinsulfat oral kann die Wirksamkeit von Cumarin-Antikoagulantien verstärken, indem es die gastrointestinale Absorption von Vitamin K hemmt. Eine sorgfältige Überprüfung der Prothrombinzeit wird empfohlen.

Bei gleichzeitiger Einnahme von Digoxin und Neomycinsulfat oral ist eine verminderte Wirkung von Digoxin möglich, weil die gastrointestinale Absorption von Digoxin gehemmt sein kann.

Die Wirkung von Diethylether, Halothan und Methoxyfluran wird bei gleichzeitiger Anwendung von Neomycinsulfat verstärkt.

Die Wirkung peripherer Muskelrelaxantien (Tubocucarinchlorid, Suxamethoniumchlorid, Hexacarbacholinbromid) kann durch Neomycinsulfat heraufgesetzt werden.

Vitamin B_{12} wird in seiner Resorption durch Neomycinsulfat beeinträchtigt. Die Resorption oraler Empfängnisverhütungsmittel sowie die von Penicillin wird durch Neomycinsulfat verhindert.

Weitere Wechselwirkungen, wie sie nur nach parenteraler Gabe von Aminoglykosiden auftreten können, sind, wie bei den Nebenwirkungen, beim Zusammenwirken ungünstiger Umstände theoretisch möglich. Siehe auch Hinweis unter Nebenwirkungen.

7.7 Warnhinweise

Keine.

7.8 Wichtigste Inkompatibilitäten

Keine bekannt.

7.9 Dosierung mit Einzel- und Tagesgaben

Es wird wie folgt eingenommen:

Zur präoperativen Darmdekontamination 4stündlich 1 g Neomycinsulfat, entsprechend 2 Neomycinsulfat-Kapseln 500 mg für einen Tag oder länger, höchstens aber für 3 Tage.

Bei nur kurzer Vorbereitungszeit stündlich 1 g Neomycinsulfat, entsprechend 2 Neomycinsulfat-Kapseln 500 mg während 4 Stunden, dann 4stündlich 1 g Neomycinsulfat, entsprechend 2 Neomycinsulfat-Kapseln 500 mg.

Zur Zusatzbehandlung bei Leberkoma

Täglich 4 bis 12 g Neomycinsulfat, entsprechend 8 bis 24 Neomycinsulfat-Kapseln 500 mg, verteilt über den Tag.

7.10 Art und Dauer der Anwendung

Die Einnahme der Kapseln erfolgt unzerkaut mit viel Flüssigkeit.

Bei der präoperativen Darmdekontamination beträgt die Dauer der Anwendung 1 Tag bis höchstens 3 Tage. Bei der Behandlung des Leberkomas sollte die Anwendung nicht länger als 7 Tage dauern. Ist eine längere Therapie notwendig, muß die Möglichkeit zur Serumkonzentrationsbestimmung gegeben sein.

7.11 Notfallmaßnahmen, Symptome und Gegenmittel

Entwickelt sich unter der Behandlung mit Neomycinsulfat ein Nierenversagen, muß die Verabreichung des Arzneimittels eingestellt werden und zur Elimination noch zirkulierenden Neomycinsulfats eine Hämodialyse oder Peritonealdialyse durchgeführt werden.

Die neuromuskulär blockierenden Eigenschaften von Neomycinsulfat sind eventuell reversibel durch Neostigmin- und Kalzium-Injektionen. Gegebenenfalls muß künstlich beatmet werden.

7.12 Pharmakologische und toxikologische Eigenschaften und Angaben über die Pharmakokinetik und Bioverfügbarkeit, soweit diese Angaben für die therapeutische Verwendung erforderlich sind

7.12.1 Pharmakologische Eigenschaften

Neomycinsulfat ist ein Aminoglykosid, das aus Streptomyces fradiae isoliert wird. Es wirkt auf extrazellulär gelegene Bakterien in Abhängigkeit von der Konzentration bakteriostatisch bis bakterizid. Der Angriffspunkt von Neomycinsulfat ist die 30 S-Untereinheit der Bakterienribosome, wobei es zu einer Hemmung der Proteinsynthese und zu einer „Verzerrung" der Translation des genetischen Kodes an der m-RNA kommt.

Neomycinsulfat-Kapseln werden nur geringfügig (weniger als 5 % einer Dosis) aus dem Darmlumen absorbiert. Neomycinsulfat hat ein breites antibakterielles Wirkspektrum und ist gegen viele Bakterienspezies, vor allem Enterobacteriacea, die gewöhnlich im Gastrointestinaltrakt vorkommen, wirksam.

Die Wirkung richtet sich vor allem gegen gramnegative Mikroorganismen wie E. coli, Enterobacter aerogenes, Klebsiella spp. und Proteus vulgaris, ferner gegen grampositive Keime, z. B. Staphylokokken.

Stets oder meistens resistent sind obligate Anaerobier, Enterokokken und andere Streptokokken. Eine Kreuzresistenz besteht mit Kanamycin, Paromomycin und Framycetin sowie eine partielle mit Streptomycin und Gentamycin.

7.12.2 Toxikologische Eigenschaften

Lokale Toxizität:

Bei lokaler Anwendung von Neomycin ist über allergische Reaktionen berichtet worden.

Akute Toxizität:

Die Prüfung der akuten Toxizität von Neomycin im Tierversuch ergab bei der Ratte nach oraler Applikation eine LD 50 von 2750 mg/kg Körpermasse. Bei der Maus liegen die LD 50-Werte nach oraler Applikation zwischen 2800 mg/kg und 3880 mg/kg Körpermasse.

Chronische Toxizität:

Die Prüfung der subchronischen und chronischen Toxizität von Neomycin im Tierversuch ergab, daß eine s.c.-Applikation von 15 bis 30 mg/kg Körpermasse über 30 Tage bei der Maus gut vertragen wurde. Eine orale Dosierung von 100 mg/kg Körpermasse wurde bei Hunden über den gleichen Zeitraum toleriert. Dosierungen von 33 bis 66 mg/kg Körpermasse täglich, führten bei Hunden nach s.c.-Applikation zu schweren Nierenschädigungen.

Die orale Gabe von Neomycin kann bereits in therapeutischen Dosen beim Menschen (6 g Neomycin täglich) eine Vitamin-B_{12}-Malabsorption sowie morphologische Veränderungen der Darmmukosa hervorrufen.

Nephro- und Ototoxizität von Neomycin sind nach Wundspülungen sowie lokaler und oraler Anwendung beim Menschen beschrieben worden. Dabei ist die ototoxische Wirkung von Neomycin in der Regel irreversibel.

Mutagenität:

Neomycin ist nicht ausreichend auf mutagene Wirkungen untersucht worden. In der Fachliteratur liegen nichtabgeklärte positive Befunde vor.

Tumorerzeugendes Potential:

Langzeitstudien zum tumorerzeugenden Potential von Neomycin liegen nicht vor.

Reproduktionstoxikologie:

Neomycin passiert die Plazentaschranke.

Im Tierexperiment ist nach Behandlung der Muttertiere (Tag 10 bis 19) mit Neomycinsulfat in einer Dosierung von 100 mg/kg Körpermasse eine durch Neomycin induzierte Ototoxizität beim Feten beschrieben worden.

Bei 30 Neugeborenen, deren Mütter während des ersten Trimenons mit Neomycin behandelt worden waren, sind keine kongenitalen Mißbildungen festzustellen gewesen. Beim Menschen ist über einen Fall von Taubheit beim Neugeborenen berichtet worden, dessen Mutter während der Schwangerschaft mit Neomycin behandelt worden war.

Eine Anwendung von Neomycin in der Schwangerschaft ist kontraindiziert. Es ist nicht bekannt, ob Neomycin über die Muttermilch abgegeben wird.

7.12.3 Pharmakokinetik und Bioverfügbarkeit

Neomycinsulfat wird nach oraler Gabe nur in geringem Umfang resorbiert. Der aufgenommene Anteil wird über die Nieren ausgeschieden. Nach Dosierung von 3 g Neomycinsulfat ließen sich im Blut Spitzenkonzentrationen von 1 bis 4 µg/ml nachweisen; etwa 97 % einer oral applizierten Dosis lassen sich unverändert in den Fäzes nachweisen (in Konzentrationen bis über 10 mg/g).

7.13 Sonstige Hinweise

Eine Anwendung von Neomycin kann wegen der curareähnlichen Effekte auf die neuromuskuläre Funktion zu einer Atemdepression oder gar zu einem Atemstillstand führen. Besonderes Augenmerk ist Patienten mit einer Myasthenia gravis oder einem Parkinsonismus zu widmen.

7.14 Besondere Lager- und Aufbewahrungshinweise

Vor Licht geschützt aufbewahren.

Monographien-Kommentar

Neomycinsulfat-Kapseln 500 mg

Neomycinsulfat ist ein weißes bis gelblich weißes, fast geruchloses, amorphes Pulver. Es reagiert empfindlich gegen Luftsauerstoff und zeigt hygroskopische Eigenschaften: Die Substanz nimmt unter den Bedingungen 23 °C, 60 % relative Luftfeuchte, Lagerzeit knapp 14 Tage bis zu 17 % Wasser auf [1].

6,3 mg Neomycinsulfat lösen sich in 1 ml Wasser, 0,225 mg in 1 ml Methanol, 0,095 mg in 1 ml Ethanol. In Aceton und Ether ist die Substanz praktisch unlöslich [2]. Der pH-Wert einer 1 %igen wäßrigen Lösung liegt zwischen 5,0 und 7,5 [3].

In hochgereinigter Form erweist sich Neomycinsulfat als sehr alkali- und relativ säurestabil. Schwach alkalische, wäßrige Lösungen (pH = 8) können etwa ein Jahr aufbewahrt werden. Saure Lösungen (pH = 2) bleiben bis zu 24 Stunden stabil. Beim Erhitzen in saurem Milieu hydrolysiert die Substanz zu Neamin unter Wirkverlust bis zu 90 %.

Als Hülle werden Hartgelatinekapseln eingesetzt. Ihr Hauptbestandteil setzt sich aus einer Mischung von Gelatine Typ A und Typ B zusammen. Daneben enthält das Wandmaterial Zuschläge von Farbstoffen und Opafizierungsmittel wie Titandioxid und Eisenpigmente. Die Färbung kann u. a. zur Produktidentifizierung und als Lichtschutz dienen. Die Opafizierung darüber hinaus auch zur Verbesserung der Verarbeitungseigenschaften von Hartgelatinekapseln: Opake Kapseln laden sich weniger stark auf als transparente und sind deshalb maschinengängiger, insbesondere beim Einfädeln und beim Verschließvorgang [4]. Zusätzlich kann im Wandmaterial Natriumdodecylsulfat vorhanden sein, das im Rahmen der Kapselfertigung der Gelatinelösung zugesetzt worden ist, um die Oberflächenspannung bei der Verarbeitung der Lösung zu senken. Das Arzneibuch empfiehlt die Verwendung weißopak eingefärbter Kapseln.

Leerkapseln weisen eine Wandstärke von 110–150 µm und einen Wassergehalt von 10–12 % auf. Sie werden in der Regel in Kartons mit antistatischen PE-Innenbeuteln geliefert. Originalverpackt sind sie bei Temperaturen zwischen 15 und 25 °C und 35–65 % rel. Luftfeuchte (r. F.) gut zu lagern. In unverpacktem Zustand beginnen Hartgelatinekapseln ab 40–50 % r. F. allmählich Feuchtigkeit zu absorbieren. Eine Klimatisierung des Arbeitsbereiches, in dem die Kapselfüllung vorgenommen werden soll, ist daher vorzusehen.

Der Aufwand zur Entwicklung der Kapselrezeptur hält sich in den Grenzen, da zur Formulierung des Füllgutes prinzipiell die gleichen Hilfsstoffe eingesetzt werden können wie zur Entwicklung der schnell-freisetzenden Tablettenform. Zu berücksichtigen sind allerdings die durch das zur Verfügung stehende Dosier- und Abfüllsystem vorgegebenen Rahmenbedingungen: Je nachdem, ob das Füllgut unmittelbar in die Kapselunterteile eingerieselt bzw. eingestrichen wird (direkte Abfüllmethode) oder außerhalb der Kapselunterteile in speziellen Dosiereinheiten komprimiert und als Formling in die Kapselunterteile abgefüllt wird (indirekte Abfüllmethode), sind die verfahrenstechnisch bedingten Ansprüche an die Materialeigenschaften des Füllgutes verschieden und erfordern entsprechende Anpassungen. Dies trifft besonders zu in Hinblick auf das Fließverhalten, die Masseeinheitlichkeit und die Ausstoßkräfte beim Verkapselungsprozeß.

Monographien-Kommentar

2

Die Hilfsstoffauswahl zur Formulierung von Neomycin-Kapseln 500 mg beschränkt sich im allgemeinen auf Füllstoffe und Gleitmittel. Für die rezepturgemäße Herstellung empfiehlt das Arzneibuch eine Mischung von 99,5 Teilen Mannitol und 0,5 Teilen hochdispersem Siliciumdioxid als Füllmittel. Statt Mannitol eignen sich als Füllstoffe ebenso Mais-, Kartoffelstärke, Cellulose, mikrokristalline Cellulose. Nicht kompatibel ist Neomycinsulfat mit Lactose. Es tritt eine bräunliche Färbung auf, dessen Intensität direkt von der Lagertemperatur und der relativen Luftfeuchte abhängt [1].

Bedacht werden muß zudem der unterschiedliche Einfluß der Füllstoffe auf die für den Füllprozeß bedeutsamen Parameter Pulverbettdichte, Kompressibilität und Komprimierbarkeit, wobei unter Kompressibilität die Fähigkeit eines Pulvers verstanden wird, unter Druck sein Volumen zu reduzieren und unter Komprimierbarkeit, unter Druck ein ausreichend festes Komprimat einzunehmen.

Handelt es sich um rieselfähige Füllgüter, hängt die Dosiergenauigkeit bei der Abfüllung in starkem Maße von den Fließeigenschaften der Materie ab. Zu deren Prüfung sind eine Vielzahl von Versuchsanordnungen vorgeschlagen worden [5, 6]. Hauptsächlich verwendet werden Meßverfahren zur Bestimmung des Böschungswinkels, des Abrutschwinkels und der Fließgeschwindigkeit. Letztere kann nach der im Arzneibuch unter Ziffer V.5.5.5 beschriebenen Methode ermittelt werden: Mit ihr wird unter definierten Bedingungen anhand genormter Auslauftrichter für eine vorgegebene Schüttgutmenge die Auslaufzeit gemessen. Für die Neigung des Böschungswinkels sind vor allem Kräfte der interpartikulären Gleitreibung maßgebend, für die Ausbildung des Abrutschwinkels hingegen die der interpartikulären Haftreibung. Beide Methoden charakterisieren unterschiedliche Füllguteigenschaften und sind darüber hinaus nicht genormt.

Will man Vergleiche anstellen, können diese allenfalls mit solchen Werten erfolgen, die unter identischen Bedingungen erzielt wurden.

Ist das Fließverhalten zu verbessern, bieten sich u.a. Granulierungsverfahren an, mit deren Hilfe sich sphärische Kornformen mit möglichst glatten Oberflächen aufbauen lassen. Granulate aus Wirk- und Hilfsstoffen verringern zudem die Gefahr einer potentiellen Entmischung und weisen in Zusammenhang mit spezifischen Abfüllverfahren eine bessere Komprimierbarkeit auf. Die zur Granulierung erforderlichen Bindemittel können in der Granulierflüssigkeit gelöst oder der inneren Phase trocken zugemischt werden. Wird die Substanz trocken verarbeitet, muß sie in dem der Mischung anschließend als Granulierflüssigkeit zugefügten Medium unverzüglich löslich oder zumindest rasch quellbar sein. Als Granulierflüssigkeit wird in der Regel Wasser herangezogen.

Stärke stellt eine multifunktionelle Substanz dar, die sowohl Bindemittelfunktionen als auch zerfallsbeschleunigende Eigenschaften aufweist. Als Bindemittel wird sie in Form eines 8–25%igen Kleisters verwendet. Anstelle von Stärke kann auch Polyvidon (Abk.: PVP, Povidone, im Handel z.B. als Kollidon® etc.) in Form einer 1–10%igen wäßrigen Lösung oder 1–15%ig als Trockenbindemittel angewendet werden. Zur Granulierung gut geeignet sind PVP-Sorten mit Molmassen zwischen 25000–40000 g mol^{-1} (**Kollidon**® 25, K 30). Wird niedermolekulares Polyvidon (z.B. K 25) mit einem hochmolekularen PVP (K 90) verschnitten, sollen sich mit dieser Mischung, die Granulat- und Kerneigenschaften optimieren lassen [7]. Bei Einsatz von Polyvidon ist daran zu denken, daß bei längerer Lagerung des Fertigarzneimittels die Zerfallszeit ansteigen kann.

Weitere Verbesserungsmaßnahmen ergeben sich durch Gleitmittelzusätze. Hierzu zählt hochdisperses Siliciumdioxid, ein ausgesprochenes Fließregulierungsmittel, das in der

Monographien-Kommentar

Neomycinsulfat-Kapseln 500 mg

Regel in Konzentrationen von 0,1–0,5 % eingesetzt wird, um durch Reduktion der interpartikulären Haft- und Gleitreibung den Füllgutfluß zu fördern. Sein Anteil muß u. U. auf 1 % und mehr gesteigert werden, wenn Neomycinsulfat ausschließlich mit hochdispersem Siliciumdioxid ohne weitere Hilfsstoffe verkapselt werden soll.

Erfolgt die Abfüllung mit Hilfe halb- oder vollautomatisch arbeitender Maschinen, kommen noch Metallseifen wie Magnesiumstearat, höhere Fettsäuren wie Stearinsäure, gelegentlich auch Talkum noch hinzu. Sie üben dort ähnliche Funktionen aus wie bei entsprechenden Tablettierungsvorgängen, in dem sie als Schmiermittel bei der Kapselfüllung die Ausstoßkräfte reduzieren und ein Kleben der Formlinge an den Dosierstiften unterbinden.

Am meisten verwendet wird Magnesiumstearat. Die physikochemischen und Gleitmittel-Eigenschaften dieser Substanz können von Hersteller zu Hersteller, teilweise auch von Charge zu Charge in erheblichem Umfang schwanken, so daß im Rahmen der Qualitätskontrolle auf die exakte Einhaltung der vorgegebenen Spezifikationen zu achten ist. Als lipophile Verbindung kann Magnesiumstearat bei zu hoher Konzentration die Auflösungsgeschwindigkeit von Ambroxolhydrochlorid aus den Kapseln verlangsamen. Ziel der Rezepturentwicklung ist es daher, mit einem Minimum an Schmiermittel ein Optimum an Wirkung zu erreichen. Dieser Schritt muß erneut validiert werden, wenn ein anderes Abfüllsystem zum Einsatz kommt [8]. Magnesiumstearat wird üblicherweise in Konzentrationen bis 1 % verwendet. Optimale Mengen können wesentlich tiefer liegen und Anteile von 0,2 % und weniger an der Gesamtmasse haben.

Die zur Schmierung erforderliche Einsatzmenge von Stearinsäure übersteigt die von Magnesiumstearat oft um ein Mehrfaches. Deutliche Minderungen der Ausstoßkraft treten in der Regel erst bei einem Stearinsäureanteil von 2 % auf. Gelegentlich beobachtet man in Gegenwart von Stearinsäure große Kapselmassenschwankungen. Sie sind meist auf den Befund zurückzuführen, daß durch die Fettsäure zwar die Reibungskräfte reduziert werden, der Formling selber jedoch am Dosierstift kleben bleibt. Stearinsäure erweist sich somit als ein Gleitmittel mit akzeptabler Schmierwirkung jedoch mäßigen Formtrenneigenschaften.

Nur wenig wirksam ist Talkum. Selbst in Konzentrationen von 5 % wird die Ausstoßkraft geringfügiger reduziert als durch Schmiermittel mit deutlich niedrigeren Konzentrationen. Positive Effekte können bei Zusatz von Talkum erzielt werden, wenn der Magnesiumstearatanteil nicht ausreicht. Ist genügend Stearat vorhanden, zeigt Talkum eine antagonistische Wirkung und reduziert die Schmierwirkung von Magnesiumstearat [7].

Mit Bentonit ist Neomycinsulfat inkompatibel [1].

Der pro Kapsel erforderliche Gesamtanteil an Hilfsstoffen ergibt sich unter Berücksichtigung des Mischverhaltens des Füllgutes aus dem Fassungsvermögen der geeigneten Kapselgröße, vermindert um das Volumen, das von der Wirkstoffeinzeldosis/Kapsel eingenommen wird. Die geeignete Kapselgröße kann näherungsweise bei Vorlage weitgehend homogener, rieselfähiger Füllmasse und Kenntnis ihres Schüttvolumens bzw. der Schüttdichte errechnet oder aus Nomogrammen abgelesen werden [6]. Die optimale Füllmenge/Kapsel (Sollfüllmasse) muß hingegen experimentell bestimmt werden. Hierzu stehen verschiedene Methoden zur Verfügung [9, 10, 11].

Monographien-Kommentar

4

Um bei der Herstellung und Abfüllung der Neomycinsulfat-Kapseln 500 mg das Risiko einer partikulären Kontamination mit Wirkstoff möglichst niedrig zu halten, empfiehlt es sich, die erforderlichen Arbeiten in speziellen Bereichen durchzuführen, die möglichst über laminare Luftströmungssysteme verfügen. Zudem ist an Schutzkleidung für das Personal wie Kopfbedeckung, Gesichtsmaske, Handschuhe etc. zu denken.

Unabhängig vom Maschinentyp umfaßt der Verkapselungsprozeß folgende Arbeitsschritte: Ordnen und Einsetzen der Kapselhüllen, Öffnen der Leerkapseln, Dosierung des Füllgutes in die Kapselunterteile, Aufsetzen der Kapseloberteile und Verschließen, Auswerfen der gefüllten und verschlossenen Kapseln. Das jeweilige Abfüllverfahren richtet sich nach der Art und den Eigenschaften des Füllgutes, den Anforderungen an die Masseeinheitlichkeit und der Ansatzmenge.

Im Apothekenbetrieb, für die Herstellung von Versuchschargen im Entwicklungsstadium, zum Abfüllen kleinerer Produktionschargen eignen sich handbetriebene Kapselfüllgeräte. Methodisch geht man so vor, daß zunächst auf Basis der zuvor experimentell bestimmten Sollfüllmasse die entsprechend errechnete Menge Füllgut abgewogen und dann in die vorgesehenen Kapselunterteile gleichmäßig eingestrichen wird. Läßt sich gegebenenfalls der überstehende Rest der abgewogenen Füllmasse unter leichtem Druck gleichmäßig auf die Kapseln verteilen, gelingt es, gute Massetoleranzen einzuhalten. Anzumerken ist, daß dieses Einstreichverfahren keine Teilfüllung der Kapseln erlaubt, da das gesamte Kapselunterteil als „Dosierkammer" fungiert. Demzufolge ist eine komplette Füllung erforderlich, die nötigenfalls durch Füllstoffzusatz erreicht werden muß. Weiterführende Informationen zu Abfüllgeräten, die im Industriemaßstab eingesetzt werden, und solchen für pulverförmige Massen mit schlechten Fließeigenschaften finden sich in nachstehenden Publikationen [5, 6, 11, 12, 13].

Das Arzneibuch schreibt unter Ziffer V.5.2.1 für Kapseln mit mehr als 2 mg oder mehr als 2 % Wirkstoff die Prüfung der Gleichförmigkeit der Masse vor. Es empfiehlt sich jedoch, nach Ziffer V.5.2.2 vorzugehen und bei Neomycinsulfat-Kapseln 500 mg die Prüfung B auf „Gleichförmigkeit des Gehaltes einzeldosierter Arzneiformen" durchzuführen, um sicher zu stellen, daß signifikante Gehaltsstreuungen, die über das vertretbare Maß hinausgehen und durch inhomogene Verteilung des Wirkstoffes innerhalb des Füllgutes oder nachträglich durch Entmischung während des Abfüllprozesses zustande gekommen sein könnten, weitgehend vermieden worden sind. Wird die Gehaltskonformität ermittelt, kann die Prüfung nach V.5.2.1 entfallen.

Neomycinsulfat-Kapseln 500 mg müssen der Prüfung „Zerfallszeit von Tabletten und Kapseln" (Ziffer V.5.1.1) entsprechen. Prüfflüssigkeit ist Wasser. Die Prüfung ist bestanden, wenn alle 6 eingesetzten Kapseln binnen 30 Minuten zerfallen sind. Das Arzneibuch läßt in begründeten Fällen anstelle von Wasser 0,1 N-Salzsäure oder künstlichen Magensaft R als Prüfmedium zu. Begründet könnte u. U. der Einsatz des künstlichen Magensaftes dann sein, wenn es sich um gealterte Hartgelatinehüllen handelt, die nur in Gegenwart der pepsinhaltigen Flüssigkeit innerhalb des vorgeschriebenen Zeitrahmens zerfallen.

[1] Heyes, W. F.: Neomycin, 399. In: Florey, K.; Analytical Profiles of Drug Substances, Vol. 8, Academic Press, New York, San Francisco, London, 1979.

[2] Sitzius, F., Wallhäuser, K. H. Kommentar zu Neomycinsulfat. In: Hartke, H., Hartke, K., Mutschler, E., Rücker, G., Wichtl, M.: DAB 10 Kommentar, Band II/3, Wissenschaftliche Verlagsgesellschaft mbH, Stuttgart, Govi-Verlag GmbH, Frankfurt a. M./Eschborn, 1991.

Monographien-Kommentar

Neomycinsulfat-Kapseln 500 mg

[3] Neomycin Sulphate, 185. In: Reynolds, J. E. F.: Martindale, 13. Ed. The Pharmaceutical Press, London, 1993.

[4] Cole, E. T.: Leerkapseln, Kap. 8.2.1.1, 319. In: Sucker, H., Fuchs, P., Speiser, P.: Pharmazeutische Technologie, Georg Thieme Verlag, Stuttgart, New York, 1991.

[5] Pfeifer, W.: Entwicklung von Hartgelatinekapseln, 320. In: Sucker, H., Fuchs, P., Speiser, P.: Pharmazeutische Technologie, Georg Thieme Verlag, Stuttgart, New York, 1991.

[6] Hofer, U.: Trockene Füllgüter, 83. In: Fahrig, W., Hofer, U.: Die Kapsel. Wiss. Verlagsgesellschaft mbH, Stuttgart, 1983.

[7] Hauer, B., Mosimann, P., Posanski, U., Rahm, H., Siegrist, H. R., Skinner, F., Stahl, P. H., Vollmy, C., Züger, O.: Feste orale und perorale Arzneiformen, Kap. 8.1, 244. In: Sucker, H., Fuchs, P., Speiser, P.: Pharmazeutische Technologie, Georg Thieme Verlag, Stuttgart, New York, 1991.

[8] Ullah, J., Wiley, G. J., Agharkar, S. N.: Drug.Dev.Ind.Pharmacy **18**, 895 (1992).

[9] Führer, C.: Die Kapsel als moderne Arzneiform in Offizin und Industrie, Kap. II, 21. In: Fahrig, W., Hofer, U.: Die Kapsel. Wiss. Verlagsgesellschaft mbH, Stuttgart, 1983.

[10] Angaben zur Herstellung von Hartgelatine-Steckkapseln, 21, DAC Anlage G, 7. Ergänzung, 1995. In: Deutscher Arzneimittel-Codex Neues Rezeptur-Formularium, Bd. 1, Govi-Verlag Pharmazeutischer Verlag, Frankfurt a. M., Deutscher-Apotheker-Verlag mbH, Stuttgart, 1986.

[11] Herzfeldt, C.-D.: Kapseln, Kap. 4.9, 802. In: Nürnberg, E., Surmann, P.: Hagers Handbuch der pharmazeutischen Praxis, Bd. 2, Springer-Verlag, Berlin, Heidelberg, New York, 1991.

[12] Van Hostetler, B., Bellard, J. Q.: Hard Capsules, 374. In: Lachman, L., Lieberman, H. A., Kanig, J. L.: The Theory and Practice of Industrial Pharmacy, Lea & Febiger, Philadelphia, 1986.

[13] Kapseln, Kap. 14.6, 324. In: Bauer, K. H., Frömming, K.-H., Führer, C.: Pharmazeutische Technologie, Georg Thieme Verlag, Stuttgart, New York, 1993.

J. Ziegenmeyer

Monographien-Kommentar

Neomycinsulfat-Kapseln 500 mg

3.1 Ausgangsstoffe

Neomycinsulfat

Die Aktivität muß mittels biologischer Prüfung bestimmt werden (Ph. Eur.). Das Arzneibuch verlangt lediglich eine Aktivität von 680 I.E./mg.

3.2.2 Gehalt

Die hier im Text erhobene Forderung ist nicht eindeutig: Die pro Kapsel deklarierte Menge und die Einheiten könnten differieren bedingt durch die Verarbeitung des Arzneistoffs. Ist letztere sachgemäß erfolgt, sind für die Bestimmung des Gehalts (pro Kapsel deklarierte Menge) chemisch analytische Methoden einsetzbar. Die Forderung nach einem Vertrauensbereich ermittelt aus mindestens 6 Messungen von weniger als 10 % (entsprechend einer relativen Standardabweichung von < 3,9 %) ist allerdings nur dann als vertretbar anzusehen, wenn eine biologische Wertbestimmung erfolgt.

Da es sich bei Neomycin um ein Stoffgemisch handelt, sind zur Analytik chromatographische Verfahren geeignet wie die Dünnschichtchromatographie [1, 2], einfache Säulenchromatographie wie im Ph. Eur., Mitteldruckchromatographie [2, 3] mit Refraktionsindexdetektion und HPLC nach Derivatisierung [4] oder mit Nachsäulen-Derivatisierung [5–7].

Haltbarkeit

Zur Überprüfung eignen sich solche Verfahren, die das Hydrolyseprodukt Neomycin A (= Neamin) neben den Komponenten Neomycin B und C selektiv erfassen können [1–4]. Im Zweifelsfall ist die Prüfung der biologischen Aktivität erforderlich.

[1] M. Breitinger, H. Paulus, W. Wiegrebe, Dtsch Apoth Ztg 1980, 120: 1699.
[2] W. Decoster, P. Claes, H. Vannderharghe, J Pharm Sci 1982, 71: 987.
[3] W. Decoster, P. Claes, H. Vannderharghe, J Chromatogr 1981, 211: 223.
[4] P. Helboe, S. Kryger, J Chromatogr 1982, 235: 215.
[5] B. Shaik, E. H. Allen, J. C. Gridley, J Assoc Off Anal Chem 1985, 68: 29.
[6] B. Shaik, J. Jachson, J Liq Chromatogr 1989, 12: 1494.
[7] B. Shaik, J. Jackson, G. Guyer, W. R. Ravis, J Chromatogr Biomed Appl 1991, 571: 189.

P. Surmann

Odermennigkraut

1 **Bezeichnung des Fertigarzneimittels**

Odermennigkraut

2 **Darreichungsform**

Tee

3 **Eigenschaften und Prüfungen**

3.1 Qualitätsvorschrift

Die Droge muss der Monographie „Odermennigkraut" des Deutschen Arzneimittel-Codex (DAC) in der jeweils gültigen Fassung entsprechen.

3.2 Haltbarkeit

Die Haltbarkeit in den Behältnissen nach 4 beträgt 3 Jahre.

4 **Behältnisse**

Geklebte Blockbodenbeutel bzw. Seitenfaltenbeutel aus einseitig glattem, gebleichtem Natronkraftpapier 50 g/m^2, gefüttert mit gebleichtem Pergamyn 40 g/m^2.

5 **Kennzeichnung**

Nach § 10 AMG, insbesondere:

5.1 Zulassungsnummer

2379.99.99

5.2 Art der Anwendung

Zum Trinken und Spülen oder Gurgeln nach Bereitung eines Teeaufgusses sowie für Umschläge nach Bereitung einer Abkochung.

5.3 Hinweis

Vor Licht und Feuchtigkeit geschützt lagern.

6 **Packungsbeilage**

Nach § 10 AMG, insbesondere:

6.1 Stoff- oder Indikationsgruppe

Pflanzliches Magen-Darm-Mittel/Mund- und Rachenmittel/Mittel bei örtlichen Entzündungen.

2 Odermennigkraut

6.2 Anwendungsgebiete

Innerliche Anwendung bei:

leichten unspezifischen, akuten Durchfallerkrankungen; Entzündungen der Mund- und Rachenschleimhaut

Äußerliche Anwendung bei:

leichten, oberflächlichen Entzündungen der Haut.

6.3 Gegenanzeigen

Keine bekannt.

Durchfälle bei Säuglingen und Kleinkindern sind in jedem Fall von einer Selbstbehandlung auszuschließen.

6.4 Wechselwirkungen mit anderen Mitteln

Keine bekannt.

6.5 Dosierungsanleitung und Art der Anwendung

Soweit nicht anders verordnet, wird 2- bis 4-mal täglich eine Tasse Teeaufguss getrunken oder es wird mit einem lauwarmen Teeaufguss gespült oder gegurgelt. Der Aufguss wird wie folgt bereitet:

Etwa $1^{1}/_{2}$ Teelöffel voll (ca. 1,5 g) Odermennigkraut oder die entsprechende Menge in einem oder mehreren Aufgussbeutel(n) werden mit siedendem Wasser (ca. 150 ml) übergossen und nach etwa 10 bis 15 Minuten gegebenenfalls durch ein Teesieb gegeben.

Für Umschläge wird mehrmals täglich eine Abkochung in der angegebenen Menge oder dem benötigten Vielfachen wie folgt hergestellt:

10 g Odermennigkraut werden mit 100 ml kaltem Wasser angesetzt, einige Minuten lang aufgekocht und dann durch ein Teesieb gegeben.

6.6 Dauer der Anwendung

Bei Durchfällen, die länger als zwei Tage andauern oder mit Blutbeimengungen oder Temperaturerhöhung einhergehen, ist die Rücksprache mit einem Arzt erforderlich.

6.7 Nebenwirkungen

Keine bekannt.

6.8 Hinweis

Vor Licht und Feuchtigkeit geschützt aufbewahren.

Monographien-Kommentar

Odermennigkraut

Stammpflanze:

Agrimonia eupatoria L. (Rosaceae) ist eine bis 1 m hoch werdende Staude, die auf kalkreichen Böden vorkommt. Auffällig sind die unterbrochen gefiederten Blätter und die mit kleinen Widerhaken versehenen Früchte.

Droge:

Die Droge wird aus Ungarn und Bulgarien importiert.

Inhaltsstoffe:

Die Blätter enthalten 4 bis 10 Prozent Gerbstoffe, vorwiegend vom Typ der oligomeren Proanthocyanidine (= Catechingerbstoffe) sowie Ellagitannine; in den Stengeln kommen kleine Mengen Gallotannine vor [1]. Weitere Inhaltsstoffe (Mengen nicht genau angebbar) sind Flavonoide, Triterpene und Silikate.

[1] C. Geiger, E. Scholz und H. Rimpler, Planta Med. **60,** 384 (1994).

M. Wichtl

Orthosiphonblätter

1 Bezeichnung des Fertigarzneimittels

Orthosiphonblätter

2 Darreichungsform

Tee

3 Eigenschaften und Prüfungen

Haltbarkeit:

Die Haltbarkeit in den Behältnissen nach 4 beträgt 3 Jahre.

4 Behältnisse

Geklebte Blockbodenbeutel bzw. Seitenfaltenbeutel aus einseitig glattem, gebleichtem Natronkraftpapier 50 g/m^2, gefüttert mit gebleichtem Pergamyn 40 g/m^2.

5 Kennzeichnung

Nach § 10 AMG, insbesondere:

5.1 Zulassungsnummer

1159.99.99

5.2 Art der Anwendung

Zum Trinken nach Bereitung eines Teeaufgusses.

5.3 Hinweis

Vor Licht und Feuchtigkeit geschützt lagern.

6 Packungsbeilage

Nach § 11 AMG, insbesondere:

6.1 Stoff- oder Indikationsgruppe

Pflanzliches Mittel bei Harnwegserkrankungen.

6.2 Anwendungsgebiete

Zur Durchspülung der ableitenden Harnwege und bei Nierengrieß.

2 Orthosiphonblätter

6.3 Gegenanzeigen

Keine bekannt.

Hinweis:

Bei Wasseransammlungen (Ödemen) infolge eingeschränkter Herz- oder Nierentätigkeit ist eine Durchspülungstherapie nicht angezeigt.

6.4 Wechselwirkungen mit anderen Mitteln

Keine bekannt.

6.5 Dosierungsanleitung und Art der Anwendung

Soweit nicht anders verordnet, wird mehrmals täglich eine Tasse des wie folgt bereiteten Teeaufgusses getrunken:

2 Teelöffel voll (ca. 2 g) Orthosiphonblätter oder die entsprechende Menge in einem oder mehreren Aufgußbeutel(n) werden mit siedendem Wasser (ca.150 ml) übergossen und nach etwa 10 bis 15 Minuten gegebenenfalls durch ein Teesieb gegeben.

Hinweis:

Auf zusätzliche reichliche Flüssigkeitszufuhr ist zu achten.

6.6 Dauer der Anwendung

Bei akuten Beschwerden, die länger als eine Woche andauern oder periodisch wiederkehren, wird die Rücksprache mit einem Arzt empfohlen.

6.7 Nebenwirkungen

Keine bekannt.

6.8 Hinweis

Vor Licht und Feuchtigkeit geschützt aufbewahren.

Paracetamol-Kapseln 500 mg

1 **Bezeichnung des Fertigarzneimittels**

Paracetamol-Kapseln 500 mg

2 **Darreichungsform**

Kapseln

3 **Eigenschaften und Prüfungen**

3.1 Aussehen, Eigenschaften

Hartgelatine-Steckkapseln, an deren Außenseite kein Pulver anhaften darf.

3.2 Wirkstofffreisetzung (AB. V.5.4)

Innerhalb von 45 min müssen mindestens 75 Prozent der pro Kapsel deklarierten Menge Paracetamol aufgelöst sein.

Prüfflüssigkeit: 900 ml Wasser

Apparatur: Blattrührer

Umdrehungsgeschwindigkeit: 50 U/min

Zeitdauer: 45 min

Bestimmungsmethode: UV-Vis-Spektroskopie (AB. V.6.19)

Die Absorption der filtrierten und – wenn erforderlich – mit der Prüfflüssigkeit in geeigneter Weise verdünnten Untersuchungslösung wird im Maximum bei etwa 249 nm gegen die Prüfflüssigkeit als Kompensationsflüssigkeit gemessen. Die Berechnung der Menge des gelösten Wirkstoffs erfolgt mit Hilfe einer Referenzlösung bekannten Gehalts eines als Standard geeigneten Paracetamols.

3.3 Prüfung auf Reinheit

4-Aminophenol: höchstens 0,1 Prozent.

3.4 Gehalt

Zum Zeitpunkt der Produktfreigabe: 95,0 bis 105,0 Prozent der pro Kapsel deklarierten Menge Paracetamol.

Für die Haltbarkeitsdauer: mindestens 90,0 Prozent der deklarierten Menge Paracetamol.

3.5 Haltbarkeit

Die Haltbarkeit in den Behältnissen nach 4 beträgt mindestens 1 Jahr.

2 Paracetamol-Kapseln 500 mg

4 Behältnisse

Behältnisse aus Braunglas oder Verbundpackstoffen als kindergesicherte Verpackung nach DIN 55559.

5 Kennzeichnung

Nach § 10 AMG, insbesondere:

5.1 Zulassungsnummer

3599.99.99

5.2 Art der Anwendung

Zum Einnehmen.

Hinweis:

Paracetamol-Kapseln 500 mg sollen ohne ärztlichen oder zahnärztlichen Rat nur wenige Tage und nicht in erhöhter Dosis eingenommen werden.

5.3 Hinweise

Apothekenpflichtig.

Dicht verschlossen und vor Licht geschützt lagern.

6 Packungsbeilage

Nach § 11 AMG, insbesondere:

6.1 Stoff- oder Indikationsgruppe

Schmerzstillendes und fiebersenkendes Arzneimittel.

6.2 Anwendungsgebiete

– Leichte bis mäßig starke Schmerzen

– Fieber.

Hinweis:

Paracetamol-Kapseln 500 mg sollen längere Zeit oder in höheren Dosen nicht ohne Befragen des Arztes oder Zahnarztes eingenommen werden.

6.3 Gegenanzeigen

<u>Wann dürfen Sie Paracetamol-Kapseln 500 mg nicht einnehmen?</u>

Sie dürfen Paracetamol-Kapseln 500 mg nicht einnehmen bei bekannter Überempfindlichkeit gegen den Wirkstoff oder einen der sonstigen Bestandteile.

<u>Wann dürfen Sie Paracetamol-Kapseln 500 mg erst nach Rücksprache mit Ihrem Arzt einnehmen?</u>

Im folgenden wird beschrieben, wann Sie Paracetamol-Kapseln 500 mg nur unter bestimmten Bedingungen und nur mit besonderer Vorsicht einnehmen dürfen. Befragen Sie hierzu bitte Ihren Arzt. Dies gilt auch, wenn diese Angaben bei Ihnen früher einmal zutrafen.

Sie sollten Paracetamol-Kapseln 500 mg nur mit besonderer Vorsicht (d. h. in größeren Einnahmeabständen oder in verminderter Dosis) und unter ärztlicher Kontrolle einnehmen bei

- Leberfunktionsstörungen (z. B. durch chronischen Alkoholmißbrauch, Leberentzündungen)

- vorgeschädigter Niere

- angeborenem vermehrtem Bilirubin-Gehalt des Blutes (Gilbert-Syndrom oder Meulengracht-Krankheit).

<u>Was müssen Sie in der Schwangerschaft beachten?</u>

Paracetamol-Kapseln 500 mg sollten nur nach strenger Abwägung des Nutzen-Risiko-Verhältnisses während der Schwangerschaft eingenommen werden.

Sie sollten Paracetamol-Kapseln 500 mg während der Schwangerschaft nicht über längere Zeit, in hohen Dosen oder in Kombination mit anderen Arzneimitteln einnehmen, da die Sicherheit der Anwendung für diese Fälle nicht belegt ist.

<u>Was müssen Sie in der Stillzeit beachten?</u>

Paracetamol geht in die Muttermilch über. Da nachteilige Folgen für den Säugling bisher nicht bekannt geworden sind, wird eine Unterbrechung des Stillens während der Behandlung normalerweise nicht erforderlich sein.

<u>Was ist bei Kindern zu berücksichtigen?</u>

Paracetamol-Kapseln 500 mg sind nicht geeignet für Kinder unter 10 Jahren. Hierfür stehen Präparate in Form von Saft oder Zäpfchen mit geringerem Wirkstoffgehalt zur Verfügung.

6.4 Vorsichtsmaßnahmen für die Anwendung und Warnhinweise

<u>Welche Vorsichtsmaßnahmen müssen beachtet werden?</u>

Bei längerem hochdosierten, nicht bestimmungsgemäßem Gebrauch von Schmerzmitteln können Kopfschmerzen auftreten, die nicht durch erhöhte Dosen des Arzneimittels behandelt werden dürfen.

Ganz allgemein kann die gewohnheitsmäßige Anwendung von Schmerzmitteln, insbesondere bei Kombination mehrerer schmerzstillender Wirkstoffe, zur dauerhaften Nierenschädigung mit dem Risiko eines Nierenversagens (Analgetika-Nephropathie) führen.

<u>Was müssen Sie im Straßenverkehr sowie bei der Arbeit mit Maschinen und bei Arbeiten ohne sicheren Halt beachten?</u>

Es sind keine besonderen Vorsichtsmaßnahmen erforderlich.

6.5 Wechselwirkungen mit anderen Mitteln

<u>Welche anderen Arzneimittel beeinflussen die Wirkung von Paracetamol-Kapseln 500 mg und was müssen Sie beachten, wenn Sie zusätzlich andere Arzneimittel anwenden?</u>

Beachten Sie bitte, daß diese Angaben auch für vor kurzem angewandte Arzneimittel gelten können.

Bei gleichzeitiger Anwendung von Arzneimitteln, die zu beschleunigtem Arzneimittelabbau in der Leber führen (Enzyminduktion), wie z. B. bestimmte Schlafmittel und Antiepileptika (Arzneimittel gegen vom Gehirn ausgehende Krampfanfälle [u. a. Phenobarbital, Phenytoin, Carbamazepin]) sowie Rifampicin (einem Tuberkulosemittel), können auch durch sonst unschädliche Dosen von Paracetamol Leberschäden hervorgerufen werden. Gleiches gilt bei Alkoholmißbrauch.

Wechselwirkungen zwischen Paracetamol und Cumarinderivaten (Arzneimittel zur Herabsetzung der Gerinnungsfähigkeit des Blutes) sind bezüglich ihrer klinischen Bedeutung noch nicht zu beurteilen. Eine Langzeitanwendung von Paracetamol-Kapseln 500 mg bei Patienten, die mit blutgerinnungshemmenden Mitteln (oralen Antikoagulantien) behandelt werden, sollte daher nur unter ärztlicher Kontrolle erfolgen.

Bei gleichzeitiger Gabe von Paracetamol und Chloramphenicol kann die Ausscheidung von Chloramphenicol deutlich verlangsamt sein mit dem Risiko einer erhöhten Toxizität.

Bei gleichzeitiger Anwendung von Paracetamol und AZT (Zidovudin) wird die Neigung zur Verminderung weißer Blutkörperchen (Neutropenie) verstärkt. Paracetamol-Kapseln 500 mg sollen daher nach ärztlichem Anraten gleichzeitig mit AZT eingenommen werden.

Bei gleichzeitiger Anwendung von Mitteln, die zu einer Verlangsamung der Magenentleerung führen, wie z. B. Propanthelin, können Aufnahme und Wirkungseintritt von Paracetamol verzögert werden.

Bei gleichzeitiger Anwendung von Mitteln, die zu einer Beschleunigung der Magenentleerung führen, wie z. B. Metoclopramid, können Aufnahme und Wirkungseintritt von Paracetamol beschleunigt werden.

<u>Welche Genußmittel, Speisen und Getränke sollten Sie meiden?</u>

Während der Einnahme von Paracetamol-Kapseln 500 mg sollte Alkoholgenuß möglichst vermieden werden.

6.6 Dosierungsanleitung, Art und Dauer der Anwendung

Die folgenden Angaben gelten, soweit Ihnen Ihr Arzt Paracetamol-Kapseln 500 mg nicht anders verordnet hat. Bitte halten Sie sich an die Anwendungsvorschriften, da Paracetamol-Kapseln 500 mg sonst nicht richtig wirken können.

<u>Wieviel und wie oft sollten Sie Paracetamol-Kapseln 500mg einnehmen?</u>

Körpermasse	Alter	Einzeldosis	Maximaldosis pro Tag (24 Stunden)
bis 40 kg	10 bis 12 Jahre	1 Kaps.	4 Kaps.
über 40 kg	älter als 12 Jahre	1 bis 2 Kaps.	maximal 8 Kaps.

Die Einnahme kann in Abständen von 4–8 Stunden wiederholt werden bis zu 3–4mal pro Tag.

Hinweis:

Bei Leber- oder Nierenfunktionsstörungen sowie bei angeborenem vermehrten Bilirubin-Gehalt des Blutes (Gilbert-Syndrom oder Meulengracht-Krankheit) müssen Paracetamol-Kapseln 500 mg in größeren Einnahmeabständen oder in verminderter Menge eingenommen werden.

<u>Wie und wann sollten Sie Paracetamol-Kapseln 500 mg einnehmen?</u>

Nehmen Sie Paracetamol-Kapseln 500 mg unzerkaut mit ausreichend Flüssigkeit ein. Die Einnahme nach den Mahlzeiten kann zu einem verzögerten Wirkungseintritt führen.

<u>Wie lange sollten Sie Paracetamol-Kapseln 500 mg einnehmen?</u>

Nehmen Sie Paracetamol-Kapseln 500 mg ohne ärztlichen oder zahnärztlichen Rat nicht länger als 3–4 Tage ein.

6.7 Einnahmefehler und Überdosierungen

<u>Was ist zu tun, wenn Paracetamol-Kapseln 500 mg in zu großen Mengen eingenommen wurden (beabsichtigte oder versehentliche Überdosierung)?</u>

Bei Überdosierung mit Paracetamol-Kapseln 500 mg können anfangs (1. Tag) Übelkeit, Erbrechen, Schwitzen, Schläfrigkeit und allgemeines Krankheitsgefühl auftreten. Trotz Besserung des subjektiven Allgemeinbefindens am 2. Tag kann es zu einer fortschreitenden Schädigung der Leber kommen bis hin zum Leberkoma am 3. Tag.

Bei Verdacht auf eine Überdosierung mit Paracetamol-Kapseln 500 mg ist daher **sofort** ein Arzt zu benachrichtigen. Dieser sollte, je nachdem wie lange die Einnahme zurückliegt, folgende Maßnahmen ergreifen:

– Innerhalb der ersten sechs Stunden kann eine Giftentfernung durch herbeigeführtes Erbrechen oder Magenspülung sinnvoll sein

– die intravenöse Gabe von Gegenmitteln, wie z. B. Cysteamin oder N-Acetylcystein, sollte möglichst in den ersten acht Stunden nach einer Vergiftung erfolgen, um die zellschädigenden Stoffwechselprodukte von Paracetamol zu neutralisieren

– eine Blutwäsche (Dialyse) kann die Konzentration von Paracetamol im Blut senken.

Die weiteren Möglichkeiten zur Behandlung einer Vergiftung mit Paracetamol-Kapseln 500 mg richten sich nach dem Ausmaß und Verlauf sowie den Krankheitszeichen.

<u>Was müssen Sie beachten, wenn Sie zuwenig Paracetamol-Kapseln 500 mg eingenommen oder die Einnahme vergessen haben?</u>

Nehmen Sie beim nächsten Mal nicht etwa die doppelte Menge ein, sondern führen Sie die Einnahme, wie in der Dosierungsanleitung beschrieben, fort.

<u>Was müssen Sie beachten, wenn Sie die Behandlung unterbrechen oder vorzeitig beenden wollen?</u>

Hier sind bei bestimmungsgemäßer Einnahme von Paracetamol-Kapseln 500 mg keine Besonderheiten zu beachten.

Bei plötzlicher Beendigung der Einnahme (Absetzen) nach längerem nicht bestimmungsgemäßem, hochdosiertem Gebrauch von Schmerzmitteln können Kopfschmerzen sowie Müdigkeit, Muskelschmerzen, Nervosität und vegetative Symptome auftreten. Diese Folgen des Absetzens klingen innerhalb weniger Tage ab. Bis dahin sollten keine Schmerzmittel eingenommen werden. Auch danach soll eine erneute Anwendung nicht ohne ärztlichen Rat erfolgen.

6.8 Nebenwirkungen

Welche Nebenwirkungen können bei Einnahme von Paracetamol-Kapseln 500 mg auftreten?

Selten kann es zu Hautrötungen, sehr selten zu allergischen Reaktionen mit Hautausschlägen (allergisches Exanthem) kommen.

Äußerst selten kann es zu Störungen der Blutbildung (allergische Thrombozytopenie oder Leukopenie, in Einzelfällen eine Agranulozytose oder Panzytopenie) kommen.

In Einzelfällen ist bei empfindlichen Personen eine Verkrampfung der Muskulatur der Luftwege (Bronchialmuskulatur) mit Atemnot ausgelöst worden (Analgetika-Asthma).

In Einzelfällen sind für den Wirkstoff Paracetamol weitergehende Überempfindlichkeitsreaktionen (Schwellungen im Gesicht, Atemnot, Schweißausbruch, Übelkeit, Blutdruckabfall bis hin zum Schock) beschrieben worden.

Wenn Sie Nebenwirkungen bei sich beobachten, die nicht in dieser Packungsbeilage aufgeführt sind, teilen Sie diese bitte Ihrem Arzt oder Apotheker mit.

Welche Gegenmaßnahmen sind bei Nebenwirkungen zu ergreifen?

Sollten Sie die oben genannten Nebenwirkungen bei sich beobachten, sollen Paracetamol-Kapseln 500 mg nicht nochmals eingenommen werden. Benachrichtigen Sie Ihren Arzt, damit er über den Schweregrad und gegebenenfalls erforderliche weitere Maßnahmen entscheiden kann.

Bei den ersten Anzeichen einer Überempfindlichkeitsreaktion **dürfen** Paracetamol-Kapseln 500 mg **nicht** nochmals eingenommen werden, es ist sofort Kontakt mit einem Arzt aufzunehmen.

6.9 Hinweis

Dicht verschlossen und vor Licht geschützt aufbewahren.

7 **Fachinformation**

Nach § 11a AMG, insbesondere:

7.1 Verschreibungsstatus/Apothekenpflicht

Apothekenpflichtig.

7.2 Stoff- oder Indikationsgruppe

Anilinderivat.

Analgetikum/Antipyretikum.

7.3 Anwendungsgebiete

Leichte bis mäßig starke Schmerzen; Fieber.

Für Kinder ab 10 Jahren, Jugendliche und Erwachsene.

7.4 Gegenanzeigen

Dieses Arzneimittel darf nicht angewendet werden bei

– bekannter Überempfindlichkeit gegenüber dem Wirkstoff Paracetamol.

Das Arzneimittel sollte nur mit besonderer Vorsicht (d. h. mit einem verlängerten Dosisintervall oder in verminderter Dosis) und unter ärztlicher Kontrolle angewendet werden bei

– Leberfunktionsstörungen (z. B. durch chronischen Alkoholmißbrauch, Leberentzündungen)

– Nierenfunktionsstörungen

– Gilbert-Syndrom (Meulengracht-Krankheit).

Hinweis:

Paracetamol-Kapseln 500 mg sind nicht geeignet für Kinder unter 10 Jahren. Hierfür stehen Präparate in Form von Saft und Zäpfchen mit geringerem Wirkstoffgehalt zur Verfügung.

Anwendung in der Schwangerschaft und Stillzeit:

Paracetamol-Kapseln sollten während der Schwangerschaft nur nach strenger Abwägung des Nutzen-Risiko-Verhältnisses angewendet werden. (Siehe auch Ziffer 7.13 „Sonstige Hinweise".)

7.5 Nebenwirkungen

Selten kann es zu Hautrötungen, sehr selten zu allergischen Reaktionen mit Exanthemen kommen.

In Einzelfällen sind für den Wirkstoff Paracetamol Überempfindlichkeitsreaktionen (Quincke-Ödem, Atemnot, Schweißausbruch, Übelkeit, Blutdruckabfall bis hin zum Schock) beschrieben worden.

Äußerst selten kann es zu Störungen der Blutbildung (Thrombozytopenie, Leukopenie, in Einzelfällen Agranulozytose, Panzytopenie) kommen.

In Einzelfällen ist bei prädisponierten Personen ein Bronchospasmus ausgelöst worden (Analgetika-Asthma).

7.6 Wechselwirkungen mit anderen Mitteln

Bei gleichzeitiger Einnahme von Arzneimitteln, die zur Enzyminduktion in der Leber führen, wie z. B. bestimmte Schlafmittel und Antiepileptika (u. a. Phenobarbital, Phenytoin, Carbamazepin) sowie Rifampicin, können auch durch sonst unschädliche Dosen von Paracetamol Leberschäden hervorgerufen werden. Gleiches gilt bei Alkoholmißbrauch.

Bei gleichzeitiger Einnahme von Mitteln, die zu einer Verlangsamung der Magenentleerung führen, wie z. B. Propanthelin, können die Aufnahme und der Wirkungseintritt von Paracetamol verzögert werden.

Die gleichzeitige Einnahme von Mitteln, die zu einer Beschleunigung der Magenentleerung führen, wie z. B. Metoclopramid, bewirkt eine Beschleunigung der Aufnahme und des Wirkungseintritts von Paracetamol.

Bei gleichzeitiger Gabe von Paracetamol und Chloramphenicol kann die Ausscheidung von Chloramphenicol deutlich verlangsamt sein mit dem Risiko einer erhöhten Toxizität.

Wechselwirkungen zwischen Paracetamol und Cumarinderivaten sind bezüglich ihrer klinischen Bedeutung noch nicht zu beurteilen. Eine Langzeitanwendung von Paracetamol bei Patienten, die mit oralen Antikoagulantien behandelt werden, sollte daher nur unter ärztlicher Kontrolle erfolgen.

Bei gleichzeitiger Anwendung von Paracetamol und AZT (Zidovudin) wird die Neigung zur Ausbildung einer Neutropenie verstärkt. Paracetamol soll daher nur nach ärztlichem Anraten gleichzeitig mit AZT angewendet werden.

7.7 Warnhinweise

Keine.

7.8 Wichtigste Inkompatibilitäten

Keine bekannt.

7.9 Dosierungsanleitung

Paracetamol-Kapseln 500 mg werden in Abhängigkeit von Alter bzw. Körpermasse dosiert, in der Regel mit 10–15 mg Paracetamol/kg Körpermasse als Einzeldosis, bis 50 mg/kg Körpermasse als Tagesgesamtdosis.

Die Gabe kann in Abständen von 4–8 Stunden wiederholt werden bis zu 3–4mal pro Tag.

Körpermasse	Alter	Einzeldosis	Maximaldosis pro Tag (24 Stunden)
bis 40 kg	10 bis 12 Jahre	1 Kaps.	4 Kaps.
über 40 kg	älter als 12 Jahre	1 bis 2 Kaps.	maximal 8 Kaps.

Bei Patienten mit Leber- oder Nierenfunktionsstörungen sowie Gilbert-Syndrom muß die Dosis vermindert bzw. das Dosisintervall verlängert werden.

7.10 Art und Dauer der Anwendung

Paracetamol-Kapseln 500 mg sind mit ausreichend Flüssigkeit einzunehmen.

Die Einnahme nach den Mahlzeiten kann zu einem verzögerten Wirkungseintritt führen.

Paracetamolhaltige Arzneimittel sollen ohne ärztlichen oder zahnärztlichen Rat nur wenige Tage und nicht in erhöhter Dosis eingenommen werden.

Bei längerem hochdosierten, nicht bestimmungsgemäßen Gebrauch von Analgetika können Kopfschmerzen auftreten, die nicht durch erhöhte Dosen des Arzneimittels behandelt werden dürfen.

Ganz allgemein kann die gewohnheitsmäßige Einnahme von Schmerzmitteln, insbesondere bei Kombination mehrerer schmerzstillender Wirkstoffe, zur dauerhaften Nierenschädigung mit dem Risiko eines Nierenversagens (Analgetika-Nephropathie) führen.

Bei abruptem Absetzen nach längerem hochdosierten, nicht bestimmungsgemäßen Gebrauch von Analgetika können Kopfschmerzen sowie Müdigkeit, Muskelschmerzen, Nervosität und vegetative Symptome auftreten. Die Absetzsymptomatik klingt innerhalb weniger Tage ab. Bis dahin soll die Wiedereinnahme von Schmerzmitteln unterbleiben und die erneute Einnahme nicht ohne ärztlichen Rat erfolgen.

7.11 Notfallmaßnahmen, Symptome und Gegenmittel

Die Einnahme überhöhter Dosen von Paracetamol kann zu Intoxikationserscheinungen mit einer Latenz von 24 bis 48 Stunden führen. Es können sich Leberfunktionsstörungen durch Leberzellnekrosen bis hin zum Leberkoma – auch mit tödlichem Ausgang – entwickeln. Unabhängig davon sind auch Nierenschädigungen durch Nekrosen der Tubuli beschrieben worden.

Als Symptome einer Paracetamol-Intoxikation können auftreten:

in der 1. Phase (1. Tag)	Übelkeit, Erbrechen, Schwitzen, Somnolenz und allgemeines Krankheitsgefühl.
in der 2. Phase (2. Tag)	Besserung des subjektiven Befindens, jedoch leichte Leibschmerzen, Lebervergrößerung, Transaminasen- und Bilirubinanstieg, verlängerte Thromboplastinzeit, Rückgang der Urinausscheidung
in der 3. Phase (3. Tag)	hohe Transaminasenwerte, Ikterus, Gerinnungsstörungen, Hypoglykämie, Übergang ins Leberkoma.

(Siehe auch Ziffer 7.12.2 „Akute Toxizität").

Therapie:

Bereits bei Verdacht auf Intoxikation mit Paracetamol ist innerhalb der ersten 6 Stunden eine Magenspülung und in den ersten 8 Stunden die intravenöse Gabe von SH-Gruppen-Donatoren, wie z. B. N-Acetylcystein sinnvoll.

Durch Dialyse kann die Plasmakonzentration von Paracetamol abgesenkt werden.

Bestimmungen der Plasmakonzentration von Paracetamol sind empfehlenswert.

Die weiteren Therapiemöglichkeiten zur Behandlung einer Intoxikation mit Paracetamol richten sich nach Ausmaß, Stadium und klinischen Symptomen entsprechend den üblichen Maßnahmen in der Intensivmedizin.

7.12 Pharmakologische und toxikologische Eigenschaften, Pharmakokinetik, Bioverfügbarkeit, soweit diese Angaben für die therapeutische Verwendung erforderlich sind.

7.12.1 Pharmakologische Eigenschaften

Paracetamol hat eine analgetische, antipyretische und sehr schwache antiphlogistische Wirkung. Der Wirkungsmechanismus ist nicht eindeutig geklärt. Nachgewiesen ist eine ausgeprägte Hemmung der zerebralen Prostaglandinsynthese, während die periphere Prostaglandinsynthese nur schwach gehemmt wird. Ferner hemmt Paracetamol den Effekt endogener Pyrogene auf das hypothalamische Temperaturregulationszentrum.

7.12.2 Toxikologische Eigenschaften

Akute Toxizität:

Für den Menschen ist bekannt, daß die orale Aufnahme von mehr als 6 g Paracetamol mit Plasmakonzentrationen von 200–300 µg/ml nach 4 Stunden, 100–150 µg/ml nach 8 Stunden, 50–80 µg/ml nach 12 Stunden und 30 bis 45 µg/ml nach 15 Stunden zu Leberzellschäden mit tödlichem Verlauf ins Coma hepaticum führen kann. Die Hepatotoxizität von Paracetamol steht in direkter Abhängigkeit zur Plasmakonzentration. Enzyminduktoren und Alkohol können auch bei sonst nicht toxischen Dosen von Paracetamol Leberschäden auslösen.

Chronische Toxizität:

Im Tierversuch zur Prüfung der subchronischen und chronischen Toxizität von Paracetamol an Ratte und Maus traten Läsionen im Magen-Darm-Trakt, Blutbildveränderungen, Degeneration des Leber- und Nierenparenchyms bis hin zu Nekrosen auf. Die Ursachen dieser Veränderungen sind einerseits auf den Wirkungsmechanismus (s. o.) und andererseits auf den Metabolismus von Paracetamol zurückzuführen. Die Metaboliten, denen die toxischen Wirkungen zugeschrieben werden, und die entsprechenden Organveränderungen sind auch beim Menschen nachgewiesen. Daher sollte Paracetamol nicht über längere Zeit und nicht in höheren Dosen eingenommen werden. Fälle von reversibler, aktiver chronischer Hepatitis sind bereits bei oralen Tagesdosen von 3,9 und 2,9 g und einer Anwendungsdauer von 1 Jahr beschrieben.

Deutlich leberschädigende Wirkungen können bei einer längerfristigen Anwendung von erhöhten oralen Tagesdosen (um 6 g Paracetamol) über z. B. 3 Wochen auch bei fehlender Vorschädigung der Leber, wie z. B. bei Nichtalkoholikern, auftreten. Klinisch-epidemiologische Daten belegen den begründeten Verdacht, daß in der Zusammenschau – trotz methodischer Unzulänglichkeiten der einzelnen Studien – die langfristige Einnahme von Analgetika zu einer Nephropathie mit Papillennekrosen und interstitieller Nephritis sowie sekundärer Pyelonephritis führen kann. Nach Elimination von Phenacetin ist trotz zunehmenden Verbrauchs paracetamolhaltiger Schmerzmittel der durch eine Analgetika-Nephropathie bedingte Anteil der Dialyse-Patienten in verschiedenen Ländern (Schweden, Kanada, Neuseeland, Australien) gesunken. Das nephrotoxische Risiko könnte also auch von geringerer Bedeutung sein als bei Phenacetin.

Mutagenes und tumorerzeugendes Potential:

Umfangreiche Untersuchungen ergaben keine Evidenz für ein relevantes genotoxisches Risiko von Paracetamol im therapeutischen, d. h. nichttoxischen Dosisbereich.

Aus Langzeitversuchen an Ratten und Mäusen liegen keine Hinweise auf relevante tumorigene Effekte in nichthepatotoxischen Dosierungen von Paracetamol vor.

Reproduktionstoxizität:

Paracetamol passiert die Placenta.

Aus Tierstudien und den bisherigen Erfahrungen an Menschen ergeben sich keine Hinweise auf Fruchtschädigungen. (Siehe auch Ziffer 7.13 „Sonstige Hinweise").

7.12.3 Pharmakokinetik

Nach oraler Gabe wird Paracetamol rasch und vollständig resorbiert. Die systemische Verfügbarkeit ist dosisabhängig und variiert zwischen 70 und 90%. Maximale Plasmakonzentrationen werden in Abhängigkeit von der Rezeptur der Kapseln nach 0,5–1,5 Stunden erreicht. Die Plasmaproteinbindung ist gering (bis zu 10%), kann aber bei Überdosierung ansteigen. Nach hepatischer Metabolisierung (Konjugation mit Glukuronsäure zu ca. 55%, mit Schwefelsäure zu ca. 35% sowie mit Cystein und Mercaptursäure) werden die pharmakologisch unwirksamen Metaboliten über die Nieren ausgeschieden. Nur ca. 4% des aufgenommenen Paracetamols verlassen den Körper in unveränderter Form. In kleinen Mengen entstehen die toxischen Metaboliten p-Aminophenol und durch N-Hydroxilierung N-Acetyl-p-benzochinonimin, die durch Glutathion und Cystein gebunden werden. Die Eliminationshalbwertszeit beträgt durchschnittlich 1,5 bis 2,5 Stunden. Binnen 24 Stunden erfolgt im allgemeinen eine vollständige Ausscheidung.

Bei Leber- und Nierenfunktionsstörungen, nach Überdosierungen sowie bei Neugeborenen ist die Halbwertszeit verlängert. Das Maximum der Wirkung und die durchschnittliche Wirkdauer (4–6 Stunden) korrelieren in etwa mit der Plasmakonzentration.

7.13 Sonstige Hinweise

Anwendung in der Schwangerschaft und Stillzeit:

Aus Untersuchungen an 923 Mutter-Kind-Paaren haben sich keine Hinweise auf einen Zusammenhang zwischen der Anwendung von Paracetamol während der ersten drei bis vier Monate der Schwangerschaft und dem Auftreten von Fehlbildungen ergeben.

Dennoch sollte Paracetamol während der Schwangerschaft nur unter strenger Abwägung des Nutzen-Risiko-Verhältnisses angewendet werden. Paracetamol sollte nicht über längere Zeit, in hoher Dosierung oder in Kombination mit anderen Arzneimitteln eingenommen werden, da die Sicherheit der Anwendung für diese Fälle nicht belegt ist.

Paracetamol geht in die Muttermilch über. Bei einer einmaligen Dosis von 650 mg ist in der Milch eine Durchschnittskonzentration von 11 µg/ml gemessen worden. Da nachteilige Folgen für den Säugling bisher nicht bekannt geworden sind, wird eine Unterbrechung des Stillens während der Behandlung normalerweise nicht erforderlich sein.

7.14 Besondere Lager- und Aufbewahrungshinweise

Dicht verschlossen und vor Licht geschützt aufbewahren.

Monographien-Kommentar

Paracetamol-Kapseln 500 mg

3 Eigenschaften und Prüfungen

3.2 Wirkstofffreisetzung

Der Wirkstoff Paracetamol ist in Wasser, der Prüfflüssigkeit, wenig löslich (1 in 70); dies stellt jedoch für den Lösevorgang kein Hindernis dar, da beim Lösen der gesamten Arzneistoffmenge (500 mg) nicht einmal 5% der Sättigungskonzentration erreicht wird. Die Prüflösung wird mittels einer photometrischen Methode analysiert. Vorgeschrieben ist die Messung am Absorptionsmaximum bei ca. 249 nm. Laut [1] liegt das Absorptionsmaximum von Paracetamol in Wasser bei 242 nm, in [2] wird für die methanolische Lösung 247 nm, für die saure wäßrige Lösung 240 nm angegeben. Da die Absorptionsbande relativ schmal ist, sollte das Maximum sorgfältig bestimmt werden. In der Vorschrift wird eine Filtration und – wenn nötig – eine Verdünnung der Probe gefordert; die Einschränkung „wenn nötig" sollte sich sinnvollerweise auf die Filtration beziehen, die ja nur dann erforderlich ist, wenn die Prüflösung nicht klar ist; die Verdünnung ist unbedingt nötig, da die spezifische Absorption in der Größenordnung von 600 liegt, so daß schon bei nur 15%-iger Auflösung der gesamten Paracetamolmenge eine Absorption von ca. 5 resultiert. Günstige Absorptionswerte erhält man, wenn man wie folgt vorgeht:

> 10,0 ml Prüflösung werden – wenn nötig – in einen 100 ml Meßkolben filtriert, der – gegebenenfalls unter Nachwaschen des Filters – mit Wasser bis zur Marke aufgefüllt wird. 10,0 ml dieser Lösung werden mit Wasser zu 50,0 ml verdünnt; die Absorption dieser Lösung (A_u) wird gegen Wasser am Absorptionsmaximum bei ca. 242 nm gemessen. Zur Herstellung der Referenzlösung werden 25 mg eines Paracetamolstandards genau gewogen (Masse m_s) in 250,0 ml Wasser gelöst und im Verhältnis 1:10 mit Wasser verdünnt. Mit Hilfe der gegen Wasser gemessenen Absorption (A_s) ist die gelöste Menge Paracetamol m_u zu berechnen
>
> $$m_u = 18\ m_s\ \frac{A_u}{A_s}$$
>
> woraus sich der auf den deklarierten Gehalt bezogene gelöste Anteil Q ergibt zu
>
> $$Q = \frac{m_u}{500}\ 100\% = 3{,}6\ m_s\ \frac{A_u}{A_s}$$

Diese UV-photometrische Analyse ist nur dann möglich, wenn keine Hilfsstoffe verwendet werden, die bei der gewählten Meßwellenlänge merklich Licht absorbieren. Gering dosierte oder praktisch unlösliche Hilfsstoffe mit geringen spezifischen Absorptionen sind tolerierbar. Alternative Verfahren sind die Photometrie im sichtbaren Spektralbereich nach Bildung von Farbstoffen [3–8], Strömungs-

Monographien-Kommentar

Injektions-Analyse (FIA) mit amperometrischer Indikation [9], GLC [10–12] und HPLC [13–18].

3.3 Prüfung auf Reinheit

Zur Prüfung auf 4-Aminophenol kann die Methode der Ph. Eur. eingesetzt werden, die Grenzprüfung mittels Farbvergleich basierend auf der Bildung eines farbigen (blauen) Komplexes aus Pentacyanonitrosylferrat(II) (Nitroprussid) und dem 4-Aminophenol. Im Gegensatz zur Arzneibuchmonographie, in der der Gehalt an 4-Aminophenol auf 0,005 % begrenzt ist, ist hier ein Gehalt von < 0,1 % gefordert; entsprechend ist die Vorschrift des DAB 1995 zu modifizieren:

> 0,25 g Substanz werden in 100,0 ml Lösemittel (Methanol + Wasser 1:1 Volumenteile) gelöst; 10,0 ml dieser Lösung werden mit 0,2 ml einer frisch hergestellten Lösung, die 1 Prozent (m/V) Natriumpentanitrosylferrat R und 1 Prozent wasserfreies Natriumcarbonat R enthält, gemischt und 30 Minuten lang stehengelassen. Die Lösung darf nicht stärker blau gefärbt sein als folgende gleichzeitig unter gleichen Bedingungen hergestellte Referenzlösung: 25 mg 4-aminophenolfreies Paracetamol R werden im Lösemittel gelöst und nach Zugabe von 0,5 ml einer 0,005prozentigen Lösung (m/V) von 4-Aminophenol R im Lösemittel zu 10,0 ml mit Lösemittel aufgefüllt.

Als Alternativen bieten sich HPLC Verfahren [18, 19] an; zur Steigerung der Empfindlichkeit und/oder Selektivität kann ein amperometrischer Detektor genutzt werden oder eine Probenvorbereitung, die durch Einsatz eines geeigneten Lösemittels das Verhältnis Verunreinigungen zu Paracetamol verbessert; dieser Weg wird als Vorbereitung für die DC Untersuchung des Ph. Eur beschrieben.

Die Prüfung auf 4'-Chloracetanilid kann mittels Dünnschichtchromatographie nach Ph. Eur. erfolgen; die dort angegebene Vorschrift begrenzt den Gehalt an 4'-Chloracetanilid gerade auf die hier geforderten 0,005 %.

Weitere Verunreinigungen lassen sich durch diese DC Methode ebenfalls begrenzen. Einsetzbar ist auch die HPLC [19].

3.4 Gehalt

Ein relativ selektives Titrationsverfahren beruht auf der sauer katalysierten Hydrolyse von Paracetamol zu 4-Aminophenol, das oxidimetrisch mit Ammoniumcer(IV)-sulfat-Lösungen unter Verwendung von Ferroin als Indikator [DAB 1995] oder mit biamperometrischer Indikation [20] erfolgen kann; es stören Stoffe, die durch die Behandlung mit Säure zu farbigen Produkten reagieren wie z. B. Lactose, was die Erkennung des Farbumschlages des Indikators unmöglich macht; Abhilfe schafft der Einsatz der elektrometrischen Indikation (dead stop) [20]; auch im sauren Milieu oxidierbare Substanzen stören; bei der Validierung ist hier besonders an Chlorid-Ionen zu denken, die zwar wegen kinetischer Hemmung durch Cer(IV) normalerweise nicht oxidiert werden, bei (schwer vorhersagbarer oder kontrollierbarer) Aufhebung der Hemmung aber sehr wohl reagieren

$$E_0\{Ce(III)/Ce(IV)\} = 1{,}72 \text{ V} > E_0\{Cl^-/Cl_2\} = 1{,}36 \text{ V}$$

Diese Probleme lassen sich umgehen durch Titration des 4-Aminophenol mit Natriumnitrit (Standardnormalpotential < 1 V) bei biamperometrischer oder poten-

Paracetamol-Kapseln 500 mg

tiometrischer Indikation [Ph. Eur. „Stickstoff in primären aromatischen Aminen", 21, 22].

Analog zur Wirkstofffreisetzung ist eine UV-photometrische Bestimmung möglich, die allerdings besser bei ca. 285 nm in Methanol durchgeführt wird wegen der höheren Selektivität und vor allem der geringeren spezifischen Absorption, die weniger Verdünnungsschritte erfordert.

Der Einsatz selektiverer Verfahren wie Photometrie im sichtbaren Spektralbereich nach Bildung von Farbstoffen [3–8], Strömungs-Injektions-Analyse (FIA) mit amperometrischer Indikation [9], GLC [10–12] und HPLC [13–18] wird wegen des höheren Aufwandes wohl auf spezielle Fälle beschränkt bleiben; allenfalls wenn die HPLC zur Reinheitsprüfung genutzt wird, liegt eine gleichzeitige Quantifizierung des Wirkstoffes nahe.

3.5   Haltbarkeit

Zur Bestimmung der Haltbarkeit sind selektive Methoden erforderlich; es bieten sich die chromatographischen Verfahren GC [10–12] und HPLC [13–18] an.

[1] A. El-Obeid Humeida, A. Al-Badr Abdullah in K. Florey (Hrsg.) „Analytical Profiles of Drug Substances, Bd. 14", Academic Press, New York, London.

[2] H.-W. Dibbern, E. Wirbitzki, UV- und IR-Spektren wichtiger pharmazeutischer Wirkstoffe, Editio Cantor Aulendorf (1978).

[3] J. N. Miceli, M. K. Aravind, A. K. Done, Pediatrics 1979, 63: 609.

[4] R. T. Sane, S. S. Kamat, Curr. Sci. 1980, 49: 650.

[5] S. M. Hassan, M. I. Walash, S. M. El-Sayed, A. M. Abou Ouf, J. Assoc. Off. Anal. Chem. 1981, 64: 1442.

[6] F. Le Perdriel, C. Hanegraaf, N. Chastagner, E. De Montety, Ann. Pharm. Fr. 1968, 26: 227 (C A 1969, 69: 46110).

[7] L. Chafetz, R. E. Daly, H. Schriftman, J. J. Lommer, J. Pharm. Sci. 1971, 60: 436.

[8] J. W. Mufrin, J. S. Wragg, Analyst 1972, 97: 670.

[9] A. Falkowski, R. Wie, Anal. Lett. Part. B, 1981, 14: 1003.

[10] H. V. Street, W. Vycudilik, G. Machata, J. Chromatogr. 1979, 168: 117.

[11] J. R. Sharman, J. Anal. Toxicol. 1981, 5: 153 (A A 1982, 42: 3D45).

[12] G. Kauert, L. von Meyer, G. Drasch, Dtsch. Apoth. Ztg. 1981, 121: 2014.

[13] M. A. Carrol, E. R. White, J. E. Zarembo, Anal. Chem. 1981, 53: 1111A, 1114A.

[14] J. W. Munson, E. J. Kubiak, Anal. Lett. Part. B, 1980, 13: 705 (A A 1981, 40: 3E45).

[15] J.-T. Stewart, I. L. Honigberg, J. W. Coldren, J. Pharm. Sci. 1979, 68: 32.

[16] J. C. West, J. Anal. Toxicol. 1981, 5: 118.

[17] S. J. Hart, M. I. Aguilar, K. Healey, M. C. Smail, I. C. Calder, J. Chromatogr. 1984, 306: 215.

[18] I. I. Hewala, Anal. Lett. 1994, 27: 71.

[19] M. Suzuki, T. Ono, S. Takitani, A A 1992, 54: 1G12.

[20] Z. E. Kalinowska, H. Haszlar, Farm. Pol. 1967, 23: 447 (C A 1967: 120229m).

[21] T. Ding, J. Wang, A A 1990, 52: 2E11.

[22] J. G. Baldinus, I. Rothberg, J. Am. Phar. Assoc. 1959, 48: 318 (C A 1959, 53: 15486).

P. Surmann

Monographien-Kommentar

4
4 **Behältnisse**

Gemäß einer Auflage nach § 28 Arzneimittelgesetz [1] dürfen Paracetamol-Kapseln 500 mg nur in kindergesicherter Verpackung gebracht werden; für weitere Erläuterungen siehe Kommentar zu Acetylsalicylsäure-Kapseln 500 mg.

[1] Anordnung einer Auflage nach § 28 Arzneimittelgesetz vom 17. September 1984 (BAnz. Nr. 178 vom 20. September 1984).

R. Braun

Monographien-Kommentar

Paracetamol-Kapseln 500 mg

Anmerkungen zur Rezeptur und Herstellung des Fertigarzneimittels.

Die Substanzeigenschaften von Paracetamol sind im Monographienkommentar Paracetamol-Tabletten 500 mg beschrieben [1]. Für die Entwicklung einer Paracetamol-Kapselfüllmasse sind folgende zwei Substanzeigenschaften von Bedeutung:

1. Verschiedene Kristallformen wie hexagonale Prismen oder lange Nadeln in verschiedenen Kristallgrößen und Kornverteilungen. Sie führen zu sehr unterschiedlichen Schütt- und Stampfvolumina, aber nur zu gering unterschiedlichen Auflösungsgeschwindigkeiten.

2. Die elektrostatische Aufladung der Substanz und somit ihre ausgesprochen schlechte Misch- und Fließeigenschaft. Es kommt zu Brücken- und Nestbildung. Dies läßt sich durch eine optimale Feuchte und Zusatz geeigneter Hilfsstoffe umgehen.

Trotz der schlechten Misch- und Fließeigenschaften soll Paracetamol sich gemäß persönlicher Mitteilung von Lohnherstellern für Steckkapselabfüllung nach Zusatz von Fließ- und Schmiermitteln wie Aerosil und Talkum problemlos auf Hochleistungsmaschinen abfüllen lassen. Dafür ist es erforderlich, daß die Abfüllung in konditionierten Räumen bei ca. 21 °C und 50 % relativer Luftfeuchte erfolgt.

Als Hilfsstoffe für eine Paracetamol-Kapselfüllmischung können empfohlen werden:

- Cellulosen, mikrofein sowie gemahlen
- Sorbit, Mannit
- Stärken und modifizierte Stärken
- Talkum, Aerosil

Wegen seiner stark hydrophobierenden Eigenschaften sollte Magnesiumstearat als Antihaftmittel für die Stempel und zur Verbesserung der Fließfähigkeit bei Paracetamol-Kapselfüllmischungen nach Möglichkeit nicht oder nur in geringen Mengen eingesetzt werden.

Gemäß einer vergleichenden Untersuchung von 1988 zur Qualität von Paracetamol-haltigen Fertigarzneimitteln [2] verfügte nur ein von vier untersuchten Kapselpräparaten über eine ausreichende Auflösungsgeschwindigkeit sowohl nach Standardzulassung als auch nach der USP XXI [3]. Dagegen entsprachen 20 von 21 Tablettenpräparaten den Anforderungen. Eine mögliche Erklärung dürfte in der Rezeptur und Technologie der Paracetamol-Kapselabfüllung liegen. 500 mg Paracetamol sind sehr voluminös und müssen nach dem Einstreichverfahren ohne Volumenkompression in eine Hartgelatinesteckkapsel Größe 00 mit 0,95 ml Inhalt abgefüllt werden, während für maschinell gefüllte Kapseln, die einen Preßling enthalten, nur die Kapselgröße 1 mit 0,65 ml Inhalt erforderlich ist. Enthält eine Paracetamol-Kapselfüllmischung relativ viel hydrophobe Gleit- und Schmiermittel und kaum Hilfsstoffe, die als Zerfallsförderer in der Tablettentechnologie gelten, so wird der Kapselpreßling hydrophobiert und zerfällt nur sehr langsam in seine Primärteile, so daß es zu den unbefriedigenden Auflösungsgeschwindigkeiten kommt.

Monographien-Kommentar

2

Für eine Handabfüllung von Paracetamol-Kapseln 500 mg nach der Standardzulassung eignet sich folgende Rezeptur [4]:

Paracetamol krist.[1]	333,33 mg
Paracetamol feinst[2]	166,67 mg
Aerosol 200	0,50 mg
Hartgelatinesteckkapsel Größe 00	

[1] Korngrößenverteilung [5]:   < 15 %   < 90 µm
                                  > 95 %   < 600 µm
[2] Korngrößenverteilung [5]:   > 95 %   < 200 µm

Die abgefüllten Kapseln erfüllen alle Anforderungen der Standardzulassung, wie Gehalt, Gleichförmigkeit der Masse, Zerfall und Auflösungsgeschwindigkeit. 80 Prozent des Wirkstoffes sind in weniger als 10 Minuten gelöst.

Bei dieser Rezeptur ist es vertretbar, daß die Inprozeßkontrolle, Bestimmung des Kapselinhaltes durch Wiegen, auch die Gehaltsbestimmung für die Chargenfreigabe abdeckt.

Eine Haltbarkeit von mindestens 1 Jahr ist in den von der Standardzulassung vorgeschriebenen Behältnissen zu erwarten.

[1] E. Norden-Ehlert, Standardzulassung Paracetamol-Tabletten 500 mg, Anmerkungen zur Rezeptur und Herstellung des Fertigarzneimittels.
[2] M. Steinigen, Pharm. Ztg. **133,** 30 (1988).
[3] USP XXI.
[4] E. Norden-Ehlert, Vortrag „Anwendung der Standardzulassung in der Apotheke", Fortbildungsveranstaltung der Apothekerkammer Schleswig-Holstein am 1./2. 10. 1988 in Damp 2000.
[5] Mitteilung und Produktspezifikation „Paracetamol" Hoechst AG, Dr. Sl-ba vom 27. 2. 1986.

E. Norden-Ehlert

Monographien-Kommentar

Paracetamol-Kapseln 500 mg

Das Bundesgesundheitsamt hat zur Abwehr von Arzneimittelrisiken im Rahmen des Stufenplans (Stufe II) die pharmazeutischen Unternehmer, die Paracetamol-haltigen Humanarzneimittel in den Verkehr bringen, aufgefordert, bestimmte Untersuchungen zur Abklärung eines möglichen genotoxischen Risikos von Paracetamol durchzuführen [1]. Nach § 24b AMG sind die Unternehmer verpflichtet, sich mit einem bestimmten Bruchteil an den Aufwendungen für die Erstellung der Unterlagen zu beteiligen. Im Rahmen der 5. AMG-Novelle, die am 17. August 1994 in Kraft getreten ist, wurde § 24b AMG dahingehend geändert, daß auch Nutzer von Standardzulassungen an den Aufwendungen beteiligt werden können. Dies ist durch eine Bekanntmachung des Bundesinstituts für Arzneimittel und Medizinprodukte geschehen [2].

Das Bundesinstitut hat zwischenzeitlich die Nutzer von Paracetamol-haltigen Arzneimitteln, die auf Basis einer Standardzulassung in den Verkehr bringen, benachrichtigt.

Sollte die Höhe der anteiligen Beteiligung an den Kostenaufwendungen in keinem betriebswirtschaftlichen Verhältnis zum Nutzen der Standardzulassung stehen, kann auf deren weitere Nutzung verzichtet werden.

[1]   BAnz. S. 886 vom 3. Februar 1994.
[2]   BAnz. S. 8925 vom 20. August 1994.

R. Braun

Paracetamol-Zäpfchen 125 mg für Säuglinge und Kleinkinder bis 1 Jahr

1 **Bezeichnung des Fertigarzneimittels**

Paracetamol-Zäpfchen 125 mg für Säuglinge und Kleinkinder bis 1 Jahr

2 **Darreichungsform**

Zäpfchen

3 **Eigenschaften und Prüfungen**

3.1 Aussehen, Eigenschaften

Weiße, bis schwach gelbliche, geruchlose Zäpfchen von einheitlicher Struktur an der Oberfläche und im Längsschnitt.

3.2 Prüfung auf Reinheit

4-Aminophenol: höchstens 0,1 Prozent

3.3 Gehalt

Zum Zeitpunkt der Produktfreigabe: 95,0 bis 105,5 Prozent der pro Zäpfchen deklarierten Menge Paracetamol.

Für die Haltbarkeitsdauer: mindestens 90,0 Prozent der deklarierten Menge Paracetamol.

3.4 Haltbarkeit

Die Haltbarkeit in den Behältnissen nach 4 beträgt mindestens 1 Jahr.

4 **Behältnisse**

Zäpfchen einzeln in Aluminiumfolie verpackt oder in Streifenpackungen eingesiegelt.

5 **Kennzeichnung**

Nach § 10 AMG, insbesondere:

5.1 Zulassungsnummer

3599.98.97

5.2 Art der Anwendung

Zum Einführen in den Darm.

5.3 Hinweise

Apothekenpflichtig.

Dicht verschlossen und nicht über 25 °C lagern.

6 Packungsbeilage

Nach § 11 AMG, insbesondere:

6.1 Stoff- oder Indikationsgruppe

Schmerzstillendes und fiebersenkendes Arzneimittel.

6.2 Anwendungsgebiete

– Leichte bis mäßig starke Schmerzen

– Fieber.

Hinweis:

Paracetamol-Zäpfchen 125 mg für Säuglinge und Kleinkinder bis 1 Jahr sollen längere Zeit oder in höheren Dosen nicht ohne Befragen des Arztes oder Zahnarztes angewendet werden.

6.3 Gegenanzeigen

<u>Wann dürfen Sie Paracetamol-Zäpfchen 125 mg für Säuglinge und Kleinkinder bis 1 Jahr nicht anwenden?</u>

Sie dürfen Paracetamol-Zäpfchen 125 mg für Säuglinge und Kleinkinder bis 1 Jahr nicht anwenden bei bekannter Überempfindlichkeit gegen den Wirkstoff oder einen der sonstigen Bestandteile.

<u>Wann dürfen Sie Paracetamol-Zäpfchen 125 mg für Säuglinge und Kleinkinder bis 1 Jahr erst nach Rücksprache mit Ihrem Arzt anwenden?</u>

Im folgenden wird beschrieben, wann Sie Paracetamol-Zäpfchen 125 mg für Säuglinge und Kleinkinder bis 1 Jahr nur unter bestimmten Bedingungen und nur mit besonderer Vorsicht anwenden dürfen. Befragen Sie hierzu bitte Ihren Arzt. Dies gilt auch, wenn diese Angaben bei Ihnen früher einmal zutrafen.

Sie sollten Paracetamol-Zäpfchen 125 mg für Säuglinge und Kleinkinder bis 1 Jahr nur mit besonderer Vorsicht (d. h. in größeren Anwendungsabständen oder in verminderter Dosis) und unter ärztlicher Kontrolle anwenden bei

– Leberfunktionsstörungen (z. B. durch chronischen Alkoholmißbrauch, Leberentzündungen)

– vorgeschädigter Niere

– angeborenem vermehrtem Bilirubin-Gehalt des Blutes (Gilbert-Syndrom oder Meulengracht-Krankheit).

<u>Was müssen Sie in der Schwangerschaft beachten?</u>

Paracetamol-Zäpfchen 125 mg für Säuglinge und Kleinkinder bis 1 Jahr sollten nur nach strenger Abwägung des Nutzen-Risiko-Verhältnisses während der Schwangerschaft angewendet werden.

Sie sollten Paracetamol-Zäpfchen 125 mg für Säuglinge und Kleinkinder bis 1 Jahr während der Schwangerschaft nicht über längere Zeit, in hohen Dosen oder in Kombination mit anderen Arzneimitteln anwenden, da die Sicherheit der Anwendung für diese Fälle nicht belegt ist.

Was müssen Sie in der Stillzeit beachten?

Paracetamol geht in die Muttermilch über. Da nachteilige Folgen für den Säugling bisher nicht bekannt geworden sind, wird eine Unterbrechung des Stillens während der Behandlung normalerweise nicht erforderlich sein.

Was ist bei Kindern zu berücksichtigen?

Paracetamol-Zäpfchen 125 mg für Säuglinge und Kleinkinder bis 1 Jahr sind für Neugeborene nicht geeignet. Hierfür stehen Präparate mit einem geringeren Wirkstoffgehalt in Form von Saft oder Pulver zur Verfügung.

6.4   Vorsichtsmaßnahmen für die Anwendung und Warnhinweise

Welche Vorsichtsmaßnahmen müssen beachtet werden?

Bei längerem hochdosierten, nicht bestimmungsgemäßem Gebrauch von Schmerzmitteln können Kopfschmerzen auftreten, die nicht durch erhöhte Dosen des Arzneimittels behandelt werden dürfen.

Ganz allgemein kann die gewohnheitsmäßige Anwendung von Schmerzmitteln, insbesondere bei Kombination mehrerer schmerzstillender Wirkstoffe, zur dauerhaften Nierenschädigung mit dem Risiko eines Nierenversagens (Analgetika-Nephropathie) führen.

Was müssen Sie im Straßenverkehr sowie bei der Arbeit mit Maschinen und bei Arbeiten ohne sicheren Halt beachten?

Es sind keine besonderen Vorsichtsmaßnahmen erforderlich.

6.5   Wechselwirkungen mit anderen Mitteln

Welche anderen Arzneimittel beeinflussen die Wirkung von Paracetamol-Zäpfchen 125 mg für Säuglinge und Kleinkinder bis 1 Jahr und was müssen Sie beachten, wenn Sie zusätzlich andere Arzneimittel anwenden?

Beachten Sie bitte, daß diese Angaben auch für vor kurzem angewandte Arzneimittel gelten können.

Bei gleichzeitiger Anwendung von Arzneimitteln, die zu beschleunigtem Arzneimittelabbau in der Leber führen (Enzyminduktion), wie z. B. bestimmte Schlafmittel und Antiepileptika (Arzneimittel gegen vom Gehirn ausgehende Krampfanfälle [u. a. Phenobarbital, Phenytoin, Carbamazepin]) sowie Rifampicin (einem Tuberkulosemittel), können auch durch sonst unschädliche Dosen von Paracetamol Leberschäden hervorgerufen werden. Gleiches gilt bei Alkoholmißbrauch.

Wechselwirkungen zwischen Paracetamol und Cumarinderivaten (Arzneimittel zur Herabsetzung der Gerinnungsfähigkeit des Blutes) sind bezüglich ihrer klinischen Bedeutung noch nicht zu beurteilen. Eine Langzeitanwendung von Paracetamol-Zäpfchen 125 mg für Säuglinge und Kleinkinder bis 1 Jahr bei Patienten, die mit blutgerinnungshemmenden Mitteln (oralen Antikoagulantien) behandelt werden, sollte daher nur unter ärztlicher Kontrolle erfolgen.

Bei gleichzeitiger Gabe von Paracetamol und Chloramphenicol kann die Ausscheidung von Chloramphenicol deutlich verlangsamt sein mit dem Risiko einer erhöhten Toxizität.

Bei gleichzeitiger Anwendung von Paracetamol und AZT (Zidovudin) wird die Neigung zur Verminderung weißer Blutkörperchen (Neutropenie) verstärkt. Paracetamol-Zäpfchen 125 mg für Säuglinge und Kleinkinder bis 1 Jahr sollen daher nur nach ärztlichem Anraten gleichzeitig mit AZT angewendet werden.

Welche Genußmittel, Speisen und Getränke sollten Sie meiden?

Während der Anwendung von Paracetamol-Zäpfchen 125 mg für Säuglinge und Kleinkinder bis 1 Jahr sollte Alkoholgenuß möglichst vermieden werden.

6.6 Dosierungsanleitung, Art und Dauer der Anwendung

Die folgenden Angaben gelten, soweit Ihnen Ihr Arzt Paracetamol-Zäpfchen 125 mg für Säuglinge und Kleinkinder bis 1 Jahr nicht anders verordnet hat. Bitte halten Sie sich an die Anwendungsvorschriften, da Paracetamol-Zäpfchen 125 mg für Säuglinge und Kleinkinder bis 1 Jahr sonst nicht richtig wirken können.

Wieviel und wie oft sollten Sie Paracetamol-Zäpfchen 125 mg für Säuglinge und Kleinkinder bis 1 Jahr anwenden?

Körpermasse	Alter	Einzeldosis	Maximaldosis pro Tag (24 Stunden)
bis 7 kg	bis ½ Jahr	1 Zäpfchen	3 Zäpfchen
bis 10 kg	bis 1 Jahr	1 Zäpfchen	4 Zäpfchen

Die Anwendung kann in Abständen von 6–8 Stunden wiederholt werden bis zu 3–4mal pro Tag.

Hinweis:

Bei Leber- oder Nierenfunktionsstörungen sowie bei angeborenem vermehrten Bilirubin-Gehalt des Blutes (Gilbert-Syndrom oder Meulengracht-Krankheit) müssen Paracetamol-Zäpfchen 125 mg für Säuglinge und Kleinkinder bis 1 Jahr in größeren Anwendungsabständen oder in verminderter Menge angewendet werden.

Wie und wann sollten Sie Paracetamol-Zäpfchen 125 mg für Säuglinge und Kleinkinder bis 1 Jahr anwenden?

Die Zäpfchen werden möglichst nach dem Stuhlgang tief in den After eingeführt. Zur Verbesserung der Gleitfähigkeit evtl. das Zäpfchen in der Hand erwärmen oder ganz kurz in heißes Wasser tauchen.

Die Maximaldosis pro Tag (24 Stunden) darf keinesfalls überschritten werden und der zeitliche Abstand bis zur Anwendung des nächsten Zäpfchens (sofern dies notwendig ist) muß mindestens 6 Stunden betragen.

Wie lange sollten Sie Paracetamol-Zäpfchen 125 mg für Säuglinge und Kleinkinder bis 1 Jahr anwenden?

Wenden Sie Paracetamol-Zäpfchen 125 mg für Säuglinge und Kleinkinder bis 1 Jahr ohne ärztlichen oder zahnärztlichen Rat nicht länger als 3–4 Tage an.

6.7 Anwendungsfehler und Überdosierungen

Was ist zu tun, wenn Paracetamol-Zäpfchen 125 mg für Säuglinge und Kleinkinder bis 1 Jahr in zu großen Mengen angewendet wurden (beabsichtigte oder versehentliche Überdosierung)?

Bei Überdosierung mit Paracetamol-Zäpfchen 125 mg für Säuglinge und Kleinkinder bis 1 Jahr können anfangs (1. Tag) Übelkeit, Erbrechen, Schwitzen, Schläfrigkeit und allgemeines Krankheitsgefühl auftreten. Trotz Besserung des subjektiven Allgemeinbefindens am 2. Tag kann es zu einer fortschreitenden Schädigung der Leber kommen bis hin zum Leberkoma am 3. Tag.

Bei Verdacht auf eine Überdosierung mit Paracetamol-Zäpfchen 125 mg für Säuglinge und Kleinkinder bis 1 Jahr ist daher **sofort** ein Arzt zu benachrichtigen. Dieser sollte, je nachdem wie lange die Anwendung zurückliegt, folgende Maßnahmen ergreifen:

– Die intravenöse Gabe von Gegenmitteln, wie z. B. Cysteamin oder N-Acetylcystein, sollte möglichst in den ersten acht Stunden nach einer Vergiftung erfolgen, um die zellschädigenden Stoffwechselprodukte von Paracetamol zu neutralisieren.

– eine Blutwäsche (Dialyse) kann die Konzentration von Paracetamol im Blut senken.

Die weiteren Möglichkeiten zur Behandlung einer Vergiftung mit Paracetamol-Zäpfchen 125 mg für Säuglinge und Kleinkinder bis 1 Jahr richten sich nach dem Ausmaß und Verlauf sowie den Krankheitszeichen.

Was müssen Sie beachten, wenn Sie zuwenig Paracetamol-Zäpfchen 125mg für Säuglinge und Kleinkinder bis 1 Jahr angewendet oder die Anwendung vergessen haben?

Wenden Sie beim nächsten Mal nicht etwa die doppelte Menge an, sondern führen Sie die Anwendung, wie in der Dosierungsanleitung beschrieben, fort.

Was müssen Sie beachten, wenn Sie die Behandlung unterbrechen oder vorzeitig beenden wollen?

Hier sind bei bestimmungsgemäßer Anwendung von Paracetamol-Zäpfchen 125 mg für Säuglinge und Kleinkinder bis 1 Jahr keine Besonderheiten zu beachten.

Bei plötzlicher Beendigung der Anwendung (Absetzen) nach längerem nicht bestimmungsgemäßem, hochdosiertem Gebrauch von Schmerzmitteln können Kopfschmerzen sowie Müdigkeit, Muskelschmerzen, Nervosität und vegetative Symptome auftreten. Diese Folgen des Absetzens klingen innerhalb weniger Tage ab. Bis dahin sollten keine Schmerzmittel angewendet werden. Auch danach soll eine erneute Anwendung nicht ohne ärztlichen Rat erfolgen.

6.8 Nebenwirkungen

Welche Nebenwirkungen können bei Anwendung von Paracetamol-Zäpfchen 125 mg für Säuglinge und Kleinkinder bis 1 Jahr auftreten?

Selten kann es zu Hautrötungen, sehr selten zu allergischen Reaktionen mit Hautausschlägen (allergisches Exanthem) kommen.

Äußerst selten kann es zu Störungen der Blutbildung (allergische Thrombozytopenie oder Leukopenie, in Einzelfällen eine Agranulozytose oder Panzytopenie) kommen.

In Einzelfällen ist bei empfindlichen Personen eine Verkrampfung der Muskulatur der Luftwege (Bronchialmuskulatur) mit Atemnot ausgelöst worden (Analgetika-Asthma).

In Einzelfällen sind für den Wirkstoff Paracetamol weitergehende Überempfindlichkeitsreaktionen (Schwellungen im Gesicht, Atemnot, Schweißausbruch, Übelkeit, Blutdruckabfall bis hin zum Schock) beschrieben worden.

Wenn Sie Nebenwirkungen bei der Anwendung beobachten, die nicht in dieser Packungsbeilage aufgeführt sind, teilen Sie diese bitte Ihrem Arzt oder Apotheker mit.

Welche Gegenmaßnahmen sind bei Nebenwirkungen zu ergreifen?

Sollten Sie die oben genannten Nebenwirkungen bei der Anwendung beobachten, sollen Paracetamol-Zäpfchen 125 mg für Säuglinge und Kleinkinder bis 1 Jahr nicht nochmals angewendet werden. Benachrichtigen Sie Ihren Arzt, damit er über den Schweregrad und gegebenenfalls erforderliche weitere Maßnahmen entscheiden kann.

Bei den ersten Anzeichen einer Überempfindlichkeitsreaktion **dürfen** Paracetamol-Zäpfchen 125 mg für Säuglinge und Kleinkinder bis 1 Jahr **nicht** nochmals angewendet werden, und es ist sofort Kontakt mit einem Arzt aufzunehmen.

6.9 Hinweis

Dicht verschlossen und nicht über 25 °C aufbewahren.

7 Fachinformation

Nach § 11a AMG, insbesondere:

7.1 Verschreibungsstatus/Apothekenpflicht

Apothekenpflichtig.

7.2 Stoff- oder Indikationsgruppe

Anilinderivat.

Analgetikum/Antipyretikum.

7.3 Anwendungsgebiete

Leichte bis mäßig starke Schmerzen; Fieber.

Für Säuglinge und Kleinkinder bis 1 Jahr.

7.4 Gegenanzeigen

Dieses Arzneimittel darf nicht angewendet werden bei

– bekannter Überempfindlichkeit gegenüber dem Wirkstoff Paracetamol.

Das Arzneimittel sollte nur mit besonderer Vorsicht (d. h. mit einem verlängerten Dosisintervall oder in verminderter Dosis) und unter ärztlicher Kontrolle angewendet werden bei

- Leberfunktionsstörungen (z. B. durch chronischen Alkoholmißbrauch, Leberentzündungen)
- Nierenfunktionsstörungen
- Gilbert-Syndrom (Meulengracht-Krankheit)

Hinweis:

Paracetamol-Zäpfchen 125 mg für Säuglinge und Kleinkinder bis 1 Jahr sind für Neugeborene nicht geeignet. Hierfür stehen Präparate mit einem geringeren Wirkstoffgehalt in Form von Saft oder Pulver zur Verfügung.

Anwendung in der Schwangerschaft und Stillzeit:

Paracetamol sollte nur nach strenger Abwägung des Nutzen-Risiko-Verhältnisses während der Schwangerschaft angewendet werden (siehe auch 7.13 „Sonstige Hinweise").

7.5 Nebenwirkungen

Selten kann es zu Hautrötungen, sehr selten zu allergischen Reaktionen mit Exanthemen kommen.

In Einzelfällen sind für den Wirkstoff Paracetamol Überempfindlichkeitsreaktionen (Quincke-Ödem, Atemnot, Schweißausbruch, Übelkeit, Blutdruckabfall bis hin zum Schock) beschrieben worden.

Äußerst selten kann es zu Störungen der Blutbildung (Thrombozytopenie, Leukopenie, in Einzelfällen Agranulozytose, Panzytopenie) kommen.

In Einzelfällen ist bei prädisponierten Personen ein Bronchospasmus ausgelöst worden (Analgetika-Asthma).

7.6 Wechselwirkungen mit anderen Mitteln

Bei gleichzeitiger Anwendung von Arzneimitteln, die zur Enzyminduktion der Leber führen, wie z. B. bestimmte Schlafmittel und Antiepileptika (u. a. Phenobarbital, Phenytoin, Carbamazepin) sowie Rifampicin, können auch durch sonst unschädliche Dosen von Paracetamol Leberschäden hervorgerufen werden. Gleiches gilt bei Alkoholmißbrauch.

Bei gleichzeitiger Gabe von Paracetamol und Chloramphenicol kann die Ausscheidung von Chloramphenicol deutlich verlangsamt sein mit dem Risiko einer erhöhten Toxizität.

Wechselwirkungen zwischen Paracetamol und Cumarinderivaten sind bezüglich ihrer klinischen Bedeutung noch nicht zu beurteilen. Eine Langzeitanwendung von Paracetamol bei Patienten, die mit oralen Antikoagulantien behandelt werden, sollte daher nur unter ärztlicher Kontrolle erfolgen.

Bei gleichzeitiger Anwendung von Paracetamol und AZT (Zidovudin) wird die Neigung zur Ausbildung einer Neutropenie verstärkt. Paracetamol soll daher nur nach ärztlichem Anraten gleichzeitig mit AZT angewendet werden.

8 Paracetamol-Zäpfchen 125 mg

7.7 Warnhinweise

Keine.

7.8 Wichtigste Inkompatibilitäten

Keine bekannt.

7.9 Dosierung mit Einzel- und Tagesgaben

Paracetamol-Zäpfchen 125 mg für Säuglinge und Kleinkinder bis 1 Jahr werden in Abhängigkeit von Alter bzw. Körpermasse dosiert, in der Regel mit 10–15 mg Paracetamol/kg Körpermasse als Einzeldosis, bis 50 mg/kg Körpermasse als Tagesgesamtdosis.

Die Gabe kann in Abständen von 6–8 Stunden wiederholt werden bis zu 3–4 mal pro Tag.

Körpermasse	Alter	Einzeldosis	Maximaldosis pro Tag (24 Stunden)
bis 7 kg	bis 1/2 Jahr	1 Zäpfchen	3 Zäpfchen
bis 10 kg	bis 1 Jahr	1 Zäpfchen	4 Zäpfchen

Bei Patienten mit Leber- oder Nierenfunktionsstörungen sowie Gilbert-Syndrom muß die Dosis vermindert bzw. das Dosisintervall verlängert werden.

7.10 Art und Dauer der Anwendung

Die Zäpfchen werden möglichst nach dem Stuhlgang tief in den After eingeführt. Zur Verbesserung der Gleitfähigkeit evtl. Zäpfchen in der Hand erwärmen oder ganz kurz in heißes Wasser tauchen.

Die Maximaldosis pro Tag (24 Stunden) darf keinesfalls überschritten werden und der zeitliche Abstand bis zur Anwendung des nächsten Zäpfchens (sofern dies notwendig ist) muß mindestens 6 Stunden betragen.

Paracetamolhaltige Arzneimittel sollen ohne ärztlichen oder zahnärztlichen Rat nur wenige Tage und nicht in erhöhter Dosis angewendet werden.

Bei längerem hochdosierten, nicht bestimmungsgemäßem Gebrauch von Analgetika können Kopfschmerzen auftreten, die nicht durch erhöhte Dosen des Arzneimittels behandelt werden dürfen.

Ganz allgemein kann die gewohnheitsmäßige Anwendung von Schmerzmitteln, insbesondere bei Kombination mehrerer schmerzstillender Wirkstoffe, zur dauerhaften Nierenschädigung mit dem Risiko eines Nierenversagens (Analgetika-Nephropathie) führen.

Bei abruptem Absetzen nach längerem hochdosierten, nicht bestimmungsgemäßem Gebrauch von Analgetika können Kopfschmerzen sowie Müdigkeit, Muskelschmerzen, Nervosität und vegetative Symptome auftreten. Die Absetzsymptomatik klingt innerhalb weniger Tage ab. Bis dahin soll die Wiederanwendung von Schmerzmitteln unterbleiben und die erneute Anwendung nicht ohne ärztlichen Rat erfolgen.

7.11 Notfallmaßnahmen, Symptome und Gegenmittel

Die Anwendung überhöhter Dosen von Paracetamol kann zu Intoxikationserscheinungen mit einer Latenz von 24 bis 48 Stunden führen. Es können sich Leberfunktionsstörungen durch Leberzellnekrosen bis hin zum Leberkoma – auch mit tödlichem Ausgang – entwickeln. Unabhängig davon sind auch Nierenschädigungen durch Nekrosen der Tubuli beschrieben worden.

Als Symptome einer Paracetamol-Intoxikation können auftreten:

in der 1. Phase (1. Tag)	Übelkeit, Erbrechen, Schwitzen, Somnolenz und allgemeines Krankheitsgefühl
in der 2. Phase (2. Tag)	Besserung des subjektiven Befindens, jedoch leichte Leibschmerzen, Lebervergrößerung, Transaminasen- und Bilirubinanstieg, verlängerte Thromboplastinzeit, Rückgang der Urinausscheidung
in der 3. Phase (3. Tag)	hohe Transaminasenwerte, Ikterus, Gerinnungsstörungen, Hypoglykämie, Übergang ins Leberkoma.

(Siehe auch Ziffer 7.12.2 „Akute Toxizität").

Therapie:

Bereits bei Verdacht auf Intoxikation mit Paracetamol ist in den ersten 8 Stunden die intravenöse Gabe von SH-Gruppen-Donatoren, wie z. B. N-Acetylcystein sinnvoll.

Durch Dialyse kann die Plasmakonzentration von Paracetamol abgesenkt werden.

Bestimmungen der Plasmakonzentration von Paracetamol sind empfehlenswert.

Die weiteren Therapiemöglichkeiten zur Behandlung einer Intoxikation mit Paracetamol richten sich nach Ausmaß, Stadium und klinischen Symptomen entsprechend den üblichen Maßnahmen in der Intensivmedizin.

7.12 Pharmakologische und toxikologische Eigenschaften, Pharmakokinetik, Bioverfügbarkeit, soweit diese Angaben für die therapeutische Verwendung erforderlich sind

7.12.1 Pharmakologische Eigenschaften

Paracetamol hat eine analgetische, antipyretische und sehr schwache antiphlogistische Wirkung. Der Wirkungsmechanismus ist nicht eindeutig geklärt. Nachgewiesen ist eine ausgeprägte Hemmung der zerebralen Prostaglandinsynthese, während die periphere Prostaglandinsynthese nur schwach gehemmt wird. Ferner hemmt Paracetamol den Effekt endogener Pyrogene auf das hypothalamische Temperaturregulationszentrum.

7.12.2 Toxikologische Eigenschaften

Akute Toxizität:

Für den Menschen ist bekannt, daß die orale Aufnahme von mehr als 6 g Paracetamol mit Plasmakonzentrationen von 200–300 µg/ml nach 4 Stunden, 100 bis 150 µg/ml nach 8 Stunden, 50–80 µg/ml nach 12 Stunden und 30–45 µg/ml nach 15 Stunden zu Leberzellschäden mit tödlichem Verlauf im Coma hepaticum führen kann. Die Hepatotoxizität von Paracetamol steht in direkter Abhängigkeit zur Plasmakonzentration. Enzyminduktoren und Alkohol können auch bei sonst nicht toxischen Dosen von Paracetamol Leberschäden auslösen.

Chronische Toxizität:

Im Tierversuch zur Prüfung der subchronischen und chronischen Toxizität von Paracetamol an Ratte und Maus traten Läsionen im Magen-Darm-Trakt, Blutbildveränderungen, Degeneration des Leber- und Nierenparenchyms bis hin zu Nekrosen auf. Die Ursachen dieser Veränderungen sind einerseits auf den Wirkungsmechanismus (s. o.) und andererseits auf den Metabolismus von Paracetamol zurückzuführen. Die Metaboliten, denen die toxischen Wirkungen zugeschrieben werden, und die entsprechenden Organveränderungen sind auch beim Menschen nachgewiesen. Daher sollte Paracetamol nicht über längere Zeit und in höheren Dosen angewendet werden. Fälle von reversibler, aktiver, chronischer Hepatitis sind bereits bei oralen Tagesdosen von 3,9 und 2,9 g und einer Anwendungsdauer von 1 Jahr beschrieben. Orale Tagesdosen mit deutlich leberschädigender Wirkung liegen bei Nichtalkoholikern im Bereich von 5,8 g Paracetamol, wobei Intoxikationssymptome bereits 3 Wochen nach Einnahme auftreten können.

Deutlich leberschädigende Wirkungen können bei einer längerfristigen Anwendung von erhöhten oralen Tagesdosen (um 6 g Paracetamol) über z. B. 3 Wochen auch bei fehlender Vorschädigung der Leber, wie z. B. bei Nichtalkoholikern, auftreten. Klinisch-epidemiologische Daten belegen den begründeten Verdacht, daß in der Zusammenschau – trotz methodischer Unzulänglichkeiten der einzelnen Studien – die langfristige Einnahme von Analgetika zu einer Nephropathie mit Papillennekrosen und interstitieller Nephritis sowie sekundärer Pyelonephritis führen kann. Nach Elimination von Phenacetin ist trotz zunehmenden Verbrauchs paracetamolhaltiger Schmerzmittel der durch eine Analgetika-Nephropathie bedingte Anteil der Dialyse-Patienten in verschiedenen Ländern (Schweden, Kanada, Neuseeland, Australien) gesunken. Das nephrotoxische Risiko könnte also auch von geringerer Bedeutung sein als bei Phenacetin.

Mutagenes und tumorerzeugendes Potential:

Umfangreiche Untersuchungen ergaben keine Evidenz für ein relevantes genotoxisches Risiko von Paracetamol im therapeutischen, d. h. nicht toxischen Dosisbereich.

Aus Langzeitversuchen an Ratten und Mäusen liegen keine Hinweise auf relevante tumorigene Effekte in nichthepatotoxischen Dosierungen von Paracetamol vor.

Reproduktionstoxizität:

Paracetamol passiert die Placenta.

Aus Tierstudien und den bisherigen Erfahrungen an Menschen ergeben sich keine Hinweise auf Fruchtschädigungen. (Siehe auch Ziffer 7.13 „Sonstige Hinweise").

7.12.3 Pharmakokinetik

Nach rektaler Gabe wird Paracetamol zu 68–88% resorbiert; maximale Plasmakonzentrationen werden erst nach 3–4 Stunden erreicht. Die Plasmaproteinbindung ist gering (bis zu 10%), kann aber bei Überdosierung ansteigen. Nach hepatischer Metabolisierung (Konjugation mit Glukuronsäure zu ca. 55%, mit Schwefelsäure zu ca. 35% sowie mit Cystein und Mercaptursäure) werden die pharmakologisch unwirksamen Metaboliten über die Nieren ausgeschieden. Nur ca. 4% des aufgenommenen Paracetamols verlassen den Körper in unveränderter Form. In kleinen Mengen entstehen die toxischen Metaboliten p-Aminophenol und durch N-Hydroxilierung N-Acetyl-p-benzochinonimin, die durch Glutathion und Cystein gebunden werden. Die Eliminationshalbwertszeit beträgt durchschnittlich 1,5–2,5 Stunden. Binnen 24 Stunden erfolgt im allgemeinen eine vollständige Ausscheidung.

Bei Leber- und Nierenfunktionsstörungen, nach Überdosierungen sowie bei Neugeborenen ist die Halbwertszeit verlängert. Das Maximum der Wirkung und die durchschnittliche Wirkdauer (4–6 Stunden) korrelieren in etwa mit der Plasmakonzentration.

7.13 Sonstige Hinweise

Anwendung in der Schwangerschaft und Stillzeit:

Aus Untersuchungen an 923 Mutter-Kind-Paaren haben sich keine Hinweise auf einen Zusammenhang zwischen der Anwendung von Paracetamol während der ersten drei bis vier Monate der Schwangerschaft und dem Auftreten von Fehlbildungen ergeben.

Dennoch sollte Paracetamol während der Schwangerschaft nur unter strenger Abwägung des Nutzen-Risiko-Verhältnisses angewendet werden. Paracetamol sollte nicht über längere Zeit, in hoher Dosierung oder in Kombination mit anderen Arzneimitteln gegeben werden, da die Sicherheit der Anwendung für diese Fälle nicht belegt ist.

Paracetamol geht in der Muttermilch über. Bei einer einmaligen Dosis von 650 mg ist in der Milch eine Durchschnittskonzentration von 11 μg/ml gemessen worden. Da nachteilige Folgen für den Säugling bisher nicht bekannt geworden sind, wird eine Unterbrechung des Stillens während der Behandlung normalerweise nicht erforderlich sein.

7.14 Besondere Lager- und Aufbewahrungshinweise

Dicht verschlossen und nicht über 25 °C aufbewahren.

Monographien-Kommentar

Paracetamol-Zäpfchen 125 mg

Siehe auch Kommentar zu Paracetamol-Kapseln 500 mg

3 **Eigenschaften und Prüfungen**

3.2 Gehalt

Die Gehaltsbestimmung einer ethanolischen Lösung kann UV-photometrisch erfolgen bei einer Wellenlänge von 285 nm oder 249 nm; im ersten Fall mißt man in einem relativ flachen Bereich im abfallenden Teil des Absorptionsspektrums, jedoch nicht an einem Maximum; dies kann zu Fehlern führen durch ungenaues Einstellen der Meßwellenlänge, was aber nicht ins Gewicht fällt, wenn die Wellenlängeneinstellung vor allen Messungen erfolgt und während der Meßreihe nicht verändert wird; wegen der kleineren spezifischen Absorption kann man gegenüber den Messungen bei 249 nm auf einen Verdünnungsschritt verzichten, was Lösemittel spart und die Präzision erhöht; zudem ist bei der höheren Wellenlänge weniger mit Störungen durch Hilfsstoffe zu rechnen.

10 Zäpfchen, genau gewogen (Masse m_g in mg), werden fein zerschnitten. Ein etwa 1 Zäpfchen entsprechender Teil wird genau gewogen (Masse m_u in mg) und in 100,0 ml Ethanol gelöst. Wenn nötig wird die Lösung filtriert, wobei die ersten 20 ml verworfen werden. 10,0 ml des Filtrats werden mit Ethanol zu 250,0 ml verdünnt. Die Absorption dieser Lösung wird bei ca. 285 nm (an einem möglichst flachen Bereich des Absorptionsspektrums) gegen Ethanol in 1 cm Küvetten gemessen (A_u). 50 mg Paracetamol Standard Substanz, genau gewogen (Masse m_s in mg), werden in 100,0 ml Ethanol gelöst. 10,0 ml dieser Lösung werden mit Ethanol zu 100,0 ml verdünnt. Die Absorption dieser Lösung wird bei derselben Wellenlänge wie die Probe gegen Ethanol in 1 cm Küvetten gemessen (A_s). Der Gehalt w der Zäpfchen bezogen auf die deklarierte Menge Paracetamol ergibt sich zu

$$w \text{ (Paracetamol)} = 0{,}2 \; \frac{m_g}{m_u} \; m_s \; \frac{A_u}{A_s}$$

Soll die Absorptionsmessung am Maximum bei ca. 249 nm erfolgen, müssen beide Lösungen obiger Vorschrift – Probe und Standard – im Volumenverhältnis 1:10 mit Ethanol verdünnt werden.

Alternativ können die titrimetrischen [1–3] und HPLC Methoden [4–9] eingesetzt werden; bei letzteren ist die Probenvorbereitung ein kritischer Punkt. Günstig ist ein weitgehendes Lösen der Zäpfchen und ein solches Verdünnen, daß die Lipide möglichst quantitativ ausfallen, ohne daß Paracetamol mit eingeschlossen wird; anderenfalls ist unbedingt eine Vorsäule zu benutzen.

Monographien-Kommentar

2

3.3 Haltbarkeit

Zur Überprüfung der Haltbarkeit eignen sich nur Verfahren, die selektiv die Paracetamolbestimmung gestatten, ohne daß 4-Aminophenol miterfaßt wird. Dieser Anforderung wird die HPLC [4–9] gerecht.

[1] Z. E. Kalinowska, H. Haszlar, Farm. Pol. 1967, 23: 447 (C A 1967: 120229m).
[2] T. Ding, J. Wang, A A 1990, 52: 2E11.
[3] J. G. Baldinus, I. Rothberg, J. Am. Phar. Assoc. 1959, 48: 318 (C A 1959, 53: 15486).
[4] M. A. Carrol, E. R. White, J. E. Zarembo, Anal. Chem. 1981, 53: 1111A, 1114A.
[5] J. W. Munson, E. J. Kubiak, Anal. Lett. Part. B, 1980, 13: 705 (A A 1981, 40: 3E45).
[6] J.-T. Stewart, I. L. Honigberg, J. W. Coldren, J. Pharm. Sci. 1979, 68: 32.
[7] J. C. West, J. Anal. Toxicol. 1981, 5: 118.
[8] S. J. Hart, M. I. Aguilar, K. Healey, M. C. Smail, I. C. Calder, J. Chromatogr. 1984, 306: 215.
[9] I. I. Hewala, Anal. Lett. 1994, 27: 71.

P. Surmann

Monographien-Kommentar

Paracetamol-Zäpfchen 125 mg

Das Bundesgesundheitsamt hat zur Abwehr von Arzneimittelrisiken im Rahmen des Stufenplans (Stufe II) die pharmazeutischen Unternehmer, die Paracetamol-haltige Humanarzneimittel in den Verkehr bringen, aufgefordert, bestimmte Untersuchungen zur Abklärung eines möglichen genotoxischen Risikos von Paracetamol durchzuführen [1]. Nach § 24b AMG sind die Unternehmer verpflichtet, sich mit einem bestimmten Bruchteil an den Aufwendungen für die Erstellung der Unterlagen zu beteiligen. Im Rahmen der 5. AMG-Novelle, die am 17. August 1994 in Kraft getreten ist, wurde § 24b AMG dahingehend geändert, daß auch Nutzer von Standardzulassungen an den Aufwendungen beteiligt werden können. Dies ist durch eine Bekanntmachung des Bundesinstituts für Arzneimittel und Medizinprodukte geschehen [2].

Das Bundesinstitut hat zwischenzeitlich die Nutzer von Paracetamol-haltigen Arzneimitteln, die auf Basis einer Standardzulassung in den Verkehr bringen, benachrichtigt.

Sollte die Höhe der anteiligen Beteiligung an den Kostenaufwendungen in keinem betriebswirtschaftlichen Verhältnis zum Nutzen der Standardzulassung stehen, kann auf deren weitere Nutzung verzichtet werden.

[1] BAnz. S. 886 vom 3. Februar 1994.
[2] BAnz. S. 8925 vom 20. August 1994.

R. Braun

Paracetamol-Zäpfchen 250 mg für Kinder von 1–6 Jahren

1 **Bezeichnung des Fertigarzneimittels**

Paracetamol-Zäpfchen 250 mg für Kinder von 1–6 Jahren

2 **Darreichungsform**

Zäpfchen

3 **Eigenschaften und Prüfungen**

3.1 Aussehen, Eigenschaften

Weiße, bis schwach gelbliche, geruchlose Zäpfchen von einheitlicher Struktur an der Oberfläche und im Längsschnitt.

3.2 Prüfung auf Reinheit

4-Aminophenol: höchstens 0,1 Prozent

3.3 Gehalt

Zum Zeitpunkt der Produktfreigabe: 95,0 bis 105,0 Prozent der pro Zäpfchen deklarierten Menge Paracetamol.

Für die Haltbarkeitsdauer: mindestens 90,0 Prozent der deklarierten Menge Paracetamol.

3.4 Haltbarkeit

Die Haltbarkeit in den Behältnissen nach 4 beträgt mindestens 1 Jahr.

4 **Behältnisse**

Zäpfchen einzeln in Aluminiumfolie verpackt oder in Streifenpackungen eingesiegelt.

5 **Kennzeichnung**

Nach § 10 AMG, insbesondere:

5.1 Zulassungsnummer

3599.97.97

5.2 Art der Anwendung

Zum Einführen in den Darm.

5.3 Hinweise

Apothekenpflichtig.

Dicht verschlossen und nicht über 25 °C lagern.

2 Paracetamol-Zäpfchen 250 mg

6 Packungsbeilage

Nach § 11 AMG, insbesondere:

6.1 Stoff- oder Indikationsgruppe

Schmerzstillendes und fiebersenkendes Arzneimittel.

6.2 Anwendungsgebiete

– Leichte bis mäßig starke Schmerzen
– Fieber.

Hinweis:

Paracetamol-Zäpfchen 250 mg für Kinder von 1–6 Jahren sollen längere Zeit oder in höheren Dosen nicht ohne Befragen des Arztes oder Zahnarztes angewendet werden.

6.3 Gegenanzeigen

Wann dürfen Sie Paracetamol-Zäpfchen 250 mg für Kinder von 1–6 Jahren nicht anwenden?

Sie dürfen Paracetamol-Zäpfchen 250 mg für Kinder von 1–6 Jahren nicht anwenden bei bekannter Überempfindlichkeit gegen den Wirkstoff oder einen der sonstigen Bestandteile.

Wann dürfen Sie Paracetamol-Zäpfchen 250 mg für Kinder von 1–6 Jahren erst nach Rücksprache mit Ihrem Arzt anwenden?

Im folgenden wird beschrieben, wann Sie Paracetamol-Zäpfchen 250 mg für Kinder von 1–6 Jahren nur unter bestimmten Bedingungen und nur mit besonderer Vorsicht anwenden dürfen. Befragen Sie hierzu bitte Ihren Arzt. Dies gilt auch, wenn diese Angaben bei Ihnen früher einmal zutrafen.

Sie sollten Paracetamol-Zäpfchen 250 mg für Kinder von 1–6 Jahren nur mit besonderer Vorsicht (d. h. in größeren Anwendungsabständen oder in verminderter Dosis) und unter ärztlicher Kontrolle anwenden bei

– Leberfunktionsstörungen (z. B. durch chronischen Alkoholmißbrauch, Leberentzündungen)
– vorgeschädigter Niere
– angeborenem vermehrtem Bilirubin-Gehalt des Blutes (Gilbert-Syndrom oder Meulengracht-Krankheit).

Was müssen Sie in der Schwangerschaft beachten?

Paracetamol-Zäpfchen 250 mg für Kinder von 1–6 Jahren sollten nur nach strenger Abwägung des Nutzen-Risiko-Verhältnisses während der Schwangerschaft angewendet werden.

Sie sollten Paracetamol-Zäpfchen 250 mg für Kinder von 1–6 Jahren während der Schwangerschaft nicht über längere Zeit, in hohen Dosen oder in Kombination mit anderen Arzneimitteln anwenden, da die Sicherheit der Anwendung für diese Fälle nicht belegt ist.

Was müssen Sie in der Stillzeit beachten?

Paracetamol geht in die Muttermilch über. Da nachteilige Folgen für den Säugling bisher nicht bekannt geworden sind, wird eine Unterbrechung des Stillens während der Behandlung normalerweise nicht erforderlich sein.

Was ist bei Kindern zu berücksichtigen?

Paracetamol Zäpfchen 250 mg für Kinder von 1–6 Jahren sind nicht geeignet für Säuglinge. Hierfür stehen Präparate in Form von Saft, Pulver oder Zäpfchen mit geringerem Wirkstoffgehalt zur Verfügung.

6.4 Vorsichtsmaßnahmen für die Anwendung und Warnhinweise

Welche Vorsichtsmaßnahmen müssen beachtet werden?

Bei längerem hochdosierten, nicht bestimmungsgemäßem Gebrauch von Schmerzmitteln können Kopfschmerzen auftreten, die nicht durch erhöhte Dosen des Arzneimittels behandelt werden dürfen.

Ganz allgemein kann die gewohnheitsmäßige Anwendung von Schmerzmitteln, insbesondere bei Kombination mehrerer schmerzstillender Wirkstoffe, zur dauerhaften Nierenschädigung mit dem Risiko eines Nierenversagens (Analgetika-Nephropathie) führen.

Was müssen Sie im Straßenverkehr sowie bei der Arbeit mit Maschinen und bei Arbeiten ohne sicheren Halt beachten?

Es sind keine besonderen Vorsichtsmaßnahmen erforderlich.

6.5 Wechselwirkungen mit anderen Mitteln

Welche anderen Arzneimittel beeinflussen die Wirkung von Paracetamol-Zäpfchen 250 mg für Kinder von 1–6 Jahren und was müssen Sie beachten, wenn Sie zusätzlich andere Arzneimittel anwenden?

Beachten Sie bitte, daß diese Angaben auch für vor kurzem angewandte Arzneimittel gelten können.

Bei gleichzeitiger Anwendung von Arzneimitteln, die zu beschleunigtem Arzneimittelabbau in der Leber führen (Enzyminduktion), wie z. B. bestimmte Schlafmittel und Antiepileptika (Arzneimittel gegen vom Gehirn ausgehende Krampfanfälle [u. a. Phenobarbital, Phenytoin, Carbamazepin]) sowie Rifampicin (einem Tuberkulosemittel), können auch durch sonst unschädliche Dosen von Paracetamol Leberschäden hervorgerufen werden. Gleiches gilt bei Alkoholmißbrauch.

Wechselwirkungen zwischen Paracetamol und Cumarinderivaten (Arzneimittel zur Herabsetzung der Gerinnungsfähigkeit des Blutes) sind bezüglich ihrer klinischen Bedeutung noch nicht zu beurteilen. Eine Langzeitanwendung von Paracetamol-Zäpfchen 250 mg für Kinder von 1–6 Jahren bei Patienten, die mit blutgerinnungshemmenden Mitteln (oralen Antikoagulantien) behandelt werden, sollte daher nur unter ärztlicher Kontrolle erfolgen.

Bei gleichzeitiger Gabe von Paracetamol und Chloramphenicol kann die Ausscheidung von Chloramphenicol deutlich verlangsamt sein mit dem Risiko einer erhöhten Toxizität.

Bei gleichzeitiger Anwendung von Paracetamol und AZT (Zidovudin) wird die Neigung zur Verminderung weißer Blutkörperchen (Neutropenie) verstärkt. Paracetamol-Zäpfchen 250 mg für Kinder von 1–6 Jahren sollen daher nur nach ärztlichem Anraten gleichzeitig mit AZT angewendet werden.

<u>Welche Genußmittel, Speisen und Getränke sollten Sie meiden?</u>

Während der Anwendung von Paracetamol-Zäpfchen 250 mg für Kinder von 1–6 Jahren sollte Alkoholgenuß möglichst vermieden werden.

6.6 Dosierungsanleitung, Art und Dauer der Anwendung

Die folgenden Angaben gelten, soweit Ihnen Ihr Arzt Paracetamol-Zäpfchen 250 mg für Kinder von 1–6 Jahren nicht anders verordnet hat. Bitte halten Sie sich an die Anwendungsvorschriften, da Paracetamol-Zäpfchen 250 mg für Kinder von 1–6 Jahren sonst nicht richtig wirken können.

<u>Wieviel und wie oft sollten Sie Paracetamol-Zäpfchen 250 mg für Kinder von 1–6 Jahren anwenden?</u>

Körpermasse	Alter	Einzeldosis	Maximaldosis pro Tag (24 Stunden)
10 bis 15 kg	1 bis 3 Jahre	1 Zäpfchen	3 Zäpfchen
bis 22 kg	bis 6 Jahre	1 Zäpfchen	4 Zäpfchen

Die Anwendung kann in Abständen von 6–8 Stunden wiederholt werden bis zu 3–4mal pro Tag.

Hinweis:

Bei Leber- oder Nierenfunktionsstörungen sowie bei angeborenem vermehrten Bilirubin-Gehalt des Blutes (Gilbert-Syndrom oder Meulengracht-Krankheit) müssen Paracetamol-Zäpfchen 250 mg für Kinder von 1–6 Jahren in größeren Anwendungsabständen oder in verminderter Menge angewendet werden.

<u>Wie und wann sollten Sie Paracetamol-Zäpfchen 250 mg für Kinder von 1–6 Jahren anwenden?</u>

Die Zäpfchen werden möglichst nach dem Stuhlgang tief in den After eingeführt. Zur Verbesserung der Gleitfähigkeit evtl. das Zäpfchen in der Hand erwärmen oder ganz kurz in heißes Wasser tauchen.

Die Maximaldosis pro Tag (24 Stunden) darf keinesfalls überschritten werden und der zeitliche Abstand bis zur Anwendung des nächsten Zäpfchens (sofern dies notwendig ist) muß mindestens 6 Stunden betragen.

<u>Wie lange sollten Sie Paracetamol-Zäpfchen 250 mg für Kinder von 1–6 Jahren anwenden?</u>

Wenden Sie Paracetamol-Zäpfchen 250 mg für Kinder von 1–6 Jahren ohne ärztlichen oder zahnärztlichen Rat nicht länger als 3–4 Tage an.

6.7 Anwendungsfehler und Überdosierungen

Was ist zu tun, wenn Paracetamol-Zäpfchen 250 mg für Kinder von 1–6 Jahren in zu großen Mengen angewendet wurden (beabsichtigte oder versehentliche Überdosierung)?

Bei Überdosierung mit Paracetamol-Zäpfchen 250 mg für Kinder von 1–6 Jahren können anfangs (1. Tag) Übelkeit, Erbrechen, Schwitzen, Schläfrigkeit und allgemeines Krankheitsgefühl auftreten. Trotz Besserung des subjektiven Allgemeinbefindens am 2. Tag kann es zu einer fortschreitenden Schädigung der Leber kommen bis hin zum Leberkoma am 3. Tag.

Bei Verdacht auf eine Überdosierung mit Paracetamol-Zäpfchen 250 mg für Kinder von 1–6 Jahren ist daher **sofort** ein Arzt zu benachrichtigen. Dieser sollte, je nachdem wie lange die Anwendung zurückliegt, folgende Maßnahmen ergreifen:

– Die intravenöse Gabe von Gegenmitteln, wie z. B. Cysteamin oder N-Acetylcystein, sollte möglichst in den ersten acht Stunden nach einer Vergiftung erfolgen, um die zellschädigenden Stoffwechselprodukte von Paracetamol zu neutralisieren

– eine Blutwäsche (Dialyse) kann die Konzentration von Paracetamol im Blut senken.

Die weiteren Möglichkeiten zur Behandlung einer Vergiftung mit Paracetamol-Zäpfchen 250 mg für Kinder von 1–6 Jahren richten sich nach dem Ausmaß und Verlauf sowie den Krankheitszeichen.

Was müssen Sie beachten, wenn Sie zuwenig Paracetamol-Zäpfchen 250 mg für Kinder von 1–6 Jahren angewendet oder die Anwendung vergessen haben?

Wenden Sie beim nächsten Mal nicht etwa die doppelte Menge an, sondern führen Sie die Anwendung, wie in der Dosierungsanleitung beschrieben, fort.

Was müssen Sie beachten, wenn Sie die Behandlung unterbrechen oder vorzeitig beenden wollen?

Hier sind bei bestimmungsgemäßer Anwendung von Paracetamol-Zäpfchen 250 mg für Kinder von 1–6 Jahren keine Besonderheiten zu beachten.

Bei plötzlicher Beendigung der Anwendung (Absetzen) nach längerem nicht bestimmungsgemäßem, hochdosiertem Gebrauch von Schmerzmitteln können Kopfschmerzen sowie Müdigkeit, Muskelschmerzen, Nervosität und vegetative Symptome auftreten. Diese Folgen des Absetzens klingen innerhalb weniger Tage ab. Bis dahin sollten keine Schmerzmittel angewendet werden. Auch danach soll eine erneute Anwendung nicht ohne ärztlichen Rat erfolgen.

6.8 Nebenwirkungen

Welche Nebenwirkungen können bei Anwendung von Paracetamol-Zäpfchen 250 mg für Kinder von 1–6 Jahren auftreten?

Selten kann es zu Hautrötungen, sehr selten zu allergischen Reaktionen mit Hautausschlägen (allergisches Exanthem) kommen.

Äußerst selten kann es zu Störungen der Blutbildung (allergische Thrombozytopenie oder Leukopenie, in Einzelfällen eine Agranulozytose oder Panzytopenie) kommen.

6 Paracetamol-Zäpfchen 250 mg

In Einzelfällen ist bei empfindlichen Personen eine Verkrampfung der Muskulatur der Luftwege (Bronchialmuskulatur) mit Atemnot ausgelöst worden (Analgetika-Asthma).

In Einzelfällen sind für den Wirkstoff Paracetamol weitergehende Überempfindlichkeitsreaktionen (Schwellungen im Gesicht, Atemnot, Schweißausbruch, Übelkeit, Blutdruckabfall bis hin zum Schock) beschrieben worden.

Wenn Sie Nebenwirkungen bei der Anwendung beobachten, die nicht in dieser Packungsbeilage aufgeführt sind, teilen Sie diese bitte Ihrem Arzt oder Apotheker mit.

<u>Welche Gegenmaßnahmen sind bei Nebenwirkungen zu ergreifen?</u>

Sollten Sie die oben genannten Nebenwirkungen bei der Anwendung beobachten, sollen Paracetamol-Zäpfchen 250 mg für Kinder von 1–6 Jahren nicht nochmals angewendet werden. Benachrichtigen Sie Ihren Arzt, damit er über den Schweregrad und gegebenenfalls erforderliche weitere Maßnahmen entscheiden kann.

Bei den ersten Anzeichen einer Überempfindlichkeitsreaktion **dürfen** Paracetamol-Zäpfchen 250 mg für Kinder von 1–6 Jahren **nicht** nochmals angewendet werden, und es ist sofort Kontakt mit einem Arzt aufzunehmen.

6.9 Hinweis

Dicht verschlossen und nicht über 25 °C aufbewahren.

7 Fachinformation

Nach § 11a AMG, insbesondere:

7.1 Verschreibungsstatus/Apothekenpflicht

Apothekenpflichtig.

7.2 Stoff- oder Indikationsgruppe

Anilinderivat.

Analgetikum/Antipyretikum.

7.3 Anwendungsgebiete

Leichte bis mäßig starke Schmerzen; Fieber.

Für Kinder im Alter von 1 bis 6 Jahren.

7.4 Gegenanzeigen

Dieses Arzneimittel darf nicht angewendet werden bei

– bekannter Überempfindlichkeit gegenüber dem Wirkstoff Paracetamol.

Das Arzneimittel sollte nur mit besonderer Vorsicht (d. h. mit einem verlängerten Dosisintervall oder in verminderter Dosis) und unter ärztlicher Kontrolle angewendet werden bei

– Leberfunktionsstörungen (z. B. durch chronischen Alkoholmißbrauch, Leberentzündungen)

- Nierenfunktionsstörungen
- Gilbert-Syndrom (Meulengracht-Krankheit).

Hinweis:

Paracetamol-Zäpfchen 250 mg für Kinder von 1–6 Jahren sind nicht geeignet für Säuglinge. Hierfür stehen Präparate in Form von Saft, Pulver oder Zäpfchen mit geringerem Wirkstoffgehalt zur Verfügung.

Anwendung in der Schwangerschaft und Stillzeit:

Paracetamol sollte nur nach strenger Abwägung des Nutzen-Risiko-Verhältnisses während der Schwangerschaft angewendet werden (siehe auch 7.13 „Sonstige Hinweise").

7.5 Nebenwirkungen

Selten kann es zu Hautrötungen, sehr selten zu allergischen Reaktionen mit Exanthemen kommen.

In Einzelfällen sind für den Wirkstoff Paracetamol Überempfindlichkeitsreaktionen (Quincke-Ödem, Atemnot, Schweißausbruch, Übelkeit, Blutdruckabfall bis hin zum Schock) beschrieben worden.

Äußerst selten kann es zu Störungen der Blutbildung (Thrombozytopenie, Leukopenie, in Einzelfällen Agranulozytose, Panzytopenie) kommen.

In Einzelfällen ist bei prädisponierten Personen ein Bronchospasmus ausgelöst worden (Analgetika-Asthma).

7.6 Wechselwirkungen mit anderen Mitteln

Bei gleichzeitiger Anwendung von Arzneimitteln, die zur Enzyminduktion in der Leber führen, wie z. B. bestimmte Schlafmitel und Antiepileptika (u. a. Phenobarbital, Phenytoin, Carbamazepin) sowie Rifampicin, können auch durch sonst unschädliche Dosen von Paracetamol Leberschäden hervorgerufen werden. Gleiches gilt bei Alkoholmißbrauch.

Bei gleichzeitiger Gabe von Paracetamol und Chloramphenicol kann die Ausscheidung von Chloramphenicol deutlich verlangsamt sein mit dem Risiko einer erhöhten Toxizität.

Wechselwirkungen zwischen Paracetamol und Cumarinderivaten sind bezüglich ihrer klinischen Bedeutung noch nicht zu beurteilen. Eine Langzeitanwendung von Paracetamol bei Patienten, die mit oralen Antikoagulantien behandelt werden, sollte daher nur unter ärztlicher Kontrolle erfolgen.

Bei gleichzeitiger Anwendung von Paracetamol und AZT (Zidovudin) wird die Neigung zur Ausbildung einer Neutropenie verstärkt. Paracetamol soll daher nur nach ärztlichem Anraten gleichzeitig mit AZT angewendet werden.

7.7 Warnhinweise

Keine.

7.8 Wichtigste Inkompatibilitäten

Keine bekannt.

7.9 Dosierung mit Einzel- und Tagesgaben

Paracetamol-Zäpfchen 250 mg für Kinder von 1–6 Jahren werden in Abhängigkeit von Alter bzw. Körpermasse dosiert, in der Regel mit 10–15 mg Paracetamol/kg Körpermasse als Einzeldosis, bis 50 mg/kg Körpermasse als Tagesgesamtdosis. Die Gabe kann in Abständen von 6–8 Stunden wiederholt werden bis zu 3–4mal pro Tag.

Körpermasse	Alter	Einzeldosis	Maximaldosis pro Tag (24 Stunden)
10 bis 15 kg	1 bis 3 Jahre	1 Zäpfchen	3 Zäpfchen
bis 22 kg	bis 6 Jahre	1 Zäpfchen	4 Zäpfchen

Bei Patienten mit Leber- oder Nierenfunktionsstörungen sowie Gilbert-Syndrom muß die Dosis vermindert bzw. das Dosisintervall verlängert werden.

7.10 Art und Dauer der Anwendung

Die Zäpfchen werden möglichst nach dem Stuhlgang tief in den After eingeführt. Zur Verbesserung der Gleitfähigkeit evtl. Zäpfchen in der Hand erwärmen oder ganz kurz in heißes Wasser tauchen.

Die Maximaldosis pro Tag (24 Stunden) darf keinesfalls überschritten werden und der zeitliche Abstand bis zur Anwendung des nächsten Zäpfchens (sofern dies notwendig ist) muß mindestens 6 Stunden betragen.

Paracetamolhaltige Arzneimittel sollen ohne ärztlichen oder zahnärztlichen Rat nur wenige Tage und nicht in erhöhter Dosis angewendet werden.

Bei längerem hochdosierten, nicht bestimmungsgemäßem Gebrauch von Analgetika können Kopfschmerzen auftreten, die nicht durch erhöhte Dosen des Arzneimittels behandelt werden dürfen.

Ganz allgemein kann die gewohnheitsmäßige Anwendung von Schmerzmitteln, insbesondere bei Kombination mehrerer schmerzstillender Wirkstoffe, zur dauerhaften Nierenschädigung mit dem Risiko eines Nierenversagens (Analgetika-Nephropathie) führen.

Bei abruptem Absetzen nach längerem hochdosierten, nicht bestimmungsgemäßem Gebrauch von Analgetika können Kopfschmerzen sowie Müdigkeit, Muskelschmerzen, Nervosität und vegetative Symptome auftreten. Die Absetzsymptomatik klingt innerhalb weniger Tage ab. Bis dahin soll die Wiederanwendung von Schmerzmitteln unterbleiben und die erneute Anwendung nicht ohne ärztlichen Rat erfolgen.

7.11 Notfallmaßnahmen, Symptome und Gegenmittel

Die Anwendung überhöhter Dosen von Paracetamol kann zu Intoxikationserscheinungen mit einer Latenz von 24 bis 48 Stunden führen. Es können sich Leberfunktionsstörungen durch Leberzellnekrosen bis hin zum Leberkoma – auch mit tödlichem Ausgang – entwickeln. Unabhängig davon sind auch Nierenschädigungen durch Nekrosen der Tubuli beschrieben worden.

Als Symptome einer Paracetamol-Intoxikation können auftreten:

in der 1. Phase (1. Tag)	Übelkeit, Erbrechen, Schwitzen, Somnolenz und allgemeines Krankheitsgefühl
in der 2. Phase (2. Tag)	Besserung des subjektiven Befindens, jedoch leichte Leibschmerzen, Lebervergrößerung, Transaminasen- und Bilirubinanstieg, verlängerte Thromboplastinzeit, Rückgang der Urinausscheidung
in der 3. Phase (3. Tag)	hohe Transaminasenwerte, Ikterus, Gerinnungsstörungen, Hypoglykämie, Übergang ins Leberkoma.

(Siehe auch Ziffer 7.12.2 „Akute Toxizität").

Therapie:

Bereits bei Verdacht auf Intoxikation mit Paracetamol ist in den ersten 8 Stunden die intravenöse Gabe von SH-Gruppen-Donatoren, wie z. B. N-Acetylcystein sinnvoll.

Durch Dialyse kann die Plasmakonzentration von Paracetamol abgesenkt werden.

Bestimmungen der Plasmakonzentration von Paracetamol sind empfehlenswert.

Die weiteren Therapiemöglichkeiten zur Behandlung einer Intoxikation mit Paracetamol richten sich nach Ausmaß, Stadium und klinischen Symptomen entsprechend den üblichen Maßnahmen in der Intensivmedizin.

7.12 Pharmakologische und toxikologische Eigenschaften, Pharmakokinetik, Bioverfügbarkeit, soweit diese Angaben für die therapeutische Verwendung erforderlich sind

7.12.1 Pharmakologische Eigenschaften

Paracetamol hat eine analgetische, antipyretische und sehr schwache antiphlogistische Wirkung. Der Wirkungsmechanismus ist nicht eindeutig geklärt. Nachgewiesen ist eine ausgeprägte Hemmung der zerebralen Prostaglandinsynthese, während die periphere Prostaglandinsynthese nur schwach gehemmt wird. Ferner hemmt Paracetamol den Effekt endogener Pyrogene auf das hypothalamische Temperaturregulationszentrum.

7.12.2 Toxikologische Eigenschaften

Akute Toxizität:

Für den Menschen ist bekannt, daß die orale Aufnahme von mehr als 6 g Paracetamol mit Plasmakonzentrationen von 200–300 µg/ml nach 4 Stunden, 100–150 µg/ml nach 8 Stunden, 50–80 µg/ml nach 12 Stunden und 30–40 µg/ml nach 15 Stunden zu Leberzellschäden mit tödlichem Verlauf im Coma hepaticum führen kann. Die Hepatotoxizität von Paracetamol steht in direkter Abhängigkeit zur Plasmakonzentration. Enzyminduktoren und Alkohol können auch bei sonst nicht toxischen Dosen von Paracetamol Leberschäden auslösen.

Chronische Toxizität:

Im Tierversuch zur Prüfung der subchronischen und chronischen Toxizität von Paracetamol an Ratte und Maus traten Läsionen im Magen-Darm-Trakt, Blutbildveränderungen, Degeneration des Leber- und Nierenparenchyms bis hin zu Nekrosen auf. Die Ursachen dieser Veränderungen sind einerseits auf den Wirkungsmechanismus (s. o.) und andererseits auf den Metabolismus von Paracetamol zurückzuführen. Die Metaboliten, denen die toxischen Wirkungen zugeschrieben werden, und die entsprechenden Organveränderungen sind auch beim Menschen nachgewiesen. Daher sollte Paracetamol nicht über längere Zeit und in höheren Dosen angewendet werden. Fälle von reversibler, aktiver, chronischer Hepatitis sind bereits bei oralen Tagesdosen von 3,9 und 2,9 g und einer Anwendungsdauer von 1 Jahr beschrieben. Orale Tagesdosen mit deutlich leberschädigender Wirkung liegen bei Nichtalkoholikern im Bereich von 5,8 g Paracetamol, wobei Intoxikationssymptome bereits 3 Wochen nach Einnahme auftreten können.

Deutlich leberschädigende Wirkungen können bei einer längerfristigen Anwendung von erhöhten oralen Tagesdosen (um 6 g Paracetamol) über z. B. 3 Wochen auch bei fehlender Vorschädigung der Leber, wie z. B. bei Nichtalkoholikern, auftreten. Klinisch-epidemiologische Daten belegen den begründeten Verdacht, daß in der Zusammenschau – trotz methodischer Unzulänglichkeiten der einzelnen Studien – die langfristige Einnahme von Analgetika zu einer Nephropathie mit Papillennekrosen und interstitieller Nephritis sowie sekundärer Pyelonephritis führen kann. Nach Elimination von Phenacetin ist trotz zunehmenden Verbrauchs paracetamolhaltiger Schmerzmittel der durch eine Analgetika-Nephropathie bedingte Anteil der Dialyse-Patienten in verschiedenen Ländern (Schweden, Kanada, Neuseeland, Australien) gesunken. Das nephrotoxische Risiko könnte also auch von geringerer Bedeutung sein als bei Phenacetin.

Mutagenes und tumorerzeugendes Potential:

Umfangreiche Untersuchungen ergaben keine Evidenz für ein relevantes genotoxisches Risiko von Paracetamol im therapeutischen, d. h. nicht toxischen Dosisbereich.

Aus Langzeitversuchen an Ratten und Mäusen liegen keine Hinweise auf relevante tumorigene Effekte in nichthepatotoxischen Dosierungen von Paracetamol vor.

Reproduktionstoxizität:

Paracetamol passiert die Placenta.

Aus Tierstudien und den bisherigen Erfahrungen an Menschen ergeben sich keine Hinweise auf Fruchtschädigungen. (Siehe auch Ziffer 7.13 „Sonstige Hinweise").

7.12.3 Pharmakokinetik

Nach rektaler Gabe wird Paracetamol zu 68–88% resorbiert; maximale Plasmakonzentrationen werden erst nach 3–4 Stunden erreicht. Die Plasmaproteinbindung ist gering (bis zu 10%), kann aber bei Überdosierung ansteigen. Nach hepatischer Metabolisierung (Konjugation mit Glukuronsäure zu ca. 55%, mit Schwefelsäure zu ca. 35% sowie mit Cystein und Mercaptursäure) werden die pharmakologisch unwirksamen Metaboliten über die Nieren ausgeschieden. Nur ca. 4% des aufgenommenen Paracetamols verlassen den Körper in unveränderter Form. In kleinen Mengen entstehen die toxischen Metaboliten p-Aminophenol und durch N-Hydroxilierung N-Acetyl-p-benzochinonimin, die durch Glutathion und Cystein gebunden werden. Die Eliminationshalbwertszeit beträgt durchschnittlich 1,5–2,5 Stunden. Binnen 24 Stunden erfolgt im allgemeinen eine vollständige Ausscheidung.

Bei Leber- und Nierenfunktionsstörungen, nach Überdosierungen sowie bei Neugeborenen ist die Halbwertszeit verlängert. Das Maximum der Wirkung und die durchschnittliche Wirkdauer (4–6 Stunden) korrelieren in etwa mit der Plasmakonzentration.

7.13 Sonstige Hinweise

Anwendung in der Schwangerschaft und Stillzeit:

Aus Untersuchungen an 923 Mutter-Kind-Paaren haben sich keine Hinweise auf einen Zusammenhang zwischen der Anwendung von Paracetamol während der ersten drei bis vier Monate der Schwangerschaft und dem Auftreten von Fehlbildungen ergeben.

Dennoch sollte Paracetamol während der Schwangerschaft nur unter strenger Abwägung des Nutzen-Risiko-Verhältnisses angewendet werden. Paracetamol sollte nicht über längere Zeit, in hoher Dosierung oder in Kombination mit anderen Arzneimitteln gegeben werden, da die Sicherheit der Anwendung für diese Fälle nicht belegt ist.

Paracetamol geht in die Muttermilch über. Bei einer einmaligen Dosis von 650 mg ist in der Milch eine Durchschnittskonzentration von 11 µg/ml gemessen worden. Da nachteilige Folgen für den Säugling bisher nicht bekannt geworden sind, wird eine Unterbrechung des Stillens während der Behandlung normalerweise nicht erforderlich sein.

7.14 Besondere Lager- und Aufbewahrungshinweise

Dicht verschlossen und nicht über 25 °C aufbewahren.

Monographien-Kommentar

Paracetamol-Zäpfchen 250 mg

3   **Eigenschaften und Prüfungen**

3.2   Gehalt

Siehe Kommentar zu Paracetamol-Zäpfchen 125 mg

Die UV-photometrische Gehaltsbestimmung entspricht der der niedriger dosierten Zäpfchen mit kleinen Änderungen:

10 Zäpfchen, genau gewogen (Masse m_g in mg), werden fein zerschnitten. Der etwa 2 Zäpfchen entsprechende Teil wird genau gewogen (Masse m_u in mg) und in 100,0 ml Ethanol gelöst. Wenn nötig wird die Lösung filtriert, wobei die ersten 20 ml verworfen werden. 10,0 ml des Filtrats werden mit Ethanol zu 100,0 ml verdünnt. Nach nochmaliger Verdünnung im Volumenverhältnis 1:10 wird die Absorption dieser Lösung bei ca. 285 nm (an einem möglichst flachen Bereich des Absorptionsspektrums) gegen Ethanol in 1 cm Küvetten gemessen (A_u). 50 mg Paracetamol Standard Substanz, genau gewogen (Masse m_s in mg), werden in 100,0 ml Ethanol gelöst. 10,0 ml dieser Lösung werden mit Ethanol zu 100,0 ml verdünnt. Die Absorption dieser Lösung wird bei derselben Wellenlänge wie die Probe gegen Ethanol in 1 cm Küvetten gemessen (A_s). Der Gehalt w der Zäpfchen bezogen auf die deklarierte Menge Paracetamol ergibt sich zu

$$w \text{ (Paracetamol)} = 0{,}4 \, \frac{m_g}{m_u} \, m_s \, \frac{A_u}{A_s}$$

P. Surmann

Monographien-Kommentar

Paracetamol-Zäpfchen 250 mg

Das Bundesgesundheitsamt hat zur Abwehr von Arzneimittelrisiken im Rahmen des Stufenplans (Stufe II) die pharmazeutischen Unternehmer, die Paracetamol-haltige Humanarzneimittel in den Verkehr bringen, aufgefordert, bestimmte Untersuchungen zur Abklärung eines möglichen genotoxischen Risikos von Paracetamol durchzuführen [1]. Nach § 24b AMG sind die Unternehmer verpflichtet, sich mit einem bestimmten Bruchteil an den Aufwendungen für die Erstellung der Unterlagen zu beteiligen. Im Rahmen der 5. AMG-Novelle, die am 17. August 1994 in Kraft getreten ist, wurde § 24b AMG dahingehend geändert, daß auch Nutzer von Standardzulassungen an den Aufwendungen beteiligt werden können. Dies ist durch eine Bekanntmachung des Bundesinstituts für Arzneimittel und Medizinprodukte geschehen [2].

Das Bundesinstitut hat zwischenzeitlich die Nutzer von Paracetamol-haltigen Arzneimitteln, die auf Basis einer Standardzulassung in den Verkehr bringen, benachrichtigt.

Sollte die Höhe der anteiligen Beteiligung an den Kostenaufwendungen in keinem betriebswirtschaftlichen Verhältnis zum Nutzen der Standardzulassung stehen, kann auf deren weitere Nutzung verzichtet werden.

[1] BAnz. S. 886 vom 3. Februar 1994.
[2] BAnz. S. 8925 vom 20. August 1994.

R. Braun

Paracetamol-Zäpfchen 500 mg für Kinder von 6–14 Jahren

1 **Bezeichnung des Fertigarzneimittels**

Paracetamol-Zäpfchen 500 mg für Kinder von 6–14 Jahren

2 **Darreichungsform**

Zäpfchen

3 **Eigenschaften und Prüfungen**

3.1 Aussehen, Eigenschaften

Weiße, bis schwach gelbliche, geruchlose Zäpfchen von einheitlicher Struktur an der Oberfläche und im Längsschnitt.

3.2 Prüfung auf Reinheit

4-Aminophenol: höchstens 0,1 Prozent

3.3 Gehalt

Zum Zeitpunkt der Produktfreigabe: 95,0 bis 105,0 Prozent der pro Zäpfchen deklarierten Menge Paracetamol.

Für die Haltbarkeitsdauer: mindestens 90,0 Prozent der deklarierten Menge Paracetamol.

3.4 Haltbarkeit

Die Haltbarkeit in den Behältnissen nach 4 beträgt mindestens 1 Jahr.

4 **Behältnisse**

Zäpfchen einzeln in Aluminiumfolie verpackt oder in Streifenpackungen eingesiegelt.

5 **Kennzeichnung**

Nach § 10 AMG, insbesondere:

5.1 Zulassungsnummer

3599.99.97

5.2 Art der Anwendung

Zum Einführen in den Darm.

5.3 Hinweise

Apothekenpflichtig.

Dicht verschlossen und nicht über 25 °C lagern.

2 Paracetamol-Zäpfchen 500 mg

6 Packungsbeilage

Nach § 11 AMG, insbesondere:

6.1 Stoff- oder Indikationsgruppe

Schmerzstillendes und fiebersenkendes Arzneimittel.

6.2 Anwendungsgebiete

- Leichte bis mäßig starke Schmerzen
- Fieber.

Hinweis:

Paracetamol-Zäpfchen 500 mg für Kinder von 6–14 Jahren sollen längere Zeit oder in höheren Dosen nicht ohne Befragen des Arztes oder Zahnarztes angewendet werden.

6.3 Gegenanzeigen

Wann dürfen Sie Paracetamol-Zäpfchen 500 mg für Kinder von 6–14 Jahren nicht anwenden?

Sie dürfen Paracetamol-Zäpfchen 500 mg für Kinder von 6–14 Jahren nicht anwenden bei bekannter Überempfindlichkeit gegen den Wirkstoff oder einen der sonstigen Bestandteile.

Wann dürfen Sie Paracetamol-Zäpfchen 500 mg für Kinder von 6–14 Jahren erst nach Rücksprache mit Ihrem Arzt anwenden?

Im folgenden wird beschrieben, wann Sie Paracetamol-Zäpfchen 500 mg für Kinder von 6–14 Jahren nur unter bestimmten Bedingungen und nur mit besonderer Vorsicht anwenden dürfen. Befragen Sie hierzu bitte Ihren Arzt. Dies gilt auch, wenn diese Angaben bei Ihnen früher einmal zutrafen.

Sie sollten Paracetamol-Zäpfchen 500 mg für Kinder von 6–14 Jahren nur mit besonderer Vorsicht (d. h. in größeren Anwendungsabständen oder in verminderter Dosis) und unter ärztlicher Kontrolle anwenden bei

- Leberfunktionsstörungen (z. B. durch chronischen Alkoholmißbrauch, Leberentzündungen)
- vorgeschädigter Niere
- angeborenem vermehrtem Bilirubin-Gehalt des Blutes (Gilbert-Syndrom oder Meulengracht-Krankheit).

Was müssen Sie in der Schwangerschaft beachten?

Paracetamol-Zäpfchen 500 mg für Kinder von 6–12 Jahren sollten nur nach strenger Abwägung des Nutzen-Risiko-Verhältnisses während der Schwangerschaft angewendet werden.

Sie sollten Paracetamol-Zäpfchen 500 mg für Kinder von 6–14 Jahren während der Schwangerschaft nicht über längere Zeit, in hohen Dosen oder in Kombination mit anderen Arzneimitteln anwenden, da die Sicherheit der Anwendung für diese Fälle nicht belegt ist.

Was müssen Sie in der Stillzeit beachten?

Paracetamol geht in die Muttermilch über. Da nachteilige Folgen für den Säugling bisher nicht bekannt geworden sind, wird eine Unterbrechung des Stillens während der Behandlung normalerweise nicht erforderlich sein.

Was ist bei Kindern zu berücksichtigen?

Paracetamol-Zäpfchen 500 mg für Kinder von 6–14 Jahren sind nicht geeignet für Kinder unter 6 Jahren. Hierfür stehen Präparate in Form von Saft oder Zäpfchen mit geringerem Wirkstoffgehalt zur Verfügung.

6.4 Vorsichtsmaßnahmen für die Anwendung und Warnhinweise

Welche Vorsichtsmaßnahmen müssen beachtet werden?

Bei längerem hochdosierten, nicht bestimmungsgemäßem Gebrauch von Schmerzmitteln können Kopfschmerzen auftreten, die nicht durch erhöhte Dosen des Arzneimittels behandelt werden dürfen.

Ganz allgemein kann die gewohnheitsmäßige Anwendung von Schmerzmitteln, insbesondere bei Kombination mehrerer schmerzstillender Wirkstoffe, zur dauerhaften Nierenschädigung mit dem Risiko eines Nierenversagens (Analgetika-Nephropathie) führen.

Was müssen Sie im Straßenverkehr sowie bei der Arbeit mit Maschinen und bei Arbeiten ohne sicheren Halt beachten?

Es sind keine besonderen Vorsichtsmaßnahmen erforderlich.

6.5 Wechselwirkungen mit anderen Mitteln

Welche anderen Arzneimittel beeinflussen die Wirkung von Paracetamol-Zäpfchen 500 mg für Kinder von 6–14 Jahren und was müssen Sie beachten, wenn Sie zusätzlich andere Arzneimittel anwenden?

Beachten Sie bitte, daß diese Angaben auch für vor kurzem angewandte Arzneimittel gelten können.

Bei gleichzeitiger Anwendung von Arzneimitteln, die zu beschleunigtem Arzneimittelabbau in der Leber führen (Enzyminduktion), wie z. B. bestimmte Schlafmittel und Antiepileptika (Arzneimittel gegen vom Gehirn ausgehende Krampfanfälle [u. a. Phenobarbital, Phenytoin, Carbamazepin]) sowie Rifampicin (einem Tuberkulosemittel), können auch durch sonst unschädliche Dosen von Paracetamol Leberschäden hervorgerufen werden. Gleiches gilt bei Alkoholmißbrauch.

Wechselwirkungen zwischen Paracetamol und Cumarinderivaten (Arzneimittel zur Herabsetzung der Gerinnungsfähigkeit des Blutes) sind bezüglich ihrer klinischen Bedeutung noch nicht zu beurteilen. Eine Langzeitanwendung von Paracetamol-Zäpfchen 500 mg für Kinder von 6–14 Jahren bei Patienten, die mit blutgerinnungshemmenden Mitteln (oralen Antikoagulantien) behandelt werden, sollte daher nur unter ärztlicher Kontrolle erfolgen.

Bei gleichzeitiger Gabe von Paracetamol und Chloramphenicol kann die Ausscheidung von Chloramphenicol deutlich verlangsamt sein mit dem Risiko einer erhöhten Toxizität.

Bei gleichzeitiger Anwendung von Paracetamol und AZT (Zidovudin) wird die Neigung zur Verminderung weißer Blutkörperchen (Neutropenie) verstärkt. Paracetamol-Zäpfchen 500 mg für Kinder von 6–14 Jahren sollen daher nur nach ärztlichem Anraten gleichzeitig mit AZT angewendet werden.

<u>Welche Genußmittel, Speisen und Getränke sollten Sie meiden?</u>

Während der Anwendung von Paracetamol-Zäpfchen 500 mg für Kinder von 6–14 Jahren sollte Alkoholgenuß möglichst vermieden werden.

6.6 Dosierungsanleitung, Art und Dauer der Anwendung

Die folgenden Angaben gelten, soweit Ihnen Ihr Arzt Paracetamol-Zäpfchen 500 mg für Kinder von 6–14 Jahren nicht anders verordnet hat. Bitte halten Sie sich an die Anwendungsvorschriften, da Paracetamol-Zäpfchen 500 mg für Kinder von 6–14 Jahren sonst nicht richtig wirken können.

<u>Wieviel und wie oft sollten Sie Paracetamol-Zäpfchen 500 mg für Kinder von 6–14 Jahren anwenden?</u>

Körpermasse	Alter	Einzeldosis	Maximaldosis pro Tag (24 Stunden)
22 bis 30 kg	6 bis 9 Jahre	1 Zäpfchen	2 bis 3 Zäpfchen
bis 40 kg	10 bis 12 Jahre	1 Zäpfchen	3 Zäpfchen
über 40 kg	älter als 12 Jahre	1 bis 2 Zäpfchen	maximal 8 Zäpfchen

Die Anwendung kann in Abständen von 6–8 Stunden wiederholt werden bis zu 3–4mal pro Tag.

Hinweis:

Bei Leber- oder Nierenfunktionsstörungen sowie bei angeborenem vermehrten Bilirubin-Gehalt des Blutes (Gilbert-Syndrom oder Meulengracht-Krankheit) müssen Paracetamol-Zäpfchen 500 mg für Kinder von 6–14 Jahren in größeren Anwendungsabständen oder in verminderter Menge angewendet werden.

<u>Wie und wann sollten Sie Paracetamol-Zäpfchen 500 mg für Kinder von 6–14 Jahren anwenden?</u>

Die Zäpfchen werden möglichst nach dem Stuhlgang tief in den After eingeführt. Zur Verbesserung der Gleitfähigkeit evtl. das Zäpfchen in der Hand erwärmen oder ganz kurz in heißes Wasser tauchen.

Die Maximaldosis pro Tag (24 Stunden) darf keinesfalls überschritten werden und der zeitliche Abstand bis zur Anwendung des nächsten Zäpfchens (sofern dies notwendig ist) muß mindestens 6 Stunden betragen.

<u>Wie lange sollten Sie Paracetamol-Zäpfchen 500 mg für Kinder von 6–14 Jahren anwenden?</u>

Wenden Sie Paracetamol-Zäpfchen 500 mg für Kinder von 6–14 Jahren ohne ärztlichen oder zahnärztlichen Rat nicht länger als 3–4 Tage an.

6.7 Anwendungsfehler und Überdosierungen

<u>Was ist zu tun, wenn Paracetamol-Zäpfchen 500 mg für Kinder von 6–14 Jahren in zu großen Mengen angewendet wurden (beabsichtigte oder versehentliche Überdosierung)?</u>

Bei Überdosierung mit Paracetamol-Zäpfchen 500 mg für Kinder von 6–14 Jahren können anfangs (1. Tag) Übelkeit, Erbrechen, Schwitzen, Schläfrigkeit und allgemeines Krankheitsgefühl auftreten. Trotz Besserung des subjektiven Allgemeinbefindens am 2. Tag kann es zu einer fortschreitenden Schädigung der Leber kommen bis hin zum Leberkoma am 3. Tag.

Bei Verdacht auf eine Überdosierung mit Paracetamol-Zäpfchen 500 mg für Kinder von 6–14 Jahren ist daher **sofort** ein Arzt zu benachrichtigen. Dieser sollte, je nachdem wie lange die Anwendung zurückliegt, folgende Maßnahmen ergreifen:

– Die intravenöse Gabe von Gegenmitteln, wie z. B. Cysteamin oder N-Acetylcystein, sollte möglichst in den ersten acht Stunden nach einer Vergiftung erfolgen, um die zellschädigenden Stoffwechselprodukte von Paracetamol zu neutralisieren

– eine Blutwäsche (Dialyse) kann die Konzentration von Paracetamol im Blut senken.

Die weiteren Möglichkeiten zur Behandlung einer Vergiftung mit Paracetamol-Zäpfchen 500 mg für Kinder von 6–14 Jahren richten sich nach dem Ausmaß und Verlauf sowie den Krankheitszeichen.

<u>Was müssen Sie beachten, wenn Sie zuwenig Paracetamol-Zäpfchen 500 mg für Kinder von 6–14 Jahren angewendet oder die Anwendung vergessen haben?</u>

Wenden Sie beim nächsten Mal nicht etwa die doppelte Menge an, sondern führen Sie die Anwendung, wie in der Dosierungsanleitung beschrieben, fort.

<u>Was müssen Sie beachten, wenn Sie die Behandlung unterbrechen oder vorzeitig beenden wollen?</u>

Hier sind bei bestimmungsgemäßer Anwendung von Paracetamol-Zäpfchen 500 mg für Kinder von 6–14 Jahren keine Besonderheiten zu beachten.

Bei plötzlicher Beendigung der Anwendung (Absetzen) nach längerem nicht bestimmungsgemäßen, hochdosiertem Gebrauch von Schmerzmitteln können Kopfschmerzen sowie Müdigkeit, Muskelschmerzen, Nervosität und vegetative Symptome auftreten. Diese Folgen des Absetzens klingen innerhalb weniger Tage ab. Bis dahin sollten keine Schmerzmittel angewendet werden. Auch danach soll eine erneute Anwendung nicht ohne ärztlichen Rat erfolgen.

6.8 Nebenwirkungen

<u>Welche Nebenwirkungen können bei Anwendung von Paracetamol-Zäpfchen 500 mg für Kinder von 6–14 Jahren auftreten?</u>

Selten kann es zu Hautrötungen, sehr selten zu allergischen Reaktionen mit Hautausschlägen (allergisches Exanthem) kommen.

6 Paracetamol-Zäpfchen 500 mg

Äußerst selten kann es zu Störungen der Blutbildung (allergische Thrombozytopenie oder Leukopenie, in Einzelfällen eine Agranulozytose oder Panzytopenie) kommen.

In Einzelfällen ist bei empfindlichen Personen eine Verkrampfung der Muskulatur der Luftwege (Bronchialmuskulatur) mit Atemnot ausgelöst worden (Analgetika-Asthma).

In Einzelfällen sind für den Wirkstoff Paracetamol weitergehende Überempfindlichkeitsreaktionen (Schwellungen im Gesicht, Atemnot, Schweißausbruch, Übelkeit, Blutdruckabfall bis hin zum Schock) beschrieben worden.

Wenn Sie Nebenwirkungen bei sich beobachten, die nicht in dieser Packungsbeilage aufgeführt sind, teilen Sie diese bitte Ihrem Arzt oder Apotheker mit.

Welche Gegenmaßnahmen sind bei Nebenwirkungen zu ergreifen?

Sollten Sie die oben genannten Nebenwirkungen bei der Anwendung beobachten, sollen Paracetamol-Zäpfchen 500 mg für Kinder von 6–14 Jahren nicht nochmals angewendet werden. Benachrichtigen Sie Ihren Arzt, damit er über den Schweregrad und gegebenenfalls erforderliche weitere Maßnahmen entscheiden kann.

Bei den ersten Anzeichen einer Überempfindlichkeitsreaktion **dürfen** Paracetamol-Zäpfchen 500 mg für Kinder von 6–14 Jahren **nicht** nochmals angewendet werden, und es ist sofort Kontakt mit einem Arzt aufzunehmen.

6.9 Hinweis

Dicht verschlossen und nicht über 25 °C aufbewahren.

7 Fachinformation

Nach § 11a AMG, insbesondere:

7.1 Verschreibungsstatus/Apothekenpflicht

Apothekenpflichtig.

7.2 Stoff- oder Indikationsgruppe

Anilinderivat.

Analgetikum/Antipyretikum.

7.3 Anwendungsgebiete

Leichte bis mäßig starke Schmerzen; Fieber.

Für Kinder von 6 bis 14 Jahren.

7.4 Gegenanzeigen

Dieses Arzneimittel darf nicht angewendet werden bei

– bekannter Überempfindlichkeit gegenüber dem Wirkstoff Paracetamol.

Das Arzneimittel sollte nur mit besonderer Vorsicht (d. h. mit einem verlängerten Dosisintervall oder in verminderter Dosis) und unter ärztlicher Kontrolle angewendet werden bei

- Leberfunktionsstörungen (z. B. durch chronischen Alkoholmißbrauch, Leberentzündungen)

- Nierenfunktionsstörungen

- Gilbert-Syndrom (Meulengracht-Krankheit).

Hinweis:

Paracetamol-Zäpfchen 500 mg für Kinder von 6–14 Jahren sind nicht geeignet für Kinder unter 6 Jahren. Hierfür stehen Präparate in Form von Saft oder Zäpfchen mit geringerem Wirkstoffgehalt zur Verfügung.

Anwendung in der Schwangerschaft und Stillzeit:

Paracetamol sollte nur nach strenger Abwägung des Nutzen-Risiko-Verhältnisses während der Schwangerschaft angewendet werden (siehe auch 7.13 „Sonstige Hinweise").

7.5 Nebenwirkungen

Selten kann es zu Hautrötungen, sehr selten zu allergischen Reaktionen mit Exanthemen kommen.

In Einzelfällen sind für den Wirkstoff Paracetamol Überempfindlichkeitsreaktionen (Quincke-Ödem, Atemnot, Schweißausbruch, Übelkeit, Blutdruckabfall bis hin zum Schock) beschrieben worden.

Äußerst selten kann es zu Störungen der Blutbildung (Thrombozytopenie, Leukopenie, in Einzelfällen Agranulozytose, Panzytopenie) kommen.

In Einzelfällen ist bei prädisponierten Personen ein Bronchospasmus ausgelöst worden (Analgetika-Asthma).

7.6 Wechselwirkungen mit anderen Mitteln

Bei gleichzeitiger Anwendung von Arzneimitteln, die zur Enzyminduktion in der Leber führen, wie z. B. bestimmte Schlafmittel und Antiepileptika (u. a. Phenobarbital, Phenytoin, Carbamazepin) sowie Rifampicin, können auch durch sonst unschädliche Dosen von Paracetamol Leberschäden hervorgerufen werden. Gleiches gilt bei Alkoholmißbrauch.

Bei gleichzeitiger Gabe von Paracetamol und Chloramphenicol kann die Ausscheidung von Chloramphenicol deutlich verlangsamt sein mit dem Risiko einer erhöhten Toxizität. Wechselwirkungen zwischen Paracetamol und Cumarinderivaten sind bezüglich ihrer klinischen Bedeutung noch nicht zu beurteilen. Eine Langzeitanwendung von Paracetamol bei Patienten, die mit oralen Antikoagulantien behandelt werden, sollte daher nur unter ärztlicher Kontrolle erfolgen.

Bei gleichzeitiger Anwendung von Paracetamol und AZT (Zidovudin) wird die Neigung zur Ausbildung einer Neutropenie verstärkt. Paracetamol soll daher nur nach ärztlichem Anraten gleichzeitig mit AZT angewendet werden.

8 Paracetamol-Zäpfchen 500 mg

7.7 Warnhinweise

Keine.

7.8 Wichtigste Inkompatibilitäten

Keine bekannt.

7.9 Dosierung mit Einzel- und Tagesgaben

Paracetamol-Zäpfchen 500 mg für Kinder von 6–14 Jahren werden in Abhängigkeit von Alter bzw. Körpermasse dosiert, in der Regel mit 10–15 mg Paracetamol/kg Körpermasse als Einzeldosis, bis 50 mg/kg Körpermasse als Tagesgesamtdosis. Die Gabe kann in Abständen von 6–8 Stunden wiederholt werden bis zu 3–4mal pro Tag.

Körpermasse	Alter	Einzeldosis	Maximaldosis pro Tag (24 Stunden)
22 bis 30 kg	6 bis 9 Jahre	1 Zäpfchen	2 bis 3 Zäpfchen
bis 40 kg	10 bis 12 Jahre	1 Zäpfchen	3 Zäpfchen
über 40 kg	älter als 12 Jahre	1 bis 2 Zäpfchen	maximal 8 Zäpfchen

Bei Patienten mit Leber- oder Nierenfunktionsstörungen sowie Gilbert-Syndrom muß die Dosis vermindert bzw. das Dosisintervall verlängert werden.

7.10 Art und Dauer der Anwendung

Die Zäpfchen werden möglichst nach dem Stuhlgang tief in den After eingeführt. Zur Verbesserung der Gleitfähigkeit evtl. Zäpfchen in der Hand erwärmen oder ganz kurz in heißes Wasser tauchen.

Die Maximaldosis pro Tag (24 Stunden) darf keinesfalls überschritten werden und der zeitliche Abstand bis zur Anwendung des nächsten Zäpfchens (sofern dies notwendig ist) muß mindestens 6 Stunden betragen.

Paracetamolhaltige Arzneimittel sollen ohne ärztlichen oder zahnärztlichen Rat nur wenige Tage und nicht in erhöhter Dosis angewendet werden.

Bei längerem hochdosierten, nicht bestimmungsgemäßem Gebrauch von Analgetika können Kopfschmerzen auftreten, die nicht durch erhöhte Dosen des Arzneimittels behandelt werden dürfen.

Ganz allgemein kann die gewohnheitsmäßige Anwendung von Schmerzmitteln, insbesondere bei Kombination mehrerer schmerzstillender Wirkstoffe, zur dauerhaften Nierenschädigung mit dem Risiko eines Nierenversagens (Analgetika-Nephropathie) führen.

Bei abruptem Absetzen nach längerem hochdosierten, nicht bestimmungsgemäßem Gebrauch von Analgetika können Kopfschmerzen sowie Müdigkeit, Muskelschmerzen, Nervosität und vegetative Symptome auftreten. Die Absetzsymptomatik klingt innerhalb weniger Tage ab. Bis dahin soll die Wiederanwendung von Schmerzmitteln unterbleiben und die erneute Anwendung nicht ohne ärztlichen Rat erfolgen.

7.11 Notfallmaßnahmen, Symptome und Gegenmittel

Die Anwendung überhöhter Dosen von Paracetamol kann es zu Intoxikationserscheinungen mit einer Latenz von 24–48 Stunden führen. Es können sich Leberfunktionsstörungen durch Leberzellnekrosen bis hin zum Leberkoma – auch mit tödlichem Ausgang – entwickeln. Unabhängig davon sind auch Nierenschädigungen durch Nekrosen der Tubuli beschrieben worden.

Als Symptome einer Paracetamol-Intoxikation können auftreten:

in der 1. Phase (1. Tag)	Übelkeit, Erbrechen, Schwitzen, Somnolenz und allgemeines Krankheitsgefühl
in der 2. Phase (2. Tag)	Besserung des subjektiven Befindens, jedoch leichte Leibschmerzen, Lebervergrößerung, Transaminasen- und Bilirubinanstieg, verlängerte Thromboplastinzeit, Rückgang der Urinausscheidung
in der 3. Phase (3. Tag)	hohe Transaminasenwerte, Ikterus, Gerinnungsstörungen, Hypoglykämie, Übergang ins Leberkoma.

(Siehe auch Ziffer 7.12.2 „Akute Toxizität").

Therapie:

Bereits bei Verdacht auf Intoxikation mit Paracetamol ist in den ersten 8 Stunden die intravenöse Gabe von SH-Gruppen-Donatoren, wie z. B. N-Acetylcystein sinnvoll.

Durch Dialyse kann die Plasmakonzentration von Paracetamol abgesenkt werden.

Bestimmungen der Plasmakonzentration von Paracetamol sind empfehlenswert.

Die weiteren Therapiemöglichkeiten zur Behandlung einer Intoxikation mit Paracetamol richten sich nach Ausmaß, Stadium und klinischen Symptomen entsprechend den üblichen Maßnahmen in der Intensivmedizin.

7.12 Pharmakologische und toxikologische Eigenschaften, Pharmakokinetik, Bioverfügbarkeit, soweit diese Angaben für die therapeutische Verwendung erforderlich sind

7.12.1 Pharmakologische Eigenschaften

Paracetamol hat eine analgetische, antipyretische und sehr schwache antiphlogistische Wirkung. Der Wirkungsmechanismus ist nicht eindeutig geklärt. Nachgewiesen ist eine ausgeprägte Hemmung der zerebralen Prostaglandinsynthese, während die periphere Prostaglandinsynthese nur schwach gehemmt wird. Ferner hemmt Paracetamol den Effekt endogener Pyrogene auf das hypothalamische Temperaturregulationszentrum.

7.12.2 Toxikologische Eigenschaften

Akute Toxizität:

Für den Menschen ist bekannt, daß die orale Aufnahme von mehr als 6 g Paracetamol mit Plasmakonzentrationen von 200–300 µg/ml nach 4 Stunden,

100–150 µg/ml nach 8 Stunden, 50–80 µg/ml nach 12 Stunden und 30 bis 45 µg/ml nach 15 Stunden zu Leberzellschäden mit tödlichem Verlauf im Coma hepaticum führen kann. Die Hepatotoxizität von Paracetamol steht in direkter Abhängigkeit zur Plasmakonzentration. Enzyminduktoren und Alkohol können auch bei sonst nicht toxischen Dosen von Paracetamol Leberschäden auslösen.

Chronische Toxizität:

Im Tierversuch zur Prüfung der subchronischen und chronischen Toxizität von Paracetamol an Ratte und Maus traten Läsionen im Magen-Darm-Trakt, Blutbildveränderungen, Degeneration des Leber- und Nierenparenchyms bis hin zu Nekrosen auf. Die Ursachen dieser Veränderungen sind einerseits auf den Wirkungsmechanismus (s. o.) und andererseits auf den Metabolismus von Paracetamol zurückzuführen. Die Metaboliten, denen die toxischen Wirkungen zugeschrieben werden, und die entsprechenden Organveränderungen sind auch beim Menschen nachgewiesen. Daher sollte Paracetamol nicht über längere Zeit und in höheren Dosen angewendet werden. Fälle von reversibler, aktiver, chronischer Hepatitis sind bereits bei oralen Tagesdosen von 3,9 und 2,9 g und einer Anwendungsdauer von 1 Jahr beschrieben. Orale Tagesdosen mit deutlich leberschädigender Wirkung liegen bei Nichtalkoholikern im Bereich von 5,8 g Paracetamol, wobei Intoxikationssymptome bereits 3 Wochen nach Einnahme auftreten können.

Deutlich leberschädigende Wirkungen können bei einer längerfristigen Anwendung von erhöhten oralen Tagesdosen (um 6 g Paracetamol) über z. B. 3 Wochen auch bei fehlender Vorschädigung der Leber, wie z. B. bei Nichtalkoholikern, auftreten. Klinisch-epidemiologische Daten belegen den begründeten Verdacht, daß in der Zusammenschau – trotz methodischer Unzulänglichkeiten der einzelnen Studien – die langfristigen Einnahme von Analgetika zu einer Nephropathie mit Papillennekrosen und interstitieller Nephritis sowie sekundärer Pyelonephritis führen kann. Nach Elimination von Phenacetin ist trotz zunehmenden Verbrauchs paracetamolhaltiger Schmerzmittel der durch eine Analgetika-Nephropathie bedingte Anteil der Dialyse-Patienten in verschiedenen Ländern (Schweden, Kanada, Neuseeland, Australien) gesunken. Das nephrotoxische Risiko könnte also auch von geringerer Bedeutung sein als bei Phenacetin.

Mutagenes und tumorerzeugendes Potential:

Umfangreiche Untersuchungen ergaben keine Evidenz für ein relevantes genotoxisches Risiko von Paracetamol im therapeutischen, d. h. nichttoxischen Dosisbereich.

Aus Langzeitversuchen an Ratten und Mäusen liegen keine Hinweise auf relevante tumorigene Effekte in nichthepatotoxischen Dosierungen von Paracetamol vor.

Reproduktionstoxizität:

Paracetamol passiert die Placenta.

Aus Tierstudien und den bisherigen Erfahrungen an Menschen ergeben sich keine Hinweise auf Fruchtschädigungen. (Siehe auch Ziffer 7.13 „Sonstige Hinweise").

7.12.3 Pharmakokinetik

Nach rektaler Gabe wird Paracetamol zu 68–88% resorbiert; maximale Plasmakonzentrationen werden erst nach 3–4 Stunden erreicht. Die Plasmaproteinbindung ist gering (bis zu 10%), kann aber bei Überdosierung ansteigen. Nach hepatischer Metabolisierung (Konjugation mit Glukuronsäure zu ca. 55%, mit Schwefelsäure zu ca. 35% sowie mit Cystein und Mercaptursäure) werden die pharmakologisch unwirksamen Metaboliten über die Nieren ausgeschieden. Nur ca. 4% des aufgenommenen Paracetamols verlassen den Körper in unveränderter Form. In kleinen Mengen entstehen die toxischen Metaboliten p-Aminophenol und durch N-Hydroxilierung N-Acetyl-p-benzochinonimin, die durch Glutathion und Cystein gebunden werden. Die Eliminationshalbwertszeit beträgt durchschnittlich 1,5–2,5 Stunden. Binnen 24 Stunden erfolgt im allgemeinen eine vollständige Ausscheidung.

Bei Leber- und Nierenfunktionsstörungen, nach Überdosierungen sowie bei Neugeborenen ist die Halbwertszeit verlängert. Das Maximum der Wirkung und die durchschnittliche Wirkdauer (4–6 Stunden) korrelieren in etwa mit der Plasmakonzentration.

7.13 Sonstige Hinweise

Anwendung in der Schwangerschaft und Stillzeit:

Aus Untersuchungen an 923 Mutter-Kind-Paaren haben sich keine Hinweise auf einen Zusammenhang zwischen der Anwendung von Paracetamol während der ersten drei bis vier Monate der Schwangerschaft auf dem Auftreten von Fehlbildungen ergeben.

Dennoch sollte Paracetamol während der Schwangerschaft nur unter strenger Abwägung des Nutzen-Risiko-Verhältnisses angewendet werden. Paracetamol sollte nicht über längere Zeit, in hoher Dosierung oder in Kombination mit anderen Arzneimitteln gegeben werden, da die Sicherheit der Anwendung für diese Fälle nicht belegt ist.

Paracetamol geht in die Muttermilch über. Bei einer einmaligen Dosis von 650 mg ist in der Milch eine Durchschnittskonzentration von 11 µg/ml gemessen worden. Da nachteilige Folgen für den Säugling bisher nicht bekannt geworden sind, wird eine Unterbrechung des Stillens während der Behandlung normalerweise nicht erforderlich sein.

7.14 Besondere Lager- und Aufbewahrungshinweise

Dicht verschlossen und nicht über 25 °C aufbewahren.

Monographien-Kommentar

Paracetamol-Zäpfchen 500 mg

3 Eigenschaften und Prüfungen

3.2 Gehalt

Siehe Kommentar zu Paracetamol-Zäpfchen 125 mg und 250 mg

Die Vorschrift zur UV-photometrischen Gehaltsbestimmung für Paracetamolzäpfchen 250 mg kann direkt übernommen werden, wenn anstelle des 2 Zäpfchen entsprechenden Teils der einem Zäpfchen entsprechende Teil zur Bestimmung eingesetzt wird. Die Berechnungsformel für den Gehalt lautet

$$w \text{ (Paracetamol)} = 0{,}2 \, \frac{m_s}{m_u} \, m_g \, \frac{A_u}{A_s}$$

P. Surmann

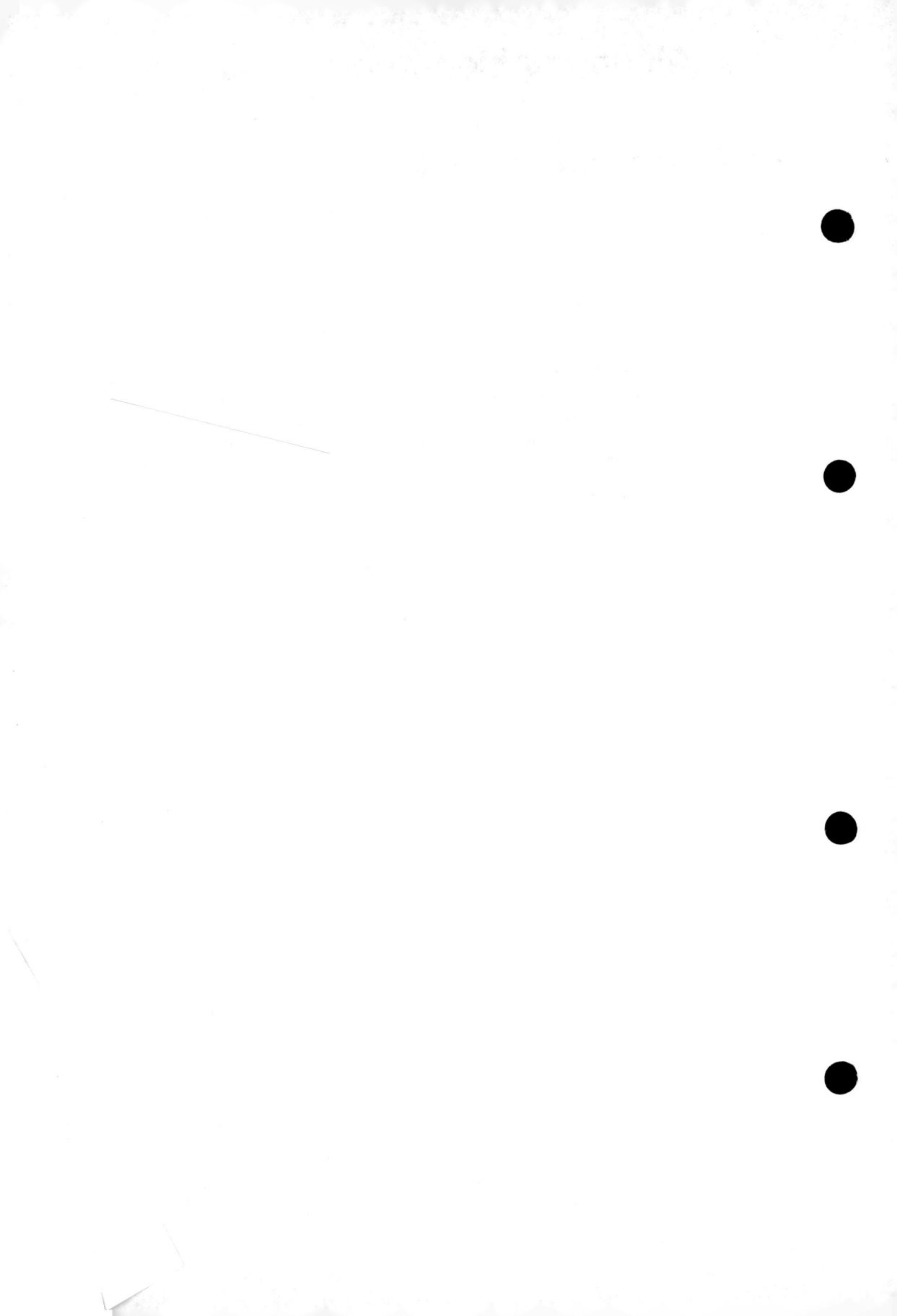

Monographien-Kommentar

Paracetamol-Zäpfchen 500 mg

Das Bundesgesundheitsamt hat zur Abwehr von Arzneimittelrisiken im Rahmen des Stufenplans (Stufe II) die pharmazeutischen Unternehmer, die Paracetamol-haltige Humanarzneimittel in den Verkehr bringen, aufgefordert, bestimmte Untersuchungen zur Abklärung eines möglichen genotoxischen Risikos von Paracetamol durchzuführen [1]. Nach § 24 b AMG sind die Unternehmer verpflichtet, sich mit einem bestimmten Bruchteil an den Aufwendungen für die Erstellung der Unterlagen zu beteiligen. Im Rahmen der 5. AMG-Novelle, die am 17. August 1994 in Kraft getreten ist, wurde § 24 b AMG dahingehend geändert, daß auch Nutzer von Standardzulassungen an den Aufwendungen beteiligt werden können. Dies ist durch eine Bekanntmachung des Bundesinstituts für Arzneimittel und Medizinprodukte geschehen [2].

Das Bundesinstitut hat zwischenzeitlich die Nutzer von Paracetamol-haltigen Arzneimitteln, die auf Basis einer Standardzulassung in den Verkehr bringen, benachrichtigt.

Sollte die Höhe der anteiligen Beteiligung an den Kostenaufwendungen in keinem betriebswirtschaftlichen Verhältnis zum Nutzen der Standardzulassung stehen, kann auf deren weitere Nutzung verzichtet werden.

[1] BAnz. S. 886 vom 3. Februar 1994.
[2] BAnz. S. 8925 vom 20. August 1994.

R. Braun

Paracetamol-Zäpfchen 1 g
für Jugendliche ab 14 Jahren und Erwachsene

1 **Bezeichnung des Fertigarzneimittels**

Paracetamol-Zäpfchen 1 g für Jugendliche ab 14 Jahren und Erwachsene

2 **Darreichungsform**

Zäpfchen

3 **Eigenschaften und Prüfungen**

3.1 Aussehen, Eigenschaften

Weiße, bis schwach gelbliche, geruchlose Zäpfchen von einheitlicher Struktur an der Oberfläche und im Längsschnitt.

3.2 Prüfung auf Reinheit

4-Aminophenol: höchstens 0,1 Prozent

3.3 Gehalt

Zum Zeitpunkt der Produktfreigabe: 95,0 bis 105,0 Prozent der pro Zäpfchen deklarierten Menge Paracetamol.

Für die Haltbarkeitsdauer: mindestens 90,0 Prozent der deklarierten Menge Paracetamol.

3.4 Haltbarkeit

Die Haltbarkeit in den Behältnissen nach 4 beträgt mindestens 1 Jahr.

4 **Behältnisse**

Zäpfchen einzeln in Aluminiumfolie verpackt oder in Streifenpackungen eingesiegelt.

5 **Kennzeichnung**

Nach § 10 AMG, insbesondere:

5.1 Zulassungsnummer

3599.96.97

5.2 Art der Anwendung

Zum Einführen in den Darm.

5.3 Hinweise

Apothekenpflichtig.

Dicht verschlossen und nicht über 25 °C lagern.

2 Paracetamol-Zäpfchen 1 g

6 Packungsbeilage

Nach § 11 AMG, insbesondere:

6.1 Stoff- oder Indiakationsgruppe

Schmerzstillendes und fiebersenkendes Arzneimittel.

6.2 Anwendungsgebiete

- Leichte bis mäßig starke Schmerzen
- Fieber.

Hinweis:

Paracetamol-Zäpfchen 1 g für Jugendliche ab 14 Jahren und Erwachsene sollen längere Zeit oder in höheren Dosen nicht ohne Befragen des Arztes oder Zahnarztes angewendet werden.

6.3 Gegenanzeigen

Wann dürfen Sie Paracetamol-Zäpfchen 1 g für Jugendliche ab 14 Jahren und Erwachsene nicht anwenden?

Sie dürfen Paracetamol-Zäpfchen 1 g für Jugendliche ab 14 Jahren und Erwachsene nicht anwenden bei bekannter Überempfindlichkeit gegen den Wirkstoff oder einen der sonstigen Bestandteile.

Wann dürfen Sie Paracetamol-Zäpfchen 1 g für Jugendliche ab 14 Jahren und Erwachsene erst nach Rücksprache mit Ihrem Arzt anwenden?

Im folgenden wird beschrieben, wann Sie Paracetamol-Zäpfchen 1 g für Jugendliche ab 14 Jahren und Erwachsene nur unter bestimmten Bedingungen und nur mit besonderer Vorsicht anwenden dürfen. Befragen Sie hierzu bitte Ihren Arzt. Dies gilt auch, wenn diese Angaben bei Ihnen früher einmal zutrafen.

Sie sollten Paracetamol-Zäpfchen 1 g für Jugendliche ab 14 Jahren und Erwachsene nur mit besonderer Vorsicht (d. h. in größeren Anwendungsabständen oder in verminderter Dosis) und unter ärztlicher Kontrolle anwenden bei

- Leberfunktionsstörungen (z. B. durch chronischen Alkoholmißbrauch, Leberentzündungen)
- vorgeschädigter Niere
- angeborenem vermehrtem Bilirubin-Gehalt des Blutes (Gilbert-Syndrom oder Meulengracht-Krankheit).

Was müssen Sie in der Schwangerschaft beachten?

Paracetamol-Zäpfchen 1 g für Jugendliche ab 14 Jahren und Erwachsene sollten nur nach strenger Abwägung des Nutzen-Risiko-Verhältnisses während der Schwangerschaft angewendet werden.

Sie sollten Paracetamol-Zäpfchen 1 g für Jugendliche ab 14 Jahren und Erwachsene während der Schwangerschaft nicht über längere Zeit, in hohen Dosen oder in Kombination mit anderen Arzneimitteln anwenden, da die Sicherheit der Anwendung für diese Fälle nicht belegt ist.

Was müssen Sie in der Stillzeit beachten?

Paracetamol geht in die Muttermilch über. Da nachteilige Folgen für den Säugling bisher nicht bekannt geworden sind, wird eine Unterbrechung des Stillens während der Behandlung normalerweise nicht erforderlich sein.

Was ist bei Kindern zu berücksichtigen?

Paracetamol-Zäpfchen 1 g für Jugendliche ab 14 Jahren und Erwachsene sind nicht geeignet für Kinder unter 6 Jahren. Hierfür stehen Präparate in Form von Saft oder Zäpfchen mit geringerem Wirkstoffgehalt zur Verfügung.

6.4 Vorsichtsmaßnahmen für die Anwendung und Warnhinweise

Welche Vorsichtsmaßnahmen müssen beachtet werden?

Bei längerem hochdosierten, nicht bestimmungsgemäßem Gebrauch von Schmerzmitteln können Kopfschmerzen auftreten, die nicht durch erhöhte Dosen des Arzneimittels behandelt werden dürfen.

Ganz allgemein kann die gewohnheitsmäßige Anwendung von Schmerzmitteln, insbesondere bei Kombination mehrerer schmerzstillender Wirkstoffe, zur dauerhaften Nierenschädigung mit dem Risiko eines Nierenversagens (Analgetika-Nephropathie) führen.

Was müssen Sie im Straßenverkehr sowie bei der Arbeit mit Maschinen und bei Arbeiten ohne sicheren Halt beachten?

Es sind keine besonderen Vorsichtsmaßnahmen erforderlich.

6.5 Wechselwirkungen mit anderen Mitteln

Welche anderen Arzneimittel beeinflussen die Wirkung von Paracetamol-Zäpfchen 1 g für Jugendliche ab 14 Jahren und Erwachsene und was müssen Sie beachten, wenn Sie zusätzlich andere Arzneimittel anwenden?

Beachten Sie bitte, daß diese Angaben auch für vor kurzem angewandte Arzneimittel gelten können.

Bei gleichzeitiger Anwendung von Arzneimitteln, die zu beschleunigtem Arzneimittelabbau in der Leber führen (Enzyminduktion), wie z. B. bestimmte Schlafmittel und Antiepileptika (Arzneimittel gegen vom Gehirn ausgehende Krampfanfälle [u. a. Phenobarbital, Phenytoin, Carbamazepin]) sowie Rifampicin (einem Tuberkulosemittel), können auch durch sonst unschädliche Dosen von Paracetamol Leberschäden hervorgerufen werden. Gleiches gilt bei Alkoholmißbrauch.

Wechselwirkungen zwischen Paracetamol und Cumarinderivaten (Arzneimittel zur Herabsetzung der Gerinnungsfähigkeit des Blutes) sind bezüglich ihrer klinischen Bedeutung noch nicht zu beurteilen. Eine Langzeitanwendung von Paracetamol-Zäpfchen 1 g für Jugendliche ab 14 Jahren und Erwachsene bei Patienten, die mit blutgerinnungshemmenden Mitteln (oralen Antikoagulantien) behandelt werden, sollte daher nur unter ärztlicher Kontrolle erfolgen.

Bei gleichzeitiger Gabe von Paracetamol und Chloramphenicol kann die Ausscheidung von Chloramphenicol deutlich verlangsamt sein mit dem Risiko einer erhöhten Toxizität.

Bei gleichzeitiger Anwendung von Paracetamol und AZT (Zidovudin) wird die Neigung zur Verminderung weißer Blutkörperchen (Neutropenie) verstärkt. Paracetamol-Zäpfchen 1 g für Jugendliche ab 14 Jahren und Erwachsene sollen daher nur nach ärztlichem Anraten gleichzeitig mit AZT angewendet werden.

Welche Genußmittel, Speisen und Getränke sollten Sie meiden?

Während der Anwendung von Paracetamol-Zäpfchen 1 g für Jugendliche ab 14 Jahren und Erwachsene sollte Alkoholgenuß möglichst vermieden werden.

6.6 Dosierungsanleitung, Art und Dauer der Anwendung

Die folgenden Angaben gelten, soweit Ihnen Ihr Arzt Paracetamol-Zäpfchen 1 g für Jugendliche ab 14 Jahren und Erwachsene nicht anders verordnet hat. Bitte halten Sie sich an die Anwendungsvorschriften, da Paracetamol-Zäpfchen 1 g für Jugendliche ab 14 Jahren und Erwachsene sonst nicht richtig wirken können.

Wieviel und wie oft sollten Sie Paracetamol-Zäpfchen 1 g für Jugendliche ab 14 Jahren und Erwachsene anwenden?

Körpermasse	Alter	Einzeldosis	Maximaldosis pro Tag (24 Stunden)
über 40 kg	ab 14 Jahren	1 Zäpfchen	4 Zäpfchen

Die Anwendung kann in Abständen von 6–8 Stunden wiederholt werden bis zu 3–4mal pro Tag.

Hinweis:

Bei Leber- oder Nierenfunktionsstörungen sowie bei angeborenem vermehrten Bilirubin-Gehalt des Blutes (Gilbert-Syndrom oder Meulengracht-Krankheit) müssen Paracetamol-Zäpfchen 1 g für Jugendliche ab 14 Jahren und Erwachsene in größeren Anwendungsabständen oder in verminderter Menge angewendet werden.

Wie und wann sollten Sie Paracetamol-Zäpfchen 1 g für Jugendliche ab 14 Jahren und Erwachsene anwenden?

Die Zäpfchen werden möglichst nach dem Stuhlgang tief in den After eingeführt. Zur Verbesserung der Gleitfähigkeit evtl. das Zäpfchen in der Hand erwärmen oder ganz kurz in heißes Wasser tauchen.

Die Maximaldosis pro Tag (24 Stunden) darf keinesfalls überschritten werden und der zeitliche Abstand bis zur Anwendung des nächsten Zäpfchens (sofern dies notwendig ist) muß mindestens 6 Stunden betragen.

Wie lange sollten Sie Paracetamol-Zäpfchen 1 g für Jugendliche ab 14 Jahren und Erwachsene anwenden?

Wenden Sie Paracetamol-Zäpfchen 1 g für Jugendliche ab 14 Jahren und Erwachsene ohne ärztlichen oder zahnärztlichen Rat nicht länger als 3–4 Tage an.

6.7 Anwendungsfehler und Überdosierungen

Was ist zu tun, wenn Paracetamol-Zäpfchen 1 g für Jugendliche ab 14 Jahren und Erwachsene in zu großen Mengen angewendet wurden (beabsichtigte oder versehentliche Überdosierung)?

Bei Überdosierung mit Paracetamol-Zäpfchen 1 g für Jugendliche ab 14 Jahren und Erwachsene können anfangs (1. Tag) Übelkeit, Erbrechen, Schwitzen, Schläfrigkeit und allgemeines Krankheitsgefühl auftreten. Trotz Besserung des subjektiven Allgemeinbefindens am 2. Tag kann es zu einer fortschreitenden Schädigung der Leber kommen bis hin zum Leberkoma am 3. Tag.

Bei Verdacht auf eine Überdosierung mit Paracetamol-Zäpfchen 1 g für Jugendliche ab 14 Jahren und Erwachsene ist daher **sofort** ein Arzt zu benachrichtigen. Dieser sollte, je nachdem wie lange die Anwendung zurückliegt, folgende Maßnahmen ergreifen:

- Die intravenöse Gabe von Gegenmitteln, wie z. B. Cysteamin oder N-Acetylcystein, sollte möglichst in den ersten acht Stunden nach einer Vergiftung erfolgen, um die zellschädigenden Stoffwechselprodukte von Paracetamol zu neutralisieren
- eine Blutwäsche (Dialyse) kann die Konzentration von Paracetamol im Blut senken.

Die weiteren Möglichkeiten zur Behandlung einer Vergiftung mit Paracetamol-Zäpfchen 1 g für Jugendliche ab 14 Jahren und Erwachsene richten sich nach dem Ausmaß und Verlauf sowie den Krankheitszeichen.

Was müssen Sie beachten, wenn Sie zuwenig Paracetamol-Zäpfchen 1 g für Jugendliche ab 14 Jahren und Erwachsene angewendet oder die Anwendung vergessen haben?

Wenden Sie beim nächsten Mal nicht etwa die doppelte Menge an, sondern führen Sie die Anwendung, wie in der Dosierungsanleitung beschrieben, fort.

Was müssen Sie beachten, wenn Sie die Behandlung unterbrechen oder vorzeitig beenden wollen?

Hier sind bei bestimmungsgemäßer Anwendung von Paracetamol-Zäpfchen 1 g für Jugendliche ab 14 Jahren und Erwachsene keine Besonderheiten zu beachten.

Bei plötzlicher Beendigung der Anwendung (Absetzen) nach längerem nicht bestimmungsgemäßem, hochdosiertem Gebrauch von Schmerzmitteln können Kopfschmerzen sowie Müdigkeit, Muskelschmerzen, Nervosität und vegetative Symptome auftreten. Diese Folgen des Absetzens klingen innerhalb weniger Tage ab. Bis dahin sollten keine Schmerzmittel angewendet werden. Auch danach soll eine erneute Anwendung nicht ohne ärztlichen Rat erfolgen.

6.8 Nebenwirkungen

Welche Nebenwirkungen können bei Anwendung von Paracetamol-Zäpfchen 1 g für Jugendliche ab 14 Jahren und Erwachsene auftreten?

Selten kann es zu Hautrötungen, sehr selten zu allergischen Reaktionen mit Hautausschlägen (allergisches Exanthem) kommen.

Äußerst selten kann es zu Störungen der Blutbildung (allergische Thrombozytopenie oder Leukopenie, in Einzelfällen eine Agranulozytose oder Panzytopenie) kommen.

In Einzelfällen ist bei empfindlichen Personen eine Verkrampfung der Muskulatur der Luftwege (Bronchialmuskulatur) mit Atemnot ausgelöst worden (Analgetika-Asthma).

In Einzelfällen sind für den Wirkstoff Paracetamol weitergehende Überempfindlichkeitsreaktionen (Schwellungen im Gesicht, Atemnot, Schweißausbruch, Übelkeit, Blutdruckabfall bis hin zum Schock) beschrieben worden.

Wenn Sie Nebenwirkungen bei sich beobachten, die nicht in dieser Packungsbeilage aufgeführt sind, teilen Sie diese bitte Ihrem Arzt oder Apotheker mit.

Welche Gegenmaßnahmen sind bei Nebenwirkungen zu ergreifen?

Sollten Sie die oben genannten Nebenwirkungen bei sich beobachten, sollen Paracetamol-Zäpfchen 1 g für Jugendliche ab 14 Jahren und Erwachsene nicht nochmals angewendet werden. Benachrichtigen Sie Ihren Arzt, damit er über den Schweregrad und gegebenenfalls erforderliche weitere Maßnahmen entscheiden kann.

Bei den ersten Anzeichen einer Überempfindlichkeitsreaktion **dürfen** Paracetamol-Zäpfchen 1 g für Jugendliche ab 14 Jahren und Erwachsene **nicht** nochmals angewendet werden, und es ist sofort Kontakt mit einem Arzt aufzunehmen.

6.9 Hinweis

Dicht verschlossen und nicht über 25 °C aufbewahren.

7 Fachinformation

Nach § 11a AMG, insbesondere:

7.1 Verschreibungsstatus/Apothekenpflicht

Apothekenpflichtig.

7.2 Stoff- oder Indikationsgruppe

Anilinderivat.

Analgetikum/Antipyretikum.

7.3 Anwendungsgebiete

Leichte bis mäßig starke Schmerzen; Fieber.

Für Jugendliche ab 14 Jahren und Erwachsene.

7.4 Gegenanzeigen

Dieses Arzneimittel darf nicht angewendet werden bei

– bekannter Überempfindlichkeit gegenüber dem Wirkstoff Paracetamol.

Das Arzneimittel sollte nur mit besonderer Vorsicht (d. h. mit einem verlängerten Dosisintervall oder in verminderter Dosis) und unter ärztlicher Kontrolle angewendet werden bei

– Leberfunktionsstörungen (z. B. durch chronischen Alkoholmißbrauch, Leberentzündungen)

– Nierenfunktionsstörungen

– Gilbert-Syndrom (Meulengracht-Krankheit).

Hinweis:

Paracetamol-Zäpfchen 1 g für Jugendliche ab 14 Jahren und Erwachsene sind nicht geeignet für Kinder unter 6 Jahren. Hierfür stehen Präparate in Form von Saft oder Zäpfchen mit geringerem Wirkstoffgehalt zur Verfügung.

Anwendung in der Schwangerschaft und Stillzeit:

Paracetamol sollte nur nach strenger Abwägung des Nutzen-Risiko-Verhältnisses während der Schwangerschaft angewendet werden (siehe auch 7.13 („Sonstige Hinweise").

7.5 Nebenwirkungen

Selten kann es zu Hautrötungen, sehr selten zu allergischen Reaktionen mit Exanthemen kommen.

In Einzelfällen sind für den Wirkstoff Paracetamol weitergehende Überempfindlichkeitsreaktionen (Quincke-Ödem, Atemnot, Schweißausbruch, Übelkeit, Blutdruckabfall bis hin zum Schock) beschrieben worden.

Äußerst selten kann es zu Störungen der Blutbildung (Thrombozytopenie, Leukopenie, in Einzelfällen Agranulozytose, Panzytopenie) kommen.

In Einzelfällen ist bei prädisponierten Personen ein Bronchospasmus ausgelöst worden (Analgetika-Asthma).

7.6 Wechselwirkungen mit anderen Mitteln

Bei gleichzeitiger Anwendung von Arzneimitteln, die zur Enzyminduktion in der Leber führen, wie z. B. bestimmte Schlafmittel und Antiepileptika (u. a. Phenobarbital, Phenytoin, Carmbamazepin) sowie Rifampicin, können auch durch sonst unschädliche Dosen von Paracetamol Leberschäden hervorgerufen werden. Gleiches gilt bei Alkoholmißbrauch.

Bei gleichzeitiger Gabe von Paracetamol und Chloramphenicol kann die Ausscheidung von Chloramphenicol deutlich verlangsamt sein mit dem Risiko einer erhöhten Toxizität.

Wechselwirkungen zwischen Paracetamol und Cumarinderivaten sind bezüglich ihrer klinischen Bedeutung noch nicht zu beurteilen. Eine Langzeitanwendung von Paracetamol bei Patienten, die mit oralen Antikoagulantien behandelt werden, sollte daher nur unter ärztlicher Kontrolle erfolgen.

Bei gleichzeitiger Anwendung von Paracetamol und AZT (Zidovudin) wird die Neigung zur Ausbildung einer Neutropenie verstärkt. Paracetamol soll daher nur nach ärztlichem Anraten gleichzeitig mit AZT angewendet werden.

8 Paracetamol-Zäpfchen 1 g

7.7 Warnhinweise

Keine.

7.8 Wichtigste Inkompatibilitäten

Keine bekannt.

7.9 Dosierung mit Einzel- und Tagesgaben

Paracetamol-Zäpfchen 1 g für Jugendliche ab 14 Jahren und Erwachsene werden in Abhängigkeit von Alter bzw. Körpermasse dosiert, in der Regel mit 10–15 mg Paracetamol/kg Körpermasse als Einzeldosis, bis 50 mg/kg Körpermasse als Tagesgesamtdosis.

Die Gabe kann in Abständen von 6–8 Stunden wiederholt werden bis zu 3–4mal pro Tag.

Körpermasse	Alter	Einzeldosis	Maximaldosis pro Tag (24 Stunden)
über 40 kg	ab 14 Jahren	1 Zäpfchen	4 Zäpfchen

Bei Patienten mit Leber- oder Nierenfunktionsstörungen sowie Gilbert-Syndrom muß die Dosis vermindert bzw. das Dosisintervall verlängert werden.

7.10 Art und Dauer der Anwendung

Die Zäpfchen werden möglichst nach dem Stuhlgang tief in den After eingeführt. Zur Verbesserung der Gleitfähigkeit evtl. Zäpfchen in der Hand erwärmen oder ganz kurz in heißes Wasser tauchen.

Die Maximaldosis pro Tag (24 Stunden) darf keinesfalls überschritten werden und der zeitliche Abstand bis zur Anwendung des nächsten Zäpfchens (sofern dies notwendig ist) muß mindestens 6 Stunden betragen.

Paracetamolhaltige Arzneimittel sollen ohne ärztlichen oder zahnärztlichen Rat nur wenige Tage und nicht in erhöhter Dosis angewendet werden.

Bei längerem hochdosierten, nicht bestimmungsgemäßen Gebrauch von Analgetika können Kopfschmerzen auftreten, die nicht durch erhöhte Dosen des Arzneimittels behandelt werden dürfen.

Ganz allgemein kann die gewohnheitsmäßige Anwendung von Schmerzmitteln, insbesondere bei Kombination mehrerer schmerzstillender Wirkstoffe, zur dauerhaften Nierenschädigung mit dem Risiko eines Nierenversagens (Analgetika-Nephropathie) führen.

Bei abruptem Absetzen nach längerem hochdosierten, nicht bestimmungsgemäßem Gebrauch von Analgetika können Kopfschmerzen sowie Müdigkeit, Muskelschmerzen, Nervosität und vegetative Symptome auftreten. Die Absetzsymptomatik klingt innerhalb weniger Tage ab. Bis dahin soll die Wiederanwendung von Schmerzmitteln unterbleiben und die erneute Anwendung nicht ohne ärztlichen Rat erfolgen.

7.11 Notfallmaßnahmen, Symptome und Gegenmittel

Die Anwendung überhöhter Dosen von Paracetamol kann es zu Intoxikationserscheinungen mit einer Latenz von 24–48 Stunden führen. Es können sich Leberfunktionsstörungen durch Leberzellnekrosen bis hin zum Leberkoma – auch mit tödlichem Ausgang – entwickeln. Unabhängig davon sind auch Nierenschädigungen durch Nekrosen der Tubuli beschrieben worden.

Als Symptome einer Paracetamol-Intoxikation können auftreten:

in der 1. Phase (1. Tag)	Übelkeit, Erbrechen, Schwitzen, Somnolenz und allgemeines Krankheitsgefühl
in der 2. Phase (2. Tag)	Besserung des subjektiven Befindens, jedoch leichte Leibschmerzen, Lebervergrößerung, Transaminasen- und Bilirubinanstieg, verlängerte Thromboplastinzeit, Rückgang der Urinausscheidung
in der 3. Phase (3. Tag)	hohe Transaminasenwerte, Ikterus, Gerinnungsstörungen, Hypoglykämie, Übergang ins Leberkoma.

(Siehe auch Ziffer 7.12.2 „Akute Toxizität").

Therapie:

Bereits bei Verdacht auf Intoxikation mit Paracetamol ist in den ersten 8 Stunden die intravenöse Gabe von SH-Gruppen-Donatoren, wie z. B. N-Acetylcystein sinnvoll.

Durch Dialyse kann die Plasmakonzentration von Paracetamol abgesenkt werden.

Bestimmungen der Plasmakonzentration von Paracetamol sind empfehlenswert.

Die weiteren Therapiemöglichkeiten zur Behandlung einer Intoxikation mit Paracetamol richten sich nach Ausmaß, Stadium und klinischen Symptomen entsprechend den üblichen Maßnahmen in der Intensivmedizin.

7.12 Pharmakologische und toxikologische Eigenschaften, Pharmakokinetik, Bioverfügbarkeit, soweit diese Angaben für die therapeutische Verwendung erforderlich sind.

7.12.1 Pharmakologische Eigenschaften

Paracetamol hat eine analgetische, antipyretische und sehr schwache antiphlogistische Wirkung. Der Wirkungsmechanismus ist nicht eindeutig geklärt. Nachgewiesen ist eine ausgeprägte Hemmung der zerebralen Prostaglandinsynthese, während die periphere Prostaglandinsynthese nur schwach gehemmt wird. Ferner hemmt Paracetamol den Effekt endogener Pyrogene auf das hypothalamische Temperaturregulationszentrum.

7.12.2 Toxikologische Eigenschaften

Akute Toxizität:

Für den Menschen ist bekannt, daß die orale Aufnahme von mehr als 6 g Paracetamol mit Plasmakonzentrationen von 200–300 µg/ml nach 4 Stunden, 100–150 µg/ml nach 8 Stunden, 50–80 µg/ml nach 12 Stunden und 30 bis

45 µg/ml nach 15 Stunden zu Leberzellschäden mit tödlichem Verlauf im Coma hepaticum führen kann. Die Hepatotoxizität von Paracetamol steht in direkter Abhängigkeit zur Plasmakonzentration. Enzyminduktoren und Alkohol können auch bei sonst nicht toxischen Dosen von Paracetamol Leberschäden auslösen.

Chronische Toxizität:

Im Tierversuch zur Prüfung der subchronischen und chronischen Toxizität von Paracetamol an Ratte und Maus traten Läsionen im Magen-Darm-Trakt, Blutbildveränderungen, Degeneration des Leber- und Nierenparenchyms bis hin zu Nekrosen auf. Die Ursachen dieser Veränderungen sind einerseits auf den Wirkungsmechanismus (s. o.) und andererseits auf den Metabolismus von Paracetamol zurückzuführen. Die Metaboliten, denen die toxischen Wirkungen zugeschrieben werden, und die entsprechenden Organveränderungen sind auch beim Menschen nachgewiesen. Daher sollte Paracetamol nicht über längere Zeit und in höheren Dosen angewendet werden. Fälle von reversibler, aktiver, chronischer Hepatitis sind bereits bei oralen Tagesdosen von 3,9 und 2,9 g und einer Anwendungsdauer von 1 Jahr beschrieben. Orale Tagesdosen mit deutlich leberschädigender Wirkung liegen bei Nichtalkoholikern im Bereich von 5,8 g Paracetamol, wobei Intoxikationssymptome bereits 3 Wochen nach Einnahme auftreten können.

Deutlich leberschädigende Wirkungen können bei einer längerfristigen Anwendung von erhöhten oralen Tagesdosen (um 6 g Paracetamol) über z. B. 3 Wochen auch bei fehlender Vorschädigung der Leber, wie z. B. bei Nichtalkoholikern, auftreten. Klinisch-epidemiologische Daten belegen den begründeten Verdacht, daß in der Zusammenschau – trotz methodischer Unzulänglichkeiten der einzelnen Studien – die langfristige Einnahme von Analgetika zu einer Nephropathie mit Papillennekrosen und interstitieller Nephritis sowie sekundärer Pyelonephritis führen kann. Nach Elimination von Phenacetin ist trotz zunehmenden Verbrauchs paracetamolhaltiger Schmerzmittel der durch eine Analgetika-Nephropathie bedingte Anteil der Dialyse-Patienten in verschiedenen Ländern (Schweden, Kanada, Neuseeland, Australien) gesunken. Das nephrotoxische Risiko könnte also auch von geringerer Bedeutung sein als bei Phenacetin.

Mutagenes und tumorerzeugendes Potential:

Umfangreiche Untersuchungen ergaben keine Evidenz für ein relevantes genotoxisches Risiko von Paracetamol im therapeutischen, d. h. nichttoxischen Dosisbereich.

Aus Langzeitversuchen an Ratten und Mäusen liegen keine Hinweise auf relevante tumorigene Effekte in nichthepatotoxischen Dosierungen von Paracetamol vor.

Reproduktionstoxizität:

Paracetamol passiert die Placenta.

Aus Tierstudien und den bisherigen Erfahrungen an Menschen ergeben sich keine Hinweise auf Fruchtschädigungen. (Siehe auch Ziffer 7.13 „Sonstige Hinweise").

7.12.3 Pharmakokinetik

Nach rektaler Gabe wird Paracetamol zu 68–88% resorbiert; maximale Plasmakonzentrationen werden erst nach 3–4 Stunden erreicht. Die Plasmaproteinbindung ist gering (bis zu 10%), kann aber bei Überdosierung ansteigen. Nach hepatischer Metabolisierung (Konjugation mit Glukuronsäure zu ca. 55%, mit Schwefelsäure zu ca. 35% sowie mit Cystein und Mercaptursäure) werden die pharmakologisch unwirksamen Metaboliten über die Nieren ausgeschieden. Nur ca. 4% des aufgenommenen Paracetamols verlassen den Körper in unveränderter Form. In kleinen Mengen entstehen die toxischen Metaboliten p-Aminophenol und durch N-Hydroxilierung N-Acetyl-p-benzochinonimin, die durch Glutathion und Cystein gebunden werden. Die Eliminationshalbwertszeit beträgt durchschnittlich 1,5–2,5 Stunden. Binnen 24 Stunden erfolgt im allgemeinen eine vollständige Ausscheidung.

Bei Leber- und Nierenfunktionsstörungen, nach Überdosierungen sowie bei Neugeborenen ist die Halbwertszeit verlängert. Das Maximum der Wirkung und die durchschnittliche Wirkdauer (4–6 Stunden) korrelieren in etwa mit der Plasmakonzentration.

7.13 Sonstige Hinweise

Anwendung in der Schwangerschaft und Stillzeit:

Aus Untersuchungen an 923 Mutter-Kind-Paaren haben sich keine Hinweise auf einen Zusammenhang zwischen der Anwendung von Paracetamol während der ersten drei bis vier Monate der Schwangerschaft und dem Auftreten von Fehlbildungen ergeben.

Dennoch sollte Paracetamol während der Schwangerschaft nur unter strenger Abwägung des Nutzen-Risiko-Verhältnisses angewendet werden. Paracetamol sollte nicht über längere Zeit, in hoher Dosierung oder in Kombination mit anderen Arzneimitteln gegeben werden, da die Sicherheit der Anwendung für diese Fälle nicht belegt ist.

Paracetamol geht in die Muttermilch über. Bei einer einmaligen Dosis von 650 mg ist in der Milch eine Durchschnittskonzentration von 11 μg/ml gemessen worden. Da nachteilige Folgen für den Säugling bisher nicht bekannt geworden sind, wird eine Unterbrechung des Stillens während der Behandlung normalerweise nicht erforderlich sein.

7.14 Besondere Lager- und Aufbewahrungshinweise

Dicht verschlossen und nicht über 25 °C aufbewahren.

Monographien-Kommentar

Paracetamol-Zäpfchen 1 g

3 Eigenschaften und Prüfungen

3.2 Gehalt

Siehe Kommentar zu Paracetamol-Zäpfchen 125 mg, 250 mg und 500 mg.

Die Vorschrift zur UV-photometrischen Gehaltsbestimmung für Paracetamol-Zäpfchen 500 mg kann direkt übernommen werden, wenn der 1 Zäpfchen entsprechenden Teil in 200,0 ml Ethanol gelöst wird. Die Berechnungsformel für den Gehalt lautet

$$w \text{ (Paracetamol)} = 0{,}2 \, \frac{m_s}{m_u} \, m_g \, \frac{A_u}{A_s}$$

P. Surmann

Monographien-Kommentar

Paracetamol-Zäpfchen 1 g

Das Bundesgesundheitsamt hat zur Abwehr von Arzneimittelrisiken im Rahmen des Stufenplans (Stufe II) die pharmazeutischen Unternehmer, die Paracetamol-haltige Humanarzneimittel in den Verkehr bringen, aufgefordert, bestimmte Untersuchungen zur Abklärung eines möglichen genotoxischen Risikos von Paracetamol durchzuführen [1]. Nach § 24 b AMG sind die Unternehmer verpflichtet, sich mit einem bestimmten Bruchteil an den Aufwendungen für die Erstellung der Unterlagen zu beteiligen. Im Rahmen der 5. AMG-Novelle, die am 17. August 1994 in Kraft getreten ist, wurde § 24 b AMG dahingehend geändert, daß auch Nutzer von Standardzulassungen an den Aufwendungen beteiligt werden können. Dies ist durch eine Bekanntmachung des Bundesinstituts für Arzneimittel und Medizinprodukte geschehen [2].

Das Bundesinstitut hat zwischenzeitlich die Nutzer von Paracetamol-haltigen Arzneimitteln, die auf Basis einer Standardzulassung in den Verkehr bringen, benachrichtigt.

Sollte die Höhe der anteiligen Beteiligung an den Kostenaufwendungen in keinem betriebswirtschaftlichen Verhältnis zum Nutzen der Standardzulassung stehen, kann auf deren weitere Nutzung verzichtet werden.

[1] BAnz. S. 886 vom 3. Februar 1994.
[2] BAnz. S. 8925 vom 20. August 1994.

R. Braun

Monographien-Kommentar

Paracetamol-Zäpfchen 125 mg bis 1 g

Anmerkungen zur Rezeptur und Herstellung des Fertigarzneimittels.

Die Substanzeigenschaften von Paracetamol wurden bei Paracetamol-Tabletten 500 mg beschrieben [1].

Paracetamol-Suppositorien werden überwiegend in der Industrie wie in der Apotheke im Gießverfahren mit synthetischen Fettsäureglyceriden, dem Adeps solidus, hergestellt.

Adeps solidus ist ein Gemisch von Mono-, Di- und Triglyceriden gesättigter gerader Fettsäuren von C_{10} bis C_{18} [2]. Durch die Variation der Fettsäuren und Steuerung der Anteile der Mono-, Di- und Triglyceride können der Schmelzpunkt, die Erstarrungseigenschaften, die Dispergier- und Emulgiereigenschaften sowie die rheologischen Eigenschaften dieser Massen eingestellt werden. Die Partialglyceride, hauptsächlich die Diglyceride, deren Anteil durch die Hydroxylzahl sichtbar gemacht wird, sind für die rheologischen und die Dispergier- und Emulgiereigenschaften verantwortlich [3].

Die Hartfettmassen sind polymorph [3, 4, 5]. Sie kristallieren beim Abkühlen einer Schmelze in Abhängigkeit von der Erstarrungstemperatur in eine instabile α- bzw. metastabile β'-Modifikation aus, die sich in Abhängigkeit von der Umgebungstemperatur innerhalb von Monaten oder Jahren in die stabile β_1-Modifikation umwandeln. Dies verursacht die als Nachhärtung und Sprödigkeit bekannte Instabilität der Hartfettsuppositorien. Die Umwandlung der metastabilen Modifikation, die noch durch eingearbeitete Arzneistoffe zusätzlich beeinflußbar ist, kann durch Lagerung der Suppositorien bei 25° bis 30 °C beschleunigt werden (sog. Tempern) [3]. Deswegen empfiehlt Müller [5] die Herstellungsbedingungen in der Gieß- und Kühlphase so zu wählen, daß bereits hier die thermodynamisch stabile Form entsteht.

Nach Arbeiten von List und Stauch [12, 13] weisen Suppositorien, die im Extrusionsverfahren hergestellt sind, eine wesentlich geringere Nachhärtung auf als die im Gießverfahren hergestellten. Während des gesamten Extrusionsvorganges wird eine Schmelze der Suppositoriengrundlage vermieden.

Für die Herstellung von Paracetamol-Suppositorien nach der Standardzulassung empfiehlt sich die Verwendung von Hartfettmassen mit einer Hydroxylzahl von maximal 15, wie z. B. Witepsol® H 15 oder Witepsol® H 12 [6, 7, 8]. Diese Suppositorienmassen eignen sich sowohl für die Handherstellung und halbautomatischen Herstellung in der Apotheke, wie für die vollautomatischen Gießmaschinen mit steuerbarer Kühlung in der Industrie.

Üblicherweise wird in der Apotheke für die Rezeptur- und Defekturherstellung von Suppositorien Hartfett mit einer Hydroxylzahl von 40 bis 50, z.B. Witepsol® W 35 oder Stadimol®, verwendet [9]. Da der Wirkstoffanteil bei Paracetamol-Suppositorien nach der Standardzulassung mehr als 35 Prozent beträgt, wird der Zusatz von 0,3 bis 2,0 Prozent Sojalecithin erforderlich, um eine gießfähige Masse zu erhalten. Die Viskosität wird durch den feinen und hohen Wirkstoffanteil beträchtlich erhöht.

Monographien-Kommentar

2

Der Zusatz von Sojalecithin verbessert außerdem die Auflösegeschwindigkeit des schlecht löslichen Paracetamols [11].

Für die Festlegung der optimalen Korngröße des Paracetamols sind technologische und biopharmazeutische Gesichtspunkte zu berücksichtigen. Je feiner der Wirkstoff, um so geringer ist die Gefahr einer Wirkstoffsedimentation bei der Suppositorienherstellung und um so besser ist die Dosierungseinheitlichkeit (Content uniformity). Als optimal ist in dieser Hinsicht eine Korngröße < 50 μm zu bezeichnen [7], z.B. Paracetamol feinst PNUZ [1]. Der Einsatz von mikronisiertem Paracetamol, d.h. Teilchengröße < 20 μm, bringt biopharmazeutisch keinen Vorteil, weil die kleinen Partikel auf Grund ihrer geringen Masse die flüssig-flussig Grenzfläche zwischen Grundlage und Darmflüssigkeit nicht schnell genug passieren können, so daß ihre große Oberfläche für die Lösungsgeschwindigkeit nicht zum Tragen kommt. Dies bestätigen auch die Ergebnisse der Prüfung des Freisetzungsverhalten in vitro. Das Freisetzungsverhalten von Paracetamol-Suppositorien mit mikronisierter Ware war wesentlich vermindert gegenüber Suppositorien mit Paracetamol mit folgendem Kornspektrum: 95 bis 96 Prozent < 90 μm und 76 bis 80 Prozent < 30 μm [11].

Eine offizielle Prüfmethode zur Bestimmung der Wirkstoff-Freisetzung in vitro aus Suppositorien gibt es noch nicht. Eine Zusammenstellung der Methoden und Geräte ist bei Müller [14] zu finden.

Neben der Korngröße des Paracetamols ist auch seine Konzentration in der Suppositorienmasse für den Absorptionsvorgang ausschlaggebend. So hatten 100 mg und 500 mg Suppositorien den gleichen initialen Plasmakonzentrationsanstieg, aber unterschiedliche Wirkstoffspiegel über längere Zeit. Die Hartfettsuppositorienmasse agiert bei Paracetamol in hohen Dosierungen quasi als Depot. Die Absorptionsgeschwindigkeit von Paracetamol in vivo kann vom Suppositorienvolumen beeinflußt werden, so daß es ein Unterschied ist, ob 500 mg Paracetamol zu 1 g, 2 g oder 3 g schweren Suppositorien verarbeitet werden [11].

[1] Standardzulassung Paracetamol-Tabletten 500 mg, Anmerkungen zur Rezeptur und Herstellung des Fertigarzneimittels.

[2] Ph. Eur. Band I/II mit Kommentar (1978).

[3] W. Heers, in: Suppositorien, Arbeitsunterlage für den Fortbildungslehrgang „Neue Aspekte der Suppositorienherstellung p. 13, APV, Mainz (1978).

[4] K. Thoma, P. Serno, Dtsch. Apoth. Ztg. **124,** 2162 (1984).

[5] B. W. Müller, Suppositorien, p. **72,** Wissenschaftliche Verlagsgesellschaft mbH, Stuttgart (1986).

[6] R. Voigt, M. Bornschein, A. Grohmann, Pharmazie **37,** 529 (1982).

[7] F. X. Fischer, in: Suppositorien, Arbeitsunterlage für den Fortbildungslehrgang „Neue Aspekte in der Suppositorienherstellung", p. **31,** APV, Mainz (1978).

[8] B. W. Müller, Suppositorien, p. **120,** Wissenschaftliche Verlagsgesellschaft mbH, Stuttgart (1986).

[9] APV, Suppositorien, Theoretische Arbeitsunterlagen für den Ausbildungslehrgang über Suppositorien, Mainz (1968).

[10] B. W. Müller, H.-J. Franzky, C.-J. Köllner, W. Mengel, Arzneim. Forsch. / Drug Res. **34,** 1319 (1984).

[11] B. W. Müller, Suppositorien, p. **45,** Wissenschaftliche Verlagsgesellschaft mbH, Stuttgart (1986).

[12] P. H. List, D. Stauch, Pharm. Ind. **47,** 80 (1985).

[13] P. H. List, D. Stauch, Pharm. Ind. **48,** 650 (1986).

[14] B. W. Müller, Suppositorien, p. **162,** Wissenschaftliche Verlagsgesellschaft mbH, Stuttgart (1986).

E. Norden-Ehlert

Paracetamol-Tabletten 500 mg

1 Bezeichnung des Fertigarzneimittels

Paracetamol-Tabletten 500 mg

2 Darreichungsform

Tabletten

3 Eigenschaften und Prüfungen

3.1 Aussehen, Eigenschaften

Weiße, nichtüberzogene Tabletten mit Bruchkerbe.

3.2 Wirkstofffreisetzung (AB. V.5.4)

Innerhalb von 30 min müssen mindestens 80 Prozent der pro Tablette deklarierten Menge Paracetamol aufgelöst sein.

Prüfflüssigkeit: 900 ml Phosphat-Pufferlösung pH 5,8[1]

Apparatur: Blattrührer

Umdrehungsgeschwindigkeit: 50 U/min

Zeitdauer: 30 min

Bestimmungsmethode: UV-Vis-Spektroskopie (AB. V.6.19)

Die Absorption der filtrierten und – wenn erforderlich – mit der Prüfflüssigkeit in geeigneter Weise verdünnten Untersuchungslösung wird im Maximum bei etwa 249 nm gegen die Prüfflüssigkeit als Kompensationsflüssigkeit gemessen. Die Berechnung der Menge des gelösten Wirkstoffs erfolgt mit Hilfe einer Referenzlösung bekannten Gehalts eines als Standard geeigneten Paracetamols.

3.3 Prüfung auf Reinheit

4-Aminophenol: höchstens 0,1 Prozent.

3.4 Gehalt

Zum Zeitpunkt der Produktfreigabe: 95,0 bis 105,0 Prozent der pro Tablette deklarierten Menge Paracetamol.

Für die Haltbarkeitsdauer: mindestens 90,0 Prozent der deklarierten Menge Paracetamol.

---

[1] 6,805 g Kaliumdihydrogenphosphat R und 36 ml 0,1 N-Natriumhydroxid-Lösung werden in Wasser zu 1000 ml gelöst. Der pH-Wert des Puffers beträgt 5,8.

2 Paracetamol-Tabletten 500 mg

3.5 Haltbarkeit

Die Haltbarkeit in den Behältnissen nach 4 beträgt mindestens 1 Jahr.

4 Behältnisse

Behältnisse aus Braunglas oder Verbundpackstoffen als kindergesicherte Verpackung nach DIN 55559.

5 Kennzeichnung

Nach § 10 AMG, insbesondere:

5.1 Zulassungsnummer

3599.99.98

5.2 Art der Anwendung

Zum Einnehmen.

Hinweis:

Paracetamol-Tabletten 500 mg sollen ohne ärztlichen oder zahnärztlichen Rat nur wenige Tage und nicht in erhöhter Dosis eingenommen werden.

5.3 Hinweise

Apothekenpflichtig.

Dicht verschlossen und vor Licht geschützt lagern.

6 Packungsbeilage

Nach § 11 AMG, insbesondere:

6.1 Stoff- oder Indikationsgruppe

Schmerzstillendes und fiebersenkendes Arzneimittel.

6.2 Anwendungsgebiete

– Leichte bis mäßig starke Schmerzen

– Fieber.

Hinweis:

Paracetamol-Tabletten 500 mg sollen längere Zeit oder in höheren Dosen nicht ohne Befragen des Arztes oder Zahnarztes eingenommen werden.

6.3 Gegenanzeigen

<u>Wann dürfen Sie Paracetamol-Tabletten 500 mg nicht einnehmen?</u>

Sie dürfen Paracetamol-Tabletten 500 mg nicht einnehmen bei bekannter Überempfindlichkeit gegen den Wirkstoff oder einen der sonstigen Bestandteile.

Wann dürfen Sie Paracetamol-Tabletten 500 mg erst nach Rücksprache mit Ihrem Arzt einnehmen?

Im folgenden wird beschrieben, wann Sie Paracetamol-Tabletten 500 mg nur unter bestimmten Bedingungen und nur mit besonderer Vorsicht einnehmen dürfen. Befragen Sie hierzu bitte Ihren Arzt. Dies gilt auch, wenn diese Angaben bei Ihnen früher einmal zutrafen.

Sie sollten Paracetamol-Tabletten 500 mg nur mit besonderer Vorsicht (d. h. in größeren Einnahmeabständen oder in verminderter Dosis) und unter ärztlicher Kontrolle einnehmen bei

– Leberfunktionsstörungen (z. B. durch chronischen Alkoholmißbrauch, Leberentzündungen)

– vorgeschädigter Niere

– angeborenem vermehrtem Bilirubin-Gehalt des Blutes (Gilbert-Syndrom oder Meulengracht-Krankheit).

Was müssen Sie in der Schwangerschaft beachten?

Paracetamol-Tabletten 500 mg sollten nur nach strenger Abwägung des Nutzen-Risiko-Verhältnisses während der Schwangerschaft eingenommen werden.

Sie sollten Paracetamol-Tabletten 500 mg während der Schwangerschaft nicht über längere Zeit, in hohen Dosen oder in Kombination mit anderen Arzneimitteln einnehmen, da die Sicherheit der Anwendung für diese Fälle nicht belegt ist.

Was müssen Sie in der Stillzeit beachten?

Paracetamol geht in die Muttermilch über. Da nachteilige Folgen für den Säugling bisher nicht bekannt geworden sind, wird eine Unterbrechung des Stillens während der Behandlung normalerweise nicht erforderlich sein.

Was ist bei Kindern zu berücksichtigen?

Paracetamol-Tabletten 500 mg sind nicht geeignet für Kinder unter 6 Jahren. Hierfür stehen Präparate in Form von Saft oder Zäpfchen mit geringerem Wirkstoffgehalt zur Verfügung.

6.4 Vorsichtsmaßnahmen für die Anwendung und Warnhinweise

Welche Vorsichtsmaßnahmen müssen beachtet werden?

Bei längerem hochdosierten, nicht bestimmungsgemäßem Gebrauch von Schmerzmitteln können Kopfschmerzen auftreten, die nicht durch erhöhte Dosen des Arzneimittels behandelt werden dürfen.

Ganz allgemein kann die gewohnheitsmäßige Anwendung von Schmerzmitteln, insbesondere bei Kombination mehrerer schmerzstillender Wirkstoffe, zur dauerhaften Nierenschädigung mit dem Risiko eines Nierenversagens (Analgetika-Nephropathie) führen.

Was müssen Sie im Straßenverkehr sowie bei der Arbeit mit Maschinen und bei Arbeiten ohne sicheren Halt beachten?

Es sind keine besonderen Vorsichtsmaßnahmen erforderlich.

6.5 Wechselwirkungen mit anderen Mitteln

Welche anderen Arzneimittel beeinflussen die Wirkung von Paracetamol-Tabletten 500 mg und was müssen Sie beachten, wenn Sie zusätzlich andere Arzneimittel anwenden?

Beachten Sie bitte, daß diese Angaben auch für vor kurzem angewandte Arzneimittel gelten können.

Bei gleichzeitiger Anwendung von Arzneimitteln, die zu beschleunigtem Arzneimittelabbau in der Leber führen (Enzyminduktion), wie z. B. bestimmte Schlafmittel und Antiepileptika (Arzneimittel gegen vom Gehirn ausgehende Krampfanfälle [u. a. Phenobarbital, Phenytoin, Carbamazepin]) sowie Rifampicin (einem Tuberkulosemittel), können auch durch sonst unschädliche Dosen von Paracetamol Leberschäden hervorgerufen werden. Gleiches gilt bei Alkoholmißbrauch.

Wechselwirkungen zwischen Paracetamol und Cumarinderivaten (Arzneimittel zur Herabsetzung der Gerinnungsfähigkeit des Blutes) sind bezüglich ihrer klinischen Bedeutung noch nicht zu beurteilen. Eine Langzeitanwendung von Paracetamol-Tabletten 500 mg bei Patienten, die mit blutgerinnungshemmenden Mitteln (oralen Antikoagulantien) behandelt werden, sollte daher nur unter ärztlicher Kontrolle erfolgen.

Bei gleichzeitiger Gabe von Paracetamol und Chloramphenicol kann die Ausscheidung von Chloramphenicol deutlich verlangsamt sein mit dem Risiko einer erhöhten Toxizität.

Bei gleichzeitiger Anwendung von Paracetamol und AZT (Zidovudin) wird die Neigung zur Verminderung weißer Blutkörperchen (Neutropenie) verstärkt. Paracetamol-Tabletten 500 mg sollen daher nur nach ärztlichem Anraten gleichzeitig mit AZT eingenommen werden.

Bei gleichzeitiger Anwendung von Mitteln, die zu einer Verlangsamung der Magenentleerung führen, wie z. B. Propanthelin, können Aufnahme und Wirkungseintritt von Paracetamol verzögert werden.

Bei gleichzeitiger Anwendung von Mitteln, die zu einer Beschleunigung der Magenentleerung führen, wie z. B. Metoclopramid, können Aufnahme und Wirkungseintritt von Paracetamol beschleunigt werden.

Welche Genußmittel, Speisen und Getränke sollten Sie meiden?

Während der Einnahme von Paracetamol-Tabletten 500 mg sollte Alkoholgenuß möglichst vermieden werden.

6.6 Dosierungsanleitung, Art und Dauer der Anwendung

Die folgenden Angaben gelten, soweit Ihnen Ihr Arzt Paracetamol-Tabletten 500 mg nicht anders verordnet hat. Bitte halten Sie sich an die Anwendungsvorschriften, da Paracetamol-Tabletten 500 mg sonst nicht richtig wirken können.

Körpermasse	Alter	Einzeldosis	Maximaldosis pro Tag (24 Stunden)
22 bis 30 kg	6 bis 9 Jahre	1/2 bis 1 Tabl.	3 Tabl.
bis 40 kg	10 bis 12 Jahre	1 Tabl.	4 Tabl.
über 40 kg	älter als 12 Jahre	1 bis 2 Tabl.	maximal 8 Tabl.

Wieviel und wie oft sollten Sie Paracetamol-Tabletten 500 mg einnehmen?

Die Einnahme kann in Abständen von 4–8 Stunden wiederholt werden bis zu 3–4mal pro Tag.

Hinweis:

Bei Leber- oder Nierenfunktionsstörungen sowie bei angeborenem vermehrten Bilirubin-Gehalt des Blutes (Gilbert-Syndrom oder Meulengracht-Krankheit) müssen Paracetamol-Tabletten 500 mg in größeren Einnahmeabständen oder in verminderter Menge eingenommen werden.

Wie und wann sollten Sie Paracetamol-Tabletten 500 mg einnehmen?

Nehmen Sie Paracetamol-Tabletten 500 mg unzerkaut mit ausreichend Flüssigkeit ein. Die Einnahme nach den Mahlzeiten kann zu einem verzögerten Wirkungseintritt führen.

Wie lange sollten Sie Paracetamol-Tabletten 500 mg einnehmen?

Nehmen Sie Paracetamol-Tabletten 500 mg ohne ärztlichen oder zahnärztlichen Rat nicht länger als 3–4 Tage ein.

6.7 Einnahmefehler und Überdosierungen

Was ist zu tun, wenn Paracetamol-Tabletten 500 mg in zu großen Mengen eingenommen wurden (beabsichtigte oder versehentliche Überdosierung)?

Bei Überdosierung mit Paracetamol-Tabletten 500 mg können anfangs (1. Tag) Übelkeit, Erbrechen, Schwitzen, Schläfrigkeit und allgemeines Krankheitsgefühl auftreten. Trotz Besserung des subjektiven Allgemeinbefindens am 2. Tag kann es zu einer fortschreitenden Schädigung der Leber kommen bis hin zum Leberkoma am 3. Tag.

Bei Verdacht auf eine Überdosierung mit Paracetamol-Tabletten 500 mg ist daher **sofort** ein Arzt zu benachrichtigen. Dieser sollte, je nachdem wie lange die Einnahme zurückliegt, folgende Maßnahmen ergreifen:

- Innerhalb der ersten sechs Stunden kann eine Giftentfernung durch herbeigeführtes Erbrechen oder Magenspülung sinnvoll sein

- die intravenöse Gabe von Gegenmitteln, wie z. B. Cysteamin oder N-Acetylcystein, sollte möglichst in den ersten acht Stunden nach einer Vergiftung erfolgen, um die zellschädigenden Stoffwechselprodukte von Paracetamol zu neutralisieren

– eine Blutwäsche (Dialyse) kann die Konzentration von Paracetamol im Blut senken.

Die weiteren Möglichkeiten zur Behandlung einer Vergiftung mit Paracetamol-Tabletten 500 mg richten sich nach dem Ausmaß und Verlauf sowie den Krankheitszeichen.

Was müssen Sie beachten, wenn Sie zuwenig Paracetamol-Tabletten 500 mg eingenommen oder die Einnahme vergessen haben?

Nehmen Sie beim nächsten Mal nicht etwa die doppelte Menge ein, sondern führen Sie die Einnahme, wie in der Dosierungsanleitung beschrieben, fort.

Was müssen Sie beachten, wenn Sie die Behandlung unterbrechen oder vorzeitig beenden wollen?

Hier sind bei bestimmungsgemäßer Einnahme von Paracetamol-Tabletten 500 mg keine Besonderheiten zu beachten.

Bei plötzlicher Beendigung der Einnahme (Absetzen) nach längerem nicht bestimmungsgemäßem, hochdosiertem Gebrauch von Schmerzmitteln können Kopfschmerzen sowie Müdigkeit, Muskelschmerzen, Nervosität und vegetative Symptome auftreten. Diese Folgen des Absetzens klingen innerhalb weniger Tage ab. Bis dahin sollten keine Schmerzmittel eingenommen werden. Auch danach soll eine erneute Einnahme nicht ohne ärztlichen Rat erfolgen.

6.8 Nebenwirkungen

Welche Nebenwirkungen können bei Einnahme von Paracetamol-Tabletten 500 mg auftreten?

Selten kann es zu Hautrötungen, sehr selten zu allergischen Reaktionen mit Hautausschlägen (allergisches Exanthem) kommen.

Äußerst selten kann es zu Störungen der Blutbildung (allergische Thrombozytopenie oder Leukopenie, in Einzelfällen eine Agranulozytose oder Panzytopenie) kommen.

In Einzelfällen ist bei empfindlichen Personen eine Verkrampfung der Muskulatur der Luftwege (Bronchialmuskulatur) mit Atemnot ausgelöst worden (Analgetika-Asthma).

In Einzelfällen sind für den Wirkstoff Paracetamol weitergehende Überempfindlichkeitsreaktionen (Schwellungen im Gesicht, Atemnot, Schweißausbruch, Übelkeit, Blutdruckabfall bis hin zum Schock) beschrieben worden.

Wenn Sie Nebenwirkungen bei sich beobachten, die nicht in dieser Packungsbeilage aufgeführt sind, teilen Sie diese bitte Ihrem Arzt oder Apotheker mit.

Welche Gegenmaßnahmen sind bei Nebenwirkungen zu ergreifen?

Sollten Sie die oben genannten Nebenwirkungen bei sich beobachten, sollen Paracetamol-Tabletten 500 mg nicht nochmals eingenommen werden. Benachrichtigen Sie Ihren Arzt, damit er über den Schweregrad und gegebenenfalls erforderliche weitere Maßnahmen entscheiden kann.

Bei den ersten Anzeichen einer Überempfindlichkeitsreaktion **dürfen** Paracetamol-Tabletten 500 mg **nicht** nochmals eingenommen werden, es ist sofort Kontakt mit einem Arzt aufzunehmen.

6.9 Hinweis

Dicht verschlossen und vor Licht geschützt aufbewahren.

7 Fachinformation

Nach § 11a AMG, insbesondere:

7.1 Verschreibungsstatus/Apothekenpflicht

Apothekenpflichtig.

7.2 Stoff- oder Indikationsgruppe

Anilinderivat.

Analgetikum/Antipyretikum.

7.3 Anwendungsgebiete

Leichte bis mäßig starke Schmerzen; Fieber.

Für Kinder ab 6 Jahren, Jugendliche und Erwachsene.

7.4 Gegenanzeigen

Dieses Arzneimittel darf nicht angewendet werden bei

– bekannter Überempfindlichkeit gegenüber dem Wirkstoff Paracetamol.

Das Arzneimittel sollte nur mit besonderer Vorsicht (d. h. mit einem verlängerten Dosisintervall oder in verminderter Dosis) und unter ärztlicher Kontrolle angewendet werden bei

– Leberfunktionsstörungen (z. B. durch chronischen Alkoholmißbrauch, Leberentzündungen)
– Nierenfunktionsstörungen
– Gilbert-Syndrom (Meulengracht-Krankheit).

Hinweis:

Paracetamol-Tabletten 500 mg sind nicht geeignet für Kinder unter 6 Jahren. Hierfür stehen Präparate in Form von Saft oder Zäpfchen mit geringerem Wirkstoffgehalt zur Verfügung.

Anwendung in der Schwangerschaft und Stillzeit:

Paracetamol-Tabletten sollten während der Schwangerschaft nur nach strenger Abwägung des Nutzen-Risiko-Verhältnisses angewendet werden. (Siehe auch Ziffer 7.13 „Sonstige Hinweise").

7.5 Nebenwirkungen

Selten kann es zu Hautrötungen, sehr selten zu allergischen Reaktionen mit Exanthemen kommen.

In Einzelfällen sind für den Wirkstoff Paracetamol Überempfindlichkeitsreaktionen (Quincke-Ödem, Atemnot, Schweißausbruch, Übelkeit, Blutdruckabfall bis hin zum Schock) beschrieben worden.

Äußerst selten kann es zu Störungen der Blutbildung (Thrombozytopenie, Leukopenie, in Einzelfällen Agranulozytose, Panzytopenie) kommen.

In Einzelfällen ist bei prädisponierten Personen ein Bronchospasmus ausgelöst worden (Analgetika-Asthma).

7.6 Wechselwirkungen mit anderen Mitteln

Bei gleichzeitiger Einnahme von Arzneimitteln, die zur Enzyminduktion in der Leber führen, wie z. B. bestimmte Schlafmittel und Antiepileptika (u. a. Phenobarbital, Phenytoin, Carbamazepin) sowie Rifampicin, können auch durch sonst unschädliche Dosen von Paracetamol Leberschäden hervorgerufen werden. Gleiches gilt bei Alkoholmißbrauch.

Bei gleichzeitiger Einnahme von Mitteln, die zu einer Verlangsamung der Magenentleerung führen, wie z. B. Propanthelin, können die Aufnahme und der Wirkungseintritt von Paracetamol verzögert werden.

Die gleichzeitige Einnahme von Mitteln, die zu einer Beschleunigung der Magenentleerung führen, wie z. B. Metoclopramid, bewirkt eine Beschleunigung der Aufnahme und des Wirkungseintritts von Paracetamol.

Bei gleichzeitiger Gabe von Paracetamol und Chloramphenicol kann die Ausscheidung von Chloramphenicol deutlich verlangsamt sein mit dem Risiko einer erhöhten Toxizität.

Wechselwirkungen zwischen Paracetamol und Cumarinderivaten sind bezüglich ihrer klinischen Bedeutung noch nicht zu beurteilen. Eine Langzeitanwendung von Paracetamol bei Patienten, die mit oralen Antikoagulantien behandelt werden, sollte daher nur unter ärztlicher Kontrolle erfolgen.

Bei gleichzeitiger Anwendung von Paracetamol und AZT (Zidovudin) wird die Neigung zur Ausbildung einer Neutropenie verstärkt. Paracetamol soll daher nur nach ärztlichem Anraten gleichzeitig mit AZT angewendet werden.

7.7 Warnhinweise

Keine.

7.8 Wichtigste Inkompatibilitäten

Keine bekannt.

7.9 Dosierungsanleitung

Paracetamol-Tabletten 500 mg werden in Abhängigkeit von Alter bzw. Körpermasse dosiert, in der Regel mit 10–15 mg Paracetamol/kg Körpermasse als Einzeldosis, bis 50 mg/kg Körpermasse als Tagesgesamtdosis.

Die Gabe kann in Abständen von 4–8 Stunden wiederholt werden bis zu 3–4mal pro Tag.

Körpermasse	Alter	Einzeldosis	Maximaldosis pro Tag (24 Stunden)
22 bis 30 kg	6 bis 9 Jahre	$1/2$ bis 1 Tabl.	3 Tabl.
bis 40 kg	10 bis 12 Jahre	1 Tabl.	4 Tabl.
über 40 kg	älter als 12 Jahre	1 bis 2 Tabl.	maximal 8 Tabl.

Bei Patienten mit Leber- oder Nierenfunktionsstörungen sowie Gilbert-Syndrom muß die Dosis vermindert bzw. das Dosisintervall verlängert werden.

7.10 Art und Dauer der Anwendung

Paracetamol-Tabletten 500 mg sind mit ausreichend Flüssigkeit einzunehmen.

Die Einnahme nach den Mahlzeiten kann zu einem verzögerten Wirkungseintritt führen.

Paracetamolhaltige Arzneimittel sollen ohne ärztlichen oder zahnärztlichen Rat nur wenige Tage und nicht in erhöhter Dosis eingenommen werden.

Bei längerem hochdosierten, nicht bestimmungsgemäßem Gebrauch von Analgetika können Kopfschmerzen auftreten, die nicht durch erhöhte Dosen des Arzneimittels behandelt werden dürfen.

Ganz allgemein kann die gewohnheitsmäßige Einnahme von Schmerzmitteln, insbesondere bei Kombination mehrerer schmerzstillender Wirkstoffe, zur dauerhaften Nierenschädigung mit dem Risiko eines Nierenversagens (Analgetika-Nephropathie) führen.

Bei abruptem Absetzen nach längerem hochdosierten, nicht bestimmungsgemäßem Gebrauch von Analgetika können Kopfschmerzen sowie Müdigkeit, Muskelschmerzen, Nervosität und vegetative Symptome auftreten. Die Absetzsymptomatik klingt innerhalb weniger Tage ab. Bis dahin soll die Wiedereinnahme von Schmerzmitteln unterbleiben und die erneute Einnahme nicht ohne ärztlichen Rat erfolgen.

7.11 Notfallmaßnahmen, Symptome und Gegenmittel

Die Einnahme überhöhter Dosen von Paracetamol kann zu Intoxikationserscheinungen mit einer Latenz von 24–48 Stunden führen. Es können sich Leberfunktionsstörungen durch Leberzellnekrosen bis hin zum Leberkoma – auch mit tödlichem Ausgang – entwickeln. Unabhängig davon sind auch Nierenschädigungen durch Nekrosen der Tubuli beschrieben worden.

Als Symptom einer Paracetamol-Intoxikation können auftreten:

in der 1. Phase (1. Tag)	Übelkeit, Erbrechen, Schwitzen, Somnolenz und allgemeines Krankheitsgefühl
in der 2. Phase (2. Tag)	Besserung des subjektiven Befindens, jedoch leichte Leibschmerzen, Lebervergrößerung, Transaminasen- und Bilirubinanstieg, verlängerte Thromboplastinzeit, Rückgang der Urinausscheidung
in der 3. Phase (3. Tag)	hohe Transaminasenwerte, Ikterus, Gerinnungsstörungen, Hypoglykämie, Übergang ins Leberkoma.

(Siehe auch Ziffer 7.12.2 „Akute Toxizität").

Therapie:

Bereits bei Verdacht auf Intoxikation mit Paracetamol ist innerhalb der ersten 6 Stunden eine Magenspülung und in den ersten 8 Stunden die intravenöse Gabe von SH-Gruppen-Donatoren, wie z. B. N-Acetylcystein sinnvoll.

Durch Dialyse kann die Plasmakonzentration von Paracetamol abgesenkt werden.

Bestimmungen der Plasmakonzentration von Paracetamol sind empfehlenswert.

Die weiteren Therapiemöglichkeiten zur Behandlung einer Intoxikation mit Paracetamol richten sich nach Ausmaß, Stadium und klinischen Symptomen entsprechend den üblichen Maßnahmen in der Intensivmedizin.

7.12 Pharmakologische und toxikologische Eigenschaften, Pharmakokinetik, Bioverfügbarkeit, soweit diese Angaben für die therapeutische Verwendung erforderlich sind.

7.12.1 Pharmakologische Eigenschaften

Paracetamol hat eine analgetische, antipyretische und sehr schwache antiphlogistische Wirkung. Der Wirkungsmechanismus ist nicht eindeutig geklärt. Nachgewiesen ist eine ausgeprägte Hemmung der zerebralen Prostaglandinsynthese, während die periphere Prostaglandinsynthese nur schwach gehemmt wird. Ferner hemmt Paracetamol den Effekt endogener Pyrogene auf das hypothalamische Temperaturregulationszentrum.

7.12.2 Toxikologische Eigenschaften

Akute Toxizität:

Für den Menschen ist bekannt, daß die orale Aufnahme von mehr als 6 g Paracetamol mit Plasmakonzentrationen von 200–300 µg/ml nach 4 Stunden, 100–150 µg/ml nach 8 Stunden, 50–80 µg/ml nach 12 Stunden und 30–45 µg/ml nach 15 Stunden zu Leberzellschäden mit tödlichem Verlauf im Coma hepaticum führen kann. Die Hepatotoxizität von Paracetamol steht in direkter Abhängigkeit zur Plasmakonzentration. Enzyminduktoren und Alkohol können auch bei sonst nicht toxischen Dosen von Paracetamol Leberschäden auslösen.

Chronische Toxizität:

Im Tierversuch zur Prüfung der subchronischen und chronischen Toxizität von Paracetamol an Ratte und Maus traten Läsionen im Magen-Darm-Trakt, Blutbildveränderungen, Degeneration des Leber- und Nierenparenchyms bis hin zu Nekrosen auf. Die Ursachen dieser Veränderungen sind einerseits auf den Wirkungsmechanismus (s. o.) und andererseits auf den Metabolismus von Paracetamol zurückzuführen. Die Metaboliten, denen die toxischen Wirkungen zugeschrieben werden, und die entsprechenden Organveränderungen sind auch beim Menschen nachgewiesen. Daher sollte Paracetamol nicht über längere Zeit und nicht in höheren Dosen eingenommen werden. Fälle von reversibler, aktiver, chronischer Hepatitis sind bereits bei oralen Tagesdosen von 3,9 und 2,9 g und einer Anwendungsdauer von 1 Jahr beschrieben.

Deutlich leberschädigende Wirkungen können bei einer längerfristigen Anwendung von erhöhten oralen Tagesdosen (um 6 g Paracetamol) über z. B. 3 Wochen auch bei fehlender Vorschädigung der Leber, wie z. B. bei Nichtalkoholikern, auftreten. Klinisch-epidemiologische Daten belegen den begründeten Verdacht, daß in der Zusammenschau – trotz methodischer Unzulänglichkeiten der einzelnen Studien – die langfristige Einnahme von Analgetika zu einer Nephropathie mit Papillennekrosen und interstitieller Nephritis sowie sekundärer Pyelonephritis führen kann. Nach Elimination von Phenacetin ist trotz zunehmenden Verbrauchs paracetamolhaltiger Schmerzmittel der durch eine Analgetika-Nephropathie bedingte Anteil der Dialyse-Patienten in verschiedenen Ländern (Schweden,

Kanada, Neuseeland, Australien) gesunken. Das nephrotoxische Risiko könnte also auch von geringerer Bedeutung sein als bei Phenacetin.

Mutagenes und tumorerzeugendes Potential:

Umfangreiche Untersuchungen ergaben keine Evidenz für ein relevantes genotoxisches Risiko von Paracetamol im therapeutischen, d. h. nichttoxischen Dosisbereich.

Aus Langzeitversuchen an Ratten und Mäusen liegen keine Hinweise auf relevante tumorigene Effekte in nichthepatotoxischen Dosierungen von Paracetamol vor.

Reproduktionstoxizität:

Paracetamol passiert die Placenta.

Aus Tierstudien und den bisherigen Erfahrungen an Menschen ergeben sich keine Hinweise auf Fruchtschädigungen (Siehe auch Ziffer 7.13 „Sonstige Hinweise").

7.12.3 Pharmakokinetik

Nach oraler Gabe wird Paracetamol rasch und vollständig resorbiert. Die systemische Verfügbarkeit ist dosisabhängig und variiert zwischen 70 und 90%. Maximale Plasmakonzentrationen werden in Abhängigkeit von der Rezeptur der Tabletten nach 0,5–1,5 Stunden erreicht. Die Plasmaproteinbindung ist gering (bis zu 10%), kann aber bei Überdosierung ansteigen. Nach hepatischer Metabolisierung (Konjugation mit Glukuronsäure zu ca. 55%, mit Schwefelsäure zu ca. 35% sowie mit Cystein und Mercaptursäure) werden die pharmakologisch unwirksamen Metaboliten über die Nieren ausgeschieden. Nur ca. 4% des aufgenommenen Paracetamols verlassen den Körper in unveränderter Form. In kleinen Mengen entstehen die toxischen Metaboliten p-Aminophenol und durch N-Hydroxilierung N-Acetyl-p-benzochinonimin, die durch Glutathion und Cystein gebunden werden. Die Eliminationshalbwertszeit beträgt durchschnittlich 1,5 bis 2,5 Stunden. Binnen 24 Stunden erfolgt im allgemeinen eine vollständige Ausscheidung.

Bei Leber- und Nierenfunktionsstörungen, nach Überdosierungen sowie bei Neugeborenen ist die Halbwertszeit verlängert. Das Maximum der Wirkung und die durchschnittliche Wirkdauer (4–6 Stunden) korrelieren in etwa mit der Plasmakonzentration.

7.13 Sonstige Hinweise

Anwendung in der Schwangerschaft und Stillzeit:

Aus Untersuchungen an 923 Mutter-Kind-Paaren haben sich keine Hinweise auf einen Zusammenhang zwischen der Anwendung von Paracetamol während der ersten drei bis vier Monate der Schwangerschaft und dem Auftreten von Fehlbildungen ergeben.

Dennoch sollte Paracetamol während der Schwangerschaft nur unter strenger Abwägung des Nutzen-Risiko-Verhältnisses angewendet werden. Paracetamol sollte nicht über längere Zeit, in hoher Dosierung oder in Kombination mit anderen Arzneimitteln eingenommen werden, da die Sicherheit der Anwendung für diese Fälle nicht belegt ist.

Paracetamol geht in die Muttermilch über. Bei einer einmaligen Dosis von 650 mg ist in der Milch eine Durchschnittskonzentration von 11 µg/ml gemessen worden. Da nachteilige Folgen für den Säugling bisher nicht bekannt geworden sind, wird eine Unterbrechung des Stillens während der Behandlung normalerweise nicht erforderlich sein.

7.14 Besondere Lager- und Aufbewahrungshinweise

Dicht verschlossen und vor Licht geschützt aufbewahren.

Paracetamol-Tabletten 500 mg

Siehe Kommentar zu Paracetamol-Kapseln 500 mg.

P. Surmann

4 **Behältnisse**

Gemäß einer Auflage nach § 28 Arzneimittelgesetz [1] dürfen Paracetamol-Tabletten 500 mg nur in kindergesicherter Verpackung in den Verkehr gebracht werden; für weitere Erläuterungen siehe Kommentar zu Acetylsalicylsäure-Kapseln 500 mg.

[1] Anordnung einer Auflage nach § 28 Arzneimittelgesetz vom 17. September 1984 (BAnz. Nr. 178 vom 20. September 1984.

R. Braun

Monographien-Kommentar

Paracetamol-Tabletten 500 mg

Anmerkungen zur Rezeptur und Herstellung des Fertigarzneimittels.

Paracetamol kommt als weißes, kristallines Pulver vor. Der Habitus der Kristalle hängt von dem verwendeten Lösungsmittel ab, aus dem die Substanz auskristallierte [1]. Eine Polymorphie wurde bisher nicht nachgewiesen [1, 3].

Die Angaben der einzelnen Autoren [1, 2, 3] zur Löslichkeit der Substanz in Wasser, Ethanol, Glycerol und Propylenglykol schwanken. Nach Literaturangabe [1, 2] löst sich 1 Teil Paracetamol in 70 Teilen Wasser, 20 Teilen siedendem Wasser, 7 Teilen Ethanol, 40 Teilen Glycerol und 9 Teilen Propylenglykol.

Paracetamol ist inkompatibel mit Acetylsalicylsäure, Diphenhydraminhydrochlorid, Phenyldimethylpyrazolon und 2-Phenylchinolin-4-carbonsäure [1].

Als Festsubstanz ist reines Paracetamol bei trockener und lichtgeschützter Lagerung bis 45°C stabil [1, 2, 3]. Spuren von 4-Aminophenol, ein Hydrolyseprodukt des Paracetamols, oder Feuchtigkeit bedingen eine weitere Hydrolyse zu 4-Aminophenol. Dieses wird oxidativ zum Chinon und weiter bis zu einem tief dunkelbraunen bis schwarzen Farbstoff umgesetzt. Dieser ist analytisch schwer faßbar [1, 3].

Paracetamol hat schlechte Tablettiereigenschaften. Es lädt sich leicht statisch auf und hat dadurch eine schlechte Fließfähigkeit. Dies kann durch Einstellung einer optimalen Feuchte des Tablettiergutes und durch einen ausreichenden Gleit- und Schmiermittelzusatz behoben werden. Paracetamol in Kugelgranulatform [3–8] hat wesentlich verbesserte Tablettiereigenschaften.

Im Handel wird Paracetamol nach Herstellerangaben [9] als Pulver, als feinstkristalline, feinkristalline und kristalline Substanz angeboten.

Ferner sind direkttablettierbare Typen [10] in Granulatform mit 4 Prozent Polyvinylpyrrolidon und mit 10 Prozent Maisstärke erhältlich.

Das Kornspektrum des Paracetamol-Pulvers und der verschiedenen kristallinen Typen sind in nachfolgender Tabelle [9] zusammengestellt:

Typen	Korngrößenverteilung	
Pulver PNUY	> 60 % > 95 %	< 90 µm < 250 µm
feinst PNUZ	> 90 %	< 90 µm
feinkristallin PNVL	> 95 %	< 250 µm
Kristalle PNVA	< 15 % > 95 %	< 90 µm < 600 µm

Standardzulassungen 1986   Stand: 12. März 1986

Monographien-Kommentar

2

Für die Paracetamolgranulate gibt die Herstellerfirma folgende zwei Rezepturen an, die natürlich nur als Empfehlung zu werten sind [10].

Zusammensetzung für 1000 Tabletten (in Gramm)	Rezeptur 1	Rezeptur 2
Paracetamol-Granulat PNUU (96% Paracetamol und 4% Polyvinylpyrrolidon, Kollidon® 25)	520,0 g	
Paracetamol-Granulat PNUP (90% Paracetamol und 10% Maisstärke)		555,6 g
Maisstärke	56,0 g	55,4 g
Hochdisperses Siliciumdioxid (Aerosil® 200)	6,0 g	6,0 g
Magnesiumstearat	3,0 g	3,0 g

Die preßfertige Mischung der Rezeptur 1 kann auf schnellaufenden Rundläufern zu runden, biplanen Tabletten mit 12 mm Durchmesser oder zu 15 x 5 mm Oblongtabletten verpreßt werden. Die Stempelgröße ist sehr wesentlich und der Gebrauch anders dimensionierter Stempel mit der Rezepturmischung 1 kann zu physikalisch weniger stabilen Tabletten führen (deckeln, hoher Abrieb usw.).

Die preßfertige Mischung der Rezeptur 2 kann mit 13 mm Flachstempeln auf schnelllaufenden Rundläufern gepreßt werden. Die Stemeplgröße ist, wie bereits erwähnt, auch hier wesentlich.

Physikalische Parameter der nach den vorstehenden Rezepturen 1 und 2 hergestellten Tabletten [10]:

	Rezeptur 1	Rezeptur 2
Höhe der runden Tabletten	4,9 mm	4,0 mm
Höhe der Oblong-Tabletten	6,4 mm	
Härte der runden Tabletten (Erweka-Tester Typ TB 24)	mehr als 60 N	100 N bis 150 N
Härte der Oblong-Tabletten (Erweka-Tester Typ TB 24)	mehr als 60 N	
Abrieb (Roche-Gerät) 20 Tabletten, 10 Minuten)	weniger als 5%	weniger als 5%
Zerfallszeit (Ph. Eur.)	weniger als 5 Min.	weniger als 5 Min.
Wirkstoff-Freigabe (USP XX) [1])	mehr als 80% nach 30 Min.	mehr als 80% nach 30 Min.

[1]) Entspricht der Forderung der Auflösegeschwindigkeit von Paracetamol-Tabletten 500 mg nach der Standardzulassung.

Standardzulassungen 1986   Stand: 12. März 1986

Monographien-Kommentar

Paracetamol-Tabletten 500 mg

Einige weitere publizierte Paracetamol-Rezepturen sind nachfolgend tabellarisch zusammengestellt. Sie sind als unverbindliche Rahmenrezepturempfehlungen zu werten, die jeder Anwender in eigener Verantwortung hinsichtlich ihrer Realisierbarkeit überprüfen und den Forderungen der Standardzulassung Paracetamol-Tabletten 500 mg angleichen muß.

Zusammensetzung für 1000 Tabletten (Angabe in Gramm)	1 [11] g	2 [12] g	3 [13] g	4 [14] g
Paracetamol, Granulat oder grobkristallin	325			
Paracetamol		325		
Paracetamol, kristallin			150	
Paracetamol, sehr feines Pulver				500
Avicel® PH 101 (Mikrokristalline Cellulose)	138,35	138,35	21	
Kartoffelstärke*)				75
Sorbit			30	
Kollidon® 25 (Polyvinylpyrrolidon)			6	25
Glycerol				10
Wasser				100
Kollidon® CL (Polyvinylpyrrolidon vernetzt)			19,5	
Talcum				20
Magnesiumstearat			1,5	5
Stearinsäure, feines Pulver	1,65	1,65		

*) Sollte durch Maisstärke ausgetauscht werden [15].

Zu 1) Falls ein feinkristallines Paracetamol wegen der besseren Auflösegeschwindigkeit eingesetzt wird, muß der Anteil an Avicel erhöht werden und statt Avicel® PH 101 Avicel® PH 102 verwendet werden. Außerdem wird zusätzliches Gleitmittel erforderlich.

Zu 3) Sorbit sollte als sprühgetrocknete Ware [16] eingesetzt werden. Neben der Aufgabe zur Regulierung der relativen Feuchtigkeit der Preßmasse dient Sorbit zur Verbesserung der Löslichkeit des Paracetamols [3]. Die Kombination von Cellulosepulvern und Polyvinylpyrrolidon erhöht die Kantenfestigkeit der Tabletten [13].

Zu 4) Paracetamol und Maisstärke werden mit der Lösung von Kollidon® 25 in Glycerol und Wasser granuliert und das feuchte Granulat bei 30°C bis 40°C getrocknet. Mit den Zuschlägen von Talcum und Magnesiumstearat in der

4

äußeren Phase wird das Granulat zu Tabletten von 620 mg und einem Tablettendurchmesser von 13 mm verpreßt.

[1] Ph. Eur., Band III mit Kommentar (1978).
[2] Martinale, The Extra Pharmacopeia **28,** 268 (1982).
[3] J. E. Fairbrother, in: Analytical Profiles of Drug Substances, Vol. 3, p. 1, K. Florey ed., Academic Press, New York-London (1974).
[4] E. Nürnberg, A. Hopp, Pharm. Ind. **44,** 1081 (1982).
[5] E. Nürnberg, A. Hopp, Pharm. Ind. **45,** 85 (1983).
[6] E. Nürnberg, A. Hopp, Pharm. Ind. **45,** 1296 (1983).
[7] E. Nürnberg, A. Hopp, Pharm. Ind. **46,** 651 (1984).
[8] E. Nürnberg, A. Hopp, Pharm. Ind. **46,** 960 (1984).
[9] Hoechst AG, Pharmakontor Berlin, Dr. Höbbel/Ly, Mitteilung vom 6. 3. 1986 und Produktspezifikation Paracetamol Dr. Sl-ba vom 27. 2. 1986.
[10] Hoechst AG, Pharmakontor Berlin, Dr. Höbbel/Ly, Mitteilung vom 6. 3. 1986 und Produktspezifikation Paracetamol direkt verpreßbar.
[11] H. A. Liebermann, L. Lachmann, Pharmaceutical Dosage Forms: Tablets Vol. 1, p. 165, Marcel Dekker Inc., New York/Basel (1980).
[12] LuV-Information PK – 1/4011 S. 17, Lehmann & Voss und Co., Hamburg 36.
[13] BASF-Feinchemikalien, Kollidon® -Marken, p. 31, Register 2, MEF 129 d (Juli 1985).
[14] Formularium der Nederlandse Apothekers, F 50 a (Dezember 1974).
[15] Standardzulassungen Acetylsalicylsäure-Tabletten 500 mg, Anmerkungen zur Rezeptur und Herstellung des Fertigarzneimittels.
[16] Standardzulassungen Ascorbinsäure-Tabletten 100 mg, Anmerkungen zur Rezeptur und Herstellung des Fertigarzneimittels.

E. Norden-Ehlert

Monographien-Kommentar

Paracetamol-Tabletten 500 mg

Das Bundesgesundheitsamt hat zur Abwehr von Arzneimittelrisiken im Rahmen des Stufenplans (Stufe II) die pharmazeutischen Unternehmer, die Paracetamol-haltigen Humanarzneimittel in den Verkehr bringen, aufgefordert, bestimmte Untersuchungen zur Abklärung eines möglichen genotoxischen Risikos von Paracetamol durchzuführen [1]. Nach § 24b AMG sind die Unternehmer verpflichtet, sich mit einem bestimmten Bruchteil an den Aufwendungen für die Erstellung der Unterlagen zu beteiligen. Im Rahmen der 5. AMG-Novelle, die am 17. August 1994 in Kraft getreten ist, wurde § 24b AMG dahingehend geändert, daß auch Nutzer von Standardzulassungen an den Aufwendungen beteiligt werden können. Dies ist durch eine Bekanntmachung des Bundesinstituts für Arzneimittel und Medizinprodukte geschehen [2].

Das Bundesinstitut hat zwischenzeitlich die Nutzer von Paracetamol-haltigen Arzneimitteln, die auf Basis einer Standardzulassung in den Verkehr bringen, benachrichtigt.

Sollte die Höhe der anteiligen Beteiligung an den Kostenaufwendungen in keinem betriebswirtschaftlichen Verhältnis zum Nutzen der Standardzulassung stehen, kann auf deren weitere Nutzung verzichtet werden.

[1] BAnz. S. 886 vom 3. Februar 1994.
[2] BAnz. S. 8925 vom 20. August 1994.

R. Braun

Passionsblumenkraut

1 **Bezeichnung des Fertigarzneimittels**

Passionsblumenkraut

2 **Darreichungsform**

Tee

3 **Eigenschaften und Prüfungen**

Haltbarkeit:

Die Haltbarkeit in den Behältnissen nach 4 beträgt 3 Jahre.

4 **Behältnisse**

Geklebte Blockbodenbeutel bzw. Seitenfaltenbeutel aus einseitig glattem, gebleichtem Natronkraftpapier 50 g/m^2, gefüttert mit gebleichtem Pergamyn 40 g/m^2.

5 **Kennzeichnung**

Nach § 10 AMG, insbesondere:

5.1 Zulassungsnummer

1619.99.99

5.2 Art der Anwendung

Zum Trinken nach Bereitung eines Teeaufgusses.

5.3 Hinweis

Vor Licht und Feuchtigkeit geschützt lagern.

6 **Packungsbeilage**

Nach § 11 AMG, insbesondere:

6.1 Stoff- oder Indikationsgruppe

Pflanzliches Beruhigungsmittel.

6.2 Anwendungsgebiete

Nervöse Unruhezustände.

6.3 Gegenanzeigen

Keine bekannt.

2 Passionsblumenkraut

6.4 Wechselwirkungen mit anderen Mitteln

Keine bekannt.

6.5 Dosierungsanleitung und Art der Anwendung

Soweit nicht anders verordnet, wird 2- bis 4mal täglich eine Tasse des wie folgt bereiteten Teeaufgusses getrunken:

1 Teelöffel voll (ca. 2 g) Passionsblumenkraut oder die entsprechende Menge in einem oder mehreren Aufgußbeutel(n) wird mit siedendem Wasser (ca. 150 ml) übergossen und nach etwa 10 bis 15 Minuten gegebenenfalls durch ein Teesieb gegeben.

6.6 Dauer der Anwendung

Bei akuten Beschwerden, die länger als eine Woche andauern oder periodisch wiederkehren, wird die Rücksprache mit einem Arzt empfohlen.

6.7 Nebenwirkungen

Keine bekannt.

6.8 Hinweis

Vor Licht und Feuchtigkeit geschützt aufbewahren.

Pfefferminzblätter

1 Bezeichnung des Fertigarzneimittels

Pfefferminzblätter

2 Darreichungsform

Tee

3 Eigenschaften und Prüfungen

Haltbarkeit:

Die Haltbarkeit in den Behältnissen nach 4 beträgt 2 Jahre.

4 Behältnisse

Geklebte Blockbodenbeutel bzw. Seitenfaltenbeutel aus einseitig glattem, gebleichtem Natronkraftpapier 50 g/m², gefüttert mit gebleichtem Pergamyn 40 g/m².

5 Kennzeichnung

Nach § 10 AMG, insbesondere:

5.1 Zulassungsnummer

1499.99.99

5.2 Art der Anwendung

Zum Trinken nach Bereitung eines Teeaufgusses.

5.3 Hinweis

Vor Licht und Feuchtigkeit geschützt lagern.

6 Packungsbeilage

Nach § 11 AMG, insbesondere:

6.1 Stoff- oder Indikationsgruppe

Pflanzliches Magen-Darm-Mittel.

6.2 Anwendungsgebiete

Krampfartige Beschwerden im Magen-Darm-Bereich sowie der Gallenblase und Gallenwege.

2 Pfefferminzblätter

6.3 Gegenanzeigen

Bei Gallensteinleiden nur nach Rücksprache mit einem Arzt anzuwenden.

6.4 Wechselwirkungen mit anderen Mitteln

Keine bekannt.

6.5 Dosierungsanleitung und Art der Anwendung

Soweit nicht anders verordnet, wird 2- bis 4mal täglich eine Tasse des wie folgt bereiteten Teeaufgusses getrunken:

1 Eßlöffel voll (ca. 1,5 g) Pfefferminzblätter oder die entsprechende Menge in einem oder mehreren Aufgußbeutel(n) wird mit siedendem Wasser (ca. 150 ml) übergossen und nach etwa 10 bis 15 Minuten gegebenenfalls durch ein Teesieb gegeben.

6.6 Dauer der Anwendung

Bei akuten Beschwerden, die länger als eine Woche andauern oder periodisch wiederkehren, wird die Rücksprache mit einem Arzt empfohlen.

6.7 Nebenwirkungen

Keine bekannt.

6.8 Hinweis

Vor Licht und Feuchtigkeit geschützt aufbewahren.

Pfefferminzöl

1 Bezeichnung des Fertigarzneimittels

Pfefferminzöl

2 Darreichungsform

Ätherisches Öl

3 Eigenschaften und Prüfungen

Haltbarkeit:

Die Haltbarkeit in den Behältnissen nach 4 beträgt 3 Jahre.

4 Behältnisse

Braunglasflaschen mit Verschlusskappen und Konusdichtungen aus Polyethylen und Senkrechttropfern aus Polyethylen oder Polypropylen.

5 Kennzeichnung

Nach § 10 AMG, insbesondere:

5.1 Zulassungsnummer

7099.99.99

5.2 Art der Anwendung

Zum Einnehmen, Inhalieren und zum Einreiben in die Haut.

5.3 Hinweis

Vor Licht geschützt und dicht verschlossen lagern.

6 Packungsbeilage

Nach § 11 AMG, insbesondere:

6.1 Stoff- oder Indikationsgruppe

Pflanzliches Magen-Darm-Mittel zur Behandlung von Atemwegserkrankungen/Mund- und Rachenmittel/Einreibung bei Muskelschmerzen und nervenschmerzähnlichen Beschwerden.

6.2 Anwendungsgebiete

Innerliche Anwendung bei:

krampfartigen Beschwerden im oberen Magen-Darm-Trakt und der Gallenwege; Katarrhen der oberen Luftwege; Mundschleimhautentzündungen.

Äußerliche Anwendung bei:

Muskelschmerzen und nervenschmerzähnlichen Beschwerden, Katarrhen der oberen Luftwege.

6.3 Gegenanzeigen

Verschluss der Gallenwege, Gallenblasenentzündungen, schwere Leberschäden.

Bei Gallensteinleiden nur nach Rücksprache mit einem Arzt anzuwenden.

Bei Säuglingen und Kleinkindern sollte Pfefferminzöl nicht im Bereich des Gesichts, speziell der Nase, aufgetragen werden.

6.4 Wechselwirkungen mit anderen Mitteln

Keine bekannt.

6.5 Dosierungsanleitung und Art der Anwendung

Soweit nicht anders verordnet, werden 2- bis 3-mal täglich 3 bis 4 Tropfen Pfefferminzöl auf Zucker oder in einem Glas warmem Wasser eingenommen.

Zur Inhalation werden 3 bis 4 Tropfen Pfefferminzöl in heißes Wasser gegeben.

Bei äußerlicher Anwendung werden einige Tropfen Pfefferminzöl in die betroffenen Hautpartien eingerieben.

6.6 Dauer der Anwendung

Bei akuten Beschwerden, die länger als eine Woche andauern oder periodisch wiederkehren, wird die Rücksprache mit einem Arzt empfohlen.

6.7 Nebenwirkungen

Bei empfindlichen Personen können Magenbeschwerden auftreten.

6.8 Hinweis

Vor Licht geschützt und dicht verschlossen aufbewahren.

Phenobarbital-Tabletten 15 mg

1 **Bezeichnung des Fertigarzneimittels**

Phenobarbital-Tabletten 15 mg

2 **Darreichungsform**

Tabletten

3 **Eigenschaften und Prüfungen**

3.1 Aussehen, Eigenschaften

Weiße, nichtüberzogene Tabletten mit Bruchrille von leicht bitterem Geschmack.

3.2 Auflösungsgeschwindigkeit

Innerhalb von 45 min müssen mindestens 75 Prozent (Q) der pro Tablette deklarierten Menge Phenobarbital aufgelöst sein.

Auflösungsmedium: 900 ml Pufferlösung pH 7,6

Methode: Blattrührer-Methode

Umdrehungsgeschwindigkeit: 50 U/min

3.3 Gehalt

95,0 bis 105,0 Prozent der pro Tablette deklarierten Menge Phonobarbital.

3.4 Haltbarkeit

Die Haltbarkeit in den Behältnissen nach 4 beträgt mindestens ein Jahr.

4 **Behältnisse**

Behältnisse aus Glas oder Tiefziehfolie als kindergesicherte Verpackungen nach DIN 55559.

5 **Kennzeichnung**

Nach § 10 AMG, insbesondere:

5.1 Zulassungsnummer

3699.99.99

5.2 Art der Anwendung

Zum Einnehmen.

5.3 Hinweis

Verschreibungspflichtig

2 Phenobarbital-Tabletten 15 mg

6 Packungsbeilage

Nach § 11 AMG, insbesondere:

6.1 Anwendungsgebiete

Verschiedene Formen der Epilepsie (Grand mal, Impulsiv, Petit mal), Grand-mal-Schutz bei Petit-mal-Anfällen im Kindesalter; Operationsvorbereitung (Narkose, Narkoseprämedikation).

Hinweis:

Phenobarbital ist nicht wirksam bei Absencen sowie zur Prophylaxe und Therapie von Fieberkrämpfen.

6.2 Gegenanzeigen

Phenobarbital darf nicht angewendet werden bei akuter Alkohol-, Schlafmittel- und Schmerzmittelvergiftung sowie bei Vergiftungen durch dämpfende Psychopharmaka. Weiterhin sollte Phenobarbital bei Vorliegen von akuter hepatischer Porphyrie, schweren Nieren- oder Leberfunktionsstörungen sowie bei schweren Herzmuskelschäden nur nach sehr sorgfältiger Nutzen/Risiko-Prüfung bei strenger Überwachung des Patienten gegeben werden.

6.3 Nebenwirkungen

Mit folgenden Nebenwirkungen ist häufig zu rechnen: Unerwünschte starke Beruhigung sowie Müdigkeit (Schläfrigkeit, Mattigkeit, Benommenheit, verlängerte Reaktionszeit), Schwindelgefühl, Kopfschmerzen, Störung der Koordination von Bewegungsabläufen (Ataxie), Verwirrtheit. Am Morgen nach der abendlichen Verabreichung können Überhangseffekte (Konzentrationsstörung und Restmüdigkeit) die Reaktionsfähigkeit beeinträchtigen.

Selten kommt es zu Übelkeit, Erbrechen, Oberbauchbeschwerden. Leber-, Nieren- und Knochenmarkschäden wurden nur selten beobachtet.

Beim Einsatz von Phenobarbital zum Schutz vor generalisierenden tonisch-klonischen Anfällen bei Absencen kann es zu einer Zunahme der Absencen kommen.

Hinweis:

Dieses Arzneimittel kann auch bei bestimmungsgemäßem Gebrauch das Reaktionsvermögen soweit verändern, dass die Fähigkeit zur aktiven Teilnahme am Straßenverkehr oder zum Bedienen von Maschinen beeinträchtigt wird. Dies gilt in verstärktem Maße im Zusammenhang mit Alkohol.

6.4 Wechselwirkungen mit anderen Mitteln

Bei gleichzeitiger Gabe anderer zentral wirksamer Pharmaka (bestimmte Psychopharmaka, Narkotika, Schmerz- und Schlafmittel) sowie Alkohol kann Phenobarbital deren Wirkung verstärken. Außerdem beschleunigt Phenobarbital den Abbau zahlreicher Medikamente in der Leber, wodurch ihre Wirkdauer und Wirkstärke beeinflusst werden.

6.5 Dosierungsanleitung und Art der Anwendung

Soweit nicht anders verordnet, nehmen Erwachsene zur Epilepsiebehandlung je nach Bedarf 1 bis 3 mg/kg Körpergewicht und Kinder 3 bis 4 mg/kg Körpergewicht Phenobarbital, aufgeteilt in 2 Tagesdosen, ein.

Hinweise:

Phenobarbital besitzt ein primäres Abhängigkeitspotential. Bereits bei täglicher Anwendung über wenige Wochen ist die Gefahr einer Abhängigkeitsentwicklung gegeben. Dies gilt nicht nur für den mißbräuchlichen Gebrauch besonders hoher Dosen, sondern auch für den therapeutischen Dosisbereich.

Bei längerer Anwendungsdauer (länger als eine Woche) sollte beim Absetzen von Phenobarbital die Dosis schrittweise reduziert werden. Hierbei ist das vorübergehende Auftreten möglicher Absetzphänomene zu berücksichtigen.

6.6 Dauer der Anwendung

Die Dauer der Einnahme richtet sich nach dem Krankheitsverlauf. Dabei muß der Arzt von Zeit zu Zeit prüfen, ob die Indikation für Phenobarbital noch gegeben ist.

Monographien-Kommentar

Phenobarbital-Tabletten 15 mg

3.2 Auflösungsgeschwindigkeit

Eine einfache, direkt-photometrische Analyse ist möglich, wenn keine bei 240 nm absorbierenden Hilfsstoffe zur Tablettierung verwendet werden.

Bei Anwesenheit schwach absorbierender Stoffe wie Magnesiumstereat oder Polyvinylpyrrolidon ist der Fehler tolerierbar ($< 1\%$).

6 ml Untersuchungslösung werden filtriert, wobei die ersten 2 ml verworfen werden. Die Absorption der klaren Lösung wird in 1 cm Küvetten bei 240 nm gegen die als Auflösungsmedium verwendete Pufferlösung gemessen (A_u).

35 mg Standardsubstanz, genau gewogen (Masse m_s) werden in einem 250 ml Meßkolben in etwa 200 ml der Pufferlösung, wenn nötig unter leichtem Erwärmen, gelöst und bis zur Marke aufgefüllt. 10,0 ml dieser Lösung werden mit Puffer im Meßkolben zu 100,0 ml aufgefüllt. Die Absorption dieser Lösung wird in 1 cm Küvetten bei 240 nm gegen Pufferlösung gemessen (A_s).

Der prozentuale gelöste Anteil Phenobarbital im Auflösungsmedium ergibt sich zu

$$Q = 2,4 \cdot m_s \cdot \frac{A_u}{A_s}.$$

Dieses photometrische Verfahren kann durch einen vorgeschalteten Extraktionsschritt selektiv gestaltet werden.

5,0 ml der Untersuchungslösung werden mit 0,05 M Schwefelsäure angesäuert (pH < 2) und dreimal mit je 5 ml Diethylether extrahiert. Die vereinigten Extrakte werden durch Watte filtriert, die Watte wird mit 5 ml Ether gewaschen. Das Filtrat wird unter leichtem Erwärmen im Luftstrom zur Trockne eingeengt. Der Rückstand wird in 5,0 ml Borat-Puffer pH 10 (AB) gelöst und in 1 cm Küvetten am Absorptionsmaximum bei 240 nm gegen das Lösungsmittel photometriert (A_u).

35 mg Phenobarbital-Standardsubstanz, genau gewogen (Masse m_s) werden in einem 250 ml Meßkolben in 200 ml Borat-Puffer pH 10 gelöst, wenn nötig unter leichtem Erwärmen, und bis zur Marke aufgefüllt. 10,0 ml dieser Lösung werden im Meßkolben zu 100 ml verdünnt. Die Absorption dieser Lösung wird in 1 cm Küvetten bei 240 nm gegen Pufferlösung gemessen (A_s). Der prozentuale gelöste Anteil Phenobarbital im Auflösungsmedium ergibt sich zu

$$Q = 2,4 \cdot m_s \cdot \frac{A_u}{A_s}.$$

Mit dem vorgeschalteten Extraktionsschritt lassen sich auch die Gas-Chromatographie [1, 2] und die Hochdruckflüssigkeits-Chromatographie [3, 4] einsetzen.

Monographien-Kommentar

2

3.3 Gehalt

Zur selektiven Bestimmung des Phenobarbitals neben möglichen Zersetzungsprodukten können die chromatographischen Verfahren GLC [1, 2] und HPLC [3, 4] eingesetzt werden. Auch die Dünnschichtchromatographie mit Remissionsmessung ist anwendbar [5]. Während gravimetrische und titrimetrische Verfahren, abgesehen von einer spektrophotometrisch indizierten Titration [6], wegen der unzureichenden Spezifität und Empfindlichkeit nicht eingesetzt werden können, ist die Differenz-UV-photometrische Analyse brauchbar [7].

Die folgende Methode schaltet die wesentlichen Störungen durch Zersetzungsprodukte aus, so daß bis zu einem Gehalt von 95 % der Bestimmungsfehler < 1 % bleibt. Sie ist jedoch beschränkt auf Tabletten, die keine oder nur schwach UV-absorbierende oder aus alkalischer Lösung mit Chloroform extrahierbare Hilfsstoffe enthalten.

10 Tabletten, genau gewogen (Masse m_g), werden fein gepulvert. Ein Teil, der etwa 40–50 mg Phenobarbital enthält, wird genau gewogen (Masse m_u) und in 15 ml 0,1 M Natriumhydroxid gelöst. Wenn nötig wird filtriert, wobei das Filter mit 10 ml 0,1 M Natriumhydroxid gewaschen wird.

Die filtrierte Lösung wird zweimal mit je 10 ml Chloroform ausgeschüttelt, die Chloroformphasen werden verworfen. Nach Ansäuern der wäßrigen Phase mit ca. 5 ml 1 M Salzsäure (pH-Wert < 2) wird viermal mit je 25 ml Chloroform extrahiert. Dieses wird durch mit Chloroform gewaschene Watte filtriert und im Meßkolben auf 200,0 ml aufgefüllt. 10,0 ml der Lösung werden auf dem Wasserbad zur Trockne eingeengt. Der Rückstand wird mit 10,0 ml Ethanol in einen 200 ml Meßkolben überführt und bis zur Marke mit Borat-Puffer pH 10 aufgefüllt. Die Absorption dieser Lösung wird am Absorptionsmaximum bei 240 nm in 1 cm Küvetten gegen Borat-Puffer pH 10 gemessen, der 5,0 ml Ethanol auf 100 ml enthält (Absorption A_u).

40 mg Phenobarbital-Standard, genau gewogen (Masse m_s) werden in 10,0 ml Ethanol gelöst und mit Borat-Puffer pH 10 zu 200,0 ml aufgefüllt. 10,0 ml dieser Lösung werden in einem 200 ml Meßkolben mit Borat-Puffer pH 10, der 5,0 ml Ethanol auf 100 ml enthält, bis zur Marke aufgefüllt. Die Absorption dieser Lösung wird am Absorptionsmaximum bei 240 nm in 1 cm Küvetten gegen Borat Puffer pH 10, der 5,0 ml Ethanol auf 100 ml enthält, gemessen (Absorption A_s). Die Masse Phenobarbital pro Tablette ergibt sich zu

$$m(\text{Phenobarbital})/\text{Tablette} = 0{,}1 \cdot \frac{m_s}{m_u} \cdot m_g \cdot \frac{A_u}{A_s}$$

und der auf die Deklaration bezogene Gehalt zu

$$\text{Gehalt}/\text{Tablette} = 0{,}6667 \cdot \frac{m_s}{m_u} \cdot m_g \cdot \frac{A_u}{A_s} \%.$$

Bei sicherer Abwesenheit von Zersetzungsprodukten kann der erste Extraktionsschritt entfallen. Die gepulverte Tablettenmasse wird dann in 15 ml 1 M Salzsäure suspendiert und viermal mit Chloroform extrahiert. Mit dem Chloroformextrakt wird wie oben weiter verfahren.

Phenobarbital-Tabletten 15 mg

3.4 Haltbarkeit

Zur Bestimmung der Haltbarkeit eignet sich neben den chromatographischen Verfahren ein Differenz-UV-photometrisches Verfahren.

10 Tabletten, genau gewogen (Masse m_g in mg), werden fein gepulvert. Ein Teil, der etwa 40 mg Phenobarbital enthält, wird genau gewogen (Masse m_u in mg) und in 200,0 ml Ammoniumpuffer pH 10 gelöst (Stammlösung). 10,0 ml dieser Lösung werden in einem 200 ml Meßkolben mit Puffer bis zur Marke aufgefüllt (Lösung 1).

In einen zweiten 200 ml Meßkolben werden 10,0 ml der Stammlösung pipettiert und nach Zugabe von 80,0 ml 1 N HCl mit Puffer bis zur Marke aufgefüllt (Lösung 2). Der pH-Wert dieser Lösung soll 1,5 ± 0,2 betragen. Die Absorption der Lösung 1 wird am Absorptionsmaximum bei 240 nm in 1 cm Küvetten gegen Lösung 2 gemessen (A_u). In gleicher Weise werden 40 mg Phenobarbital-Standard, genau gewogen (Masse m_s in mg) zur Stammlösung gelöst und zur entsprechenden Lösung 1 und 2 verdünnt und vermessen (Absorption A_s).

Der Gehalt an Phenobarbital ergibt sich zu

$$m \text{ (Phenobarbital)/Tablette} = 0{,}1 \cdot \frac{m_s}{m_u} \cdot m_g \cdot \frac{A_u}{A_s}$$

und auf die Deklaration bezogen

$$w = 0{,}6667 \cdot \frac{m_s}{m_u} \cdot m_g \cdot \frac{A_u}{A_s} \, \%.$$

Ebenso wie diese photometrische Methode eignen sich noch die chromatographischen Verfahren [1–5] zur Bestimmung.

[1] M. Elefant, L. Chafnetz, J. M. Talmage; J. Pharm. Sci. **56**, 1181 (1967).
[2] H. W. Schultz, C. Paveenbampen; J. Pharm. Sci. **62**, 1995 (1973).
[3] H. S. I. Tan, P. C. Booncong, S. L. Fine; J. Pharm. Sci. **70**, 783 (1981).
[4] Tsun-Ming Chen, L. Chafetz; J. Pharm. Sci. **70**, 804 (1981).
[5] M. Amin; J. Chromatogr. **101**, 387 (1974).
[6] S. P. Agarwal, M. I. Blake; Anal. Chem. **41**, 1104 (1969).
[7] F. Tishler, L. F. Worrell, J. E. Sinsheimer, J. Pharm. Sci. **51**, 645 (1962).

P. Surmann

4 Behältnisse

Gemäß einer Auflage nach § 28 Arzneimittelgesetz [1] dürfen Phenobarbital-Tabletten 15 mg nur in kindergesicherter Verpackung in den Verkehr gebracht werden; für weitere Erläuterungen siehe Kommentar zu Acetylsalicylsäure-Kapseln 500 mg.

[1] Anordnung einer Auflage nach § 28 Arzneimittelgesetz vom 12. Februar 1982 (BAnz. Nr. 36 vom 23. Februar 1982).

R. Braun

Soweit nicht anders verordnet, wird mehrmals täglich eine Tasse frisch bereiteter Tee getrunken.

6.3 Hinweis

Vor Licht und Feuchtigkeit geschützt aufbewahren.

Phenobarbital-Tabletten 15 mg

3.4 Haltbarkeit

Zur Bestimmung der Haltbarkeit eignet sich neben den chromatographischen Verfahren ein Differenz-UV-photometrisches Verfahren.

10 Tabletten, genau gewogen (Masse m_g in mg), werden fein gepulvert. Ein Teil, der etwa 40 mg Phenobarbital enthält, wird genau gewogen (Masse m_u in mg) und in 200,0 ml Ammoniumpuffer pH 10 gelöst (Stammlösung). 10,0 ml dieser Lösung werden in einem 200 ml Meßkolben mit Puffer bis zur Marke aufgefüllt (Lösung 1).

In einen zweiten 200 ml Meßkolben werden 10,0 ml der Stammlösung pipettiert und nach Zugabe von 80,0 ml 1 N HCl mit Puffer bis zur Marke aufgefüllt (Lösung 2). Der pH-Wert dieser Lösung soll 1,5 ± 0,2 betragen. Die Absorption der Lösung 1 wird am Absorptionsmaximum bei 240 nm in 1 cm Küvetten gegen Lösung 2 gemessen (A_u). In gleicher Weise werden 40 mg Phenobarbital-Standard, genau gewogen (Masse m_s in mg) zur Stammlösung gelöst und zur entsprechenden Lösung 1 und 2 verdünnt und vermessen (Absorption A_s).

Der Gehalt an Phenobarbital ergibt sich zu

$$m \text{ (Phenobarbital)/Tablette} = 0{,}1 \cdot \frac{m_s}{m_u} \cdot m_g \cdot \frac{A_u}{A_s}$$

und auf die Deklaration bezogen

$$w = 0{,}6667 \cdot \frac{m_s}{m_u} \cdot m_g \cdot \frac{A_u}{A_s} \%.$$

Ebenso wie diese photometrische Methode eignen sich noch die chromatographischen Verfahren [1–5] zur Bestimmung.

[1] M. Elefant, L. Chafnetz, J.M. Talmage; J. Pharm. Sci. **56**, 1181 (1967).
[2] H. W. Schultz, C. Paveenbampen; J. Pharm. Sci. **62**, 1995 (1973).
[3] H.S.I. Tan, P.C. Booncong, S.L. Fine; J. Pharm. Sci. **70**, 783 (1981).
[4] Tsun-Ming Chen, L. Chafetz; J. Pharm. Sci. **70**, 804 (1981).
[5] M. Amin; J. Chromatogr. **101**, 387 (1974).
[6] S.P. Agarwal, M.I. Blake; Anal. Chem. **41**, 1104 (1969).
[7] F. Tishler, L.F. Worrell, J.E. Sinsheimer, J. Pharm. Sci. **51**, 645 (1962).

P. Surmann

4 **Behältnisse**

Gemäß einer Auflage nach § 28 Arzneimittelgesetz [1] dürfen Phenobarbital-Tabletten 15 mg nur in kindergesicherter Verpackung in den Verkehr gebracht werden; für weitere Erläuterungen siehe Kommentar zu Acetylsalicylsäure-Kapseln 500 mg.

[1] Anordnung einer Auflage nach § 28 Arzneimittelgesetz vom 12. Februar 1982 (BAnz. Nr. 36 vom 23. Februar 1982).

R. Braun

Monographien-Kommentar

Phenobarbital-Tabletten 15 mg, 100 mg und 300 mg

Anmerkungen zur Rezeptur und Herstellung des Fertigarzneimittels.

Phenobarbital ist eine polymorphe Substanz, von der 13 Modifikationen bekannt sind. Die im Handel übliche Modifikation hat einen Schmelzpunkt von 174 °C und zeichnet sich durch große thermische Stabilität aus. Phenobarbital ist in Wasser sehr schwer löslich. So lösen sich in 1 l Wasser bei 20 °C 0,88 g, bei 37 °C 1,84 g und bei Siedetemperatur 20 g Substanz [1].

Reines Phenobarbital gilt in fester Form oder in festen Zubereitungen als stabil. Die gut löslichen Alkalisalze sind in wäßriger Lösung hydrolyseempfindlich [1]. Mit Macrogol 4000 ist Phenobarbital inkompatibel. Es bildet sich ein Komplex mit geringerer Löslichkeit [2].

Da polymorphe Substanzen sich in ihren physikalisch-chemischen und pharmakologischen Eigenschaften unterscheiden, kann es sowohl zur Beeinflussung der biologischen Verfügbarkeit, sowie zu Unsicherheiten in der Herstellung von Komprimaten kommen. Diese Unsicherheit läßt sich vermeiden, wenn z. B. das polymorphe Phenobarbital in einer einheitlichen, nicht mehr kristallinen Form, sondern als amorphe, sprühgetrocknete Substanz [3] oder als Sprüheinbettung verarbeitet wird. Diese Substanzformen sind besser wasserlöslich [4—9]. Inwieweit diese sprühgetrockneten oder auf Polymere aufgezogenen oder eingebetteten Phenobarbitalprodukte nach der Verarbeitung zu einer Tablette eine ausreichende Langzeitstabilität über mehrere Jahre haben, läßt sich wegen der unterschiedlichen Herstell- und Verarbeitungsmöglichkeiten nicht generell vorhersagen und muß im Rahmen der jeweiligen Stabilitätsprüfung abgeklärt werden.

Bei der Herstellung von Phenobarbital-Tabletten 15 mg, 100 mg und 300 mg nach der Standardzulassung liegt das Hauptproblem insbesondere bei der 300-mg-Form in der geforderten Auflösegeschwindigkeit des Phenobarbitals. Eine Möglichkeit zur Steigerung der Auflösegeschwindigkeit ist die Begrenzung der Teilchengröße auf 50 μm bis 150 μm. Vom Einsatz mikronisierter Substanz ist aus energetischer Sicht [3, 8] sowie wegen der Neigung zur Agglomeratbildung abzuraten.

Zur Rezepturentwicklung von Phenobarbital-Tabletten 15 mg, 100 mg und 300 mg im Rahmen der Standardzulassung wird auf die Arbeiten von Szabó-Révész [9, 10] verwiesen. In diesen Arbeiten wurde in einem Rezepturscreening für Phenobarbital-Tabletten 100 mg der Einfluß von Avicel® PH 101, Lactose, Maisstärke, sowie unterschiedlicher Preßkräfte zwischen 5, 15 und 25 kN auf die Druckfestigkeit, Zerfallszeit und das Auflöseverhalten geprüft. Danach ergab sich als optimal folgende Rezeptur [10]:

Phenobarbital	100,00 mg
Avicel® PH 101	93,00 mg
Maisstärke	48,25 mg
Talcum	7,50 mg
Magnesiumstearat	1,25 mg
	250,00 mg

Standardzulassungen 1986   Stand: 12. März 1986

Monographien-Kommentar

2

Bemerkenswert bei dieser Arbeit [10] ist die Beobachtung, daß die Auflösegeschwindigkeit des Phenobarbitals bei einem geringeren Preßdruck (5 kN) um etwa die Hälfte niedriger liegt als bei einem höheren Preßdruck (15 bzw. 25 kN). Dies wird mit dem Quellungsdruck der Maisstärke erklärt. In der lockeren Textur der mit 5 kN gepreßten Tabletten steht zur Quellung der Stärkekörner ein genügend großer Raum zur Verfügung, so daß der entstehende Quellungsdruck der Maisstärke abgefangen wird und nicht den erforderlichen Druck entfalten kann, damit die Tablette in ihre Primärteile zerfällt und die einzelnen Phenobarbitalteilchen benetzt werden können.

Die für eine Herstellung nach der Standardzulassung geeigneten, publizierten Rezepturen sind nachfolgend tabellarisch zusammengestellt. Sie sind als unverbindliche Rahmenrezepturempfehlungen zu werten, die jeder Anwender in eigener Verantwortung hinsichtlich ihrer Realisierbarkeit überprüfen muß:

Zusammensetzung für 1000 Tabletten (Angaben in Gramm)	1 [10] g	2 [13] g	3 [14] g	4 [15] g	5 [15] g
Phenobarbital	100,00	30,59	30,59	15,00	100,00
Mikrokristalline Cellulose (Avicel® PH 101)	93,00	30,59	30,59		
Lactose, sprühgetrocknet			69,16		
Lactose		69,16		67,00	130,00
Kartoffelstärke[1])				25,00	60,00
Maisstärke	48,25				
Gelatine (5prozentige wäßrige Lösung)				q.s.	q.s.
Siliciumdioxid Quso® F-22 [12]		1,33	1,33		
Talcum	7,50			2,00	6,00
Stearinsäure		1,33	1,33		
Magnesiumstearat	1,25			0,50	1,50

[1]) Sollte durch Maisstärke ausgetauscht werden [16].

Bei den Rezepturen 1–3 handelt es sich um Direktpressungen. Bei den Rezepturen 2 und 3 sollten 15,59 g Phenobarbital zu gleichen Teilen durch Avicel® PH 101 und Lactose bzw. sprühgetrocknete Lactose ersetzt werden.

Bei den Rezepturen 4 und 5 werden Phenobarbital, Lactose und Maisstärke mit 5prozentiger wäßriger Gelatinelösung granuliert und das Granulat bei 30°–40°C getrocknet. Das Granulat wird mit den Zuschlägen Talcum und Magnesiumstearat zu Tabletten von 110 mg mit einem Tablettendurchmesser von 7 mm und von 300 mg mit einem Tablettendurchmesser von 11 mm verpreßt.

Für die Herstellung von Phenobarbital-Tabletten 300 mg nach der Standardzulassung wird man zweckmäßigerweise eine Oblongform von 650 bis 750 mg Gesamtgewicht

Phenobarbital-Tabletten 15 mg, 100 mg und 300 mg

wählen, da sich diese leichter schlucken läßt als die dementsprechende runde, biplane Tablettenform. Mit der Tablettenrezeptur 1 müßte eine Umformulierung auf eine 650 bis 750 mg Oblong-Tablette möglich werden. Eventuell auftretende Probleme, wie z.B. ein Ansteigen der Zerfallszeit oder der Auflösegeschwindigkeit über die Norm, sollten mit 2 bis 5 Prozent vernetzten Polyvinylpyrrolidon (Kollidon® CL) behoben werden können [17].

[1] Ph. Eur., Band I mit Kommentar (1978).
[2] Martindale, The Extra Pharmacopeia **28,** 811 (1982).
[3] C. Beyer, Acta Pharm. Technol. **24,** 171 (1978).
[4] J. Traue, H. Kala, Pharmazie **36,** 226 (1981).
[5] W. Süss, Pharmazie **38,** 530 (1983).
[6] L. Krowczynski, Pharmazie **37,** 79 (1982).
[7] O. J. Corrigam, C. T. Stanley, Pharm. Acta Helv. **56,** 204 (1981).
[8] H. Junginger, Acta Pharm. Technol. **22,** 169 (1976).
[9] P. Szabó-Révész, Gy. Kamuti, K. Pintye-Hódi, Pharm. Ind. **47,** 1285 (1985).
[10] P. Szabé-Révész, K. Patö, K. Pintye-Hódi, Pharm. Ind. **48,** 289 (1986).
[11] USP XX (1980).
[12] H. P. Fiedler, Lexikon der Hilfsstoffe für Pharmazie, Kosmetik und angrenzende Gebiete, Band 2, p. 780, Editio Cantor, Aulendorf (1981).
[13] Information PK − 1, 4011, Lehmann & Voss und Co., Hamburg 36.
[14] H. A. Liebermann, L. Lachmann, Pharmaceutical Dosage Form Tablets, Vol. 1, p. 171, Marcel Dekker Inc., New York / Basel (1980).
[15] Formularium der Nederlandse Apothekers, F 52 und F 55 (12/1968).
[16] Standardzulassungsmonographie Acetylsalicylsäure, Anmerkungen zur Rezeptur und Herstellung des Fertigarzneimittels.
[17] BASF-Feinchemikalien, Kollidon-Marken, Register 2 MEF 129 d / Juli 1985.   E. Norden-Ehlert

Phenobarbital-Tabletten 100 mg

1 **Bezeichnung des Fertigarzneimittels**

Phenobarbital-Tabletten 100 mg

2 **Darreichungsform**

Tabletten

3 **Eigenschaften und Prüfungen**

3.1 Aussehen, Eigenschaften

Weiße, nichtüberzogene Tabletten mit Kreuzbruchrille von leicht bitterem Geschmack.

3.2 Auflösungsgeschwindigkeit

Innerhalb von 45 min müssen mindestens 75 Prozent (Q) der pro Tablette deklarierten Menge Phenobarbital aufgelöst sein.

Auflösungsmedium: 900 ml Pufferlösung pH 7,6

Methode: Blattrührer-Methode

Umdrehungsgeschwindigkeit: 50 U/min

3.3 Gehalt

95,0 bis 105,0 Prozent der pro Tablette deklarierten Menge Phenobarbital.

3.4 Haltbarkeit

Die Haltbarkeit in den Behältnissen nach 4 beträgt mindestens ein Jahr.

4 **Behältnisse**

Behältnisse aus Glas oder Tiefziehfolie als kindergesicherte Verpackungen nach DIN 55559.

5 **Kennzeichnung**

Nach § 10 AMG, insbesondere:

5.1 Zulassungsnummer

3699.98.99

5.2 Art der Anwendung

Zum Einnehmen.

5.3 Hinweis

Verschreibungspflichtig

6 Packungsbeilage

Nach § 11 AMG, insbesondere:

6.1 Anwendungsgebiete

Verschiedene Formen der Epilepsie (Grand mal, Impulsiv, Petit mal), Grand-mal-Schutz bei Petit-mal-Anfällen im Kindesalter; Operationsvorbereitung (Narkose, Narkoseprämedikation).

Hinweis:

Phenobarbital ist nicht wirksam bei Absencen sowie zur Prophylaxe und Therapie von Fieberkrämpfen

6.2 Gegenanzeigen

Phenobarbital darf nicht angewendet werden bei akuter Alkohol-, Schlafmittel- und Schmerzmittelvergiftung sowie bei Vergiftungen durch dämpfende Psychopharmaka. Weiterhin sollte Phenobarbital bei Vorliegen von akuter hepatischer Porphyrie, schweren Nieren- oder Leberfunktionsstörungen sowie bei schweren Herzmuskelschäden nur nach sehr sorgfältiger Nutzen/Risiko-Prüfung bei strenger Überwachung des Patienten gegeben werden.

6.3 Nebenwirkungen

Mit folgenden Nebenwirkungen ist häufig zu rechnen: Unerwünschte starke Beruhigung sowie Müdigkeit (Schläfrigkeit, Mattigkeit, Benommenheit, verlängerte Reaktionszeit), Schwindelgefühl, Kopfschmerzen, Störung der Koordination von Bewegungsabläufen (Ataxie), Verwirrtheit. Am Morgen nach der abendlichen Verabreichung können Überhangseffekte (Konzentrationsstörung und Restmüdigkeit) die Reaktionsfähigkeit beeinträchtigen.

Selten kommt es zu Übelkeit, Erbrechen, Oberbauchbeschwerden. Leber-, Nieren- und Knochenmarkschäden wurden nur selten beobachtet.

Beim Einsatz von Phenobarbital zum Schutz vor generalisierenden tonisch-klonischen Anfällen bei Absencen kann es zu einer Zunahme der Absencen kommen.

Hinweis:

Dieses Arzneimittel kann auch bei bestimmungsgemäßem Gebrauch das Reaktionsvermögen soweit verändern, dass die Fähigkeit zur aktiven Teilnahme am Straßenverkehr oder zum Bedienen von Maschinen beeinträchtigt wird. Dies gilt in verstärktem Maße im Zusammenhang mit Alkohol.

6.4 Wechselwirkungen mit anderen Mitteln

Bei gleichzeitiger Gabe anderer zentral wirksamer Pharmaka (bestimmte Psychopharmaka, Narkotika, Schmerz- und Schlafmittel) sowie Alkohol kann Phenobarbital deren Wirkung verstärken. Außerdem beschleunigt Phenobarbital den Abbau zahlreicher Medikamente in der Leber, wodurch ihre Wirkdauer und Wirkstärke beeinflusst werden.

6.5 Dosierungsanleitung und Art der Anwendung

Soweit nicht anders verordnet, nehmen Erwachsene zur Epilepsiebehandlung je nach Bedarf 1 bis 3 mg/kg Körpergewicht und Kinder 3 bis 4 mg/kg Körpergewicht Phenobarbital, aufgeteilt in 2 Tagesdosen, ein.

Hinweise:

Phenobarbital besitzt ein primäres Abhängigkeitspotential. Bereits bei täglicher Anwendung über wenige Wochen ist die Gefahr einer Abhängigkeitsentwicklung gegeben. Dies gilt nicht nur für den mißbräuchlichen Gebrauch besonders hoher Dosen, sondern auch für den therapeutischen Dosisbereich.

Bei längerer Anwendungsdauer (länger als eine Woche) sollte beim Absetzen von Phenobarbital die Dosis schrittweise reduziert werden. Hierbei ist das vorübergehende Auftreten möglicher Absetzphänomene zu berücksichtigen.

6.6 Dauer der Anwendung

Die Dauer der Einnahme richtet sich nach dem Krankheitsverlauf. Dabei muß der Arzt von Zeit zu Zeit prüfen, ob die Indikation für Phenobarbital noch gegeben ist.

Monographien-Kommentar

Phenobarbital-Tabletten 100 mg

3.2 Auflösungsgeschwindigkeit

Siehe Kommentar zu Phenobarbital-Tabletten 15 mg.

Eine einfache direkt-photometrische Analyse ist möglich, wenn keine bei 240 nm absorbierenden Hilfsstoffe zur Tablettenherstellung verwendet wurden. Bei Anwesenheit sehr schwach absorbierender Stoffe wie Magnesiumstearat ist der Fehler tolerabel.

6,0 ml Untersuchungslösung werden in einen 50 ml-Meßkolben filtriert. Das Filter wird mit Borat-Puffer pH 10 nachgewaschen und der Kolben bis zur Marke aufgefüllt. Die Absorption der Lösung (A_u) wird am Absorptionsmaximum bei 240 nm in 1 cm Küvetten gegen das Lösungsmittel gemessen (6,0 ml Auflösungsmedium mit Borat-Puffer pH 10 auf 50,0 ml aufgefüllt).

50 mg Phenobarbital-Standardsubstanz werden, genau gewogen (Masse m_s in mg) in 200,0 ml Borat-Puffer pH 10 gelöst. Zu 10,0 ml dieser Lösung werden in einem 250 ml-Meßkolben 30,0 ml Auflösungsmedium gegeben, und mit Borat-Puffer pH 10 wird bis zur Marke aufgefüllt. Die Absorption der Lösung wird am Absorptionsmaximum bei 240 nm in 1 cm Küvetten gegen das Lösungsmittel (6,0 ml Auflösungsmedium mit Borat-Puffer pH 10 auf 50,0 ml aufgefüllt) gemessen (Absorption A_s).

Der prozentuale gelöste Anteil Phenobarbital im Auflösungsmedium ergibt sich zu

$$Q = 1,5 \cdot m_s \cdot \frac{A_u}{A_s} \%.$$

3.3 Gehalt

Neben den bei Phenobarbital-Tabletten 15 mg genannten Methoden sind hier wegen der höheren Dosierung des Wirkstoffes auch titrimetrische Verfahren einsetzbar. So läßt sich Phenobarbital bei Abwesenheit saurer Tablettierungshilfsstoffe in Pyridin unter Zusatz von Silbernitrat-Lösung (Ph. Eur.) oder in Ethanol-Wasser gegen Thymolphthalein acidimetrisch bestimmen [1]. Eine Titration mit potentiometrischer Endpunktsanzeige in DMSO ist möglich [2]. Bei Abwesenheit von Halogeniden und anderen Stoffen, die in Natriumcarbonathaltigem Wasser löslich sind und mit Silber-Ionen schwerlösliche Verbindungen ergeben, läßt sich die argentometrische Titration nach Budde einsetzen [3]. Sie bietet den Vorteil, nur intaktes Phenobarbital neben seinen Zersetzungsprodukten zu bestimmen.

10 Tabletten, genau gewogen (Masse m_g in mg), werden fein gepulvert. Ein Teil, der ca. 200 mg Phenobarbital enthält, wird genau gewogen (Masse m_u) und in 30 ml Wasser unter Zusatz von 1 g Natriumcarbonat wasserfrei gelöst. Wenn nötig wird die Lösung filtriert, wobei das Filter mit wenig Natriumcarbonat-Lösung gewaschen wird. Die klare Lösung wird mit 0,1 M

Silbernitratlösung aus einer Feinbürette bis zur deutlich beständigen Trübung titriert (Verbrauch x ml). Der Gehalt der einzelnen Tablette ergibt sich zu

$$m \text{ (Phenobarbital)/Tablette} = F \cdot x \cdot 2{,}322 \cdot \frac{m_g}{m_u} \text{ mg}$$

F = Faktor der Silbernitrat-Maßlösung.

Der auf die Deklaration bezogene prozentuale Gehalt ist

$$w = 2{,}322 \, F \cdot x \cdot \frac{m_g}{m_u} \%.$$

Die Titration läßt sich auch nephelometrisch oder potentiometrisch indizieren und somit gut automatisieren.

3.4 Haltbarkeit

Vorteilhaft lassen sich ohne Extraktion die Differenz-UV-photometrische Methode (siehe Kommentar zu „Phenobarbital-Tabletten 15 mg") und die argentometrische Titration einsetzen.

---

[1] W. Poethke, D. Horn; Arch. Pharm. **287**, 487 (1954).
[2] E. Curea, M. Bojita, L. Boleta; Rev. Chim. **32**, 295 (1981); [Anal. Abstr. **42**, 517 (4E3) (1982)].
[3] R. Brandau, F. Neuwald; Pharmaz. Industrie **30**, 11 (1968).

P. Surmann

4 Behältnisse

Gemäß einer Auflage nach § 28 Arzneimittelgesetz [1] dürfen Phenobarbital-Tabletten 100 mg nur in kindergesicherter Verpackung in den Verkehr gebracht werden; für weitere Erläuterungen siehe Kommentar zu Acetylsalicylsäure-Kapseln 500 mg.

---

[1] Anordnung einer Auflage nach § 28 Arzneimittelgesetz vom 12. Februar 1982 (BAnz. Nr. 36 vom 23. Februar 1982).

R. Braun

Phenobarbital-Tabletten 300 mg

1 **Bezeichnung des Fertigarzneimittels**
Phenobarbital-Tabletten 300 mg

2 **Darreichungsform**
Tabletten

3 **Eigenschaften und Prüfungen**

3.1 Aussehen, Eigenschaften
Weiße, nichtüberzogene Tabletten mit Kreuzbruchrille von leicht bitterem Geschmack.

3.2 Auflösungsgeschwindigkeit
Innerhalb von 45 min müssen mindestens 75 Prozent (Q) der pro Tablette deklarierten Menge Phenobarbital aufgelöst sein.
Auflösungsmedium: 900 ml Pufferlösung pH 7,6
Methode: Blattrührer-Methode
Umdrehungsgeschwindigkeit: 50 U/min

3.3 Gehalt
95,0 bis 105,0 Prozent der pro Tablette deklarierten Menge Phenobarbital.

3.4 Haltbarkeit
Die Haltbarkeit in den Behältnissen nach 4 beträgt mindestens ein Jahr.

4 **Behältnisse**
Behältnisse aus Glas oder Tiefziehfolie als kindergesicherte Verpackungen nach DIN 55559.

5 **Kennzeichnung**
Nach § 10 AMG, insbesondere:

5.1 Zulassungsnummer
3699.97.99

5.2 Art der Anwendung
Zum Einnehmen

5.3 Hinweis
Verschreibungspflichtig

6 Packungsbeilage

Nach § 11 AMG, insbesondere:

6.1 Anwendungsgebiete

Verschiedene Formen der Epilepsie (Grand mal, Impulsiv, Petit mal), Grand-mal-Schutz bei Petit-mal-Anfällen im Kindesalter; Operationsvorbereitung (Narkose, Narkoseprämedikation).

Hinweis:

Phenobarbital ist nicht wirksam bei Absencen sowie zur Prophylaxe und Therapie von Fieberkrämpfen.

6.2 Gegenanzeigen

Phenobarbital darf nicht angewendet werden bei akuter Alkohol-, Schlafmittel- und Schmerzmittelvergiftung sowie bei Vergiftungen durch dämpfende Psychopharmaka. Weiterhin sollte Phenobarbital bei Vorliegen von akuter hepatischer Porphyrie, schweren Nieren- oder Leberfunktionsstörungen sowie bei schweren Herzmuskelschäden nur nach sehr sorgfältiger Nutzen/Risiko-Prüfung bei strenger Überwachung des Patienten gegeben werden.

6.3 Nebenwirkungen

Mit folgenden Nebenwirkungen ist häufig zu rechnen: Unerwünschte starke Beruhigung sowie Müdigkeit (Schläfrigkeit, Mattigkeit, Benommenheit, verlängerte Reaktionszeit), Schwindelgefühl, Kopfschmerzen, Störung der Koordination von Bewegungsabläufen (Ataxie), Verwirrtheit. Am Morgen nach der abendlichen Verabreichung können Überhangseffekte (Konzentrationsstörung und Restmüdigkeit) die Reaktionsfähigkeit beeinträchtigen.

Selten kommt es zu Übelkeit, Erbrechen, Oberbauchbeschwerden. Leber-, Nieren- und Knochenmarkschäden wurden nur selten beobachtet.

Beim Einsatz von Phenobarbital zum Schutz vor generalisierenden tonisch-klonischen Anfällen bei Absencen kann es zu einer Zunahme der Absencen kommen.

Hinweis:

Dieses Arzneimittel kann auch bei bestimmungsgemäßem Gebrauch das Reaktionsvermögen soweit verändern, dass die Fähigkeit zur aktiven Teilnahme am Straßenverkehr oder zum Bedienen von Maschinen beeinträchtigt wird. Dies gilt in verstärktem Maße im Zusammenhang mit Alkohol.

6.4 Wechselwirkungen mit anderen Mitteln

Bei gleichzeitiger Gabe anderer zentral wirksamer Pharmaka (bestimmte Psychopharmaka, Narkotika, Schmerz- und Schlafmittel) sowie Alkohol kann Phenobarbital deren Wirkung verstärken. Außerdem beschleunigt Phenobarbital den Abbau zahlreicher Medikamente in der Leber, wodurch ihre Wirkdauer und Wirkstärke beeinflusst werden.

6.5 Dosierungsanleitung und Art der Anwendung

Soweit nicht anders verordnet, nehmen Erwachsene zur Epilepsiebehandlung je nach Bedarf 1 bis 3 mg/kg Körpergewicht Phenobarbital, aufgeteilt in 2 Tagesdosen, ein.

Hinweise:

Pheneobarbital besitzt ein primäres Abhängigkeitspotential. Bereits bei täglicher Anwendung über wenige Wochen ist die Gefahr einer Abhängigkeitsentwicklung gegeben. Dies gilt nicht nur für den mißbräuchlichen Gebrauch besonders hoher Dosen, sondern auch für den therapeutischen Dosisbereich.

Bei längerer Anwendungsdauer (länger als eine Woche) sollte beim Absetzen von Phenobarbital die Dosis schrittweise reduziert werden. Hierbei ist das vorübergehende Auftreten möglicher Absetzphänomene zu berücksichtigen.

6.6 Dauer der Anwendung

Die Dauer der Einnahme richtet sich nach dem Krankheitsverlauf. Dabei muß der Arzt von Zeit zu Zeit prüfen, ob die Indikation für Phenobarbital noch gegeben ist.

Phenobarbital-Tabletten 300 mg

Siehe Kommentar zu Phenobarbital-Tabletten 100 mg.
Die Vorschriften sind entsprechend dem höheren Gehalt anzupassen.

P. Surmann

4 **Behältnisse**

Gemäß einer Auflage nach § 28 Arzneimittelgesetz [1] dürfen Phenobarbital-Tabletten 300 mg nur in kindergesicherter Verpackung in den Verkehr gebracht werden; für weitere Erläuterungen siehe Kommentar zu Acetylsalicylsäure-Kapseln 500 mg.

[1] Anordnung einer Auflage nach § 28 Arzneimittelgesetz vom 12. Februar 1982 (BAnz. Nr. 36 vom 23. Februar 1982).

Phenobarbital-Natrium-Ampullen 219 mg

1 **Bezeichnung des Fertigarzneimittels**

Phenobarbital-Natrium-Ampullen 219 mg

(entsprechend 200 mg Phenobarbital)

2 **Darreichungsform**

Trockensubstanz mit Lösungsmittel

3 **Eigenschaften und Prüfungen**

3.1 Aussehen, Eigenschaften

Farbloser bis schwach gelblicher evtl. auch zerfallener, durch Gefriertrocknung unter aseptischen Bedingungen erhaltener Substanzkuchen ohne wahrnehmbaren Geruch. Der Substanzkuchen muß sich klar und ohne Rückstand in wässrigem Lösungsmittel lösen.

3.2 Gehalt

95,0 bis 105,5 Prozent der pro Ampulle deklarierten Menge Phenobarbital.

3.2.2 Haltbarkeit

Die Haltbarkeit in den Behältnissen nach 4 beträgt mindestens ein Jahr.

4 **Behältnisse**

Injektionsflasche mit Durchstechverschluß.

5 **Kennzeichnung**

Nach § 10 AMG, insbesondere:

5.1 Zulassungsnummer

4599.99.99

5.2 Art der Anwendung

Zur intravenösen Injektion.

5.3 Hinweis

Verschreibungspflichtig

2 Phenobarbital-Natrium-Ampullen 219 mg

6 Packungsbeilage

Nach § 11 AMG, insbesondere:

6.1 Anwendungsgebiete

Verschiedene Formen der Epilepsie (Grand mal, Impulsiv, Petit mal), Grand-mal-Schutz bei Petit-mal-Anfällen im Kindesalter; Operationsvorbereitung (Narkose, Narkoseprämedikation).

Hinweis:

Phenobarbital ist nicht wirksam bei Absencen sowie zur Prophylaxe und Therapie von Fieberkrämpfen.

6.2 Gegenanzeigen

Phenobarbital darf nicht angewendet werden bei akuter Alkohol-, Schlafmittel- und Schmerzmittelvergiftung sowie bei Vergiftungen durch dämpfende Psychopharmaka. Weiterhin sollte Phenobarbital bei Vorliegen von akuter hepatischer Porphyrie, schweren Nieren- oder Leberfunktionsstörungen sowie bei schweren Herzmuskelschäden nur nach sehr sorgfältiger Nutzen/Risiko-Prüfung bei strenger Überwachung des Patienten gegeben werden.

6.3 Nebenwirkungen

Mit folgenden Nebenwirkungen ist häufig zu rechnen: Unerwünschte starke Beruhigung sowie Müdigkeit (Schläfrigkeit, Mattigkeit, Benommenheit, verlängerte Reaktionszeit), Schwindelgefühl, Kopfschmerzen, Störung der Koordination von Bewegungsabläufen (Ataxie), Verwirrtheit. Am Morgen nach der abendlichen Verabreichung können Überhangseffekte (Konzentrationsstörung und Restmüdigkeit) die Reaktionsfähigkeit beeinträchtigen.

Selten kommt es zu Übelkeit, Erbrechen, Oberbauchbeschwerden. Leber-, Nieren- und Knochenmarkschäden wurden nur selten beobachtet.

Beim Einsatz von Phenobarbital zum Schutz vor generalisierenden tonisch-klonischen Anfällen bei Absencen kann es zu einer Zunahme der Absencen kommen.

Hinweis:

Dieses Arzneimittel kann auch bei bestimmungsgemäßem Gebrauch das Reaktionsvermögen soweit verändern, dass die Fähigkeit zur aktiven Teilnahme am Straßenverkehr oder zum Bedienen von Maschinen beeinträchtigt wird. Dies gilt in verstärktem Maße im Zusammenhang mit Alkohol.

6.4 Wechselwirkungen mit anderen Mitteln

Bei gleichzeitiger Gabe anderer zentral wirksamer Pharmaka (bestimmte Psychopharmaka, Narkotika, Schmerz- und Schlafmittel) sowie Alkohol kann Phenobarbital deren Wirkung verstärken. Außerdem beschleunigt Phenobarbital den Abbau zahlreicher Medikamente in der Leber, wodurch ihre Wirkdauer und Wirkstärke beeinflusst werden.

6.5 Dosierungsanleitung und Art der Anwendung

Soweit nicht anders verordnet, erhalten Säuglinge beim akuten epileptischen Anfall 40 bis 120 mg, Kleinkinder 100 bis 160 mg, Schulkinder und Erwachsene 140 bis 200 mg. Phenobarbital langsam intravenös injizieren. Bei Erwachsenen können weitere Gaben von 50 mg im Abstand von jeweils 10 bis 30 Minuten bis zu einer Gesamtdosis von 400 mg erforderlich sein.

Hinweise:

Phenobarbital besitzt ein primäres Abhängigkeitspotential. Bereits bei täglicher Anwendung über wenige Wochen ist die Gefahr einer Abhängigkeitsentwicklung gegeben. Dies gilt nicht nur für den mißbräuchlichen Gebrauch besonders hoher Dosen, sondern auch für den therapeutischen Dosisbereich.

Bei längerer Anwendungsdauer (länger als eine Woche) sollte beim Absetzen von Phenobarbital die Dosis schrittweise reduziert werden. Hierbei ist das vorübergehende Auftreten möglicher Absetzphänomene zu berücksichtigen.

6.6 Dauer der Anwendung

Die Dauer der Verabreichung richtet sich nach dem Krankheitsverlauf. Dabei muß der Arzt von Zeit zu Zeit prüfen, ob die Indikation für Phenobarbital noch gegeben ist.

Monographien-Kommentar

Phenobarbital-Natrium-Ampullen 219 mg

3.2 Gehalt

Siehe Kommentar zu Phenobarbital-Tabletten 15 mg und Phenobarbital-Tabletten 100 mg. Ph. Eur. läßt acidimetrisch unter Zusatz von Silbernitrat bei potentiometrischer Indikation titrieren; Phenobarbital-Natrium wird zunächst durch Zugabe von Schwefelsäure im Überschuß protoniert; in Methanol-Wasser wird bis zum ersten Wendepunkt mit Natriumhydroxid-Lösung titriert, wobei die überschüssige Schwefelsäure und ein Proton der Barbitursäure reagieren. Nach Zugabe von Pyridin und Silbernitrat wird dann bei weiterer Titration mit Natriumhydroxid-Lösung das zweite Säureequivalent des Phenobarbitals erfaßt; da nur hierüber ausgewertet wird, ist die Titration selektiv hinsichtlich basischer oder saurer Hilfsstoffe.

Die direkte Titration der Base Phenobarbital-Anion in wasserfreiem Eisessig mit Perchlorsäure ist möglich bei potentiometrischer Indikation oder unter Verwendung von Farbindikatoren wie Kristallviolett oder Naphtholbenzein. Während hierbei basische Hilfsstoffe stören wird die argentometrische Titration nach Budde (siehe Phenobarbital-Tabletten 100 mg) dadurch nicht beeinflußt.

3.2.2 Haltbarkeit

siehe Kommentar zu Phenobarbital-Tabletten 15 mg und Phenobarbital-Tabletten 100 mg

P. Surmann

Pomeranzenschalen

1 Bezeichnung des Fertigarzneimittels

Pomeranzenschalen

2 Darreichungsform

Tee

3 Eigenschaften und Prüfungen

Haltbarkeit:

Der Gehalt an ätherischem Öl in Pomeranzenschalen nimmt in den Behältnissen nach 4 etwa um 0,2 Prozent absolut pro Jahr ab. Die Dauer der Haltbarkeit errechnet sich somit aus der Differenz des zum Zeitpunkt der Abpackung bestimmten Gehaltes an ätherischem Öl und dem durch das Arzneibuch vorgeschriebenen Mindestgehalt.

4 Behältnisse

Geklebte Blockbodenbeutel bzw. Seitenfaltenbeutel aus einseitig glattem, gebleichtem Natronkraftpapier 50 g/m², gefüttert mit gebleichtem Pergamyn 40 g/m².

5 Kennzeichnung

Nach § 10 AMG, insbesondere:

5.1 Zulassungsnummer

1629.99.99

5.2 Art der Anwendung

Zum Trinken nach Bereitung eines Teeaufgusses.

5.3 Hinweis

Vor Licht und Feuchtigkeit geschützt lagern.

6 Packungsbeilage

Nach § 11 AMG, insbesondere:

6.1 Stoff- oder Indikationsgruppe

Pflanzliches Magen-Darm-Mittel.

6.2 Anwendungsgebiete

Appetitlosigkeit; Verdauungsbeschwerden, wie Völlegefühl und Blähungen.

2 Pomeranzenschalen

6.3 Gegenanzeigen

Keine bekannt.

6.4 Wechselwirkungen mit anderen Mitteln

Keine bekannt.

6.5 Dosierungsanleitung und Art der Anwendung

Soweit nicht anders verordnet, wird 2- bis 3mal täglich zur Appetitanregung jeweils eine halbe Stunde vor den Mahlzeiten, bei Verdauungsbeschwerden nach den Mahlzeiten eine Tasse des wie folgt bereiteten Teeaufgusses getrunken:

1 Teelöffel voll (ca. 2 g) Pomeranzenschalen oder die entsprechende Menge in einem oder mehreren Aufgußbeutel(n) wird mit siedendem Wasser (ca. 150 ml) übergossen und nach etwa 10 bis 15 Minuten gegebenenfalls durch ein Teesieb gegeben.

6.6 Dauer der Anwendung

Bei akuten Beschwerden, die länger als eine Woche andauern oder periodisch wiederkehren, wird die Rücksprache mit einem Arzt empfohlen.

6.7 Nebenwirkungen

Eine Steigerung der Licht- und Strahlenempfindlichkeit der Haut ist möglich, insbesondere bei hellhäutigen Personen.

6.8 Hinweis

Vor Licht und Feuchtigkeit geschützt aufbewahren.

Primelwurzel

1 **Bezeichnung des Fertigarzneimittels**
Primelwurzel

2 **Darreichungsform**
Tee

3 **Eigenschaften und Prüfungen**
Haltbarkeit:
Die Haltbarkeit in den Behältnissen nach 4 beträgt 3 Jahre.

4 **Behältnisse**
Geklebte Blockbodenbeutel bzw. Seitenfaltenbeutel aus einseitig glattem, gebleichtem Natronkraftpapier 50 g/m^2, gefüttert mit gebleichtem Pergamyn 40 g/m^2.

5 **Kennzeichnung**
Nach § 10 AMG, insbesondere:

5.1 Zulassungsnummer
2389.99.99

5.2 Art der Anwendung
Zum Trinken nach Bereitung eines Teeaufgusses.

5.3 Hinweis
Vor Licht und Feuchtigkeit geschützt lagern.

6 **Packungsbeilage**
Nach § 11 AMG, insbesondere:

6.1 Stoff- oder Indikationsgruppe
Pflanzliches Mittel zur Behandlung von Atemwegserkrankungen.

6.2 Anwendungsgebiete
Katarrhe der Luftwege.

6.3 Gegenanzeigen
Keine bekannt.

6.4 Wechselwirkungen mit anderen Mitteln
Keine bekannt.

Primelwurzel

6.5 Dosierungsanleitung und Art der Anwendung

Soweit nicht anders verordnet, wird 1- bis 3mal täglich eine Tasse des wie folgt bereiteten Teeaufgusses getrunken:

Eine Teelöffelspitze voll (ca. 0,5 g) Primelwurzel oder die entsprechende Menge in einem oder mehreren Aufgußbeutel(n) wird mit siedendem Wasser (ca. 150 ml) übergossen und nach etwa 10 bis 15 Minuten gegebenenfalls durch ein Teesieb gegeben.

6.6 Dauer der Anwendung

Bei akuten Beschwerden, die länger als eine Woche andauern oder periodisch wiederkehren, wird die Rücksprache mit einem Arzt empfohlen.

6.7 Nebenwirkungen

Vereinzelt können Magenbeschwerden und Übelkeit auftreten.

6.8 Hinweis

Vor Licht und Feuchtigkeit geschützt aufbewahren.

2-Propanol-Einreibung, Zusammengesetzte

1 **Bezeichnung des Fertigarzneimittels**

Zusammengesetzte 2-Propanol-Einreibung

2 **Darreichungsform**

Lösung

3 **Zusammensetzung**

Wirksame Bestandteile:

Campher		0,5 bis 5,0 g
oder		
Menthol		0,5 bis 3,0 g
2-Propanol	mindestens	40,0 g
	höchstens	70,0 g

Sonstige Bestandteile:

Macrogol-Glycerolhydroxystearat	nach Bedarf bis	3,0 g
Geruchsstoffe	höchstens	0,5 g
Arzneimittelfarbstoffe	nach Bedarf	
Gereinigtes Wasser		zu 100,0 g

Hinweis:

Wird als Geruchsstoff Kiefernnadel- oder Fichtennadelöl eingesetzt, muß die je nach Herkunft der Öle schwankende Löslichkeit berücksichtigt werden. Dies kann bedingen, daß trotz des Zusatzes von bis zu 3 Prozent (m/m) Macrogol-Glycerolhydroxystearat das 2-Propanol und das ätherische Öl in solchen Konzentrationen gewählt werden müssen, die zu einer klaren bis schwach opaleszierenden, solubilisierten Flüssigkeit führen.

4 **Herstellungsvorschrift**

Die erforderliche Menge Geruchsstoff wird – falls erforderlich – intensiv mit Macrogol-Glycerolhydroxystearat verrührt. Anschließend werden 1 bis 10 Prozent der Gesamtmenge an Wasser langsam unter Rühren in kleinen Anteilen hinzugegeben. Dann fügt man unter Rühren 2-Propanol hinzu und löst den Campher oder das Menthol in dieser Mischung. Die Arzneimittelfarbstoffe werden ggf. in Wasser und/oder 2-Propanol gelöst. Die unter Rühren mit Wasser zur Endmasse aufgefüllte und fertig gemischte Lösung wird in die vorgesehenen Behältnisse abgefüllt.

5 Eigenschaften und Prüfungen

5.1 Fertigarzneimittel

5.1.1 Aussehen, Eigenschaften
Klare bis schwach opaleszierende, solubilisierte Flüssigkeit von arteigenem Geruch.

5.1.2 Gehalt
95,0 bis 105,0 Prozent der deklarierten Menge 2-Propanol und 90,0 bis 110,0 Prozent der deklarierten Menge Campher oder Menthol.

5.1.3 Haltbarkeit
Die Haltbarkeit in den Behältnissen nach 6 beträgt drei Jahre.

6 Behältnisse
Dichtschließende Behältnisse aus Braunglas.

7 Kennzeichnung
Nach § 10 AMG, insbesondere:

7.1 Zulassungsnummer
2149.99.99

7.2 Art der Anwendung
Zum Einreiben in die Haut.

7.3 Hinweise
Apothekenpflichtig.
Nur zur äußerlichen Anwendung.
Vor Feuer schützen!
Gut verschlossen lagern.

8 Packungsbeilage
Nach § 11 AMG, insbesondere:

8.1 Anwendungsgebiete
Zum Vorbeugen bei Gefahr des Wundliegens und bei mangelhafter Hautdurchblutung.

Zur Unterstützung bei der Therapie von Zerrungen, Prellungen, Verstauchungen, Muskel- und Gelenkschmerzen.

8.2 Gegenanzeigen

Wegen der örtlichen Reizwirkung nicht anwenden auf Schleimhäuten, bei Geschwüren und geschädigter Haut.

Bei Früh- und Neugeborenen, Säuglingen und Kleinkindern nicht im Gesicht anwenden, da das Einatmen von Menthol oder Campher zum Stimmritzenkrampf mit Atemblockade führen kann.

8.3 Nebenwirkungen

Hautreizungen durch Austrocknen bei längerer Anwendung.

2-Propanol sowie Campher können ein allergisches Ekzem bzw. ein Kontaktekzem hervorrufen.

8.4 Wechselwirkungen mit anderen Mitteln

Nicht bekannt.

8.5 Dosierungsanleitung und Art der Anwendung

Soweit nicht anders verordnet, wird die zusammengesetzte 2-Propanol-Einreibung ein- bis mehrmals täglich auf die betroffenen Körperstellen aufgetragen und einmassiert, bis die Haut trocken ist.

Die Anwendung ist zeitlich nicht begrenzt. Bei allen unklaren oder lange anhaltenden Beschwerden sollte jedoch ein Arzt befragt werden.

8.6 Hinweise

Nur zur äußerlichen Anwendung.

Vor Feuer schützen!

Gut verschlossen aufbewahren.

9 **Fachinformation**

Nach § 11 a AMG, insbesondere:

9.1 Verschreibungsstatus/Apothekenpflicht

Apothekenpflichtig.

9.2 Stoff- oder Indikationsgruppe

Hauteinreibung.

9.3 Anwendungsgebiete

Zum Vorbeugen bei Gefahr des Wundliegens und bei mangelhafter Hautdurchblutung.

Zur Unterstützung bei der Therapie von Zerrungen, Prellungen, Verstauchungen, Muskel- und Gelenkschmerzen.

9.4 Gegenanzeigen

Wegen der örtlichen Reizwirkung ist die Anwendung auf Schleimhäuten und auf geschädigter Haut (z. B. Verbrennungen und Ulzerationen) kontraindiziert.

Bei Früh- und Neugeborenen, Säuglingen und Kleinkindern nicht im Gesicht anwenden, da das Einatmen von Menthol oder Campher zum Stimmritzenkrampf mit Atemblockade (Kratschmer-Holmgren-Reflex) führen kann.

9.5 Nebenwirkungen

Hautreizung durch Austrocknen bei längerer Anwendung.

2-Propanol sowie Campher können ein allergisches Ekzem bzw. ein Kontaktekzem hervorrufen.

9.6 Wechselwirkungen mit anderen Mitteln

Nicht bekannt.

9.7 Warnhinweise

Keine.

9.8 Wichtigste Inkompatibilitäten

Keine bekannt.

9.9 Dosierung mit Einzel- und Tagesgaben

Die zusammengesetzte 2-Propanol-Einreibung wird ein- bis mehrmals täglich auf die betroffenen Körperstellen aufgetragen und einmassiert, bis die Haut trocken ist.

9.10 Art und Dauer der Anwendung

Zum Einmassieren in die Haut.

Die Anwendung ist zeitlich nicht begrenzt. Bei allen unklaren oder lange anhaltenden Beschwerden sollte jedoch der Arzt befragt werden.

9.11 Notfallmaßnahmen, Symptome und Gegenmittel

Entfällt.

9.12 Pharmakologische und toxikologische Eigenschaften und Angaben über die Pharmakokinetik und Bioverfügbarkeit, soweit diese Angaben für die therapeutische Verwendung erforderlich sind

9.12.1 Pharmakologische Eigenschaften

Zusammengesetzte 2-Propanol-Einreibung wirkt kühlend, durchblutungsfördernd und bei höheren Alkoholkonzentrationen desinfizierend.

Der durch die Verdunstung des Alkoholanteils erzeugte kühlende Effekt wird durch Menthol verstärkt. Dadurch werden Juckreiz und Schmerzen vermindert.

Der hyperämisierende Effekt des Alkoholanteils wird durch Campher unterstützt.

9.12.2 Toxikologische Eigenschaften

Untersuchungen zu tumorerzeugenden, mutagenen und reproduktionstoxischen Wirkungen von zusammengesetzter 2-Propanol-Einreibung liegen nicht vor. Toxische Effekte sind bei der vorgesehenen Anwendungsart unter Beachtung der Gegenanzeigen und Hinweise nicht zu erwarten.

9.12.3 Pharmakokinetik und Bioverfügbarkeit

Das in der zusammengesetzten 2-Propanol-Einreibung enthaltene Menthol bzw. der Campher wird perkutan resorbiert und zum größten Teil über die Lunge ausgeschieden.

9.13 Sonstige Hinweise

Nur zur äußerlichen Anwendung.

9.14 Besondere Lager- und Aufbewahrungshinweise

Vor Feuer schützen!

Gut verschlossen aufbewahren.

Monographien-Kommentar

Zusammengesetzte 2-Propanol-Einreibung

5.2.2 Gehalt

2-Propanol

Der Gehalt an 2-Propanol in Mischungen mit Wasser kann mittels Destillation bestimmt werden: Bei 80,5 °C geht ein Azeotrop über, das 87,8% 2-Propanol und 12,2% Wasser enthält; entweder bricht man die Destillation bei Überschreiten der Temperatur von 90 °C ab und gewinnt so ein reines Azeotrop, aus dessen Volumen der 2-Propanolgehalt ermittelt werden kann; oder man destilliert analog der Ethanolbestimmung Methode I nach USP XXII weiter und bestimmt nach Auffüllen des Destillats mit Wasser auf ein definiertes Volumen die Dichte und daraus den Gehalt an 2-Propanol. Im ersten Fall wird das Ergebnis bei nicht zu hohem Campher(Menthol)gehalt durch eine geringe Volumenzunahme verursacht durch mitsublimierten gelösten Camphers (Menthol) nur unwesentlich verfälscht. Zur Entstörung kann der Campher analog USP XXII aus Natriumchlorid-gesättigter wäßriger Lösung (Gehalt Alkohol < 25%) mit n-Hexan extrahiert werden. Eine Alternative ist die Gaschromatographie [1, 2], die auch in Methode II der USP XXII bei der Alkoholbestimmung genutzt wird.

Campher

Die Bestimmung des Campher kann photometrisch erfolgen (DAB 10), wenn die Arzneimittelfarbe nicht stören; eine 1/1 mit 2-Propanol verdünnte Lösung der Prüfsubstanz, die einen Gehalt von 0,5% hat, zeigt bei 290 nm gemessen eine Absorption von ca. 0,52; Proben mit einem höheren Gehalt an Campher müssen entsprechend verdünnt werden. Die Oximtitration, wie sie in [3] beschrieben ist, ist wegen der Störung durch Macrogol-Glycerolhydroxistearat (mögliche Verseifung) nicht einsetzbar. Ohne Störung ist die gravimetrische Bestimmung als Phenylhydrazon [4] durchführbar. Weniger arbeitsaufwendig sind die chromatographischen Verfahren wie GC [5–7] und HPLC [8].

Menthol

Die einfachste Bestimmungsmöglichkeit dürfte in der Gaschromatographie liegen, wie sie in [8–10] beschrieben ist. Diese könnte auch in der head-space-Technik eingesetzt werden. Auch die HPLC bei Verwendung eines Refraktionsindexdetektor [11] oder mit indirekter photometrischer Detektion [12] kann genutzt werden.

[1] N. Falcone, J Assoc Off Anal Chem 1973, 56: 684.
[2] G. L. Grant, J Assoc Off Anal Chem 1974, 57: 565.
[3] DAB 8; Nord 1963.
[4] Helv VI; USP XXI, XXII.
[5] D. Fehr, B. Wiegand, Pharm Ztg 1979, 31: 5121.
[6] Helv VII.

Monographien-Kommentar

[7] H. S. I. Tan, P. A. Kemper, P. E. Padron, J Chromatogr 1982, 238: 241.
[8] J. D. Musto, J. N. Sane, V. D. Warner, J Pharm Sci 1978, 67: 266.
[9] J. P. Sang, J Chromatogr 1982, 253: 109.
[10] K.-A. Kovar, A. Sakmann, J Chromatogr 1982, 247: 356.
[11] S. A. Hant, M. T. Core, J Liq Chromatogr 1981, 4: 1869.
[12] J. E. Parkin, J Chromatogr 1984, 303: 436.

P. Surmann

2-Propanol-Wasser-Gemische 60%, 70%, 80% (V/V)

1 Bezeichnung des Fertigarzneimittels

2-Propanol[1]

2 Darreichungsform

Lösung

3 Zusammensetzung

Wirkstoff- konzentration Bestandteile	60 % (V/V)	70 % (V/V)	80 % (V/V)
Wirksamer Bestandteil: 2-Propanol	52,281 g	62,80 g	74,04 g
Sonstiger Bestandteil: Gereinigtes Wasser	jeweils zu 100,0 ml		

4 Herstellungsvorschrift

2-Propanol wird mit gereinigtem Wasser in dem angegebenen Verhältnis gemischt. Die Lösung wird durch ein Membranfilter von 0,2 µm nomineller Porenweite, falls erforderlich mit vorgeschaltetem Tiefenfilter, in die vorgesehenen keimarmen (2-Propanol 60 % [V/V]) bzw. sporenfreien (2-Propanol 70 und 80 % [V/V]) Behältnisse filtriert.

5 Eigenschaften und Prüfungen

5.1 Aussehen, Eigenschaften

Klare, farblose, leicht entzündbare Flüssigkeit mit charakteristischem Geruch.

Relative Dichte (AB. 2.2.5):

2-Propanol 60 % (V/V): 0,901–0,904

2-Propanol 70 % (V/V): 0,875–0,878

2-Propanol 80 % (V/V): 0,849–0,852

5.2 Prüfung auf Identität

A. 0,1 ml Substanz werden nach Zusatz von 2 ml Natriumhydroxid-Lösung 8,5 % R bis zur starken Gelbfärbung tropfenweise mit Iod-Lösung R versetzt. Es ent-

---

[1] Die Bezeichnung der Lösung setzt sich aus dem Wort „2-Propanol", den arabischen Ziffern, die der jeweiligen Wirkstoffkonzentration zugeordnet sind und der Angabe „(V/V)" zusammen (z.B. „2-Propanol 60% [V/V]").

stehen ein gelblich weißer Niederschlag und ein intensiver Geruch nach Jodoform.

B. 1 ml Substanz wird unter Kühlung mit 4 ml Kaliumdichromat-Lösung R und 1 ml Schwefelsäure 96 % R versetzt. Die beim vorsichtigen Erwärmen entstehenden Dämpfe riechen nach Aceton und färben einen mit 1 Tropfen einer 10-prozentigen Lösung von Salicylaldehyd R in Ethanol 96 % R und 1 Tropfen Natriumhydroxid-Lösung 40 % R imprägnierten Filterpapiersteifen rotbraun.

5.3 Haltbarkeit

Die Haltbarkeit in den Behältnissen nach 6 beträgt 3 Jahre.

6 **Behältnisse**

Dicht schließende Glasbehältnisse.

7 **Kennzeichnung**

Nach § 10 AMG, insbesondere:

7.1 Zulassungsnummern

2-Propanol 60 % (V/V): 1599.99.99

2-Propanol 70 % (V/V): 1599.98.99

2-Propanol 80 % (V/V): 1599.97.99

7.2 Art der Anwendung

Zum Auftragen auf die Haut und zur Bereitung von Umschlägen.

7.3 Hinweise

Leicht entzündlich! Von Zündquellen fern halten! Dicht verschlossen lagern. Bei Verschütten der Lösung sind unverzüglich Maßnahmen gegen Brand und Explosion zu treffen. Geeignete Maßnahmen sind z. B. das Aufnehmen der verschütteten Flüssigkeit und das Verdünnen mit Wasser, das Lüften des Raumes sowie das Beseitigen von Zündquellen.

8 **Packungsbeilage**

Nach § 11 AMG, insbesondere:

8.1 Stoff- oder Indikationsgruppe

Desinfektionsmittel.

8.2 Anwendungsgebiete

2-Propanol 60 % (V/V):

Hygienische Händedesinfektion; Kühlumschläge.

2-Propanol 70 % (V/V) und 2-Propanol 80 % (V/V):

Hygienische und chirurgische Händedesinfektion, Hautdesinfektion vor einfachen Injektionen und Punktionen peripherer Gefäße, Hautdesinfektion vor Operationen und vor Punktionen von Gelenken, Desinfektion talgdrüsenreicher Haut; Kühlumschläge.

8.3 Gegenanzeigen

2-Propanol 60 % (V/V) bzw. 2-Propanol 70 % (V/V) bzw. 2-Propanol 80 % (V/V) ist nicht zur Desinfektion offener Wunden geeignet.

8.4 Wechselwirkungen mit anderen Mitteln

Keine bekannt.

8.5 Warnhinweise

Leicht entzündlich! Von Zündquellen fern halten!

Bei Verschütten der Lösung sind unverzüglich Maßnahmen gegen Brand und Explosion zu treffen. Geeignete Maßnahmen sind z. B. das Aufnehmen der verschütteten Flüssigkeit und das Verdünnen mit Wasser, das Lüften des Raumes sowie das Beseitigen von Zündquellen.

8.6 Dosierungsanleitung und Art der Anwendung

2-Propanol 60 % (V/V):

Zur hygienischen Händedesinfektion werden die Hände mit der Lösung eingerieben und 1 Minute lang feucht gehalten.

Für Kühlumschläge ist die Lösung mit gleichen Teilen Wasser verdünnt anzuwenden.

2-Propanol 70 % (V/V):

Zur hygienischen Händedesinfektion werden die Hände mit der Lösung eingerieben und 30 Sekunden lang feucht gehalten. Zur chirurgischen Händedesinfektion werden Hände und Unterarme mit der Lösung eingerieben und 5 Minuten lang feucht gehalten.

Zur Desinfektion vor einfachen Injektionen und Punktionen peripherer Gefäße wird die Haut mit der Lösung sorgfältig abgerieben und 15 Sekunden lang feucht gehalten.

Zur Desinfektion vor Operationen und vor Punktionen von Gelenken wird die Haut mit der Lösung sorgfältig abgerieben und 1 Minute lang feucht gehalten. Zur Desinfektion von talgdrüsenreicher Haut wird die Haut mit der Lösung sorgfältig abgerieben und 10 Minuten lang feucht gehalten.

Für Kühlumschläge ist die Lösung mit gleichen Teilen Wasser verdünnt anzuwenden.

2-Propanol 80 % (V/V):

Zur hygienischen Händedesinfektion werden die Hände mit der Lösung eingerieben und 30 Sekunden lang feucht gehalten.

Zur chirurgischen Händedesinfektion werden Hände und Unterarme mit der Lösung eingerieben und 3 Minuten lang feucht gehalten.

Zur Desinfektion vor einfachen Injektionen und Punktionen peripherer Gefäße wird die Haut mit der Lösung sorgfältig abgerieben und 15 Sekunden lang feucht gehalten.

Zur Desinfektion vor Operationen und vor Punktionen von Gelenken wird die Haut mit der Lösung sorgfältig abgerieben und 1 Minute lang feucht gehalten.

4 2-Propanol-Wasser-Gemische 60%, 70%, 80% (V/V)

Zur Desinfektion von talgdrüsenhaltiger Haut wird die Haut mit der Lösung sorgfältig abgerieben und 10 Minuten lang feucht gehalten.

Für Kühlumschläge ist die Lösung mit gleichen Teilen Wasser verdünnt anzuwenden.

Hinweise:

Die Zeitangaben sind Mindestzeiten. Je nach zusätzlichen Erschwernissen (z. B. feuchte Haut, Verschmutzung der Haut, Risiko des Eingriffs) sind die Einwirkzeiten zu verlängern.

2-Propanol 60 % (V/V) bzw. 2-Propanol 70 % (V/V) bzw. 2-Propanol 80 % (V/V) wirkt nicht sporenabtötend und ist daher für die Aufbewahrung steriler Instrumente und Spritzen nicht geeignet.

8.7 Nebenwirkungen

Beim Einreiben der Haut mit 2-Propanol 60 % (V/V) bzw. 2-Propanol 70 % (V/V) bzw. 2-Propanol 80 % (V/V) können Rötungen und leichtes Brennen auftreten.

8.8 Hinweis

Dicht verschlossen aufbewahren.

Monographien-Kommentar

2-Propanol 60 Prozent (V/V)

8.4 Hinweis

Siehe Ethanol 70 Prozent (V/V) R. Braun

Monographien-Kommentar

2-Propanol 70 Prozent (V/V)

8.4 Hinweis

Siehe Ethanol 70 Prozent (V/V) R. Braun

Monographien-Kommentar

2-Propanol 80 Prozent (V/V)

8.4 Hinweis

Siehe Ethanol 70 Prozent (V/V) R. Braun

Pyridoxinhydrochlorid-Tabletten 40 mg

1 **Bezeichnung des Fertigarzneimittels**

Pyridoxinhydrochlorid-Tabletten 40 mg

2 **Darreichungsform**

Tabletten

3 **Zusammensetzung**

Pyridoxinhydrochlorid	40,0 mg
Calciumhydrogenphosphat 2 H_2O	72,5 mg
Maisstärke	12,0 mg
Mikrokristalline Cellulose	24,0 mg
Hochdisperses Siliciumdioxid	0,7 mg
Magnesiumstearat	0,8 mg

4 **Herstellungsvorschrift**

Die für die Herstellung einer Charge benötigten Ausgangsstoffe werden gesiebt. Pyridoxinhydrochlorid, Calciumhydrogenphosphat, Maisstärke, mikrokristalline Cellulose und hochdisperses Siliciumdioxid werden bis zur Homogenität gemischt. Anschließend wird das Magnesiumstearat ca. 1 bis 3 min untergemischt.

Die fertige Preßmischung wird zu Tabletten mit einem Gewicht von 150 mg verpreßt. Die Tabletten werden in die vorgesehenen Behältnisse abgefüllt.

Hinweis:

Preßmischung und Bulkware sind vor Licht geschützt zu lagern.

5 **Inprozeß-Kontrolle**

Überprüfung des Tablettengewichtes: 150 mg ± 7,5 mg.

6 **Eigenschaften und Prüfungen**

6.1 Ausgangsstoffe

6.1.1 Pyridoxinhydrochlorid

Teilchengröße maximal 6 Prozent > 200 µm.

6.1.2 Calciumhydrogenphosphat

Qualität zur Direkttablettierung mit einem Korngrößenspektrum zwischen 50 und 400 µm.

6.1.3 Hochdisperses Siliciumdioxid

Hinweis:

Es ist ein hochdisperses Siliciumdioxid pyrolytischer Herstellung mit einer BET-Oberfläche von 200 ± 25 m^2/g zu verwenden.

6.2 Fertigarzneimittel

6.2.1 Aussehen, Eigenschaften

Weiße, nichtüberzogene Tabletten mit Bruchrille.

6.2.2 Prüfsubstanz

20 Tabletten werden gewogen und zerrieben.

6.2.3 Prüfung auf Identität

Prüflösung

Eine 0,10 g Pyridoxinhydrochlorid entprechende Menge Prüfsubstanz wird in 5 ml Wasser 5 min lang extrahiert und filtriert.

In 0,2 ml Prüflösung entsteht auf Zusatz von 0,1 ml 10,5prozentiger Eisen(III)-chlorid-Lösung eine rote Färbung, die beim Ansäuern mit Salzsäure 7 % in Gelb übergeht. 2 ml Prüflösung werden auf dem Wasserbad bis auf etwa 0,5 ml eingeengt und mit 3 ml einer gesättigten Lösung von Pikrinsäure versetzt. Innerhalb einiger Stunden scheiden sich gelbe Nadeln des Pyridoxinpikrates ab, die nach dem Absaugen, Waschen mit eiskaltem Wasser und 2 h langem Trocknen bei 100 bis 105 °C zwischen 154 und 159 °C schmelzen (AB.).

2,5 ml Prüflösung werden mit 0,1 N-Salzsäure zu 50 ml verdünnt, 2,5 ml der Verdünnung werden mit 0,025 M-Phosphat-Pufferlösung pH 6,88 [1]) zu 100,0 ml verdünnt. Die Lösung zeigt Absorptionsmaxima bei etwa 254 nm und bei etwa 324 nm, gemessen in einer Schichtdicke von 1 cm gegen 0,025 M-Phosphat-Pufferlösung pH 6,88 [1]). Die mit Salpetersäure 12,5 % angesäuerte Prüflösung gibt die Identitätsreaktion a) auf Chlorid (AB.).

6.2.4 Gehalt

95,0 bis 105,0 Prozent der deklarierten Menge an Pyridoxinhydrochlorid.

Bestimmung

Eine etwa 25 mg Pyridoxinhydrochlorid entsprechende Menge Prüfsubstanz (6.2.2) wird mit 50 ml 0,1 N-Salzsäure versetzt und auf dem Wasserbad unter gelegentlichem Umschütteln 15 min lang erwärmt. Nach dem Abkühlen

---

[1]) 3,40 g Kaliumdihydrogenphosphat und 3,55 g Natriummonohydrogenphosphat, beide Substanzen zuvor 2 h lang bei 110 bis 130 °C getrocknet, werden in kohlendioxidfreiem Wasser zu 1 000,0 ml gelöst.

wird mit 0,1 N-Salzsäure zu 100,0 ml verdünnt und filtriert. Die ersten 20 ml des Filtrates werden verworfen. 5,0 ml des Filtrates werden mit 0,1 N-Salzsäure zu 100,0 ml verdünnt und die Absorption (AB.) im Absorptionsmaximum bei etwa 290 nm gegen 0,1 N-Salzsäure gemessen. Der Gehalt an Pyridoxinhydrochlorid wird mit Hilfe der spezifischen Absorption

$A_{1\,cm}^{1\,\%} = 430$ berechnet.

6.2.5 Haltbarkeit

Die Haltbarkeit in den Behältnissen nach 7 beträgt drei Jahre.

7 Behältnisse

Dichtschließende Behältnisse aus Braunglas oder Tiefziehfolie mit Lichtschutz.

Material: Aluminiumfolie 0,020 mm Dicke mit ca. 6 g/m^2 Heißsiegellack auf PVC-Basis und opake Hart-PVC-Tiefziehfolie, 0,200 mm Dicke, einseitig mit 40 g/m^2 PVDC beschichtet.

8 Kennzeichnung

Nach § 10 AMG, insbesondere:

8.1 Zulassungsnummer

1919.99.99

8.2 Art der Anwendung

Zum Einnehmen.

8.3 Hinweise

Apothekenpflichtig.

Vor Licht und Feuchtigkeit geschützt lagern.

9 Packungsbeilage

Nach § 11 AMG, insbesondere:

9.1 Anwendungsbebiete

Vorbeugung und Behandlung von Vitamin-B$_6$-Mangelzuständen; Vitamin-B$_6$-abhängige Anämie; Vitamin-B$_6$-abhängige Krämpfe bei Neugeborenen und Säuglingen; zur Vorbeugung von Nervenschäden bei der Therapie mit hydrazidhaltigen Arzneimitteln (z. B. Isoniazid); zur unterstützenden Behandlung von Erbrechen in der Schwangerschaft, bei der Narkose und bei Reisekrankheiten.

9.2 Gegenanzeigen

Nicht bekannt.

9.3 Nebenwirkungen

Bei Beachtung der Dosierungsanleitung nicht bekannt.

9.4 Wechselwirkungen mit anderen Mitteln

Vitamin B_6 kann in hohen Dosen die Wirkung von L-Dopa abschwächen.

9.5 Dosierungsanleitung und Art der Anwendung

Soweit nicht anders verordnet, erhalten Erwachsene täglich 2 bis 4 Tabletten. Bei Kindern und Säuglingen richtet sich die Dosierung nach dem jeweiligen Krankheitsbild und erfolgt nach Anweisung des Arztes.

Als Zusatzmedikation bei der Therapie mit Isonicotinsäurehydrazid (Isoniazid) werden 20 Gewichtsprozente der jeweils verabreichten Isoniazid-Menge empfohlen.

9.6 Hinweis

Vor Licht und Feuchtigkeit geschützt aufbewahren.

Monographien-Kommentar

Pyridoxinhydrochlorid-Tabletten 40 mg

6.2 Fertigarzneimittel

6.2.3 Prüfung auf Identität

Durch Reaktion mit Eisen(III)-Ionen im neutralen Milieu entstehen rot gefärbte Eisen(III)-Phenolat-Komplexe, die durch Säurezugabe zerstört werden.

Auf Grund des schwach basischen Pyridin-Stickstoffs (pK_a ca. 5) läßt sich ein Pikrat ausfällen, das über den Schmelzpunkt charakterisierbar ist.

Das UV Spektrum in Phosphat-Puffer (equimolar an Hydrogen- und Dihydrogenphosphat, pH-Wert ca. 7) liefert zwei Maxima bei 254 und 324 nm, deren spezifische Absorption ca. 183 resp. 245 beträgt. Die Prüfung folgt weitgehend Ph. Eur. 1997, die allerdings großzügige Intervalle angibt (Maxima bei 248 bis 256 und 320 bis 327 nm mit spezifischen Absorptionen von 175 bis 195 resp. 345 bis 365) und zur weiteren Spezifizierung das UV-Absorptionsverhalten in salzsaurer Lösung beschreibt.

Alternativ kann zur Identifizierung auch die Dünnschichtchromatographie wie in der Ph. Eur. 1997 eingesetzt werden.

6.2.4 Gehalt

Die UV-photometrische Gehaltsbestimmung wird in 0,1 N Salzsäure als Lösungsmittel durchgeführt, da hier einerseits eine hohe spezifische Absorption bei 290 nm vorhanden ist, andererseits Lösungen im sauren Milieu stabil, vor allem nicht lichtempfindlich sind. Für die Absicherung der Richtigkeit der Analyse wäre es sicherlich von Vorteil, die Auswertung über eine Vergleichsmessung mit Standardsubstanz durchzuführen.

Alternative Bestimmungsmethoden basieren auf kolorimetrischen, fluorimetrischen und vor allem hochleistungschromatographischen (HPLC) Verfahren [1]. Die Titration der Ph. Eur. in Eisessig unter Zusatz von Quecksilberacetat ist weniger gut geeignet: zum einen ist die Selektivität gering; zum anderen wird das Chlorid (und nicht das wirksame Kation) titriert, und es fällt das toxische Quecksilberacetat in der austitrierten Lösung an, das schwer zu entsorgen ist.

6.2.5 Haltbarkeit

Die Haltbarkeit läßt sich am sichersten mittels HPLC bestimmen.

[1] H. Y. Aboul-Enein, M. A. Loutfy, in Florey (Hrsg.) „Analytical Profiles of Drug Substances, Vol. 13", Academic Press, New York 1984.

P. Surmann

Monographien-Kommentar

Pyridoxinhydrochlorid-Tabletten 40 mg

Anmerkungen zur Rezeptur und Herstellung des Fertigarzneimittels.

Pyridoxinhydrochlorid ist ein weißes oder fast weißes, kristallines, geruchloses Pulver mit salzigem, saurem, leicht bitteren Geschmack [1, 2, 3]. Kristallform und Korngrößenverteilung können durch das Herstellverfahren gesteuert werden. Die Standardzulassungsmonographie fordert eine Teilchengröße kleiner 200 μm. Eine Handelsware, die dieser Forderung in etwa entspricht, hat z. B. einen Korngrößenbereich von 97 Prozent kleiner 210 μm (70 mesh) [1].

Die Substanz ist in Wasser leicht und in Ethanol schwer löslich. So lösen sich bei 20 °C 1 Teil in 5 Teilen Wasser und in 100 Teilen Ethanol 95 %ig (V/V) [2, 3].

Pyridoxinhydrochlorid gehört zu den stabilen Vitaminen [3, 4, 5]. Das Stabilitätsoptimum für wäßrige Lösungen liegt im pH-Bereich von 2 bis 4. Diese Lösungen können ohne Zersetzung 30 Minuten bei 120 °C sterilisiert werden [3, 6]. Oberhalb pH 5 kommt es zu Zersetzungen, die nach einem komplizierten Mechanismus ablaufen sollen [6]. Metallionen können die Zersetzung katalysieren. Neutrale und alkalische Lösungen werden durch Licht zerstört [2, 4].

Pyridoxinhydrochlorid ist besonders gut für eine Direkttablettierung geeignet. Es wird in Firmenprospekten und in der Literatur gerne als Modellsubstanz gewählt, um die Vorzüge direkttablettierbarer Hilfsstoffe wie Sorbitol [7], Cellutab® [8] oder Ludipress® [9] aufzuzeigen.

Auch die Standardzulassungsmonographie Pyridoxinhydrochlorid-Tabletten 40 mg verwendet die Direkttablettierung, ein arbeitssparendes Verfahren, das mit genormten Ausgangssubstanzen gut reproduzierbar ist. Aus diesem Grunde wurden in der Standardzulassungsmonographie für einige Ausgangssubstanzen zusätzlich zur Arzneibuchqualität weitere Forderungen wie Korngrößenspektrum, spezifische Oberfläche (BET-Oberfläche) festgelegt. Diese Forderungen werden von entsprechenden Handelspräparaten erfüllt. So ist Calciumhydrogenphosphat-Dihydrat zur Direkttablettierung mit einem Korngrößenspektrum zwischen 50 und 400 μm unter dem Handelsnamen Pharmcompress® [10] erhältlich. Bei der mikrokristallinen Cellulose handelt es sich um eine Type mit einer mittleren Teichengröße von 50 μm und einem Wassergehalt von 5 Prozent, mit dem Handelsnamen Avicel® PH 101 [11]. Hochdisperses Siliciumdioxid mit einer spezifischen Oberfläche von 200 $m^2 \cdot g^{-1}$ (BET) ist als Aerosil® 200 im Handel [12].

Wie schon bei Folsäure-Tabletten [13] ausgeführt, ist Magnesiumstearat bezüglich seiner Schmier- und Trenneigenschaften mit vertretbaren analytischen Aufwand für die Routinekontrolle schwer zu spezifizieren, so daß eine Bandbreite erforderlich werden kann, die nach der Allgemeinen Bestimmung Nr. 18 der Standardzulassung auch zulässig ist. Jeder Hersteller muß ggf. diese Bandbreite selbst ermitteln.

Die Rezeptur der Standardzulassungsmonographie ist an mehreren Orten unter verschiedenen Herstellungsbedingungen nachgearbeitet worden. Sie hat sich als gut reproduzierbar erwiesen.

Monographien-Kommentar

[1] Technisches Merkblatt Pyridoxinhydrochlorid BASF, MEF 0560 / Nov. 1986, Register 40 + 58.
[2] Kommentar Pharm. Eur. Band I, p. 1112 (1978).
[3] H. Y. Aboul-Enein, M. A. Loutky in K. Florey: Analytical Profiles of Drug Substances, Vol 13, p. 450. Academic Press New York, San Francisko, London 1984.
[4] E. De Ritter, J. Pharm. Sci. **71,** 1073 (1982).
[5] P. C. Schmidt, Dtsch. Apoth. Ztg. **122,** 103 (1982).
[6] S. Naibo, C. Okada, K. Kikumri, Arch. Pract. Pharm. **29,** 273 (1969).
[7] P. C. Schmidt, K. Benke, Drugs Made Ger. **28,** 49 (1985).
[8] H. D. Bergmann, H. P. Baumann, D. E. Kann, A. Z. Kelly, Drug Cosmet. Ind. **109,** 48 (1971).
[9] Ludipress®, BASF, Vorläufiges Merkblatt MEF April 1986, Register 8.
[10] Gustav Parmentier, Eichendorffstraße 37, 6000 Frankfurt 1, Datenblatt Pharmcompress®.
[11] Lehmann & Voss & Co., Alsterufer 19, 2000 Hamburg 36, LUV Information PK-1, 4011, p 2.
[12] Katalog pharmazeutischer Hilfsstoffe, Arbeitsgruppe der Firmen Ciba-Geigy, Hoffmann-La Roche, Sandoz, Basel 1974.
[13] Standardzulassung Folsäure-Tabletten 5 mg — Anmerkungen zur Rezeptur und Herstellung des Fertigarzneimittels.

E. Norden-Ehlert

Queckenwurzelstock

1 **Bezeichnung des Fertigarzneimittels**

Queckenwurzelstock

2 **Darreichungsform**

Tee

3 **Eigenschaften und Prüfungen**

Haltbarkeit:

Die Haltbarkeit in den Behältnissen nach 4 beträgt 3 Jahre.

4 **Behältnisse**

Geklebte Blockbodenbeutel bzw. Seitenfaltenbeutel aus einseitig glattem, gebleichtem Natronkraftpapier 50 g/m^2, gefüttert mit gebleichtem Pergamyn 40 g/m^2.

5 **Kennzeichnung**

Nach § 10 AMG, insbesondere:

5.1 Zulassungsnummer

1169.99.99

5.2 Art der Anwendung

Zum Trinken nach Bereitung eines Teeaufgusses.

5.3 Hinweis

Vor Licht und Feuchtigkeit geschützt lagern.

6 **Packungsbeilage**

Nach § 11 AMG, insbesondere:

6.1 Stoff- oder Indikationsgruppe

Pflanzliches Arzneimittel zur Durchspülung der Harnwege.

6.2 Anwendungsgebiete

Zur Durchspülung der ableitenden Harnwege und zur Vorbeugung von Nierengrieß.

Hinweis:

Bei Blut im Urin, bei Fieber oder beim Anhalten der Beschwerden über 7 Tage hinaus, ist ein Arzt aufzusuchen.

2 Queckenwurzelstock

6.3 Gegenanzeigen

Keine bekannt.

6.4 Vorsichtsmaßnahmen für die Anwendung und Warnhinweise

Zur Anwendung von Queckenwurzelstock in Schwangerschaft und Stillzeit sowie bei Kindern unter 12 Jahren liegen keine ausreichenden Untersuchungen vor. Teeaufgüsse aus Queckenwurzelstock sollen daher von diesem Personenkreis nicht getrunken werden.

Hinweis:

Bei Wasseransammlungen (Ödemen) infolge eingeschränkter Herz- oder Nierentätigkeit ist eine Durchspülungstherapie nicht angezeigt.

6.5 Wechselwirkungen mit anderen Mitteln

Keine bekannt.

6.6 Dosierungsanleitung und Art der Anwendung

Soweit nicht anders verordnet, wird 2- bis 3-mal täglich eine Tasse des wie folgt bereiteten Teeaufgusses getrunken:

2 Teelöffel voll (ca. 3 g) Queckenwurzelstock oder die entsprechende Menge in einem oder mehreren Aufgussbeutel(n) wird mit siedendem Wasser (ca. 150 ml) übergossen und nach etwa 10 bis 15 Minuten gegebenenfalls durch ein Teesieb gegeben.

Hinweis:

Auf zusätzliche reichliche Flüssigkeitszufuhr ist zu achten.

6.7 Nebenwirkungen

Keine bekannt.

6.8 Hinweis

Vor Licht und Feuchtigkeit geschützt aufbewahren.

Monographien-Kommentar

Queckenwurzelstock

Stammpflanze

Die Laufquecke oder das Kriechgras, Agropyron repens (L.) P. Beauv. (Poaceae) ist ein auf der nördlichen Hemisphäre weit verbreitetes Ackerunkraut. Das 20 bis 150 cm hoch werdende Gras mit blaugrau bereiften, 5 mm breiten Blättern und den kurzen, 10 cm langen Ähren treibt weithin kriechende Sproßausläufer, die flach wurzeln.

Droge

Rhizome, Wurzeln und kurze Stengelabschnitte werden bei der händischen Säuberung von Äckern oder Gemüsefeldern gesammelt, gesäubert und getrocknet. Die Droge wird aus osteuropäischen Ländern importiert.

Inhaltsstoffe

Queckenwurzel enthält keine Stärke, dafür aber 3–8 % Triticin, ein Polyfructosan, das dem Inulin nahe verwandt ist. In der Droge kommt auch Schleim in Mengen bis zu 11 % vor. Weitere Inhaltsstoffe sind Zuckeralkohole (2–3 %), Spuren an ätherischem Öl mit inzwischen 49 identifizierten Komponenten (Monoterpene, Anethol, Sesquiterpene, seltene Naturstoffe) [1, 2] und Kieselsäuren bzw. Silikate.

3.3   Prüfung auf Identität

Hierbei handelt es sich um den Nachweis des Triticins (s. Inhaltsstoffe).

3.4   Prüfung auf Reinheit, fremde Bestandteile

Als häufigste Verfälschungen oder Verwechslung beobachtet man die Rhizome des Hundszahngrases, Cynodon dactylon (L.) PERS., auch als Rhizoma Graminis italici bezeichnet; da sie – im Gegensatz zur Queckenwurzel – Stärke enthalten, lassen sie sich mit Jodlösung leicht nachweisen.

[1]   U. Koetter, M. Kaloga und H. Schilcher, Planta Med. **60**, 488 (1994).
[2]   R. Boesel und H. Schilcher, Planta Med. **55**, 399 (1989).

M. Wichtl

Ratanhiatinktur

1 **Bezeichnung des Fertigarzneimittels**

Ratanhiatinktur

2 **Darreichungsform**

Tinktur

3 **Eigenschaften und Prüfungen**

Haltbarkeit:

Die Haltbarkeit in den Behältnissen nach 4 beträgt 3 Jahre.

4 **Behältnisse**

Braunglasflaschen mit Verschlusskappen und Konusdichtungen aus Polyethylen und Senkrechttropfern aus Polyethylen oder Polypropylen.

5 **Kennzeichnung**

Nach § 10 AMG, insbesondere:

5.1 Zulassungsnummer

7199.99.99

5.2 Art der Anwendung

Zum Betupfen der Mundschleimhaut und zum Gurgeln und Spülen nach Verdünnung.

5.3 Arzneilich wirksame Bestandteile

Tinktur aus Ratanhiawurzel (1:4–5 [Verhältnis Droge zu Auszugsmittel]. Auszugsmittel: Ethanol 70 % (V/V).

5.4 Warnhinweis

Enthält 65 Vol.-% Alkohol.

Packungsbeilage beachten!

5.5 Hinweis

Dicht verschlossen, vor Licht geschützt lagern.

6 **Packungsbeilage**

Nach § 11 AMG, insbesondere:

6.1 Stoff- oder Indikationsgruppe

Pflanzliches Arzneimittel bei Entzündungen im Mund- und Rachenraum.

6.2 Anwendungsgebiete

Lokale Behandlung leichter Entzündungen der Mund- und Rachenschleimhaut.

Hinweis:

Sollten die Beschwerden länger als 1 Woche andauern, wiederkehren und unklare Beschwerden auftreten, ist ein Arzt aufzusuchen.

6.3 Gegenanzeigen

Ratanhiatinktur ist von Alkoholkranken nicht anzuwenden.

6.4 Vorsichtsmaßnahmen für die Anwendung und Warnhinweise

Zur Anwendung von Ratanhiatinktur in Schwangerschaft und Stillzeit sowie bei Kindern unter 12 Jahren liegen keine ausreichenden Untersuchungen vor. Ratanhiatinktur soll daher von diesem Personenkreis nicht angewendet werden.

6.5 Wechselwirkungen mit anderen Mitteln

Keine bekannt.

6.6 Dosierungsanleitung und Art der Anwendung

Soweit nicht anders verordnet, werden die betroffenen Schleimhautstellen 2- bis 3-mal täglich mit der Tinktur betupft bzw. es werden zum Gurgeln oder Spülen 5–10 Tropfen Tinktur in ein Glas Wasser gegeben.

6.7 Hinweise für den Fall von Anwendungsfehlern oder Überdosierung

Eine Einnahme von 10 g und mehr dieses Arzneimittels kann – insbesondere bei Kleinkindern – zu einer Alkoholvergiftung führen. In diesem Fall besteht Lebensgefahr, weshalb unverzüglich ein Arzt aufzusuchen ist.

Bei Einnahme des gesamten Flascheninhalts werden ... g[1)] Alkohol aufgenommen.

6.8 Nebenwirkungen

In sehr seltenen Fällen können allergische Schleimhautreaktionen auftreten.

6.9 Hinweis

Dicht verschlossen, vor Licht geschützt aufbewahren.

[1)] Die Angabe ist vom pharmazeutischen Unternehmen entsprechend der Packungsgröße zu ergänzen.

Monographien-Kommentar

Ratanhiatinktur

Die Anwendung von Arzneimitteln im Bereich von Schleimhäuten gilt als innere Anwendung. Aufgrund des Alkoholgehaltes der „Ratanhiatinktur" müssen Kennzeichnung und die Packungsbeilage folgende Warnhinweise enthalten (s. auch Kommentar zu „Baldriantinktur"):

4 **Kennzeichnung**

Auf der äußeren Umhüllung und dem Behältnis muß der Warnhinweis aufgeführt sein

„Enthält 65,3 Vol.% Alkohol!"

5 **Packungsbeilage** [1]

In der Packungsbeilage muß ebenfalls der Warnhinweis enthalten sein

„Enthält 65,3 Vol% Alkohol!"

Über die Plazierung des Hinweises gibt es keine verbindliche Vorschrift. Es ist sinnvoll, ihn vor Punkt 5.3 „Hinweise" einzufügen.

[1] Anmerkung: Bei Arzneimitteln zur Anwendung im Mund- und Rachenraum ist lediglich der Hinweis auf den Alkoholgehalt erforderlich.

R. Braun

Ratanhiawurzel

1 Bezeichnung des Fertigarzneimittels

Ratanhiawurzel

2 Darreichungsform

Tee

3 Eigenschaften und Prüfungen

Haltbarkeit:
Die Haltbarkeit in den Behältnissen nach 4 beträgt 3 Jahre.

4 Behältnisse

Geklebte Blockbodenbeutel bzw. Seitenfaltenbeutel aus einseitig glattem, gebleichtem Natronkraftpapier 50 g/m^2, gefüttert mit gebleichtem Pergamyn 40 g/m^2.

5 Kennzeichnung

Nach § 10 AMG, insbesondere:

5.1 Zulassungsnummer

1179.99.99

5.2 Art der Anwendung

Zum Spülen oder Gurgeln nach Bereitung eines Teeaufgusses.

5.3 Hinweis

Vor Licht und Feuchtigkeit geschützt lagern.

6 Packungsbeilage

Nach § 11 AMG, insbesondere:

6.1 Stoff- oder Indikationsgruppe

Pflanzliches Mund- und Rachenmittel.

6.2 Anwendungsgebiete

Lokale Behandlung leichter Entzündungen der Mund- und Rachenschleimhaut.

6.3 Gegenanzeigen

Keine bekannt.

2 Ratanhiawurzel

6.4 Wechselwirkungen mit anderen Mitteln

Keine bekannt.

6.5 Dosierungsanleitung und Art der Anwendung

Soweit nicht anders verordnet, wird 2- bis 3mal täglich mit einem wie folgt bereiteten Aufguß gespült oder gegurgelt:

Ein knapper ½ Teelöffel voll (ca. 1 g) Ratanhiawurzel oder die entsprechende Menge in einem oder mehreren Aufgußbeutel(n) wird mit siedendem Wasser (ca. 150 ml) übergossen und nach etwa 10 bis 15 Minuten gegebenenfalls durch ein Teesieb gegeben.

6.6 Dauer der Anwendung

Ohne ärztlichen Rat nicht länger als 2 Wochen anwenden.

6.7 Nebenwirkungen

In sehr seltenen Fällen können allergische Schleimhautreaktionen auftreten.

6.8 Hinweis

Vor Licht und Feuchtigkeit geschützt aufbewahren.

Rhabarberwurzel

1 **Bezeichnung des Fertigarzneimittels**

Rhabarberwurzel

2 **Darreichungsform**

Tee

3 **Eigenschaften und Prüfungen**

Haltbarkeit

Die Haltbarkeit in den Behältnissen nach 4 beträgt 3 Jahre.

4 **Behältnisse**

Geklebte Blockbodenbeutel bzw. Seitenfaltenbeutel aus einseitig glattem, gebleichtem Natronkraftpapier 50 g/m^2, gefüttert mit gebleichtem Pergamyn 40 g/m^2.

Die Packungsgrößen sind entsprechend den Angaben zur Dosierungsanleitung und zur Dauer der Anwendung therapiegerecht festzulegen.

5 **Kennzeichnung**

Nach § 10 AMG, insbesondere:

5.1 Zulassungsnummer

1189.99.99

5.2 Art der Anwendung

Zum Trinken nach Bereitung eines Teeaufgusses.

5.3 Hinweise

Apothekenpflichtig.

Vor Licht und Feuchtigkeit geschützt lagern.

6 **Packungsbeilage**

Nach § 11 AMG, insbesondere:

6.1 Stoff- oder Indiaktionsgruppe

Pflanzliches stimulierendes Abführmittel.

6.2 Anwendungsgebiete

Zur kurzfristigen Anwendung bei Verstopfung (Obstipation).

6.3 Gegenanzeigen

Wann dürfen Sie Rhabarberwurzeltee nicht trinken?

Teeaufgüsse aus Rhabarberwurzel dürfen bei Darmverschluß, akut-entzündlichen Erkrankungen des Darmes, z. B. bei Morbus Crohn, Colitis ulcerosa oder Blinddarmentzündung, bei Bauchschmerzen unbekannter Ursache sowie bei schwerem Flüssigkeitsmangel im Körper mit Wasser- und Salzverlusten nicht getrunken werden.

Was müssen Sie in der Schwangerschaft und Stillzeit beachten?

Teeaufgüsse aus Rhabarberwurzel dürfen wegen unzureichender toxikologischer Untersuchungen in der Schwangerschaft und Stillzeit nicht getrunken werden.

Was ist bei Kindern und älteren Menschen zu berücksichtigen?

Kinder unter 10 Jahren dürfen Teeaufgüsse aus Rhabarberwurzel nicht trinken.

6.4 Vorsichtsmaßnahmen für die Anwendung und Warnhinweise

Welche Vorsichtsmaßnahmen müssen beachtet werden?

Eine über die kurzdauernde Anwendung hinausgehende Einnahme stimulierender Abführmittel kann zu einer Verstärkung der Darmträgheit führen.

Rhabarberwurzel sollte nur dann eingesetzt werden, wenn die Verstopfung durch eine Ernährungsumstellung oder durch Quellstoffpräparate nicht zu beheben ist.

Hinweis:

Bei inkontinenten Erwachsenen sollte beim Trinken von Teeaufgüssen aus Rhabarberwurzel ein längerer Hautkontakt mit dem Kot durch Wechseln der Vorlage vermieden werden.

6.5 Wechselwirkungen mit anderen Mitteln

Welche anderen Arzneimittel beeinflussen die Wirkung von Rhabarberwurzel?

Bei andauerndem Gebrauch oder bei Mißbrauch ist durch Kaliummangel eine Verstärkung der Wirkung bestimmter, den Herzmuskel stärkender Arzneimittel (Herzglykoside) sowie eine Beeinflussung der Wirkung von Mitteln gegen Herzrhythmusstörungen möglich. Die Kaliumverluste können durch gleichzeitige Anwendung von bestimmten Arzneimitteln, die die Harnausscheidung steigern (Saluretika), von Cortison und cortisonähnlichen Substanzen (Nebennierenrindensteroide) oder Süßholzwurzel verstärkt werden.

Beachten Sie bitte, daß diese Angaben auch für vor kurzem angewandte Arzneimittel gelten können.

6.6 Dosierungsanleitung, Art und Dauer der Anwendung

Die folgenden Angaben gelten, soweit Ihnen Ihr Arzt Rhabarberwurzel nicht anders verordnet hat. Bitte halten Sie sich an die Anwendungsvorschriften, da die Teeaufgüsse aus Rhabarberwurzel sonst nicht richtig wirken können!

Wieviel von Rhabarberwurzeltee und wie oft sollten Sie Rhabarberwurzeltee trinken?

Erwachsene und Kinder ab 10 Jahren trinken 1mal täglich 1 Tasse des wie folgt bereiteten Teeaufgusses:

Etwa $^1/_2$ Teelöffel voll (ca. 1,65 g) Rhabarberwurzel oder die entsprechende Menge in einem oder mehreren Aufgußbeutel(n) werden mit siedendem Wasser (ca. 150 ml) übergossen. Nach 10 bis 15 Minuten wird die Flüssigkeit gegebenenfalls durch ein Teesieb abgegossen.

Die individuell richtige Dosierung ist die geringste, die erforderlich ist, um einen weich geformten Stuhl zu erhalten. Dazu kann gegebenenfalls 1/2 Tasse Teeaufguß bereits ausreichen.

Wann sollten Sie Rhabarberwurzeltee trinken?

Sie sollten den Teeaufguß möglichst abends vor dem Schlafengehen trinken. Die Wirkung tritt normalerweise nach 8–12 Stunden ein.

Wie lange sollten Sie Rhabarberwurzeltee anwenden?

Das stimulierende Abführmittel Rhabarberwurzeltee darf ohne ärztlichen Rat nicht über einen längeren Zeitraum (mehr als 1–2 Wochen) angewendet werden.

6.7 Überdosierung und andere Anwendungsfehler

Was ist zu tun, wenn Rhabarberwurzeltee in zu großen Mengen getrunken wurde?

Bei versehentlicher oder beabsichtiger Überdosierung können schmerzhafte Darmkrämpfte und schwere Durchfälle mit Folge von Wasser- und Salzverlusten sowie eventuell starke Magen-Darm-Beschwerden auftreten. Bei Überdosierung benachrichtigen Sie bitte umgehend einen Arzt. Er wird entscheiden, welche Gegenmaßnahmen (z. B. Zuführung von Flüssigkeit und Salzen) gegebenenfalls erforderlich sind.

Was müssen Sie beachten, wenn Sie zuwenig Rhabarberwurzeltee getrunken oder eine Anwendung vergessen haben?

Holen Sie die vergessene Anwendung nicht nach, sondern führen Sie in einem solchen Fall die Anwendung wie ursprünglich vorgesehen fort.

6.8 Nebenwirkungen

Welche Nebenwirkungen können nach der Anwendung von Rhabarberwurzteltee auftreten?

In Einzelfällen können krampfartige Magen-Darm-Beschwerden auftreten. In diesen Fällen ist eine Dosisreduktion erforderlich.

Durch Abbauprodukte kann es zu einer intensiven Gelbfärbung oder rotbraunen Verfärbung des Harns kommen, die aber vorübergehend und harmlos ist.

Bei andauerndem Gebrauch oder Mißbrauch können auftreten:

– erhöhter Verlust von Wasser und Salzen (Elektrolytverluste), insbesondere Kaliumverluste. Der Kaliumverlust kann zu Störungen der Herzfunktion und zu Muskelschwäche führen, insbesondere bei gleichzeitiger Einnahme von Herzglykosiden (den Herzmuskel stärkende Arzneimittel), Saluretika (harntreibende

4 Rhabarberwurzel

Arzneimittel) und Cortison und cortisonähnlichen Substanzen (Nebennierenrindensteroide).

– Ausscheidung von Eiweiß und roten Blutkörperchen im Harn.

– Pigmenteinlagerung in die Darmschleimhaut (Pseudomelanosis coli). Diese Einlagerung ist harmlos und bildet sich normalerweise nach dem Absetzen von Rhabarberwurzeltee zurück.

Wenn Sie Nebenwirkungen bei sich beobachten, die nicht in dieser Packungsbeilage aufgeführt sind, teilen Sie diese bitte Ihrem Arzt oder Apotheker mit.

6.9 Hinweis

Vor Licht und Feuchtigkeit geschützt aufbewahren.

7 Fachinformation

Nach § 11a AMG, insbesondere:

7.1 Verschreibungsstatus/Apothekenpflicht

Apothekenpflichtig.

7.2 Stoff- oder Indikationsgruppe

Pflanzliches stimulierendes Laxans.

7.3 Anwendungsgebiete

Zur kurzfristigen Anwendung bei Obstipation

7.4 Gegenanzeigen

Ileus, akut-entzündliche Erkrankungen des Darmes, wie z. B. Morbus Chrohn, Colitis ulcerosa, Appendizitis; abdominale Schmerzen unbekannter Ursache; schwere Dehydratation mit Wasser- und Elektrolytverlusten;

Kinder unter 10 Jahren;

Schwangerschaft und Stillzeit.

7.5 Nebenwirkungen

In Einzelfällen krampfartige Magen-Darm-Beschwerden, insbesondere bei Patienten mit Colon irritabile. In diesen Fällen ist eine Dosisreduktion erforderlich. Gelb- oder Rotbraunverfärbung des Harns (pH-abhängig) durch Metaboliten. Diese Verfärbung ist nicht klinisch signifikant.

Bei chronischem Gebrauch/Mißbrauch:

– Elektrolytverluste, insbesondere von Kalium.
  Der Kaliumverlust kann zu Störungen der Herzfunktion und zu Muskelschwäche führen, insbesondere bei gleichzeitiger Einnahme von Herzglykosiden, Saluretika und Nebennierenrindensteroiden.

– Albuminurie und Hämaturie.

– Pigmenteinlagerung in die Darmschleimhaut (Pseudomelanosis coli). Diese ist harmlos und bildet sich nach Absetzen der Droge normalerweise zurück.

7.6 Wechselwirkungen mit anderen Mitteln

Bei chronischem Gebrauch oder Mißbrauch ist durch Kaliummangel eine Verstärkung der Wirkung von Herzglykosiden sowie eine Beeinflussung der Wirkung von Antiarrhythmika möglich. Kaliumverluste können durch Kombination mit Saluretika, Nebennierenrindensteroiden und Süßholzwurzel verstärkt werden.

7.7 Warnhinweise

Eine über die kurzdauernde Anwendung hinausgehende Einnahme stimulierender Abführmittel kann zu einer Verstärkung der Darmträgheit führen.

Zubereitungen aus Rhabarberwurzel sollten nur dann eingesetzt werden, wenn die Verstopfung durch eine Ernährungsumstellung oder durch Quellstoffpräparate nicht zu beheben ist.

Hinweis:

Bei inkontinenten Erwachsenen sollte beim Trinken von Teeaufgüssen aus Rhabarberwurzel ein längerer Hautkontakt mit dem Kot durch Wechseln der Vorlage vermieden werden.

7.8 Wichtigste Inkompatibilitäten

Keine bekannt.

7.9 Dosierung

Die maximale tägliche Aufnahme darf nicht mehr als 30 mg Hydroxyanthracenderivate betragen.

Diese Dosierung wird mit einer Tasse eines Teeaufgusses aus 1,65 g Rhabarberwurzel erreicht.

Die individuell richtige Dosierung ist diejenige, die erforderlich ist, um einen weich geformten Stuhl zu erhalten. Dazu kann gegebenenfalls 1/2 Tasse Teeaufguß bereits ausreichen.

7.10 Art und Dauer der Anwendung

Zum Trinken nach Bereitung eines Teeaufgusses. Der Teeaufguß soll abends vor dem Schlafengehen getrunken werden.

Stimulierende Abführmittel dürfen ohne ärztlichen Rat nicht über einen längeren Zeitraum (mehr als 1–2 Wochen) eingenommen werden.

7.11 Notfallmaßnahmen, Symptome, Gegenmittel

Symptome der Intoxikation:

Durchfall mit übermäßigen Wasser- und Elektrolytverlusten (insbesondere Kaliumverluste).

Notfallmaßnahmen:

Elektrolyt- und flüssigkeitsbilanzierende Maßnahmen.

7.12 Pharmakologische und toxikologische Eigenschaften und Angaben über die Pharmakokinetik und Bioverfügbarkeit, soweit diese Angaben für die therapeutische Verwendung erforderlich sind.

7.12.1 Pharmakologische Eigenschaften

1,8-Dihydroxyanthracen-Derivate haben einen laxierenden Effekt. Es sind zwei unterschiedliche Wirkmechanismen anzunehmen:

1. Beeinflussung der Kolonmotilität (Stimulierung der propulsiven und Hemmung der stationären Kontraktionen); daraus resultiert eine beschleunigte Darmpassage sowie die Verminderung der Flüssigkeitsresorption.
2. Beeinflussung von Sekretionsprozessen (Stimulierung der Schleim- und aktiven Chloridsekretion); daraus resultiert eine erhöhte Flüssigkeitssekretion.

Die Defäkation setzt nach etwa 8–12 Stunden ein.

7.12.2 Toxikologische Eigenschaften

Es liegen keine Studien zur akuten sowie zur chronischen Toxizität, ebensowenig zu Reproduktionstoxizität und Kanzerogenität der Droge bzw. von Drogenzubereitungen vor.

Drogenzubereitungen weisen, vermutlich auf Grund des Gehaltes an Aglykonen, eine höhere Allgemeintoxizität als die reinen Glykoside auf.

Zur in-vitro-Gentoxizität liegen für andere anthranoide Inhaltsstoffe (Aloe-Emodin, Emodin, Physcion und Chrysophanol) teilweise positive Befunde vor.

7.12.3 Pharmakokinetik

Systematische Untersuchungen zur Kinetik von Zubereitungen aus Rhabarberwurzel fehlen. Die β-glykosidisch gebundenen Glykoside werden weder im oberen Magen-Darm-Trakt resorbiert noch durch menschliche Verdauungsenzyme gespalten; erst im Dickdarm werden sie durch bakterielle Enzyme zu Anthronen als aktiven Metaboliten umgewandelt.

Die in der Droge enthaltenen Aglykone werden bereits im oberen Dünndarm resorbiert.

Aktive Metaboliten, wie Rhein, gehen in geringen Mengen in die Muttermilch über. Eine laxierende Wirkung bei gestillten Säuglingen wurde nicht beobachtet. Tierexperimentell ist die Plazentagängigkeit von Rhein äußerst gering. Untersuchungen zu Rhabarberwurzel sind nicht bekannt.

7.13 Sonstige Hinweise

Keine.

7.14 Besondere Lager- und Aufbewahrungshinweise

Vor Licht und Feuchtigkeit geschützt aufbewahren.

Monographien-Kommentar

Rhabarberwurzel

Für Arzneimittel, die als arzneilich wirksame Bestandteile Drogenzubereitungen oder isolierte Inhaltsstoffe (z.B. Sennoside) aus den Arten der Pflanzengattungen Andira, Cassia, Rhammus, Rheum oder Aloe enthalten, werden genotoxische und kanzerogene Wirkungen diskutiert. Wesentliche Grundlage dieser Diskussion sind die Erkenntnisse zur Genotoxizität aus in vitro- und in vivo-Untersuchungen zu einzelnen in den obengenannten Pflanzengattungen enthaltenen Anthranoiden sowie deren Metaboliten und Hinweise auf ein kanzerogenes Potential bei der Anwendung von Anthranoid-haltigen Arzneimitteln.

Zur Abwehr von Arzneimittelrisiken hat daher das Bundesgesundheitsamt im Rahmen des Stufenplan (Stufe II) die pharmazeutischen Unternehmer, die betroffene Arzneimittel in den Verkehr bringen, aufgefordert bestimmte Untersuchungen zur Abklärung des genotoxischen Risikos durchzuführen und die Ergebnisse binnen 12 Monate dem Bundesgesundheitsamt vorzulegen [1].

Weiterhin hat das Bundesgesundheitsamt Auflagen zu den Angaben in den Gebrauchs- und Fachinformationen gemacht:

Anwendungsgebiete

Es darf nur noch beansprucht werden, generell:

„Verstopfung (Obstipation)"

Gegenanzeigen

generell:

„Darmverschluß; akut-entzündliche Erkrankungen des Darms, z.B. Morbus Crohn, Colitis ulcerosa, Appendizitis; abdominale Schmerzen unbekannter Ursache. Nicht anzuwenden bei Kindern unter 12 Jahren. Aufgrund bisher noch unzureichender toxikologischer Untersuchungen nicht anzuwenden in Schwangerschaft und Stillzeit."

Dauer der Anwendung

Folgender Passus ist aufzunehmen:

„Stimulierende Abführmittel dürfen ohne ärztlichen Rat nicht über einen längeren Zeitraum (mehr als ein bis zwei Wochen) eingenommen werden."

Packungsgröße

Die Packungsgröße ist entsprechend der in der Monographie vorgegebenen Tagesdosierung und der Dauer der Anwendung (nicht länger als zwei Wochen) therapiegerecht festzulegen.

Monographien-Kommentar

Hinweis

Nach § 36 Abs. 1 AMG ist es den Nutzern einer Standardzulassung möglich, die Angaben zu Anwendungsgebieten einzuschränken bzw. die Angaben zu Gegenanzeigen zu erweitern. Es ist daher ratsam, die Auflagen des Bundesgesundheitsamtes umgehend in der Gebrauchsinformation umzusetzen, auch wenn die Standardzulassungsmonographie vom Verordnungsgeber noch nicht offiziell geändert worden ist.

[1] BAnz. S. 7140 vom 13. Juli 1994.

R. Braun

In der Zwischenzeit hat das Bundesinstitut für Arzneimittel und Medizinprodukte (BfArM) sein Verfahren zur Abwehr von Arzneimittelrisiken, Stufe II, abgeschlossen und mit Bescheid vom 21. Juni 1996 [2] Maßnahmen für den Verkehr mit Anthranoid-(Hydroxyanthracenderivat-)haltigen Arzneimitteln veröffentlicht. Diese Maßnahmen beinhalten ausführliche Vorschriften für die Angaben in der Gebrauchs- und Fachinformation. Die Anpassungen sind von den pharmazeutischen Unternehmern bis spätestens zum 1. Februar 1997 umzusetzen [3].

Der Bescheid gilt grundsätzlich auch für entsprechende Standardzulassungsmonographien. In der Zwischenzeit hat der Verordnungsgeber die Entwürfe für die geänderten Standardzulassungsmonographien im Herbst 1996 den Fachkreisen zur Stellungnahme vorgelegt. Mit einer Verordnung ist im Frühjahr 1997 zu rechnen. Da für das Inkrafttreten der neuen Monographien keine Übergangszeit vorgesehen ist, sollten sich die Nutzer dieser Monographien hinsichtlich der Angaben in der Gebrauchs- und Fachinformation rechtzeitig auf diese Änderung einstellen.

[2] BAnz. S. 7581 vom 5. Juli 1996.
[3] BAnz. S. 10656 vom 12. September 1996.

R. Braun

Riboflavin-Tabletten 10 mg

1 Bezeichnung des Fertigarzneimittels

Riboflavin-Tabletten 10 mg

2 Darreichungsform

Tabletten

3 Zusammensetzung

Riboflavin	10,0 mg
Lactose 1 H_2O	75,0 mg
Maisstärke	20,0 mg
Mikrokristalline Cellulose	15,0 mg
Poly(1-vinyl-2-pyrrolidon) (mittleres Molekulargewicht ca. 25 000)	5,0 mg
Talkum	2,5 mg
Hochdisperses Siliciumdioxid	0,8 mg
Hydriertes Rizinusöl	1,7 mg
Gereinigtes Wasser (zum Granulieren)	

4 Herstellungsvorschrift

Die für die Herstellung einer Charge benötigten Ausgangsstoffe werden, falls erforderlich, gesiebt.

Poly(1-vinyl-2-pyrrolidon) wird in der für die Granulierung erforderlichen Menge gereinigten Wassers gelöst.

Riboflavin, Lactose, Maisstärke, mikrokristalline Cellulose und Talkum werden bis zur Homogenität gemischt und mit der Poly(1-vinyl-2-pyrrolidon)-Lösung granuliert. Die Trocknung des Feuchtgranulates erfolgt bei max. 60 °C. Nach dem Sieben des getrockneten Granulates werden hochdisperses Siliciumdioxid und hydriertes Rizinusöl homogen untergemischt.

Das fertige Granulat wird zu Tabletten mit einem Gewicht von 130,0 mg verpreßt. Die Tabletten werden in die vorgesehenen Behältnisse abgefüllt.

Hinweise:

Der Wassergehalt des Riboflavins ist ggf. bei der Einwaage zu berücksichtigen und wird mit Lactose ausgeglichen.

Granulat und Bulkware sind vor Licht geschützt zu lagern.

5 Inprozeß-Kontrollen

Überprüfung

- der Restfeuchte des Granulates (Infrarotwaage): 1,8 bis 2,2 Prozent
- des Tablettengewichtes: 130,0 mg ± 6,5 mg.

6 Eigenschaften und Prüfungen

6.1 Ausgangsstoffe

6.1.1 Hochdisperses Siliciumdioxid

Hinweis:

Es ist ein hochdisperses Siliciumdioxid pyrolytischer Herstellung mit einer BET-Oberfläche von 200 ± 25 m^2/g zu verwenden.

6.2 Fertigarzneimittel

6.2.1 Aussehen, Eigenschaften

Gelbe bis orangegelbe, nichtüberzogene Tabletten mit Bruchrille.

6.2.2 Prüfsubstanz

Mindestens 20 Tabletten werden gewogen und gründlich zerrieben.

6.2.3 Prüfung auf Identität

Eine etwa 1 mg Riboflavin entsprechende Menge Prüfsubstanz (6.2.2) wird in 100 ml Wasser suspendiert. Nach Filtration zeigt die Lösung im durchscheinenden Licht eine gelbgrüne Färbung und im reflektierenden Licht eine intensive, gelbgrüne Fluoreszenz, die auf Zusatz von Mineralsäuren oder Alkali verschwindet.

Die für die Gehaltsbestimmung (6.2.5) hergestellte Lösung wird mit dem gleichen Volumen Wasser verdünnt. Die Lösung zeigt vier Absorptionsmaxima bei etwa 223 nm, 267 nm, 375 nm und 444 nm. Das Verhältnis der Absorption der Maxima bei 375 nm und 267 nm muß zwischen 0,314 und 0,333 und das Verhältnis der Absorptionen der Maxima bei 444 nm und 267 nm muß zwischen 0,364 und 0,388 liegen.

6.2.4 Auflösungsgeschwindigkeit

Innerhalb von 20 min müssen mindestens 80 Prozent (Q) der pro Tablette deklarierten Menge Riboflavin gelöst sein.

Auflösungsmedium: 900 ml einer Mischung von 180 ml 0,2prozentiger (V/V) Essigsäure, 66,5 ml 0,1 molarer Natriumacetat-Lösung und 653,5 ml Wasser.

Methode: Blattrührer-Methode.

Umdrehungsgeschwindigkeit: 100 U/min.

Bestimmung des gelösten Riboflavins: Spektralphotometrische Bestimmung bei 444 nm analog 6.2.5, „Gehalt".

Hinweis

Die Prüfung muß unter Ausschluß von direkter Lichteinwirkung erfolgen.

6.2.5 Gehalt

95,0 bis 105,0 Prozent der pro Tablette deklarierten Menge Riboflavin.

Die Gehaltsbestimmung muß unter Ausschluß von direkter Lichteinwirkung durchgeführt werden.

Eine etwa 75,0 mg Riboflavin entsprechende Menge Prüfsubstanz (6.2.2) wird mit einer Mischung von 150 ml Wasser und 2 ml Essigsäure 98 % versetzt und im Wasserbad unter häufigem Schütteln erwärmt, bis das Riboflavin gelöst ist. Nach dem Abkühlen wird mit Wasser zu 1 000,0 ml verdünnt und filtriert. 10,0 ml dieser Lösung werden mit 3,5 ml einer 0,1 molaren Natriumacetat-Lösung versetzt und mit Wasser zu 50,0 ml verdünnt.

Die Absorption (AB.) wird im Absorptionsmaximum bei etwa 444 nm gemessen.

Der Gehalt an $C_{17}H_{20}N_4O_6$ wird mit Hilfe der spezifischen Absorption $A_{1\,cm}^{1\,\%} = 323$ berechnet.

6.2.6 Haltbarkeit

Die Haltbarkeit in den Behältnissen nach 7 beträgt drei Jahre.

7 Behältnisse

Dichtschließende Behältnisse aus Braunglas oder Tiefziehfolie mit Lichtschutz.

Material: Aluminiumfolie 0,020 mm Dicke mit ca. 6 g/m^2 Heißsiegellack auf PVC-Basis und opake Hart-PVC-Tiefziehfolie, 0,200 mm Dicke, einseitig mit 40 g/m^2 PVDC beschichtet.

8 Kennzeichnung

Nach § 10 AMG, insbesondere:

8.1 Zulassungsnummer

1929.99.99

8.2 Art der Anwendung

Zum Einnehmen.

8.3 Hinweise

Apothekenpflichtig.

Vor Licht und Feuchtigkeit geschützt lagern.

9 **Packungsbeilage**

Nach § 11 AMG, insbesondere:

9.1 Anwendungsgebiete

Vitamin-B_2-Mangelzustände, wie entzündliche Veränderungen der Haut und Schleimhäute; Störungen der Vitamin-B_2-Resorption, wie z. B. bei chronischer Entzündung der Darmschleimhaut (Enteritiden) oder Fettstuhl.

9.2 Gegenanzeigen

Nicht bekannt.

9.3 Nebenwirkungen

Bei Beachtung der Dosierungsanleitung nicht bekannt.

9.4 Wechselwirkungen mit anderen Mitteln

Die Resorption von Riboflavin kann durch gleichzeitige Gabe von Probenecid vermindert werden.

9.5 Dosierungsanleitung und Art der Anwendung

Soweit nicht anders verordnet, nehmen Erwachsene 1- bis 2mal täglich 1 Tablette ein, Kinder 1-bis 2mal täglich ½ Tablette.

9.6 Hinweis

Vor Licht und Feuchtigkeit geschützt aufbewahren.

Monographien-Kommentar

Riboflavin-Tabletten 10 mg

6.2 Fertigarzneimittel

6.2.3 Prüfung auf Identität

Die Prüfung erfolgt analog zur Identitätsprüfung C der Ph. Eur. 1997. Riboflavin fluoresziert mit einer Wellenlänge von 530 nm. Die Anregung erfolgt im sichtbaren Bereich des Spektrums mit Wellenlängen zwischen 400 nm und 500 nm.

Alternativ oder ergänzend kann die spezifische Drehung einer Lösung bestimmt werden. Dies kann selektiv gestaltet werden durch Messen einer Lösung in Natriumhydroxid-Lösung analog zur Ph. Eur. 1997 (linksdrehend) und Messen in einer Borat-haltigen Lösung (stark rechtsdrehend) [8].

6.2.4 Auflösungsgeschwindigkeit

Direkte Lichteinwirkung führt auch im hier verwendeten Acetat-Puffer relativ schnell zu einer Zersetzung des Riboflavins.

6.2.5 Gehalt

Die Gehaltsbestimmung erfolgt photometrisch bei 444 nm analog zu Ph. Eur. Wegen der Lichtempfindlichkeit der Substanz muß die Ablesung der Absorption zügig nach Einsetzen der Küvetten in den Meßraum des Photometers und Öffnen des Lichtweges erfolgen.

Die Mengenangaben in der vorliegenden Arbeitsvorschrift erscheinen etwas unpraktisch: Eine Einwaage von ca. 1 g Tablettensubstanz und das Auffüllen auf ein Volumen von 1 Liter. Bei einer Einwaage von ca. 200 mg Prüfsubstanz (entsprechend ca. 15 mg Riboflavin) kann das aufzufüllende Volumen auf 200 ml vermindert werden, die zugesetzte Essigsäure muß dann jedoch auf 0,4 ml reduziert werden, um im weiteren Verdünnungsschritt, der wie in der Arbeitsvorschrift erfolgt, einen Puffer gleichen pH-Wertes und gleicher Ionenstärke zu erhalten. Die der Berechnung zugrunde gelegte spezifische Absorption bei 444 nm von 323 weicht etwas von der der Ph. Eur. 1997 (328) ab.

Alternative Bestimmungsmethoden sind die Polarographie [1 bis 3] und die HPLC [4 bis 6].

6.2.6 Haltbarkeit

Die sicherste Methode zur Überprüfung der Haltbarkeit ist die HPLC, es eignen sich aber auch die Photometrie und die Polarographie.

[1] J. Lindquist, S. M. Farroka, Analyst **100**, 347 (1975).
[2] Metrohm Applikationsbulletin Nr. B 119: Voltammetrische Bestimmung der Vitamine Thiamin, Riboflavin, Pyridoxin, Folsäure, Nikotinamid und Cobalamin.
[3] M. Geißler, „Polarographische Analyse", Verlag Chemie, Weinheim 1981.
[4] R. L. Kirchmeier, R. P. Upton, J. Pharm. Sci. **67**, 1444 (1978).

[5] M. D. Smith, J. Chromatogr. **182**, 285 (1980).

[6] V. J. Galantis, H. K. Naito, Clin. Chem. **27**, 1672 (1981).

[7] M. C. Walker, B. E. Carpenter, E. L. Cooper, J. Pharm. Sci. **70**, 99 (1981).

[8] F. v. Bruchhausen et al. (Hrsg.), „Hagers Handbuch der Pharmazeutischen Praxis", Springer Verlag, Berlin Heidelberg 1993.

P. Surmann

Monographien-Kommentar

Riboflavin-Tabletten 10 mg

Anmerkungen zur Rezeptur und Herstellung des Fertigarzneimittels.

Riboflavin besteht aus feinen orangegelben Nadeln. Die Farbe des kristallinen Pulvers ist abhängig von der Kristallgröße und der Reinheit. So können Proben gleicher Reinheit einen grünlichen, bräunlichen oder rötlichen Farbstich aufweisen. Innerhalb einer Charge sollte die Farbe einheitlich sein [1].

Die Löslichkeit des Riboflavins ist von der inneren Kristallstruktur abhängig [1, 2, 8]. Es können sich zwischen 6,6 und 33 mg Substanz in 100 ml Wasser von 25 °C lösen. Dies ist bei der Rezepturentwicklung sowohl von festen wie flüssigen Arzneiformen zu berücksichtigen. Durch feste Dispersionen mit Citronensäure, Polyethylenglykol 6000, Mannitol, Harnstoff und Nicotinamid können Löslichkeit und Lösungsgeschwindigkeit des Riboflavins teilweise erheblich verbessert werden [2, 3].

Für flüssige Arzneiformulierungen wird überwiegend das Riboflavin-5'-Phosphat-Natrium eingesetzt, von dem sich 4,3 g bis 11,2 g in 100 ml Wasser von 25 °C lösen [4].

Riboflavin kann in die Gruppe der relativ stabilen Vitamine eingereiht werden, die problemlos in Arzneiformulierungen verarbeitbar sind [4].

In schwach sauren Lösungen ist die Substanz stabil. Alkalische Lösungen sind instabil. Die Substanz ist mit Alkalien und Schwermetallsalzen inkompatibel und gegenüber sichtbaren und ultravioletten Licht empfindlich. Dies sollte bei der Verarbeitung beachtet werden. Die Lichtempfindlichkeit nimmt mit steigendem pH-Wert und steigender Temperatur zu [1, 4, 8]. Das Stabilitätsoptimum für wäßrige Lösungen liegt bei pH 3,5 — 4,0 [5]. Diese Lösungen sind hitzesterilisierbar [5, 8].

Die photolytische und hydrolytische Zersetzung läßt sich mit Natriumsalicylat und Thioharnstoff zurückdrängen [6]. Ritschel empfiehlt für tropenfeste Riboflavin-Tabletten auf die Hilfsstoffkombination von Lactose und Magnesiumstearat wegen der bekannten Inkompatibilitäten von Amino- bzw. Iminogruppen mit Lactose in Gegenwart von Magnesiumstearat zu verzichten. Er stabilisiert seine Tabletten u. a. mit Weinsäure und EDTA-Natrium [7].

Riboflavin-Tabletten der Standardzulassungsmonographie sollen mittels Feuchtgranulierung mit wäßriger Poly(-1-vinyl-2-pyrrolidon)-Lösung (Kollidon® 25, BASF oder Plasdone® K, 25, GAF) hergestellt werden. Das Verfahren selbst, Aufbaugranulierung über die Wirbelschicht oder Abbaugranulierung über Feucht- und Trockengranulierung, wird nicht festgelegt.

Talkum, das man üblicherweise der äußeren Phase einer Tablettenrezeptur als Fließ-, Gleit- und Schmiermittel zusetzt, wird hier in der inneren Phase mitgranuliert. Aus Stabilitätsgründen dürfen bei der Herstellung von Riboflavin-Tabletten keine Metallseifen als Schmiermittel verwendet werden. Die übrigen Hilfsstoffe, einschließlich des Schmiermittels hydriertes Rizinusöl aus der äußeren Phase besitzen keine ausreichende Schmiermittelwirkung, so daß man das Talkum als zusätzliche Schmiermittelkomponente zweckmäßigerweise in der inneren Phase mitgranuliert, wenn die Rezeptur sowohl auf langsam laufenden Exzentermaschinen wie auf schnell laufenden Rundläufern gefertigt werden soll. Würde man beide Schmiermittelkomponenten in die äußere Phase nehmen, so wäre je nach verwendeter Tablettenmaschine eine Entmischung eventuell vorprogrammiert [9].

Das verwendete hydrierte Rizinusöl ist unter dem Markennamen Cutina® HR, der Firma Henkel im Handel. Als Tablettierschmiermittel eignet sich aber nur die Form „sehr feines Pulver". Eine Angabe der Teilchengrößenverteilung wäre bei der monographischen Beschreibung des Stoffes nützlich gewesen.

Auf Grund der Versuche mit unterschiedlichen Ansatzgrößen und an verschiedenen Orten, wobei die Herstellung mittels Feucht- und Trockengranulation erfolgte, kann die Rezeptur als sicher und reproduzierbar bezeichnet werden.

[1] Kommentar Pharm. Eur. Band I, p. 1128 (1978).
[2] N. A. El-Guidy, F. El Khawas, Pharm. Ind. **39**, 84 (1977).
[3] F. El Khawas, N. A. El-Guidy, Pharm. Ind. **39**, 1019 (1977).
[4] E. De Ritter, J. Pharm. Sci. **71**, 1073 (1982).
[5] P. C. Schmidt, Dtsch. Apoth. Ztg. **122**, 103 (1982).
[6] A. M. Saleh, Pharmazie **29**, 474 (1974).
[7] W. A. Ritschel, G. Ritschel-Beurlin, M. Aminuddin, Sci. Pharm. **35**, 120 (1967).
[8] Martindale, The Extra Pharmacopeia 28, p. 1641, London Pharmaceutica Press 1982.
[9] Prof. Dr. B. W. Müller, Kiel, private Mitteilung (Mai 1987).

E. Norden-Ehlert

Riesengoldrutenkraut

1 **Bezeichnung des Fertigarzneimittels**

Riesengoldrutenkraut

2 **Darreichungsform**

Tee

3 **Eigenschaften und Prüfungen**

Haltbarkeit:

Die Haltbarkeit in den Behältnissen nach 4 beträgt 3 Jahre.

4 **Behältnisse**

Geklebte Blockbodenbeutel bzw. Seitenfaltenbeutel aus einseitig glattem, gebleichtem Natronkraftpapier 50 g/m^2, gefüttert mit gebleichtem Pergamyn 40 g/m^2.

5 **Kennzeichnung**

Nach § 10 AMG, insbesondere:

5.1 Zulassungsnummer

1639.99.99

5.2 Art der Anwendung

Zum Trinken nach Bereitung eines Teeaufgusses.

5.3 Hinweis

Vor Licht und Feuchtigkeit geschützt lagern.

6 **Packungsbeilage**

Nach § 11 AMG, insbesondere:

5.1 Stoff- oder Indikationsgruppe

Pflanzliches Arzneimittel zur Durchspülung der Harnwege.

6.2 Anwendungsgebiete

Zur Durchspülung der ableitenden Harnwege und zur Vorbeugung und Behandlung von Harnsteinen und Nierengrieß.

Hinweis:

Bei Blut im Urin, bei Fieber oder beim Anhalten der Beschwerden über 7 Tage hinaus ist ein Arzt aufzusuchen.

6.3 Gegenanzeigen

Keine bekannt.

6.4 Vorsichtsmaßnahmen für die Anwendung und Warnhinweise

Zur Anwendung von Riesengoldrutenkraut in Schwangerschaft und Stillzeit sowie bei Kindern unter 12 Jahren liegen keine ausreichenden Untersuchungen vor. Teeaufgüsse aus Riesengoldrutenkraut sollen daher von diesem Personenkreis nicht getrunken werden.

Hinweis:

Bei Wasseransammlungen (Ödemen) infolge eingeschränkter Herz- oder Nierentätigkeit ist eine Durchspülungstherapie nicht angezeigt.

6.5 Wechselwirkungen mit anderen Mitteln

Keine bekannt.

6.6 Dosierungsanleitung und Art der Anwendung

Soweit nicht anders verordnet, wird 4-mal täglich eine Tasse des wie folgt bereiteten Teeaufgusses getrunken:

2 Teelöffel voll (ca. 2,5 g) Riesengoldrutenkraut oder die entsprechende Menge in einem oder mehreren Aufgussbeutel(n) werden mit siedendem Wasser (ca. 150 ml) übergossen und nach etwa 10 bis 15 Minuten gegebenenfalls durch ein Teesieb gegeben.

Hinweis:

Auf zusätzliche reiche Flüssigkeitszufuhr ist zu achten.

6.7 Nebenwirkungen

Keine bekannt.

6.8 Hinweis

Vor Licht und Feuchtigkeit geschützt aufbewahren.

Monographien-Kommentar

Riesengoldrutenkraut

Stammpflanze

Die Riesengoldrute, Solidago serotina AIT. (Asteraceae) ist eine ursprünglich in Nordamerika beheimatete, später in Europa als Zierpflanze angebaute, heute aber als Kulturflüchtling in Auwäldern, Gebüschen und an Ufern zerstreut vorkommende, 0,5 bis 2,5 m hoch werdende Staude. Die Blütenköpfchen sind in dichten, einseitswendigen Rispen (bzw. auch Trauben) angeordnet.

Droge

Das Riesengoldrutenkraut wird im Drogenhandel oft als Ersatzdroge für Goldrutenkraut (s. d.) angeboten. Es unterscheidet sich jedoch von diesem nicht nur morphologisch und anatomisch, sondern auch in den Inhaltsstoffen [1, 2], so daß eine eigene Monographie gerechtfertigt erscheint; eine Aufnahme in das DAB ist vorgesehen.

Inhaltsstoffe

Riesengoldrutenkraut enthält 9 bis 12 Prozent Saponine vom Triterpentyp, darunter vorwiegend Glykoside des Bayogenins [3, 4]. In der Droge sind etwa 2,4 bis 4 Prozent Flavonoide enthalten, darunter vor allem Quercitrin und Rutin [5]. Kaffeesäure, Chlorogensäure und andere Phenolcarbonsäuren kommen vor. Kleine Mengen an ätherischem Öl sowie Diterpene sind im Riesengoldrutenkraut ebenfalls nachgewiesen worden.

3.2 Beschreibung

Die ausführliche Beschreibung ist notwendig, um eine sichere Unterscheidung vom Goldrutenkraut (s. d.) zu ermöglichen.

3.3 Prüfung auf Identität

Mittels DC wird die Zusammensetzung des Flavonoidgemisches untersucht, wobei vor allem die intensive Zone des Quercitrins und die sehr schwach ausgeprägte Rutinzone eine sichere Unterscheidung von Goldrutenkraut (s. d.) ermöglichen.

3.4 Prüfung auf Reinheit

Fremde Bestandteile: Dicht flaumartig behaarte Stengelteile weisen auf andere Solidago-Arten hin. Bezüglich weiterer charakteristischer Merkmale siehe [1].

3.5 Gehaltsbestimmung

Angewandt wird die für viele Flavonoiddrogen, z. B. Birkenblätter, gebräuchliche Methode der photometrischen Messung der Absorption der Al(III)-chelate der Aglykone, die man bei der Hydrolyse erhält. Siehe Birkenblätter, Kommentar zum DAB 10.

Monographien-Kommentar

2

[1] J. Saukel und Mitarb., Österr. Apoth. Ztg. **40,** 560 (1986).
[2] K. Hiller und Mitarb., Pharmazie **46,** 405 (1991).
[3] G. Reznicek und Mitarb., Planta Med. **55,** 623 (1989).
[4] G. Reznicek und Mitarb., Planta Med. **58,** 94 (1992).
[5] J. Budzianowski, L. Skrzypczak und M. Weselowska, Sci. Pharm. **58,** 50 (1990).

M. Wichtl

Ringelblumenblüten

1 **Bezeichnung des Fertigarzneimittels**

Ringelblumenblüten

2 **Darreichungsform**

Tee

3 **Eigenschaften und Prüfungen**

Haltbarkeit:

Die Haltbarkeit in den Behältnissen nach 4 beträgt 3 Jahre.

4 **Behältnisse**

Geklebte Blockbodenbeutel bzw. Seitenfaltenbeutel aus einseitig glattem, gebleichtem Natronkraftpapier 50 g/m^2, gefüttert mit gebleichtem Pergamyn 40 g/m^2.

5 **Kennzeichnung**

Nach § 10 AMG, insbesondere:

5.1 Zulassungsnummer

1209.99.99

5.2 Art der Anwendung

Zum Spülen des Mund- und Rachenraumes und für Umschläge nach Bereitung eines Aufgusses.

5.3 Hinweis

Vor Licht und Feuchtigkeit geschützt lagern.

6 **Packungsbeilage**

Nach § 11 AMG, insbesondere:

6.1 Stoff- oder Indikationsgruppe

Pflanzliches Arzneimittel bei Entzündungen im Mund- und Rachenraum. Pflanzliches Arzneimittel zur Wundbehandlung.

6.2 Anwendungsgebiete

Innerliche, lokale Anwendung:

Entzündliche Veränderungen der Mund- und Rachenschleimhaut.

Äußerliche Anwendung:

Zur Behandlung von Wunden, auch mit schlechter Heilungstendenz, und von Unterschenkelgeschwüren.

2 Ringelblumenblüten

Hinweis:

Sollten die Beschwerden bei leichten Schleimhautentzündungen im Mund- und Rachenraum länger als 1 Woche andauern, wiederkehren oder unklare Beschwerden auftreten, ist ein Arzt aufzusuchen.

Bei starker Rötung der Wundränder, bei großflächigen, nässenden oder eitrig infizierten Wunden, ist die Rücksprache mit einem Arzt erforderlich.

6.3 Gegenanzeigen

Keine bekannt.

6.4 Vorsichtsmaßnahmen für die Anwendung und Warnhinweise

Zur Anwendung von Ringelblumenblüten in Schwangerschaft und Stillzeit sowie bei Kindern unter 12 Jahren liegen keine ausreichenden Untersuchungen vor. Zubereitungen aus Ringelblumenblüten sollen von diesem Personenkreis daher nicht angewendet werden.

6.5 Wechselwirkungen mit anderen Mitteln

Keine bekannt.

6.6 Dosierungsanleitung und Art der Anwendung

Soweit nicht anders verordnet, wird zur Anwendung im Mundbereich 2- bis 3-mal täglich mit einem noch warmen Aufguss gespült oder gegurgelt. Zur Anwendung bei Wunden werden 2- bis 3-mal täglich mit einem Aufguss Umschläge bereitet. Der Aufguss wird wie folgt hergestellt:

1 bis 2 Teelöffel voll (ca. 0,8 bis 1,6 g) Ringelblumenblüten oder die entsprechende Menge in einem oder mehreren Aufgussbeutel(n) werden mit siedendem Wasser (ca. 150 ml) übergossen und nach etwa 10 bis 15 Minuten gegebenenfalls durch ein Teesieb gegeben.

6.7 Nebenwirkungen

Keine bekannt.

6.8 Hinweis

Vor Licht und Feuchtigkeit geschützt aufbewahren.

Monographien-Kommentar

Ringelblumenblüten

Stammpflanze

Die Gartenringelblume, Calendula officinalis L. (Asteraceae) ist eine in Mittel- und Südeuropa heimische, bis Westasien zerstreut vorkommende, einjährige (selten zweijährige) Pflanze, die meist als Zierpflanze, aber auch zur Drogengewinnung kultiviert wird. In letzterem Fall werden meist gefüllte Formen gezogen, die zahlreiche Zungenblüten besitzen.

Droge

Im Handel befinden sich zwei Sorten, die ganzen getrockneten Blütenkörbchen („cum calycibus") und die ausgezupften Randblüten; die Standardzulassung bezieht sich nur auf letztere Droge. Diese stammt praktisch ausschließlich von Kulturen in osteuropäischen Ländern und Ägypten.

Inhaltsstoffe [1]

Ringelblumenblüten enthalten etwa 0,2 bis 0,3 % ätherisches Öl, das vorwiegend aus Sesquiterpenen (α-Cadinol, α- und β-Ionon u. a.) besteht [2]. Flavonoide, u. a. Rutin neben weiteren Quercetin- und Isorhamnetinglykosiden, kommen in einer Menge von 0,6 bis 0,8 % vor. Gefunden wurden ferner Triterpenalkohole und Triterpensaponine, die sog. Saponoside A-F [3] (Oleanolsäureglykoside), Polyacetylene und Carotinoide.

3.3 Prüfung auf Identität

Die Untersuchung eines methanolischen Drogenextraktes mittels DC orientiert sich stark an der Prüfung der Arnikablüten Ph. Eur. (dort gelten Calendula-Blüten als Verfälschung, siehe Kommentar zum Ph. Eur., Arnikablüten). Nachgewiesen werden mittels Naturstoffreagenz (= Diphenylboryloxyethylamin) die Flavonoide, namentlich Rutin, sowie Phenolcarbonsäuren. Insgesamt erhält man ein sehr charakteristisches Fingerprint-DC [4, 5].

3.4 Prüfung auf Reinheit, fremde Bestandteile

Hier ist besonders darauf zu achten, daß Hüllkelchblätter (in der Standardzulassung heißt es nicht ganz exakt Kelchblätter) fehlen. Die Früchte (dürfen nur vereinzelt vorkommen) sind gekrümmt, kahnförmig, mit kurzstacheliger Rückenseite [7].

[1] O. Isaac, Die Ringelblume. Botanik, Chemie, Pharmakologie, Pharmazie und Therapeutische Verwendung. Wiss. Verlagsges. Stuttgart 1992.
[2] J. C. Chalcat, R. P. Garry und A. Michet, Flavour Fragrance J. **6,** 189 (1991).
[3] E. Vidall-Ollivier u. a., Pharm. Acta Helv. **66,** 318 (1991).
[4] E. Stahl und S. Juell, Dtsch. Apoth. Ztg. **122,** 1951 (1982).
[5] G. Willuhn, J. Kresken und I. Merfort, Dtsch. Apoth. Ztg. **123,** 2431 (1983).
[6] W. Heisig und M. Wichtl, Dtsch. Apoth. Ztg. **130,** 2058 (1990).
[7] G. Willuhn, in M. Wichtl, Teedrogen, 3. Aufl. Wiss. Verlagsges. Stuttgart 1996.

M. Wichtl

Ringer-Lösung

1 Bezeichnung des Fertigarzneimittels

Ringer-Lösung

2 Darreichungsform

Infusionslösung

3 Zusammensetzung

Wirksame Bestandteile:

Natriumchlorid	8,60 g
Kaliumchlorid	0,30 g
Calciumchlorid $2 H_2O$	0,33 g

Sonstiger Bestandteil:

Wasser für Injektionszwecke	zu 1000,0 ml

Molare Konzentration:

1 ml enthält: 147   mmol Na^+

4   mmol K^+

2,25 mmol Ca^{++}

156   mmol Cl^-

4 Herstellungsvorschrift

Die für die Herstellung einer Charge benötigten Mengen Natriumchlorid, Kaliumchlorid und Calciumchlorid $2 H_2O$ werden in Wasser für Injektionszwecke gelöst.

Die Lösung wird auf das erforderliche Volumen bzw. auf die erforderliche Masse aufgefüllt und durch ein Membranfilter von 0,2 µm nomineller Porengröße, falls erforderlich mit vorgeschaltetem Tiefenfilter, in die vorgesehenen Behältnisse filtriert. Die Sterilisation der abgefüllten Lösung erfolgt 15 Minuten lang bei 121 °C mit gesättigtem Wasserdampf.

5 Inprozess-Kontrollen

Überprüfung

– der relativen Dichte (AB. 2.2.5): 1,004 bis 1,009

oder

– des Brechungsindexes (AB. 2.2.6): 1,334 bis 1,336

sowie

– des pH-Wertes (AB. 2.2.3): 5,0 bis 7,5.

6 Eigenschaften und Prüfungen

6.1 Aussehen, Eigenschaften

Klare, von Schwebestoffen praktisch freie, farblose Lösungen ohne wahrnehmbaren Geruch; pH-Wert (AB. 2.2.3) zwischen 5,0 und 7,5.

6.2 Prüfung auf Identität

Natrium
Entsprechend der Identitätsreaktion b) auf Natrium (AB. 2.3.1).

Kalium
2 ml Infusionslösung werden mit 1 ml Natriumtetraphenylborat-Lösung R versetzt. Es entsteht eine Trübung oder ein weißer Niederschlag.

Calcium
Entsprechend der Identitätsreaktion a) auf Calcium (AB. 2.3.1).

Chlorid
Entsprechend der Identitätsreaktion a) auf Chlorid (AB. 2.3.1).

6.3 Prüfung auf Reinheit

Prüfung auf Bakterien-Endotoxine (AB. 2.6.14):

Die Endotoxinkonzentration darf höchstens 0,5 I.E./ml betragen.

6.4 Gehalt

95,0 bis 105,0 Prozent der deklarierten Mengen an Natrium, Kalium, Calcium und Gesamtchlorid.

Bestimmung des Natriums:

Der Gehalt wird mit Hilfe der „Atomemissionsspektroskopie" (AB. 2.2.22, Methode I) bestimmt.

Untersuchungslösung: Eine genau gewogene Menge Lösung wird mit Wasser auf eine dem Gerät angepasste Verdünnung gebracht.

Referenzlösungen: Die Referenzlösungen werden aus der Natrium-Lösung R (200 ppm Na) hergestellt. Die Emissionsintensität wird bei 589 nm gemessen.

Bestimmung des Kaliums:

Der Gehalt wird mit Hilfe der „Atomemissionsspektroskopie" (AB. 2.2.22, Methode I) bestimmt.

Untersuchungslösung: Eine genau gewogene Menge Lösung wird mit Wasser auf eine dem Gerät angepasste Verdünnung gebracht.

Referenzlösung: 1,144 g zuvor 3 Stunden lang bei 100 bis 105 °C getrocknetes Kaliumchlorid R werden in Wasser zu 1000,0 ml gelöst (600 µg K/ml).

Diese Lösung ist entsprechend zu verdünnen. Die Emissionsintensität wird bei 766,5 nm gemessen.

Bestimmung des Calciums:

Komplexometrische Titration mit fotometrischer Endpunktsbestimmung:

50,0 ml Infusionslösung werden nach Zusatz von 6 ml Natriumhydroxid-Lösung 40 % R und etwa 50 mg Calconcarbonsäure-Verreibung R mit Natriumedetat-Lösung (0,01 mol · l^{-1}) titriert.

1 ml Natriumedetat-Lösung (0,01 mol · l^{-1}) entspricht 1,470 mg $CaCl_2 2 H_2O$.

Bestimmung des Gesamtchlorids:

10,0 ml Infusionslösung werden mit Wasser zu 50 ml verdünnt, mit 5 ml Salpetersäure 12,5 % R, 25,0 ml Silbernitrat-Lösung (0,1 mol · l^{-1}) und 2 ml Dibutylphthalat R versetzt und geschüttelt. Mit Ammoniumthiocyanat-Lösung (0,1 mol · l^{-1}) wird unter Zusatz von 2 ml Ammoniumeisen(III)-sulfat-Lösung R 2 bis zur rötlich gelben Färbung titriert, wobei vor dem Umschlagspunkt kräftig geschüttelt wird.

1 ml Silbernitrat-Lösung (0,1 mol · l^{-1}) entspricht 3,545 mg Chlorid.

6.5 Haltbarkeit

Die Haltbarkeit in den Behältnissen nach 7 beträgt 3 Jahre.

7 **Behältnisse**

Glasbehältnisse nach AB. 3.2.1, verschlossen mit Gummistopfen nach AB. 3.2.9.

8 **Kennzeichnung**

Nach § 10 AMG, insbesondere:

8.1 Zulassungsnummer

1829.99.99

8.2 Art der Anwendung

Zur intravenösen Infusion.

8.3 Hinweise

Apothekenpflichtig.

Nur klare Lösungen in unversehrten Behältnissen verwenden.

Theoretische Osmolarität: 307 mOsm/l.

pH-Wert: 5,0 bis 7,5.

Titrationsazidität bis pH 7,4: < 0,1 mmol/l.

Molare Konzentration:

1 ml enthält   147   mmol Na^+
              4   mmol K^+
              2,25 mmol Ca^{++}
              156   mmol Cl^-

9 **Packungsbeilage**

Nach § 11 AMG, insbesondere:

4 Ringer-Lösung

9.1 Stoff- oder Indikationsgruppe

Elektrolytlösung.

1 ml enthält 147 mmol Na^+
4 mmol K^+
2,25 mmol Ca^{++}
156 mmol Cl^-

9.2 Anwendungsgebiete

- Flüssigkeits- und Elektrolytsubstitution bei hypochlorämischer Alkalose oder Chloridverlusten;
- als kurzfristiger intravasaler Volumenersatz;
- isotone Dehydratation;
- hypotone Dehydratation;
- als Trägerlösung für kompatible Elektrolytkonzentrate und Medikamente.

9.3 Gegenanzeigen

Absolute Gegenanzeige:

Überwässerungszustände (Hyperhydratationszustände).

Relative Gegenanzeigen:

- erhöhter Kaliumgehalt des Blutes (Hyperkaliämie)
- erhöhter Natriumgehalt des Blutes (Hypernatriämie)
- erhöhter Chloridgehalt des Blutes (Hyperchlorämie)
- Erkrankungen, die eine restriktive Natriumzufuhr gebieten (wie Herzinsuffizienz, generalisierte Ödeme, Lungenödem, Bluthochdruck, Eklampsie, schwere Niereninsuffizienz)
- Vorsicht ist geboten bei niereninsuffizienten Patienten mit Neigung zu erhöhtem Kaliumgehalt des Blutes (Hyperkaliämie).

Verwendung in der Schwangerschaft und Stillzeit:

Gegen eine Anwendung in der Schwangerschaft und Stillzeit bestehen keine Bedenken.

9.4 Vorsichtsmaßnahmen für die Anwendung

Kontrollen des Elektrolyt- und Flüssigkeitsstatus sind erforderlich.

Bei Behandlung der hypertonen Dehydratation ist eine zu schnelle Infusion unbedingt zu vermeiden (Achtung: Anstieg der Plasmaosmolarität und der Plasmanatriumkonzentration).

9.5 Wechselwirkungen mit anderen Mitteln

Wechselwirkungen sind nicht bekannt.

Aufgrund des Calciumgehaltes können Unverträglichkeiten mit Lösungen entstehen, die anorganisches Phosphat oder Carbonat enthalten.

Hinsichtlich weiterer Unverträglichkeiten sind die Angaben in den Packungsbeilagen der zuzumischenden Arzneimittel zu beachten.

9.6 Warnhinweise

Keine.

9.7 Dosierungsanleitung und Art der Anwendung

Die Dosierung richtet sich nach dem Bedarf an Flüssigkeit und Elektrolyten.

Maximale Infusionsgeschwindigkeit:

Die maximale Infusionsgeschwindigkeit richtet sich nach dem klinischen Zustand des Patienten.

Maximale Tagesdosis:

Die maximale Tagesdosis ergibt sich aus dem Flüssigkeits- und Elektrolytbedarf des Patienten. Eine Flüssigkeitszufuhr von 40 ml/kg Körpermasse und Tag sollte bei Erwachsenen nicht überschritten werden.

9.8 Hinweise für den Fall der Überdosierung

Überdosierung kann zu Überwässerung, Störungen im Elektrolythaushalt, Hyperosmolarität und zur Induktion einer azidotischen Stoffwechsellage führen.

Therapie:

Unterbrechung der Zufuhr der Lösung, beschleunigte Elimination über die Nieren und eine verringerte Zufuhr der entsprechenden Elektrolyte.

9.9 Nebenwirkungen

Bei bestimmungsgemäßer Anwendung sind keine Nebenwirkungen zu erwarten.

10 **Fachinformation**

Nach § 11a AMG, insbesondere:

10.1 Verschreibungsstatus/Apothekenpflicht

Apothekenpflichtig.

10.2 Stoff- oder Indikationsgruppe

Elektrolytlösung.

1 ml enthält 147 mmol Na^+
4 mmol K^+
2,25 mmol Ca^{++}
156 mmol Cl^-

10.3 Anwendungsgebiete

Flüssigkeits- und Elektrolytsubstitution bei hypochlorämischer Alkalose oder Chloridverlusten;

als kurzfristiger intravasaler Volumenersatz;

isotone Dehydratation;

hypotone Dehydratation;

als Trägerlösung für kompatible Elektrolytkonzentrate und Medikamente.

10.4 Gegenanzeigen

Absolute Kontraindikation:

Hyperhydratationszustände.

Relative Kontraindikation:
- Hyperkaliämie
- Hypernatriämie
- Hyperchlorämie
- Erkrankungen, die eine restriktive Natriumzufuhr gebieten (wie Herzinsuffizienz, generalisierte Ödeme, Lungenödem, Hypertonie, Eklampsie, schwere Niereninsuffizienz)
- Vorsicht ist geboten bei niereninsuffizienten Patienten mit Neigung zu Hyperkaliämie.

10.5 Nebenwirkungen

Bei bestimmungsgemäßer Anwendung keine.

10.6 Wechselwirkungen mit anderen Mitteln

Wechselwirkungen sind nicht bekannt.

10.7 Warnhinweise

Keine.

10.8 Wichtigste Inkompatibilitäten

Aufgrund des Calciumgehaltes können Unverträglichkeiten mit Lösungen entstehen, die anorganisches Phosphat oder Carbonat enthalten.

Hinsichtlich weiterer Unverträglichkeiten sind die Angaben in den Packungsbeilagen der zuzumischenden Arzneimittel zu beachten.

10.9 Dosierung und Art der Anwendung

Die Dosierung richtet sich nach dem Bedarf an Flüssigkeit und Elektrolyten.

Maximale Infusionsgeschwindigkeit:

Die maximale Infusionsgeschwindigkeit richtet sich nach dem klinischen Zustand des Patienten.

Maximale Tagesdosis:

Die maximale Tagesdosis ergibt sich aus dem Flüssigkeits- und Elektrolytbedarf des Patienten. Eine Flüssigkeitszufuhr von 40 ml/kg Körpermasse und Tag sollte nicht überschritten werden.

10.10 Notfallmaßnahmen, Symptome und Gegenmittel

Symptome der Überdosierung:
- Überwässerung
- Störungen im Elektrolythaushalt
- Hyperosmolarität
- Induktion einer azidotischen Stoffwechsellage.

Therapie bei Überdosierung:
- Unterbrechung der Zufuhr
- beschleunigte renale Elimination
- eine entsprechende negative Bilanzierung der Elektrolyte.

10.11 Pharmakologische und toxikologische Eigenschaften, Pharmakokinetik, Bioverfügbarkeit, soweit diese Angaben für die therapeutische Verwendung erforderlich sind

Ringer-Lösung ist eine in ihren wichtigsten Kationen der Plasmazusammensetzung angepasste Elektrolytlösung, die zur Korrektur von Störungen des Flüssigkeits- und Elektrolythaushaltes angewendet wird. Die Zufuhr von Elektrolyten dient der Wiederherstellung bzw. Erhaltung normaler osmotischer Verhältnisse im Extra- und Intrazellulärraum. Aufgrund des hohen applizierten Chloridanteils besteht ein leicht azidotischer Effekt. Bei der Zufuhr von Ringer-Lösung kommt es zunächst zur Auffüllung des Interstitiums, welches ca. $^2/_3$ des Extrazellulärraumes ausmacht. Nur ca. $^1/_3$ des zugeführten Volumens verbleibt intravasal. Die Lösung ist damit nur kurzfristig hämodynamisch wirksam.

10.12 Sonstige Hinweise

Gegen eine Anwendung in der Schwangerschaft und Stillzeit bestehen keine Bedenken.

Kontrollen des Elektrolyt- und Flüssigkeitsstatus sind erforderlich.

Bei hypertoner Dehydratation ist eine zu schnelle Infusion unbedingt zu vermeiden. (Cave: Anstieg der Plasmaosmolarität und der Plasmanatriumkonzentration.)

10.13 Besondere Lager- und Aufbewahrungshinweise

Keine.

Ringer-Lösung mit Glucose 5 %

1 Bezeichnung des Fertigarzneimittels
Ringer-Lösung mit Glucose 5 %

2 Darreichungsform
Infusionslösung

3 Zusammensetzung

Wirksame Bestandteile:

Wasserfreie Glucose	50,0 g
Natriumchlorid	8,60 g
Kaliumchlorid	0,30 g
Calciumchlorid 2 H_2O	0,29 g

Sonstiger Bestandteil:

Wasser für Injektionszwecke	zu 1000,0 ml

Molare Konzentration

1 ml enthält: 0,147 mmol Na^+
4 µmol K^+
2 µmol Ca^{++}
0,155 mmol Cl^-

4 Herstellungsvorschrift
Die für die Herstellung einer Charge benötigten Mengen wasserfreie Glucose, Natriumchlorid, Kaliumchlorid und Calciumchlorid 2 H_2O werden in Wasser für Injektionszwecke gelöst. Die Lösung wird auf das erforderliche Volumen bzw. auf die erforderliche Masse aufgefüllt und durch ein Membranfilter von 0,2 µm nomineller Porengröße, falls erforderlich mit vorgeschaltetem Tiefenfilter, in die vorgesehenen Behältnisse filtriert. Die Sterilisation der abgefüllten Lösung erfolgt 15 Minuten lang bei 121 °C mit gesättigtem Wasserdampf.

5 Inprozess-Kontrollen
Überprüfung
– der relativen Dichte (AB. 2.2.5): 1,022 bis 1,030
oder
– des Brechungsindexes (AB. 2.2.6): 1,341 bis 1,343
sowie
– des pH-Wertes (AB. 2.2.3): 3,5 bis 6,5.

2   Ringer-Lösung mit Glucose 5 %

6 Eigenschaften und Prüfungen

6.1 Ausgangsstoffe

Wasserfreie Glucose:

Die Substanz muss der Prüfung auf Pyrogene (AB. 2.6.8) entsprechen.

Je Kilogramm Körpermasse eines Kaninchens werden 10 ml einer Lösung, die 55 mg Substanz je Milliliter in Wasser für Injektionszwecke enthält, injiziert.

6.2 Fertigarzneimittel

6.2.1 Aussehen, Eigenschaften

Klare, von Schwebstoffen praktisch freie, farblose bis höchstens schwach gelbliche Lösung ohne wahrnehmbaren Geruch; pH-Wert (AB. 2.2.3) zwischen 3,5 und 6,5.

6.2.2 Prüfung auf Identität

Glucose

A. Entsprechend der Identitätsreaktion C. auf „Wasserfreie Glucose" gemäß AB.

B. Die mit gleichen Teilen Wasser verdünnte Lösung färbt Glucoseoxidase-Reagenzpapier.

Natrium

Entsprechend der Identitätsreaktion b) auf Natrium (AB. 2.3.1).

Kalium

2 ml Infusionslösung werden mit 1 ml Natriumtetraphenylborat-Lösung R versetzt. Es entsteht eine Trübung oder ein weißer Niederschlag.

Calcium

Entsprechend der Identitätsreaktion a) auf Calcium (AB. 2.3.1).

Chlorid

Entsprechend der Identitätsreaktion a) auf Chlorid (AB. 2.3.1).

6.2.3 Prüfung auf Reinheit

Prüfung auf Bakterien-Endotoxine (AB. 2.6.14):

Die Endotoxinkonzentration darf höchstens 1,0 I.E./ml betragen.

Prüfung auf Bräunungsstoffe:

Die Lösung darf nicht stärker gefärbt sein als eine Farbvergleichslösung bestehend aus 0,2 ml Farbreferenz-Lösung BG und 9,8 ml Salzsäure 1 % RN.

Prüfung auf Hydroxymethylfurfural:

Es wird mit Wasser eine Verdünnung hergestellt, die in 500 ml 1 g Glucose enthält. Die Absorption (AB. 2.2.25) dieser Lösung darf bei 284 nm und einer Schichtdicke von 1 cm 0,25 nicht überschreiten (max. 0,088 %).

6.2.4 Gehalt

95,0 bis 105,0 Prozent der deklarierten Mengen an wasserfreier Glucose, Natrium Kalium, Calcium und Gesamtchlorid.

Bestimmung der Glucose:

100,0 ml der Lösung werden mit 0,2 ml Ammoniak-Lösung R 1 versetzt und 30 Minuten lang stehen gelassen.

Die spezifische Drehung (AB. 2.2.7) der Lösung wird bestimmt und ihr Gehalt berechnet ($[\alpha]_D^{20} = +52,6°$).

Bestimmung des Natriums:

Der Gehalt wird mit Hilfe der „Atomemissionsspektroskopie" (AB. 2.2.22, Methode I) bestimmt.

Untersuchungslösung: Eine genau gewogene Menge Lösung wird mit Wasser auf eine dem Gerät angepasste Verdünnung gebracht.

Referenzlösungen: Die Referenzlösungen werden aus der Natrium-Lösung R (200 ppm Na) hergestellt.

Die Emissionsintensität wird bei 589 nm gemessen.

Bestimmung des Kaliums:

Der Gehalt wird mit Hilfe der „Atomemissionsspektroskopie" (AB. 2.2.22, Methode I) bestimmt.

Untersuchungslösung: Eine genau gewogene Menge Lösung wird mit Wasser auf eine dem Gerät angepasste Verdünnung gebracht.

Referenzlösung: 1,144 g zuvor 3 Stunden lang bei 100 bis 105 °C getrocknetes Kaliumchlorid R werden in Wasser zu 1000,0 ml gelöst (600 µg K/ml).

Diese Lösung ist entsprechend zu verdünnen.

Die Emissionsintensität wird bei 766,5 nm gemessen.

Bestimmung des Calciums:

Komplexometrische Titration mit fotometrischer Endpunktsbestimmung:

50,0 ml Infusionslösung werden nach Zusatz von 6 ml Natriumhydroxid-Lösung 40 % R und etwa 50 mg Calconcarbonsäure-Verreibung R mit Natriumedetat-Lösung (0,01 mol · l^{-1}) titriert.

1 ml Natriumedetat-Lösung (0,01 mol · l^{-1}) entspricht 1,470 mg $CaCl_2$ $2H_2O$.

Bestimmung des Gesamtchlorids:

10,0 ml Infusionslösung werden mit Wasser zu 50 ml verdünnt, mit 5 ml Salpetersäure 12,5 % R, 25,0 ml Silbernitrat-Lösung (0,1 mol · l^{-1}) und 2 ml Dibutylphthalat R versetzt und geschüttelt. Mit Ammoniumthiocyanat-Lösung (0,1 mol · l^{-1}) wird unter Zusatz von 2 ml Ammoniumeisen(III)-sulfat-Lösung R 2 bis zur rötlich gelben Färbung titriert, wobei vor dem Umschlagspunkt kräftig geschüttelt wird.

1 ml Silbernitrat-Lösung (0,1 mol · l^{-1}) entspricht 3,545 mg Chlorid.

4   Ringer-Lösung mit Glucose 5 %

6.2.5   Haltbarkeit

Die Haltbarkeit in den Behältnissen nach 7 beträgt 3 Jahre.

7   **Behältnisse**

Glasbehältnisse nach AB. 3.2.1, verschlossen mit Gummistopfen nach AB. 3.2.9.

8   **Kennzeichnung**

Nach § 10 AMG, insbesondere:

8.1   Zulassungsnummer

2539.99.99

8.2   Art der Anwendung

Zur intravenösen Infusion.

8.3   Hinweise

Apothekenpflichtig.

Nur klare Lösungen in unversehrten Behältnissen verwenden.

Theoretische Osmolarität: 585 mOsm/l.

pH-Wert: 3,5 bis 6,5.

Energiegehalt: 850 kJ/l (200 kcal/l).

Titrationsazidität: bis pH 7,4: < 0,2 mmol/l.

Maximale Infusionsgeschwindigkeit: 5 ml/kg Körpermasse und Stunde ($\equiv$ 0,25 g Glucose).

Maximale Tagesdosis: 40 ml/kg Körpermasse und Tag ($\equiv$ 2 g Glucose/kg).

Molare Konzentration:

1 ml enthält: 0,147 mmol Na^+

              4   µmol K^+

              2   µmol Ca^{++}

              0,155 mmol Cl^-

9   **Packungsbeilage**

Nach § 11 AMG, insbesondere:

9.1   Stoff- oder Indikationsgruppe

Elektrolythaltige Kohlenhydratlösung.

1 ml enthält: 0,147 mmol Na^+

              4   µmol K^+

              2   µmol Ca^{++}

              0,155 mmol Cl^-

9.2 Anwendungsgebiete

Flüssigkeits- und Elektrolytsubstitution bei hypochlorämischer Alkalose oder Chloridverlusten; hypotone Dehydratation; isotone Dehydratation.

Zur teilweisen Deckung des Energiebedarfs; als Trägerlösung für kompatible Elektrolytkonzentrate und Medikamente.

9.3 Gegenanzeigen

Absolute Gegenanzeige:

Überwässerungszustände (Hyperhydratationzustände).

Relative Gegenanzeigen:

– verminderter Kaliumgehalt des Blutes (Hypokaliämie)

– erhöhter Blutzuckerspiegel, der einen Einsatz von mehr als 6 Einheiten Insulin/Stunde erforderlich macht

– erhöhter Natriumgehalt des Blutes (Hypernatriämie)

– erhöhter Chloridgehalt des Blutes (Hyperchlorämie)

– Erkrankungen, die eine restriktive Natriumzufuhr gebieten (wie Herzinsuffizienz, generalisierte Ödeme, Lungenödem, Bluthochdruck, Eklampsie, schwere Niereninsuffizienz).

Verwendung in der Schwangerschaft und Stillzeit:

Gegen eine Anwendung in der Schwangerschaft und Stillzeit bestehen keine Bedenken.

9.4 Vorsichtsmaßnahmen für die Anwendung

Kontrollen des Elektrolyt- und Flüssigkeitsstatus sind erforderlich.

Die Kontrolle der Blutglucosekonzentration ist postoperativ und posttraumatisch und bei anderen Störungen der Glucosetoleranz (Hyperglykämien) erforderlich.

Zur Behandlung der hypertonen Dehydratation ist eine zu schnelle Infusion unbedingt zu vermeiden. (Cave: Anstieg der Plasmaosmolarität und der Plasmanatriumkonzentration).

9.5 Wechselwirkungen mit anderen Mitteln

Wechselwirkungen sind bisher nicht bekannt.

Aufgrund des Calciumgehaltes können Unverträglichkeiten mit phosphathaltigen und carbonathaltigen Lösungen bestehen.

Glucosehaltige Lösungen dürfen nicht gleichzeitig in demselben Schlauchsystem mit Blutkonserven verabreicht werden, da dies zu einer Pseudoagglutination führen kann.

9.6 Warnhinweise

Keine.

6 Ringer-Lösung mit Glucose 5%

9.7 Dosierungsanleitung und Art der Anwendung

Die Dosierung richtet sich nach dem Bedarf an Flüssigkeit und Elektrolyten.

Maximale Infusionsgeschwindigkeit:

Die Infusionsgeschwindigkeit ist durch den Glucosegehalt der Lösung limitiert. Die Glucosezufuhr sollte 0,25 g/kg Körpermasse/Stunde (entsprechend 5 ml/kg Körpermasse/Stunde) nicht überschreiten.

Maximale Tagesdosis:

Für die maximale Tagesdosis ist der Flüssigkeitsbedarf des Patienten limitierend. Eine Flüssigkeitszufuhr von 40 ml/kg Körpermasse und Tag sollte bei Erwachsenen nicht überschritten werden. Eine teilweise Deckung des Energiebedarfs im Sinne der Substitution des obligaten Glucosebedarfs ist nur in einer Dosierung von 40 ml/kg Körpermasse und Tag (entsprechend 2 g Glucose/kg Körpermasse und Tag) möglich.

9.8 Hinweise für den Fall der Überdosierung

Überdosierung kann zu Überwässerung, Hyperosmolarität, Induktion einer azidotischen Stoffwechsellage und zu erhöhtem Glucosegehalt des Blutes (Hyperglykämie) führen.

Therapie:

Unterbrechung der Zufuhr der Lösung, beschleunigte Elimination über die Nieren, eine entsprechende negative Bilanzierung der Elektrolyte und ggf. Insulinapplikation.

9.9 Nebenwirkungen

Bei bestimmungsgemäßer Anwendung sind keine Nebenwirkungen zu erwarten.

10 Fachinformation

Nach § 11 a AMG, insbesondere:

10.1 Verschreibungsstatus/Apothekenpflicht

Apothekenpflichtig.

10.2 Stoff- oder Indikationsgruppe

Elektrolythaltige Kohlenhydratlösung.

1 ml enthält: 0,147 mmol Na^+
4 µmol K^+
2 µmol Ca^{++}
0,155 mmol Cl^-

10.3 Anwendungsgebiete

Flüssigkeits- und Elektrolytsubstitution bei hypochlorämischer Alkalose oder Chloridverlusten;

hypotone Dehydratation; isotone Dehydratation;

zur partiellen Deckung des Energiebedarfs;

als Trägerlösung für kompatible Elektrolytkonzentrate und Medikamente.

10.4 Gegenanzeigen

Absolute Kontraindikation:

Hyperhydratationszustände.

Relative Kontraindikationen:

- Hypokaliämie
- Insulinrefraktäre Hyperglykämie, die einen Einsatz von mehr als 6 Einheiten Insulin/Stunde erforderlich macht
- Hypernatriämie
- Hyperchlorämie
- Erkrankungen, die eine restriktive Natriumzufuhr gebieten (wie Herzinsuffizienz, generalisierte Ödeme, Lungenödem, Hypertonie, Eklampsie, schwere Niereninsuffizienz).

10.5 Nebenwirkungen

Bei bestimmungsgemäßer Anwendung keine.

10.6 Wechselwirkungen mit anderen Mitteln

Wechselwirkungen sind bisher nicht bekannt.

10.7 Warnhinweise

Keine.

10.8 Wichtigste Inkompatibilitäten

Aufgrund des Calciumgehaltes können Unverträglichkeiten mit phosphathaltigen und carbonathaltigen Lösungen bestehen.

Glucosehaltige Lösungen dürfen nicht gleichzeitig in demselben Schlauchsystem mit Blutkonserven verabreicht werden, da dies zu einer Pseudoagglutination führen kann.

10.9 Dosierung und Art der Anwendung

Die Dosierung richtet sich nach dem Bedarf an Flüssigkeit und Elektrolyten.

Maximale Infusionsgeschwindigkeit:

Die Infusionsgeschwindigkeit ist durch den Glucosegehalt der Lösung limitiert. Die Glucosezufuhr sollte 0,25 g/kg Körpermasse/Stunde (entsprechend 5 ml/kg Körpermasse/Stunde) nicht überschreiten.

Maximale Tagesdosis:

Für die maximale Tagesdosis ist der Flüssigkeitsbedarf des Patienten limitierend.

Eine Flüssigkeitszufuhr von 40 ml/kg Körpermasse und Tag sollte bei Erwachsenen nicht überschritten werden. Eine teilweise Deckung des Energiebedarfs im Sinne der Substitution des obligaten Glucosebedarfs ist nur in einer Dosierung

8 Ringer-Lösung mit Glucose 5%

von 40 ml/kg Körpermasse und Tag (entsprechend 2 g Glucose/kg Körpermasse und Tag) möglich.

10.10 Notfallmaßnahmen, Symptome und Gegenmittel

Symptome der Überdosierung:
- Hyperglykämie
- Überwässerung
- Störungen im Elektrolythaushalt
- Hyperosmolarität
- Induktion einer azidotischen Stoffwechsellage.

Therapie bei Überdosierung:
- Unterbrechung der Zufuhr
- beschleunigte renale Elimination
- eine entsprechende negative Bilanzierung der Elektrolyte
- ggf. Insulinapplikation.

10.11 Pharmakologische und toxikologische Eigenschaften, Pharmakokinetik, Bioverfügbarkeit, soweit diese Angaben für die therapeutische Verwendung erforderlich sind

Ringer-Lösung ist eine in ihren wichtigsten Kationen der Plasmazusammensetzung angepasste Elektrolytlösung mit einem Gesamtkationengehalt von 153 mmol/l, die zur Korrektur von Störungen des Flüssigkeits- und Elektrolythaushaltes angewendet wird. Die Zufuhr von Elektrolyten dient der Wiederherstellung bzw. Erhaltung normaler osmotischer Verhältnisse im Extra- und Intrazellulärraum. Aufgrund des hohen applizierten Chloridanteils besteht ein leicht azidotischer Effekt. Zusätzlich enthält die Lösung einen Kohlenhydratanteil von 5% in Form von Glucose.

Glucose wird als natürliches Substrat der Zellen im Organismus ubiquitär verstoffwechselt. Sie ist unter physiologischen Bedingungen das wichtigste energieliefernde Kohlenhydrat mit einem Brennwert von ca. 17 kJ bzw. ca. 4 kcal/g. Unter anderem sind Nervengewebe, Erythrozyten und Nierenmark obligat auf die Zufuhr von Glucose angewiesen. Der Normalwert der Glucosekonzentration im Blut wird für den nüchternen Zustand mit 50–95 mg/100 ml bzw. 2,8–5,3 mmol/l angegeben.

Glucose dient einerseits dem Aufbau von Glycogen als Speicherform für Kohlenhydrate und unterliegt andererseits dem glycolytischen Abbau zu Pyruvat bzw. Lactat zur Energiegewinnung in den Zellen. Glucose dient außerdem der Aufrechterhaltung des Blutzuckerspiegels und der Biosynthese wichtiger Körperbestandteile. An der hormonellen Regulation des Blutzuckerspiegels sind im Wesentlichen Insulin, Glucagon, Glucocorticoide und Katecholamine beteiligt.

Bei der Infusion verteilt sich Glucose zunächst im intravasalen Raum, um dann in den Intrazellulärraum aufgenommen zu werden.

Glucose wird in der Glycolyse zu Pyruvat bzw. Lactat metabolisiert. Lactat kann z.T. wieder in den Glucosestoffwechsel (Cori-Zyklus) eingeschleust werden. Unter aeroben Bedingungen wird Pyruvat vollständig zu Kohlendioxid und Wasser oxidiert. Die Endprodukte der vollständigen Oxidation von Glucose werden über die Lunge (Kohlendioxid) und die Nieren (Wasser) eliminiert.

Bei Gesunden wird Glucose praktisch nicht renal eliminiert. In pathologischen Stoffwechselsituationen (z. B. Diabetes mellitus, Postaggressionsstoffwechsel), die mit Hyperglykämien (Glucosekonzentrationen im Blut über 120 mg/100 ml bzw. 6,7 mmol/l) einhergehen, wird bei Überschreiten der maximalen tubulären Transportkapazität (180 mg/100 ml bzw. 10 mmol/l) Glucose auch über die Nieren ausgeschieden (Glucosurie).

Voraussetzung für eine optimale Utilisation von zugeführter Glucose ist ein normaler Elektrolyt- und Säuren-Basen-Status. So kann insbesondere eine Azidose eine Einschränkung der oxidativen Verwertung anzeigen.

Es bestehen enge Wechselbeziehungen zwischen den Elektrolyten und dem Kohlenhydratstoffwechsel, davon ist besonders Kalium betroffen. Die Verwertung von Glucose geht mit einem erhöhtem Kaliumbedarf einher. Bei Nichtbeachtung dieses Zusammenhangs können erhebliche Störungen im Kaliumstoffwechsel entstehen, die u. a. zu massiven Herzrhythmusstörungen Anlass geben können.

Unter pathologischen Stoffwechselbedingungen können Glucoseverwertungsstörungen (Glucoseintoleranzen) auftreten. Dazu zählen in erster Linie der Diabetes mellitus sowie die bei so genannten Stressstoffwechselzuständen (z. B. intra- und postoperativ, schwere Erkrankungen, Verletzungen) hormonell induzierte Herabsetzung der Glucosetoleranz, die auch ohne exogene Substratzufuhr zu Hyperglykämien führen können. Hyperglykämien können – je nach Ausprägung – zu osmotisch bedingten Flüssigkeitsverlusten über die Niere mit konsekutiver hypertoner Dehydratation, hyperosmolaren Störungen bis hin zum hyperosmolaren Koma führen.

Eine übermäßige Glucosezufuhr, insbesondere im Rahmen eines Postaggressionssyndroms, kann zu einer deutlichen Verstärkung der Glucoseutilisationsstörung führen und, bedingt durch die Einschränkung der oxidativen Glucoseverwertung, zur vermehrten Umwandlung von Glucose in Fett beitragen. Dies wiederum kann u. a. mit einer gesteigerten Kohlendioxidbelastung des Organismus (Probleme bei der Entwöhnung vom Respirator) sowie vermehrter Fettinfiltration der Gewebe – insbesondere der Leber – verbunden sein. Besonders gefährdet durch Störungen der Glucosehomöostase sind Patienten mit Schädel-Hirn-Verletzungen und Hirnödem. Hier können bereits geringfügige Störungen der Blutglucosekonzentration und der damit verbundene Anstieg der Plasma(Serum)osmolalität zu einer erheblichen Verstärkung der zerebralen Schäden beitragen.

In entsprechender Dosierung (40 ml/kg Körpermasse und Tag) kann mit dieser Lösung eine Deckung des obligaten Kohlenhydratbedarfs in der Größenordnung von 2 g Glucose/kg Körpermasse und Tag (hypokalorische Infusionstherapie) erreicht werden.

10.12 Sonstige Hinweise

Gegen eine Anwendung in der Schwangerschaft und Stillzeit bestehen keine Bedenken.

10 Ringer-Lösung mit Glucose 5 %

Kontrollen des Elektrolyt- und Flüssigkeitsstatus sind erforderlich.

Die Kontrolle der Blutglucosekonzentration ist postoperativ, posttraumatisch und bei anderen Störungen der Glucosetoleranz (Hyperglykämie) erforderlich.

Bei hypertoner Dehydratation ist eine zu schnelle Infusion unbedingt zu vermeiden (Cave: Anstieg der Plasmaosmolarität und der Plasmanatriumkonzentration).

10.13 Besondere Lager- und Aufbewahrungshinweise

Keine.

Ringer-Lösung

Siehe Kommentar zu Glucose-Lösung 5 Prozent — Ringer-Lösung, 3 + 1.

P. Surmann

Ringer-Acetat-Lösung

1 **Bezeichnung des Fertigarzneimittels**

Ringer-Acetat-Lösung

2 **Darreichungform**

Infusionslösung

3 **Zusammensetzung**

Wirksame Bestandteile:

Natriumchlorid	6,0 g
Kaliumchlorid	0,40 g
Calciumchlorid 2 H_2O	0,134 g
Magnesiumchlorid 6 H_2O	0,203 g
Natriumacetat 3 H_2O	3,70 g

Sonstiger Bestandteile:

Wasser für Injektionszwecke   zu 1000,0 ml

Molare Konzentration:

1 ml enthält: 0,130 mmol Na^+
              5,4   µmol K^+
              0,9   µmol Ca^{++}
              1   µmol Mg^{++}
              0,112 mmol Cl^-
              0,027 mmol $Acetat^-$

4 **Herstellungsvorschrift**

Die für die Herstellung einer Charge benötigten Mengen Natriumchlorid, Kaliumchlorid, Calciumchlorid 2 H_2O, Magnesiumchlorid 6 H_2O und Natriumacetat 3 H_2O werden in Wasser für Injektionszwecke gelöst. Die Lösung wird auf das erforderliche Volumen bzw. auf die erforderliche Masse aufgefüllt und durch ein Membranfilter von 0,2 µm nomineller Porengröße, falls erforderlich mit vorgeschaltetem Tiefenfilter, in die vorgesehenen Behältnisse filtriert. Die Sterilisation der abgefüllten Lösung erfolgt 15 Minuten lang bei 121 °C mit gesättigtem Wasserdampf.

5 **Inprozess-Kontrollen**

Überprüfung

– der relativen Dichte (AB. 2.2.5): 1,003 bis 1,008

oder

- des Brechungsindexes (AB. 2.2.6): 1,334 bis 1,336

sowie

- des pH-Wertes (AB. 2.2.3): 6,0 bis 8,0.

6 Eigenschaften und Prüfungen

6.1 Aussehen, Eigenschaften

Klare, von Schwebestoffen praktisch freie, farblose Lösung ohne wahrnehmbaren Geruch; pH-Wert (AB. 2.2.3) zwischen 6,0 und 8,0.

6.2 Prüfung auf Identität

Natrium
Entsprechend der Identitätsreaktion b) auf Natrium (AB. 2.3.1).

Kalium
2 ml Infusionslösung werden mit 1 ml Natriumtetraphenylborat-Lösung R versetzt. Es entsteht eine Trübung oder ein weißer Niederschlag.

Calcium
Entsprechend der Identitätsreaktion a) auf Calcium (AB. 2.3.1).

Magnesium
5 ml Infusionslösung geben mit 6 ml Natriumhydroxid-Lösung 8,5 R und 0,4 ml Titangelb-Lösung R eine rote Färbung.

Chlorid
Entsprechend der Identitätsreaktion a) auf Chlorid (AB. 2.3.1).

Acetat
Entsprechend der Identitätsreaktion b) auf Acetat (AB. 2.3.1).

6.3 Prüfung auf Reinheit

Prüfung auf Bakterien-Endotoxine (AB. 2.6.14):

Die Endotoxinkonzentration darf höchstens 0,5 I.E./ml betragen.

6.4 Gehalt

95,0 bis 105,0 Prozent der deklarierten Mengen an Natrium, Kalium, Calcium, Magnesium, Gesamtchlorid und Acetat.

Bestimmung des Natriums:

Der Gehalt wird mit Hilfe der „Atomemissionsspektroskopie" (AB. 2.2.22, Methode I) bestimmt.

Untersuchungslösung: Eine genau gewogene Menge Lösung wird mit Wasser auf eine dem Gerät angepasste Verdünnung gebracht.

Referenzlösungen: Die Referenzlösungen werden aus der Natrium-Lösung R (200 ppm Na) hergestellt.

Die Absorption wird bei 589,0 nm bestimmt unter Verwendung einer Natrium-Hohlkathodenlampe als Strahlungsquelle und einer Luft-Acetylen- oder Luft-Propan-Flamme.

Bestimmung des Kaliums:

Der Gehalt wird mit Hilfe der „Atomemissionsspektroskopie" (AB. 2.2.22, Methode I) bestimmt.

Untersuchungslösung: Eine genau gewogene Menge Lösung wird mit Wasser auf eine dem Gerät angepasste Verdünnung gebracht.

Referenzlösung: 1,144 g zuvor 3 Stunden lang bei 100 bis 105 °C getrocknetes Kaliumchlorid R werden in Wasser zu 1000,0 ml gelöst (600 µm K/ml).

Diese Lösung ist entsprechend zu verdünnen.

Die Absorption wird bei 766,5 nm bestimmt unter Verwendung einer Kalium-Hohlkathodenlampe als Strahlungsquelle und einer Luft-Acetylen- oder Luft-Propan-Flamme.

Bestimmung des Calciums:

Komplexometrische Titration mit fotometrischer Endpunktsbestimmung:

50,0 ml Infusionslösung werden nach Zusatz von 6 ml Natriumhydroxid-Lösung 40 % R und etwa 50 mg Calconcarbonsäure-Verreibung R mit Natriumedetat-Lösung (0,01 mol · l^{-1}) titriert.

1 ml Natriumedetat-Lösung (0,01 mol · l^{-1}) entspricht 1,470 mg $CaCl_2$ $2H_2O$.

Bestimmung des Magnesiums:

Der Gehalt wird mit Hilfe der „Atomemissionsspektroskopie" (AB. 2.2.23, Methode I) bestimmt.

Untersuchungslösung: Eine genau gewogene Menge Lösung wird mit Wasser auf eine dem Gerät angepasste Verdünnung gebracht.

Referenzlösungen: Die Referenzlösungen werden aus der Magnesium-Lösung (100 ppm Mg) R hergestellt.

Die Absorption wird bei 285,2 nm bestimmt unter Verwendung einer Magnesium-Hohlkathodenlampe als Strahlungsquelle und einer Luft-Acetylen- oder Luft-Propan-Flamme.

Bestimmung des Gesamtchlorids:

10,0 ml Infusionslösung werden mit Wasser zu 50 ml verdünnt, mit 5 ml Salpetersäure 12,5 % R, 25,0 ml Silbernitrat-Lösung (0,1 mol · l^{-1}) und 2 ml Dibutylphthalat R versetzt und geschüttelt. Mit Ammoniumthiocyanat-Lösung (0,1 mol · l^{-1} wird unter Zusatz von 2 ml Ammoniumeisen(III)-sulfat-Lösung R 2 bis zur rötlich gelben Färbung titriert, wobei vor dem Umschlagspunkt kräftig geschüttelt wird.

1 ml Silbernitrat-Lösung (0,1 mol · l^{-1}) entspricht 3,545 mg Chlorid.

Bestimmung des Acetats:

20,0 ml Infusionslösung werden mit 10,0 ml Salzsäure (0,1 mol · l^{-1}) versetzt. Die Lösung wird mit Natriumhydroxid-Lösung (0,1 mol · l^{-1}) titriert. Das zwischen den beiden potenziometrisch ermittelten Wendepunkten der Titrationskurve (AB. 2.2.20) zugesetzte Volumen wird abgelesen.

1 ml Natriumhydroxid-Lösung (0,1 mol · l^{-1}) entspricht 5,904 mg Acetat.

6.5 Haltbarkeit

Die Haltbarkeit in den Behältnissen nach 7 beträgt 3 Jahre.

7 **Behältnisse**

Glasbehältnisse nach AB. 3.2.1, verschlossen mit Gummistopfen nach AB. 3.2.9.

8 **Kennzeichnung**

Nach § 10 AMG, insbesondere:

8.1 Zulassungsnummer

1839.99.99

8.2 Art der Anwendung

Zur intravenösen Infusion.

8.3 Hinweise

Apothekenpflichtig.

Nur klare Lösungen in unversehrten Behältnissen verwenden.

Theoretische Osmolarität: 276 mOsm/l.

pH-Wert: 6,0 bis 8,0.

Molare Konzentration:

1 ml enthält	0,130	mmol Na^+
	5,4	µmol K^+
	0,9	µmol Ca^{++}
	1	µmol Mg^{++}
	0,112	mmol Cl^-
	0,027	mmol $Acetat^-$

9 **Packungsbeilage**

Nach § 11 AMG, insbesondere

9.1 Stoff- oder Indikationsgruppe

Elektrolytlösung.

1 ml enthält:	0,130	mmol Na^+
	5,4	µmol K^+
	0,9	µmol Ca^{++}
	1	µmol Mg^{++}
	0,112	mmol Cl^-
	0,027	mmol $Acetat^-$

9.2 Anwendungsgebiete:
- Flüssigkeits- und Elektrolytsubstitution bei ausgeglichenem Säuren-Basen-Haushalt und bei leichter Azidose;
- als kurzfristiger intravasaler Volumenersatz;
- isotone Dehydratation;
- hypotone Dehydratation;
- als Trägerlösung für kompatible Elektrolytkonzentrate und Medikamente.

9.3 Gegenanzeigen

Absolute Gegenanzeige:

Überwässerungszustände (Hyperhydratationszustände).

Relative Gegenanzeigen:
- erhöhter Kaliumgehalt des Blutes (Hyperkaliämie)
- erhöhter Natriumgehalt des Blutes (Hypernatriämie)
- erhöhter Chloridgehalt des Blutes (Hyperchlorämie)
- Erkrankungen, die eine restriktive Natriumzufuhr gebieten (wie Herzinsuffizienz, generalisierte Ödeme, Lungenödem, Bluthochdruck, Eklampsie, schwere Niereninsuffizienz)
- Vorsicht ist geboten bei niereninsuffizienten Patienten mit Neigung zu erhöhtem Kaliumgehalt des Blutes (Hyperkaliämie).

Verwendung in der Schwangerschaft und Stillzeit:

Gegen eine Anwendung in der Schwangerschaft und Stillzeit bestehen keine Bedenken.

9.4 Vorsichtsmaßnahmen für die Anwendung

Kontrollen des Elektrolyt- und Flüssigkeitsstatus sind erforderlich.

9.5 Wechselwirkungen mit anderen Mitteln

Wechselwirkungen sind nicht bekannt.

Aufgrund des Calciumgehaltes können Unverträglichkeiten mit Lösungen entstehen, die anorganisches Phosphat oder Carbonat enthalten.

Hinsichtlich weiterer Unverträglichkeiten sind die Angaben in den Packungsbeilagen der zuzumischenden Arzneimittel zu beachten.

9.6 Warnhinweise

Keine.

9.7 Dosierungsanleitung und Art der Anwendung

Die Dosierung richtet sich nach dem Bedarf an Flüssigkeit und Elektrolyten.

Maximale Infusionsgeschwindigkeit:

Die maximale Infusionsgeschwindigkeit richtet sich nach dem klinischen Zustand des Patienten.

Maximale Tagesdosis:

Die maximale Tagesdosis ergibt sich aus dem Flüssigkeits- und Elektrolytbedarf des Patienten. Eine Flüssigkeitszufuhr von 40 ml/kg Körpermasse und Tag sollte bei Erwachsenen nicht überschritten werden.

9.8 Hinweise für den Fall der Überdosierung

Überdosierung kann zu Überwässerung, Störungen im Elektrolythaushalt, Hyperosmolarität und zur Induktion einer alkalotischen Stoffwechsellage führen.

Therapie:

Unterbrechung der Zufuhr der Lösung, beschleunigte Elimination über die Nieren und eine verringerte Zufuhr der entsprechenden Elektrolyte.

9.9 Nebenwirkungen

Bei bestimmungsgemäßer Anwendung sind keine Nebenwirkungen zu erwarten.

10 Fachinformation

Nach § 11a AMG, insbesondere:

10.1 Verschreibungsstatus/Apothekenpflicht

Apothekenpflichtig.

10.2 Stoff- oder Indikationsgruppe

Elektrolytlösung.

1 ml enthält: 0,130 mmol Na^+
5,4 µmol K^+
0,9 µmol Ca^{++}
1 µmol Mg^{++}
0,112 mmol Cl^-
0,027 mmol $Acetat^-$

10.3 Anwendungsgebiete

Flüssigkeits- und Elektrolytsubstitution bei ausgeglichenem Säuren-Basen-Haushalt und bei leichter Azidose;

als kurzfristiger intravasaler Volumenersatz;

isotone Dehydratation;

hypotone Dehydratation;

als Trägerlösung für kompatible Elektrolytkonzentrate und Medikamente.

10.4 Gegenanzeigen

Absolute Kontraindikation:

Hyperhydratationszustände.

Relative Kontraindikationen:

- Hyperkaliämie
- Hypernatriämie
- Hyperchlorämie
- Erkrankungen, die eine restriktive Natriumzufuhr gebieten (wie Herzinsuffizienz, generalisierte Ödeme, Lungenödem, Hypertonie, Eklampsie, schwere Niereninsuffizienz)
- Vorsicht ist geboten bei niereninsuffizienten Patienten mit Neigung zu Hyperkaliämie.

10.5 Nebenwirkungen

Bei bestimmungsgemäßer Anwendung keine.

10.6 Wechselwirkungen mit anderen Mitteln

Wechselwirkungen sind nicht bekannt.

10.7 Warnhinweise

Keine.

10.8 Wichtigste Inkompatibilitäten

Aufgrund des Calciumgehaltes können Unverträglichkeiten mit Lösungen entstehen, die anorganisches Phosphat oder Carbonat enthalten.

Hinsichtlich weiterer Unverträglichkeiten sind die Angaben in den Packungsbeilagen der zuzumischenden Arzneimittel zu beachten.

10.9 Dosierung und Art der Anwendung

Die Dosierung richtet sich nach dem Bedarf an Flüssigkeit und Elektrolyten.

Maximale Infusionsgeschwindigkeit:

Die maximale Infusionsgeschwindigkeit richtet sich nach dem klinischen Zustand des Patienten.

Maximale Tagesdosis:

Die maximale Tagesdosis ergibt sich aus dem Flüssigkeits- und Elektrolytbedarf des Patienten. Eine Flüssigkeitszufuhr von 40 ml/kg Körpermasse und Tag sollte bei Erwachsenen nicht überschritten werden.

10.10 Notfallmaßnahmen, Symptome und Gegenmittel

Symptome der Überdosierung:

- Überwässerung
- Störungen im Elektrolythaushalt
- Hyperosmolarität
- Induktion einer alkalotischen Stoffwechsellage.

8 Ringer-Acetat-Lösung

Therapie bei Überdosierung:

– Unterbrechung der Zufuhr

– beschleunigte renale Elimination

– eine entsprechende negative Bilanzierung der Elektrolyte.

10.11 Pharmakologische und toxikologische Eigenschaften, Pharmakokinetik, Bioverfügbarkeit, soweit diese Angaben für die therapeutische Verwendung erforderlich sind

Ringer-Acetat-Lösung ist eine in ihren wichtigsten Kationen der Plasmazusammensetzung angepasste, isotone Elektrolytlösung, die zur Korrektur von Störungen des Flüssigkeits- und Elektrolythaushaltes angewendet wird. Die Zufuhr von Elektrolyten dient der Wiederherstellung bzw. Erhaltung normaler osmotischer Verhältnisse im Extra- und Intrazellulärraum. Acetat wird oxidiert und wirkt in der Bilanz alkalisierend. Aufgrund des Anteils an metabolisierbaren Anionen besteht eine zusätzliche Partialindikation bei Tendenzen zur azidotischen Stoffwechsellage. Bei Zufuhr von Ringer-Acetat-Lösung kommt es zunächst zur Auffüllung des Interstitiums, welches ca. $^2/_3$ des Extrazellulärraumes ausmacht. Nur ca. $^1/_3$ des zugeführten Volumens verbleibt intravasal. Die Lösung ist damit nur kurzfristig hämodynamisch wirksam.

10.11 Sonstige Hinweise

Gegen eine Anwendung in der Schwangerschaft und Stillzeit bestehen keine Bedenken.

Kontrollen des Elektrolyt- und Flüssigkeitsstatus sind erforderlich.

10.12 Besondere Lager- und Aufbewahrungshinweise

Keine.

Monographien-Kommentar

Ringer-Acetat-Lösung

6.4 Gehalt

Bestimmung des Gesamtchlorids:
Bei der argentometrischen Titration nach Volhard kann auf den Zusatz von Nitrobenzol verzichtet werden, da die Umfällung des Silberchlorids mit Thiocyanat sehr langsam erfolgt.

Bestimmung des Calciums und Magnesiums:
Die Vorschriften entsprechen der klassischen komplexometrischen Titration von Calcium und Magnesium nebeneinander [1]. Eine alternative Bestimmung ist über die Ionenchromatographie möglich [2 bis 5].

Bestimmung des Acetats:
Nach Überführung des Natriumacetats in Natriumcarbonat durch Veraschung (Verbrennung)

$$2H_3C-COONa + 4O_2 \rightarrow Na_2CO_3 + 3CO_2\uparrow + 3H_2O\uparrow$$

wird die Base Carbonat mit Schwefelsäure zum gasförmigen Kohlendioxid protoniert und der Überschuß Säure mit Natriumhydroxidlösung zurücktitriert. Ein Equivalent Säure entspricht einem Equivalent Acetat.

Alternativ kann das Acetat über Ionenchromatographie bestimmt werden [4].

[1] „Komplexometrische Bestimmungsmethoden mit Titriplex", E. Merck, Darmstadt 1979.
[2] G. Schmuckler, J. Chromatogr. **313**, 47 (1984).
[3] H. Shintani, J. Chromatogr. **341**, 53 (1985).
[4] J. Weiß, „Handbuch der Ionenchromatographie", VCH Verlagsgesellschaft, Weinheim 1985.
[5] J. H. Sherman, N. D. Danielson, Anal. Chem. **59**, 490 (1987).

P. Surmann

Ringer-Lactat-Lösung

1 **Bezeichnung des Fertigarzneimittels**

Ringer-Lactat-Lösung

2 **Darreichungsform**

Infusionslösung

3 **Zusammensetzung**

Wirksame Bestandteile:

Natriumchlorid	6,02 g
Kaliumchlorid	0,41 g
Calciumchlorid $2 H_2O$	0,26 g
Natriumlactat	3,14 g

als Natriumlactat-Lösung (50 %)

Sonstiger Bestandteil:

Wasser für Injektionszwecke   zu 1000,0 ml

Molare Konzentration:

1 ml enthält: 0,131 mmol Na^+

5,5   µmol K^+

1,8   µmol Ca^{++}

0,112 mmol Cl^-

0,028 mmol $Lactat^-$

4 **Herstellungsvorschrift**

Die für die Herstellung einer Charge benötigten Mengen Natriumchlorid, Kaliumchlorid, Calciumchlorid $2 H_2O$ und Natriumlactat-Lösung (50 %) werden in Wasser für Injektionszwecke gelöst. Die Lösung wird auf das erforderliche Volumen bzw. auf die erforderliche Masse aufgefüllt und durch ein Membranfilter von 0,2 µm nomineller Porengröße, falls erforderlich mit vorgeschaltetem Tiefenfilter, in die vorgesehenen Behältnisse filtriert. Die Sterilisation der abgefüllten Lösung erfolgt 15 Minuten lang bei 121 °C mit gesättigtem Wasserdampf.

5 **Inprozess-Kontrollen**

Überprüfung

– der relativen Dichte (AB. 2.2.5): 1,003 bis 1,009

oder

– des Brechungsindexes (AB. 2.2.6): 1,334 bis 1,336

2   Ringer-Lactat-Lösung

sowie

– des pH-Wertes (AB. 2.2.3): 5,0 bis 7,5.

6 Eigenschaften und Prüfungen

6.1 Aussehen, Eigenschaften

Klare, von Schwebestoffen praktisch freie, farblose Lösung ohne wahrnehmbaren Geruch; pH-Wert (AB. 2.2.3) zwischen 5,0 bis 7,5.

6.2 Prüfung auf Identität

Natrium

Entsprechend der Identitätsreaktion b) auf Natrium (AB. 2.3.1).

Kalium

2 ml Infusionslösung werden mit 1 ml Natriumtetraphenylborat-Lösung R versetzt. Es entsteht eine Trübung oder ein weißer Niederschlag.

Calcium

Entsprechend der Identitätsreaktion a) auf Calcium (AB. 2.3.1).

Chlorid

Entsprechend der Identitätsreaktion a) auf Chlorid (AB. 2.3.1).

Lactat

Entsprechend der Identitätsreaktion auf Lactat (AB. 2.3.1).

6.3 Prüfung auf Reinheit

Prüfung auf Bakterien-Endotoxine (AB. 2.6.14):

Die Endotoxinkonzentration darf höchstens 0,5 I.E./ml betragen.

6.4 Gehalt

95,0 bis 105,0 Prozent der deklarierten Mengen an Natrium, Kalium, Calcium, Gesamtchlorid und Lactat.

Bestimmung des Natriums:

Der Gehalt wird mit Hilfe der „Atomemissionsspektroskopie" (AB. 2.2.22, Methode I) bestimmt.

Untersuchungslösung: Eine genau gewogene Menge Lösung wird mit Wasser auf eine dem Gerät angepasste Verdünnung gebracht.

Referenzlösungen: Die Referenzlösungen werden aus der Natrium-Lösung R (200 ppm Na) hergestellt.

Die Absorption wird bei 589,0 nm bestimmt unter Verwendung einer Natrium-Hohlkathodenlampe als Strahlungsquelle und einer Luft-Acetylen- oder Luft-Propan-Flamme.

Bestimmung des Kaliums:

Der Gehalt wird mit Hilfe der „Atomemissionsspektroskopie" (AB. 2.2.22, Methode I) bestimmt.

Untersuchungslösung: Eine genau gewogene Menge Lösung wird mit Wasser auf eine dem Gerät angepasste Verdünnung gebracht.

Referenzlösung: 1,144 g zuvor 3 Stunden lang bei 100 bis 105 °C getrocknetes Kaliumchlorid R werden in Wasser zu 1000,0 ml gelöst (600 µg K/ml).

Diese Lösung ist entsprechend zu verdünnen.

Die Absorption wird bei 766,5 nm bestimmt unter Verwendung einer Kalium-Hohlkathodenlampe als Strahlungsquelle und einer Luft-Acetylen- oder Luft-Propan-Flamme.

Bestimmung des Calciums:

Komplexometrische Titration mit fotometrischer Endpunktsbestimmung: 50,0 ml Infusionslösung werden nach Zusatz von 6 ml Natriumhydroxid-Lösung 40 % R und etwa 50 mg Calconcarbonsäure-Verreibung R mit Natriumedetat-Lösung (0,01 mol · l^{-1}) titriert.

1 ml Natriumedetat-Lösung (0,01 mol · l^{-1}) entspricht 1,470 mg $CaCl_2$ $2H_2O$.

Bestimmung des Gesamtchlorids:

10,0 ml Infusionslösung werden mit Wasser zu 50 ml verdünnt, mit 5 ml Salpetersäure 12,5 % R, 25,0 ml Silbernitrat-Lösung (0,1 mol · l^{-1}) und 2 ml Dibutylphthalat R versetzt und geschüttelt. Mit Ammoniumthiocyanat-Lösung (0,1 mol · l^{-1}) wird unter Zusatz von 2 ml Ammoniumeisen(III)-sulfat-Lösung R 2 bis zur rötlich gelben Färbung titriert, wobei vor dem Umschlagspunkt kräftig geschüttelt wird.

1 ml Silbernitrat-Lösung (0,1 mol · l^{-1}) entspricht) 3,545 mg Chlorid.

Bestimmung des Lactats:

25,0 ml Infusionslösung werden mit 10,0 ml Salzsäure (0,1 mol · l^{-1}) und 50 ml Acetonitril R versetzt. Die Lösung wird mit Natriumhydroxid-Lösung (0,1 mol · l^{-1}) titriert. Das zwischen den beiden potenziometrisch ermittelten Wendepunkten der Titrationskurve (AB. 2.2.20) zugesetzte Volumen wird abgelesen.

1 ml Natriumhydroxid-Lösung (0,1 mol · l^{-1}) entspricht 8,911 mg Lactat.

6.5 Haltbarkeit

Die Haltbarkeit in den Behältnissen nach 7 beträgt 3 Jahre.

7 **Behältnisse**

Glasbehältnisse nach AB. 3.2.1, verschlossen mit Gummistopfen nach AB. 3.2.9.

8 **Kennzeichnung**

Nach § 10 AMG, insbesondere:

8.1 Zulassungsnummer

4899.99.99

8.2 Art der Anwendung

Zur intravenösen Infusion.

Ringer-Lactat-Lösung

8.3 Hinweise

Apothekenpflichtig.

Nur klare Lösungen in unversehrten Behältnissen verwenden.

Theoretische Osmolarität: 279 mOsm/l.

pH-Wert: 5,0 bis 7,5.

Titrationsazidität bis pH 7,4: < 0,3 mmol/l.

Molare Konzentration:

1 ml enthält: 0,131 mmol Na^+

5,5 µmol K^+

1,8 µmol Ca^{++}

0,112 mmol Cl^-

0,028 mmol $Lactat^-$

9 Packungsbeilage

Nach § 11 AMG, insbesondere:

9.1 Stoff- oder Indikationsgruppe

Elektrolytlösung.

1 ml enthält: 0,131 mmol Na^+

5,5 µmol K^+

1,8 µmol Ca^{++}

0,112 mmol Cl^-

0,028 mmol $Lactat^-$

9.2 Anwendungsgebiete

Flüssigkeits- und Elektrolytsubstitution bei ausgeglichenem Säuren-Basen-Haushalt und bei leichter Azidose;

als kurzfristiger intravasaler Volumenersatz;

isotone Dehydratation;

hypotone Dehydratation;

als Trägerlösung für kompatible Elektrolytkonzentrate und Medikamente.

9.3 Gegenanzeigen

Absolute Gegenanzeige:

Überwässerungszustände (Hyperhydratationszustände).

Relative Gegenanzeigen:

– erhöhter Kaliumgehalt des Blutes (Hyperkaliämie)

– erhöhter Natriumgehalt des Blutes (Hypernatriämie)

– erhöhter Chloridgehalt des Blutes (Hyperchlorämie)

- Erkrankungen, die eine restriktive Natriumzufuhr gebieten (wie Herzinsuffizienz, generalisierte Ödeme, Lungenödem, Bluthochdruck, Eklampsie, schwere Niereninsuffizienz)
- Vorsicht ist geboten bei niereninsuffizienten Patienten mit Neigung zu erhöhtem Kaliumgehalt des Blutes (Hyperkaliämie).

Verwendung in der Schwangerschaft und Stillzeit:

Gegen eine Anwendung in der Schwangerschaft und Stillzeit bestehen keine Bedenken.

9.4 Vorsichtsmaßnahmen für die Anwendung

Kontrollen des Elektrolyt- und Flüssigkeitsstatus sind erforderlich.

9.5 Wechselwirkungen mit anderen Mitteln

Wechselwirkungen sind nicht bekannt.

Aufgrund des Calciumgehaltes können Unverträglichkeiten mit Lösungen entstehen, die anorganisches Phosphat oder Carbonat enthalten.

Hinsichtlich weiterer Unverträglichkeiten sind die Angaben in den Packungsbeilagen der zuzumischenden Arzneimittel zu beachten.

9.6 Warnhinweise

Keine.

9.7 Dosierungsanleitung und Art der Anwendung

Die Dosierung richtet sich nach dem Bedarf an Flüssigkeit und Elektrolyten.

Maximale Infusionsgeschwindigkeit:

Die maximale Infusionsgeschwindigkeit richtet sich nach dem klinischen Zustand des Patienten.

Maximale Tagesdosis:

Die maximale Tagesdosis ergibt sich aus dem Flüssigkeits- und Elektrolybedarf des Patienten. Eine Flüssigkeitszufuhr von 40 ml/kg Körpermasse und Tag sollte bei Erwachsenen nicht überschritten werden.

9.8 Hinweise für den Fall der Überdosierung

Überdosierung kann zu Überwässerung, Störungen im Elektrolythaushalt, Hyperosmolarität und zur Induktion einer alkalotischen Stoffwechsellage führen.

Therapie:

Unterbrechung der Zufuhr der Lösung, beschleunigte Elimination über die Nieren und eine verringerte Zufuhr der entsprechenden Elektrolyte.

9.9 Nebenwirkungen

Bei bestimmungsgemäßer Anwendung sind keine Nebenwirkungen zu erwarten.

10 Fachinformation

Nach § 11a AMG, insbesondere:

10.1 Verschreibungsstatus/Apothekenpflicht

Apothekenpflichtig.

10.2 Stoff- oder Indikationsgruppe

Elektrolytlösung.

1 ml enthält: 0,131 mmol Na^+

5,5 µmol K^+

1,8 µmol Ca^{++}

0,112 mmol Cl^-

0,028 mmol $Lactat^-$

10.3 Anwendungsgebiete

Flüssigkeits- und Elektrolytsubstitution bei ausgeglichenem Säure-Basen-Haushalt und bei leichter Azidose;

als kurzfristiger intravasaler Volumenersatz;

isotone Dehydratation;

hypotone Dehydratation;

als Trägerlösung für kompatible Elektrolytkonzentrate und Medikamente.

10.4 Gegenanzeigen

Absolute Kontraindikation:

Hyperhydratationszustände.

Relative Kontraindikationen:

– Hyperkaliämie

– Hypernatriämie

– Hyperchlorämie

– Erkrankungen, die eine restriktive Natriumzufuhr gebieten (wie Herzinsuffizienz, generalisierte Ödeme, Lungenödem, Hypertonie, Eklampsie, schwere Niereninsuffizienz)

– Vorsicht ist geboten bei niereninsuffizienten Patienten mit Neigung zur Hyperkaliämie.

10.5 Nebenwirkungen

Bei bestimmungsgemäßer Anwendung keine.

10.6 Wechselwirkungen mit anderen Mitteln

Wechselwirkungen sind nicht bekannt.

10.7 Warnhinweise

Keine.

10.8 Wichtigste Inkompatibilitäten

Aufgrund des Calciumgehaltes können Unverträglichkeiten mit Lösungen entstehen, die anorganisches Phosphat oder Carbonat enthalten.

Hinsichtlich weiterer Unverträglichkeiten sind die Angaben in den Packungsbeilagen der zuzumischenden Arzneimittel zu beachten.

10.9 Dosierung und Art der Anwendung

Die Dosierung richtet sich nach dem Bedarf an Flüssigkeit und Elektrolyten.

Maximale Infusionsgeschwindigkeit:

Die maximale Infusionsgeschwindigkeit richtet sich nach dem klinischen Zustand des Patienten.

Maximale Tagesdosis:

Die maximale Tagesdosis ergibt sich aus dem Flüssigkeits- und Elektrolytbedarf des Patienten. Eine Flüssigkeitszufuhr von 40 ml/kg Körpermasse und Tag solle bei Erwachsenen nicht überschritten werden.

10.10 Notfallmaßnahmen, Symptome und Gegenmittel

Symptome der Überdosierung:

– Überwässerung

– Störungen im Elektrolythaushalt

– Hyperosmolarität

– Induktion einer alkalotischen Stoffwechsellage.

Therapie bei Überdosierung:

– Unterbrechung der Zufuhr

– beschleunigte renale Elimination

– eine entsprechende negative Bilanzierung der Elektrolyte.

10.11 Pharmakologische und toxikologische Eigenschaften, Pharmakokinetik, Bioverfügbarkeit, soweit diese Angaben für die therapeutische Verwendung erforderlich sind.

Ringer-Lactat-Lösung ist eine in ihren wichtigsten Kationen der Plasmazusammensetzung angepasste, isotone Elektrolytlösung, die zur Korrektur von Störungen des Flüssigkeits- und Elektrolythaushaltes angewendet wird. Die Zufuhr von Elektrolyten dient der Wiederherstellung bzw. Erhaltung normaler osmotischer Verhältnisse im Extra- und Intrazellulärraum. Lactat wird oxidiert und wirkt in der Bilanz alkalisierend. Aufgrund des Anteils an metabolisierbaren Anionen besteht eine zusätzliche Partialindikation bei Tendenzen zur azidotischen Stoffwechsellage. Bei Zufuhr von Ringer-Lactat-Lösung kommt es zunächst zur Auffüllung des Interstitiums, welches ca. $^2/_3$ des Extrazellulärraumes ausmacht. Nur ca. $^1/_3$ des zugeführten Volumens verbleibt intravasal. Die Lösung ist damit nur kurzfristig hämodynamisch wirksam.

8 Ringer-Lactat-Lösung

10.12 Sonstige Hinweise

Gegen eine Anwendung in der Schwangerschaft und Stillzeit bestehen keine Bedenken.

Kontrollen des Elektrolyt- und Flüssigkeitsstatus sind erforderlich.

10.13 Besondere Lager- und Aufbewahrungshinweise

Keine.

Ringer-Lactat-Lösung mit Glucose 5 %

1 **Bezeichnung des Fertigarzneimittels**

Ringer-Lactat-Lösung mit Glucose 5 %

2 **Darreichungsform**

Infusionslösung

3 **Zusammensetzung**

Wirksame Bestandteile:

Wasserfreie Glucose	50,0 g
Natriumchlorid	6,02 g
Kaliumchlorid	0,41 g
Calciumchlorid 2 H_2O	0,26 g
Natriumlactat als Natriumlactat-Lösung (50 %)	3,14 g

Sonstiger Bestandteil:

Wasser für Injektionszwecke	zu 1000,0 ml

Molare Konzentration:

1 ml enthält: 0,131 mmol Na^+
5,5 µmol K^+
1,8 µmol Ca^{++}
0,112 mmol Cl^-
0,028 mmol $Lactat^-$

4 **Herstellungsvorschrift**

Die für die Herstellung einer Charge benötigten Mengen wasserfreie Glucose, Natriumchlorid, Kaliumchlorid, Calciumchlorid 2 H_2O und Natriumlactat-Lösung (50 %) werden in Wasser für Injektionszwecke gelöst. Die Lösung wird auf das erforderliche Volumen bzw. auf die erforderliche Masse aufgefüllt und durch ein Membranfilter von ca. 0,22 µm nomineller Porengröße, falls erforderlich mit vorgeschaltetem Tiefenfilter, in die vorgesehenen Behältnisse filtriert. Die Sterilisation der abgefüllten Lösung erfolgt 15 Minuten lang bei 121 °C mit gesättigtem Wasserdampf.

5 **Inprozess-Kontrollen**

Überprüfung

– der relativen Dichte (AB. 2.2.5): 1,021 bis 1,029

oder

- des Brechungsindexes (AB. 2.2.6): 1,341 bis 1,343

sowie

- des pH-Wertes (AB. 2.2.3): 4,0 bis 6,5.

6 Eigenschaften und Prüfungen

6.1 Ausgangsstoffe

Wasserfreie Glucose:

Die Substanz muss der Prüfung auf Pyrogene (AB. 2.6.8) entsprechen.

Je Kilogramm Körpermasse eines Kaninchens werden 10 ml einer Lösung, die 55 mg Substanz je Milliliter in Wasser für Injektionszwecke enthält, injiziert.

6.2 Fertigarzneimittel

6.2.1 Aussehen, Eigenschaften

Klare, von Schwebestoffen praktisch freie, farblos bis höchstens schwach gelbliche Lösung ohne wahrnehmbaren Geruch; pH-Wert (AB. 2.2.3) zwischen 4,0 und 6,5.

6.2.2 Prüfung auf Identität

Glucose

A. Entsprechend der Identitätsreaktion C. auf „Wasserfreie Glucose" gemäß AB.

B. Die mit gleichen Teilen Wasser verdünnte Lösung färbt Glucoseoxidase-Reagenzpapier.

Natrium

Entsprechend der Identitätsreaktion b) auf Natrium (AB. 2.3.1).

Kalium

2 ml Infusionslösung werden mit 1 ml Natriumtetraphenylborat-Lösung R versetzt. Es entsteht eine Trübung oder ein weißer Niederschlag.

Calcium

Entsprechend der Identitätsreaktion a) auf Calcium (AB. 2.3.1).

Chlorid

Entsprechend der Identitätsreaktion a) auf Chlorid (AB. 2.3.1).

Lactat

Entsprechend der Identitätsreaktion auf Lactat (AB. 2.3.1).

6.2.3 Prüfung auf Reinheit

Prüfung auf Bakterien-Endotoxine (AB. 2.6.14):

Die Endotoxinkonzentration darf höchstens 1,0 I.E./ml betragen.

Prüfung auf Bräunungsstoffe:

Die Lösung darf nicht stärker gefärbt sein als eine Farbvergleichslösung, bestehend aus 0,2 ml Farbreferenz-Lösung BG und 9,8 ml Salzsäure 1 % RN.

Prüfung auf Hydroxymethylfurfural:

Es wird mit Wasser eine Verdünnung hergestellt, die in 500 ml 1 g Glucose enthält. Die Absorption (AB. 2.2.25) dieser Lösung darf bei 284 nm und einer Schichtdicke von 1 cm 0,25 nicht überschreiten (max. 0,088 %).

6.2.4 Gehalt

95,0 bis 105,0 Prozent der deklarierten Mengen an wasserfreier Glucose, Natrium Kalium, Calcium, Gesamtchlorid und Lactat.

Bestimmung der Glucose:

100,0 ml der Lösung werden mit 0,2 ml Ammoniak-Lösung R 1 versetzt und 30 Minuten lang stehen gelassen.

Die spezifische Drehung (AB. 2.2.7) der Lösung wird bestimmt und ihr Gehalt berechnet ($[\alpha]_D^{20} = +52{,}6°$).

Bestimmung des Natriums:

Der Gehalt wird mit Hilfe der „Atomemissionsspektroskopie" (AB. 2.2.22, Methode I) bestimmt.

Untersuchungslösung: Eine genau gewogene Menge Lösung wird mit Wasser auf eine dem Gerät angepasste Verdünnung gebracht.

Referenzlösungen: Die Referenzlösungen werden aus der Natrium-Lösung R (200 ppm Na) hergestellt.

Die Absorption wird bei 589,0 nm bestimmt unter Verwendung einer Natrium-Hohlkathodenlampe als Strahlungsquelle und einer Luft-Acetylen- oder Luft-Propan-Flamme.

Bestimmung des Kaliums:

Der Gehalt wird mit Hilfe der „Atomemissionsspektroskopie" (AB. 2.2.22, Methode I) bestimmt.

Untersuchungslösung: Eine genau gewogene Menge Lösung wird mit Wasser auf eine dem Gerät angepasste Verdünnung gebracht.

Referenzlösung: 1,144 g zuvor 3 Stunden lang bei 100 bis 105 °C getrocknetes Kaliumchlorid R werden in Wasser zu 1000,0 ml gelöst (600 µg K/ml).

Diese Lösung ist entsprechend zu verdünnen.

Die Absorption wird bei 766,5 nm bestimmt unter Verwendung einer Kalium-Hohlkathodenlampe als Strahlungsquelle und einer Luft-Acetylen- oder Luft-Propan-Flamme.

Bestimmung des Calciums:

Komplexometrische Titration mit fotometrischer Endpunktsbestimmung:

50,0 ml Infusionslösung werden nach Zusatz von 6 ml Natriumhydroxid-Lösung 40 % R und etwa 50 mg Calconcarbonsäure-Verreibung R mit Natriumedetat-Lösung (0,01 mol · l^{-1}) titriert.

1 ml Natriumedetat-Lösung (0,01 mol · l^{-1}) entspricht 1,470 mg $CaCl_2$ $2H_2O$.

4 Ringer-Lactat-Lösung mit Glucose 5%

Bestimmung des Gesamtchlorids:

10,0 ml Infusionslösung werden mit Wasser zu 50 ml verdünnt, mit 5 ml Salpetersäure 12,5% R, 25,0 ml Silbernitrat-Lösung (0,1 mol · l^{-1}) und 2 ml Dibutylphthalat R versetzt und geschüttelt. Mit Ammoniumthiocyanat-Lösung (0,1 mol · l^{-1}) wird unter Zusatz von 2 ml Ammoniumeisen(III)-sulfat-Lösung R 2 bis zur rötlich gelben Färbung titriert, wobei vor dem Umschlagspunkt kräftig geschüttelt wird.

1 ml Silbernitrat-Lösung (0,1 mol · l^{-1}) entspricht 3,545 mg Chlorid.

Bestimmung des Lactats:

25,0 ml Infusionslösung werden mit 10,0 ml Salzsäure (0,1 mol · l^{-1}) und 50 ml Acetonitril R verwetzt. Die Lösung wird mit Natriumhydroxid-Lösung (0,1 mol · l^{-1}) titriert. Das zwischen den beiden potenziometrisch ermittelten Wendepunkten der Titrationskurve (AB. 2.2.20) zugesetzte Volumen wird abgelesen.

1 ml Natriumhydroxid-Lösung (0,1 mol · l^{-1}) entspricht 8,911 mg Lactat.

6.2.5 Haltbarkeit

Die Haltbarkeit in den Behältnissen nach 7 beträgt 3 Jahre.

7 **Behältnisse**

Glasbehältnisse nach AB. 3.2.1, verschlossen mit Gummistopfen nach AB. 3.2.9.

8 **Kennzeichnung**

Nach § 10 AMG, insbesondere:

8.1 Zulassungsnummer

2549.99.99

8.2 Art der Anwendung

Zur intravenösen Infusion.

8.3 Hinweise

Apothekenpflichtig.

Nur klare Lösungen in unversehrten Behältnissen verwenden.

Theoretische Osmolarität: 556 mOsm/l.

pH-Wert: 4,0 bis 6,5.

Energiegehalt: 850 kJ/l (200 kcal/l).

Titrationsazidität: bis pH 7,4: < 0,2 mmol/l.

Maximale Infusionsgeschwindigkeit: 5 ml/kg Körpermasse und Stunde ($\equiv$ 0,25 g Glucose).

Maximale Tagesdosis: 40 ml/kg Körpermasse und Tag ($\equiv$ 2 g Glucose/kg).

Molare Konzentration:

1 ml enthält: 0,131 mmol Na$^+$
5,5 µmol K$^+$
1,8 µmol Ca^{++}
0,112 mmol Cl$^-$
0,028 mmol Lactat$^-$

9 Packungsbeilage

Nach § 11 AMG, insbesondere:

9.1 Stoff- oder Indikationsgruppe

Elektrolythaltige Kohlenhydratlösung.

1 ml enthält: 0,131 mmol Na$^+$
5,5 µmol K$^+$
1,8 µmol Ca^{++}
0,112 mmol Cl$^-$
0,028 mmol Lactat$^-$

9.2 Anwendungsgebiete

Flüssigkeits- und Elektrolytsubstitution bei ausgeglichenem Säuren-Basen-Haushalt und bei leichter Azidose; hypotone Dehydratation; isotone Dehydratation.

Zur teilweisen Deckung des Energiebedarfs; als Trägerlösung für kompatible Elektrolytkonzentrate und Medikamente.

9.3 Gegenanzeigen

Absolute Gegenanzeige:

Überwässerungszustände (Hyperhydratationszustände).

Relative Gegenanzeigen:
- erhöhter Blutzuckerspiegel, der einen Einsatz von mehr als 6 Einheiten Insulin/Stunde erforderlich macht
- verminderter Kaliumgehalt des Blutes (Hypokaliämie)
- erhöhter Chloridgehalt des Blutes (Hyperchlorämie)
- erhöhter Natriumgehalt des Blutes (Hypernatriämie)
- Erkrankungen, die eine restriktive Natriumzufuhr gebieten (wie Herzinsuffizienz, generalisierte Ödeme, Lungenödem, Bluthochdruck, Eklampsie, schwere Niereninsuffizienz)
- Vorsicht ist geboten bei niereninsuffizienten Patienten mit Neigung zu erhöhtem Kaliumgehalt des Blutes.

Verwendung in der Schwangerschaft und Stillzeit:

Gegen eine Anwendung in der Schwangerschaft und Stillzeit bestehen keine Bedenken.

9.4 Vorsichtsmaßnahmen für die Anwendung

Kontrollen des Elektrolyt- und Flüssigkeitsstatus sind erforderlich.

Die Kontrolle der Blutglucosekonzentration ist postoperativ und posttraumatisch und bei anderen Störungen der Glucosetoleranz (Hyperglykämien) erforderlich.

9.5 Wechselwirkungen mit anderen Mitteln

Wechselwirkungen sind bisher nicht bekannt.

Aufgrund des Calciumgehaltes können Unverträglichkeiten mit phosphathaltigen und carbonathaltigen Lösungen bestehen.

Glucosehaltige Lösungen dürfen nicht gleichzeitig in demselben Schlauchsystem mit Blutkonserven verabreicht werden, da dies zu einer Pseudoagglutination führen kann.

9.6 Warnhinweise

Keine.

9.7 Dosierungsanleitung und Art der Anwendung

Die Dosierung richtet sich nach dem Bedarf an Flüssigkeit und Elektrolyten.

Maximale Infusionsgeschwindigkeit:

Die Infusionsgeschwindigkeit ist durch den Glucosegehalt der Lösung limitiert. Die Glucosezufuhr sollte 0,25 g/kg Körpermasse/Stunde (entsprechend 5 ml/kg Körpermasse/Stunde) nicht überschreiten.

Maximale Tagesdosis:

Für die maximale Tagesdosis ist der Flüssigkeitsbedarf des Patienten limitierend. Eine Flüssigkeitszufuhr von 40 ml/kg Körpermasse und Tag sollte bei Erwachsenen nicht überschritten werden. Eine teilweise Deckung des Energiebedarfs im Sinne der Substitution des obligaten Glucosebedarfs ist nur in einer Dosierung von 40 ml/kg Körpermasse und Tag (entsprechend 2 g Glucose/kg Körpermasse und Tag) möglich.

9.8 Hinweise für den Fall der Überdosierung

Überdosierung kann zu erhöhtem Glucosegehalt des Blutes (Hyperglykämie), Überwässerung, Störungen im Elektrolythaushalt, Hyperosmolarität und zu Störungen im Säuren-Basen-Haushalt führen.

Therapie:

Unterbrechung der Zufuhr der Lösung, beschleunigte Elimination über die Nieren, eine entsprechende negative Bilanzierung der Elektrolyte und ggf. Insulinapplikation.

9.9 Nebenwirkungen

Bei bestimmungsgemäßer Anwendung sind keine Nebenwirkungen zu erwarten.

Ringer-Lactat-Lösung mit Glucose 5 % 7

10 **Fachinformation**

Nach § 11a AMG, insbesondere:

10.1 Verschreibungsstatus/Apothekenpflicht

Apothekenpflichtig.

10.2 Stoff- oder Indikationsgruppe

Elektrolythaltige Kohlenhydratlösung.

1 ml enthält: 0,131 mmol Na^+
5,5 µmol K^+
1,8 µmol Ca^{++}
0,112 mmol Cl^-
0,028 mmol $Lactat^-$

10.3 Anwendungsgebiete

Flüssigkeits- und Elektrolytsubstitution bei ausgeglichenem Säuren-Basen-Haushalt und bei leichter Azidose;

hypotone Dehydratation;

isotone Dehydratation;

partielle Deckung des Energiebedarfs;

als Trägerlösung für kompatible Elektrolytkonzentrate und Medikamente.

10.4 Gegenanzeigen

Absolute Kontraindikation:

Hyperhydratationszustände.

Relative Kontraindikationen:

– Insulinrefraktäre Hyperglykämie, die einen Einsatz von mehr als 6 Einheiten Insulin/Stunde erforderlich macht

– Hypokaliämie

– Hyperchlorämie

– Hypernatriämie

– Erkrankungen, die eine restriktive Natriumzufuhr gebieten (wie Herzinsuffizienz, generalisierte Ödeme, Lungenödem, Hypertonie, Eklampsie, schwere Niereninsuffizienz).

– Vorsicht ist geboten bei niereninsuffizienten Patienten mit Neigung zu Hyperkaliämie.

10.5 Nebenwirkungen

Bei bestimmungsgemäßer Anwendung keine.

8 Ringer-Lactat-Lösung mit Glucose 5 %

10.6 Wechselwirkungen mit anderen Mitteln

Wechselwirkungen sind bisher nicht bekannt.

10.7 Warnhinweise

Keine.

10.8 Wichtigste Inkompatibilitäten

Aufgrund des Calciumgehaltes können Unverträglichkeiten mit phosphathaltigen und carbonathaltigen Lösungen bestehen.

Glucosehaltige Lösungen dürfen nicht gleichzeitig in demselben Schlauchsystem mit Blutkonserven verabreicht werden, da dies zu einer Pseudoagglutination führen kann.

10.9 Dosierung und Art der Anwendung

Die Dosierung richtet sich nach dem Bedarf an Flüssigkeit und Elektrolyten.

Maximale Infusionsgeschwindigkeit:

Die Infusionsgeschwindigkeit ist durch den Glucosegehalt der Lösung limitiert. Die Glucosezufuhr sollte 0,25 g/kg Körpermasse/Stunde (entsprechend 5 ml/kg Körpermasse/Stunde) nicht überschreiten.

Maximale Tagesdosis:

Für die maximale Tagesdosis ist der Flüssigkeitsbedarf des Patienten limitierend.

Eine Flüssigkeitszufuhr von 40 ml/kg Körpermasse und Tag sollte bei Erwachsenen nicht überschritten werden. Eine teilweise Deckung des Energiebedarfs im Sinne der Substitution des obligaten Glucosebedarfs ist nur in einer Dosierung von 40 ml/kg Körpermasse und Tag (entsprechend 2 g Glucose/kg Körpermasse und Tag) möglich.

10.10 Notfallmaßnahmen, Symptome und Gegenmittel

Symptome der Überdosierung:

– Hyperglykämie

– Überwässerung

– Störungen im Elektrolythaushalt

– Hyperosmolarität

– Störungen im Säuren-Basen-Haushalt.

Therapie bei Überdosierung:

– Unterbrechung der Zufuhr

– beschleunigte renale Elimination

– eine entsprechende negative Bilanzierung der Elektrolyte

– ggf. Insulinapplikation.

10.11 Pharmakologische und toxikologische Eigenschaften, Pharmakokinetik, Bioverfügbarkeit, soweit diese Angaben für die therapeutische Verwendung erforderlich sind

Ringer-Lactat-Lösung ist eine in ihren wichtigsten Kationen der Plasmazusammensetzung angepasste Elektrolytlösung, die zur Korrektur von Störungen des Flüssigkeits- und Elektrolythaushaltes angewendet wird. Die Zufuhr von Elektrolyten dient der Wiederherstellung bzw. Erhaltung normaler osmotischer Verhältnisse im Extra- und Intrazellulärraum. Lactat wird oxidiert und wirkt in der Bilanz alkalisierend. Zusätzlich enthält die Lösung einen Kohlenhydratanteil von 5 % in Form von Glucose.

Glucose wird als natürliches Substrat der Zellen im Organismus ubiquitär verstoffwechselt. Sie ist unter physiologischen Bedingungen das wichtigste energieliefernde Kohlenhydrat mit einem Brennwert von ca. 17 kJ bzw. ca. 4 kcal/g. Unter anderem sind Nervengewebe, Erythrozyten und Nierenmark obligat auf die Zufuhr von Glucose angewiesen. Der Normalwert der Glucosekonzentration im Blut wird für den nüchternen Zustand mit 50–95 mg/100 ml bzw. 2,8–5,3 mmol/l angegeben.

Glucose dient einerseits dem Aufbau von Glycogen als Speicherform für Kohlenhydrate und unterliegt andererseits dem glycolytischen Abbau zu Pyruvat bzw. Lactat zur Energiegewinnung in den Zellen. Glucose dient außerdem der Aufrechterhaltung des Blutzuckerspiegels und der Biosynthese wichtiger Körperbestandteile. An der hormonellen Regulation des Blutzuckerspiegels sind im Wesentlichen Insulin, Glucagon, Glucocorticoide und Katecholamine beteiligt.

Bei der Infusion verteilt sich Glucose zunächst im intravasalen Raum, um dann in den Intrazellulärraum aufgenommen zu werden.

Glucose wird in der Glycolyse zu Pyruvat bzw. Lactat metabolisiert. Lactat kann z. T. wieder in den Glucosestoffwechsel (Cori-Zyklus) eingeschleust werden. Unter aeroben Bedingungen wird Pyruvat vollständig zu Kohlendioxid und Wasser oxidiert. Die Endprodukte der vollständigen Oxidation von Glucose werden über die Lunge (Kohlendioxid) und die Nieren (Wasser) eliminiert.

Bei Gesunden wird Glucose praktisch nicht renal eliminiert. In pathologischen Stoffwechselsituationen (z. B. Diabetes mellitus, Postaggressionsstoffwechsel), die mit Hyperglykämien (Glucosekonzentrationen im Blut über 120 mg/100 ml bzw. 6,7 mmol/l) einhergehen, wird bei Überschreiten der maximalen tubulären Transportkapazität (180 mg/100 ml bzw. 10 mmol/l) Glucose auch über die Nieren ausgeschieden (Glucosurie).

Voraussetzung für eine optimale Utilisation von zugeführter Glucose ist ein normaler Elektrolyt- und Säuren-Basen-Status. So kann insbesondere eine Azidose eine Einschränkung der oxidativen Verwertung anzeigen.

Es bestehen enge Wechselbeziehungen zwischen den Elektrolyten und dem Kohlenhydratstoffwechsel, davon ist besonders Kalium betroffen. Die Verwertung von Glucose geht mit einem erhöhtem Kaliumbedarf einher. Bei Nichtbeachtung dieses Zusammenhangs können erhebliche Störungen im Kaliumstoffwechsel entstehen, die u. a. zu massiven Herzrhythmusstörungen Anlass geben können.

Unter pathologischen Stoffwechselbedingungen können Glucoseverwertungsstörungen (Glucoseintoleranzen) auftreten. Dazu zählen in erster Linie der Diabetes mellitus sowie die bei so genannten Stressstoffwechselzuständen (z. B. intra- und postoperativ, schwere Erkrankungen, Verletzungen) hormonell induzierte Herabsetzung der Glucosetoleranz, die auch ohne exogene Substratzufuhr zu Hyperglykämien führen können. Hyperglykämien können – je nach Ausprägung – zu osmotisch bedingten Flüssigkeitsverlusten über die Niere mit konsekutiver hypertoner Dehydratation, hyperosmolaren Störungen bis hin zum hyperosmolaren Koma führen.

Eine übermäßige Glucosezufuhr, insbesondere im Rahmen eines Postaggressionssyndroms, kann zu einer deutlichen Verstärkung der Glucoseutilisationsstörung führen und, bedingt durch die Einschränkung der oxidativen Glucoseverwertung, zur vermehrten Umwandlung von Glucose in Fett beitragen. Dies wiederum kann u. a. mit einer gesteigerten Kohlendioxidbelastung des Organismus (Probleme bei der Entwöhnung vom Respirator) sowie vermehrter Fettinfiltration der Gewebe – insbesondere der Leber – verbunden sein. Besonders gefährdet durch Störungen der Glucosehomöostase sind Patienten mit Schädel-Hirn-Verletzungen und Hirnödem. Hier können bereits geringfügige Störungen der Blutglucosekonzentration und der damit verbundene Anstieg der Plasma(Serum)osmolalität zu einer erheblichen Verstärkung der zerebralen Schäden beitragen.

In entsprechender Dosierung (40 ml/kg Körpermasse und Tag) kann mit dieser Lösung eine Deckung des obligaten Kohlenhydratbedarfs in der Größenordnung von 2 g Glucose/kg Körpermasse und Tag (hypokalorische Infusionstherapie) erreicht werden.

10.12 Sonstige Hinweise

Gegen eine Anwendung in der Schwangerschaft und Stillzeit bestehen keine Bedenken.

Kontrollen des Elektrolyt- und Flüssigkeitsstatus sind erforderlich.

Die Kontrolle der Blutglucosekonzentration ist postoperativ, posttraumatisch und bei anderen Störungen der Glucosetoleranz (Hyperglykämie) erforderlich.

10.13 Besondere Lager- und Aufbewahrungshinweise

Keine.

Monographien-Kommentar

Ringer-Lactat-Lösung

6.4 Gehalt

Bestimmung des Gesamtchlorids: Die hier beschriebene Methode ist die argentometrische Titration nach Volhard. Auf das Abfiltrieren des Niederschlages kann verzichtet werden, wenn zügig titriert wird, da die Umfällung von Silberchlorid zu Silberthiocyanat sehr langsam erfolgt, oder wenn der Niederschlag durch Zugabe von Nitrobenzol eingehüllt wird.

Bestimmung des Lactat: Durch das Veraschen entsteht aus dem Lactat Carbonat

$$2\ H_3C\text{-CHOH-COONa} + 6 O_2 \rightarrow Na_2CO_3 + 5 CO_2 \uparrow + 5 H_2O \uparrow$$

Für jedes Äquivalent Lactat wird deshalb ein Äquivalent Schwefelsäure verbraucht.

Andere Bestimmungsmethoden: Siehe Kommentar zu 1M-Kaliumlactat-Lösung.

Bestimmung des Kaliums: Siehe Kommentar zu Kaliumlactat-Lösung.

Bestimmung des Caliumchlorids · 2 H_2O: Die Bestimmung erfolgt komplexometrisch. Da Eriochromschwarz-T als Indikator für Calcium nicht sehr gut geeignet ist, werden Magnesiumionen zugesetzt. Unter Verwendung geeigneter Indikatoren (Murexid, Calcon (AB), Hydroxynaphtholblau, Methylthymolblau) ist die direkte Titration ohne Zusatz von Magnesiumionen möglich. Auch die potentiometrische Indikation ist möglich, z. B. unter Verwendung einer Quecksilberelektrode und Zugabe einer sehr kleinen Menge Quecksilber-EDTA zur Vorlage.

P. Surmann

Ringer-Lactat-Lösung nach Hartmann

1 **Bezeichnung des Fertigarzneimittels**

Ringer-Lactat-Lösung nach Hartmann

2 **Darreichungsform**

Infusionslösung

3 **Zusammensetzung**

Wirksame Bestandteile:

Natriumchlorid	6,0 g
Kaliumchlorid	0,40 g
Calciumchlorid $2\,H_2O$	0,134 g
Magnesiumchlorid $6\,H_2O$	0,203 g
Natriumlactat	3,05 g

als Natriumlactat-Lösung (50 %)

Sonstiger Bestandteil:

Wasser für Injektionszwecke	zu 1000,0 ml

Molare Konzentration:

1 ml enthält:
- 0,130 mmol Na^+
- 5,4 µmol K^+
- 0,91 µmol Ca^{++}
- 1 µmol Mg^{++}
- 0,112 mmol Cl^-
- 0,027 mmol $Lactat^-$

4 **Herstellungsvorschrift**

Die für die Herstellung einer Charge benötigten Mengen Natriumchlorid, Kaliumchlorid, Calciumchlorid $2\,H_2O$, Magnesiumchlorid $6\,H_2O$ und Natriumlactat-Lösung (50 %) werden in Wasser für Injektionszwecke gelöst. Die Lösung wird auf das erforderliche Volumen bzw. auf die erforderliche Masse aufgefüllt und durch ein Membranfilter von 0,2 µm nomineller Porengröße, falls erforderlich mit vorgeschaltetem Tiefenfilter, in die vorgesehenen Behältnisse filtriert. Die Sterilisation der abgefüllten Lösung erfolgt 15 Minuten lang bei 121 °C mit gesättigtem Wasserdampf.

5 **Inprozess-Kontrollen**

Überprüfung

– der relativen Dichte (AB. 2.2.5): 1,004 bis 1,008

oder

– des Brechungsindexes (AB. 2.2.6): 1,334 bis 1,336

sowie

– des pH-Wertes (AB. 2.2.3): 5,0 bis 7,5.

6 Eigenschaften und Prüfungen

6.1 Aussehen, Eigenschaften

Klare, von Schwebestoffen praktisch freie, farblose Lösung ohne wahrnehmbaren Geruch; pH-Wert (AB. 2.2.3) zwischen 5,0 bis 7,5.

6.2 Prüfung auf Identität

Natrium
Entsprechend der Identitätsreaktion b) auf Natrium (AB. 2.3.1).

Kalium
2 ml Infusionslösung werden mit 1 ml Natriumtetraphenylborat-Lösung R versetzt. Es entsteht eine Trübung oder ein weißer Niederschlag.

Calcium
Entsprechend der Identitätsreaktion a) auf Calcium (AB. 2.3.1).

Magnesium
5 ml Infusionslösung geben mit 6 ml Natriumhydroxid-Lösung 8,5 R und 0,4 ml Titangelb-Lösung R eine rote Färbung.

Chlorid
Entsprechend der Identitätsreaktion a) auf Chlorid (AB. 2.3.1).

Lactat
Entsprechend der Identitätsreaktion auf Lactat (AB. 2.3.1).

6.3 Prüfung auf Reinheit

Prüfung auf Bakterien-Endotoxine (AB. 2.6.14):

Die Endotoxinkonzentration darf höchstens 0,5 I.E./ml betragen.

6.4 Gehalt

95,0 bis 105,0 Prozent der deklarierten Mengen an Natrium, Kalium, Calcium, Magnesium, Gesamtchlorid und Lactat.

Bestimmung des Natriums:

Der Gehalt wird mit Hilfe der „Atomemissionsspektroskopie" (AB. 2.2.22, Methode I) bestimmt.

Untersuchungslösung: Eine genau gewogene Menge Lösung wird mit Wasser auf eine dem Gerät angepasste Verdünnung gebracht.

Referenzlösungen: Die Referenzlösungen werden aus der Natrium-Lösung R (200 ppm Na) hergestellt.

Die Absorption wird bei 589,0 nm bestimmt unter Verwendung einer Natrium-Hohlkathodenlampe als Strahlungsquelle und einer Luft-Acetylen- oder Luft-Propan-Flamme.

Bestimmung des Kaliums:

Der Gehalt wird mit Hilfe der „Atomemissionsspektroskopie" (AB. 2.2.22, Methode I) bestimmt.

Untersuchungslösung: Eine genau gewogene Menge Lösung wird mit Wasser auf eine dem Gerät angepasste Verdünnung gebracht.

Referenzlösung: 1,144 g zuvor 3 Stunden lang bei 100 bis 105 °C getrocknetes Kaliumchlorid R werden in Wasser zu 1000,0 ml gelöst (600 µg K/ml).

Diese Lösung ist entsprechend zu verdünnen.

Die Absorption wird bei 766,5 nm bestimmt unter Verwendung einer Kalium-Hohlkathodenlampe als Strahlungsquelle und einer Luft-Acetylen- oder Luft-Propan-Flamme.

Bestimmung des Calciums:

Komplexometrische Titration mit fotometrischer Endpunktsbestimmung:

50,0 ml Infusionslösung werden nach Zusatz von 6 ml Natriumhydroxid-Lösung 40 % R und etwa 50 mg Calconcarbonsäure-Verreibung R mit Natriumedetat-Lösung (0,01 mol $\cdot$ l^{-1}) titriert.

1 ml Natriumedetat-Lösung (0,01 mol $\cdot$ l^{-1}) entspricht 1,470 mg $CaCl_2$ 2H_2O.

Bestimmung des Magnesiums:

Der Gehalt wird mit Hilfe der „Atomemissionsspektroskopie" (AB. 2.2.23, Methode I) bestimmt.

Untersuchungslösung: Eine genau gewogene Menge Lösung wird mit Wasser auf eine dem Gerät angepasste Verdünnung gebracht.

Referenzlösungen: Die Referenzlösungen werden aus der Magnesium-Lösung (100 ppm Mg) R hergestellt.

Die Absorption wird bei 285,2 nm bestimmt unter Verwendung einer Magnesium-Hohlkathodenlampe als Strahlungsquelle und einer Luft-Acetylen- oder Luft-Propan-Flamme.

Bestimmung des Gesamtchlorids:

10,0 ml Infusionslösung werden mit Wasser zu 50 ml verdünnt, mit 5 ml Salpetersäure 12,5 % R, 25,0 ml Silbernitrat-Lösung (0,1 mol $\cdot$ l^{-1}) und 2 ml Dibutylphthalat R versetzt und geschüttelt. Mit Ammoniumthiocyanat-Lösung (0,1 mol $\cdot$ l^{-1}) wird unter Zusatz von 2 ml Ammoniumeisen(III)-sulfat-Lösung R2 bis zur rötlich gelben Färbung titriert, wobei vor dem Umschlagspunkt kräftig geschüttelt wird.

1 ml Silbernitrat-Lösung (0,1 mol $\cdot$ l^{-1}) entspricht 3,545 mg Chlorid.

Bestimmung des Lactats:

25,0 ml Infusionslösung werden mit 10,0 ml Salzsäure (0,1 mol $\cdot$ l^{-1}) und 50 ml Acetonitril R versetzt. Die Lösung wird mit Natriumhydroxid-Lösung (0,1 mol $\cdot$ l^{-1}) titriert. Das zwischen den beiden potenziometrisch ermittelten Wendepunkten der Titrationskurve (AB. 2.2.20) zugesetzte Volumen wir abgelesen.

1 ml Natriumhydroxid-Lösung (0,1 mol $\cdot$ l^{-1}) entspricht 8,911 mg Lactat.

4   Ringer-Lactat-Lösung nach Hartmann

6.5 Haltbarkeit

Die Haltbarkeit in den Behältnissen nach 7 beträgt 3 Jahre.

7 **Behältnisse**

Glasbehältnisse nach AB. 3.2.1, verschlossen mit Gummistopfen nach AB. 3.2.9.

8 **Kennzeichnung**

Nach § 10 AMG, insbesondere:

8.1 Zulassungsnummer

1849.99.99

8.2 Art der Anwendung

Zur intravenösen Infusion.

8.3 Hinweise

Apothekenpflichtig.

Nur klare Lösungen in unversehrten Behältnissen verwenden.

Theoretische Osmolarität: 276 mOsm/l.

pH-Wert: 5,0 bis 7,5.

Titrationsazidität bis pH 7,4: < 0,3 mmol/l.

Molare Konzentration:

1 ml enthält: 0,130 mmol Na^+

5,4 µmol K^+

0,91 µmol Ca^{++}

1 µmol Mg^{++}

0,112 mmol Cl^-

0,027 mmol $Lactat^-$

9 **Packungsbeilage**

Nach § 11 AMG, insbesondere:

9.1 Stoff- oder Indikationsgruppe

Elektrolytlösung.

1 ml enthält: 0,130 mmol Na^+

5,4 µmol K^+

0,91 µmolCa^{++}

1 µmol Mg^{++}

0,112 mmol Cl^-

0,027 mmol $Lactat^-$

9.2 Anwendungsgebiete

- Flüssigkeits- und Elektrolytsubstitution bei ausgeglichenem Säuren-Basenhaushalt und bei leichter Azidose;
- als kurzfristiger intravasaler Volumenersatz;
- isotone Dehydratation;
- hypotone Dehydratation;
- als Trägerlösung für kompatible Elektrolytkonzentrate und Medikamente.

9.3 Gegenanzeigen

Absolute Gegenanzeige:

Überwässerungszustände (Hyperhydratationszustände).

Relative Gegenanzeige:
- erhöhter Kaliumgehalt des Blutes (Hyperkaliämie)
- erhöhter Natriumgehalt des Blutes (Hypernatriämie)
- erhöhter Chloridgehalt des Blutes (Hyperchlorämie)
- Erkrankungen, die eine restriktive Natriumzufuhr gebieten (wie Herzinsuffizienz, generalisierte Ödeme, Lungenödem, Bluthochdruck, Eklampsie, schwere Niereninsuffizienz).
- Vorsicht ist geboten bei niereninsuffizienten Patienten mit Neigung zu erhöhtem Kaliumgehalt des Blutes (Hyperkaliämie).

Verwendung in der Schwangerschaft und Stillzeit:

Gegen eine Anwendung in der Schwangerschaft und Stillzeit bestehen keine Bedenken.

9.4 Vorsichtsmaßnahmen für die Anwendung

Kontrollen des Elektrolyt- und Flüssigkeitsstatus sind erforderlich.

9.5 Wechselwirkungen mit anderen Mitteln

Wechselwirkungen sind nicht bekannt.

Aufgrund des Calciumgehaltes können Unverträglichkeiten mit Lösungen entstehen, die anorganisches Phosphat oder Carbonat enthalten.

Hinsichtlich weiterer Unverträglichkeiten sind die Angaben in den Packungsbeilagen der zuzumischenden Arzneimittel zu beachten.

9.6 Warnhinweise

Keine.

9.7 Dosierungsanleitung und Art der Anwendung

Die Dosierung richtet sich nach dem Bedarf an Flüssigkeit und Elektrolyten.

Maximale Infusionsgeschwindigkeit:

Die maximale Infusionsgeschwindigkeit richtet sich nach dem klinischen Zustand des Patienten.

Maximale Tagesdosis:

Die maximale Tagesdosis ergibt sich aus dem Flüssigkeits- und Elektrolytbedarf des Patienten. Eine Flüssigkeitszufuhr von 40 ml/kg Körpermasse und Tag sollte bei Erwachsenen nicht überschritten werden.

9.8 Hinweise für den Fall der Überdosierung

Überdosierung kann zu Überwässerung, Störungen im Elektrolythaushalt, Hyperosmolarität und zur Induktion einer alkalotischen Stoffwechsellage führen.

Therapie:

Unterbrechung der Zufuhr der Lösung, beschleunigte Elimination über die Nieren und eine verringerte Zufuhr der entsprechenden Elektrolyte.

9.9 Nebenwirkungen

Bei bestimmungsgemäßer Anwendung sind keine Nebenwirkungen zu erwarten.

10 **Fachinformation**

Nach § 11 AMG, insbesondere:

10.1 Verschreibungsstatus/Apothekenpflicht

Apothekenpflichtig.

10.2 Stoff- oder Indikationsgruppe

Elektrolytlösung.

1 ml enthält: 0,130 mmol Na^+
5,4 µmol K^+
0,91 µmol Ca^{++}
1 µmol Mg^{++}
0,112 mmol Cl^-
0,027 mmol $Lactat^-$

10.3 Anwendungsgebiete

Flüssigkeits- und Elektrolytsubstitution bei ausgeglichenem Säuren-Basen-Haushalt und bei leichter Azidose;

als kurzfristiger intravasaler Volumenersatz;

isotone Dehydratation;

hypotone Dehydratation;

als Trägerlösung für kompatible Elektrolytkonzentrate und Medikamente.

10.4 Gegenanzeigen

Absolute Kontraindikation:

Hyperhydratationszustände.

Relative Kontraindikationen:
- Hyperkaliämie
- Hypernatriämie
- Hyperchlorämie
- Erkrankungen, die eine restriktive Natriumzufuhr gebieten (wie Herzinsuffizienz, generalisierte Ödeme, Lungenödem, Hypertonie, Eklampsie, schwere Niereninsuffizienz)
- Vorsicht ist geboten bei niereninsuffizienten Patienten mit Neigung zu Hyperkaliämie.

10.5 Nebenwirkungen

Bei bestimmungsgemäßer Anwendung keine.

10.6 Wechselwirkungen mit anderen Mitteln

Wechselwirkungen sind nicht bekannt.

10.7 Warnhinweise

Keine.

10.8 Wichtigste Inkompatibilitäten

Aufgrund des Calciumgehaltes können Unverträglichkeiten mit Lösungen entstehen, die anorganisches Phosphat oder Carbonat enthalten.

Hinsichtlich weiterer Unverträglichkeiten sind die Angaben in den Packungsbeilagen der zuzumischenden Arzneimittel zu beachten.

10.9 Dosierung und Art der Anwendung

Die Dosierung richtet sich nach dem Bedarf an Flüssigkeit und Elektrolyten.

Maximale Infusionsgeschwindigkeit:

Die maximale Infusionsgeschwindigkeit richtet sich nach dem klinischen Zustand des Patienten.

Maximale Tagesdosis:

Die maximale Tagesdosis ergibt sich aus dem Flüssigkeits- und Elektrolytbedarf des Patienten. Eine Flüssigkeitszufuhr von 40 ml/kg Körpermasse und Tag sollte bei Erwachsenen nicht überschritten werden.

10.10 Notfallmaßnahmen, Symptome und Gegenmittel

Symptome der Überdosierung:
- Überwässerung
- Störungen im Elektrolythaushalt
- Hyperosmolarität
- Induktion einer alkalotischen Stoffwechsellage.

Therapie bei Überdosierung:
- Unterbrechung der Zufuhr

– beschleunigte renale Elimination

– eine entsprechende negative Bilanzierung der Elektrolyte.

10.11 Pharmakologische und toxikologische Eigenschaften, Pharmakokinetik, Bioverfügbarkeit, soweit diese Angaben für die therapeutische Verwendung erforderlich sind

Ringer-Lactat-Lösung nach Hartmann ist eine in ihren wichtigsten Kationen der Plasmazusammensetzung angepasste, isotone Elektrolytlösung, die zur Korrektur von Störungen des Flüssigkeits- und Elektrolythaushaltes angewendet wird. Die Zufuhr von Elektrolyten dient der Wiederherstellung bzw. Erhaltung normaler osmotischer Verhältnisse im Extra- und Intrazellulärraum. Lactat wird oxidiert und wirkt in der Bilanz alkalisierend. Aufgrund des Anteils an metabolisierbaren Anionen besteht eine zusätzliche Partialindikation bei Tendenzen zur azidotischen Stoffwechsellage.

Bei Zufuhr von Ringer-Lactat-Lösung nach Hartmann kommt es zunächst zur Auffüllung des Interstitiums, welches ca. $2/3$ des Extrazellulärraumes ausmacht. Nur ca. $1/3$ des zugeführten Volumens verbleibt intravasal. Die Lösung ist damit nur kurzfristig hämodynamisch wirksam.

10.12 Sonstige Hinweise

Gegen eine Anwendung in der Schwangerschaft und Stillzeit bestehen keine Bedenken.

Kontrollen des Elektrolyt- und Flüssigkeitsstatus sind erforderlich.

10.13 Besondere Lager- und Aufbewahrungshinweise

Keine.

Ringer-Lactat-Lösung nach Hartmann

6.4 Gehalt

Siehe Kommentar zu Glucose-Lösung 5 Prozent — Ringer-Lactat-Lösung, 3 + 1.

P. Surmann

Raffiniertes Rizinusöl

1 **Bezeichnung des Fertigarzneimittels**

Raffiniertes Rizinusöl

2 **Darreichungsform**

Fettes Öl

3 **Eigenschaften und Prüfungen**

Haltbarkeit:

Die Haltbarkeit in den Behältnissen nach 4 beträgt 1,5 Jahre.

4 **Behältnisse**

Braunglasflaschen mit Verschlusskappen und Konusdichtungen aus Polyethylen. Das Fassungsvermögen sollte 100 ml nicht übersteigen.

5 **Kennzeichnung**

Nach § 10 AMG, insbesondere:

5.1 Zulassungsnummer

1699.99.99

5.2 Art der Anwendung

Zum Einnehmen.

5.3 Hinweis

Vor Licht geschützt, in dicht verschlossenen, dem Verbrauch angemessenen, möglichst vollständig gefüllten Behältnissen lagern.

6 **Packungsbeilage**

Nach § 11 AMG, insbesondere:

6.1 Stoff- oder Indikationsgruppe

Pflanzliches stimulierendes Abführmittel.

6.2 Anwendungsgebiete

Zur kurzfristigen Anwendung bei Verstopfung.

6.3 Gegenanzeigen

<u>Wann dürfen Sie raffiniertes Rizinusöl nicht einnehmen?</u>

Raffiniertes Rizinusöl darf bei Darmverschluss, akut-entzündlichen Erkrankungen des Darms (z. B. bei Morbus Crohn, Colitis ulcerosa oder Blinddarmentzündung), Bauchschmerzen unbekannter Ursache, Gallenwegserkrankungen sowie bei schwerem Flüssigkeitsmangel im Körper mit Wasser- und Salzverlusten nicht angewendet werden.

Was müssen Sie in der Schwangerschaft und Stillzeit beachten?

Zur Anwendung in der Schwangerschaft und Stillzeit liegen nur unzureichende Angaben vor. Raffiniertes Rizinusöl sollte daher in der Schwangerschaft und Stillzeit nicht angewendet werden.

Was ist bei Kindern und älteren Menschen zu berücksichtigen?

Kinder unter 10 Jahren dürfen raffiniertes Rizinusöl nicht einnehmen.

6.4 Vorsichtsmaßnahmen für die Anwendung und Warnhinweise

Welche Vorsichtsmaßnahmen müssen beachtet werden?

Eine über die kurzdauernde Anwendung hinausgehende Einnahme stimulierender Abführmittel kann zu einer Verstärkung der Darmträgheit führen. Raffiniertes Rizinusöl sollte nur dann eingesetzt werden, wenn durch eine Ernährungsumstellung oder durch Quellstoffpräparate kein abführender Effekt zu erzielen ist.

6.5 Wechselwirkungen mit anderen Mitteln

Durch welche Arzneimittel wird die Wirkung von raffiniertem Rizinusöl beeinflusst?

Bei andauerndem Gebrauch oder bei Missbrauch ist durch Kaliummangel eine Verstärkung der Wirkung bestimmter, den Herzmuskel stärkender Arzneimittel (Herzglykoside) sowie eine Beeinflussung der Wirkung von Arzneimitteln gegen Herzrhythmusstörungen möglich. Die Kaliumverluste können durch gleichzeitige Anwendung von bestimmten Arzneimitteln, die die Harnausscheidung steigern (Thiaziddiuretika), von Nebennierenrindensteroiden oder Süßholzwurzel verstärkt werden. Durch Einnahme von Antihistaminika kann die abführende Wirkung von raffiniertem Rizinusöl vermindert werden. Die Aufnahme von fettlöslichen Vitaminen kann gehemmt werden.

Beachten Sie bitte, dass diese Angaben auch für vor kurzem angewandte Arzneimittel gelten können.

6.6 Dosierungsanleitung, Art und Dauer der Anwendung

Die folgenden Angaben gelten, soweit Ihnen Ihr Arzt raffiniertes Rizinusöl nicht anders verordnet hat. Bitte halten Sie sich an die Anwendungsvorschriften, da raffiniertes Rizinusöl sonst nicht richtig wirken kann.

Wie viel von raffiniertem Rizinusöl und wie oft sollten Sie es einnehmen?

Soweit nicht anders verordnet:

Erwachsene und Kinder über 10 Jahre nehmen $^1/_2$ bis einen ganzen Esslöffel voll raffiniertes Rizinusöl (5–10 ml) als Einzeldosis. Die individuell richtige Dosierung ist die geringste, die erforderlich ist, um einen weich geformten Stuhl zu erhalten.

Wie und wann sollten Sie raffiniertes Rizinusöl einnehmen?

Raffiniertes Rizinusöl soll morgens auf nüchternen Magen eingenommen werden.

Wie lange sollten Sie raffiniertes Rizinusöl einnehmen?

Raffiniertes Rizinusöl sollte ohne ärztlichen Rat nicht länger als 2 Wochen eingenommen werden.

6.7 Überdosierung und andere Anwendungsfehler

Was ist zu tun, wenn raffiniertes Rizinusöl in zu großen Mengen eingenommen wurde?

Bei versehentlicher oder beabsichtigter Überdosierung können Übelkeit, Erbrechen, schmerzhafte Darmkrämpfe und schwere Durchfälle mit der Folge von Wasser- und Salzverlusten auftreten. Bei Überdosierung benachrichtigen Sie bitte umgehend einen Arzt. Er wird entscheiden, welche Gegenmaßnahmen (z.B. Zuführen von Flüssigkeit und Elektrolyten) gegebenenfalls erforderlich sind.

6.8 Nebenwirkungen

Welche Nebenwirkungen können bei der Anwendung von raffiniertem Rizinusöl auftreten?

In seltenen Fällen können Hautausschläge auftreten. In diesem Fall sollten Sie das Arzneimittel nicht weiter einnehmen. Des Weiteren können gelegentlich Magenreizungen, bei höherer Dosierung Übelkeit, Erbrechen, schmerzhafte Darmkrämpfe und schwere Durchfälle auftreten. In diesen Fällen ist eine Dosisreduktion erforderlich. Bei chronischem Gebrauch/Missbrauch können erhöhte Verluste von Wasser und Salzen (Elektrolytverluste), insbesondere von Kalium, auftreten. Dies kann zu Störungen der Herzfunktion und zu Muskelschwäche führen.

Wenn Sie Nebenwirkungen bei sich beobachten, die nicht in dieser Packungsbeilage aufgeführt sind, teilen Sie diese bitte Ihrem Arzt oder Apotheker mit.

6.9 Hinweis

Vor Licht geschützt, in dicht verschlossenen, dem Verbrauch angemessenen, möglichst vollständig gefüllten Behältnissen aufbewahren.

Rosmarinblätter

1	**Bezeichnung des Fertigarzneimittels**
	Rosmarinblätter
2	**Darreichungsform**
	Tee
3	**Eigenschaften und Prüfungen**

Haltbarkeit:

Der Gehalt an ätherischem Öl in Rosmarinblättern nimmt in den Behältnissen nach 4 um etwa 0,1 Prozent absolut pro Jahr ab. Die Dauer der Haltbarkeit errechnet sich somit aus der Differenz des zum Zeitpunkt der Abpackung bestimmten Gehaltes an ätherischem Öl und dem durch das Arzneibuch vorgeschriebenen Mindestgehalt.

4 **Behältnisse**

Geklebte Bockbodenbeutel bzw. Seitenfaltenbeutel aus einseitig glattem, gebleichtem Natronkraftpapier 50 g/m^2, gefüttert mit gebleichtem Pergamyn 40 g/m^2.

5 **Kennzeichnung**

Nach § 10 AMG, insbesondere:

5.1 Zulassungsnummer

1219.99.99

5.2 Art der Anwendung

Zum Trinken nach Bereitung eines Teeaufgusses und zur Bereitung von Bädern.

5.3 Hinweis

Vor Licht und Feuchtigkeit geschützt lagern.

6 **Packungsbeilage**

Nach § 11 AMG, insbesondere:

6.1 Stoff- oder Indikationsgruppe

Pflanzliches Arzneimittel bei Verdauungsbeschwerden.

Als Badezusatz.

6.2 Anwendungsgebiete

Innerliche Anwendung bei:

Verdauungsbeschwerden

Äußerliche Anwendung bei:

rheumatischen Erkrankungen zur unterstützenden Therapie;

Kreislaufbeschwerden.

Hinweis:

Bei Beschwerden, die länger als 1 Woche andauern oder periodisch wiederkehren, sollte ein Arzt aufgesucht werden.

6.3 Gegenanzeigen

Bei Teeaufgüssen:

Zur Anwendung von Rosmarinblättern in Schwangerschaft und Stillzeit sowie bei Kindern unter 12 Jahren liegen keine ausreichenden Untersuchungen vor. Teeaufgüsse aus Rosmarinblättern dürfen daher von diesem Personenkreis nicht getrunken werden.

Als Bad:

Bei größeren Hautverletzungen und akuten Hautkrankheiten, schweren fieberhaften und infektiösen Erkrankungen, Herzinsuffizienz und Bluthochdruck sollen Vollbäder, unabhängig vom Inhaltsstoff, nur nach Rücksprache mit einem Arzt angewendet werden.

6.4 Wechselwirkungen mit anderen Mitteln

Keine bekannt.

6.5 Dosierungsanleitung und Art der Anwendung

Soweit nicht anders verordnet, wird bei Verdauungsbeschwerden 2- bis 3-mal täglich eine Tasse des wie folgt bereiteten Teeaufgusses getrunken:

1 Teelöffel voll (ca. 2 g) Rosmarinblätter oder die entsprechende Menge in einem oder mehreren Aufgussbeutel(n) wird mit siedendem Wasser (ca. 150 ml) übergossen und nach etwa 10 bis 15 Minuten gegebenenfalls durch ein Teesieb gegeben.

Zur äußerlichen Anwendung wird zunächst ein Aufguss aus 50 g Rosmarinblättern und 1 l Wasser hergestellt, der dann zu einem Vollbad verdünnt wird.

6.6 Nebenwirkungen

Keine bekannt.

6.7 Hinweis

Vor Licht und Feuchtigkeit geschützt aufbewahren.

Monographien-Kommentar

Rosmarinblätter

Stammpflanze

Rosmarinus officinalis L. (Lamiaceae) ist ein immergrüner, 1 bis 2 m hoher Halbstrauch der mediterranen Macchie (Strauchheidegesellschaft). Er kommt im ganzen Mittelmeergebiet vor und wird als Gewürzpflanze und zur Gewinnung des Rosmarinöles an der dalmatinischen Küste, in Spanien, Marokko, Tunesien und Frankreich auch kultiviert.

Droge

Die nadelförmigen Blätter werden zur Blütezeit oder bald danach abgeerntet und bei Raumtemperatur getrocknet.

Inhaltsstoffe

Rosmarinblätter enthalten 1 bis 2,5 % ätherisches Öl mit 1,8-Cineol, Campher, Borneol, Bornylacetat und α-Pinen als wesentlichen Bestandteilen (siehe Rosmarinöl, Kommentar zum DAB 10). Weiters kommen Gerbstoffe (Rosmarinsäure und deren Derivate), Flavonoide, Diterpenlactone (Bitterstoffe) sowie Triterpenalkohole vor.

Prüfung auf Identität

A: Ein Hexan-Auszug der Droge liefert beim Unterschichten mit 1 N NaOH-Lösung einen braunroten Ring, eine wenig spezifische Reaktion lipophiler Inhaltsstoffe, vermutlich der Triterpene und des Pinens mit NaOH.

B: Das bei der Gehaltsbestimmung gewonnene Gemisch ätherisches Öl + Xylol wird mittels DC untersucht, wobei offizinelles Rosmarinöl als Referenzsubstanz dient. Die Monoterpene werden nach Besprühen mit Vanillin-H_2SO_4 und Erhitzen als blaugrüne, graublaue und violette Zonen sichtbar.

Prüfung auf Reinheit, fremde Bestandteile

Verfälschungen werden in der Praxis nur selten beobachtet; sie lassen sich meist schon makroskopisch oder bei Prüfung mit der Lupe erkennen.

M. Wichtl

Ruhrkrautblüten

1 **Bezeichnung des Fertigarzneimittels**

Ruhrkrautblüten

2 **Darreichungsform**

Tee

3 **Eigenschaften und Prüfungen**

3.1 Qualitätsvorschrift

Die Droge muss der Monographie „Ruhrkrautblüten" des Deutschen Arzneimittel-Codex (DAC) in der jeweils gültigen Fassung entsprechen.

3.2 Haltbarkeit

Die Haltbarkeit in den Behältnissen nach 4 beträgt 3 Jahre.

4 **Behältnisse**

Geklebte Blockbodenbeutel bzw. Seitenfaltenbeutel aus einseitig glattem, gebleichtem Natronkraftpapier 50 g/m^2, gefüttert mit gebleichtem Pergamyn 40/m^2.

5 **Kennzeichnung**

Nach § 10 AMG, insbesondere:

5.1 Zulassungsnummer

1649.99.99

5.2 Art der Anwendung

Zum Trinken nach Bereitung eines Teeaufgusses.

5.3 Hinweis

Vor Licht und Feuchtigkeit geschützt lagern.

6 **Packungsbeilage**

Nach § 11 AMG, insbesondere:

6.1 Stoff- oder Indikationsgruppe

Pflanzliches Arzneimittel bei Verdauungsbeschwerden.

6.2 Anwendungsgebiete

Verdauungsbeschwerden wie Blähungen und Völlegefühl.

Hinweis:

Bei Beschwerden, die länger als 1 Woche andauern oder periodisch wiederkehren, sollte ein Arzt aufgesucht werden.

6.3 Gegenanzeigen

Nicht anzuwenden bei Verschluss der Gallenwege und bei Gallenblasenentzündung. Bei Gallensteinleiden nur nach Rücksprache mit einem Arzt anzuwenden.

6.4 Vorsichtsmaßnahmen für die Anwendung und Warnhinweise

Zur Anwendung in Schwangerschaft und Stillzeit sowie bei Kindern unter 12 Jahren liegen keine ausreichenden Untersuchungen vor. Teeaufgüsse aus Ruhrkrautblüten sollen daher von diesem Personenkreis nicht getrunken werden.

6.5 Wechselwirkungen mit anderen Mitteln

Keine bekannt.

6.6 Dosierungsanleitung und Art der Anwendung

Soweit nicht anders verordnet, wird 4-mal täglich eine Tasse des wie folgt bereiteten Teeaufgusses getrunken.

2 Teelöffel voll (ca. 0,8 g) Ruhrkrautblüten oder die entsprechende Menge in einem oder mehreren Aufgussbeutel(n) werden mit siedendem Wasser (ca. 150 ml) übergossen und nach etwa 10 bis 15 Minuten gegebenenfalls durch ein Teesieb gegeben.

6.7 Nebenwirkungen

Keine bekannt.

6.8 Hinweis

Vor Licht und Feuchtigkeit geschützt aufbewahren.

Monographien-Kommentar

Ruhrkrautblüten

Stammpflanze

Die auf Sandtrockenrasen Mittel- und Osteuropas vorkommende Sandstrohblume Helichrysum arenarium (L.) MOENCH (Asteraceae) wird 10 bis 30 cm hoch. Die ausdauernde, krautige Pflanze bildet kleine Köpfchen, die zu dichten, zusammengesetzen Trugdolden beisammen stehen.

Droge

Diese besteht aus den vor dem Aufblühen gesammelten, zitronengelben, strohigen Blütenständen, an denen die trockenhäutigen Hüllkelchblätter besonders auffallend sind. Die auch als Katzenpfötchenblüten bezeichnete Droge wird aus Rußland, der Türkei und Polen importiert.

Inhaltsstoffe:

Ruhrkrautblüten enthalten ca. 0,5 bis 0,8 Prozent Falvonoide, darunter besonders Isosalipurposid (ein Chalcon) sowie Derivate des Naringenins, Apigenins, Luteolins und Quercetins. Daneben sind kleine Mengen an ätherischem Öl (ca. 0,05 Prozent), Sterine und Bitterstoffe (vermutlich Sequiterpenlactone) nachgewiesen worden.

3.3 Prüfung auf Identität

Mittels DC wird in einem methanolischen Drogenauszug auf das Vorkommen charakteristischer Flavonoide geprüft. Isosalipurposid bildet die – in der Standardzulassung nicht namentlich genannte – Hauptzone im Rf-bereich von 0,5 bis 0,6.

3.4 Prüfung auf Reinheit

Als Verfälschung kommen gelegentlich die Blütenkörbchen von anderen Helichrysum-Arten vor. Sie sind an einem völlig abweichenden DC leicht zu erkennen. Meist sind solche Verfälschungen schon an der gelbbräunlichen Farbe (echte Droge ist leuchtend zitronengelb) und einem auffallenden Kreis von Zungenblüten (bei der echten Droge sind die Zungenblüten sehr klein) zu erkennen.

3.5 Gehaltsbestimmung

Der Flavonoidgehalt wird analog der für Birkenblätter angegebenen Methode bestimmt, s. Birkenblätter, Kommentar zum Ph. Eur.

M. Wichtl

Salbeiblätter

1 Bezeichnung des Fertigarzneimittels

Salbeiblätter

2 Darreichungsform

Tee

3 Eigenschaften und Prüfungen

Haltbarkeit:
Der Gehalt an ätherischem Öl in Salbeiblättern nimmt in den Behältnissen nach 4 etwa um 0,3 Prozent absolut pro Jahr ab. Die Dauer der Haltbarkeit errechnet sich somit aus der Differenz des zum Zeitpunkt der Abpackung bestimmten Gehaltes an ätherischem Öl und dem durch das Arzneibuch vorgeschriebenen Mindestgehalt.

4 Behältnisse

Geklebte Blockbodenbeutel bzw. Seitenfaltenbeutel aus einseitig glattem, gebleichtem Natronkraftpapier 50 g/m², gefüttert mit gebleichtem Pergamyn 40 g/m².

5 Kennzeichnung

Nach § 10 AMG, insbesondere:

5.1 Zulassungsnummer

1229.99.99

5.2 Art der Anwendung

Zum Trinken sowie zum Spülen oder Gurgeln nach Bereitung eines Teeaufgusses.

5.3 Hinweis

Vor Licht und Feuchtigkeit geschützt lagern.

6 Packungsbeilage

Nach § 11 AMG, insbesondere:

6.1 Stoff- oder Indikationsgruppe

Pflanzliches Magen-Darm-Mittel/Mund- und Rachenmittel.

6.2 Anwendungsgebiete

Innerliche Anwendung bei:
Verdauungsbeschwerden mit leichten Krämpfen im Magen-Darm-Bereich, Völlegefühl, Blähungen; vermehrter Schweißsekretion

Äußerliche Anwendung bei:
Entzündungen der Mund- und Rachenschleimhaut.

6.3 Gegenanzeigen
Bei Anwendung eines Teeaufgusses keine bekannt.

6.4 Wechselwirkungen mit anderen Mitteln
Keine bekannt.

6.5 Dosierungsanleitung und Art der Anwendung
Soweit nicht anders verordnet, wird 3- bis 4mal täglich eine Tasse des wie folgt bereiteten Teeaufgusses getrunken:
1 Teelöffel voll (ca. 1,5 g) Salbeiblätter oder die entsprechende Menge in einem oder mehreren Aufgußbeutel(n) wird mit siedendem Wasser (ca. 150 ml) übergossen und nach etwa 10 bis 15 Minuten gegebenenfalls durch ein Teesieb gegeben.
Für die Anwendung im Mund-Rachen-Bereich wird mit einem wie folgt bereiteten Teeaufguß gespült oder gegurgelt:
Reichlich bemessene 1½ Teelöffel voll (ca. 2,5 g) Salbeiblätter werden mit siedendem Wasser (ca. 100 ml) übergossen und nach etwa 10 bis 15 Minuten durch ein Teesieb gegeben.

6.6 Dauer der Anwendung
Bei akuten Beschwerden, die länger als eine Woche andauern oder periodisch wiederkehren, wird die Rücksprache mit einem Arzt empfohlen.

6.7 Nebenwirkungen
Bei Anwendung eines Teeaufgusses keine bekannt.

6.8 Hinweis
Vor Licht und Feuchtigkeit geschützt aufbewahren.

Salicylcollodium

1 **Bezeichnung des Fertigarzneimittels**

Salicylcollodium

2 **Darreichungsform**

Filmbildende Lösung

3 **Zusammensetzung und Herstellungsvorschrift**

Entsprechend der Monographie „Salicylcollodium" des Deutschen Arzneimittel-Codex (DAC) in der jeweils gültigen Fassung.

4 **Eigenschaften und Prüfungen**

Entsprechend der Monographie „Salicylcollodium" des Deutschen Arzneimittel-Codex (DAC) in der jeweils gültigen Fassung.

4.1 Haltbarkeit

Die Haltbarkeit in den Behältnissen nach 5 beträgt mindestens 1 Jahr.

5 **Behältnisse**

Dichtschließende Behältnisse aus Braunglas mit Verschlusskappe aus Polypropylen und Spatel aus Polyethylen.

6 **Kennzeichnung**

Nach § 10 AMG, insbesondere:

6.1 Zulassungsnummer

7299.99.99

6.2 Art der Anwendung

Zum Auftragen auf die Haut.

6.3 Hinweis

Nur zur äußerlichen Anwendung.

Vor Feuer schützen!

Gut verschlossen lagern.

7 **Packungsbeilage**

Nach § 11 AMG, insbesondere:

7.1 Anwendungsgebiete

Hühneraugen, Schwielen und Hornhaut (Hyperkeratosen).

2 Salicylcollodium

7.2 Dosierungsanleitung und Art der Anwendung

Soweit nicht anders verordnet, morgens und abends 1 Tropfen Salicylcollodium auftragen und eintrocknen lassen.

Zum Schutze der gesunden Haut kann diese mit Vaseline oder Zinkpaste abgedeckt werden. Nach etwa 3 bis 4 Tagen können nach einem heißen Bad die verhornten Schichten abgelöst werden.

7.3 Hinweise

Nur zur äußerlichen Anwendung.

Vor Feuer schützen!

Gut verschlossen aufbewahren.

Monographien-Kommentar

Salicylcollodium

4. Eigenschaften und Prüfungen

Die Gehaltsbestimmung erfolgt nach DAC für Salicylsäure UV-photometrisch. Unter Ausfällen der Collodiumwolle, Filtration und Nachwaschen wird die Untersuchungslösung in einer Ethanol-Wasser-Mischung (10 : 20 V/V) hergestellt. Sie enthällt 2 g genau gewogen (m_u) in 100,0 ml Lösemittel. Ein Teil dieser Lösung wird mit 0,1 M NaOH verdünnt, diese Lösung wird erneut verdünnt und photometriert. Die Absorption liegt im Bereich 0,25.

Da die Präzision der Absorptionsmessung oberhalb 0,3 und unterhalb 0,8 am besten ist, jeder Verdünnungsschritt zusätzlich die Präzision eines Analysenverfahrens verringert, sei als Alternative zum DAC-Verfahren vorgeschlagen:

2,0 ml der Untersuchungslösung werden in einem 200,0 ml Meßkolben mit 0,1 M NaOH bis zur Marke aufgefüllt. Die Absorption dieser Lösung wird bei 296 nm gegen 0,1 M NaOH gemessen (A_u). Als Referenz wird eine Standardlösung hergestellt und vermessen: 200 mg Salicylsäure genau gewogen (Masse m_s) werden in 100,0 ml einer Ethanol/Wasser-Mischung (10 : 20 V/V) gelöst. 2,00 ml dieser Lösung werden in einem 200,0 ml Meßkolben mit 0,1 M NaOH bis zur Marke aufgefüllt und gegen 0,1 M NaOH photometriert (Absorption A_s). Der Gehalt (w) Salicylsäure ergibt sich zu

$$w\,\% = \frac{A_u}{A_s} \cdot \frac{m_s}{m_u} \cdot 100$$

Ein alternatives Bestimmungsverfahren ist in der BP 80 angegeben, das auf der photometrischen Bestimmung des Fe(III)-Salicylsäurekomplexes beruht.

Die Bestimmung der Milchsäure erfolgt acidimetrisch über eine Rücktitration überschüssiger Base. Dieser Weg ist nötig, um auch die Milchsäure zu erfassen, die als Estolid oder Lactid vorliegt:

$$H_3C\text{-}CH(OH)\text{-}COO\text{-}CH(CH_3)\text{-}COOH + 2\,OH^- \longrightarrow 2\,H_3C\text{-}CHOH\text{-}COO^- + H_2O$$

Salicylsäure ($pK_{a1} = 3$, $pK_{a2} = 13{,}4$) wird als einbasische Säure miterfaßt.

Die Rücktitration der überschüssigen Lauge erfolgt mit Salzsäure gegen Phenolphthalein, wobei die beiden Basen Lactat ($pK_b = 10{,}1$) und Salicylat ($pK_b = 11$) nicht miterfaßt werden. Ist die verwendete Base (Natriumhydroxid) nicht Carbonat-frei, so ist sie gegen Phenolphthalein einzustellen.

4.1 Haltbarkeit

Die wesentliche Prüfung auf Haltbarkeit ist die Bestimmung des Trockenrückstandes pro Volumeneinheit, da hiermit schnell und sicher die Veränderung des Salicylcollodiums durch Verdunstung des leicht flüchtigen Ethers erfaßt wird.

P. Surmann

Monographien-Kommentar

Salicylcollodium

Anmerkungen zur Rezeptur und Herstellung des Fertigarzneimittels

Salicylcollodium stellt eine ethanolisch-etherische Lösung mit filmbildenden Zusätzen dar und enthält Salicylsäure und Milchsäure in Anteilen von jeweils 10% als Wirkstoffe [1]. Die Zubereitung ist farblos bis schwach gelblich gefärbt, hat eine sirupartig-viskose Konsistenz und weist folgende Zusammensetzung auf (%, m/m):

Salicylsäure	10,0
Milchsäure (90%, m/m)	11,1
Elastisches Collodium	78,9
Ether (nach Bedarf)	ad 100,0

Salicylsäure liegt als weißes, kistallines Pulver oder in Form weißer bis farbloser Kristallnadeln vor und ist nahezu geruchlos. Infolge intramolekularer Wasserstoffbrücken ist die Substanz flüchtig (z. B. mit Wasserdampf). 1,0 g Salicylsäure lösen sich in 460 ml Wasser, in 15 ml siedendem Wasser, in 2,7 ml Ethanol, 3 ml Ether, 42 ml Chloroform, 135 ml Benzol, ca. 60 ml Glycerol oder in ca. 80 ml Öl oder geschmolzener Vaseline. Die Löslichkeit der Salicylsäure in weißer Vaseline bei Raumtemperatur liegt bei ca. 0,03–0,06% (m/m). Eine gesättigte, wäßrige Lösung hat einen pH-Wert von 2,4. Die pKa- Werte der 2-basigen Säure betragen bei 25 °C 3,0 bzw. 13,4. Inkompatibilität besteht u. a. mit Eisen(III)salzen (Rotfärbung der Lösung). Lit. 2–7.

Milchsäure ist eine farblose bis schwach gebliche, sirupartige Flüssigkeit, mischbar mit Wasser, Ethanol, Ether. Sie hat bei 25 °C einen pK_a von 3,86 und damit einen Wert, der nahezu 1 Zehnerpotenz größer ist als derjenige der Essigsäure [8, 9].

Den Monographien des DAC folgend, setzt sich „Elastisches Collodium" (C-265) aus Rizinusöl und „Collodium" (C-260) zusammen. Letzteres ist eine klare oder schwach trübe, farblose bis schwach gelbliche Lösung von „Collodiumwolle" (C-270) in einer Mischung aus Ethanol und Ether. Collodiumwolle (Pyroxilinum) kann durch Einwirkung von konzentrierter Salpetersäure auf Baumwolle in Verbindung mit konzentrierter Schwefelsäure als wasserentziehendes Mittel gewonnen werden und liegt als partiell veresterte Nitrocellulose vor. Die mittlere relative Molekülmasse der für medizinische Zwecke verwendeten Collodiumbaumwolle beträgt ca. 55000. Sie hat einen Polymerisationsgrad von 200–210 und wird nach DIN 53179 als Normtyp 9E bezeichnet. Dieses Material ist im Handel verfügbar mit einem Zusatz von ca. 35% Ethanol. Aufgrund hoher Explosionsgefahr sind bei dem Umgang mit Collodiumwolle eine Reihe von gesetzlichen Bestimmungen zu beachten. Einzelheiten hierzu bei der Monographie C-270.

„Elastisches Collodium" und „Collodium" sind wie folgt zusammengesetzt (Angaben in %, m/m):

Elastisches Collodium		Collodium	
Rizinusöl	3,0	Collodiumwolle	4,0
Collodium	97,0	Ethanol (90%, V/V)	24,0
		Ether	72,0

Monographien-Kommentar

2

Nach Verdunsten der flüchtigen Bestandteile hat das Rizinusöl im zurückbleibenden Film Weichmacherfunktionen: Bestandteile des Öls lagern sich zwischen den Celluloseesterketten des Filmbildners ein und mindern auf diese Weise deren Möglichkeit, sich über intermolekulare Wechselwirkungen anzulagern. Die Ketten bleiben im Filmverband beweglicher und verleihen dem Film eine höhere Elastizität. Etwa ein Fünftel seiner Masse besteht aus Rizinusöl und Nitrocellulose, der Rest aus den Wirkstoffen Salicylsäure und Milchsäure.

Beide gelten als sog. Keratolytika. Im engeren Sinne sind sie es wohl nicht, da sie das Keratin der Hornschicht nicht auflösen können, sondern durch Dispersions- und Erweichungseffekte intakte Hornzellen (Korneozyten) ausschließlich abzulösen vermögen und daher eher als Keratoplastika zu bezeichnen wären [10]. Salicylsäure reagiert mit den Interzellularsubstanzen der Hornschicht. Dabei kommt es über eine Auflockerung des die Korneozyten verbindenen „Kitts" und einer verstärkt einsetzenden Proliferation zu Störungen des Keratinisierungsprozesses und schließlich zur Ablösung größerer Hornschichtzelleinheiten. Milchsäure hingegen soll indirekt keratoplastisch wirksam sein, möglicherweise über die Einflußnahme auf die Mucopolysaccharidsynthese den Verhornungsmechanismus beeinträchtigen und damit zu einer „Erweichung" der Hornschicht führen.

In einem geeigneten Ansatzbehälter mit Rührwerk werden die beiden genau abgewogenen Wirkstoffe vorgelegt und eine homogene Suspension hergestellt. Anschließend wird unter ständigem Rühren die Gesamtmasse „Elastisches Collodium" eingetragen. In dieser Mischung muß sich Salicylsäure binnen 5 Minuten lösen. Die Lösung soll nahezu frei sein von partikulären Verunreinigungen, die beispielsweise durch die Ausgangsstoffe oder durch das System eingeschleppt sein könnten. Geht ihr Anteil über das vertretbare Maß hinaus, sind geeignete Maßnahmen zur Reduktion der Partikelzahl zu ergreifen. Bei Bedarf ist die Lösung durch Zugabe von Ether auf das vorgesehene Endgewicht zu bringen.

Im Anschluß an die Herstellung empfiehlt es sich, noch vor dem Abfüllprozeß das Aussehen und die Eigenschaften des Salicylcollodiums zu kontrollieren. Ebenso kann es durchaus geboten sein, den Trockenrückstand nach V.6.22.N2 zu bestimmen, wobei aus Sicherheitsgründen bei Einsatz eines Trockenschrankes die Tür nur angelehnt sein sollte. Ferner ist es ratsam, den Gehalt von Salicylsäure und Milchsäure in der Bulk-Ware zu überprüfen, um im Falle signifikanter Abweichungen bereits vor der Abfüllung Korrekturmaßnahmen ergreifen zu können.

Bei der Abfüllung ist die Dosiergenauigkeit von entscheidender Bedeutung. Dosiert wird volumetrisch mit Hilfe von Kolbenpumpen. Sie können mit konventionellen Ansaug- und Auslaßventilen bestückt sein oder über eine sog. Drehkolben- bzw. Drehschiebersteuerung verfügen. Die genaue Dosierung hängt nahezu ausschließlich von den mechanischen Randbedingungen ab: Von der Dichtigkeit des Kolbens im Zylinder und der Abdichtung durch die Steuerorgane. Andere Volumendosiersysteme wie Höhenfüller, Turbinenfüller, induktive Durchflußmesser und Micro-motion-Systeme sind gleichfalls einsetzbar. Ebenso solche, die anstelle der Volumendosierung andere Meßprinzipien verwenden wie Zeit- und Wägefüller [11].

Die füllgutführenden Teile der Abfüllanlage müssen gereinigt werden. Moderne Geräte verfügen über die Möglichkeit, die Reinigung mit Hilfe des sog. CIP-(Cleaning In Place-) Verfahrens automatisch ohne Ausbau von Teilen inline durchzuführen. Dieses Verfahren eignet sich nicht für konventionell ausgerüstete Kolbenpumpen aufgrund anderer Konstruktionsmerkmale.

Monographien-Kommentar

Salicylcollodium 3

Als Behältnisse eignen sich Gewindeflaschen aus Glas der Glasart IV mit einem Spatelverschluß aus Kunststoff, beispielsweise aus Polyolefinen (3.1.3), die in der Lage sind, der Verdunstungsgefahr der flüchtigen Bestandteile der Zubereitung vorzubeugen. Bei der Glasart IV (3.2.1) handelt es sich um Natronkalk-Silicatglas mit geringer hydrolytischer Resistenz. Aufgrund der Lichtempfindlichkeit der Salicylsäure besteht der Vorschlag, Braunglas zu verwenden [1]. Um eine braune Färbung zu erzielen, werden der Glasschmelze meist Ferrioxide zugeschlagen. Da bekanntermaßen bereits Spuren von Eisen(III)-Verbindungen mit Salicylsäure reagieren können, muß im Rahmen der Validierungsmaßnahmen vorab sichergestellt worden sein, daß Primärpackmittel und Inhalt miteinander kompatibel sind.

[1] Milchsäurehaltiges Salicylsäure-Collodium 10%. In: Neues Rezeptur-Formularium, Bd. 1, NRF 11.18., 13. Ergänzung 96, In: Deutscher Arzneimittel-Codex, Govi-Verlag Pharmazeutischer Verlag GmbH, Eschborn, Deutscher Apotheker-Verlag, Stuttgart, 1983.

[2] Hartke, K.; Hartke, H., Salicylsäure. In: DAB-Kommentar, Wissenschaftliche Erläuterungen zum Deutchen Arzneibuch 1997, Bd. II/3, Monographien L–P, Wissenschaftliche Verlagsgesellschaft mhH, Stuttgart, Govi-Verlag GmbH, Frankfurt a.M./ Eschborn, 1997.

[3] Salicylic Acid. In: Martindale, Ed. 31, 1093, Royal Pharmaceutical Society, London, 1996.

[4] Salicylic Acid. In: The Merck Index, Ed. 12, 8484, Merck & Co.Inc., Whitehouse Station, New York, 1996.

[5] Salicylsäure. In: v. Bruchhausen, F., Dannhardt, G., Ebel, S., Frahm, A. W.; Hackenthal, E., Holzgrabe, U., Stoffe P–Z, 555. In: Hagers Handbuch der pharmazeutischen Praxis, Bd. 7, Springer Verlag, Berlin, Heidelberg, New York, 1993.

[6] Trissel, L. A., Salicylic Acid. In Trissel's Stabilty of Compounded Formulations, American Pharmaceutical Association, Washington, D. C., 1996.

[7] Häckh, G., Schwarzmüller, E., Salicylsäure. In: Codex dermatologischer Wirkstoffe, 448. In: Niedner, R., Ziegenmeyer, J., Dermatika, Therapeutischer Einsatz, Pharmakologie und Pharmazie, Wissenschaftliche Verlagsgesellschaft mbH, Stuttgart, 1992.

[8] Hartke, K.; Hartke, H., Milchsäure. In: DAB-Kommentar, Wissenschaftliche Erläuterungen zum Deutchen Arzneibuch 1997, Bd. II/3, Monographien L–P, Wissenschaftliche Verlagsgesellschaft mhH, Stuttgart, Govi-Verlag GmbH, Frankfurt a. M./Eschborn, 1997.

[9] Milchsäure. In: v. Bruchhausen, F., Dannhardt, G., Ebel, S., Frahm, A. W.; Hackenthal, E., Holzgrabe, U., Stoffe E–O, 1013. In: Hagers Handbuch der pharmazeutischen Praxis, Bd. 6, Springer Verlag, Berlin, Heidelberg, New York, 1993.

[10] Vanscheidt, W., Keratolytika und Keratoplastika. In: Niedner, R., Ziegenmeyer, J., Dermatika, Therapeutischer Einsatz, Pharmakologie und Pharmazie, 129, Wissenschaftliche Verlagsgesellschaft mbH, Stuttgart, 1992.

[11] Rössler, R., Parenteralia. In: Nürnberg, E., Surmann, P., Hagers Handbuch der pharmazeutischen Praxis, Bd. 2, Methoden, 758, Springer Verlag, Berlin, Heidelberg, New York, 1991.

J. Ziegenmeyer

Salicyl-Vaselin 1 bis 10 Prozent

1 Bezeichnung des Fertigarzneimittels

Salicyl-Vaselin[1])

2 Darreichungsform

Salbe

3 Zusammensetzung

Bestandteile (in Gramm) \ Wirkstoffkonzentration	1 Prozent	2 Prozent	5 Prozent	10 Prozent
Wirksamer Bestandteil: Salicylsäure	1,0	2,0	5,0	10,0
Sonstige Bestandteile: Dünnflüssiges Paraffin	1,0	2,0	5,0	10,0
Weißes Vaselin zu	100,0	100,0	100,0	100,0

4 Herstellungsvorschrift

Die für die Herstellung einer Charge benötigte Menge Salicylsäure wird in dünnflüssigem Paraffin suspendiert. Anschließend wird diese Suspension mit dem weißen Vaselin homogen verarbeitet und in die vorgesehenen Behältnisse abgefüllt.

5 Inprozeß-Kontrollen

Prüfung auf Homogenität und Verstreichbarkeit

Eine Salbenprobe muß auf einem Objektträger homogen und glatt zu einem dünnen Film verstreichbar sein. Beim Betrachten unter dem Mikroskop im Durchlicht bei 50- bis 100facher Vergößerung muß eine gleichmäßige Verteilung der Salicylsäure erkennbar sein.

---

[1]) Die Bezeichnung der Salbe setzt sich aus den Worten „Salicyl-Vaselin", den arabischen Ziffern, die der jeweiligen Wirkstoffkonzentration zugeordnet sind, und dem Wort „Prozent" zusammen (z. B. „Salicyl-Vaselin 1 Prozent").

6 Eigenschaften und Prüfungen

6.1 Ausgangsstoffe

Salicylsäure

Hinweis:

Es ist eine Salicylsäure mit einem Korngrößenspektrum von 100 % ≤ 90 µm und mindestens 50 % ≤ 15 µm zu verwenden.

6.2 Fertigarzneimittel

6.2.1 Aussehen, Eigenschaften

Weiße, fast geruchslose, gleichmäßig verstreichbare Salbe.

6.2.2 Prüfung auf Identität

Eine etwa 30 mg Salicylsäure entsprechende Menge Salbe wird mit Petroläther R geschüttelt bis sich die Salbengrundlage gelöst hat. Der Rückstand wird abfiltriert und nochmals mit Petroläther R gewaschen und getrocknet. Er entspricht der Prüfung auf Identität der Salicylsäure nach AB.

6.2.3 Bestimmung der Teilchengröße

Die Korngröße der Salicylsäure in der Salbe soll zu 100 Prozent ≤ 90 µm und zu mindestens 50 Prozent ≤ 15 µm betragen. Die Bestimmung erfolgt unter dem Mikroskop im Durchlicht bei 50- bis 100facher Vergrößerung.

6.2.4 Gehalt

95,0 bis 105,0 Prozent der deklarierten Menge an Salicylsäure.

Bestimmung:

Eine etwa 50 mg Salicylsäure entsprechende Menge Salbe wird mit 50 ml Ethanol 96 % R versetzt und 15 min lang auf dem Wasserbad bei 70 °C unter Rückflußkühlung und Rühren erhitzt. Nach dem Abkühlen auf Raumtemperatur wird unter Zusatz von 0,1 ml Phenolrot-Lösung R mit 0,1 N-Natriumhydroxid-Lösung bis zum Farbumschlag nach Rötlichviolett titriert. Ein Blindversuch wird durchgeführt.

1 ml 0,1 N-Natriumhydroxid-Lösung entspricht 13,81 mg Salicylsäure.

6.2.5 Haltbarkeit

Die Haltbarkeit in den Behältnissen nach 7 beträgt zwei Jahre.

7 Behältnisse

Aluminiumtuben mit Innenschutzlack.

8 **Kennzeichnung**

Nach § 10 AMG, insbesondere:

8.1 Zulassungsnummern

Fertigarzneimittel	Zulassungsnummer
Salicyl-Vaselin 1 Prozent	2219.99.99
Salicyl-Vaselin 2 Prozent	2219.98.99
Salicyl-Vaselin 5 Prozent	2219.97.99
Salicyl-Vaselin 10 Prozent	2219.96.99

8.2 Art der Anwendung

Zum Auftragen auf die Haut.

9 **Packungsbeilage**

Nach § 11 AMG, insbesondere:

9.1 Anwendungsgebiete

Vermehrte Hornhautbildung (Hyperkeratosen),
Hühneraugen (Clavus),
Schwielen (Kallus).

9.2 Gegenanzeigen

Salicyl-Vaselin darf nicht angewendet werden bei:
– Überempfindlichkeit gegen Salicylsäure,
– Kontaktüberempfindlichkeit.

Salicyl-Vaselin sollte nur unter strenger Abwägung des Nutzen-Risiko-Verhältnisses angewendet werden bei:
– Säuglingen,
– großflächiger Anwendung an Patienten mit eingeschränkter Nierenfunktion.

Schwangerschaft und Stillzeit:

Salicyl-Vaselin 1 Prozent:
– Während der Schwangerschaft nur kleinflächige Anwendung (kleiner als 10 cm^2),
– zur Behandlung von Hühneraugen nur für Flächen bis 5 cm^2 verwenden,
– keine Anwendung im Brustbereich während der Stillzeit.

Salicyl-Vaselin 2 Prozent, 5 Prozent und 10 Prozent:
– Nicht während der Schwangerschaft anwenden,
– zur Behandlung von Hühneraugen nur für Flächen bis 5 cm^2 verwenden,
– keine Anwendung im Brustbereich während der Stillzeit.

9.3 Nebenwirkungen

Auf den Stellen, an denen Salicyl-Vaselin aufgetragen wurde, kann es zu Hautreizungen kommen.

In sehr seltenen Fällen kann es zu einer vorher nicht bekannten Überempfindlichkeitsreaktion (Kontaktsensibilisierung) gegenüber Salicylsäure kommen.

9.4 Wechselwirkungen mit anderen Mitteln

Salicylsäure kann die Aufnahme anderer, an gleicher Stelle aufgetragener Arzneimittel verstärken. Vom Körper aufgenommene Salicylsäure verzögert den Abbau von Methotrexat und verstärkt die Wirkung von Sulfonylharnstoffen.

9.5 Dosierungsanleitung und Art der Anwendung

Soweit nicht anders verordnet:

Salicyl-Vaselin 1 Prozent:

Maximale Tagesdosis für Erwachsene: weniger als 200 g (weniger als 2 g Wirkstoff).

Nicht länger als eine Woche anwenden.

Maximale Tagesdosis für Kinder: höchstens 20 g (weniger als 0,2 g Wirkstoff).

Salicyl-Vaselin 2 Prozent:

Maximale Tagesdosis für Erwachsene: weniger als 100 g (weniger als 2 g Wirkstoff).

Nicht länger als eine Woche anwenden.

Maximale Tagesdosis für Kinder: höchstens 10 g (weniger als 0,2 g Wirkstoff).

Salicyl-Vaselin 5 Prozent:

Maximale Tagesdosis für Erwachsene: weniger als 40 g (weniger als 2 g Wirkstoff).

Nicht länger als eine Woche anwenden.

Maximale Tagesdosis für Kinder: höchstens 4 g (weniger als 0,2 g Wirkstoff).

Salicyl-Vaselin 10 Prozent:

Maximale Tagesdosis für Erwachsene: weniger als 20 g (weniger als 2 g Wirkstoff).

Nicht länger als eine Woche anwenden.

Maximale Tagesdosis für Kinder: höchstens 2 g (weniger als 0,2 g Wirkstoff).

Salicyl-Vaselin 1 Prozent, 2 Prozent, 5 Prozent und 10 Prozent:

Ein- bis zweimal täglich auf die Haut auftragen.

9.6 Warnhinweise:

Bei eingeschränkter Nierenfunktion keine großflächige und längere Anwendung von Salicyl-Vaselin sowie keine Anwendung von Zubereitungen mit mehr als 2 % Salicylsäure.

Salicyl-Vaselin für höchstens 3 Tage anwenden.

Eingeschränkte Anwendung bei Säuglingen und Kleinkindern.

Salicyl-Vaselin 1 Prozent und 2 Prozent:

Bei Säuglingen darf die behandelte Fläche nicht mehr als 10 cm^2 betragen. Höchstens eine Woche anwenden.

Salicyl-Vaselin 5 Prozent und 10 Prozent:

Keine Anwendung bei Säuglingen.

Monographien-Kommentar

Salicyl-Vaselin 1 bis 10 Prozent

6.2.2 Prüfung auf Identität

Beim Abtrennen der Salbengrundlage darf nicht beliebig viel Petrolether eingesetzt werden, da dieser Salicylsäure merklich löst. Der Rückstand wird in 5 ml 0,05 N-Natriumhydroxid-Lösung gelöst, falls nötig neutralisiert und mit Wasser zu 20 ml verdünnt; 1 ml dieser Lösung ergibt bei Zugabe von 0,5 ml Eisen(III)-chlorid-Lösung R1 (DAB 10) eine Violettfärbung, die auch auf Zusatz von 0,1 ml Essigsäure 30% R (DAB 10) nicht verschwindet.

6.2.5 Gehalt

Die hier eingesetzte acidimetrische Titration ist einfach durchzuführen und hinsichtlich Aufwand anderen Analysenmethoden wie Bromometrie [1], UV-Photometrie [2], Kolorimetrie [3] oder HPLC [4] überlegen. Anstelle des Indikators Phenolrot kann auch Phenolphthalein (USP XXI) eingesetzt werden.

[1] H. Thielemann, Sci Pharm 1971, 39: 104.
[2] P. Surmann, „Quantitative Analyse von Arzneistoffen und Arzneizubereitungen", Wissenschaftliche Verlagsgesellschaft mbH Stuttgart 1987.
[3] H. Thielemann, Sci Pharm 1971, 39: 148.
[4] R. N. Galante, A. J. Visalli, W. M. Grim, J Pharm Sci 1984, 73: 195.

P. Surmann

Monographien-Kommentar

Salicyl-Vaselin 1–10 Prozent

Anmerkungen zur Rezeptur und Herstellung des Fertigarzneimittels

Salicylsäure liegt als weißes, kristallines Pulver oder in Form weißer bis farbloser Kristallnadeln vor und ist nahezu geruchlos. Infolge intramolekularer Wasserstoffbrücken ist die Substanz flüchtig (z. B. mit Wasserdampf). 1,0 g Salicylsäure lösen sich in 460 ml Wasser, in 15 ml siedendem Wasser, in 2,7 ml Ethanol, 3 ml Ether, 42 ml Chloroform, 135 ml Benzol, ca. 60 ml Glycerol oder in ca. 80 ml Öl oder geschmolzener Vaseline. Die Löslichkeit der Salicylsäure in weißer Vaseline bei Raumtemperatur liegt bei ca. 0,03–0,06% (m/m). Eine gesättigte, wäßrige Lösung hat einen pH-Wert von 2,4. Die pK_a- Werte der 2-basigen Säure betragen bei 25 °C 3,0 bzw. 13,4. Inkompatibilität besteht u. a. mit Eisen(III)salzen (Rotfärbung der Lösung) [1–6].

Vaselin erscheint als eine weiße, leicht grünlich durchschimmernde, salbenartig plastische, fast geruchlose Masse, die im Tageslicht schwach fluoresziert. In Wasser, Glycerol oder Aceton löst sich Vaselin praktisch nicht, wenig in wasserfreiem oder 96%igem Ethanol, leicht dagegen in Diethylether, Benzin, Chloroform, Schwefelkohlenstoff oder in den meisten fetten und ätherischen Ölen. Die Erstarrungstemperatur am rotierenden Thermometer liegt zwischen 38 und 56 °C.

Weißes Vaselin ist ein Gemisch aus flüssigen und festen, gereinigten, gebleichten und gesättigten Paraffinkohlenwasserstoffen und wird aus den dunklen, halbfesten Rückständen der Erdöldestillation gewonnen (Naturvaselin). Der flüssige Anteil beträgt etwa 70–90% der Gesamtmenge und besteht in der Hauptsache aus niederen n- und iso-Paraffinen. Der Rest bildet eine feste Phase aus und setzt sich aus einem kristallinen Anteil (n-Paraffine, 10–20%) und einer mikrokristallinen Komponente (iso-Paraffine und geringe Anteile von Alicyclen) zusammen. Kolloidchemisch betrachtet handelt es sich bei Vaselin um ein plastisches Gel mit einem netzartigen Gerüst, gebildet aus den langkettigen n- und i-Paraffinen, und Hohlräumen, in denen die flüssige Phase durch Lyosorption fixiert ist.

Die Qualität von Vaselin wird durch ihre Zügigkeit (Duktilität) und ihr Aufnahmevermögen für die flüssige Phase bestimmt. Mitausschlaggebend hierfür ist der Anteil der mikrokristallinen Komponente an der Gesamtmasse. Die langkettigen verzweigten Paraffinmoleküle bilden ein feinmaschiges Netzwerk aus und halten dort die flüssige Phase fest. Ist der Anteil der langkettigen n-Paraffine dagegen sehr hoch, verstärkt sich deren Tendenz, Kristallisate in der Matrix auszubilden. Dieser Kristallisationsprozeß geht mit einer Volumenverkleinerung der Zwischenräume einher und führt dazu, daß die dort integrierten flüssigen Bestandteile herausgedrückt und aufgrund ihrer geringeren spezifischen Dichte nach oben abgestoßen werden. In praxi wird dieser Vorgang als das „Bluten" der Vaselin bezeichnet. Ein hoher Anteil an langkettigen iso-Paraffinen verhindert demzufolge eine zu starke Kristallisation der n-Paraffine in der Matrix und erhöht gleichzeitig die Zügigkeit der Vaseline dadurch, daß die Anzahl der Verknüpfungspunkte im Gelgerüst abnimmt [7].

Das Arzneibuch läßt auch den Einsatz von Kunstvaselin zu, soweit sie eine entsprechende Qualität aufweisen. Kunstvaselin wird im allgemeinen durch ein Zusammenschmelzen von

Monographien-Kommentar

festen und flüssigen Paraffinen hergestellt. Werden dabei Paraffingemische mit hohem n-Paraffinanteil eingesetzt, hat das Produkt nur mäßige Zügigkeit und neigt zum Körnigwerden. Nicht erlaubt sind in diesen Fällen Kunststoffzusätze wie Polyisobutylene und Polyacrylester zur Verbesserung der charakteristischen Konsistenz und Duktilität. Manipulationen an der Duktilität durch Zugabe von Hochpolymeren können durch den sog. Klatschtest [8] nachgewiesen werden: 3–5 g Vaselin werden auf den Handballen verrieben, die Handflächen werden wiederholt schnell zusammengeschlagen. Bei Anwesenheit von Hochpolymeren entstehen spinnwebartige Flocken oder Fäden. Mit dieser Methode sollen sich hochpolymere Zusätze bis zu einer Untergrenze von 0,5% nachweisen lassen.

Bei Einsatz von Vaselinmengen im Produktionsmaßstab ist zu beachten, daß der Rohstoff meist flüssig in Fässer gepumpt wird, so daß aufgrund der unterschiedlichen Erstarrungspunkte einzelner Bestandteile eine Fraktionierung innerhalb des Transportbehälters nicht ausgeschlossen werden kann. Falls der Inhalt eines Fasses nicht zur Herstellung einer Charge verbraucht wird, empfiehlt es sich, ihn vor Gebrauch durchzurühren.

Da Salicylsäure sich in Vaselin nur minimal löst, muß der Wirkstoff in die Grundlage suspendiert werden. Die Monographie sieht die Verwendung von Salicylsäure mit einer Partikelgröße 100% $\leq$ 90 µm, 50% $\leq$ 15 µm vor. Vorteilhafter erscheint es, das Kornspektrum noch enger zu fassen und auf Werte 100% $\leq$ 50 µm und 50% $\leq$ 15 µm zu limitieren, um eine möglichst gleichmäßige Freisetzung der Salicylsäure im Träger und Abgabe an die Haut zu erreichen. Je nach Korngrößenverteilung kann es daher notwendig sein, einen Mahlvorgang vorzuschalten.

Wird trocken vermahlen, sind im Rezepturmaßstab Reibschale und Pistill, im größeren Ansatz mechanisierte Mörsermühlen die einfachsten Geräte, um den Wirkstoff durch Druck und Reibung zu zerkleinern. Häufig werden Kugel- oder Schwingmühlen eingesetzt, mit denen sich je nach Größe, Art und Anzahl der Kugeln sowie Dauer des Mahlvorganges Korngrößen bis minimal 10–20 µm erzielen lassen. Nach dem „Klassieren", das durch Sieben oder Sichten erfolgen kann, wird in einem geeigneten Mischer das Feinkorn mit dem vorgelegten flüssigen Paraffin unter Zuhilfenahme eines Kneters oder eines Rührwerkes verrieben und zu einer homogenen Basispaste verarbeitet. Aus den zahlreichen zur Verfügung stehenden Rührervarianten ist der für die Zielsetzung geeignete auszuwählen. Für die erfolgreiche Prozeßführung ist die Standardisierung der Drehzahl, der Position des Rührers (z. B. exzentrisch oder schräg) ebenso von Bedeutung wie die Dimensionierung Rührer/Behältergröße.

Um Wirkstoffnester zu zerstören und grobe Agglomerate zu trennen, kann zur Nachbehandlung der Paste ein Walzenstuhl oder ein Homogenisator eingesetzt werden. Anschließend muß das Konzentrat quantitativ in den Ansatzkessel überführt und Vaselin portionsweise unter ständigem Rühren bis zum erforderlichen Endgewicht zugegeben werden. Prüfungen auf gleichmäßige Verteilung der Wirkstoffpartikeln in der Paste und im Endprodukt vor der Abfüllung sind als Inprozeß-Kontrollen vorzunehmen. Gleiche Kontrollen sind durchzuführen, wenn zur Partikelreduktion naß vermahlen worden ist.

Hierzu eignen sich Geräte, die nach dem Rotor-Stator-Prinzip funktionieren und zum Teil unter der Bezeichnung „Kolloidmühlen" bekannt sind. Ihr Vorteil ist, daß sich der Rohstoff in einem Arbeitsgang mahlen und in dem dünnflüssigen Paraffin sowohl dispergieren als auch homogenisieren läßt. Bei diesem Vorgang entsteht zwischen rotierendem und statischem Element Reibungswärme, die durch Kühlung abgeführt wird. Der bei der Zerkleinerung erreichbare Feinheitsgrad liegt in der Regel unter 50 µm.

Monographien-Kommentar

Salicyl-Vaselin 1–10 Prozent

Das Einbringen der Salicylsäure in die Flüssigkeit und die weiteren Maßnahmen im Zuge der Herstellung sind bei einer Temperatur durchzuführen, bei der die Löslichkeit der Substanz nur unwesentlich höher ist als bei Raumtemperatur. Ansonsten droht die Gefahr von Kristallwachstum in der Grundlage. Nicht nur während der Abkühlphase, sondern insbesondere auch während der Laufzeit des Produktes, was aus Gründen der pharmazeutischen Qualität und der therapeutischen Wirksamkeit des Präparates weitgehend vermieden werden muß. Die bei der Herstellung der Salicyl-Vaselin einzuhaltenden Temperaturgrenzen sind im Rahmen der Prozeßvalidierung festzulegen und durch Inprozeß-Kontrollen zu überprüfen.

Obwohl Prozeßanlagen mit allen Aggregaten ausgerüstet sind, die eine getrennte Nachbehandlung des Halbfertigproduktes oder des kompletten Ansatzes mit Hilfe eines Walzenstuhls oder einer Homogenisiereinrichtung ersparen, wird man sie zur Herstellung der Salicyl-Vaselin nur ungern einsetzen, da die Zubereitung nicht abwaschbar ist, und die Reinigung damit viel Aufwand erfordert. Eher wird man auf konventionelle Chargenmischer ausweichen und am Ende des Mischvorgangs die Suspensionsalbe in einem getrennten Schritt homogenisieren.

Je nach Bauart führen die Chargenmischer zentrale Mischbewegungen aus oder arbeiten als Planetenrührwerk. Letztere eignen sich besonders gut für die Eintragung von Feststoffen, zumal dann, wenn sie über die Möglichkeit verfügen, ein Vakuum anzulegen, um das Einarbeiten von fein verteilter Luft zu verhindern. Wichtig ist diese Maßnahme vor allem, weil Lufteinschlüsse zu Füllmengenschwankungen bei der Abfüllung der Salicylsäure-Vaselin führen können. Einzelheiten zu den Geräten bei 9–13.

Im Anschluß an den Herstellprozeß empfiehlt es sich, noch vor der Abfüllung das Aussehen und die Eigenschaften der Salicyl-Vaselin nach Pkt. 6.2.1 sowie die Teilchengröße nach Pkt. 6.2.3 zu kontrollieren. Aus Sicherheitsgründen kann es ferner durchaus geboten sein, den Gehalt von Salicylsäure in der Bulk-Ware zu bestimmen, um im Falle signifikanter Abweichungen bereits vor der Abfüllung Korrekturmaßnahmen ergreifen zu können.

Nach den Anforderungen des Arzneibuchs an Behältnisse für „Halbfeste Zubereitungen zur kutanen Anwendung" sollen diese vorzugsweise flexible Metalltuben sein, aus welchen die Zubereitung leicht herausgedrückt werden kann. Die Monographie „Salicyl-Vaselin" schlägt die Verwendung von Aluminiumtuben mit Innenschutzlack vor. Als Lack bewährt haben sich Epoxid-Phenolharz-Kombinationen. Sie werden im Spritzgußverfahren aufgetragen und ergeben Lacke von hoher Elastizität. Vor der Befüllung empfiehlt es sich, stichprobenartig die Vollständigkeit der Innenschutzlackierung und ihre Haftung an der Tubenwand mit Hilfe einer 1%igen Quecksilberchloridlösung zu überprüfen. An unzureichend lackierten Stellen bilden sich weiße Ausblühungen von $Al(OH)_3$. Die Tubenverschlüsse sind nach DIN 5065 genormt. Als Materialien eignen sich Kunststoffe aus Polyethylen hoher Dichte (PE-HD) [14, 15].

Die Tubenbefüllung erfolgt volumetrisch mit Hilfe von Dosierpumpen. Im Rezepturmaßstab vielfach mit Aponorm-Abfüllgeräten, ansonsten mit Einrichtungen, deren Skala je nach Chargengröße und Ausrüstungsmöglichkeiten von einfachsten, handbetriebenen Abfüllgeräten, die aus einem Fülltrichter, einer verstellbaren Dosierpumpe und einer Tubenhalterung bestehen und eine Stundenleistung von 600 bis 800 Einheiten ermöglichen bis hin zu Salbenverpackungslinien im industriellen Produktionsrahmen reicht [11, 12, 16].

Monographien-Kommentar

4

Das Arzneibuch fordert, daß bei halbfesten Zubereitungen zur kutanen Anwendung, die dispergierte Teilchen enthalten, nachgewiesen sein muß, daß die Größe der dispergierten Teilchen in geeigneter Weise in Hinblick auf die beabsichtigte Anwendung kontrolliert wird. Geeignet ist die mikroskopische Überprüfung im normalen Durchlicht oder mit einem Phasenkontrastzubehör.

Die Beurteilung der Konsistenz gestaltet sich insofern schwierig, weil die meisten Untersuchungsmethoden wie z. B. die Rotationsviskosimetrie die zu messenden Systeme zerstören und damit keine eindeutigen Aussagen über den mechanischen Zustand der Zubereitung im ungescherten Zustand erlauben. Bewährt hat sich aus diesem Grund die Prüfung der Konsistenz durch Penetrometrie (V. 5.8.1), bei der als Konsistenzmaß die sog. Kegelpenetration (mm x 10^{-1}) dient. Ein Verfahren, bei dem ein normierter Kegel unter exakt festgelegten Versuchsbedingungen während einer bestimmten Zeit in ein mit dem Untersuchungsgut gefülltes Behältnis dringt.

Die mikrobiologische Qualität der Salicyl-Vaselin soll den in 5.1.4 Kategorie 2 aufgeführten Anforderungen entsprechen.

[1] Hartke, K.; Hartke, H., Salicylsäure. In: DAB-Kommentar, Wissenschaftliche Erläuterungen zum Deutschen Arzneibuch 1997, Bd. II/3, Monographien L–P, Wissenschaftliche Verlagsgesellschaft mbH, Stuttgart, Govi-Verlag GmbH, Frankfurt a. M./Eschborn, 1997.

[2] Salicylic Acid. In: Martindale, Ed. 31, 1093, Royal Pharmaceutical Society, London, 1996.

[3] Salicylic Acid. In: The Merck Index, Ed. 12, 8484, Merck & Co. Inc., Whitehouse Station, New York, 1996.

[4] Salicylsäure. In: v. Bruchhausen, F., Dannhardt, G., Ebel, S., Frahm, A. W., Hackenthal, E., Holzgrabe, U., Stoffe P–Z, 555. In: Hagers Handbuch der pharmazeutischen Praxis, Bd. 7, Springer Verlag, Berlin, Heidelberg, New York, 1993.

[5] Trissel, L. A., Salicylic Acid. In Trissel's Stabilty of Compounded Formulations, American Pharmaceutical Association, Washington, D.C., 1996.

[6] Häckh, G., Schwarzmüller, E., Salicylsäure. In: Codex dermatologischer Wirkstoffe, 448. In: Niedner, R., Ziegenmeyer, J., Dermatika, Therapeutischer Einsatz, Pharmakologie und Pharmazie, Wissenschaftliche Verlagsgesellschaft mbH, Stuttgart, 1992.

[7] Junginger, H. E., Systematik der Dermatika- Kolloidchemischer Aufbau. In: Niedner, R., Ziegenmeyer, J., Dermatika, Therapeutischer Einsatz, Pharmakologie und Pharmazie, 475, Wissenschaftliche Verlagsgesellschaft mbH, Stuttgart, 1992.

[8] Voigt R., Kohlenwasserstoff-Grundlagen. In: Voigt, R., Pharmazeutische Technologie in Studium und Beruf, 7. Aufl., 351, Ullstein Mosby GmbH & Co. KG, Berlin, 1993.

[9] Jörs, H. J.; Brandau, R.: Dermatika. In: Sucker, H.; Fuchs, P.; Speiser, P., Pharmazeutische Technologie, 629, Georg Thieme Verlag, Stuttgart, 1978.

[10] Langner, H.-J.: Industrielle Fertigung. In: Loebich, F.: Dermale Formen, 606. In: Sucker, H.; Fuchs, P.; Speiser, P., Pharmazeutische Technologie, Georg Thieme Verlag, Stuttgart, New York, 1991.

[11] Rincker, R.: Herstellung und Qualitätskontrolle im Rezepturmaßstab. In: Niedner, R., Ziegenmeyer, J., Dermatika, Therapeutischer Einsatz, Pharmakologie und Pharmazie, 519, Wissenschaftliche Verlagsgesellschaft mbH, Stuttgart, 1992.

[12] Kotwas, J; Urban, E.-W.: Herstellung und Qualitätskontrolle im Krankenhaus. In: Niedner, R., Ziegenmeyer, J., Dermatika, Therapeutischer Einsatz, Pharmakologie und Pharmazie, 539, Wissenschaftliche Verlagsgesellschaft mbH, Stuttgart, 1992.

[13] Köhler, H. J.: Herstellung im Produktionsmaßstab. In: Niedner, R., Ziegenmeyer, J., Dermatika, Therapeutischer Einsatz, Pharmakologie und Pharmazie, 553, Wissenschaftliche Verlagsgesellschaft mbH, Stuttgart, 1992.

[14] Herrmann, D.: Arzneimittelverpackung. In: Sucker, H.; Fuchs, P.; Speiser, P., Pharmazeutische Technologie, 690, Georg Thieme Verlag, Stuttgart, New York, 1991.

Salicyl-Vaselin 1–10 Prozent

[15] Hauschild, G.: Technologie der Behältnisse. In: Niedner, R., Ziegenmeyer, J., Dermatika, Therapeutischer Einsatz, Pharmakologie und Pharmazie, 637, Wissenschaftliche Verlagsgesellschaft mbH, Stuttgart, 1992.

[16] Stichert, F.: Verpackung in der pharmazeutischen Industrie. In: Herrmann, D.: Arzneimittelverpackung, 734. In: Sucker, H.; Fuchs, P.; Speiser, P., Pharmazeutische Technologie, Georg Thieme Verlag, Stuttgart, New York, 1991.

J. Ziegenmeyer

Sauerstoff für medizinische Zwecke

1	**Bezeichnung des Fertigarzneimittels**
	Sauerstoff für medizinische Zwecke
2	**Darreichungsform**
	Gas
3	**Eigenschaften und Prüfungen**
	Haltbarkeit:
	Die Haltbarkeit in den Behältnissen nach 4 beträgt 3 Jahre.
4	**Behältnisse**
	Blaue, mit weißer Schulter versehene nahtlose Stahlflaschen nach DIN4664 mit Bauartzulassung in Verbindung mit der Druckbehälterverordnung (DruckbehV) und den Technischen Regeln Druckgase (TRG), Gasflaschenventil nach DIN 477 und Schraubkappe.
5	**Kennzeichnung**
	Nach § 10 AMG, insbesondere:
5.1	Zulassungsnummer
	2409.99.99
5.2	Art der Anwendung
	Zur Inhalation.
5.3	Hinweise
	Jeder Druckbehälter ist entsprechend den gültigen nationalen Vorschriften zugelassen.
	Bei Lagerung und Verwendung von Sauerstoff sind insbesondere die Unfallverhütungsvorschrift VBG 62 und die Druckbehälterverordnung mit den Technischen Regeln Druckgase (TRG) zu beachten.
	Stahlflasche vor Wärmeeinwirkung schützen; gegen Umfallen sichern. Nicht in Treppenhäusern, Fluren, Durchgängen und Verbrauchsräumen lagern. Insbesondere ist die TRG Nr. 280 zu beachten.
	Nur für Sauerstoff zugelassene Armaturen verwenden; alle Leitungen und Armaturen sind öl- und fettfrei zu halten.

2 Sauerstoff für medizinische Zwecke

Eine mißbräuchliche Verwendung der Druckgasbehälter sowie eine Füllung durch den Verbraucher ist nicht statthaft. Nur Originalabfüllungen der Hersteller dürfen für medizinische Zwecke verwendet werden.

Rauminhalt und Fülldruck sind auf der Flaschenschulter eingeprägt.

Umrechnungsfaktor: 1 bar = 10^5 Pa.

6 Packungsbeilage

Nach § 11 AMG, insbesondere:

6.1 Stoff- oder Indikationsgruppe

Inhalationsgas.

6.2 Anwendungsgebiete

Eine Sauerstoffbehandlung ist angezeigt bei Zuständen einer Sauerstoffverknappung (Hypoxie oder Hypoxämie), die verschiedene Ursachen haben kann:

- Störungen der Lungenbelüftung aufgrund einer Einengung der Atemwege (Laryngospasmus, Bronchospasmus) oder aufgrund zentralnervöser bzw. neuromuskulärer Störungen der Atmungsregulation
- Störungen der Belüftung oder Durchströmung der Lungen aufgrund von krankhaften Veränderungen des Lungengewebes (z.B. Fibrose, akut respiratorische Insuffizienz, Atelektasen, Lungenödem, Asthma, Bronchiolitis, Emphysem)
- Herz-Kreislauf-Erkrankungen
- akute Blutarmut (Anämie oder Hämolyse)
- Vergiftungssymptome (z.B. Cyanid-, Kohlenmonoxidvergiftung)
- Schockzustände
- Dekompressionskrankheit (Taucherkrankheit).

In der Anästhesie wird Sauerstoff auch im Gemisch mit Narkosegasen angewandt. Dabei dient der Sauerstoffanteil (mind. 25 %) als Träger und zur Vermeidung einer Sauerstoffunterversorgung.

6.3 Gegenanzeigen

Eine Sauerstofftherapie darf nur unter besonderer Vorsicht durchgeführt werden bei

- Patienten im hohen Alter
- Fettsucht
- gleichzeitiger ACTH- oder Glukokortikoid-Behandlung
- Patienten mit hoher Kohlendioxid-Konzentration im arteriellen (sauerstoffreichen) Blut
- Vergiftungen mit Substanzen, die die Atemtätigkeit herabsetzen
- Störungen der Atemkontrolle im Zentralnervensystem
- Fieber.

Die Anwendung einer reinen Sauerstoffbehandlung sollte bei akuter Atemschwäche (respiratorische Insuffizienz auf der Basis einer chronischen, obstruktiven Emphysembronchitis) wegen der drohenden Abnahme der Lungenbelüftung nicht durchgeführt werden.

Anwendung in Schwangerschaft und Stillzeit:

Über die allgemeinen Gegenanzeigen hinausgehende Angaben sind nicht erforderlich.

6.4 Wechselwirkungen mit anderen Mitteln

Keine bekannt.

6.5 Dosierungsanleitung, Art und Dauer der Anwendung

Soweit nicht anders verordnet, gelten folgende Empfehlungen:

Die Behandlung mit Sauerstoff kann mit Hilfe verschiedener Beatmungsverfahren vorgenommen werden

- durch einen Nasenkatheter
- einen Nasopharyngealkatheter
- einen endotrachealen, tracheostomen Tubus
- eine Maske (z.B. Plastik-, Gummimaske, Venturi-Maske mit fixer Dosierung)
- ein Gesichtszelt
- ein Sauerstoffzelt
- ein transportables Atemgerät mit Maske.

Für die Durchführung der Beatmung sollte die Sauerstoffzufuhr mengenmäßig individuell eingestellt werden, um Vergiftungserscheinungen zu vermeiden. Der Volumenanteil von Sauerstoff sollte, durch wiederholte Messungen des Sauerstoffgehaltes im arteriellen (sauerstoffreichen) Blut kontrolliert, nur soweit erhöht werden, daß eine ausreichende Sauerstoffsättigung erreicht wird (Partialdruck 75 ± 10 mm Hg).

Im Regelfall sollte die Sauerstoffkonzentration des Atemgases unter 60 % (450 mm Hg) liegen.

Es ist dafür zu sorgen, daß eine ausreichende Befeuchtung und Temperatur des zugeführten Gases garantiert sind. Eine Sauerstoffbehandlung mit Überdruck bedarf sorgfältiger ärztlicher Überwachung.

Bei Anwendung hoher Sauerstoffdrücke wird zunehmend der Stickstoff aus den Lungenbläschen (Lungenalveolen) gewaschen. Um der Gefahr verminderter Lungenbelüftung (infolge von Absorptionsatelektasen) vorzubeugen, wird empfohlen, dem Atemgas 5 bis 10 % Stickstoff beizumischen.

Bei Neugeborenen sollte die Sauerstoffkonzentration nicht über 40% ansteigen, um Risiken eines Schadens der Augenlinse oder eines Zusammenbruchs der Lungenfunktion zu vermeiden.

Die Gefahr des Auftretens von Hirnschäden infolge einer Sauerstoffunterversorgung ist bei arteriellen Sauerstoffdrücken von weniger als 40 mmHg gegeben.

Für eine Langzeitbehandlung bei chronisch obstruktiver Lungenerkrankung wird eine Sauerstoffkonzentration von 35 % gut vertragen.

6.6 Hinweise für den Fall der Überdosierung

Maßnahmen nach dem Auftreten von Überdosierungserscheinungen:

Sofortige Unterbrechung der Inhalation, bzw. bei hyperbarer Anwendung muß der Sauerstoffdruck sofort vermindert werden. Behandlung der Krämpfe mit krampflösenden Mitteln und Beruhigungsmitteln (z.B. können 5 bis 10 mg Diazepam über intravenöse Injektion gegeben werden).

6.7 Nebenwirkungen

Unter Beachtung der Gegenanzeigen sind Nebenwirkungen bei Anwendung mit normalem Sauerstoffdruck nicht zu erwarten. Bei der Sauerstoffbeatmung von Patienten mit verminderter Lungenbelüftung kann es zu einem raschen Anstieg der Kohlendioxid-Werte kommen.

Bei einer Behandlung mit 50%igem Sauerstoff bis zu 7 Tagen sind keine klinisch bedeutenden Symptome beobachtet worden. 100%iger Sauerstoff über 24 Stunden verabreicht, führt jedoch zu zellulären und funktionalen Schädigungen der Lunge (Zellveränderungen des Alveolarepithels, Sekreteindickung, Einschränkung der Ziliarbewegung, Atelektasen sowie Veränderung des Minutenvolumens, Kohlendioxidretention und pulmonale Vasodilatation).

Das bedeutet, daß in der Regel bei einer Behandlung mit 1 Atmosphäre Überdruck über längere Zeit oder bei noch höheren Sauerstoffdrücken in der Atmungsluft nach einer kurzen Behandlung mit Vergiftungserscheinungen (Hypoventilation, Azidose bis zur Entwicklung eines Lungenödems) zu rechnen ist. Dabei ist zu beachten, daß eine zu rasche Verminderung des Teildruckes eine lebensgefährliche Sauerstoffunterversorgung (Hypoxämie) herbeiführen kann.

Bei Neugeborenen kann eine lang anhaltende und hoch konzentrierte (mehr als 40 %) Sauerstoffbehandlung eine zur Erblindung führende Augenlinsenschädigung (retrolentale Fibroplasie) verursachen. Darüber hinaus besteht die Gefahr des Auftretens von Blutungen (pulmonale Hämorrhagien), Zell- und/oder Funktionsstörungen in der Lunge (fokalen Atelektasen sowie hyalinen Membranschäden mit diffuser Lungenfibrose). Um die Entwicklung eines solchen Zusammenbruchs der Lungenfunktion (bronchopulmonale Dysplasie) zu vermeiden, ist es unerläßlich, während der Behandlung wiederholt den Sauerstoffdruck im arteriellen (sauerstoffreichen) Blut zu überprüfen.

6.8 Hinweise

Druckbehälter für Sauerstoff dürfen zur Reinigung nicht mit toxischen, schlafinduzierenden, zur Narkose führenden oder den Respirationstrakt bei der Anwendung reizenden Substanzen behandelt werden.

Bei Lagerung und Verwendung von Sauerstoff sind insbesondere die Unfallverhütungsvorschrift VBG 62 und die Druckbehälterverordnung mit den Technischen Regeln Druckgase (TRG) zu beachten.

Stahlflasche vor Wärmeeinwirkung schützen; gegen Umfallen sichern. Nicht in Treppenhäusern, Fluren, Durchgängen und Verbrauchsräumen lagern. Insbesondere ist die TRG Nr. 280 zu beachten.

Nur für Sauerstoff zugelassene Armaturen verwenden; alle Leitungen und Armaturen sind öl- und fettfrei zu halten.

Eine mißbräuchliche Verwendung der Druckgasbehälter sowie eine Füllung durch den Verbraucher ist nicht statthaft. Nur Originalabfüllungen der Hersteller dürfen für medizinische Zwecke verwendet werden.

Rauminhalt und Fülldruck sind auf der Flaschenschulter eingeprägt.

Umrechnungsfaktor: 1 bar = 10^5 Pa.

7 Fachinformation

Nach § 11 a AMG, insbesondere:

7.1 Verschreibungsstatus/Apothekenpflicht

7.2 Stoff- oder Indikationsgruppe

Inhalationsgas.

7.3 Anwendungsgebiete

Eine Sauerstoffbehandlung ist angezeigt bei hypoxischen oder hypoxämischen Zuständen, die verschiedene Ursachen haben können:

- Ventilationsstörungen aufgrund einer Einengung der Atemwege (Laryngospasmus, Bronchospasmus) oder wegen zentralnervöser bzw. neuromuskulärer Störungen der Atmungsregulation
- Ventilations- oder Perfusionsstörungen aufgrund von pathologischen Veränderungen des Lungengewebes z.B. Fibrose, akut respiratorische Insuffizienz, Atelektasen, Lungenödem, Asthma, Bronchiolitis, Emphysem
- kardiovaskuläre Erkrankungen
- akute Anämie oder Hämolyse
- Vergiftungssymptome (z.B. Cyanid-, Kohlenmonoxidvergiftung)
- Schockzustände
- Dekompressionskrankheit.

In der Anästhesie wird Sauerstoff auch im Gemisch mit Anästhetika angewandt. Dabei dient der Sauerstoffanteil (mind. 25 %) als Vehikel zur Vermeidung von hypoxämischen Blutgaswerten.

7.4 Gegenanzeigen

Eine Sauerstofftherapie darf nur unter besonderer Vorsicht durchgeführt werden bei

- Patienten im hohen Alter
- Adipositas
- gleichzeitiger ACTH- oder Glukokortikoid-Behandlung

- Patienten mit hoher arterieller CO_2-Konzentration
- Vergiftungen mit Substanzen, die atemdepressiv wirken
- zentralnervösen Störungen der Respirationskontrolle
- Fieber.

Die Anwendung einer reinen Sauerstoffbehandlung ist bei akuter respiratorischer Insuffizienz auf der Basis einer chronischen, obstruktiven Emphysembronchitis wegen der drohenden Hypoventilation kontraindiziert.

Anwendung in Schwangerschaft und Stillzeit:

Über die allgemeinen Gegenanzeigen hinausgehende Angaben sind nicht erforderlich.

7.5 Nebenwirkungen

Unter Beachtung der Gegenanzeigen sind Nebenwirkungen bei Anwendung mit normalem Sauerstoffdruck nicht zu erwarten. Bei der Sauerstoffbeatmung von Patienten mit verminderter Ventilation kann es zu einem raschen Anstieg der CO_2-Werte kommen.

Bei einer Behandlung mit 50%igem Sauerstoff bis zu 7 Tagen sind keine klinisch bedeutenden Symptome beobachtet worden. 100%iger Sauerstoff über 24 Stunden verabreicht, führt jedoch zu Zellveränderungen des Alveolarepithels, zur Sekreteindickung, Einschränkung der Ziliarbewegung, Atelektasen sowie Veränderung des Minutenvolumens, Kohlendioxidretention und pulmonaler Vasodilatation.

Das bedeutet, daß in der Regel bei einer Behandlung mit 1 Atmosphäre Überdruck über längere Zeit oder bei noch höheren inspiratorischen Sauerstoffdrücken nach einer kurzen Behandlung mit Intoxikationserscheinungen (Hypoventilation, Azidose bis zur Entwicklung eines Lungenödems) zu rechnen ist. Dabei ist zu beachten, daß eine zu rasche Verminderung des Teildruckes eine lebensgefährliche Hypoxämie herbeiführen kann.

Bei Neugeborenen kann eine lang anhaltende und hoch konzentrierte Sauerstoffbehandlung (mehr als 40%) eine retrolentale Fibroplasie verursachen. Darüber hinaus besteht die Gefahr des Auftretens von pulmonalen Hämorrhagien, fokalen Atelektasen sowie hyalinen Membranschäden mit diffuser Lungenfibrose. Um die Entwicklung eines solchen Lungenkollapses (bronchopulmonale Dysplasie) zu vermeiden, ist es unerläßlich, während der Behandlung wiederholt den arteriellen Sauerstoffdruck zu überprüfen.

7.6 Wechselwirkungen mit anderen Mitteln

Keine bekannt.

7.7 Warnhinweise

Keine.

7.8 Wichtigste Imkompatibilitäten

Keine bekannt.

7.9 Dosierung mit Einzel- und Tagesgaben, Art und Dauer der Anwendung

Die Behandlung mit Sauerstoff kann durchgeführt werden mit Hilfe
- eines Nasenkatheters
- eines Nasopharyngealkatheters
- eines endotrachealen, tracheostomen Tubus
- einer Maske (z.B. Plastik-, Gummimaske, Venturi-Maske mit fixer Dosierung)
- eines Gesichtszeltes
- eines Sauerstoffzeltes
- eines transportablen Atemgerätes mit Maske.

Für die Durchführung der Beatmung sollte die Sauerstoffzufuhr mengenmäßig individuell titriert werden, um Vergiftungserscheinungen zu vermeiden. Der Sauerstoffpartialdruck sollte, durch wiederholte Messungen des arteriellen Sauerstoffgehaltes kontrolliert, nur soweit erhöht werden, daß eine ausreichende Sauerstoffsättigung erreicht wird (Partialdruck 75 ± 10 mmHg). Im Regelfall sollte die Sauerstoffkonzentration des Inspirationsgases unter 60 % (450 mmHg) liegen.

Es ist dafür zu sorgen, daß eine ausreichende Befeuchtung und Temperatur des zugeführten Gases garantiert sind. Eine hyperbare Sauerstofftherapie bedarf sorgfältiger ärztlicher Überwachung.

Bei Anwendung hoher Sauerstoffdrücke wird zunehmend der Stickstoff aus den Lungenalveolen gewaschen. Um der Gefahr von Absorptionsatelektasen vorzubeugen, wird empfohlen, dem Atemgas 5 bis 10 % Stickstoff beizumischen.

Bei Neugeborenen sollte die Sauerstoffkonzentration nicht über 40 % ansteigen, um Risiken eines Retinaschadens oder Lungenkollapses zu vermeiden.

Die Gefahr der Inzidenz von hypoxiebedingten Hirnschäden ist bei O_2-Partialdruckwerten von weniger als 40 mmHg gegeben.

Für eine Langzeitbehandlung bei chronisch obstruktiver Lungenerkrankung wird eine Sauerstoffkonzentration von 35 % gut vertragen.

7.10 Notfallmaßnahmen, Symptome, Gegenmittel

Mit dem Auftreten von Vergiftungserscheinungen durch Sauerstoff muß jenseits des doppelten Wertes der normalen O_2-Konzentration in der Luft (20,9 %) gerechnet werden.

Die Behandlung mit hyperbarem Sauerstoff (1 bis 3 atü) führt rascher in den toxischen Bereich und darf daher nur für kurze Zeit unter Kontrolle durchgeführt werden.

Eine Sauerstoffintoxikation kann infolge einer akuten hyperbaren oder chronischen isobaren Applikation auftreten.

Typische Symptome einer Intoxikation nach einer akuten hyperbaren Applikation sind:

Gesichtsblässe, Schweißausbruch, bronchiale Reizsymptome (Husten), Schwindel, Erbrechen, Sehschwäche bis Sehverlust, akustische Halluzinationen, Hypothermie, Oberbauchdruck, Lungenfunktionsstörungen (Kongestion, Atelektasen, Bronchitis, interstitielles oder alveoläres Ödem, Pneumonie), Bradykardie, Synkopen, Schläfrigkeit, Bewußtlosigkeit, Tod.

Auch Anzeichen von Krämpfen können auftreten, die sich zunächst in Zuckungen der Gesichts- und Halsmuskeln äußern und in epileptiforme Konvulsionen übergehen können. Sie können von oberflächlicher Atmung und Herzarrhythmien begleitet sein und zum Koma führen. Dabei kann es zu persistierenden neurologischen Ausfällen kommen.

Typische Symptome einer Intoxikation chronischer isobarer Behandlung sind:

Das Auftreten einer kapillären Stase, wonach sich später eine Hepatisation der Lunge mit Atelektasen, interstitiellem Ödem, epithelialer Hyperplasie bzw. Fibrose entwickeln kann.

Maßnahmen nach dem Auftreten von Intoxikationserscheinungen sind:

Sofortige Unterbrechung der Inhalation, bzw. bei hyperbarer Anwendung muß der Sauerstoffdruck sofort vermindert werden. Behandlung der Krämpfe mit Antikonvulsiva, Sedativa (z.B. 5 bis 10 mg Diazepam i.v. gegeben).

7.11 Pharmakologische und toxikologische Eigenschaften, Pharmakokinetik, Bioverfügbarkeit, soweit diese Angaben für die therapeutische Verwendung erforderlich sind.

7.11.1 Pharmakologische Eigenschaften

Sauerstoff ist ein Bestandteil der Luft und ist für die Aufrechterhaltung von Lebensfunktionen notwendig. Im Überangebot erweist er sich jedoch u.a. als zelltoxisch aufgrund der Hemmung von Oxydationsenzymen, die Sulfhydrylgruppen enthalten sowie aufgrund der Produktion von hochreaktiven Sauerstoffradikal-Molekülen.

Besonders empfindlich gegenüber einem Überangebot von Sauerstoff ist die Epithelzellschicht in den Alveolarzellen. Deren Zerstörung verursacht eine alveolokapilläre Diffusionsstörung, Atelektasen und führt u.a. zum Lungenödem und Pneumonie.

Die Sauerstoffkonzentration wird von den Chemorezeptoren in der Aorta und im Glomus caroticum festgestellt und an das Regelzentrum in der Medulla weitergeleitet. Die Auswirkungen von Sauerstoff auf das Kardiovaskularsystem sind in der Regel gering: der Blutdruck bleibt stabil, die hypoxiebedingte pulmonale Hypotension nimmt ab.

7.11.2 Toxikologische Eigenschaften

Keine Angaben notwendig.

7.11.3 Pharmakokinetik

Sauerstoff wird mit der Atmungsluft in den Atemtrakt aufgenommen und gelangt aufgrund verschiedener Partialdruckgradienten bis zum Gewebe bzw. den energieliefernden Zellorganellen. Der größte Sauerstoffanteil wird chemisch im Blut an Hämoglobin gebunden (20 ml/dl). Ein wesentlich kleinerer Anteil wird physikalisch gelöst (0,3 ml/dl). Die Sauerstoffspannung sinkt vom alveolaren zum gemischt-venösen Blut von ca. 70 bis 90 mmHg bis 36 mmHg bei normaler Atmungsluft (20,9 %). Ein arterieller O_2-Partialdruckwert unter 40 mmHg ist lebensbedrohlich.

Durch hyperbare Sauerstoffbehandlung läßt sich der gelöste Anteil im Blut enorm steigern (bis zu 7 ml/dl), jedoch stehen die Schäden durch eine bronchopulmonale Dysplasie der Anwendung in der Regel entgegen.

7.12 Sonstige Hinweise

Druckbehälter für Sauerstoff dürfen zur Reinigung nicht mit toxischen, schlafinduzierenden, zur Narkose führenden oder den Respirationstrakt bei der Anwendung reizenden Substanzen behandelt werden.

7.13 Besondere Lager- und Aufbewahrungshinweise

Bei Lagerung und Verwendung von Sauerstoff sind insbesondere die Unfallverhütungsvorschrift VBG 62 und die Druckbehälterverordnung mit den Technischen Regeln Druckgase (TRG) zu beachten.

Stahlflasche vor Wärmeeinwirkung schützen; gegen Umfallen sichern. Nicht in Treppenhäusern, Fluren, Durchgängen und Verbrauchsräumen lagern. Insbesondere ist die TRG Nr. 280 zu beachten.

Nur für Sauerstoff zugelassene Armaturen verwenden; alle Leitungen und Armaturen sind öl- und fettfrei zu halten.

Eine mißbräuchliche Verwendung der Druckgasbehälter sowie eine Füllung durch den Verbraucher ist nicht statthaft. Nur Originalabfüllungen der Hersteller dürfen für medizinische Zwecke verwendet werden.

Schachtelhalmkraut

1 **Bezeichnung des Fertigarzneimittels**

Schachtelhalmkraut

2 **Darreichungsform**

Tee

3 **Eigenschaften und Prüfungen**

Haltbarkeit:

Die Dauer der Haltbarkeit in den Behältnissen nach 4 beträgt 3 Jahre.

4 **Behältnisse**

Geklebte Blockbodenbeutel bzw. Seitenfaltenbeutel aus einseitig glattem, gebleichtem Natronkraftpapier 50 g/m^2, gefüttert mit gebleichtem Pergamyn 40 g/m^2.

5 **Kennzeichnung**

Nach § 10 AMG, insbesondere:

5.1 Zulassungsnummer

1239.99.99

5.2 Art der Anwendung

Zum Trinken und für Umschläge nach Bereitung eines Teeaufgusses.

5.3 Hinweis

Vor Licht und Feuchtigkeit geschützt lagern.

6 **Packungsbeilage**

Nach § 11 AMG, insbesondere:

6.1 Stoff- oder Indikationsgruppe

Pflanzliches Mittel bei Harnwegserkrankungen.

6.2 Anwendungsgebiete

Innerliche Anwendung bei:

bestehenden und nach Verletzung aufgetretenen Ödemen; zur Durchspülung der ableitenden Harnwege und bei Nierengrieß

Äußerliche Anwendung bei:
unterstützender Behandlung schlecht heilender Wunden.

6.3 Gegenanzeigen

Keine bekannt.

Hinweis:
Bei Wasseransammlungen (Ödemen) infolge eingeschränkter Herz- oder Nierentätigkeit ist eine Durchspülungstherapie nicht angezeigt.

6.4 Wechselwirkungen mit anderen Mitteln

Keine bekannt.

6.5 Dosierungsanleitung und Art der Anwendung

Soweit nicht anders verordnet, wird 3mal täglich eine Tasse des wie folgt bereiteten Teeaufgusses getrunken:

2 Teelöffel voll (ca. 2 g) Schachtelhalmkraut oder die entsprechende Menge in einem oder mehreren Aufgußbeutel(n) werden mit siedendem Wasser (ca. 150 ml) übergossen und nach etwa 10 bis 15 Minuten gegebenenfalls durch ein Teesieb gegeben.

Hinweis:
Auf zusätzliche reichliche Flüssigkeitszufuhr ist zu achten.

Für die Bereitung von Umschlägen werden 10 g Schachtelhalmkraut auf 1 l Wasser eingesetzt.

6.6 Dauer der Anwendung

Bei akuten Beschwerden, die länger als eine Woche andauern oder periodisch wiederkehren, wird die Rücksprache mit einem Arzt empfohlen.

6.7 Nebenwirkungen

Keine bekannt

6.8 Hinweis

Vor Licht und Feuchtigkeit geschützt aufbewahren.

Schafgarbenkraut

1 **Bezeichnung des Fertigarzneimittels**

Schafgarbenkraut

2 **Darreichungsform**

Tee

3. **Eigenschaften und Prüfungen**

Haltbarkeit:

Die Haltbarkeit in den Behältnissen nach 4 beträgt 3 Jahre.

4 **Behältnisse**

Geklebte Blockbodenbeutel bzw. Seitenfaltenbeutel aus einseitig glattem, gebleichtem Natronkraftpapier 50 g/m^2, gefüttert mit gebleichtem Pergamyn 40 g/m^2.

5 **Kennzeichnung**

Nach § 10 AMG, insbesondere:

5.1 Zulassungsnummer

1249.99.99

5.2 Art der Anwendung

Zum Trinken nach Bereitung eines Teeaufgusses und zur Bereitung von Sitzbädern.

5.3 Hinweis

Vor Licht und Feuchtigkeit geschützt lagern.

6 **Packungsbeilage**

Nach § 11 AMG, insbesondere:

6.1 Stoff- oder Indikationsgruppe

Pflanzliches Arzneimittel bei Verdauungsbeschwerden und zur Appetitanregung. Als Badezusatz.

6.2 Anwendungsgebiete

Innerliche Anwendung bei:

Appetitlosigkeit; Verdauungsstörungen wie leichten, krampfartigen Beschwerden im Magen-Darm-Bereich.

Sitzbäder bei:

schmerzhaften Krampfzuständen psychovegetativen Ursprungs im kleinen Becken der Frau (Pelvipathia vegetativa).

Hinweis:

Bei Beschwerden, die länger als 1 Woche andauern oder periodisch wiederkehren, sollte an Arzt aufgesucht werden.

6.3 Gegenanzeigen

Überempfindlichkeit gegen Schafgarbe und andere Korbblütler, z. B. Arnika, Kamille, Ringelblumen.

6.4 Vorsichtsmaßnahmen für die Anwendung und Warnhinweise

Zur Anwendung von Schafgarbenkraut in Schwangerschaft und Stillzeit sowie bei Kindern unter 12 Jahren liegen keine ausreichenden Untersuchungen vor. Zubereitungen aus Schafgarbenkraut sollen von diesem Personenkreis daher nicht angewendet werden.

6.5 Wechselwirkungen mit anderen Mitteln

Keine bekannt.

6.6 Dosierungsanleitung und Art der Anwendung

Soweit nicht anders verordnet, wird 3-mal täglich zur Appetitanregung jeweils eine halbe Stunde vor den Mahlzeiten, bei Verdauungsbeschwerden nach den Mahlzeiten eine Tasse des wie folgt bereiteten Teeaufgusses getrunken:

1 Teelöffel voll (ca. 1,5 g) Schafgarbenkraut oder die entsprechende Menge in einem oder mehreren Aufgussbeutel(n) wird mit siedendem Wasser (ca. 150 ml) übergossen und nach etwa 10 bis 15 Minuten gegebenenfalls durch ein Teesieb gegeben.

Für Sitzbäder werden 100 g Schafgarbenkraut auf 20 l Wasser eingesetzt.

6.7 Nebenwirkungen

Keine bekannt.

6.8 Hinweis

Vor Licht und Feuchtigkeit geschützt aufbewahren.

Schlüsselblumenblüten

1 **Bezeichnung des Fertigarzneimittels**

Schlüsselblumenblüten

2 **Darreichungsform**

Tee

3 **Eigenschaften und Prüfungen**

3.1 Qualitätsvorschrift

Die Droge muss der Monographie „Schlüsselblumenblüten" des Deutschen Arzneimittel-Codex (DAC) in der jeweils gültigen Fassung entsprechen.

3.2 Haltbarkeit

Die Haltbarkeit in den Behältern nach 4 beträgt 3 Jahre.

4 **Behältnisse**

Geklebte Blockbodenbeutel bzw. Seitenfaltenbeutel aus einseitig glattem, gebleichtem Natronkraftpapier 50 g/m^2, gefüttert mit gebleichtem Pergamyn 40 g/m^2.

5 **Kennzeichnung**

Nach § 10 AMG, insbesondere:

5.1 Zulassungsnummer

1659.99.99

5.2 Art der Anwendung

Zum Trinken nach Bereitung eines Teeaufgusses.

5.3 Hinweis

Vor Licht und Feuchtigkeit geschützt lagern.

6 **Packungsbeilage**

Nach § 11 AMG, insbesondere:

6.1 Stoff- oder Indikationsgruppe

Pflanzliches Arzneimittel bei katarrhalischen Erkrankungen der oberen Atemwege.

6.2 Anwendungsgebiete

Katarrhe der Atemwege.

2   Schlüsselblumenblüten

Hinweis:

Bei Beschwerden, die länger als 3 Tage anhalten, bei Atemnot, Fieber oder eitrigem oder blutigem Auswurf sollte ein Arzt aufgesucht werden.

6.3   Gegenanzeigen

Bekannte Allergie gegen Primeln.

6.4   Vorsichtsmaßnahmen für die Anwendung und Warnhinweise

Zur Anwendung von Schlüsselblumenblüten in Schwangerschaft und Stillzeit sowie bei Kindern unter 12 Jahren liegen keine ausreichenden Untersuchungen vor. Teeaufgüsse aus Schlüsselblumenblüten sollen daher von diesem Personenkreis nicht getrunken werden.

6.5   Wechselwirkungen mit anderen Mitteln

Keine bekannt.

6.6   Dosierungsanleitung und Art der Anwendung

Soweit nicht anders verordnet, wird 2- bis 3-mal täglich eine Tasse des wie folgt bereiteten Teeaufgusses getrunken:

1 Teelöffel voll (ca. 1,3 g) Schlüsselblumenblüten oder die entsprechende Menge in einem oder mehreren Aufgussbeutel(n) wird mit siedendem Wasser (ca. 150 ml) übergossen, und nach etwa 10 bis 15 Minuten gegebenenfalls durch ein Teesieb gegeben.

6.7   Nebenwirkungen

Vereinzelt können Magenbeschwerden und Übelkeit auftreten.

6.8   Hinweis

Vor Licht und Feuchtigkeit geschützt aufbewahren.

Monographien-Kommentar

Schlüsselblumenblüten

Stammpflanzen

Die Arzneiprimel oder Duftende Schlüsselblume, Primula veris L. emend. HUDS. (Primulaceae) ist eine ausdauernde krautige Pflanze, die auf sonnigen Wiesen und in lichten Waldstellen Europas und Asiens vorkommt. Der bis 20 cm hohe Blütenschaft trägt eine Dolde, die Einzelblüten besitzen eine dottergelbe Farbe, im Schlund der Kronröhre findet man fünf orangefarbene Flecken.

Die Hohe Schlüsselblume, Primula elatior (L.) HILL. wird bis 30 cm hoch und kommt vorwiegend auf feuchten, schattigen Stellen, Wiesen- und Waldrändern Europas und Asiens vor. Die Blüten sind schwefelgelb, geruchlos, der Schlund ist nicht gefleckt.

Droge

Die Blüten müssen rasch getrocknet werden, damit sie sich nicht verfärben. Drogenimporte stammen aus osteuropäischen Ländern.

Inhaltsstoffe

Primelblüten enthalten (nur in den Kelchblättern lokalisierte) Saponine vom Typ der Triterpene. Flavonoide, besonders Gossypetin sowie Kämpferol- und Quercetinderivate [1, 2]. Die gelbe Farbe der Blüten beruht hauptsächlich auf deren Gehalt an Carotinoiden, besonders den Derivaten des Xanthophylls [3].

Prüfung auf Identität

Der methanolische Extrakt der Droge gibt mit H_2SO_4 Rotfärbung auf Grund des Gehaltes an Carotinoiden und Flavonoiden. Das DC des methanolischen Drogenauszuges liefert ein „fingerprint"-Chromatogramm, wobei sowohl Flavonoide als auch Carotinoide nach Besprühen mit Vanillin-$SbCl_3$-Lösung fluoreszierende bzw. im Tageslicht gefärbte Zonen ergeben; eine Zuordnung erfolgt allerdings nicht.

Prüfung auf Reinheit, fremde Bestandteile

Verfälschungen der Droge kommen sehr selten vor. Die Verfärbung nach grün läßt sich nur durch strengen Ausschluß von Feuchtigkeit und durch Lichtschutz verzögern.

[1] C. Petitjean-Freytet, A. Carnat und J. L. Lamaison, Plantes Med. Phytother. **26,** 27 (1993).
[2] J. B. Harborne; Phytochemistry **7,** 1215 (1968).
[3] M. Pöhm; Sci. Pharm. **51,** 340 (1983).

M. Wichtl

Sennesblätter

1 **Bezeichnung des Fertigarzneimittels**

Sennesblätter

2 **Darreichungsform**

Tee

3 **Eigenschaften und Prüfungen**

Haltbarkeit

Die Haltbarkeit in den Behältnissen nach 4 beträgt 3 Jahre.

4 **Behältnisse**

Geklebte Blockbodenbeutel bzw. Seitenfaltenbeutel aus einseitig glattem, gebleichtem Natronkraftpapier 50 g/m^2, gefüttert mit gebleichtem Pergamyn 40 g/m^2.

Die Packungsgrößen sind entsprechend den Angaben zur Dosierungsanleitung und zur Dauer der Anwendung therapiegerecht festzulegen.

5 **Kennzeichnung**

Nach § 10 AMG, insbesondere:

5.1 Zulassungsnummer

7399.99.99

5.2 Art der Anwendung

Zum Trinken nach Bereitung eines Teeaufgusses.

5.3 Hinweise

Apothekenpflichtig.

Vor Licht und Feuchtigkeit geschützt lagern.

6 **Packungsbeilage**

Nach § 11 AMG, insbesondere:

6.1 Stoff- oder Indikationsgruppe

Pflanzliches stimulierendes Abführmittel.

6.2 Anwendungsgebiete

Zur kurzfristigen Anwendung bei Verstopfung (Obstipation).

6.3 Gegenanzeigen

Wann dürfen Sie Sennesblättertee nicht trinken?

Teeaufgüsse aus Sennesblättern dürfen bei Darmverschluß, akut-entzündlichen Erkrankungen des Darmes, z. B. bei Morbus Crohn, Colitis ulcerosa oder Blinddarmentzündung, bei Bauchschmerzen unbekannter Ursache sowie bei schwerem Flüssigkeitsmangel im Körper mit Wasser- und Salzverlusten nicht getrunken werden.

Was müssen Sie in der Schwangerschaft und Stillzeit beachten?

Teeaufgüsse aus Sennesblättern dürfen wegen unzureichender toxikologischer Untersuchungen in der Schwangerschaft und Stillzeit nicht getrunken werden.

Was ist bei Kindern und älteren Menschen zu berücksichtigen?

Kinder unter 10 Jahren dürfen Teeaufgüsse aus Sennesblättern nicht trinken.

6.4 Vorsichtsmaßnahmen für die Anwendung und Warnhinweise

Welche Vorsichtsmaßnahmen müssen beachtet werden?

Eine über die kurzdauernde Anwendung hinausgehende Einnahme stimulierender Abführmittel kann zu einer Verstärkung der Darmträgheit führen.

Sennesblätter sollten nur dann eingesetzt werden, wenn die Verstopfung durch eine Ernährungsumstellung oder durch Quellstoffpräparate nicht zu beheben ist.

Hinweis:

Bei inkontinenten Erwachsenen sollte beim Trinken von Teeaufgüssen aus Sennesblättern ein längerer Hautkontakt mit dem Kot durch Wechseln der Vorlage vermieden werden.

6.5 Wechselwirkungen mit anderen Mitteln

Welche anderen Arzneimittel beeinflussen die Wirkung von Sennesblättern?

Bei andauerndem Gebrauch oder bei Mißbrauch ist durch Kaliummangel eine Verstärkung der Wirkung bestimmter, den Herzmuskel stärkender Arzneimittel (Herzglykoside) sowie eine Beeinflussung der Wirkung von Mitteln gegen Herzrhythmusstörungen möglich. Die Kaliumverluste können durch gleichzeitige Anwendung von bestimmten Arzneimitteln, die die Harnausscheidung steigern (Saluretika), von Cortison und cortisonähnlichen Substanzen (Nebennierenrindensteroide) oder Süßholzwurzel verstärkt werden.

Beachten Sie bitte, daß diese Angaben auch für vor kurzem angewandte Arzneimittel gelten können.

6.6 Dosierungsanleitung, Art und Dauer der Anwendung

Die folgenden Angaben gelten, soweit Ihnen Ihr Arzt Sennesblätter nicht anders verordnet hat. Bitte halten Sie sich an die Anwendungsvorschriften, da die Teeaufgüsse aus Sennesblättern sonst nicht richtig wirken können!

Wieviel von Sennesblättertee und wie oft sollten Sie Sennesblättertee trinken?

Erwachsene und Kinder ab 10 Jahren trinken 2mal täglich 1 Tasse eines wie folgt bereiteten Teeaufgusses:

Etwa ½ Teelöffel voll (ca. 0,75 g) Sennesblätter oder die entsprechende Menge in einem Aufgußbeutel wird mit siedendem Wasser (ca. 150 ml) übergossen. Nach etwa 10 bis 15 Minuten wird die Flüssigkeit gegebenenfalls durch ein Teesieb abgegossen.

Die individuell richtige Dosierung ist die geringste, die erforderlich ist, um einen weich geformten Stuhl zu erhalten. Dazu kann gegebenenfalls 1 Tasse Teeaufguß bereits ausreichen.

Wann sollten Sie Sennesblättertee trinken?

Sie sollten den Teeaufguß möglichst abends vor dem Schlafengehen trinken. Die Wirkung tritt normalerweise nach 8–12 Stunden ein.

Wie lange sollten Sie Sennesblättertee anwenden?

Das stimulierende Abführmittel Sennesblättertee darf ohne ärztlichen Rat nicht über einen längeren Zeitraum (mehr als 1–2 Wochen) angewendet werden.

6.7 Überdosierung und andere Anwendungsfehler

Was ist zu tun, wenn Sennesblättertee in zu großen Mengen getrunken wurde?

Bei versehentlicher oder beabsichtigter Überdosierung können schmerzhafte Darmkrämpfe und schwere Durchfälle mit Folge von Wasser- und Salzverlusten sowie eventuell starke Magen-Darm-Beschwerden auftreten. Bei Überdosierung benachrichtigen Sie bitte umgehend einen Arzt. Er wird entscheiden, welche Gegenmaßnahmen (z. B. Zuführung von Flüssigkeit und Salzen) gegebenenfalls erforderlich sind.

Was müssen Sie beachten, wenn Sie zuwenig Sennesblättertee getrunken oder eine Anwendung vergessen haben?

Holen Sie die vergessene Anwendung nicht nach, sondern führen Sie in einem solchen Fall die Anwendung wie ursprünglich vorgesehen fort.

6.8 Nebenwirkungen

Welche Nebenwirkungen können nach der Anwendung von Sennesblättertee auftreten?

In Einzelfällen können krampfartige Magen-Darm-Beschwerden auftreten. In diesen Fällen ist eine Dosisreduktion erforderlich.

Durch Abbauprodukte kann es zu einer intensiven Gelbfärbung oder rotbraunen Verfärbung des Harns kommen, die aber vorübergehend und harmlos ist.

Bei andauerndem Gebrauch oder Mißbrauch können auftreten:

- erhöhter Verlust von Wasser und Salzen (Elektrolytverluste), insbesondere Kaliumverluste. Der Kaliumverlust kann zu Störungen der Herzfunktion und zu Muskelschwäche führen, insbesondere bei gleichzeitiger Einnahme von Herzglykosiden (den Herzmuskel stärkende Arzneimittel), Saluretika (harntreibende Arzneimittel) und Cortison und cortisonähnlichen Substanzen (Nebennierenrindensteroide).
- Ausscheidung von Eiweiß und roten Blutkörperchen im Harn.

– Pigmenteinlagerung in die Darmschleimhaut (Pseudomelanosis coli). Diese Einlagerung ist harmlos und bildet sich normalerweise nach dem Absetzen von Sennesblättertee zurück.

Wenn die Nebenwirkungen bei sich beobachten, die nicht in dieser Packungsbeilage aufgeführt sind, teilen Sie diese bitte Ihrem Arzt oder Apotheker mit.

6.9 Hinweis

Vor Licht und Feuchtigkeit geschützt aufbewahren.

7 Fachinformation

Nach § 11a AMG, insbesondere:

7.1 Verschreibungsstatus/Apothekenpflicht

Apothekenpflichtig.

7.2 Stoff- oder Indikationsgruppe

Pflanzliches stimulierendes Laxans.

7.3 Anwendungsgebiete

Zur kurzfristigen Anwendung bei Obstipation.

7.4 Gegenanzeigen

Ileus, akut-entzündliche Erkrankungen des Darmes, wie z. B. Morbus Crohn, Colitis ulcerosa, Appendizitis; abdominale Schmerzen unbekannter Ursache; schwere Dehydratation mit Wasser- und Elektrolytverlusten:

Kinder unter 10 Jahren;

Schwangerschaft und Stillzeit.

7.5 Nebenwirkungen

In Einzelfällen krampfartige Magen-Darm-Beschwerden, insbesondere bei Patienten mit Colon irritabile. In diesen Fällen ist eine Dosisreduktion erforderlich. Gelb- oder Rotbraunverfärbung des Harns (pH-abhängig) durch Metaboliten. Diese Verfärbung ist nicht klinisch signifikant.

Bei chronischem Gebrauch/Mißbrauch:

– Elektrolytverluste, insbesondere von Kalium. Der Kaliumverlust kann zu Störungen der Herzfunktion und zu Muskelschwäche führen, insbesondere bei gleichzeitiger Einnahme von Herzglykosiden, Saluretika und Nebennierenrindensteroiden.

– Albuminurie und Hämaturie.

– Pigmenteinlagerung in die Darmschleimhaut (Pseudomelanosis coli). Diese ist harmlos und bildet sich nach Absetzen der Droge normalerweise zurück.

7.6 Wechselwirkungen mit anderen Mitteln

Bei chronischem Gebrauch oder Mißbrauch ist durch Kaliummangel eine Verstärkung der Wirkung von Herzglykosiden sowie eine Beeinflussung der Wirkung von Antiarrhythmika möglich. Kaliumverluste können durch Kombination mit Saluretika, Nebennierenrindensteroiden und Süßholzwurzel verstärkt werden.

7.7 Warnhinweise

Eine über die kurzdauernde Anwendung hinausgehende Einnahme stimulierender Abführmittel kann zu einer Verstärkung der Darmträgheit führen.

Zubereitungen aus Sennesblättern sollten nur dann eingesetzt werden, wenn die Verstopfung durch eine Ernährungsumstellung oder durch Quellstoffpräparate nicht zu beheben ist.

Hinweis:

Bei inkontinenten Erwachsenen sollte beim Trinken von Teeaufgüssen aus Sennesblättern ein längerer Hautkontakt mit dem Kot durch Wechseln der Vorlage vermieden werden.

7.8 Wichtigste Inkompatibilitäten

Keine bekannt.

7.9 Dosierung

Die maximale tägliche Aufnahme darf nicht mehr als 30 mg Hydroxyanthracenderivate betragen.

Diese Dosierung wird mit 2mal täglich einer Tasse eines Teeaufgusses aus je 0,75 g Sennesblättern erreicht.

Die individuell richtige Dosierung ist diejenige, die erforderlich ist, um einen weich geformten Stuhl zu erhalten. Dazu kann gegebenenfalls 1 Tasse Teeaufguß bereits ausreichen.

7.10 Art und Dauer der Anwendung

Zum Trinken nach Bereitung eines Teeaufgusses. Der Teeaufguß soll abends vor dem Schlafengehen getrunken werden.

Stimulierende Abführmittel dürfen ohne ärztlichen Rat nicht über einen längeren Zeitraum (mehr als 1–2 Wochen) eingenommen werden.

7.11 Notfallmaßnahmen, Symptome, Gegenmittel

Symptome der Intoxikation:

Durchfall mit übermäßigen Wasser- und Elektrolytverlusten (insbesondere Kaliumverluste).

Notfallmaßnahmen:

Elektrolyt- und flüssigkeitsbilanzierende Maßnahmen.

7.12 Pharmakologische und toxikologische Eigenschaften und Angaben über die Pharmakokinetik und Bioverfügbarkeit, soweit diese Angaben für die therapeutische Verwendung erforderlich sind.

7.12.1 Pharmakologische Eigenschaften

1,8-Dihydroxyanthracen-Derivate haben einen laxierenden Effekt. Es sind zwei unterschiedliche Wirkmechanismen anzunehmen:

1. Beeinflussung der Kolonmotilität (Stimulierung der propulsiven und Hemmung der stationären Kontraktionen); daraus resultiert eine beschleunigte Darmpassage sowie die Verminderung der Flüssigkeitsresorption.
2. Beeinflussung von Sekretionsprozessen (Stimulierung der Schleim- und aktiven Chloridsekretion); daraus resultiert eine erhöhte Flüssigkeitssekretion.

Die Defäkation setzt nach etwa 8–12 Stunden ein.

7.12.2 Toxikologische Eigenschaften

Untersuchungen zu Sennesblättern bzw. den Zubereitungen daraus liegen nicht vor.

Die meisten Daten beziehen sich auf Zubereitungen aus Sennesfrüchten mit einem Gehalt von 1,4–3,5% Anthranoiden, die rechnerisch 0,9–2,3% potentiellem Rhein, 0,05–0,15% pot. Aloe-Emodin und 0,001–0,006% pot. Emodin entsprechen bzw. auf die Reinsubstanzen, z. B. Rhein oder die Sennoside A und B.

Die akute Toxizität des so spezifizierten Extraktes wie auch die von Sennosiden war nach oraler Gabe bei Ratten und Mäusen gering. Drogenzubereitungen weisen vermutlich auf Grund des Gehaltes an Aglykonen eine höhere Allgemeintoxizität als die reinen Glykoside auf.

Sennoside zeigten keine spezifische Toxizität bei Hunden nach Dosen bis zu 500 mg/kg Körpermasse über 4 Wochen und bei Ratten bis zu 100 mg/kg Körpermasse über 6 Monate.

Ratten und Kaninchen zeigten nach oraler Gabe von Sennosiden keine embryo- oder fetotoxischen Reaktionen; weiterhin waren die postnatale Entwicklung der Jungtiere, das Verhalten der Muttertiere sowie die Fertilität männlicher und weiblicher Ratten unbeeinflußt. Entsprechende Daten zu Drogenzubereitungen liegen nicht vor.

Ein Sennesextrakt sowie Aloe-Emodin und Emodin waren in vitro mutagen; die Sennoside A und B sowie Rhein dagegen negativ. In-vivo-Untersuchungen zur Mutagenität eines Sennesextraktes zu Aloe-Emodin und Emodin verliefen negativ.

Untersuchungen zur Kanzerogenität liegen mit einer angereicherten Sennosidfraktion vor, die ca. 40,8% Anthranoide, davon 35% Sennoside, entsprechend ca. 25,2% potentiellem Rhein, 2,3% pot. Aloe-Emodin, 0,007% pot. Emodin sowie 142 ppm freies Aloe-Emodin und 9 ppm freies Emodin, enthielt.

In dieser Studie an Ratten über 2 Jahre mit Dosen bis zu 25 mg/kg Körpermasse p.o. wurde keine substanzbedingte Häufung von Tumoren beobachtet.

7.12.3 Pharmakokinetik

Systematische Untersuchungen zur Kinetik von Zubereitungen aus Sennesblättern fehlen. In der Droge vorhandene Aglykone werden bereits im oberen Dünndarm resorbiert. Die β-glykosidisch gebundenen Glykoside (Sennoside) werden weder im oberen Magen-Darm-Trakt resorbiert noch durch menschliche Verdauungsenzyme gespalten. Erst im Dickdarm werden sie durch bakterielle Enzyme zu dem aktiven Metaboliten Rheinanthron umgewandelt.

Die systemische Verfügbarkeit von Rheinanthron ist sehr gering. Tierexperimentell zeigte radioaktiv markiertes Rheinanthron, das direkt in das Zäkum appliziert wurde, eine Resorption < 10%. Durch Sauerstoff wird Rheinanthron zu Rhein und Sennidinen oxidiert, die im Blut als Glucuronide und Sulfate nachgewiesen werden können. Nach oraler Gabe von Sennosiden werden 3–6% der Metaboliten mit dem Urin und geringe Mengen mit der Galle ausgeschieden. Ca. 90% der Sennoside werden als polymere Verbindungen (Polychinone) mit den Fäzes ausgeschieden, zusammen mit 2–6% unveränderten Sennosiden, Sennidinen, Rheinanthron und Rhein.

In pharmakokinetischen Studien am Menschen wurden nach der Gabe von Sennesfrüchtepulver (20 mg Sennoside) über 7 Tage p.o. max. 100 ng Rhein/ml Blut nachgewiesen. Eine Akkumulation von Rhein wurde nicht beobachtet. Aktive Metaboliten, wie Rhein, gehen in geringen Mengen in die Muttermilch über. Eine laxierende Wirkung bei gestillten Säuglingen wurde nicht beobachtet. Tierexperimentell ist die Plazentagängigkeit von Rhein äußerst gering.

7.13 Sonstige Hinweise

Keine.

7.14 Besondere Lager- und Aufbewahrungshinweise

Vor Licht und Feuchtigkeit geschützt aufbewahren.

Monographien-Kommentar

Sennesblätter

Für Arzneimittel, die als arzneilich wirksame Bestandteile Drogenzubereitungen oder isolierte Inhaltsstoffe (z.B. Sennoside) aus den Arten der Pflanzengattungen Andira, Cassia, Rhammus, Rheum oder Aloe enthalten, werden genotoxische und kanzerogene Wirkungen diskutiert. Wesentliche Grundlage dieser Diskussion sind die Erkenntnisse zur Genotoxizität aus in vitro- und in vivo-Untersuchungen zu einzelnen in den obengenannten Pflanzengattungen enthaltenen Anthranoiden sowie deren Metaboliten und Hinweise auf ein kanzerogenes Potential bei der Anwendung von Anthranoid-haltigen Arzneimitteln.

Zur Abwehr von Arzneimittelrisiken hat daher das Bundesgesundheitsamt im Rahmen des Stufenplan (Stufe II) die pharmazeutischen Unternehmer, die betroffene Arzneimittel in den Verkehr bringen, aufgefordert bestimmte Untersuchungen zur Abklärung des genotoxischen Risikos durchzuführen und die Ergebnisse binnen 12 Monate dem Bundesgesundheitsamt vorzulegen [1].

Weiterhin hat das Bundesgesundheitsamt Auflagen zu den Angaben in den Gebrauchs- und Fachinformationen gemacht:

Anwendungsgebiete

Es darf nur noch beansprucht werden, generell:

„Verstopfung (Obstipation)"

Gegenanzeigen

generell:

„Darmverschluß; akut-entzündliche Erkrankungen des Darms, z.B. Morbus Crohn, Colitis ulcerosa, Appendizitis; abdominale Schmerzen unbekannter Ursache. Nicht anzuwenden bei Kindern unter 12 Jahren. Aufgrund bisher noch unzureichender toxikologischer Untersuchungen nicht anzuwenden in Schwangerschaft und Stillzeit."

Dauer der Anwendung

Folgender Passus ist aufzunehmen:

„Stimulierende Abführmittel dürfen ohne ärztlichen Rat nicht über einen längeren Zeitraum (mehr als ein bis zwei Wochen) eingenommen werden."

Packungsgröße

Die Packungsgröße ist entsprechend der in der Monographie vorgegebenen Tagesdosierung und der Dauer der Anwendung (nicht länger als zwei Wochen) therapiegerecht festzulegen.

Monographien-Kommentar

Hinweis

Nach § 36 Abs. 1 AMG ist es den Nutzern einer Standardzulassung möglich, die Angaben zu Anwendungsgebieten einzuschränken bzw. die Angaben zu Gegenanzeigen zu erweitern. Es ist daher ratsam, die Auflagen des Bundesgesundheitsamtes umgehend in der Gebrauchsinformation umzusetzen, auch wenn die Standardzulassungsmonographie vom Verordnungsgeber noch nicht offiziell geändert worden ist.

[1] BAnz. S. 7140 vom 13. Juli 1994.

R. Braun

In der Zwischenzeit hat das Bundesinstitut für Arzneimittel und Medizinprodukte (BfArM) sein Verfahren zur Abwehr von Arzneimittelrisiken, Stufe II, abgeschlossen und mit Bescheid vom 21. Juni 1996 [2] Maßnahmen für den Verkehr mit Anthranoid-(Hydroxyanthracenderivat-)haltigen Arzneimitteln veröffentlicht. Diese Maßnahmen beinhalten ausführliche Vorschriften für die Angaben in der Gebrauchs- und Fachinformation. Die Anpassungen sind von den pharmazeutischen Unternehmern bis spätestens zum 1. Februar 1997 umzusetzen [3].

Der Bescheid gilt grundsätzlich auch für entsprechende Standardzulassungsmonographien. In der Zwischenzeit hat der Verordnungsgeber die Entwürfe für die geänderten Standardzulassungsmonographien im Herbst 1996 den Fachkreisen zur Stellungnahme vorgelegt. Mit einer Verordnung ist im Frühjahr 1997 zu rechnen. Da für das Inkrafttreten der neuen Monographien keine Übergangszeit vorgesehen ist, sollten sich die Nutzer dieser Monographien hinsichtlich der Angaben in der Gebrauchs- und Fachinformation rechtzeitig auf diese Änderung einstellen.

[2] BAnz. S. 7581 vom 5. Juli 1996.
[3] BAnz. S. 10656 vom 12. September 1996.

R. Braun

Monographien-Kommentar

Alexandriner Sennesfrüchte

Für Arzneimittel, die als arzneilich wirksame Bestandteile Drogenzubereitungen oder isolierte Inhaltsstoffe (z.B. Sennoside) aus den Arten der Pflanzengattungen Andira, Cassia, Rhammus, Rheum oder Aloe enthalten, werden genotoxische und kanzerogene Wirkungen diskutiert. Wesentliche Grundlage dieser Diskussion sind die Erkenntnisse zur Genotoxizität aus in vitro- und in vivo-Untersuchungen zu einzelnen in den obengenannten Pflanzengattungen enthaltenen Anthranoiden sowie deren Metaboliten und Hinweise auf ein kanzerogenes Potential bei der Anwendung von Anthranoid-haltigen Arzneimitteln.

Zur Abwehr von Arzneimittelrisiken hat daher das Bundesgesundheitsamt im Rahmen des Stufenplan (Stufe II) die pharmazeutischen Unternehmer, die betroffene Arzneimittel in den Verkehr bringen, aufgefordert bestimmte Untersuchungen zur Abklärung des genotoxischen Risikos durchzuführen und die Ergebnisse binnen 12 Monate dem Bundesgesundheitsamt vorzulegen [1].

Weiterhin hat das Bundesgesundheitsamt Auflagen zu den Angaben in den Gebrauchs- und Fachinformationen gemacht:

Anwendungsgebiete

Es darf nur noch beansprucht werden, generell:

„Verstopfung (Obstipation)"

Gegenanzeigen

generell:

„Darmverschluß; akut-entzündliche Erkrankungen des Darms, z.B. Morbus Crohn, Colitis ulcerosa, Appendizitis; abdominale Schmerzen unbekannter Ursache. Nicht anzuwenden bei Kindern unter 12 Jahren. Aufgrund bisher noch unzureichender toxikologischer Untersuchungen nicht anzuwenden in Schwangerschaft und Stillzeit."

Dauer der Anwendung

Folgender Passus ist aufzunehmen:

„Stimulierende Abführmittel dürfen ohne ärztlichen Rat nicht über einen längeren Zeitraum (mehr als ein bis zwei Wochen) eingenommen werden."

Packungsgröße

Die Packungsgröße ist entsprechend der in der Monographie vorgegebenen Tagesdosierung und der Dauer der Anwendung (nicht länger als zwei Wochen) therapiegerecht festzulegen.

Monographien-Kommentar

2

Hinweis

Nach § 36 Abs. 1 AMG ist es den Nutzern einer Standardzulassung möglich, die Angaben zu Anwendungsgebieten einzuschränken bzw. die Angaben zu Gegenanzeigen zu erweitern. Es ist daher ratsam, die Auflagen des Bundesgesundheitsamtes umgehend in der Gebrauchsinformation umzusetzen, auch wenn die Standardzulassungsmonographie vom Verordnungsgeber noch nicht offiziell geändert worden ist.

[1] BAnz. S. 7140 vom 13. Juli 1994.

R. Braun

In der Zwischenzeit hat das Bundesinstitut für Arzneimittel und Medizinprodukte (BfArM) sein Verfahren zur Abwehr von Arzneimittelrisiken, Stufe II, abgeschlossen und mit Bescheid vom 21. Juni 1996 [2] Maßnahmen für den Verkehr mit Anthranoid-(Hydroxyanthracenderivat-)haltigen Arzneimitteln veröffentlicht. Diese Maßnahmen beinhalten ausführliche Vorschriften für die Angaben in der Gebrauchs- und Fachinformation. Die Anpassungen sind von den pharmazeutischen Unternehmern bis spätestens zum 1. Februar 1997 umzusetzen [3].

Der Bescheid gilt grundsätzlich auch für entsprechende Standardzulassungsmonographien. In der Zwischenzeit hat der Verordnungsgeber die Entwürfe für die geänderten Standardzulassungsmonographien im Herbst 1996 den Fachkreisen zur Stellungnahme vorgelegt. Mit einer Verordnung ist im Frühjahr 1997 zu rechnen. Da für das Inkrafttreten der neuen Monographien keine Übergangszeit vorgesehen ist, sollten sich die Nutzer dieser Monographien hinsichtlich der Angaben in der Gebrauchs- und Fachinformation rechtzeitig auf diese Änderung einstellen.

[2] BAnz. S. 7581 vom 5. Juli 1996.
[3] BAnz. S. 10656 vom 12. September 1996.

R. Braun

Tinnevelly-Sennesfrüchte

1 Bezeichnung des Fertigarzneimittels

Tinnevelly-Sennesfrüchte

2 Darreichungsform

Tee

3 Eigenschaften und Prüfungen

Haltbarkeit

Die Haltbarkeit in den Behältnissen nach 4 beträgt 3 Jahre.

4 Behältnisse

Nichtgeklebte und nicht heißgesiegelte Filterbeutel aus Koch- und Heißfilterpapier, mit einem Baumwollfaden für ein Kleinetikett versehen und einer Klammer aus kupferfreier Aluminiumlegierung verschlossen; Papierumbeutel.

Die Packungsgrößen sind entsprechend den Angaben zur Dosierungsanleitung und zur Dauer der Anwendung therapiegerecht festzulegen.

5 Kennzeichnung

Nach § 10 AMG, insbesondere:

5.1 Zulassungsnummer

1269.99.99

5.2 Art der Anwendung

Zum Trinken nach Bereitung eines Teeaufgusses.

5.3 Hinweise

Apothekenpflichtig.

Vor Licht und Feuchtigkeit geschützt lagern.

6 Packungsbeilage

Nach § 11 AMG, insbesondere:

6.1 Stoff- oder Indikationsgruppe

Pflanzliches stimulierendes Abführmittel.

6.2 Anwendungsgebiete

Zur kurzfristigen Anwendung bei Verstopfung (Obstipation).

6.3 Gegenanzeigen

Wann dürfen Sie Tinnevelly-Sennesfrüchtetee nicht trinken?

Teeaufgüsse aus Tinnevelly-Sennesfrüchten dürfen bei Darmverschluß, akut-entzündlichen Erkrankungen des Darmes, z. B. bei Morbus Crohn, Colitis ulcerosa oder Blinddarmentzündung, bei Bauchschmerzen unbekannter Ursache sowie bei schwerem Flüssigkeitsmangel im Körper mit Wasser- und Salzverlusten nicht getrunken werden.

Was müssen Sie in der Schwangerschaft und Stillzeit beachten?

Teeaufgüsse aus Tinnevelly-Sennesfrüchten dürfen wegen unzureichender toxikologischer Untersuchungen in der Schwangerschaft und Stillzeit nicht getrunken werden.

Was ist bei Kindern und älteren Menschen zu berücksichtigen?

Kinder unter 10 Jahren dürfen Teeaufgüsse aus Tinnevelly-Sennesfrüchten nicht trinken.

6.4 Vorsichtsmaßnahmen für die Anwendung und Warnhinweise

Welche Vorsichtsmaßnahmen müssen beachtet werden?

Eine über die kurzdauernde Anwendung hinausgehende Einnahme stimulierender Abführmittel kann zu einer Verstärkung der Darmträgheit führen.

Tinnevelly-Sennesfrüchte sollten nur dann eingesetzt werden, wenn die Verstopfung durch eine Ernährungsumstellung oder durch Quellstoffpräparate nicht zu beheben ist.

Hinweis:

Bei inkontinenten Erwachsenen sollte beim Trinken von Teeaufgüssen aus Tinnevelly-Sennesfrüchten ein längerer Hautkontakt mit dem Kot durch Wechseln der Vorlage vermieden werden.

6.5 Wechselwirkungen mit anderen Mitteln

Welche anderen Arzneimittel beeinflussen die Wirkung von Tinnevelly-Sennesfrüchten?

Bei andauerndem Gebrauch oder bei Mißbrauch ist durch Kaliummangel eine Verstärkung der Wirkung bestimmter, den Herzmuskel stärkender Arzneimittel (Herzglykoside) sowie eine Beeinflussung der Wirkung von Mitteln gegen Herzrhythmusstörungen möglich. Die Kaliumverluste können durch gleichzeitige Anwendung von bestimmten Arzneimitteln, die die Harnausscheidung steigern (Saluretika), von Cortison und cortisonähnlichen Substanzen (Nebennierensteroide) oder Süßholzwurzel verstärkt werden.

Beachten Sie bitte, daß diese Angaben auch für vor kurzem angewandte Arzneimittel gelten können.

6.6 Dosierungsanleitung, Art und Dauer der Anwendung

Die folgenden Angaben gelten, soweit Ihnen Ihr Arzt Tinnevelly-Sennesfrüchte nicht anders verordnet hat. Bitte halten Sie sich an die Anwendungsvorschriften, da die Teeaufgüsse aus Tinnevelly-Sennesfrüchten sonst nicht richtig wirken können!

Wieviel von Tinnevelly-Sennesfrüchtetee und wie oft sollten Sie Tinnevelly-Sennesfrüchtetee trinken?

Erwachsene und Kinder ab 10 Jahren trinken 1mal täglich 1 Tasse des wie folgt bereiteten Teeaufgusses:

0,75 g Tinnevelly-Sennesfrüchte in einem Aufgußbeutel mit siedendem Wasser (ca. 150 ml) übergießen und etwa 10 bis 15 Minuten ziehen lassen.

Die individuell richtige Dosierung ist die geringste, die erforderlich ist, um einen weich geformten Stuhl zu erhalten. Dazu kann gegebenenfalls 1/2 Tasse Teeaufguß bereits ausreichen.

Wann sollten Sie Tinnevelly-Sennesfrüchtetee trinken?

Sie sollten den Teeaufguß möglichst abends vor dem Schlafengehen trinken. Die Wirkung tritt normalerweise nach 8–12 Stunden ein.

Wie lange sollten Sie Tinnevelly-Sennesfrüchtetee anwenden?

Das stimulierende Abführmittel Tinnevelly-Sennesfrüchtetee darf ohne ärztlichen Rat nicht über einen längeren Zeitraum (mehr als 1–2 Wochen) angewendet werden.

6.7 Überdosierung und andere Anwendungsfehler

Was ist zu tun, wenn Tinnevelly-Sennesfrüchtetee in zu großen Mengen getrunken wurde?

Bei versehentlicher oder beabsichtiger Überdosierung können schmerzhafte Darmkrämpfe und schwere Durchfälle mit Folge von Wasser- und Salzverlusten sowie eventuell starke Magen-Darm-Beschwerden auftreten. Bei Überdosierung benachrichtigen Sie bitte umgehend einen Arzt. Er wird entscheiden, welche Gegenmaßnahmen (z. B. Zuführung von Flüssigkeit und Salzen) gegebenenfalls erforderlich sind.

Was müssen Sie beachten, wenn Sie zuwenig Tinnevelly-Sennesfrüchtetee getrunken oder eine Anwendung vergessen haben?

Holen Sie die vergessene Anwendung nicht nach, sondern führen Sie in einem solchen Fall die Anwendung wie ursprünglich vorgesehen fort.

6.8 Nebenwirkungen

Welche Nebenwirkungen können nach der Anwendung von Tinnevelly-Sennesfrüchtetee auftreten?

In Einzelfällen können krampfartige Magen-Darm-Beschwerden auftreten. In diesen Fällen ist eine Dosisreduktion erforderlich.

Durch Abbauprodukte kann es zu einer intensiven Gelbfärbung oder rotbraunen Verfärbung des Harns kommen, die aber vorübergehend und harmlos ist.

Bei andauerndem Gebrauch oder Mißbrauch können auftreten:

- erhöhter Verlust von Wasser und Salzen (Elektrolytverluste), insbesondere Kaliumverluste. Der Kaliumverlust kann zu Störungen der Herzfunktion und zu Muskelschwäche führen, insbesondere bei gleichzeitiger Einnahme von Herzglykosiden (den Herzmuskel stärkende Arzneimittel), Saluretika (harntreibende Arzneimittel) und Cortison und cortisonähnlichen Substanzen (Nebennierenrindensteroide).

4 Tinnevelly-Sennesfrüchte

- Ausscheidung von Eiweiß und roten Blutkörperchen im Harn.
- Pigmenteinlagerung in die Darmschleimhaut (Pseudomelanosis coli). Diese Einlagerung ist harmlos und bildet sich normalerweise nach dem Absetzen von Sennesfrüchtetee zurück.

Wenn Sie Nebenwirkungen bei sich beobachten, die nicht in dieser Packungsbeilage aufgeführt sind, teilen Sie diese bitte Ihrem Arzt oder Apotheker mit.

6.9 Hinweis

Vor Licht und Feuchtigkeit geschützt aufbewahren.

7 Fachinformation

Nach § 11a AMG; insbesondere:

7.1 Verschreibungsstatus/Apothekenpflicht

Apothekenpflichtig.

7.2 Stoff- oder Indiaktionsgruppe

Pflanzliches stimulierendes Laxans.

7.3 Anwendungsgebiete

Zur kurzfristigen Anwendung bei Obstipation.

7.4 Gegenanzeigen

Ileus, akut-entzündliche Erkrankungen des Darmes, wie z. B. Morbus Crohn, Colitis ulcerosa, Appendizitis;

abdominale Schmerzen unbekannter Ursache; schwere Dehydratation mit Wasser- und Elektrolytverlusten;

Kinder unter 10 Jahren;

Schwangerschaft und Stillzeit.

7.5 Nebenwirkungen

In Einzelfällen krampfartige Magen-Darm-Beschwerden, insbesondere bei Patienten mit Colon irritabile. In diesen Fällen ist eine Dosisreduktion erforderlich. Gelb- oder Rotbraunverfärbung des Harns (pH-abhängig) durch Metaboliten. Diese Verfärbung ist nicht klinisch signifikant.

Bei chronischem Gebrauch/Mißbrauch:

- Elktrolytverluste, insbesondere von Kalium. Der Kaliumverlust kann zu Störungen der Herzfunktion und zu Muskelschwäche führen, insbesondere bei gleichzeitiger Einnahme von Herzglykosiden, Saluretika und Nebennierenrindensteroiden.
- Albuminurie und Hämaturie.
- Pigmenteinlagerung in die Darmschleimhaut (Pseudomelanosis coli). Diese ist harmlos und bildet sich nach Absetzen der Droge normalerweise zurück.

7.6 Wechselwirkungen mit anderen Mitteln

Bei chronischem Gebrauch oder Mißbrauch ist durch Kaliummangel eine Verstärkung der Wirkung von Herzglykosiden sowie eine Beeinflussung der Wirkung von Antiarrhythmika möglich. Kaliumverluste können durch Kombination mit Saluretika, Nebennierenrindensteroiden und Süßholzwurzel verstärkt werden.

7.7 Warnhinweise

Eine über die kurzdauernde Anwendung hinausgehende Einnahme stimulierender Abführmittel kann zu einer Verstärkung der Darmträgheit führen.

Zubereitungen aus Tinnevelly-Sennesfrüchten sollten nur dann eingesetzt werden, wenn die Verstopfung durch eine Ernährungsumstellung oder durch Quellstoffpräparate nicht zu beheben ist.

Hinweis:

Bei inkontinenten Erwachsenen sollte beim Trinken von Teeaufgüssen aus Tinnevelly-Sennesfrüchten ein längerer Hautkontakt mit dem Kot durch Wechseln der Vorlage vermieden werden.

7.8 Wichtigste Inkompatibilitäten

Keine bekannt.

7.9 Dosierung

Die maximale tägliche Aufnahme darf nicht mehr als 30 mg Hydroxyanthracenderivate betragen.

Diese Dosierung wird mit einer Tasse eines Teeaufgusses aus 0,75 g Tinnevelly-Sennesfrüchten erreicht.

Die individuell richtige Dosierung ist diejenige, die erforderlich ist, um einen weich geformten Stuhl zu erhalten. Dazu kann gegebenenfalls 1/2 Tasse Teeaufguß bereits ausreichen.

7.10 Art und Dauer der Anwendung

Zum Trinken nach Bereitung eines Teeaufgusses. Der Teeaufguß soll abends vor dem Schlafengehen getrunken werden.

Stimulierende Abführmittel dürfen ohne ärztlichen Rat nicht über einen längeren Zeitraum (mehr als 1–2 Wochen) eingenommen werden.

7.11 Notfallmaßnahmen, Symptome, Gegenmittel

Symptome der Intoxikation:

Durchfall mit übermäßigen Wasser- und Elektrolytverlusten (insbesondere Kaliumverluste).

Notfallmaßnahmen:

Elektrolyt- und flüssigkeitsbilanzierende Maßnahmen.

7.12 Pharmakologische und toxikologische Eigenschaften und Angaben über die Pharmakokinetik und Bioverfügbarkeit, soweit diese Angaben für die therapeutische Verwendung erforderlich sind.

6 Tinnevelly-Sennesfrüchte

7.12.1 Pharmakologische Eigenschaften

1,8-Dihydroxyanthracen-Derivate haben einen laxierenden Effekt. Es sind zwei unterschiedliche Wirkmechanismen anzunehmen:

1. Beeinflussung der Kolonmotilität (Stimulierung der propulsiven und Hemmung der stationären Kontraktionen); daraus resultiert eine beschleunigte Darmpassage sowie die Verminderung der Flüssigkeitsresorption.
2. Beeinflussung von Sekretionsprozessen (Stimulierung der Schleim- und aktiven Chloridsekretion); daraus resultiert eine erhöhte Flüssigkeitssekretion.

Die Defäkation setzt nach etwa 8–12 Stunden ein.

7.12.2 Toxikologische Eigenschaften

Die vorliegenden Daten beziehen sich überwiegend auf Zubereitungen aus Sennesfrüchten mit einem Gehalt von 1,4–3,5% Anthranoiden, die rechnerisch 0,9–2,3% potentiellem Rhein, 0,05–0,15% pot. Aloe-Emodin und 0,001–0,006% pot. Emodin entsprechen bzw. auf die Reinsubstanzen, z. B. Rhein oder die Sennoside A und B. Die akute Toxizität des so spezifizierten Extraktes wie auch die von Sennosiden war nach oraler Gabe bei Ratten und Mäusen gering. Drogenzubereitungen weisen, vermutlich auf Grund des Gehaltes an Aglykonen, eine höhere Allgemeintoxizität als die reinen Glykoside auf.

Sennoside zeigten keine spezifische Toxizität bei Hunden nach Dosen bis zu 500 mg/kg Körpermasse über 4 Wochen und bei Ratten bis zu 100 mg/kg Körpermasse über 6 Monate.

Ratten und Kaninchen zeigten nach oraler Gabe von Sennosiden keine embryo- oder fetotoxischen Reaktionen; weiterhin waren die postnatale Entwicklung der Jungtiere, das Verhalten der Muttertiere sowie die Fertilität männlicher und weiblicher Ratten unbeeinflußt. Entsprechende Daten zu Drogenzubereitungen liegen nicht vor.

Ein Sennesextrakt sowie Aloe-Emodin und Emodin waren in vitro mutagen; die Sennoside A und B sowie Rhein dagegen negativ. In-vivo-Untersuchungen zur Mutagenität Sennesextraktes, zu Aloe-Emodin und Emodin verliefen negativ.

Untersuchungen zur Kanzerogenität liegen mit einer angereicherten Sennosidfraktion vor, die ca. 40,8% Anthranoide, davon 35% Sennoside, entsprechend ca. 25,2% potentiellem Rhein, 2,3% pot. Aloe-Emodin, 0,007% pot. Emodin sowie 142 ppm freies Aloe-Emodin und 9 ppm freies Emodin, enthielt.

In dieser Studie an Ratten über 2 Jahre mit Dosen bis zu 25 mg/kg Körpermasse p. o. wurde keine substanzbedingte Häufung von Tumoren beobachtet.

7.12.3 Pharmakokinetik

Systematische Untersuchungen zur Kinetik von Zubereitungen aus Tinnevelly-Sennesfrüchten fehlen. In der Droge vorhandene Aglykone werden bereits im oberen Dünndarm resorbiert. Die β-glykosidisch gebundenen Glykoside (Sennoside) werden weder im oberen Magen-Darm-Trakt resorbiert noch durch menschliche Verdauungsenzyme gespalten. Erst im Dickdarm werden sie durch bakterielle Enzyme zu dem aktiven Metaboliten Rheinanthron umgewandelt.

Die systemische Verfügbarkeit von Rheinanthron ist sehr gering. Tierexperimentell zeigte radioaktiv markiertes Rheinanthron, das direkt in das Zäkum appliziert wurde, eine Resorption < 10%. Durch Sauerstoff wird Rheinanthron zu Rhein und Sennidinen oxidiert, die im Blut als Glucuronide und Sulfate nachgewiesen werden können. Nach oraler Gabe von Sennosiden werden 3–6% der Metaboliten mit dem Urin und geringe Mengen mit der Galle ausgeschieden. Ca. 90% der Sennoside werden als polymere Verbindungen (Polychinone) mit den Fäzes ausgeschieden, zusammen mit 2–6% unveränderten Sennosiden, Sennidinen, Rheinanthron und Rhein.

In pharmakokinetischen Studien am Menschen wurden nach der Gabe von Sennesfrüchtepulver (20 mg Sennoside) über 7 Tage p.o. max. 100 ng Rhein/ml Blut nachgewiesen. Eine Akkumulation von Rhein wurde nicht beobachtet.

Aktive Metaboliten, wie Rhein, gehen in geringen Mengen in die Muttermilch über. Eine laxierende Wirkung bei gestillten Säuglingen wurde nicht beobachtet. Tierexperimentell ist die Plazentagängigkeit von Rhein äußerst gering.

7.13 Sonstige Hinweise.

Keine.

7.14 Besondere Lager- und Aufbewahrungshinweise

Vor Licht und Feuchtigkeit geschützt aufbewahren.

Monographien-Kommentar

Tinnevelly Sennesfrüchte

Für Arzneimittel, die als arzneilich wirksame Bestandteile Drogenzubereitungen oder isolierte Inhaltsstoffe (z.B. Sennoside) aus den Arten der Pflanzengattungen Andira, Cassia, Rhammus, Rheum oder Aloe enthalten, werden genotoxische und kanzerogene Wirkungen diskutiert. Wesentliche Grundlage dieser Diskussion sind die Erkenntnisse zur Genotoxizität aus in vitro- und in vivo-Untersuchungen zu einzelnen in den obengenannten Pflanzengattungen enthaltenen Anthranoiden sowie deren Metaboliten und Hinweise auf ein kanzerogenes Potential bei der Anwendung von Anthranoid-haltigen Arzneimitteln.

Zur Abwehr von Arzneimittelrisiken hat daher das Bundesgesundheitsamt im Rahmen des Stufenplan (Stufe II) die pharmazeutischen Unternehmer, die betroffene Arzneimittel in den Verkehr bringen, aufgefordert bestimmte Untersuchungen zur Abklärung des genotoxischen Risikos durchzuführen und die Ergebnisse binnen 12 Monate dem Bundesgesundheitsamt vorzulegen [1].

Weiterhin hat das Bundesgesundheitsamt Auflagen zu den Angaben in den Gebrauchs- und Fachinformationen gemacht:

Anwendungsgebiete

Es darf nur noch beansprucht werden, generell:

„Verstopfung (Obstipation)"

Gegenanzeigen

generell:

„Darmverschluß; akut-entzündliche Erkrankungen des Darms, z.B. Morbus Crohn, Colitis ulcerosa, Appendizitis; abdominale Schmerzen unbekannter Ursache. Nicht anzuwenden bei Kindern unter 12 Jahren. Aufgrund bisher noch unzureichender toxikologischer Untersuchungen nicht anzuwenden in Schwangerschaft und Stillzeit."

Dauer der Anwendung

Folgender Passus ist aufzunehmen:

„Stimulierende Abführmittel dürfen ohne ärztlichen Rat nicht über einen längeren Zeitraum (mehr als ein bis zwei Wochen) eingenommen werden."

Packungsgröße

Die Packungsgröße ist entsprechend der in der Monographie vorgegebenen Tagesdosierung und der Dauer der Anwendung (nicht länger als zwei Wochen) therapiegerecht festzulegen.

Monographien-Kommentar

Hinweis

Nach § 36 Abs. 1 AMG ist es den Nutzern einer Standardzulassung möglich, die Angaben zu Anwendungsgebieten einzuschränken bzw. die Angaben zu Gegenanzeigen zu erweitern. Es ist daher ratsam, die Auflagen des Bundesgesundheitsamtes umgehend in der Gebrauchsinformation umzusetzen, auch wenn die Standardzulassungsmonographie vom Verordnungsgeber noch nicht offiziell geändert worden ist.

[1] BAnz. S. 7140 vom 13. Juli 1994.

R. Braun

In der Zwischenzeit hat das Bundesinstitut für Arzneimittel und Medizinprodukte (BfArM) sein Verfahren zur Abwehr von Arzneimittelrisiken, Stufe II, abgeschlossen und mit Bescheid vom 21. Juni 1996 [2] Maßnahmen für den Verkehr mit Anthranoid-(Hydroxyanthracenderivat-)haltigen Arzneimitteln veröffentlicht. Diese Maßnahmen beinhalten ausführliche Vorschriften für die Angaben in der Gebrauchs- und Fachinformation. Die Anpassungen sind von den pharmazeutischen Unternehmern bis spätestens zum 1. Februar 1997 umzusetzen [3].

Der Bescheid gilt grundsätzlich auch für entsprechende Standardzulassungsmonographien. In der Zwischenzeit hat der Verordnungsgeber die Entwürfe für die geänderten Standardzulassungsmonographien im Herbst 1996 den Fachkreisen zur Stellungnahme vorgelegt. Mit einer Verordnung ist im Frühjahr 1997 zu rechnen. Da für das Inkrafttreten der neuen Monographien keine Übergangszeit vorgesehen ist, sollten sich die Nutzer dieser Monographien hinsichtlich der Angaben in der Gebrauchs- und Fachinformation rechtzeitig auf diese Änderung einstellen.

[2] BAnz. S. 7581 vom 5. Juli 1996.
[3] BAnz. S. 10656 vom 12. September 1996.

R. Braun

Spitzwegerichkraut

1	**Bezeichnung des Fertigarzneimittels**

Spitzwegerichkraut

2	**Darreichungsform**

Tee

3	**Eigenschaften und Prüfungen**

Haltbarkeit:

Die Dauer der Haltbarkeit in den Behältnissen nach 4 beträgt 3 Jahre.

4	**Behältnisse**

Geklebte Blockbodenbeutel bzw. Seitenfaltenbeutel aus einseitig glattem, gebleichtem Natronkraftpapier 50 g/m^2, gefüttert mit gebleichtem Pergamyn 40 g/m^2.

5	**Kennzeichnung**

Nach § 10 AMG, insbesondere:

5.1 Zulassungsnummer

1289.99.99

5.2 Art der Anwendung

Zum Trinken nach Bereitung eines Teeaufgusses und zum Spülen oder Gurgeln sowie für Umschläge nach Bereitung eines Kaltauszuges.

5.3 Hinweis

Vor Licht und Feuchtigkeit geschützt lagern.

6	**Packungsbeilage**

Nach § 11 AMG, insbesondere:

6.1 Stoff- oder Indikationsgruppe

Pflanzliches Mittel zur Behandlung von Atemwegserkrankungen/Mund- und Rachenmittel.

6.2 Anwendungsgebiete

Innerliche Anwendung bei:

Katarrhen der Luftwege; entzündlichen Veränderungen der Mund- und Rachenschleimhaut.

Äußerliche Anwendung bei:
entzündlichen Veränderungen der Haut.

6.3 Gegenanzeigen
Keine bekannt.

6.4 Wechselwirkungen mit anderen Mitteln
Keine bekannt.

6.5 Dosierungsanleitung und Art der Anwendung
Soweit nicht anders verordnet, wird bei Katarrhen der Luftwege 3- bis 4mal täglich eine Tasse des wie folgt bereiteten Teeaufgusses getrunken:
2 Teelöffel voll (ca. 1,4 g) Spitzwegerichkraut oder die entsprechende Menge in einem oder mehreren Aufgußbeutel(n) werden mit siedendem Wasser (ca. 150 ml) übergossen und nach etwa 10 bis 15 Minuten gegebenenfalls durch ein Teesieb gegeben.
Zum Spülen oder Gurgeln sowie zur Bereitung von Umschlägen wird 3- bis 4mal täglich ein Kaltauszug wie folgt in der angegebenen Menge oder dem benötigten Vielfachen hergestellt:
2 Teelöffel voll (ca. 1,4 g) Spitzwegerichkraut oder die entsprechende Menge in einem oder mehreren Aufgußbeutel(n) werden mit kaltem Wasser (ca. 150 ml) übergossen, unter öfterem Umrühren 1 bis 2 Stunden stehengelassen und dann gegebenenfalls durch ein Teesieb gegeben.

6.6 Dauer der Anwendung
Bei akuten Beschwerden, die länger als eine Woche andauern oder periodisch wiederkehren, wird die Rücksprache mit einem Arzt empfohlen.

6.7 Nebenwirkungen
Keine bekannt.

6.8 Hinweis
Vor Licht und Feuchtigkeit geschützt aufbewahren.

Sternanis

1 **Bezeichnung des Fertigarzneimittels**

Sternanis

2 **Darreichungsform**

Tee

3 **Eigenschaften und Prüfungen**

Haltbarkeit:

Der Gehalt an ätherischem Öl im Sternanis nimmt in den Behältnissen nach 4 etwa um 0,5 Prozent absolut pro Jahr ab. Die Dauer der Haltbarkeit errechnet sich somit aus der Differenz des zum Zeitpunkt der Abpackung bestimmten Gehaltes an ätherischem Öl und dem durch das Arzneibuch vorgeschriebenen Mindestgehalt.

4 **Behältnisse**

Geklebte Blockbodenbeutel bzw. Seitenfaltenbeutel aus einseitig glattem, gebleichtem Natronkraftpapier 50 g/m^2, gefüttert mit gebleichtem Pergamyn 40 g/m^2.

5 **Kennzeichnung**

Nach § 10 AMG, insbesondere:

5.1 Zulassungsnummer

2419.99.99

5.2 Art der Anwendung

Zum Trinken nach Bereitung eines Teeaufgusses.

5.3 Hinweis

Vor Licht und Feuchtigkeit geschützt lagern.

6 **Packungsbeilage**

Nach § 11 AMG, insbesondere:

2 Sternanis

6.1 Stoff- oder Indikationsgruppe

Pflanzliches Magen-Darm-Mittel / Mittel zur Behandlung von Atemwegserkrankungen.

6.2 Anwendungsgebiete

Verdauungsbeschwerden mit leichten Krämpfen im Magen-Darm-Bereich, Völlegefühl, Blähungen; Katarrhe der Luftwege.

6.3 Gegenanzeigen

Keine bekannt.

6.4 Wechselwirkungen mit anderen Mitteln

Keine bekannt.

6.5 Dosierungsanleitung und Art der Anwendung

Soweit nicht anders verordnet, wird 1mal täglich eine Tasse des wie folgt bereiteten Teeaufgusses getrunken:

1 Teelöffel voll (ca. 3 g) kurz vor Gebrauch zerstoßener Sternanis oder die zerkleinerte entsprechende Menge in einem oder mehreren Aufgußbeutel(n) wird mit siedendem Wasser (ca. 150 ml) übergossen und nach etwa 10 bis 15 Minuten gegebenenfalls durch ein Teesieb gegeben.

6.6 Dauer der Anwendung

Bei akuten Beschwerden, die länger als eine Woche andauern oder periodisch wiederkehren, wird die Rücksprache mit einem Arzt empfohlen.

6.7 Nebenwirkungen

Keine bekannt.

6.8 Hinweis

Vor Licht und Feuchtigkeit geschützt aufbewahren.

Stiefmütterchenkraut

1	**Bezeichnung des Fertigarzneimittels**

Stiefmütterchenkraut

2 **Darreichungsform**

Tee

3 **Eigenschaften und Prüfungen**

3.1 Qualitätsvorschrift

Die Droge muss der Monographie „Stiefmütterchenkraut" des Deutschen Arzneimittel-Codex (DAC) in der jeweils gültigen Fassung entsprechen.

3.2 Haltbarkeit

Die Haltbarkeit in den Behältnissen nach 4 beträgt 3 Jahre.

4 **Behältnisse**

Geklebte Blockbodenbeutel bzw. Seitenfaltenbeutel aus einseitig glattem, gebleichtem Natronkraftpapier 50 g/m^2, gefüttert mit gebleichtem Pergamyn 40 g/m^2.

5 **Kennzeichnung**

Nach § 10 AMG, insbesondere:

5.1 Zulassungsnummer

1679.99.99

5.2 Art der Anwendung

Für Umschläge nach Bereitung eines Aufgusses.

5.3 Hinweis

Vor Licht und Feuchtigkeit geschützt lagern.

6 **Packungsbeilage**

Nach § 11 AMG, insbesondere:

6.1 Stoff- oder Indikationsgruppe

Pflanzliches Arzneimittel zur äußerlichen Anwendung bei Hauterkrankungen.

6.2 Anwendungsgebiete

Leichte seborrhoische Hauterkrankungen/Milchschorf bei Kindern.

2 Stiefmütterchenkraut

Hinweis:

Bei andauernden, wiederkehrenden sowie großflächigen, nässenden oder eitrig infizierten Hauterkrankungen ist die Rücksprache mit einem Arzt erforderlich.

6.3 Gegenanzeigen

Keine bekannt

6.4 Vorsichtsmaßnahmen für die Anwendung und Warnhinweise

Zur Anwendung von Stiefmütterchenkraut in Schwangerschaft und Stillzeit sowie bei Kindern unter 12 Jahren liegen keine ausreichenden Untersuchungen vor. Zubereitungen aus Stiefmütterchenkraut sollen von diesem Personenkreis daher nicht angewendet werden.

6.5 Wechselwirkungen mit anderen Mitteln

Keine bekannt.

6.6 Dosierungsanleitung und Art der Anwendung

Soweit nicht anders verordnet, werden 3-mal täglich mit einem Aufguss Umschläge bereitet. Der Aufguss wird wie folgt hergestellt:

1 gehäufter Teelöffel voll (ca. 1,5 g) Stiefmütterchenkraut oder die entsprechende Menge in einem oder mehreren Aufgussbeutel(n) wird mit siedendem Wasser (ca. 150 ml) übergossen und nach etwa 10 bis 15 Minuten gegebenenfalls durch ein Teesieb gegeben.

6.7 Nebenwirkungen

Keine bekannt.

6.8 Hinweise

Nicht zur innerlichen Anwendung.

Vor Licht und Feuchtigkeit geschützt aufbewahren.

Monographien-Kommentar

Stiefmütterchenkraut

Stammpflanze

Das Feldstiefmütterchen oder Ackerveilchen, Viola tricolor L. (Violaceae) kommt in zahlreichen Formen, Unterarten und Varietäten in den gemäßigten Zonen Europas und Asiens, namentlich als Ackerunkraut vor. So findet man die ssp. arvensis in Getreide- und Hackfruchtfeldern und auf Weideflächen praktisch auf der ganzen Welt, während die ssp. vulgaris (beide ssp. sind im DAC genannt) vorwiegend auf kalkarmen Böden der montanen bis alpinen Stufe anzutreffen ist. Die Farbe der Blüten ist sehr variabel, bei der ssp. arvensis meist blaßgelb bis hellviolett, bei der ssp. vulgaris meist sehr bunt.

Droge

Diese stammt zumeist aus Kulturen in Holland, weil das Sammeln von Wildvorkommen wenig lohnend ist.

Inhaltsstoffe

Stiefmütterchenkraut enthält 0,5 bis 1 % Flavonoide, besonders Rutin und Glykosylflavone (Vitexin, Orientin u. a.) [1], bis 0,3 % Salicylsäureester nebst freier Salicylsäure, kleine Mengen an hämolytisch aktiven Peptiden [2] (keine Saponine!), Carotinoide wie Violaxanthin und Dimere [3] sowie etwa 10 % Schleimstoffe.

Prüfung auf Identität

Mittels der DC-Methode des DAC wird in einem Hydrolysat der Drogeninhaltsstoffe die Salicylsäure isoliert und im DC auf Grund der Farbreaktion mit $FeCl_3$ nachgewiesen.

Prüfung auf Reinheit, fremde Bestandteile

Da die Droge zum überwiegenden Teil aus Kulturen stammt, kommen Verfälschungen in der Praxis kaum vor.

Gehaltsbestimmung

Siehe Holunderblüten, Gehaltsbestimmung.

[1] S. Mánez und A. Villar, Pharmazie **44,** 250 (1988).
[2] Th. Schöpke u. a., Sci. Pharm. **61,** 145 (1993).
[3] P. Molnar, J. Szabolcs und L. Radics; Phytochemistry **25,** 1995 (1986).

M. Wichtl

Süßholzwurzel

1 Bezeichnung des Fertigarzneimittels
Süßholzwurzel

2 Darreichungsform
Tee

3 Eigenschaften und Prüfungen
Haltbarkeit:
Die Haltbarkeit in den Behältnissen nach 4 beträgt 3 Jahre.

4 Behältnisse
Geklebte Blockbodenbeutel bzw. Seitenfaltenbeutel aus einseitig glattem, gebleichtem Natronkraftpapier 50 g/m^2, gefüttert mit gebleichtem Pergamyn 40 g/m^2.

5 Kennzeichnung
Nach § 10 AMG, insbesondere:

5.1 Zulassungsnummer
1309.99.99

5.2 Art der Anwendung
Zum Trinken nach Bereitung eines Teeaufgusses.

5.3 Hinweis
Vor Licht und Feuchtigkeit geschützt lagern.

6 Packungsbeilage
Nach § 11 AMG, insbesondere:

6.1 Stoff- oder Indikationsgruppe
Pflanzliches Mittel zur Behandlung von Atemwegserkrankungen/Magen-Darm-Mittel.

6.2 Anwendungsgebiete
Katarrhe der oberen Luftwege; entzündliche Erkrankungen im Magen-Darm-Bereich.

6.3 Gegenanzeigen
Durch Gallenstauung entstandene Lebererkrankungen, Leberzirrhose, Bluthochdruck, Verminderung des Kaliumgehaltes im Blut, schwere Nierenfunktionsschwäche, Schwangerschaft.

2 Süßholzwurzel

6.4 Wechselwirkungen mit anderen Mitteln
Kaliumverluste durch andere Arzneimittel, z.B. Thiazid- und Schleifendiuretika, können verstärkt werden. Durch Kaliumverluste nimmt die Empfindlichkeit gegen Digitalisglykoside zu.

6.5 Dosierungsanleitung und Art der Anwendung
Soweit nicht anders verordnet, wird 2- bis 3mal täglich eine Tasse des wie folgt bereiteten Teeaufgusses getrunken:

1 ½ Teelöffel voll (ca. 4,5 g) Süßholzwurzel oder die entsprechende Menge in einem oder mehreren Aufgußbeutel(n) wird mit siedendem Wasser (ca. 150 ml) übergossen und nach etwa 10 bis 15 Minuten gegebenenfalls durch ein Teesieb gegeben.

6.6 Dauer der Anwendung
Ohne ärztlichen Rat sollen Teeaufgüsse aus Süßholzwurzel nicht länger als 4 bis 6 Wochen getrunken werden.

6.7 Nebenwirkungen
Bei längerer Anwendung und höherer Dosierung können mineralokortikoide Effekte in Form einer Natrium- und Wasserzurückhaltung, Kaliumverlust mit Bluthochdruck, Ödeme, Verminderung des Kaliumgehaltes im Blut und in seltenen Fällen Rotfärbung des Urins durch Beimengung von Myoglobin auftreten.

6.8 Hinweis
Vor Licht und Feuchtigkeit geschützt aufbewahren.

Tannin-Eiweiß-Tabletten 500 mg

1 **Bezeichnung des Fertigarzneimittels**

Tannin-Eiweiß-Tabletten 500 mg

2 **Darreichungsform**

Tabletten

3 **Eigenschaften und Prüfungen**

3.1 Ausgangsstoff

3.1.1 Tannin-Eiweiß

Die Substanz muss der Monographie „Tannin-Eiweiß" des Deutschen Arzneimittel-Codex (DAC) in der jeweils gültigen Fassung entsprechen.

3.2 Fertigarzneimittel

3.2.1 Aussehen, Eigenschaften

Hellbraune bis braune, nicht überzogene Tabletten.

3.2.2 Gehalt

95,0 bis 105,0 Prozent der pro Tablette deklarierten Menge Tannin-Eiweiß.

3.2.3 Haltbarkeit

Die Haltbarkeit in den Behältnissen nach 4 beträgt mindestens ein Jahr.

4 **Behältnisse**

Behältnisse aus Braunglas oder Streifenpackung.

5 **Kennzeichnung**

Nach § 10 AMG, insbesondere:

5.1 Zulassungsnummer

7499.99.99

5.2 Art der Anwendung

Zum Einnehmen.

5.3 Hinweis

Dicht verschlossen und vor Licht geschützt lagern.

6 Packungsbeilage

Nach § 11 AMG, insbesondere:

6.1 Anwendungsgebiete

Zur Unterstützung der Therapie akuter, unspezifischer Durchfallerkrankungen (Sommer- und Reisediarrhöen).

6.2 Dosierungsanleitung und Art der Anwendung

Soweit nicht anders verordnet, nehmen Erwachsene und ältere Kinder etwa alle 2 Stunden 1 bis 2 Tabletten (bis 12 Tabl./Tag) bis zum Eintritt der Wirkung ein.

6.3 Dauer der Anwendung

Im Allgemeinen genügt eine drei- bis viertägige Behandlung. Sollten die Durchfälle trotz Einnahme von Tannin-Eiweiß-Tabletten nicht nach 3 bis 4 Tagen aufhören sowie mit Fieber oder blutigem Stuhl einhergehen, ist ein Arzt aufzusuchen.

6.4 Hinweis

Dicht verschlossen, vor Licht geschützt aufbewahren.

Monographien-Kommentar

Tannin-Eiweiß Tabletten 500 mg

3.2.2 Gehalt

Der DAC läßt bei Tannin-Eiweiß zwei verschiedene Gehaltsbestimmungen durchführen. Mit Hilfe einer Kjeldahl-Bestimmung wird der Stickstoffgehalt bestimmt. Außerdem läßt er den durch Pepsin nicht verdaubaren Rückstand ermitteln. Bei der Bestimmung des Tannin-Eiweiß-Gehalts im Fertigarzneimittel richtet sich die Bestimmungsmethode nach den Eigenschaften der verwendeten Tabletten-Hilfsstoffe. Sind diese stickstoffrei, so ist die Bestimmung des Gesamt-Stickstoff-Gehaltes nach Kjeldahl der einfachste und sicherste Weg zur Ermittlung des Gehaltes.

Bei Anwesenheit stickstoffhaltiger Hilfsstoffe ist die Bestimmung über den Verdauungsrückstand möglich, wenn alle Hilfsstoffe gut wasserlöslich sind. In diesem Fall ist auch die Abtrennung der Hilfsstoffe mit Wasser und Wägung des Rückstandes nach Trocknen eine mögliche Bestimmungsmethode. Da Tannin-Eiweiß nicht absolut unlöslich in Wasser ist, sollte zur Kontrolle und Korrektur ein Standard (500 mg Tannin-Eiweiß) unter gleichen Bedingungen untersucht werden.

3.2.3 Haltbarkeit

Siehe Punk 3.2.2

Zusätzlich ist die organoleptische Prüfung auf Zersetzung des Eiweißes (Geruch) angezeigt.

P. Surmann

Monographien-Kommentar

Tannin-Eiweiß-Tabletten 500 mg

Anmerkungen zur Rezeptur und Herstellung des Fertigarzneimittels.

Die Standardzulassungsmonographie „Tannin-Eiweiß-Tabletten 500 mg" verweist bei dem Ausgangsstoff Tannin-Eiweiß auf die Monographie „Tannin-Eiweiß" des Deutschen Arzneimittel-Codex (DAC) [1]. Da die DAC-Monographie keine Aussage hinsichtlich der Eiweißkomponente im Tannin-Eiweiß macht, kann zur Herstellung eine Entenei-, Hühnerei- oder Milcheiweißlösung mit einer Tanninlösung umgesetzt werden [2].

Obwohl der gewaschene und 6 Stunden bei 110–120 °C getrocknete und gehärtete Niederschlag pulverisiert ist, verhalten sich die aus verschiedenen Eiweißen hergestellten Tanninalbuminate bei der Tablettierung sehr unterschiedlich. Zur Sicherstellung reproduzierbarer Herstellbedingungen sollte immer mit einem Tannin-Eiweiß mit gleichartiger Eiweißkomponente gearbeitet werden.

Wegen der mikrobiellen Anfälligkeit von Tannin-Eiweiß muß die Rezeptur einen Konservierungsstoff enthalten. Bewährt hat sich die Konservierung mit 1 bis 2 mg p-Hydroxybenzoesäuremethylester pro Tablette.

Bei den Hilfsstoffen für die Tablettenrezeptur ist die Inkompatibilität mit alkalisch reagierenden Verbindungen, Schwermetallsalzen und Oxidationsmitteln zu beachten [3].

Tannin-Eiweiß ist für eine Direkttablettierung wenig geeignet. Es empfiehlt sich eine Granulatherstellung, wobei zunächst das Tannin-Eiweiß mit einer alkoholischen p-Hydroxybenzoesäuremethylester-Lösung befeuchtet und anschließend wäßrig zu Ende granuliert wird.

Als wäßrige Granulierlösung kommt z.B. eine 5prozentige Gelatinelösung in Betracht. Als Gleitmittel ist Stearinsäure zu empfehlen, die zusammen mit dem Konservierungsmittel in Ethanol gelöst werden kann.

Zur Verbesserung der Fließfähigkeit des Granulates und als Schmiermittel können Siliciumdioxid (Aerosil® 200) bzw. ein Talkum-Aerosil®-200-Gemisch [9 + 1] verwendet werden. Die genaue Menge richtet sich nach den verwendeten Geräten und muß ermittelt werden.

Je nach physikalischer Beschaffenheit des Tannin-Eiweißes lassen sich 500-mg-Tabletten ohne zusätzliche Füllstoffe nur durch wäßrige Granulierung mit einem Bindemittel und den üblichen Zuschlägen von Gleitmittel, Fließmittel und Tablettensprengmittel, wie z.B. granulierte Maisstärke oder quervernetztes Polyvinylpyrrolidon herstellen. Diese Zuschläge müssen auf das Granulat abgestimmt werden.

Zu beachten ist, daß das mechanisch empfindliche „Tannin-Eiweiß-Granulat" auf Horden im Trockenschrank und nicht im Wirbelschichtverfahren getrocknet wird. Die Trocknungstemperatur kann 80 °C bis 90 °C betragen.

Standardzulassungen 1986 Stand: 12. März 1986

Monographien-Kommentar

2

Die günstigste Preßfeuchte des Granulates ist maschinenabhängig und ist durch Versuche zu ermitteln.

Beim Tablettieren ist ein hoher Preßdruck zu vermeiden, da Tannin-Eiweiß leicht zum Überpreßen neigt.

[1] DAC 1979, 2. Erg. 1982.
[2] Hagers Handbuch der Pharmazeutischen Praxis, Band II, 1053 (1968), Springer Verlag, Berlin – Heidelberg – New York.
[3] Martindale: the Extra Pharmacopoeia, 283 (1982).

E. Norden-Ehlert

Weißes Taubnesselkraut

1 Bezeichnung des Fertigarzneimittels

Weißes Taubnesselkraut

2 Darreichungsform

Tee

3 Eigenschaften und Prüfungen

3.1 Ausgangsstoff

3.1.1 Weißes Taubnesselkraut

Weißes Taubnesselkraut besteht aus den rasch getrockneten, während der Blütezeit (Mai bis Juli) gesammelten oberirdischen Teilen von Lamium album L.

3.2 Beschreibung

Weißes Taubnesselkraut ist fast geruchlos und schmeckt schwach bitter.

Es besteht aus Stengeln mit Blättern und Blüten. Die bis 50 cm langen, vierkantigen, hohlen Stengel sind einfach oder ästig. Die stark geschrumpften, oberseits dunkelgrünen, unterseits hellgrünen Blätter sind kreuzweise gegenständig, gestielt, zugespitzt, eiherzförmig; am Rande grobkerbig gezähnt und allseits fein behaart. An der Unterseite tritt die Netznervatur deutlich hervor. Die gelblichweißen Blüten stehen in Scheinquirlen in den oberen Blattachsen. Die Blumenkrone ist 10 bis 15 mm lang, zweilippig; sie hat eine gekrümmte, über dem Grunde nach vorn zu einem Höcker aufgetriebene Röhre, die innen mit einem Haarkranz versehen ist.

Die Oberlippe ist stark gewölbt, die Unterlippe hat einen verkehrt herzförmigen, gezähnten, an den Seiten herabgeschlagenen Mittellappen und zwei lange, spitze Seitenlappen. Von den vorhandenen 4 Staubblättern sind die beiden oberen kürzer als die unteren.

Mikroskopische Merkmale: Auf der Blumenkrone kurze, glatte, an der Spitze etwas verdickte Haare; ferner lange, dickwandige, mehrzellige, warzige, luftführende Haare und kurzgestielte Drüsenhaare mit kugeligem, ein- bis vierzelligem Köpfchen. An den Filamenten außerdem lange, bandförmige, häufig gedrehte, spitz ausgezogene, feinwarzige Haare. Die Pollenkörner sind rundlich, dreiseitig, dreiporig, mit fast glatter Membran. Das Blatt ist bifazial gebaut. Die Epidermis der Blattoberseite besteht aus abgerundeten bis gewellten Zellen ohne Spaltöffnungen. Darunter befindet sich ein einschichtiges Palisadenparenchym mit anschließendem Schwammparenchym. Die Epidermis der Blattunterseite besteht aus stark welligen Zellen mit zahlreichen diazytischen Spaltöffnungen. Die gebogenen Haare sind zweizellig, dickwandig mit gestrichelter Kutikula. Die Drüsenhaare sind ein- bis zweizellig.

3.3 Prüfung auf Identität

Gerbstoffe: 1 g gepulverte Droge (710) wird einige min lang mit 10 ml Wasser geschüttelt. Im Filtrat dieser Mischung erscheint auf tropfenweisen Zusatz von Eisen(III)-chlorid-Lösung (10,5prozentig) eine grau-grüne Fällung.

Chromatographie: Die Prüfung erfolgt dünnschichtchromatographisch auf Platten mit einer Schicht aus Kieselgel GF_{254}.

Untersuchungslösung: 3,0 g gepulverte Droge (355–710) werden mit 30 ml Wasser 15 min lang geschüttelt. Das Filtrat wird zweimal mit je 25 ml Ethylacetat ausgeschüttelt. Das gesammelte abgetrennte Ethylacetat wird über Natriumsulfat filtriert, zur Trockne eingeengt und der Rückstand in 1 ml Ethylacetat gelöst.

Vergleichslösung: 10,0 mg Kaffeesäure werden zu 10,0 ml in Ethanol gelöst.

Auf einer Platte werden getrennt 100 µl der Untersuchungslösung und 20 µl der Vergleichslösung bandförmig (20 mm × 3 mm) im Abstand von ca. 1 cm aufgetragen. Es wird über eine Laufstrecke von 15 cm mit dem Fließmittel Toluol, Ethylformiat, wasserfreie Ameisensäure (5 : 4 : 1 Volumteile) entwickelt. Nach vollständigem Entfernen des Fließmittels wird die Platte im UV-Licht bei 254 mm betrachtet. Die Kaffeesäure erscheint im Rf-Bereich von 0,4 als fluoreszenzmindernde Zone, welche auch in der Untersuchungslösung vorhanden sein muß. Darüber und darunter treten noch mehrere fluoreszenzmindernde Zonen auf, wobei die intensivste Zone im Rf-Bereich oberhalb von 0,6 ist.

Anschließend wird die Platte mit Eisen(III)-chlorid-Lösung (10,5prozentig) besprüht und im Tageslicht betrachtet. Die Kaffeesäure wird als graublaue Zone sichtbar. Im Rf-Bereich der intensiv fluoreszenzmindernden Zone treten ein bis zwei bräunliche Flecke auf. Weitere Zonen sind vorhanden.

3.4 Prüfung auf Reinheit

Fremde Bestandteile (AB.): Höchstens 5 Prozent an über 5 mm breiten plattgedrückten Stengeln.

Blätter mit langen, einzelligen und zum Teil auch mehrzelligen Haaren, die in der Haarwand verkieselt sind, und mit Epidermiszellen, die warzig rauhe Cystolithe enthalten, dürfen nicht vorhanden sein.

Trocknungsverlust (AB.): Höchstens 10 Prozent

Asche (AB.): Höchstens 16 Prozent

Salzsäureunlösliche Asche (AB.): Höchstens 1 Prozent

3.5 Gehaltsbestimmung

Quellungszahl (AB.): Mindestens 9, mit der gepulverten Droge (710) bestimmt.

4 **Behältnisse**

Geklebte Blockbodenbeutel bzw. Seitenfaltenbeutel aus einseitig glattem, gebleichtem Natronkraftpapier 50 g/m², gefüttert mit gebleichtem Pergamyn 40 g/m².

5 **Kennzeichnung**

Nach § 10 AMG, insbesondere:

5.1 Zulassungsnummer

1359.99.99

5.2 Art der Anwendung

Zur Bereitung eines Teeaufgusses.

5.3 Hinweis

Vor Licht und Feuchtigkeit geschützt lagern.

6 **Packungsbeilage**

Nach § 11 AMG, insbesondere:

6.1 Anwendungsgebiete

Zur Unterstützung bei der Behandlung von Beschwerden im Magen-Darm-Bereich wie Magenschleimhautreizungen, Völlegefühl und Blähungen.

6.2 Dosierungsanleitung und Art der Anwendung

Etwa 3 bis 4 Teelöffel voll (3 bis 4 g) Weißes Taubnesselkraut werden mit heißem Wasser (ca. 150 ml) übergossen und nach 10 bis 15 Minuten durch ein Teesieb gegeben.

Soweit nicht anders verordnet, wird mehrmals täglich 1 Tasse frisch bereiteter Aufguß warm zwischen den Mahlzeiten getrunken.

6.3 Hinweis

Vor Licht und Feuchtigkeit geschützt aufbewahren.

Monographien-Kommentar

Weißes Taubnesselkraut

Stammpflanze:

Die weißte Taubnessel, Lamium album L. (Lamiaceae), ist eine an Wegrändern, Hekken, Zäunen weitverbreitete, mehrjährige, 20 bis 50 cm hohe, krautige Pflanze mit grobgesägten, behaarten, kreuzgegenständigen Blättern und weißen, 10 bis 15 mm langen Blüten, die in den oberen Blattachseln in Büscheln beisammenstehen.

Inhaltsstoffe:

Es liegen nur wenige konkrete Angaben über die Inhaltsstoffe der Droge vor. Berichtet wird, ohne exakte Strukturbeweise, vom Vorkommen von Triterpensaponinen [1], Flavonoiden [2, 3,], Phenolcarbonsäuren wie z. B. Kaffeesäure, Chlorogensäure u. a. [4, 5] und von Schleimstoffen. Hingegen konnte das Iridoidglykosid Lamalbid nicht nur in seiner Struktur, sondern auch in der absoluten Konfiguration geklärt werden [6, 7]. Das Vorkommen von Stachydrin ist wahrscheinlich.

3.3 Prüfung auf Identität:

Gerbstoffe: Die Farbreaktion mit $FeCl_3$ ist nur ein Hinweis auf das Vorkommen von Polyphenolen, kein direkter Nachweis der Gerbstoffe!

Chromatographie: Aus einem wäßrigen Drogenauszug werden mit Ethylacetat mittelpolare Substanzen ausgeschüttelt, die mittels DC weiter aufgetrennt werden. Man erhält ein Fingerprint-DC, in dem unter Verwendung von Kaffeesäure als Referenzsubstanz die Lage einiger Substanzen beschrieben wird, ohne daß über die Identität derselben eine Aussage gemacht wird.

3.4 Prüfung auf Reinheit:

Fremde Bestandteile (AB.): Verfälschungen oder Verwechslungen mit Brennnesselkraut (auf solche bezieht sich die Beschreibung der Haartypen und Cystolithen im Text der Standardzulassung) kommen in der Praxis kaum vor.

3.5 Gehaltsbestimmung:

Quellungszahl (AB.): Da über therapeutisch relevante Stoffe noch Unklarheit herrscht, hat man – wohl als Notlösung – die Quellungszahl als Qualitätskriterium herangezogen.

Monographien-Kommentar

2

[1] M. Kory und Mitarb., Clujul Med. **55,** 156 (1982); C. A. **98,** 46480 (1983).
[2] M. Tamas, V. Hodisan und E. Muica, Clujul Med. **51,** 266 (1978); C. A. **90,** 83647 (1979).
[3] A. Duchnowska und B. Borkowski, Dissertationes Pharm. **16,** 101 (1964); C. A. **61,** 15034b (1964).
[4] V. Hodisan und Mitarb., Contrib. Bot., Gradina Bot., Univ. Babes-Bolyai Cluj **1977,** 215; C. A. **89,** 39380 (1978).
[5] J. Gora und Mitarb., Acta Pol. Pharm. **40,** 389 (1983); C. A. **100,** 135882 (1984).
[6] C. H. Brieskorn und R. Ahlborn, Tetrahedron Lett. **41,** 4037 (1973).
[7] P. Eigtved und Mitarb., Acta Chem. Scand., Ser. B. **28,** 85 (1974); C. A. **80,** 133750 (1974).

M. Wichtl

Tausendgüldenkraut

1   Bezeichnung des Fertigarzneimittels

Tausendgüldenkraut

2   Darreichungsform

Tee

3   Eigenschaften und Prüfungen

Haltbarkeit:

Die Haltbarkeit in den Behältnissen nach 4 beträgt 3 Jahre.

4   Behältnisse

Geklebte Blockbodenbeutel bzw. Seitenfaltenbeutel aus einseitig glattem, gebleichtem Natronkraftpapier 50 g/m^2, gefüttert mit gebleichtem Pergamyn 40 g/m^2.

5   Kennzeichnung

Nach § 10 AMG, insbesondere:

5.1   Zulassungsnummer

1319.99.99

5.2   Art der Anwendung

Zum Trinken nach Bereitung eines Teeaufgusses.

5.3   Hinweis

Vor Licht und Feuchtigkeit geschützt lagern.

6   Packungsbeilage

Nach § 11 AMG, insbesondere:

6.1   Stoff- oder Indikationsgruppe

Pflanzliches Magen-Darm-Mittel.

6.2   Anwendungsgebiete

Appetitlosigkeit; Verdauungsbeschwerden, besonders bei funktionellen Störungen des ableitenden Gallensystems.

6.3   Gegenanzeigen

Keine bekannt.

2 Tausendgüldenkraut

6.4 Wechselwirkungen mit anderen Mitteln

Keine bekannt.

6.5 Dosierungsanleitung und Art der Anwendung

Soweit nicht anders verordnet, wird 2- bis 3mal täglich zur Appetitanregung jeweils ca. eine halbe Stunde vor den Mahlzeiten, bei Verdauungsbeschwerden nach den Mahlzeiten eine Tasse des wie folgt bereiteten Teeaufgusses getrunken:

1 Teelöffel voll (ca. 1,8 g) Tausendgüldenkraut oder die entsprechende Menge in einem oder mehreren Aufgußbeutel(n) wird mit siedendem Wasser (ca. 150 ml) übergossen und nach etwa 10 bis 15 Minuten gegebenenfalls durch ein Teesieb gegeben.

6.6 Dauer der Anwendung

Bei akuten Beschwerden, die länger als eine Woche andauern oder periodisch wiederkehren, wird die Rücksprache mit einem Arzt empfohlen.

6.7 Nebenwirkungen

Keine bekannt.

6.8 Hinweis

Vor Licht und Feuchtigkeit geschützt aufbewahren.

Thiaminnitrat-Tabletten 100 mg

1 **Bezeichnung des Fertigarzneimittels**

Thiaminnitrat-Tabletten 100 mg

2 **Darreichungsform**

Tabletten

3 **Zusammensetzung**

Wirksamer Bestandteil:

Thiaminnitrat	100,0 mg

Sonstige Bestandteile:

Mikrokristalline Cellulose	14,0 mg
Poly(1-vinyl-2-pyrrolidon), mittl. Mol-Masse 25 000	4,0 mg
Carboxymethylstärke-Natrium (Typ A)	3,5 mg
Hydriertes Rizinusöl	3,0 mg
Hochdisperses Siliciumdioxid	0,5 mg

4 **Herstellungsvorschrift**

Die für die Herstellung einer Charge benötigten Ausgangsstoffe werden gesiebt. Poly(1-vinyl-2-pyrrolidon) wird in der für die Granulierung erforderlichen Menge gereinigtem Wasser gelöst. Thiaminnitrat und mikrokristalline Cellulose werden bis zur Homogenität gemischt und mit der Poly(1-vinyl-2-pyrrolidon)-Lösung granuliert. Die Trocknung des Feuchtgranulats erfolgt bei max. 60 °C. Nach dem Sieben des getrockneten Granulats werden Carboxymethylstärke-Natrium (Typ A) hydriertes Rizinusöl und hochdisperses Siliciumdioxid untergemischt. Das fertige Granulat wird zu Tabletten mit einem Gewicht von 125 mg verpresst. Die Tabletten werden in die vorgesehenen Behältnisse abgefüllt.

Hinweise:

Granulat und Bulkware sind vor Licht und Feuchtigkeit geschützt zu lagern.

Der Wassergehalt des Thiaminnitrats ist ggf. bei der Einwaage zu berücksichtigen und wird mit mikrokristalliner Cellulose ausgeglichen.

5 **Inprozess-Kontrollen**

Überprüfung

– der Restfeuchte des Granulats (Infrarotwaage): 0,7 bis 1,3 Prozent,

– der Tablettenmasse: 125 mg ± 9,38 mg.

6 Eigenschaften und Prüfungen

6.1 Ausgangsstoffe

6.1.1 Hydriertes Rizinusöl

Hinweis:

Es ist ein hydriertes Rizinusöl mit einem Korngrößenspektrum von 90 % ≤ 90 µm zu verwenden.

6.1.2 Hochdisperses Siliciumdioxid

Hinweis:

Es ist ein hochdisperses Siliciumdioxid pyrolytischer Herstellung mit einer BET-Oberfläche von 200 ± 25 m^2/g zu verwenden.

6.2 Fertigarzneimittel

6.2.1 Aussehen, Eigenschaften

Weiße, nichtüberzogene Tabletten mit Bruchkerbe.

6.2.2 Wirkstofffreisetzung (AB. V.5.4)

Innerhalb von 20 min müssen mindestens 80 Prozent der pro Tablette deklarierten Menge Thiaminnitrat gelöst sein.

Prüfflüssigkeit: 900 ml künstlicher Magensaft ohne Enzyme[1], pH ca. 1,2 Apparatur: Blattrührer

Umdrehungsgeschwindigkeit: 100 U/min

Die Bestimmung des gelösten Thiaminnitrats erfolgt mit Hilfe der UV-Vis-Spektroskopie (AB. V.6.19) im Absorptionsmaximum bei etwa 246 nm gegen die Prüfflüssigkeit als Kompensationsflüssigkeit.

Die Auswertung erfolgt mit Hilfe einer Referenzlösung aus einem als Standard geeigneten Thiaminnitrat in der Prüfflüssigkeit.

6.2.3 Prüfsubstanz

20 Tabletten werden gewogen und gründlich zerrieben.

6.2.4 Prüfung auf Identität

Die Prüfung erfolgt mit Hilfe der Dünnschichtchromatographie (AB. V.6.20.2) unter Verwendung einer Schicht von Cellulose zur Chromatographie F$_{254}$ R.

Untersuchungslösung: Eine 20 mg Thiaminnitrat entsprechende Menge Prüfsubstanz wird unter Rühren mit 20 ml Wasser extrahiert. Die Lösung wird filtriert.

Referenzlösung: 1 mg eines als Standard geeigneten Thiaminnitrats pro 1 ml Wasser.

---

[1] 2,0 Natriumchlorid R werden in 7,0 ml Salzsäure 36 % R gelöst. Die Lösung wird mit Wasser zu 1000 ml verdünnt.

Auf die Platte werden getrennt 2µl jeder Lösung aufgetragen. Die Chromatographie erfolgt mit einer Mischung von 15 Volumteilen wasserfreier Essigsäure R, 25 Volumteilen Wasser und 60 Volumteilen 1-Butanol R über eine Laufstrecke von 10 cm. Die Platte wird etwa 30 min bei 105 °C getrocknet und nach dem Erkalten mit einer Mischung von gleichen Teilen einer 0,3prozentigen Lösung von Kaliumhexacyanoferrat (III) R und Natriumhydroxid-Lösung 8,5 % R besprüht. Die Auswertung erfolgt im ultravioletten Licht bei 365 nm. Im Chromatogramm der Untersuchungslösung tritt ein Fleck auf, der in bezug auf Lage, Größe und Intensität annähernd dem Fleck im Chromatogramm der Referenzlösung entspricht.

6.2.5 Gehalt

95,0 bis 105,0 Prozent der pro Tablette deklarierten Menge an Thiaminnitrat.

Eine 100 mg Thiaminnitrat entsprechende Menge Prüfsubstanz wird mit 10 ml wasserfreier Ameisensäure R 10 min gerührt. Nach der Zugabe von 70 ml wasserfreier Essigsäure R wird nach „Titration in wasserfreiem Medium" (AB. V.3.5.5) mit 0,1 N-Perchlorsäure titriert. Der Endpunkt wird mit Hilfe der „Potentiometrie" (AB. V.6.14) bestimmt. Ein Blindversuch wird durchgeführt.

1 ml 0,1 N-Perchlorsäure entspricht 16,37 mg Thiaminnitrat.

6.2.6 Haltbarkeit

Die Haltbarkeit in den Behältnissen nach 7 beträgt drei Jahre.

7 **Behältnisse**

Dichtschließende Behältnisse aus

– Braunglas, mit Verschlüssen aus Polyethylen oder Polypropylen,

– Verbundpackstoffen.

Material: Aluminiumfolie von 0,020 mm Dicke mit ca. 6 g/m^2 Heißsiegellack auf PVC-Basis sowie opake Hart-PVC-Tiefziehfolie von 0,200 mm Dicke, einseitig beschichtet mit 40 g/m^2 PVDC.

8 **Kennzeichnung**

Nach § 10 AMG, insbesondere:

8.1 Zulassungsnummer

2229.99.99

8.2 Art der Anwendung

Zum Einnehmen.

8.3 Hinweise

Apothekenpflichtig.

Vor Licht und Feuchtigkeit geschützt lagern.

9 Packungsbeilage

Nach § 11 AMG, insbesondere:

9.1 Anwendungsgebiete

Behandlung von klinisch-chemisch gesicherten Vitamin-B_1-Mangelzuständen, sofern diese ernährungsmäßig nicht behoben werden können.

Vitamin-B_1-Mangel kann auftreten bei:

- schwerer Mangel- und Fehlernährung (z. B. Beriberi), künstlicher Ernährung über längere Zeit, Null-Diät, Blutwäsche (Hämodialyse), gestörter Nahrungsverwertung (Malabsorption)
- chronischem Alkoholismus (alkoholtoxische Kardiomyopathie, Wernicke-Enzephalopathie, Korsakow-Syndrom),
- Übersäuerung des Blutes aufgrund von Zuckerkrankheit (diabetischer Azidose),
- schweren akuten Leberfunktionsstörungen (Leberkoma, fulminante Hepatitis),
- schwerer Überfunktion der Schilddrüse (Thyreotoxikose),
- gesteigertem Bedarf (z. B. Schwangerschaft und Stillzeit).

9.2 Gegenanzeigen

Keine bekannt.

9.3 Nebenwirkungen

In Einzelfällen sind Schweißausbrüche, Herzjagen, Hautreaktionen mit Juckreiz und Nesselsucht (Urtikaria) beschrieben worden. Beim Auftreten dieser Erscheinungen ist das Arzneimittel sofort abzusetzen und der Arzt aufzusuchen.

9.4 Wechselwirkungen mit anderen Mitteln

Andere gleichzeitig eingenommene Vitamine, insbesondere Vitamin B_{12}, können in Anwesenheit von Vitamin-B_1-Abbauprodukten in ihrer Wirkung vermindert werden.

9.5 Dosierungsanleitung und Art der Anwendung

Soweit nicht anders verordnet, werden folgende Dosierungen zur Behandlung von klinisch-chemisch gesicherten Mangelzuständen empfohlen:

Es werden zu Beginn der Behandlung bis zu 3mal täglich 1 Tablette, anschließend täglich ½ bis 2 Tabletten mit ausreichend Flüssigkeit eingenommen.

9.6 Hinweise

Vitamin-B_1-haltige Arzneimittel sollen ohne ärztlichen Rat nicht in höherer als der angegebenen Dosierung eingenommen werden.

Schwangerschaft und Stillzeit:

Es gibt bisher keine Hinweise auf eine Entstehung von Mißbildungen oder eine Veränderung des Erbgefüges durch Thiaminnitrat.

In der Stillzeit bestehen keine Bedenken gegen die Einnahme.

Vor Licht und Feuchtigkeit geschützt aufbewahren.

10 **Fachinformation**

Nach § 11 a AMG, insbesondere:

10.1 Verschreibungsstatus/Apothekenpflicht

Apothekenpflichtig.

10.2 Stoff- oder Indikationsgruppe

Vitamin.

10.3 Anwendungsgebiete

Gesichertes Anwendungsgebiet ist ausschließlich die Therapie von klinischen Vitamin-B_1-Mangelzuständen, sofern diese ernährungsmäßig nicht behoben werden können.

Der klinisch-chemisch gesicherte Vitamin-B_1-Mangel kann auftreten bei:

– schwerer Mangel- und Fehlernährung (z. B. Beriberi), künstlicher Ernährung über längere Zeit, Null-Diät, Hämodialyse, Malabsorption,

– chronischem Alkoholismus (alkoholtoxische Kardiomyopathie, Wernicke-Enzephalopathie, Korsakow-Syndrom),

– diabetischer Azidose,

– schweren akuten Leberfunktionsstörungen (Leberkoma, fulminante Hepatitis),

– Thyreotoxikose,

– gesteigertem Bedarf (z. B. Schwangerschaft und Laktation).

10.4 Gegenanzeigen

Keine bekannt.

10.5 Nebenwirkungen

In Einzelfällen sind Schweißausbrüche, Tachykardien, Hautreaktionen mit Juckreiz und Urtikaria beschrieben worden.

10.6 Wechselwirkungen mit anderen Mitteln

Andere Vitamine, insbesondere Cyanocobalamin, können in Anwesenheit von Vitamin-B_1-Abbauprodukten inaktiviert werden.

10.7 Warnhinweise

Keine.

10.8 Wichtigste Inkompatibilitäten

Keine bekannt.

10.9 Dosierung mit Einzel- und Tagesgaben

Zu genauen Dosierungserfordernissen liegt kein Erkenntnismaterial vor.

Folgende Dosierungen werden empfohlen:

Zur Therapie klinisch gesicherter Mangelzustände:

Initialdosis bis zu 300 mg täglich, entsprechend bis zu 3mal täglich 1 Tablette, in seltenen Fällen auch mehr.

Anschließend 50 bis 200 mg täglich in mehreren Einzeldosen, entsprechend ½ bis 2 Tabletten.

10.10 Art und Dauer der Anwendung

Tabletten unzerkaut mit etwas Flüssigkeit einnehmen.

Die Dauer der Behandlung richtet sich nach der Anweisung des Arztes.

10.11 Notfallmaßnahmen, Symptome und Gegenmittel

Keine.

10.12 Pharmakologische und toxikologische Eigenschaften und Angaben über die Pharmakokinetik und Bioverfügbarkeit, soweit diese Angaben für die therapeutische Verwendung erforderlich sind.

10.12.1 Pharmakologische Eigenschaften

Thiamin (Vitamin B_1) wird im Organismus zu biologisch wirksamem Thiaminpyrophosphat (TPP) und Thiamin-triphosphat (TTP) phosphoryliert. Thiamin besitzt eine hohe Konstitutionsspezifität, d. h. bereits geringe Veränderungen am Molekül führen zu Wirkungsminderung, Unwirksamkeit und in bestimmen Fällen sogar zu Substanzen mit Antivitamincharakter (B_1-Antagonisten). TPP ist das Coenzym der Dacarboxylasen und Aldehydtransferasen. Als Cocarboylase erfüllt TPP wichtige Funktionen im Kohlenhydratstoffwechsel. TPP ist das Coenzym der Pyruvat-Decarboxylase, der 2-Oxoglutarat-Dehydrogenase und der Transketolase. Im Pentose-Phosphat-Zyklus ist TPP an der Übertragung von Aldehydgruppen beteiligt. Aufgrund der engen Verknüpfung des Stoffwechsels bestehen Wechselwirkungen mit den übrigen Vitaminen des B-Komplexes. Experimentell bestehen Hinweise für eine analgetische Wirkung.

Die Symptome des voll ausgeprägten Vitamin-B_1-Mangels (Beriberi) sind periphere Neuropathien mit Sensibilitätsstörungen, Muskelschwäche, zentral bedingte Koordinationsstörungen, Ataxie, Paresen sowie psychische, gastrointestinale und kardiovaskuläre Störungen. Man unterscheidet die trockene und die feuchte Form der B_1-Avitaminose. Bei der letztgenannten finden sich zusätzlich ausgedehnte Ödeme.

Beim chronischen Alkoholismus kann Vitamin-B_1-Mangel zur Kardiomyopathie mit Dilatation des rechten Ventrikels, Polyneuropathie, Wernicke-Enzephalopathie und zum Korsakow-Syndrom beitragen.

Anhaltspunkte für Vitamin-B_1-Mangel sind u. a.: erniedrigte Thiaminkonzentration im Vollblut und Plasma, verminderte Thiaminausscheidung im Urin, ein erhöhter Transketolase-Aktivierungskoeffizient der Erythrozyten (ETK). Werte <1,2 sind ein Hinweis für das Vorliegen eines Vitamin-B_1-Defizits.

10.12.2 Toxikologische Eigenschaften

Akute Toxizität:

Thiamin wird bei peroraler Anwendung selbst in sehr hohen Dosen über sehr lange Zeit ohne Nebenwirkungen gut toleriert. Nur extrem hohe parenterale

Vitamin-B_1-Dosen (>10 g), die mehr als das 1000fache des Bedarfs betragen, verursachen am Tier Gefäßerweiterungen, transitären Abfall des Blutdruckes, Bradykardie, respiratorische Arrhythmie und Depressionen des Atemzentrums. Extrem hohe Vitamin-B_1-Dosen haben neben einer ganglienblockierenden Wirkung einen curareähnlichen Effekt und unterdrücken die neurale Reizübertragung auf den Skelettmuskel.

Chronische Toxizität und kanzerogenes Potential:

Zur chronischen Toxizität und Kanzerogenität liegt kein Erkenntnismaterial vor.

Mutagenes Potential und Reproduktionstoxikologie:

Bisher keine Hinweise auf Teratogenität und Mutagenität.

10.12.3 Pharmakokinetik

Für oral zugeführtes Vitamin B_1 wird ein dosisabhängiger dualer Transportmechanismus angenommen, und zwar eine aktive Resorption bis zu Konzentrationen von 2 µmol/l und eine passive Diffusion bei Konzentrationen über 2 µmol/l. Nach Untersuchungen mit markiertem Thiamin ist die Resorption in der Duodenalschleife am größten, geringer im oberen und mittleren Dünndarm. Im Magen bzw. in distalen Dünndarmabschnitten erfolgt fast keine Resorption. Das durch die Dickdarmflora gebildete Thiamin wird nicht resorbiert. Die Resorption von Thiamin erfolgt nach Phosphorylierung in den Epithelzellen, für die Darmwandpassage wird ein Carrier-Mechanismus angenommen. Oral verabreichtes Thiamin wird dosisabhängig resorbiert, d.h. von hohen Dosen werden geringere Anteile resorbiert als von niedrigen Dosen. Die terminale Halbwertszeit von Thiamin beträgt 8 bis 40 Stunden. Die Hauptausscheidungsprodukte sind Thiamincarbonsäure, Pyramin, Thiamin und eine Reihe bisher nicht identifizierter Metabolite. Aufgrund der dosisabhängigen Resorption finden sich nach oraler Gabe 50 bis 70 % einer Dosis von 50 bis 200 mg unverändert im Stuhl wieder. Nach parenteraler Gabe von Thiamin verhält sich die Ausscheidung über die Niere ebenfalls dosisabhängig; nach 5 mg Thiamin finden sich 25 % der Dosis unverändert im Urin wieder, während nach 100 mg mehr als 90 % unverändert im Urin wiedergefunden werden. Dies weist auf eine dosisabhängige Metabolisierung hin.

10.13 Sonstige Hinweise

Schwangerschaft und Stillzeit:

Bisher keine Hinweise auf Teratogenität und Mutagenität. Keine Bedenken in der Stillzeit.

10.14 Besondere Lager- und Aufbewahrungshinweise

Vor Licht und Feuchtigkeit geschützt aufbewahren.

Monographien-Kommentar

Thiaminnitrat-Tabletten 100 mg

6.1.1 Poly(O-carboxymethyl)stärke, Natriumsalz

Die Angabe des Natriumgehaltes ist als Gütemerkmal wenig aussagekräftig, da ein Gehalt von 10% Natriumchlorid zulässig ist; sinnvoller wäre die Angabe der Carboxylatgruppen oder die Summe aus Carboxylat- und Carboxylgruppen gewesen, wie sie bei der Gehaltsbestimmung (s. u.) erfaßt wird; dies könnte auch in Natriumequivalenten erfolgen: „Die Substanz enthält Carboxyl- und Carboxylatgruppen, denen mindestens 2,8% und höchstens 4,5% Natrium equivalent sind".

Prüfung auf Reinheit

Das geforderte pH-Wert Intervall erfordert ein Substrat, das neben den hauptsächlich vorhandenen Carboxylatgruppen noch Carboxylgruppen (max. ca. 8%) enthält (Puffer).

Bei der Chloridbestimmung nach Volhard sollte das zur Entfernung ev. gebildeten Formaldehyds zugesetzte Kaliumpermanganat wirklich erst nach Erkalten zugesetzt werden, um die Oxidation des Chlorid durch Aufhebung der kinetischen Hemmung zu verhindern. Der Zusatz von Dibutylphthalat kann unterbleiben, wenn nicht zu langsam titriert wird.

Nach der Abtrennung freien Natriumglycolats von dem Substrat durch Ausnutzung unterschiedlicher Löslichkeiten wird Glycolsäure durch die Schwefelsäure des Reagenzes freigesetzt und beim Erhitzen oxidativ decarboxiliert; der dabei entstandene Formaldehyd kondensiert mit 2,7-Dihydroxynaphthalin zu 2,7', 7,7'-Tetrahydroxidinaphthylmethan, das durch weitere Oxidation zu einem rotvioletten Farbstoff, wahrscheinlich (in Analogie zur Chromotropsäurereaktion [DAB 10]) einem Dibenzoxanthylium, reagiert.

Gehaltsbestimmung

Nach Deprotonierung aller Carboxylgruppen mit Natriumhydroxid und Auswaschen aller wasserlöslichen Verunreinigungen, vor allem von Natriumchlorid und Natriumglycolat, wird das getrocknete Substrat mit Essigsäure erwärmt; hierdurch werden die Carboxylatgruppen protoniert; die equivalente Menge entstandener Acetat-Ionen werden als Base mit Perchlorsäure titriert. Deshalb entspricht der Verbrauch Maßlösung der Summe von Carboxylat- und Carboxylgruppen; diese ist zwar durch die equivalente Menge Natriumionen zu beschreiben, hier jedoch mißverständlich, da die Natriumionen aus der Natriumchloridverunreinigung nicht miterfaßt werden.

Anstelle der potentiometrischen Indikation kann auch Kristallviolett als Indikator eingesetzt werden.

Die Bestimmung der Sulfatasche dürfte vom Aufwand her keine echte Alternative zur beschriebenen Gehaltsbestimmung sein.

Monographien-Kommentar

2

6.2.2 Wirkstofffreisetzung

Die UV-photometrische Bestimmung erfordert einen Verdünnungsschritt 1:5, z. B. „5,0 ml Probelösung werden in einem 25 ml Meßkolben mit Prüfflüssigkeit bis zur Marke aufgefüllt". Die Anwesenheit von Polyvinylpyrrolidon stört nicht, da dessen Eigenabsorption weniger als 0,1 % des in der Probe gelösten Thiaminnitrat ausmacht.

6.2.5 Gehalt

Die Gehaltsbestimmung erfolgt durch acidimetrische Titration im wasserfreien Lösungsmittel Essigsäure, als Lösemittel wird Ameisensäure verwendet. Es werden die Base Nitrat und der N1-Pyrimidinstickstoff protoniert. Der durch die Teilprotonierung der zulässigen Chloridionen (Gehalt NaCl max. 10% von Poly(O-carboxymethyl)stärke, Natriumsalz) und die Protonierung der Carboxylatgruppen in Poly(O-carboxymethyl)stärke, Natriumsalz auftretende positive Fehler beträgt maximal 1,3%.

6.2.6 Haltbarkeit

Eine erste Prüfung auf Zersetzung kann durch Betrachten der Lösung einer Tablette in 5 ml Wasser erfolgen: Die filtrierte Lösung darf nicht stärker gefärbt sein als die Farbvergleichslösung G_7 (DAB 9 V.6.2, Methode II). Am sichersten ist eine Überprüfung mittels chromatographischer Methoden insbesondere der HPLC [1, 2].

[1] J. P. M. Wielders, C. J. K. Mink, J Chromatogr 1983, 277: 145.
[2] H. Ohta, H. Baba, Y. Suzuki, E. Okada, J Chromatogr 1984, 284: 281.
[3] T. Kawasaki, H. Sanemori, A. P. DeLeenheer, W. E. Lamburt, M. G. M. DeReuter (Hrsg.), Modern Chromatographic Analysis of the Vitamins, Marcel Dekker, New York 1985.

P. Surmann

Monographien-Kommentar

Thiaminnitrat-Tabletten 100 mg

Anmerkungen zur Rezeptur und Herstellung des Fertigarzneimittels

Thiaminnitrat liegt als weißes bis fast weißes Pulver oder in Form kleiner, farbloser Kristalle vor und hat einen charakteristischen, schwach hefeartigen Geruch. Die Substanz löst sich bei 25 °C in Wasser wenig (2,7%, m/V), leicht in siedendem Wasser (30%, m/V), schwer in Ethanol, Methanol und Chloroform. Eine 2%ige wäßrige Lösung hat bei Raumtemperatur einen pH-Wert zwischen 6,8 und 7,6. In trockenen Zubereitungen wird die Substanz häufig dem Thiaminchloridhydrochlorid vorgezogen, da es wegen seiner nahezu neutralen Reaktion und seines geringen Wassergehaltes (< 1%, praktisch nicht hygroskopisch) weniger zu Reaktionen mit Begleitstoffen neigt und somit bessere Voraussetzungen für die Haltbarkeit bietet [1–4].

Thiaminnitrat wird mit mikrokristalliner Cellulose trocken gemischt. Die Cellulose dient hierbei weniger als Füllstoff sondern in ihrer Funktion als Bindemittel, vor allem aber wegen ihrer selbstschmierenden sowie zerfallsfördernden Eigenschaften, die dazu führen, daß in ihrer Gegenwart die Anteile spezifischer Spreng- und Gleitmittel vermindert werden können. Die Substanz ist darüber hinaus außergewöhnlich gut plastisch verformbar, hat daher sehr gute Komprimiereigenschaften und liefert harte, meist rasch zerfallende Tabletten. Letztere auch bei geringerem Preßdruck, wobei die starke Abhängigkeit zwischen Härte und Zerfall vom Preßdruck sorgfältig beachtet werden muß.

Für den Mischeffekt sind eine Reihe von Kriterien maßgebend: Zunächst die technische Ausstattung des Mischers. Weiterhin die Beladung des Mischers (nicht weniger als 30% und nicht mehr als 80% seines Fassungsvermögens, je nach Mischertyp), dazu möglichst eine dreidimensionale Gutführung im Mischer, ferner die Vermeidung von Totzonen mit ruhendem Material und schließlich die Mischzeit. Maßgebend für letztere sind neben den Materialeigenschaften die Chargengröße und der eingesetzte Mischertyp [5]. Das Ziel, die Mischzeit solange aufrecht zu erhalten, bis ein Gleichgewichtszustand erreicht worden ist, der auch bei weiterer Verlängerung zu keiner besseren Mischgüte führt, kann mit Hilfe von Schnellmischern in wenigen Minuten, mit anderen Systemen, z. B. Wälzmischern je nach Chargengröße erst in Stunden erreicht werden. Die erforderliche Mischdauer ist im Rahmen des Validierungsprozesses zu ermitteln.

Nach der Trockenmischung wird feucht granuliert. Granuliert werden kann in der Wirbelschicht oder im Mischer. Bei der Wirbelschichtgranulierung finden in der gleichen Apparatur in einem einzigen Prozeßschritt die Vorgänge Mischen, Befeuchtung des Gutes, Granulatbildung und Trocknung der Granulatkörner statt. Ergebnis ist in der Regel ein homogenes, gut fließendes und tablettierbares Granulat. Bedacht werden muß jedoch, daß die Herstellung der Thiaminnitrat-Tabletten u. U. zeitaufwendiger und aufgrund der zahlreichen Prozeßparameter auch schwieriger steuerbar sein kann als im Mischer oder Mischkneter, wo in einem Zuge gemischt, befeuchtet und granuliert wird [6–9].

Als Granulierflüssigkeit dient eine 1–5%ige wäßrige Povidonlösung als Bindemittel. Povidon bildet zwischen den Primärkörnern Klebstoffbrücken aus, die nicht kristallin sind und den Agglomeraten die notwendige Festigkeit verleihen.

Monographien-Kommentar

2

Die zur Granulierung erforderliche Flüssigkeitsmenge ist abhängig von der Chargengröße, dem gewählten Herstellverfahren sowie den apparativen Voraussetzungen und muß empirisch ermittelt und entsprechend validiert werden. Zwischen Ansatzgröße und relativer Menge an Granulierflüssigkeit besteht kein linearer Zusammenhang. Ebenso kann sich mit dem Wechsel des Mischersystems beim Upscaling der Flüssigkeitsbedarf erheblich ändern.

Ein zu hoher Flüssigkeitsanteil oder ein zu intensives Kneten ergibt eine Überfeuchtung des Gutes in Form einer kaum mehr feuchtgranulierbaren, plastischen Masse. Durch Antrocknen und nochmaliger Zugabe von bindemittelfreiem Wasser läßt sich die Masse in der Regel weiterverarbeiten.

Bei zu geringer Flüssigkeitsmenge verläuft die Agglomeration unbefriedigend und hinterläßt einen zu hohen, für die Tablettierung meist ungeeigneten Pulveranteil.

Flüssigkeitsmenge, Betriebsbedingungen und Mischertyp sind bestimmende Faktoren für eine gleichmäßige und ausreichende Gutdurchfeuchtung, die bei Einsatz eines Planeten- oder Z-Mischers etwa in 10–20 Minuten, mit Schnellmischern bei gleichzeitigem Hackerbetrieb in ca. 1–3 Minuten erreicht werden kann. Dieses Stadium läßt sich relativ leicht erkennen, wenn es nach Probennahme gelingt, das Granulat per Hand zu einer plastischen, kohäsiven Masse zusammenzudrücken.

Anschließend wird die feuchte Pulvermasse auf einen Korngrößenbereich unter 2 mm zerkleinert. Dies kann mit Hilfe von Schüttel- oder Rüttelsieben erfolgen, wobei sich Schüttelgranulate mit überwiegend kugeligen Formen bilden, die eine gute Rieselfähigkeit und eine hohe Packungsdichte besitzen. Im Labormaßstab können sie mit Hilfe von Handsieben hergestellt werden unter Verwendung eines Kartenblattes oder Teigschabers, mit dem das Gut über das Sieb bewegt wird und das Maschengewebe möglichst ohne Druck passiert. Eine weitere Möglichkeit besteht darin, die Granulatmasse unter Druck zur Siebpassage zu pressen oder zum Passieren durch eine Lochscheibe zu zwingen mit anschließender Strangzerteilung durch rotierende Messer. Dabei entstehen Lochscheibengranulate. Letztere haben grundsätzlich eine höhere Festigkeit als Siebgranulate.

Nach dem Befeuchten und Dispergieren enthält das gekörnte Schüttgut noch Wasser, das bis auf einen Restanteil, der zur Aufrechterhaltung der Festigkeit und Tablettierfähigkeit des Granulats erforderlich ist, entfernt wird. Hierzu eignen sich Konvektionstrockner, besser noch Wirbelschichttrockner aufgrund der kürzeren Trocknungsdauer und geringeren Wärmebelastung des Gutes. Trocknungstemperaturen von 60 °C sollten dabei nicht überschritten werden, da sonst die Gefahr besteht, daß ein zu rascher Trocknungsprozeß den Mikroaufbau der Granulatkörner stört und spröde Körner mit schlechten Preßeigenschaften entstehen.

Aufgrund seiner Bedeutung für die mechanischen und z. T. auch für die übrigen physikalischen Eigenschaften der Tabletten sowie deren chemische Stabilität ist die Restfeuchte des Granulats festzulegen und als Inprozeß-Kontrolle zu überprüfen.

Neben den im Arzneibuch unter 2.2.32 aufgeführten Möglichkeiten zur Bestimmung des Trocknungsverlustes existieren eine Reihe von Schnellmethoden, wie Infrarot-, Mikrowellen- oder dielektrische Verfahren, mit denen nicht nur die Restfeuchte ermittelt, sondern auch durch periodisches Probenziehen während des Trocknungsprozesses der jeweilige Wassergehalt des Gutes bis zum optimalen Trocknungsendpunkt erfaßt werden kann.

Monographien-Kommentar

Thiaminnitrat-Tabletten 100 mg

Das Granulat sollte eine Korngrößenverteilung zwischen 50 und 700 µm mit einer mittleren Korngröße zwischen 250 und 500 µm aufweisen. Nach der Trocknung ist das Material wesentlich grober und muß daher vor der Endmischung auf den gewünschten Korngrößenbereich zerkleinert werden. Die Reduktion kann im Labormaßstab durch Handsiebung erfolgen. Bessere reproduzierbare Ergebnisse sind jedoch durch Heranziehen eines Granulators mit oszillierendem Rotor oder im Pilot-und Produktionsmaßstab durch Hammermühlen zu erhalten.

Das Rohgranulat bildet die innere Phase der Mischung. Die äußere setzt sich aus Carboxymethylstärke-Natrium (Typ A), Hochdisperses Siliciumdioxid und Hydriertes Rizinusöl zusammen. Aufgrund ihrer Funktionen als Spreng-, bzw. Gleitmittel werden sie üblicherweise nicht mitgranuliert, sondern erst bei der Endmischung dem Granulat zugegeben.

In der vorliegenden Rezeptur wird dieses Prinzip dahingehend durchbrochen, daß sich mit CMS-Na ein Zerfallsförderer in der äußeren Phase und mit mikrokristalliner Cellulose ein weiterer in der inneren befindet. Begründen läßt sich diese Variation damit, daß der Kern in der Regel zweistufig zerfällt: Kern zu Granulatkörnern, Granulatkörner zu einzelnen Pulverpartikeln.

Die Kombination Carboxymethylstärke-Natrium/mikrokristalliner Cellulose verstärkt den angestrebten Sprengeffekt: CMS-Na quillt stark in Gegenwart von Wasser. Es entstehen lokale Spannungen, die sich über die gesamte Tablette hinweg ausdehnen und das Tablettengefüge auflockern. Feuchtigkeit wird an die innere Phase abgegeben. Dort befindet sich u. a. mikrokristalline Cellulose, deren innere Struktur aus Celluloseeinheiten besteht, die über Wasserstoffbrücken miteinander verbunden sind. Die Feuchtigkeit löst diese Bindungen, und es entstehen Kapillaren, denen eine Dochtwirkung zukommt. Mit dem Eindringen in die Kapillaren beginnt der Zerfall. Er setzt sich fort mit dem Lösen der Bindemittelbrücken in den Granulatkörnern und endet, wenn keine Bindemittelbrücken mehr vorhanden sind.

Hochdisperses Siliciumdioxid und Hydriertes Rizinusöl sind Hilfsstoffe, die einen oder mehrere physikalische Vorgänge bei der Verarbeitung von Schüttgütern zu festen Arzneiformen im Sinne eines besseren Gleitens beeinflussen.

Hochdisperses Siliciumdioxid wirkt als Fließregulierungsmittel durch seine Fähigkeit, durch Reduktion der zwischen Gut und Wand des Auslaufbehälters auftretenden Adhäsionskräfte und der während des Fließvorgangs entstehenden interpartikulären Gleitreibung den Füllgutfluß in die Matrizen zu fördern.

Hydriertes Rizinusöl hat sowohl Schmiermittel – als auch Formentrennmittelfunktionen. Die Substanz ist partikulär an den Oberflächen der Preßmasse verteilt, bildet unter Druckeinwirkung eine Grenzschmierschicht zwischen Steg und Matrizenwand aus und verringert die nach erfolgter Kompression während der Ausstoßphase herrschende, auf Adhäsionskräften beruhende Reibung zwischen Komprimat und Matrize. Hydriertes Rizinusöl dient außerdem als Formentrennmittel, um nach erfolgter Pressung den Preßling vom formengebenden Werkzeug (Matrize, Ober- und Unterstempel) unter Ausbildung einer gleichmäßig glatten Tablettenoberfläche zu trennen.

Zur Prüfung der Fließeigenschaften des Schüttgutes sind eine Vielzahl von Versuchsanordnungen vorgeschlagen worden [10, 11]. Hauptsächlich verwendet werden Meßver-

Monographien-Kommentar

fahren zur Bestimmung des Böschungswinkels, des Abrutschwinkels und der Fließgeschwindigkeit. Letztere kann nach der im Arzneibuch unter Ziffer 2.9.16 beschriebenen Methode ermittelt werden: Mit ihr wird unter definierten Bedingungen anhand genormter Auslauftrichter für eine vorgegebene Schüttgutmenge die Auslaufzeit gemessen. Für die Neigung des Böschungswinkels sind vor allem Kräfte der interpartikulären Gleitreibung maßgebend, für die Ausbildung des Abrutschwinkels hingegen die der interpartikulären Haftreibung. Beide Methoden charakterisieren unterschiedliche Füllguteigenschaften und sind darüber hinaus nicht genormt. Will man Vergleiche anstellen, können diese allenfalls mit solchen Werten erfolgen, die unter identischen Bedingungen erzielt wurden.

Die Endmischung läßt sich sowohl auf Exzenter- als auch auf Rundlaufmaschinen verpressen, wobei letztere bevorzugt im Produktionsbereich eingesetzt werden. Eine direkte Korrelation zwischen Ergebnissen aus Exzenterversuchen mit denen aus Rundläufern ist nur in seltenen Fällen möglich. Nicht übertragen werden können beispielsweise Daten, die im Rahmen der Optimierung des Schmiermittelanteils oder der Gleichförmigkeit der Masse der einzelnen Tablette ermittelt wurden, insbesondere dann, wenn es sich bei den Rundlaufpressen um Hochleistungsgeräte handelt.

Großen Einfluß auf das Tablettieren und die Qualität der Thiaminnitrat-Tabletten haben die Preßbedingungen. Neben der Stempeleintauchtiefe, der Stempellänge, dem Grad der Abnützung der Stempelwerkzeuge, sind es die Pressgeschwindigkeit und vor allem die Preßkraft. Ist diese optimal eingestellt, entstehen bei Vorliegen einer homogenen Endmischung Komprimate, die hinsichtlich der spezifizierten Faktoren Steghöhe, Friabilität, Druckfestigkeit und Zerfall normiert sind.

Die Überprüfung der Gleichförmigkeit der Tablettenmasse erweist sich als eine der wichtigsten Inprozeß-Kontrollen bei der Tablettenherstellung. Hat die Presse keine Instrumentierung, müssen während des laufenden Fertigungsprozesses in definierten Zeitabständen Muster gezogen, gewogen und bei nichttolerierbaren Gewichtsabweichungen die Maschineneinstellung per Hand entsprechend verändert werden.

Im Produktionsrahmen sind die meisten Tablettenpressen instrumentiert. Die Kontrolle der Tablettenmasse erfolgt über die Preßkraftüberwachung oder auf Basis einer individuellen Massenkontrolle unter automatischer Selbstregulierung. Weitere Einzelheiten hierzu und Übersichten zur Tablettierung bei 6, 8, 9, 11, 12.

Das Arzneibuch schreibt unter Ziffer 2.9.5 für Tabletten mit mehr als 2 mg oder mehr als 2% Wirkstoff die Prüfung der Gleichförmigkeit der Masse vor. Es empfiehlt sich jedoch, nach Ziffer 2.9.6 vorzugehen und bei Thiaminnitrat-Tabletten 100 mg die Prüfung A auf „Gleichförmigkeit des Gehaltes einzeldosierter Arzneiformen" durchzuführen, um sicher zu stellen, daß signifikante Gehaltsstreuungen, die über das vertretbare Maß hinausgehen und durch inhomogene Verteilung des Wirkstoffes innerhalb des Füllgutes oder nachträglich durch Entmischung während des Abfüllprozesses zustande gekommen sein könnten, weitgehend vermieden worden sind. Wird die Gehaltskonformität ermittelt, kann die Prüfung nach 2.9.5 entfallen.

Ferner müssen Thiaminnitrat-Tabletten 100 mg der Prüfung „Wirkstofffreisetzung aus festen oralen Arzneiformen" (Ziffer 2.9.3) genügen. Die Prüfung erfolgt anhand der Blattrührer-Apparatur, Umdrehungsgeschwindigkeit 100 U/min, Prüfflüssigkeit 900 ml künstlicher Magensaft ohne Enzyme, pH ca. 1,2. Die Standardzulassungsmonographie fordert, daß binnen 20 Minuten mindestens 80% der pro Tablette deklarierten Menge Thiaminnitrat gelöst sind.

Monographien-Kommentar

Thiaminnitrat-Tabletten 100 mg

[1] Hartke, K.: Thiaminnitrat. In: Hartke, H., Hartke, K., Mutschler, E., Rücker, G., Wichtl, M.: DAB 10 Kommentar, Band II/4, Wissenschaftliche Verlagsgesellschaft mbH, Stuttgart, Govi-Verlag GmbH, Frankfurt a. M./Eschborn, 1991.

[2] Thiamine Nitrate. In: Martindale, Ed. 31, 1382, Royal Pharmaceutical Society, London, 1996.

[3] Thiamine Nitrate. In: The Merck Index, Ed. 12, 9430, Merck & Co. Inc., Whitehouse Station, New York, 1996.

[4] Thiaminnitrat. In: v. Bruchhausen, F.; Dannhardt, G.; Ebel, S.; Frahm, A. W.; Hackenthal, E.; Holzgrabe, U., Stoffe P–Z, 869. In: Hagers Handbuch der pharmazeutischen Praxis, Bd. 7, Springer Verlag, Berlin, Heidelberg, New York, 1993.

[5] Egermann, H.: Mischen von Feststoffen. In: Nürnberg, E.; Surmann, P., Methoden, 565. In: Hagers Handbuch der pharmazeutischen Praxis, Bd. 2, Springer Verlag, Berlin, Heidelberg, New York, 1991.

[6] Hauer, B.; Mosimann, P.; Posanski, U.; Siegrist, H. R.; Skinner, F.; Stahl, P. H.; Völlmy, C.; Züger, O.: Feste orale und perorale Formen. In: Sucker, H., Fuchs, P., Speiser, P., Pharmazeutische Technologie, 244, Georg Thieme Verlag, Stuttgart, New York, 1991.

[7] Schepky, G.: Granulate. In: Nürnberg, E.; Surmann, P., Methoden, 722. In: Hagers Handbuch der pharmazeutischen Praxis, Bd. 2, Springer Verlag, Berlin, Heidelberg, New York, 1991.

[8] Bandelin, F. J.: Compressed Tablets by Wet Granulation. In: Lieberman, H. A.; Lachman, L.; Schwartz, J. B., Pharmaceutical Dosage Forms, 2nd. Ed., Vol. 1, Tablets, 131, Marcel Dekker Inc., New York, Basel, 1989.

[9] Jentsch, D.; Fuchs, P.; Rahm, H.: Feste orale und perorale Arzneiformen. In: Sucker, H., Fuchs, P., Speiser, P., Pharmazeutische Technologie, 361, Georg Thieme Verlag, Stuttgart, 1978.

[10] Hofer, U.: Trockene Füllgüter, 83. In: Fahrig, W., Hofer, U.: Die Kapsel. Wiss. Verlagsgesellschaft mbH, Stuttgart, 1983.

[11] Sucker, H.; Sucker, H: Theoretische Grundlagen der verfahrenstechnischen Grundoperationen. In: Sucker, H., Fuchs, P., Speiser, P., Pharmazeutische Technologie, 1, Georg Thieme Verlag, Stuttgart, 1978.

[12] Schepky, G.: Tabletten. In: Nürnberg, E.; Surmann, P., Methoden, 938.In: Hagers Handbuch der pharmazeutischen Praxis, Bd. 2, Springer Verlag, Berlin, Heidelberg, New York, 1991.

J. Ziegenmeyer

Thymian

1	**Bezeichnung des Fertigarzneimittels**

Thymian

2	**Darreichungsform**

Tee

3	**Eigenschaften und Prüfungen**

Haltbarkeit:

Der Gehalt an ätherischem Öl im Thymian nimmt in den Behältnissen nach 4 etwa um 0,15 Prozent absolut pro Jahr ab. Die Dauer der Haltbarkeit errechnet sich somit aus der Differenz des zum Zeitpunkt der Abpackung bestimmten Gehaltes an ätherischem Öl und dem durch das Arzneibuch vorgeschriebenen Mindestgehalt.

4	**Behältnisse**

Geklebte Blockbodenbeutel bzw. Seitenfaltenbeutel aus einseitig glattem, gebleichtem Natronkraftpapier 50 g/m^2, gefüttert mit gebleichtem Pergamyn 40 g/m^2.

5	**Kennzeichnung**

Nach § 10 AMG, insbesondere:

5.1	Zulassungsnummer

1329.99.99

5.2	Art der Anwendung

Zum Trinken nach Bereitung eines Teeaufgusses.

5.3	Hinweis

Vor Licht und Feuchtigkeit geschützt lagern.

6	**Packungsbeilage**

Nach § 11 AMG, insbesondere:

6.1	Stoff- oder Indikationsgruppe

Pflanzliches Mittel zur Behandlung von Atemwegserkrankungen.

6.2	Anwendungsgebiete

Symptome der Bronchitis, Katarrhe der oberen Luftwege.

6.3	Gegenanzeigen

Keine bekannt.

2 Thymian

6.4 Wechselwirkungen mit anderen Mitteln

Keine bekannt.

6.5 Dosierungsanleitung und Art der Anwendung

Soweit nicht anders verordnet, wird mehrmals täglich eine Tasse des wie folgt bereiteten Teeaufgusses getrunken:

1 Teelöffel voll (ca. 1,4 g) Thymian oder die entsprechende Menge in einem oder mehreren Aufgußbeutel(n) wird mit siedendem Wasser (ca. 150 ml) übergossen und nach etwa 10 bis 15 Minuten gegebenenfalls durch ein Teesieb gegeben.

6.6 Dauer der Anwendung

Bei akuten Beschwerden, die länger als eine Woche andauern oder periodisch wiederkehren, wird die Rücksprache mit einem Arzt empfohlen.

6.7 Nebenwirkungen

Keine bekannt.

6.8 Hinweis

Vor Licht und Feuchtigkeit geschützt aufbewahren.

Tormentillwurzelstock

1 **Bezeichnung des Fertigarzneimittels**

Tormentillwurzelstock

2 **Darreichungsform**

Tee

3 **Eigenschaften und Prüfungen**

Haltbarkeit:

Die Haltbarkeit in den Behältnissen nach 4 beträgt 2 Jahre.

4 **Behältnisse**

Geklebte Blockbodenbeutel bzw. Seitenfaltenbeutel aus einseitig glattem, gebleichtem Natronkraftpapier 50 g/m^2, gefüttert mit gebleichtem Pergamyn 40 g/m^2.

5 **Kennzeichnung**

Nach § 10 AMG, insbesondere:

5.1 Zulassungsnummer

1689.99.99

5.2 Art der Anwendung

Zum Trinken sowie Spülen oder Gurgeln nach Bereitung eines Teeaufgusses.

5.3 Hinweise

Vor Licht und Feuchtigkeit geschützt lagern.

6 **Packungsbeilage**

Nach § 11 AMG, insbesondere:

6.1 Stoff- oder Indikationsgruppe

Pflanzliches Magen-Darm-Mittel/Mund- und Rachenmittel.

6.2 Anwendungsgebiete

Akute Durchfallerkrankungen; leichte Schleimhautentzündungen im Mund- und Rachenraum.

6.3 Gegenanzeigen

Keine bekannt.

Durchfälle bei Säuglingen und Kleinkindern sind in jedem Fall von einer Selbstbehandlung auszuschließen.

6.4 Wechselwirkungen mit anderen Mitteln

Keine bekannt.

6.5 Dosierungsanleitung und Art der Anwendung

Soweit nicht anders verordnet, wird 2- bis 3mal täglich bei Durchfall eine Tasse Teeaufguß getrunken bzw. bei Mund- und Rachenentzündungen mit einem lauwarmen Teeaufguß gespült oder gegurgelt. Der Aufguß wird wie folgt bereitet:

Etwa ½ Teelöffel voll (ca. 2 g) Tormentillwurzelstock oder die entsprechende Menge in einem oder mehreren Aufgußbeutel(n) wird mit siedendem Wasser (ca. 150 ml) übergossen und nach etwa 10 bis 15 Minuten gegebenenfalls durch ein Teesieb gegeben.

6.6 Dauer der Anwendung

Bei Durchfällen, die länger als 2 Tage andauern oder mit Blutbeimengungen oder Fieber einhergehen, ist die Rücksprache mit einem Arzt erforderlich.

6.7 Nebenwirkungen

Bei empfindlichen Patienten können Magenbeschwerden auftreten.

6.8 Hinweis

Vor Licht und Feuchtigkeit geschützt aufbewahren.

3 M-Trometamol-Lösung

1 **Bezeichnung des Fertigarzneimittels**

3 M-Trometamol-Lösung

2 **Darreichungsform**

Infusionslösungskonzentrat

3 **Zusammensetzung**

Wirksamer Bestandteil:

Trometamol 363,3 g

Sonstiger Bestandteil:

Wasser für Injektionszwecke zu 1000,0 ml

Molare Konzentration:

1 ml enthält: 3 mmol Trometamol.

4 **Herstellungsvorschrift**

Die für die Herstellung einer Charge benötige Menge Trometamol wird in Wasser für Injektionszwecke gelöst. Die Lösung wird auf das erforderliche Volumen bzw. auf die erforderliche Masse aufgefüllt und durch ein Membranfilter von 0,2 μm nomineller Porengröße, falls erforderlich mit vorgeschaltetem Tiefenfilter, in die vorgesehenen Behältnisse filtriert. Die Sterilisation der abgefüllten Lösung erfolgt 15 Minuten lang bei 121 °C mit gesättigtem Wasserdampf.

5 **Inprozess-Kontrollen**

Überprüfung

– der relativen Dichte (AB. 2.2.5): 1,086 bis 1,095

oder

– des Brechungsindexes (AB. 2.2.6): 1,384 bis 1,387

sowie

– des pH-Wertes (AB. 2.2.3): 10,0 bis 11,5.

6 **Eigenschaften und Prüfungen**

6.1 Aussehen, Eigenschaften

Klare, von Schwebstoffen praktisch freie, farblose Lösung ohne wahrnehmbaren Geruch; pH-Wert (AB. 2.2.3) zwischen 10,0 und 11,5.

6.2 Prüfung auf Identität

Die Prüfung erfolgt mit Hilfe der Dünnschichtchromatographie (AB. 2.2.27) unter Verwendung einer Schicht von Kieselgel G R.

Die Platte wird vor der Verwendung mit Methanol R gewaschen.

Untersuchungslösung: 0,1 ml des Konzentrats werden mit Wasser zu 10 ml verdünnt.

Referenzlösung: 3,63 mg eines als Standard geeigneten Trometamols pro 1 ml Wasser.

Auf die Platte werden getrennt 10 µl jeder Lösung aufgetragen. Die Chromatographie erfolgt mit einer Mischung von 10 Volumteilen Ammoniak-Lösung R 1 und 90 Volumteilen Isopropylalkohol R über eine Laufstrecke von 10 cm. Die Platte wird bei 100 bis 105 °C getrocknet und anschließend mit einer 0,5 %igen Lösung von Kaliumpermanganat R in einer 1-prozentigen Lösung von Natriumcarbonat R besprüht. Nach etwa 10 min wird im Tageslicht ausgewertet. Das Chromatogramm der Untersuchungslösung zeigt einen Fleck, der in Bezug auf Lage, Größe und Färbung annähernd dem Fleck im Chromatogramm der Referenzlösung entspricht.

6.3 Prüfung auf Reinheit

Prüfung auf Bakterien-Endotoxine (AB. 2.6.14):

Die Endotoxinkonzentration darf höchstens 10,9 I.E./ml betragen.

6.4 Gehalt

93,0 bis 105,0 Prozent der deklarierten Menge an Trometamol.

Bestimmung:

0,50 ml des Konzentrats werden mit Wasser zu 20 ml verdünnt. Nach Zusatz von 0,2 ml Methylrot-Lösung R wird mit Salzsäure (0,1 mol $\cdot$ l^{-1}) bis zum Farbumschlag von Gelb nach Rot titriert.

1 ml Salzsäure (0,1 mol $\cdot$ l^{-1}) entspricht 12,11 mg Trometamol.

6.5 Haltbarkeit

Die Haltbarkeit in den Behältnissen nach 7 beträgt 3 Jahre.

7 Behältnisse

Glasbehältnisse nach AB. 3.2.1, ggf. verschlossen mit Gummistopfen nach AB. 3.2.9.

8 Kennzeichnung

Nach § 10 AMG, insbesondere:

8.1 Zulassungsnummer

4699.99.99

8.2 Art der Anwendung

Zur intravenösen Infusion nach Zusatz zu Infusionslösungen.

8.3 Hinweise

Apothekenpflichtig.

Nur klare Lösungen in unversehrten Behältnissen verwenden.

Nicht unverdünnt anwenden.

Theoretische Osmolarität: 3000 mOsm/l.

pH-Wert: 10,0 bis 11,5.

Molare Konzentration: 1 ml enthält 3 mmol Trometamol.

9 Packungsbeilage

Nach § 11 AMG, insbesondere:

9.1 Stoff- oder Indikationsgruppe

Arzneimittel zur Therapie der Azidose.

Molare Konzentration: 1 ml enthält 3 mmol Trometamol.

9.2 Anwendungsgebiete

Stoffwechselbedingte Übersäuerung des Blutes (metabolische Azidosen), insbesondere bei erhöhtem Natriumgehalt des Blutes (Hypernatriämie). Alkalisierung des Harns bei Intoxikationen mit schwachen Säuren (z. B. Barbiturate, Acetylsalicylsäure).

9.3 Gegenanzeigen

3 M-Trometamol-Lösung soll nicht angewendet werden bei:

– Alkalosen

– Niereninsuffizienz

– erhöhtem Kaliumgehalt des Blutes (Hyperkaliämie)

– der Erstversorgung Neugeborener.

Verwendung in der Schwangerschaft und Stillzeit:

Während der Schwangerschaft und Stillzeit sollte Trometamol nur unter strenger Nutzen-Risiko-Abschätzung angewendet werden.

9.4 Vorsichtsmaßnahmen für die Anwendung

Kontrollen des Säuren-Basen-Status, der Plasma-Kalium-Konzentration und der Blut-Glucose-Konzentration sind erforderlich.

Bei der Therapie schwerer Azidosen mit Trometamol sollte die Möglichkeit zur Beatmung bestehen.

Die Lösung ist stark alkalisch und darf nicht unverdünnt angewendet werden. Bei Verabreichung über periphere Venen sollte die Trometamolkonzentration in der Infusionslösung 0,3 mol/l nicht überschreiten.

9.5 Wechselwirkungen mit anderen Mitteln

Trometamol verstärkt die blutzuckersenkende Wirkung oraler Antidiabetika.

Die Alkalisierung des Harns führt zu einer beschleunigten Elimination saurer Arzneistoffe und zur verzögerten Elimination basischer Arzneistoffe.

Da es sich um eine stark alkalische Lösung handelt, sind Mischungen mit anderen Medikamenten nicht angezeigt.

9.6 Warnhinweise

Keine.

9.7 Dosierungsanleitung und Art der Anwendung

Die Dosis für die parenterale Anwendung richtet sich nach dem Ausmaß der Störung des Säuren-Basen-Status (Basendefizit). Als Richtwert für die zu verabreichende Menge gilt:

Basendefizit (-BE) $\times$ kg Körpermasse $\times$ 0,3 = mmol Trometamol.

Es wird empfohlen, zunächst die Hälfte der so berechneten Menge Trometamol zu verabreichen, um nach einer erneuten Kontrolle des Säuren-Basen-Status (Blutgasanalyse) ggf. eine Korrektur der ursprünglich berechneten Menge durchführen zu können.

Maximale Infusionsgeschwindigkeit:

ca. 1 mmol Trometamol/kg Körpermasse/Stunde.

Maximale Tagesdosis:

ca. 5 mmol Trometamol/kg Körpermasse/Tag.

Das Konzentrat darf nicht unverdünnt, sondern nur als Zusatz zu Infusionslösungen verwendet werden.

9.8 Hinweise für den Fall der Überdosierung

Überdosierung kann führen zu:

– Alkalose

– Elektrolytstörungen

– Atemdepression

– Hypoglykämie.

Therapie:

Unterbrechung der Zufuhr der Lösung und eine entsprechende negative Bilanzierung.

9.9 Nebenwirkungen

Atemdepression;

Hyperkaliämie (initial) mit sekundärer Hypokaliämie;

Hypoglykämie;

Erbrechen;

erniedrigter Blutdruck (Hypotonie);

Gewebsnekrosen bei paravenöser Applikation.

Da Lösungen von Trometamol einen stark alkalischen pH-Wert aufweisen, sind Reizungen der Venenwand mit Phlebitis und nachfolgender Thrombose möglich.

10 Fachinformation

Nach § 11a AMG, insbesondere:

10.1 Verschreibungsstatus/Apothekenpflicht

Apothekenpflichtig.

10.2 Stoff- oder Indikationsgruppe

Azidose-Therapeutikum.

Molare Konzentration: 1 ml enthält 3 mmol Trometamol.

10.3 Anwendungsgebiete

Matabolische Azidosen, insbesondere bei Hypernatriämie.

Alkalisierung des Harns bei Intoxikationen mit schwachen Säuren (z.B. Barbiturate, Acetylsalicylsäure).

10.4 Gegenanzeigen

Alkalosen,

Niereninsuffizienz,

Hyperkaliämie,

Erstversorgung Neugeborener.

10.5 Nebenwirkungen

Atemdepression, Hyperkaliämie (initial) mit sekundärer Hypokaliämie, Hypoglykämie, Erbrechen, Hypotonie, Gewebsnekrosen bei paravenöser Applikation.

Da Lösungen von Trometamol einen stark alkalischen pH-Wert aufweisen, sind Reizungen der Venenwand mit Phlebitis und nachfolgender Thrombose möglich.

10.6 Wechselwirkungen mit anderen Mitteln

Trometamol verstärkt die blutzuckersenkende Wirkung oraler Antidiabetika.

Die Alkalisierung des Harns führt zu einer beschleunigten Elimination saurer Arzneistoffe und zur verzögerten Elimination basischer Arzneistoffe.

10.7 Warnhinweise

Keine.

10.8 Wichtigste Inkompatibilitäten

Da es sich um eine stark alkalische Lösung handelt, sind Mischungen mit anderen Medikamenten nicht angezeigt.

10.9 Dosierung mit Einzel- und Tagesgaben

Die Dosis für die parenterale Anwendung richtet sich nach dem Ausmaß der Störung des Säuren-Basen-Status (Basendefizit). Als Richtwert für die zu applizierende Menge gilt:

Basendefizit (-BE) × kg Körpermasse × 0,3 = mmol Trometamol.

Es wird empfohlen, zunächst die Hälfte der so berechneten Menge Trometamol zu applizieren, um nach einer erneuten Kontrolle des Säuren-Basen-Status (Blutgasanalyse) ggf. eine Korrektur der ursprünglich berechneten Menge durchführen zu können.

Maximale Infusionsgeschwindigkeit:

ca. 1 mmol Trometamol/kg Körpermasse/Stunde.

Maximale Tagesdosis:

ca. 5 mmol Trometamol/kg Körpermasse/Tag.

10.10 Art der Anwendung

Das Konzentrat darf nicht unverdünnt, sondern nur als Zusatz zu Infusionslösungen verwendet werden.

10.11 Notfallmaßnahmen, Symptome und Gegenmittel

Symptome der Überdosierung:

– Alkalose

– Elektrolytstörungen

– Atemdepression

– Hypoglykämie.

Therapie bei Überdosierung:

Unterbrechung der Zufuhr der Lösung und eine entsprechende negative Bilanzierung.

10.12 Pharmakologische und toxikologische Eigenschaften, Pharmakokinetik, Bioverfügbarkeit, soweit diese Angaben für die therapeutische Verwendung erforderlich sind.

Trometamol ist eine organische Base, die im Organismus als Wasserstoffionen-Akzeptor dient. Dabei entsteht Hydrogencarbonat, und Kohlensäure wird beseitigt.

Nichtionisiertes Trometamol penetriert die Zellwand und ist auch intrazellulär als Puffer wirksam. Dies kann durch Kaliumverschiebungen vom Intrazellulärraum in den Extrazellulärraum zu einer initialen Hyperkaliämie mit nachfolgender Hypokaliämie führen.

Die Substanz wird praktisch nicht metabolisiert. Trometamol-H^+ wird über die Nieren ausgeschieden. Es wirkt als mildes osmotisches Diuretikum. Der Harn ist alkalisch, kalium- und hydrogencarbonatreich. Da Trometamol erst nach einigen Tagen vollständig ausgeschieden ist (HWZ bei Gesunden 5,6 Stunden, bei eingeschränkter Nierenfunktion kann sie deutlich verlängert sein), besteht bei wiederholter Gabe die Gefahr der Kumulation. Trometamol führt zu einer Hypoglykämie; in der Literatur wird als Wirkmechanismus die Freisetzung einweißgebundenen Insulins diskutiert.

10.13 Sonstige Hinweise

Während der Schwangerschaft und Stillzeit sollte Trometamol nur unter strenger Nutzen-Risiko-Abschätzung angewendet werden.

Kontrollen des Säuren-Basen-Status, der Plasma-Kalium-Konzentration und der Blut-Glucose-Konzentration sind erforderlich.

Bei der Therapie schwerer Azidosen mit Trometamol sollte die Möglichkeit zur Beatmung bestehen.

Die Lösung ist stark alkalisch und darf nicht unverdünnt angewendet werden. Bei Verabreichung über periphere Venen sollte die Trometamolkonzentration in der Infusionslösung 0,3 mol/l nicht überschreiten.

10.14 Besondere Lager- und Aufbewahrungshinweise

Keine.

Monographien-Kommentar

3 M-Trometamol-Lösung

6.1.1 Trometamol

Im Gegensatz zur Ph. Eur. (99,0 – 100,5 %) wird hier für die Reinsubstanz ein Gehalt von 99,0 bis 101,0 % gefordert.

Prüfung auf Identität
Für den Schmelzbereich ist in der Ph. Eur. ein etwas größerer Bereich angegeben (168–174 °C); Schmelzbereich und IR-Spektrum sind nach AB ausreichend zur Identifizierung; als Alternative zur IR-Photometrie werden in der Ph. Eur. die Basizität der Prüflösung und der Rf-Wert der dünnschichtchromatographischen Untersuchung angeführt. Die hier genannten chemischen Nachweise Identitätsprüfung 3 und 4 können dann entfallen.

3. Durch Kondensation der Aminogruppe in Trometamol und der Aldehydfunktion in Salicylaldehyd entsteht ein Azomethin, das als Polymethin in protonierter Form farbig (gelb) erscheint.

4. Cer (IV) bildet unter den angegebenen Bedingungen mit den alkoholischen OH-Gruppen des Trometamol gelborange gefärbte Komplexe.

Prüfung auf Reinheit
Zusätzlich führt Ph. Eur. eine dünnschichtchromatographische Untersuchung auf verwandte Substanzen durch.

Gehaltsbestimmung
Durch beide angegebenen Methoden wird die basische Aminfunktion bestimmt. Die Titration im wasserfreien Milieu bringt keine Vorteile gegenüber der Titration in Wasser. Ph. Eur. setzt bei der acidimetrischen Titration in Wasser Methylorange als Indikator ein. Da der pK_a-Wert des Trometamol 8,2 beträgt, sind am Umschlag des Bromcresolpurpur beim pH-Wert von ca. 6 noch ungefähr 0,3 % Trometamol unprotoniert; beim Umschlags-pH-Wert des Methylorange von ca. 3,7 ist die Protonierung dagegen praktisch vollständig. Allerdings ist der Umschlag des Bromkresolpurpur erheblich besser zu erkennen und zu reproduzieren als der des Methylorange, so daß die Präzision im ersten Fall besser ist.

6.2 Fertigarzneimittel

6.2.2 Prüfung auf Identität

Die Identitätsprüfung kann auch dünnschichtchromatographisch nach Ph. Eur. erfolgen.

6.2.4 Fertigarzneimittel, Gehaltsbestimmung

Hier ist nur die Titration im wäßrigen Milieu möglich, da das im Fertigarzneimittel enthaltene Wasser die Titration im Eisessig stört. Auch durch einen Zusatz von Acetanhydrid wird die wasserfreie Titration nicht möglich, da die basische Aminfunktion durch Acetanhydrid acetyliert wird und damit ihren basischen Charakter verliert.

P. Surmann

Wacholderbeeren

1 Bezeichnung des Fertigarzneimittels

Wacholderbeeren

2 Darreichungsform

Tee

3 Eigenschaften und Prüfungen

Haltbarkeit:

Der Gehalt an ätherischem Öl in Wacholderbeeren nimmt in den Behältnissen nach 4 um etwa 0,4 Prozent absolut pro Jahr ab. Die Dauer der Haltbarkeit errechnet sich somit aus der Differenz des zum Zeitpunkt der Abpackung bestimmten Gehaltes an ätherischem Öl und dem durch das Arzneibuch vorgeschriebenen Mindestgehalt.

4 Behältnisse

Geklebte Blockbodenbeutel bzw. Seitenfaltenbeutel aus einseitig glattem, gebleichtem Natronkraftpapier 50 g/m^2, gefüttert mit gebleichtem Pergamyn 40 g/m^2.

5 Kennzeichnung

Nach § 10 AMG, insbesondere:

5.1 Zulassungsnummer

1369.99.99

5.2 Art der Anwendung

Zum Trinken nach Bereitung eines Teeaufgusses.

5.3 Hinweise

Vor Licht und Feuchtigkeit geschützt lagern.

6 Packungsbeilage

Nach § 11 AMG, insbesondere:

6.1 Stoff- oder Indikationsgruppe

Pflanzliches Magen-Darm-Mittel.

6.2 Anwendungsgebiete

Verdauungsbeschwerden mit leichten Krämpfen im Magen-Darm-Bereich, Völlegefühl, Blähungen.

2 Wacholderbeeren

6.3 Gegenanzeigen

Zubereitungen aus Wacholderbeeren sollen während der Schwangerschaft und bei entzündlichen Nierenerkrankungen nicht angewendet werden.

6.4 Wechselwirkungen mit anderen Mitteln

Keine bekannt.

6.5 Dosierungsanleitung und Art der Anwendung

Soweit nicht anders verordnet, wird 1- bis 4mal täglich eine Tasse des wie folgt bereiteten Teeaufgusses getrunken:

Ein knapper Teelöffel voll (ca. 2,5 g) kurz vor Gebrauch zerstoßener Wacholderbeeren oder die zerkleinerte entsprechende Menge in einem oder mehreren Aufgußbeutel(n) wird mit siedendem Wasser (ca. 150 ml) übergossen und nach etwa 10 bis 15 Minuten gegebenenfalls durch ein Teesieb gegeben.

6.6 Dauer der Anwendung

Bei akuten Beschwerden, die länger als eine Woche andauern oder periodisch wiederkehren, wird die Rücksprache mit einem Arzt empfohlen.

6.7 Nebenwirkungen

Bei längerdauernder Anwendung oder bei Überdosierung können Nierenschäden auftreten.

6.8 Hinweis

Vor Licht und Feuchtigkeit geschützt aufbewahren.

Monographien-Kommentar

Wacholderbeeren

6.2　Anwendungsgebiete

Die weit verbreitete Anwendung von Wacholderbeeren als Diuretikum wurde bei der Standardzulassung nicht berücksichtigt, obwohl die diuretische Wirkung auch experimentell nachgewiesen werden konnte. Andererseits gibt es ältere Hinweise auf nierentoxische Wirkungen von Wacholderbeeren bzw. seinem ätherischen Öl. Daher wurden Wacholderbeeren auch im Rahmen der Aufbereitung nicht mehr als Diuretikum akzeptiert [1].

Allerdings gibt es jüngere Hinweise darauf, daß die nierenreizende Wirkung von Wacholderbeeren möglicherweise durch verfälschende Streckmittel ausgelöst sein könnte [2].

[1] BAnz. 13327 vom 5. Dezember 1984.
[2] M. Schmidt, Dtsch. Apoth. Ztg. **135,** 1260–1264, 1995.

R. Braun

Walnussblätter

1 **Bezeichnung des Fertigarzneimittels**

Walnussblätter

2 **Darreichungsform**

Tee

3 **Eigenschaften und Prüfungen**

3.1 Qualitätsvorschrift

Die Droge muss der Monographie „Walnussblätter" des Deutschen Arzneimittel-Codex (DAC) in der jeweils gültigen Fassung entsprechen.

3.2 Haltbarkeit

Die Haltbarkeit in den Behältnissen nach 4 beträgt 3 Jahre.

4 **Behältnisse**

Geklebte Blockbodenbeutel bzw. Seitenfaltenbeutel aus einseitig glattem, gebleichtem Natronkraftpapier 50 g/m^2, gefüttert mit gebleichtem Pergamyn 40 g/m^2.

5 **Kennzeichnung**

Nach § 10 AMG, insbesondere:

5.1 Zulassungsnummer

2429.99.99

5.2 Art der Anwendung

Für Umschläge und Teilbäder nach Bereitung einer Abkochung.

5.3 Hinweis

Vor Licht und Feuchtigkeit geschützt lagern.

6 **Packungsbeilage**

Nach § 11 AMG, insbesondere:

6.1 Stoff- oder Indikationsgruppe

Medizinisches Bad.

6.2 Anwendungsgebiete

Leichte, oberflächliche Entzündungen der Haut; übermäßige Schweißabsonderung, z. B. der Hände und Füße.

6.3 Gegenanzeigen

Keine bekannt.

6.4 Wechselwirkungen mit anderen Mitteln

Keine bekannt.

6.5 Dosierungsanleitung und Art der Anwendung

Soweit nicht anders verordnet, werden bei Bedarf Umschläge oder Teilbäder mit einer in der angegebenen Menge oder einem Vielfachen davon wie folgt bereiteten Abkochung gemacht:

2 bis 3 Teelöffel voll (ca. 2 bis 3 g) Walnussblätter werden mit 100 ml kaltem Wasser angesetzt, zum Sieden erhitzt und nach etwa 15 Minuten durch ein Teesieb gegeben.

6.6 Dauer der Anwendung

Bei akuten Beschwerden, die länger als eine Woche andauern oder periodisch wiederkehren, wird die Rücksprache mit einem Arzt empfohlen.

6.7 Nebenwirkungen

Keine bekannt.

6.8 Hinweis

Vor Licht und Feuchtigkeit geschützt aufbewahren.

Monographien-Kommentar

Walnußblätter

Stammpflanze:

Der in Südosteuropa heimische Walnußbaum, Juglans regia L. (Juglandaceae), wird heute in Europa, Nordafrika, Nordamerika und in Ostasien kultiviert. Die bis 25 m hohen Bäume besitzen große, unpaarig gefiederte Blätter. Die Steinfrüchte (keine Nüsse!) sind anfangs grün und glatt, später braun, vertrocknend und geben dann erst die eigentlichen Walnüsse (Steinkerne mit Samen) frei.

Droge:

Die Blattdroge wird aus ost- und südosteuropäischen Ländern importiert.

Inhaltsstoffe:

Walnußblätter enthalten etwa 10 Prozent Gerbstoffe vom Typ der Ellagitannine, ferner Naphthochinonderivate, bes. die Monoglucoside des Juglons und Hydrojuglons. In der Droge sind Flavonoide in Mengen bis über 3 Prozent (Quercetin- und Kämpferolderivate) nachgewiesen worden. Bemerkenswert ist der Gehalt an Ascorbinsäure mit 0,8 bis 1 Prozent.

M. Wichtl

Wasser für Injektionszwecke

1 **Bezeichnung des Fertigarzneimittels**

Wasser für Injektionszwecke

2 **Darreichungsform**

Flüssigkeit

3 **Eigenschaften und Prüfungen**

Haltbarkeit:

Die Haltbarkeit in den Behältnissen nach 4 beträgt 3 Jahre.

4 **Behältnisse**

Glasbehältnisse nach AB. 3.2.1, verschlossen mit Gummistopfen nach AB. 3.2.9.

5 **Kennzeichnung**

Nach § 10 AMG, insbesondere:

5.1 Zulassungsnummer

2559.99.99

5.2 Art der Anwendung

Zum Auflösen und Verdünnen von Arzneimitteln.

5.3 Hinweise

Apothekenpflichtig.

Nicht für die alleinige intravenöse Anwendung bestimmt.

Gummistopfen vor dem Durchstechen desinfizieren.

Ohne Konservierungsmittel. Deshalb nur für eine einmalige Entnahme bestimmt.

Anbruch verwerfen!

6 **Packungsbeilage**

Nach § 11 AMG, insbesondere:

6.1 Stoff- oder Indikationsgruppe

Lösungsmittel.

6.2 Anwendungsgebiete

Zum Auflösen und Verdünnen von Arzneimitteln, gemäß den Angaben der Gebrauchsinformation der jeweiligen Arzneimittel.

2   Wasser für Injektionszwecke

6.3 Gegenanzeigen

Bei Beachtung der Angaben zu den Anwendungsgebieten bestehen keine für das Produkt spezifischen Gegenanzeigen.

6.4 Wechselwirkungen mit anderen Mitteln

Bei Beachtung der Angaben zu den Anwendungsgebieten bestehen keine für das Produkt spezifischen Wechselwirkungen mit anderen Mitteln.

6.5 Dosierungsanleitung und Art der Anwendung

Zum Auflösen und Verdünnen von Arzneimitteln.

Soweit nicht anders verordnet, richtet sich die Dosierung nach den Angaben für das zu lösende bzw. zu verdünnende Arzneimittel.

6.6 Nebenwirkungen

Bei Beachtung der Angaben zu den Anwendungsgebieten bestehen keine für das Produkt spezifischen Nebenwirkungen.

6.7 Hinweise

Nicht für die alleinige intravenöse Anwendung bestimmt.

Sollte Wasser für Injektionszwecke versehentlich appliziert worden sein, sind Störungen im Wasser- und Elektrolythaushalt nach Maßgabe der entsprechenden Laborparameter zu korrigieren. Tritt eine massive Hämolyse auf, müssen sofort intensivmedizinische Maßnahmen eingeleitet werden.

Gummistopfen vor dem Durchstechen desinfizieren.

Ohne Konservierungsmittel. Deshalb nur für eine einmalige Entnahme bestimmt.

Anbruch verwerfen.

7 **Fachinformation**

Nach § 11a AMG, insbesondere:

7.1 Verschreibungsstatus/Apothekenpflicht

Apothekenpflichtig.

7.2 Stoff- oder Indikationsgruppe

Lösungsmittel.

7.3 Anwendungsgebiete

Zum Auflösen und Verdünnen von Arzneimitteln, gemäß den Angaben der Gebrauchsinformation der jeweiligen Arzneimittel.

7.4 Gegenanzeigen

Bei Beachtung der Angaben zu den Anwendungsgebieten bestehen keine für das Produkt spezifischen Gegenanzeigen.

7.5 Nebenwirkungen

Bei Beachtung der Angaben zu den Anwendungsgebieten bestehen keine für das Produkt spezifischen Nebenwirkungen.

7.6 Wechselwirkungen mit anderen Mitteln

Bei Beachtung der Angaben zu den Anwendungsgebieten bestehen keine für das Produkt spezifischen Wechselwirkungen mit anderen Mitteln.

7.7 Warnhinweise

Keine erforderlich.

7.8 Wichtigste Inkompatibilitäten

Keine bekannt.

7.9 Dosierung mit Einzel- und Tagesgaben

Soweit nicht anders verordnet, richtet sich die Dosierung nach den Angaben für das zu lösende bzw. zu verdünnende Arzneimittel.

7.10 Art und Dauer der Anwendung

Zum Auflösen und Verdünnen von Arzneimitteln.

Bei Beachtung der Angaben zu den Anwendungsgebieten bestehen keine zeitlichen Beschränkungen für die Anwendung.

7.11 Notfallmaßnahmen, Symptome und Gegenmittel

Sollte Wasser für Injektionszwecke versehentlich appliziert worden sein, sind Störungen im Wasser- und Elektrolythaushalt nach Maßgabe der entsprechenden Laborparameter zu korrigieren. Tritt eine massive Hämolyse auf, müssen sofort intensivmedizinische Maßnahmen eingeleitet werden.

7.12 Sonstige Hinweise

Nicht für die alleinige intravenöse Anwendung bestimmt. Gummistopfen vor dem Durchstechen desinfizieren. Ohne Konservierungsmittel. Deshalb nur für eine einmalige Entnahme bestimmt. Anbruch verwerfen.

Wasserstoffperoxid-Lösung 3 %

1 **Bezeichnung des Fertigarzneimittels**

Wasserstoffperoxid-Lösung 3 %

2 **Darreichungsform**

Lösung

3 **Zusammensetzung**

Wasserstoffperoxid-Lösung 30 %	100,0 g
Phosphorsäure 10 %	5,0 g
Gereinigtes Wasser	zu 1000,0 g

4 **Herstellungsvorschrift**

Die Wasserstoffperoxid-Lösung 30 % wird mit der Lösung aus Phosphorsäure 10 % und gereinigtem Wasser in dem angegebenen Verhältnis gemischt. Die fertige Lösung wird in die vorgesehenen Behältnisse abgefüllt.

Vorsicht mit der Wahl des Mischbehälters, da sich die Wasserstoffperoxid-Lösung bei der Berührung mit gewissen Metallen zersetzt.

5 **Inprozeß-Kontrolle**

Überprüfung:

– der relativen Dichte (AB. 2.25): 1,010 bis 1,012
– des pH-Wertes (AB. 2.23): 2,2 bis 2,4

6 **Eigenschaften und Prüfungen**

6.1 entsprechend Wasserstoffperoxid-Lösung 3 % (AB.).

6.2 Haltbarkeit

Die Haltbarkeit in den Behältnissen nach 7. beträgt maximal bis zu zwei Jahren

7 **Behältnisse**

Braunglasflasche mit Schraubkappe mit Druckausgleichsventil

8 **Kennzeichnung**

Nach § 10 AMG, insbesondere:

8.1 Zulassungnummer

1799.99.99

8.2 Art der Anwendung

Zum Spülen und Wundreinigen

8.3 Hinweise

Die Lösung ist mit Phosphorsäure 10 % (AB.) stabilisiert.

Nicht über 25 °C lagern.

9 Packungsbeilage

Nach § 11 AMG, insbesondere

9.1 Anwendungsgebiete

Zur Reinigung von Wunden; Munddesinfiziens bei Mundgeruch; zum Spülen bei Zahnfleischblutungen und Mundschleimhautentzündungen.

9.2 Gegenanzeigen

Bei dem sehr selten auftretenden, genetisch bedingten Katalasemangel (Akatalasämie) ist die Wirkung von Wasserstoffperoxid-Lösung 3 % vermindert.

9.3 Dosierungsanleitung und Art der Anwendung

Soweit nicht anders verordnet, vor Anwendung 5 bis 10fach (etwa 1 bis 2 Esslöffel auf ein Glas Wasser) verdünnen. Wasserstoffperoxid-Lösung 3 % soll nicht in geschlossenen Körperhöhlen angewendet werden, um die Gefahr einer Gasembolie zu vermeiden.

9.4 Hinweise

Die Wasserstoffperoxid-Lösung 3 % ist mit Phosphorsäure 10 % (AB.) stabilisiert.

Wasserstoffperoxid-Lösung 3 % bleicht Textilien.

Nicht über 25 °C aufbewahren.

Weißdornblätter mit Blüten

1 Bezeichnung des Fertigarzneimittels

Weißdornblätter mit Blüten

2 Darreichungsform

Tee

3 Eigenschaften und Prüfungen

Haltbarkeit:

Die Haltbarkeit in den Behältnissen nach 4 beträgt 3 Jahre.

4 Behältnisse

Geklebte Blockbodenbeutel bzw. Seitenfaltenbeutel aus einseitig glattem, gebleichtem Natronkraftpapier 50 g/m^2, gefüttert mit gebleichtem Pergamyn 40 g/m^2.

5 Kennzeichnung

Nach § 10 AMG, insbesondere:

5.1 Zulassungsnummer

1349.99.99

5.2 Art der Anwendung

Zum Trinken nach Bereitung eines Teeaufgusses.

5.3 Hinweise

Vor Licht und Feuchtigkeit geschützt lagern.

6 Packungsbeilage

Nach § 11 AMG, insbesondere:

6.1 Stoff- oder Indikationsgruppe

Pflanzliches Herzmittel.

6.2 Anwendungsgebiete

Nachlassende Leistungsfähigkeit des Herzens; Druck- und Beklemmungsgefühl in der Herzgegend.

2 Weißdornblätter mit Blüten

Hinweis:

Bei unverändertem Fortbestehen der Krankheitssymptome über 4 Wochen ist die Rücksprache mit einem Arzt zu empfehlen; bei Atemnot, Schwindelgefühl, ausstrahlenden Schmerzen in die Halsgegend, die Arme oder den Oberbauch oder bei Ansammlung von Wasser in den Beinen ist die Rücksprache mit einem Arzt erforderlich.

6.3 Gegenanzeigen

Keine bekannt.

6.4 Wechselwirkungen mit anderen Mitteln

Keine bekannt.

6.5 Dosierungsanleitung und Art der Anwendung

Soweit nicht anders verordnet, wird 3- bis 4mal täglich eine Tasse des wie folgt bereiteten Teeaufgusses getrunken:

Ein knapper Teelöffel voll (ca. 1,5 g) Weißdornblätter mit Blüten oder die entsprechende Menge in einem oder mehreren Aufgußbeutel(n) wird mit siedendem Wasser (ca. 150 ml) übergossen und nach etwa 10 bis 15 Minuten gegebenenfalls durch ein Teesieb gegeben.

6.6 Nebenwirkungen

Keine bekannt.

6.7 Hinweis

Vor Licht und Feuchtigkeit geschützt aufbewahren.

Wermutkraut

1 Bezeichnung des Fertigarzneimittels

Wermutkraut

2 Darreichungsform

Tee

3 Eigenschaften und Prüfungen

Haltbarkeit:

Der Gehalt an ätherischem Öl im Wermutkraut nimmt in den Behältnissen nach 4 um etwa 0,1 Prozent absolut pro Jahr ab. Die Dauer der Haltbarkeit errechnet sich somit aus der Differenz des zum Zeitpunkt der Abpackung bestimmten Gehaltes an ätherischem Öl und dem durch das Arzneibuch vorgeschriebenen Mindestgehalt.

4 Behältnisse

Geklebte Blockbodenbeutel bzw. Seitenfaltenbeutel aus einseitig glattem, gebleichtem Natronkraftpapier 50 g/m^2, gefüttert mit gebleichtem Pergamyn 40 g/m^2.

5 Kennzeichnung

Nach § 10 AMG, insbesondere:

5.1 Zulassungsnummer

1339.99.99

5.2 Art der Anwendung

Zum Trinken nach Bereitung eines Teeaufgusses.

5.3 Hinweise

Vor Licht und Feuchtigkeit geschützt lagern.

6 Packungsbeilage

Nach § 11 AMG, insbesondere:

6.1 Stoff- oder Indikationsgruppe

Pflanzliches Magen-Darm-Mittel.

6.2 Anwendungsgebiete

Appetitlosigkeit; Verdauungsbeschwerden mit leichten Krämpfen im Magen-Darm-Bereich, Völlegefühl, Blähungen; krampfartige funktionelle Störungen im Bereich der Gallenwege.

2 Wermutkraut

6.3 Gegenanzeigen

Keine bekannt.

6.4 Wechselwirkungen mit anderen Mitteln

Keine bekannt.

6.5 Dosierungsanleitung und Art der Anwendung

Soweit nicht anders verordnet, wird 2mal täglich zur Appetitanregung jeweils ca. eine halbe Stunde vor den Mahlzeiten, bei Beschwerden im Magen-Darm-Bereich nach den Mahlzeiten eine Tasse des wie folgt bereiteten Teeaufgusses getrunken:

1 Teelöffel voll (ca. 1,5 g) Wermutkraut oder die entsprechende Menge in einem oder mehreren Aufgußbeutel(n) wird mit siedendem Wasser (ca. 150 ml) übergossen und nach etwa 10 bis 15 Minuten gegebenenfalls durch ein Teesieb gegeben.

6.6 Dauer der Anwendung

Bei akuten Beschwerden, die länger als eine Woche andauern oder periodisch wiederkehren, wird die Rücksprache mit einem Arzt empfohlen.

6.7 Nebenwirkungen

Keine bekannt.

6.8 Hinweis

Vor Licht und Feuchtigkeit geschützt aufbewahren.

Wollblumen

1 Bezeichnung des Fertigarzneimittels

Wollblumen

2 Darreichungsform

Tee

3 Eigenschaften und Prüfungen

3.1 Qualitätsvorschrift

Die Droge muss der Monographie „Wollblumen" des Deutschen Arzneimittel-Codex (DAC) in der jeweils gültigen Fassung entsprechen.

3.2 Haltbarkeit

Die Haltbarkeit in den Behältnissen nach 4 beträgt 3 Jahre.

4 Behältnisse

Geklebte Blockbodenbeutel bzw. Seitenfaltenbeutel aus einseitig glattem, gebleichtem Natronkraftpapier 50 g/m^2, gefüttert mit gebleichtem Pergamyn 40 g/m^2.

5 Kennzeichnung

Nach § 10 AMG, insbesondere:

5.1 Zulassungsnummer

2449.99.99

5.2 Art der Anwendung

Zum Trinken nach Bereitung eines Teeaufgusses.

5.9 Hinweis

Vor Licht und Feuchtigkeit geschützt lagern.

6 Packungsbeilage

Nach § 11 AMG, insbesondere:

6.1 Stoff- oder Indikationsgruppe

Pflanzliches Mittel zur Behandlung von Atemwegserkrankungen.

6.2 Anwendungsgebiete

Katarrhe der Luftwege.

6.3 Gegenanzeigen

Keine bekannt.

6.4 Wechselwirkungen mit anderen Mitteln

Keine bekannt.

6.5 Dosierungsanleitung und Art der Anwendung

Soweit nicht anders verordnet, wird 3- bis 4-mal täglich eine Tasse des wie folgt bereiteten Teeaufgusses getrunken:

2 Teelöffel voll (ca. 1 g) Wollblumen oder die entsprechende Menge in einem oder mehreren Aufgussbeutel(n) werden mit siedendem Wasser (ca. 150 ml) übergossen und nach etwa 10 bis 15 Minuten gegebenenfalls durch ein Teesieb gegeben.

6.6 Dauer der Anwendung

Bei akuten Beschwerden, die länger als eine Woche andauern oder periodisch wiederkehren, wird die Rücksprache mit einem Arzt empfohlen.

6.7 Nebenwirkungen

Keine bekannt.

6.8 Hinweis

Vor Licht und Feuchtigkeit geschützt aufbewahren.

Monographien-Kommentar

Wollblumen

Stammpflanzen:

Verbascum densiflorum BERTOL. (= V. thapsiforme SCHRAD.) und Verbascum phlomoides L. (Scrophulariaceae) sind zweijährige, 1 bis 2 m hohe, filzig behaarte Pflanzen mit einer grundständigen Blattrosette und wechselständigen Stengelblättern. Die zahlreichen gelben Blüten sind in langen Ährentrauben angeordnet. Die in Mittel- und Südeuropa heimischen Pflanzen werden hier und in Nordafrika kultiviert.

Droge:

Wollblumen werden aus Ägypten und aus einigen osteuropäischen Ländern importiert.

Inhaltsstoffe:

Wollblumen enthalten etwa 3 Prozent Schleimstoffe, näher untersucht sind bisher ein Xyloglucan, ein neutrales und ein saures Arabinogalactan [1]. In Mengen von 0,5 bis 4 Prozent kommen Flavonoide (Apigenin-, Luteolin- und Quercetinderivate) vor. In kleineren Mengen wurden Triterpensaponine wie Verbascosaponin A und B [2] sowie Iridoide [3] (Aucubin, Catalpol u.a.) nachgewiesen. Die Droge enthält bis 11 Prozent Invertzucker, ferner Phenolcarbonsäuren, Sterole und Phenolglucoside.

[1] K. Kraus und G. Franz, Dtsch. Apoth. Ztg. **127,** 665 (1987).
[2] H. Schröder und E. Haslinger, Liebigs Ann. Chem. 959 (1993).
[3] L. Swiatek, B. Grabias und P. Junior, Pharm. Weekbl. (Sci. Ed.) **9,** 246 (1987).

M. Wichtl

Xylitol-Lösungen 5 und 10 %

1 **Bezeichnung des Fertigarzneimittels**

Xylitol-Lösung[1)]

2 **Darreichungsform**

Infusionslösung

3 **Zusammensetzung**

Bestandteile \ Wirkstoffkonzentration	5 %	10 %
Wirksamer Bestandteil: Xylitol	50,0 g	100 g
Sonstiger Bestandteil: Wasser für Injektionszwecke	zu 1000,0 ml	

4 **Herstellungsvorschrift**

Die für die Herstellung einer Charge benötigte Menge Xylitol wird in Wasser für Injektionszwecke gelöst. Die Lösung wird auf das erforderliche Volumen bzw. die erforderliche Masse aufgefüllt und durch ein Membranfilter von 0,2 µm nomineller Porengröße, falls erforderlich mit vorgeschaltetem Tiefenfilter, in die vorgesehenen Behältnisse filtriert. Die Sterilisation der abgefüllten Lösung erfolgt 15 Minuten lang bei 121 °C mit gesättigtem Wasserdampf.

5 **Inprozess-Kontrollen**

Überprüfung:	5 %	10 %
der relativen Dichte (AB. 2.2.5) oder	1,014 bis 1,019	1,031 bis 1,036
des Brechungsindexes (AB. 2.2.6) sowie	1,339 bis 1,341	1,346 bis 1,348
des pH-Wertes (AB. 2.2.3)[*]	4,6 bis 6,6	4,5 bis 6,6

[*)] gemessen in der gegebenenfalls mit Wasser für Injektionszwecke auf einen Gehalt von 5% Substanz verdünnten Lösung, der 0,3 ml einer gesättigten Lösung von Kaliumchlorid R pro 100 ml zugesetzt werden.

[1)] Die Bezeichnung der Lösung setzt sich aus den Worten „Xylitol-Lösung", den arabischen Ziffern, die der jeweiligen Wirkstoffkonzentration zugeordnet sind und dem Zeichen „%" zusammen (z.B. „Xylitol-Lösung 5%").

6 Eigenschaften und Prüfungen

6.1 Fertigarzneimittel

6.1.1 Aussehen, Eigenschaften

Klare, von Schwebestoffen praktisch freie, farblose (AB. 2.2.2) Lösung ohne wahrnehmbaren Geruch; pH-Wert (AB. 2.2.3) zwischen 3,6 und 6,6;

Relative Dichte (AB. 2.2.5):

Xylitol-Lösung 5 %: zwischen 1,014 und 1,019,

Xylitol-Lösung 10 %: zwischen 1,031 und 1,036;

Brechungsindex (AB. 2.2.6):

Xylitol-Lösung 5 %: zwischen 1,339 und 1,341,

Xylitol-Lösung 10 %: zwischen 1,346 und 1,348.

6.1.2 Prüfung auf Identität

Die Prüfung erfolgt mit Hilfe der Dünnschichtchromatographie (AB. 2.2.27) unter Verwendung einer Schicht von Kieselgel G R.

Untersuchungslösung: Die Infusionslösung wird mit Wasser zu einer Konzentration von 2,5 mg Xylitol pro 1,0 ml verdünnt.

Referenzlösung: 2,5 mg eines als Standard geeigneten Xylitols pro 1,0 ml Wasser.

Auf die Platte werden getrennt 2 µl jeder Lösung aufgetragen. Die Chromatographie erfolgt mit einer Mischung von 11 Volumteilen Wasser, 14 Volumteilen konzentrierter Ammoniak-Lösung R und 75 Volumteilen Ethanol 96 % R über eine Laufstrecke von 10 cm.

Die Platte wird an der Luft trocknen gelassen und mit einer 0,2-prozentigen Lösung von Natriumperiodat R besprüht. Nach einer nochmaligen Trockenzeit von 15 Minuten bei Raumtemperatur wird mit einer 2-prozentigen Lösung von Methylenbisdimethylanilin R in einer Mischung von 20 Volumteilen Essigsäure 98 % R und 80 Volumteilen Aceton R besprüht. Die Auswertung erfolgt im Tageslicht.

Im Chromatogramm der Untersuchungslösung tritt ein Fleck auf, der in Bezug auf seine Lage, Größe und Intensität annähernd dem Fleck im Chromatogramm der Referenzlösung entspricht.

6.1.3 Prüfung auf Reinheit

Prüfung auf Bakterien-Endotoxine (AB. 2.6.14):

Die Entotoxin-Konzentration darf höchstens betragen

Xylitol-Lösung 5 %: 2,0 I.E./ml

Xylitol-Lösung 10 %: 4,0 I.E./ml

6.1.4 Gehalt

95,0 bis 105,0 Prozent der deklarierten Menge an Xylitol.

Bestimmung: Ein 0,250 g Xylitol entsprechendes Volumen der Infusionslösung wird mit Wasser zu 500,0 ml verdünnt (Lösung A). 0,45 g Natriumperiodat R werden in 50 ml Schwefelsäure 10 % R gelöst und mit Wasser zu 250,0 ml verdünnt (Lösung B).

10,0 ml Lösung A und 20,0 ml Lösung B werden in einem Iodzahlkolben mit aufgesetztem Trichter 15 Minuten im Wasserbad erhitzt. Nach dem Abkühlen und Zusatz von 1 g Kaliumiodid R wird der Iodzahlkolben verschlossen und vor Licht geschützt stehen gelassen. Nach 5 Minuten wird mit Natriumthiosulfat-Lösung (0,1 mol · l^{-1}) titriert. Gegen Ende der Titration wird 1 ml Stärke-Lösung R zugesetzt. Unter den gleichen Bedingungen wird ein Blindversuch durchgeführt. Aus der Differenz des Verbrauchs an Natriumthiosulfat-Lösung (0,1 mol · l^{-1}) im Blindversuch und im Hauptversuch wird der Gehalt berechnet.

1 ml Natriumthiosulfat-Lösung (0,1 mol · l^{-1}) entspricht 1,901 mg $C_5H_{12}O_5$.

6.1.5 Haltbarkeit

Die Haltbarkeit in den Behältnissen nach 7 beträgt 3 Jahre.

7 Behältnisse

Glasbehältnisse nach AB. 3.2.1, verschlossen mit Gummistopfen nach AB. 3.2.9.

8 Kennzeichnung

Nach § 10 AMG, insbesondere:

8.1 Zulassungsnummern

Xylitol-Lösung 5 %: 5099.99.99

Xylitol-Lösung 10 %: 5099.98.99

8.2 Art der Anwendung

Zur intravenösen Infusion.

Maximale Infusionsgeschwindigkeit: bis zu ... ml Infusionslösung (entsprechend bis zu 0,125 g Xylitol)/kg Körpermasse/Stunde.

Maximale Tagesdosis: bis zu ... ml Infusionslösung (entsprechend bis zu 3 g Xylitol)/kg Körpermasse.

8.3 Hinweise

Apothekenpflichtig.

Nur klare Lösungen in unversehrten Behältnissen verwenden.

pH-Wert: 3,6 bis 6,6.

Titrationsazidität bis pH 7,4: < 0,2 mmol/l.

	5 %	10 %
Theoretische Osmolarität (mOsm/l)	329	658
Energiegehalt (kJ/l/kcal/l)	850/200	1700/400

4   Xylitol-Lösungen 5 und 10%

9   **Packungsbeilage**

Nach § 11 AMG, insbesondere:

9.1   Stoff- oder Indikationsgruppe

Elektrolytfreie Kohlenhydratlösung.

9.2   Anwendungsgebiete

Xylitol-Lösung 5%:

– als Trägerlösung für kompatible Elektrolytkonzentrate und Medikamente

– im Rahmen des Konzeptes der hypokalorischen periphervenösen Ernährung: Kohlenhydratzufuhr zur teilweisen Deckung des Energieumsatzes, geeignet bei Glucoseverwertungsstörungen und zur Proteineinsparung im Postaggressionsstoffwechsel.

Xylitol-Lösung 10%:

– Trägerlösung für kompatible Elekrolytkonzentrate und Medikamente

– Kohlenhydratzufuhr zur Energiebereitstellung, insbesondere bei Glucoseverwertungsstörungen.

9.3   Gegenanzeigen

Xylitol-Infusionslösungen dürfen nicht angewendet werden bei:

– insulinrefraktärer Hyperglykämie, die einen Einsatz von mehr als 6 Einheiten Insulin/Stunde erforderlich macht

– Hypokaliämie, ohne gleichzeitige Elektrolytsubstitution

– metabolischen Azidosen, insbesondere bei Minderperfusion und unzureichendem Sauerstoffangebot.

Aus der mit der Xylitolzufuhr verbundenen Flüssigkeitsaufnahme können weitere Gegenanzeigen resultieren. Hierzu zählen:

– Hyperhydratationszustände

– hypotone Dehydratation.

Es liegen noch keine ausreichenden Daten über die Verträglichkeit von Xylitol bei Niereninsuffizienz und in der Schwangerschaft und Stillzeit vor. Eine Anwendung von Xylitol ist bei diesen Patienten bis zum Vorliegen neuer Erkenntnisse nicht zu empfehlen.

Über die Verträglichkeit von Xylitol bei Kindern liegen ebenfalls noch keine ausreichenden Daten vor. Eine Anwendung von Xylitol ist bei diesen Patienten bis zum Vorliegen neuer Erkenntnisse für den Routineeinsatz nicht zu empfehlen.

Vorsicht ist geboten bei erhöhter Serumosmolarität, insbesondere bei Verwendung von Xylitol-Lösung 10% und zügiger Infusionsgeschwindigkeit.

9.4   Vorsichtsmaßnahmen für die Anwendung

Da xylitolhaltige Infusionslösungen häufig in Stressstoffwechselsituationen (Postaggressionsstoffwechsel) mit bekannter eingeschränkter Glucoseverwertung angewendet werden, sind – in Abhängigkeit von Stoffwechselzustand und applizierter Menge – häufige Kontrollen der Blutglucosekonzentration notwendig. Darüber hinaus sind, bedingt durch die gegenseitige Beeinflussung, ggf. Kontrollen des Flüssigkeits-, Elektrolyt- und Säuren-Basen-Status erforderlich.

Aufgrund des Energiegehaltes bei Applikation einer kaliumfreien Lösung ist eine regelmäßige Kontrolle des Kaliumspiegels zu empfehlen.

9.5 Wechselwirkungen mit anderen Mitteln

Beim Mischen mit anderen Arzneimitteln kann der saure pH-Wert der Xylitol-Lösung u.a. zu Ausfällungen in der Mischung führen.

9.6 Warnhinweise

Keine.

9.7 Dosierungsanleitung mit Einzel- und Tagesgaben, Art und Dauer der Anwendung

Die Dosierung richtet sich nach dem Bedarf an Kohlenhydraten und Flüssigkeit. Eine Gesamtflüssigkeitszufuhr von 40 ml/kg Körpermasse und Tag im Rahmen einer parenteralen Ernährung sollte nur in Ausnahmefällen überschritten werden. Für die Dosierung von Xylitol bei Erwachsenen gelten folgende Richtwerte:

Maximale Infusionsgeschwindigkeit: bis zu ... ml Infusionslösung (entsprechend bis zu 0,125 g Xylitol)/kg Körpermasse/Stunde.

Maximale Tagesdosis: bis zu ... ml Infusionslösung (entspr. bis zu 3 g Xylitol)/kg Körpermasse.

Art und Dauer der Anwendung:

Zur intravenösen Infusion.

Über die Dauer der Behandlung entscheidet der Arzt.

9.8 Hinweise für den Fall der Überdosierung

Überdosierung kann zu Hyperglykämie, Glucosurie, Xylitturie, Hyperosmolarität, hyperglykämischem und gleichzeitig hyperosmolarem Koma, Oxalatkristallablagerungen, Überwässerung und Elektrolytstörungen führen. Die primäre Therapie der Störungen besteht in einer Reduktion der Xylitolzufuhr. Störungen des Kohlenhydratstoffwechsels und des Elektrolythaushaltes können mit Insulingabe und Elektrolytzufuhr behandelt werden.

9.9 Nebenwirkungen

Bei Beachtung der Gegenanzeigen und Dosierungsempfehlungen sind Nebenwirkungen nicht zu erwarten.

10 **Fachinformation**

Nach § 11a AMG, insbesondere:

10.1 Verschreibungsstatus/Apothekenpflicht

Apothekenpflichtig.

10.2 Stoff- oder Indikationsgruppe

Elektrolytfreie Kohlenhydratlösung.

6 Xylitol-Lösungen 5 und 10 %

10.3 Anwendungsgebiete

Xylitol-Lösung 5 %:

– als Trägerlösung für kompatible Elektrolytkonzentrate und Medikamente

– im Rahmen des Konzeptes der hypokalorischen periphervenösen Ernährung: Kohlenhydratzufuhr zur teilweisen Deckung des Energieumsatzes, geeignet bei Glucoseverwertungsstörungen und zur Proteineinsparung im Postaggressionsstoffwechsel.

Xylitol-Lösung 10 %:

– als Trägerlösung für kompatible Elektrolytkonzentrate und Medikamente

– Kohlenhydratzufuhr zur Energiebereitstellung, insbesondere bei Glucoseverwertungsstörungen.

10.4 Gegenanzeigen

Xylitol-Infusionslösungen dürfen nicht angewendet werden bei:

– insulinrefraktärer Hyperglykämie, die einen Einsatz von mehr als 6 Einheiten Insulin/Stunde erforderlich macht

– Hypokaliämie, ohne gleichzeitige Elektrolytsubstitution

– metabolischen Azidosen, insbesondere bei Minderperfusion und unzureichendem Sauerstoffangebot.

Aus der mit der Xylitzufuhr verbundenen Flüssigkeitsaufnahme können weitere Gegenanzeigen resultieren. Hierzu zählen:

– Hyperhydratationszustände

– hypotone Dehydratation.

Es liegen noch keine ausreichenden Daten über die Verträglichkeit von Xylitol bei Niereninsuffizienz und in der Schwangerschaft und Stillzeit vor. Eine Anwendung von Xylitol ist bei diesen Patienten bis zum Vorliegen neuer Erkenntnisse nicht zu empfehlen.

Über die Verträglichkeit von Xylitol bei Kindern liegen ebenfalls noch keine ausreichenden Daten vor. Eine Anwendung von Xylitol ist bei diesen Patienten bis zum Vorliegen neuer Erkenntnisse für den Routineeinsatz nicht zu empfehlen.

Vorsicht ist geboten bei erhöhter Serumosmolarität, insbesondere bei Verwendung von Xylit-Lösung 10 % und zügiger Infusionsgeschwindigkeit.

10.5 Nebenwirkungen

Bei Beachtung der Gegenanzeigen, Dosierungsempfehlungen und Hinweise sind Nebenwirkungen nicht zu erwarten.

10.6 Wechselwirkungen mit anderen Mitteln

Keine bekannt.

10.7 Warnhinweise

Keine.

10.8 Wichtigste Inkompatibilitäten

Beim Mischen mit anderen Arzneimitteln kann der saure pH-Wert der Xylitol-Lösung u. a. zu Ausfällungen in der Mischung führen.

10.9 Dosierung mit Einzel- und Tagesgaben

Die Dosierung richtet sich nach dem Bedarf an Kohlenhydraten und Flüssigkeit. Eine Gesamtflüssigkeitszufuhr von 40 ml/kg Körpermasse und Tag im Rahmen einer parenteralen Ernährung sollte nur in Ausnahmefällen überschritten werden. Für die Dosierung von Xylitol bei Erwachsenen gelten folgende Richtwerte:

Maximale Infusionsgeschwindigkeit: bis zu … ml Infusionslösung (entsprechend bis zu 0,125 g Xylitol)/kg Körpermasse/Stunde.

Maximale Tagesdosis: bis zu … ml Infusionslösung (entspr. bis zu 3 g Xylitol)/kg Körpermasse.

10.10 Art und Dauer der Anwendung

Zur intravenösen Infusion.

Über die Dauer der Behandlung entscheidet der Arzt.

10.11 Notfallmaßnahmen, Symptome und Gegenmittel

Überdosierung kann zu Hyperglykämie, Glucosurie, Xylyturie, Hyperosmolarität, hyperglykämischem und gleichzeitig hyperosmolarem Koma, Oxalatkristallablagerungen, Überwässerung und Elektrolytstörungen führen. Die primäre Therapie der Störungen besteht in einer Reduktion der Xylitolzufuhr. Störungen des Kohlenhydratstoffwechsels und des Elektrolythaushaltes können mit Insulingabe und Elektrolytzufuhr behandelt werden.

10.12 Pharmakologische und toxikologische Eigenschaften, Pharmakokinetik, Bioverfügbarkeit, soweit diese Angaben für die therapeutische Verwendung erforderlich sind.

10.12.1 Pharmakologische Eigenschaften, Pharmakokinetik

Das Pentit Xylitol kommt in kleineren Mengen in zahlreichen Nahrungsbestandteilen, wie z. B. Früchten, Gemüse oder Pilzen vor. Es ist ein normales Intermediärprodukt im Glucuronsäure-Xylulose-Zyklus und wird über den Pentosephosphatzyklus in den Glucosestoffwechsel eingeschleust. Die Reaktionen des Pentosephosphatzyklus sind von vitaler Bedeutung, da sie unter anderem Pentose als Baustein der Nukleinsäuren liefern. Daher gilt Xylitol als der einzige Zuckeraustauschstoff, bei dem weder angeborene noch erworbene Stoffwechseldefekte bekannt sind.

Xylitol wird zu etwa 70 bis 80 % in der Leber verstoffwechselt. Der restliche Umsatz verteilt sich auf Niere, Erythrozyten, Lunge und Fettgewebe. Der Brennwert von Xylitol beträgt ca. 4,06 kcal/g. Bei exogener Zufuhr wird Xylitol in einem ersten Stoffwechselschritt insulinunabhängig in die Leberzelle aufgenommen und durch eine NAD-abhängige Polyoldehydrogenase zu D-Xylulose dehydriert. Dieser Schritt ist zugleich geschwindigkeitsbestimmend für den gesamten Xylitolumsatz, der nach Phosphorylierung der D-Xylulose über die Reaktionen des Pentosephosphatzyklus weiterläuft. Bei intravenöser Zufuhr beträgt die Kapazität des Menschen zur Xylitolverwertung ca. 0,3 bis 0,4 g/kg Körpermasse und Stunde. Dabei entsteht z.T. Glucose, deren Verwertung insulinabhängig erfolgt. Nach Stresssituationen, wie z.B. Operationen, Erkrankungen, Tauma und Sepsis, kommt es in allen Geweben mit gesteigerter Proteinsyntheserate zu einem vermehrten Substratumsatz im Pentosephosphatzyklus, wobei die Umsatzrate von Xylitol nahezu verdoppelt wird, wohingegen die Utilisation von Glucose wegen der in diesen Situationen herabgesetzten Insulinwirksamkeit deutlich absinkt. Bedingt durch die unterschiedliche Metabolisierung von Xylitol führt dieses Substrat bei äquikalorischer Applikation in Stressstoffwechselzuständen zu deutlich geringeren Anstiegen des Blutglucosespiegels.

Darüber hinaus führt Xylitol in der Leber zu einer verstärkten endogenen Fettoxydation und einer Hemmung der Gluconeogenese aus Aminosäuren.

Bei der Synthetisierung von Glucose aus Xylitol resultiert eine positive Energiebilanz in einer Größenordnung von 2,4 Mol ATP/Mol Glucose, d.h. beim Abbau von Xylitol zu Glucose wird Energie frei, sodass im Postaggressionsstoffwechsel im Gegensatz zu anderen Substraten, die in der Gluconeogenese verstoffwechselt werden, keine energetische Belastung der Leber resultiert.

Im Postaggressionsstoffwechsel führt die exogene Zufuhr von Xylitol in einer Größenordnung der empfohlenen maximalen Zufuhrraten zu dosisabhängigen Steady-state-Konzentrationen im Plasma. Die Ausscheidung über den Urin ist ebenfalls dosisabhängig und beträgt unter den oben genannten Voraussetzungen ca. 5 bis 8% der zugeführten Menge.

Zu einem geringen Anteil kann Xylitol über Glycolat in den Oxalatstoffwechsel eingeschleust werden, welches Literaturberichten zufolge bei hohen Dosierungen zu Oxalatkristallablagerungen, insbesondere in Niere und Gehirn, führen kann. Bei Einhaltung der empfohlenen Dosisrichtlinien ist bei intakter Nierenfunktion keine vermehrte Oxalatbildung zu erwarten.

10.12.2 Toxikologische Eigenschaften

Die Infusion von Xylitol-Lösungen in hohen Konzentrationen kann zu Gewebereizungen führen.

Andere toxische Effekte – einschließlich kanzerogener, mutagener und reproduktionstoxischer Wirkungen – sind in physiologischen Konzentrationen und bei der vorgesehenen Anwendungsart und -dauer unter Beachtung der Gegenanzeigen und Hinweise nicht zu erwarten.

10.12.3 Pharmakokinetik und Bioverfügbarkeit

Xylitol dringt im Gegensatz zu Glucose rasch passiv in die Zellen ein und hat daher ein großes Verteilungsvolumen. Die totale Clearance nimmt mit steigender Dosierung ab.

10.13 Sonstige Hinweise

Da xylitolhaltige Infuionslösungen häufig in Stressstoffwechselsituationen (Postaggressionsstoffwechsel) mit bekannter eingeschränkter Glucoseutilisation angewandt werden, sind häufige Kontrollen der Blutglucosekonzentrationen notwendig (in Abhängigkeit vom Stoffwechselzustand und applizierter Menge). Darüber hinaus sind, bedingt durch die gegenseitige Beeinflussung, Kontrollen des Flüssigkeits-, Elektrolyt- und Säuren-Basen-Status ggf. erforderlich.

Aufgrund des Energiegehaltes bei Applikation einer kaliumfreien Lösung ist eine regelmäßige Kontrolle des Kaliumspiegels zu empfehlen.

10.14 Besondere Lager- und Aufbewahrungshinweise

Keine.

Monographien-Kommentar

Xylitol-Lösung 5 Prozent

5 Inprozeß-Kontrollen

Das hier geforderte pH-Wert Intervall von 3,6–6,6 entspricht in etwa dem in [1] für eine Xylitol-Lösung 10 Prozent angegebenen von 5,0 bis 7,0. Möglicherweise liegt der Grund für das erweiterte Intervall in der Schwierigkeit der potentiometrischen pH-Wert Messung in schlecht leitenden Lösungen, die zudem noch Zucker (Zuckeralkohol) in hoher Konzentration enthalten [2].

6 Eigenschaften und Prüfungen

6.1 Ausgangsstoffe

6.1.1 Xylitol

Prüfungen nach DAC 1986. Zur Identität wird neben der Schmelztemperatur und der Reaktion mit Eisen(II)sulfat im alkalischen – Bildung blaugrün gefärbter löslicher Eisen(II)-Xylitol-Hydroxo-Komplexe – die dünnschichtchromatographische Untersuchung herangezogen, die auch zur Reinheitsprüfung eingesetzt wird. Eine alternative Identitätsprobe ist die Feststellung des Schmelzpunktes des Derivates mit Formaldehyd, 1,3:2,4 Di-O-methylenxylitol (Schmelzpunkt 198 °C)

> 5 g Substanz werden in 5 ml Salzsäure (38 % m/m) und 5 ml Formaldehydlösung (DAB 1996) gelöst und 2 Stunden bei 50 °C stehengelassen. Nach Zusatz von 25 ml Ethanol wird der sich bildende Niederschlag abfiltriert, in 10 ml heißem, destilliertem Wasser gelöst und mit 50 ml Ethanol erneut gefällt. Nach nochmaligem Umfällen werden die Kristalle bei 105 °C getrocknet. Die Schmelztemperatur des Derivates muß zwischen 195 und 201 °C liegen.

6.2 Fertigarzneimittel

6.2.2 Prüfung auf Identität

Die Identitätsprüfung erfolgt ausschließlich über Dünnschichtchromatographie. Alternativen könnten die Schmelzpunktbestimmungen der Substanz selbst (durch Ethanolzugabe ausgefällt) und des Derivates mit Formaldehyd (s. 6.1) sein.

2

6.2.4 Gehalt

Die Gehaltsbestimmung beruht auf der Spaltung nach Malaprade [3]; zur Vermeidung des umweltbelastenden Einsatzes von Natriumarsenat(III) kann auch die bei der Spaltung entstehende Ameisensäure bestimmt werden [4].

[1] F. v. Bruchhausen, S. Ebel, A. W. Frahm, E. Hackenthal (Hrsg.), Hagers Handbuch der Pharmazeutischen Praxis Bd. 9, S. 1216, 5. Aufl., Springer Verlag, Heidelberg 1993.
[2] R. Degner, S. Leibl, „pH messen, So wird's gemacht", VCH, Weinheim 1995.
[3] DAB 10 Kommentar „Mannitol", M25 S. 2, 4. Lfg. 1994.
[4] DGF Einheitsmethode E-III 3b (57); Kommentar zum DAB7, S. 843.

P. Surmann

# Monographien-Kommentar

Xylitol-Lösung 10 Prozent

s. Kommentar Xylitol-Lösung 5 Prozent

P. Surmann

Xylometazolinhydrochlorid-Lösung 0,1%

1 Bezeichnung des Fertigarzneimittels

Xylometazolinhydrochlorid-Lösung 0,1 %

2 Darreichungsform

Lösung

3 Zusammensetzung

Arzneilich wirksamer Bestandteil:	
Xylometazolinhydrochlorid	0,100 g
Sonstiger wirksamer Bestandteil:	
Benzalkoniumchlorid	0,020 g
Weitere Bestandteile:	
Natriumdihydrogenphosphat-Dihydrat	0,416 g
Natriummonohydrogenphosphat-Dodecahydrat	1,433 g
Natriumchlorid	0,444 g
Gereinigtes Wasser	zu 100,0 ml

4 Herstellungsvorschrift

Die für die Herstellung einer Charge benötigten Mengen Xylometazolinhydrochlorid, Natriumdihydrogenphosphat-Dihydrat, Natriummonohydrogenphosphat-Dodecahydrat und Natriumchlorid werden in ca. 20 Prozent der Gesamtmenge an Wasser unter Rühren gelöst. Zu diesem Ansatz wird die benötigte Menge Benzalkoniumchlorid in Form der 50%igen Lösung gegeben und unter Vermeidung von übermäßiger Schaumbildung mit dem Konzentrat gemischt. Die Mischung wird mit dem restlichen gereinigten Wasser auf das erforderliche Volumen bzw. die erforderliche Masse aufgefüllt, zur Homogenisierung 30 min gerührt, durch ein Membranfilter von höchstens 0,22 µm nomineller Porengröße, falls erforderlich mit vorgeschaltetem Tiefenfilter, filtriert und in die vorgesehenen Behältnisse abgefüllt.

5 Inprozeß-Kontrollen

Überprüfung

– der relativen Dichte
  (AB.V.6.4): 1,0075 bis 1,0135

  oder

- des Brechungsindexes
  (AB.V.6.5): 1,3304 bis 1,3404
- der Osmolarität: 286 bis 320 mOsm/l

sowie

- des pH-Wertes
  (AB.V.6.3.1): 6,9 bis 7,1.

6 Eigenschaften und Prüfungen

6.1 Fertigarzneimittel

6.1.1 Aussehen, Eigenschaften

Klare oder höchstens schwach opaleszierende (nicht stärker als Referenzsuspension I (AB.V.6.1)), farblose oder höchstens schwach bräunliche (nicht stärker als Farbvergleichslösung B 9 (AB.V.6.2, Methode II)), von makroskopisch sichtbaren Teilchen praktisch freie Lösung; pH-Wert (AB.V.6.3.1) zwischen 6,8 und 7,2; relative Dichte (AB.V.6.4) zwischen 1,0075 und 1,0135; Brechungsindex (AB.V.6.5) zwischen 1,3304 und 1,3404.

6.1.2 Prüfung und Identität

Xylometazolinhydrochlorid

Die bei dem unter 6.2.4 „Gehalt" beschriebenen flüssigkeitschromatographischen Bestimmungsverfahren sich ergebende Retentionszeit des Xylometazolinpeaks in der Untersuchungslösung wird mit der Retentionszeit des Xylometazolinpeaks in der Referenzlösung verglichen. Die Retentionszeiten von Untersuchungs- und Referenzlösung müssen ca. 3,3 min betragen und dürfen nicht mehr als 0,05 min voneinander abweichen.

Benzalkoniumchlorid

Die bei dem unter 6.2.4 „Gehalt" beschriebenen flüssigkeitschromatographischen Bestimmungsverfahren sich ergebenden Retentionszeiten der einzelnen Homologen-Peaks des Benzalkoniumchlorids in der Untersuchungslösung werden mit den entsprechenden Retentionszeiten in der Referenzlösung verglichen. Die Retentionszeiten (RT) von Untersuchungs- und Referenzlösung müssen – soweit die Homologen enthalten sind – für

Peak des C_{10}-Homologen RT ca. 3,4 min

Peak des C_{12}-Homologen RT ca. 4,3 min

Peak des C_{14}-Homologen RT ca. 5,6 min

Peak des C_{16}-Homologen RT ca. 7,4 min

betragen und dürfen nicht mehr als 0,05 min voneinander abweichen.

6.2.3 Prüfung auf Reinheit

N-(2-Aminoethyl)-4-tert.-butyl-2,6-xylylacetamid: höchstens 3 Prozent (m/m), bezogen auf Xylometazolinhydrochlorid.

Die Bestimmung erfolgt mit Hilfe der Flüssigkeitschromatographie (AB.V.6.20.4).

Untersuchungslösung: 2,0 ml Xylometazolinhydrochlorid-Lösung 0,1 % werden mit Wasser zu 10,0 ml verdünnt.

Referenzlösung: 6,0 mg eines als Standard geeigneten N-(2-Aminoethyl)-4-tert.butyl-2,6-xylylacetamid werden in wenig Methanol R 1 gelöst und der Ansatz mit Wasser zu 10,0 ml verdünnt. 1,0 ml dieser Lösung wird mit Wasser zu 100,0 ml verdünnt.

Die Chromatographie- und Detektionsbedingungen sind dieselben wie unter 6.2.4 bei der Bestimmung des Xylometazolins beschrieben. Unter diesen Bedingungen beträgt die Retentionszeit von N-(2-Aminoethyl)-4-tert.-butyl-2,6-xylylacetamid ca. 2,3 min. Im Chromatogramm der Untersuchungslösung darf der aus 6 Einspritzungen gebildete Mittelwert der Fläche eines dem genannten Abbauprodukt entsprechenden Peaks nicht größer sein als der aus 6 Einspritzungen gebildete Mittelwert der Fläche des Peaks im Chromatogramm der Referenzlösung.

Mikrobiologische Reinheit: entsprechend AB.VIII.N5, Kategorie 2 Prüfung nach (AB.V.2.1.8.1) und (AB.V.2.1.8.2).

6.2.4 Gehalt

Zum Zeitpunkt der Produktfreigabe: 95,0 bis 105,0 Prozent der deklarierten Menge Xylometazolinhydrochlorid sowie höchstens 105,0 Prozent der deklarierten Menge Benzalkoniumchlorid.

Für die Haltbarkeitsdauer: mindestens 90,0 Prozent der deklarierten Menge Xylometazolin sowie eine Menge an Benzalkoniumchlorid, die ausreicht, die Anforderungen an die Prüfung auf ausreichende Konservierung (AB.VIII.N1) zu erfüllen.

Bestimmung

Xylometazolinhydrochlorid

Die Bestimmung erfolgt mit Hilfe der Flüssigkeitschromatographie (AB.V.6.20.4).

Untersuchungslösung: 2,0 ml Xylometazolinhydrochlorid-Lösung 0,1 % werden mit Wasser zu 10,0 ml verdünnt.

Referenzlösung: 0,20 mg eines als Standard geeigneten Xylometazolinhydrochlorids pro 1,0 ml Wasser.

Die Chromatographie kann durchgeführt werden mit

– einer Säule aus rostfreiem Stahl von 0,125 m Länge und 4 mm innerem Durchmesser, gepackt mit cyanopropylsilyliertem Kieselgel zur Chromatographie R (sphärisch, 5 µm)

4　Xylometazolinhydrochlorid-Lösung 0,1%

- einer Mischung von 65 Volumteilen einer 0,05 M-Acetatpufferlösung pH 5,8[1]) und 35 Volumteilen einer Mischung von 85 Volumteilen Acetonitril R und 15 Volumteilen Wasser als mobiler Phase bei einer Durchflußrate von 1,5 ml je min und einer Säulentemperatur von 35 °C
- einem Spektrophotometer als Detektor bei einer Wellenlänge von 220 nm.

10 µl jeder Lösung werden getrennt je 6mal eingespritzt. Werden die Chromatogramme unter den vorgegebenen Bedingungen aufgezeichnet, so beträgt die Retentionszeit von Xylometazolinhydrochlorid etwa 3,3 min. Die über die Flächenintegration erhaltenen Peakflächen werden gemittelt und nach der Methode des externen Standards ausgewertet.

Benzalkoniumchlorid

Die Bestimmung erfolgt mit Hilfe der Flüssigkeitschromatographie (AB.V.6.20.4).

Untersuchungslösung: Xylometazolinhydrochlorid-Lösung 0,1 %.

Referenzlösung: 0,20 mg oder die entsprechende Menge an 50%iger Lösung eines als Standard geeigneten Benzalkoniumchlorids pro 1,0 ml Wasser.

Die Chromatographie kann durchgeführt werden mit

- einer Säule aus rostfreiem Stahl von 0,125 m Länge und 4 mm innerem Durchmesser, gepackt mit cyanopropylsilyliertem Kieselgel zur Chromatographie R (sphärisch, 5 µm)
- einer Mischung von 55 Volumteilen einer Phosphatpufferlösung pH 5,8[2]) und 45 Volumteilen einer Mischung von 85 Volumteilen Acetonitril R und 15 Volumteilen Wasser als mobiler Phase bei einer Durchflußrate von 1,5 ml je min und einer Säulentemperatur von 35 °C
- einem Spektrophotometer als Detektor bei einer Wellenlänge von 212 nm.

10 µl jeder Lösung werden getrennt je 6mal eingespritzt. Die über die Flächenintegration erhaltenen Peakflächen werden gemittelt und nach der Methode des externen Standards ausgewertet, indem die Peakflächen der Homologen des Benzalkoniumchlorids addiert werden.

6.2.5　Haltbarkeit

Die Haltbarkeit in den Behältnissen nach 7 beträgt 3 Jahre.

7　Behältnisse

Für die Verwendung als Nasentropfen:

Braunglasflaschen der Glasart III (AB. VI.2.1) mit aufgeschraubter Verschlußkappe aus Polypropylen mit Glaspipette.

Für die Verwendung als Nasenspray:

Kunststoffquetschflaschen aus Polyethylen mit eingesetztem Sprühventil und aufgeschraubter Verschlußkappe aus Polyethylen.

---

[1]) 6,8 g Natriumacetat R werden in Wasser zu 1 000,0 ml gelöst. Die Lösung wird mit 0,18 ml wasserfreier Essigsäure R versetzt. Der pH-Wert (AB.V.6.3.1) wird, falls erforderlich, eingestellt.
[2]) 1,76 g Nartriummonohydrogenphosphat R und 13,61 g Kaliumdihydrogenphosphat R werden in Wasser zu 2 000,0 ml gelöst.

8 Kennzeichnung

Nach § 10 AMG, insbesondere:

8.1 Zulassungsnummer

2459.98.99

8.2 Art der Anwendung

Zum Eintropfen bzw. Einsprühen in die Nase.

8.3 Hinweis

Apothekenpflichtig.

9 Packungsbeilage

Nach § 11 AMG, insbesondere:

9.1 Stoff- oder Indikationsgruppe

Schnupfenmittel.

9.2 Anwendungsgebiete

Zum Abschwellen der Nasenschleimhaut bei akutem Schnupfen, bei anfallsweise auftretendem Fließschnupfen (Rhinitis vasomotorica) sowie zur kurzfristigen unterstützenden Behandlung von allergischem Schnupfen wie Heuschnupfen.

Bei chronischem Schnupfen darf die Anwendung wegen der Gefahr des Schwunds (Atrophie) der Nasenschleimhaut (siehe Dauer der Anwendung) nur auf besonderes ärztliches Anraten erfolgen.

Xylometazolinhydrochlorid-Lösung 0,1 % ist für Erwachsene und Schulkinder bestimmt.

9.3 Gegenanzeigen

Dieses Arzneimittel darf nicht angewendet werden bei

- trockener Entzündung der Nasenschleimhaut (Rhinitis sicca)
- erhöhtem Augeninnendruck (Engwinkelglaukom)
- Säuglingen und Kleinkindern unter 6 Jahren.

Wegen des Gehaltes an Benzalkoniumchlorid als Konservierungsmittel darf Xylometazolinhydrochlorid-Lösung 0,1 % bei bekannter Überempfindlichkeit gegen diese Substanz nicht angewendet werden.

9.4 Wechselwirkungen mit anderen Mitteln

Bei bestimmungsgemäßem Gebrauch ist nicht mit Wechselwirkungen mit anderen Arzneimitteln zu rechnen.

6 Xylometazolinhydrochlorid-Lösung 0,1%

9.5 Dosierungsanleitung, Art und Dauer der Anwendung

Soweit nicht anders verordnet, werden nach Bedarf bis zu 3mal täglich 1 bis 2 Tropfen bzw. 1 Sprühstoß Lösung in jede Nasenöffnung eingebracht. Die Dosierung richtet sich nach der individuellen Empfindlichkeit und der klinischen Wirkung.

Dauer der Anwendung

Sofern nach zweiwöchiger Anwendung von Xylometazolinhydrochlorid-Lösung 0,1 %, z.B. bei chronischer Entzündung der Nasenschleimhaut, die Beschwerden nicht abgeklungen sind, ist vor Fortsetzung der Behandlung der Arzt zu befragen. Dauergebrauch von schleimhautabschwellenden Schnupfenmitteln wie Xylometazolinhydrochlorid-Lösung 0,1 % kann zu chronischer Schwellung (dadurch verstopfte Nase) und schließlich zum Schwund (Atrophie) der Nasenschleimhaut führen.

9.6 Hinweise für den Fall der Überdosierung

Überdosierungen äußern sich durch Übelkeit, Herzklopfen, zentrale Erregung, Benommenheit, Schläfrigkeit bis zum tiefen Koma mit Atemlähmung. Einem anfänglichen Bluthochdruck kann ein Blutdruckabfall folgen. Kinder sind besonders gefährdet. Die Therapie dieser Vergiftungszeichen erfolgt symptomatisch.

9.7 Nebenwirkungen

Atemwege:

Xylometazolinhydrochlorid-Lösung 0,1 % kann insbesondere bei empfindlichen Patienten vorübergehende leichte Reizerscheinungen (Brennen in der Nase) hervorrufen.

In einzelnen Fällen kann es nach Abklingen der Wirkung zu einer verstärkten Schleimhautschwellung (reaktive Hyperämie) kommen.

Nervensystem:

Gelegentlich treten Kopfschmerzen, Schlaflosigkeit oder auch Müdigkeit auf.

Herz und Kreislauf:

Mögliche systemische Wirkungen wie z.B. Herzklopfen, Pulsbeschleunigung, Blutdruckanstieg müssen beachtet werden.

10 Fachinformation

Nach § 11 a AMG, insbesondere:

10.1 Verschreibungsstatus/Apothekenpflicht

Apothekenpflichtig.

10.2 Stoff- oder Indikationsgruppe

Rhinologikum, Alpha-Sympathomimetikum.

10.3 Anwendungsgebiete

Zum Abschwellen der Nasenschleimhaut bei akutem Schnupfen, bei anfallsweise auftretender Rhinitis vasomotorica sowie zur kurzfristigen unterstützenden Behandlung von allergischem Schnupfen wie Heuschnupfen.

Bei chronischem Schnupfen darf die Anwendung wegen der Gefahr der Atrophie der Nasenschleimhaut (siehe Dauer der Anwendung) nur auf besonderes ärztliches Anraten erfolgen.

Xylometazolinhydrochlorid-Lösung 0,1 % ist für Erwachsene und Schulkinder bestimmt.

10.4 Gegenanzeigen

Dieses Arzneimittel darf nicht angewendet werden bei

- Rhinitis sicca
- Engwinkelglaukom
- Säuglingen und Kleinkindern.

Wegen des Gehaltes an Benzalkoniumchlorid als Konservierungsmittel darf Xylometazolinhydrochlorid-Lösung 0,1 % bei bekannter Überempfindlichkeit gegen diese Substanz nicht angewendet werden.

10.5 Nebenwirkungen

Atemwege:

Xylometazolinhydrochlorid-Lösung 0,1 % kann insbesondere bei empfindlichen Patienten vorübergehende leichte Reizerscheinungen (Brennen in der Nase) hervorrufen.

In einzelnen Fällen kann es nach Abklingen der Wirkung zu einer verstärkten Schleimhautschwellung (reaktive Hyperämie) kommen.

Nervensystem:

Gelegentlich treten Kopfschmerzen, Schlaflosigkeit oder auch Müdigkeit auf.

Herz- und Kreislauf:

Mögliche systemische Wirkungen wie z.B. Herzklopfen, Pulsbeschleunigung, Blutdruckanstieg müssen beachtet werden.

10.6 Wechselwirkungen mit anderen Mitteln

Bei bestimmungsgemäßem Gebrauch ist nicht mit Wechselwirkungen mit anderen Arzneimitteln zu rechnen.

10.7 Warnhinweise

Keine.

10.8 Wichtigste Inkompatibilitäten

Keine bekannt.

10.9 Dosierung mit Einzel- und Tagesgaben

Nach Bedarf werden bis zu 3-mal täglich 1 bis 2 Tropfen bzw. 1 Sprühstoß Lösung in jede Nasenöffnung eingebracht. Die Dosierung richtet sich nach der individuellen Empfindlichkeit und der klinischen Wirkung.

10.10 Art und Dauer der Anwendung

Sofern nach zweiwöchiger Anwendung von Xylometazolinhydrochlorid-Lösung 0,1 %, z.B. bei chronischer Entzündung der Nasenschleimhaut, die Beschwerden nicht abgeklungen sind, ist vor Fortsetzung der Behandlung der Arzt zu befragen. Dauergebrauch von schleimhautabschwellenden Schnupfenmitteln kann zu chronischer Schwellung (dadurch verstopfte Nase) und schließlich zur Atrophie der Nasenschleimhaut führen.

10.11 Notfallmaßnahmen, Symptome und Gegenmittel

Bei bestimmungsgemäßem Gebrauch (lokale Anwendung an der Nasenschleimhaut in den vorgeschriebenen Mengen) ist im allgemeinen nicht mit Intoxikationen infolge systemischer Wirkungen zu rechnen. Bei nicht bestimmungsgemäßem Gebrauch (z.B. Überdosierung, Einnahme) muß mit systemischen Wirkungen gerechnet werden.

Durch Xylometazolin bedingte Wirkungen:

Intoxikationen äußern sich durch Übelkeit, Herzklopfen, zentrale Erregung, Sedation, Benommenheit, Schläfrigkeit bis zu tiefem Koma mit Atemlähmung. Einer initialen Hypertonie kann eine Hypotonie folgen. Kinder sind besonders gefährdet.

Nach mißbräuchlicher chronischer Anwendung können Halluzinationen und andere psychotische Zustände auftreten.

Durch Benzalkoniumchlorid bedingte Wirkungen:

Bei peroraler (!) Einnahme können Übelkeit, Erbrechen, Krämpfe, Kreislaufkollaps und Koma auftreten.

Die Therapie von Intoxikationen erfolgt symptomatisch.

10.12 Pharmakologische und toxikologische Eigenschaften, Pharmakokinetik, Bioverfügbarkeit, soweit diese Angaben für die therapeutische Verwendung erforderlich sind

10.12.1 Pharmakologische Eigenschaften

Xylometazolin, ein Imidazolderivat, ist ein alpha-adrenerg wirkendes Sympathomimetikum. Es wirkt vasokonstriktorisch und bewirkt so ein Abschwellen der Schleimhäute. Die Schleimhautabschwellung wird in der Regel von einer Sekretionsverminderung gleicher Dauer begleitet.

10.12.2 Toxikologische Eigenschaften

Untersuchungen am Tier zur chronischen Toxizität, auf ein tumorerzeugendes und mutagenes Potential und zur Reproduktionstoxizität liegen nicht vor. Diesbezügliche Risiken sind daher nicht hinreichend sicher auszuschließen.

10.12.3 Pharmakokinetik

Bei vorschriftsmäßiger Anwendung kommt es in der Regel nicht zur Resorption von Wirkstoffmengen, die eine systemische Wirkung entfalten. Ein lokal begrenzter Wirkungseintritt ist nach ca. 5 Minuten feststellbar.

Das Wirkungsmaximum liegt bei 40 bis 60 Minuten, die Wirkdauer bei bis zu 12 Stunden.

10.13 Sonstige Hinweise

Insbesondere bei längerer Anwendung und Überdosierung von schleimhautabschwellenden Sympathomimetika kann es zu einer reaktiven Hyperämie der Nasenschleimhaut kommen.

Durch diesen Rebound-Effekt kommt es zu einer Verengung der Luftwege mit der Folge, daß der Patient das Medikament wiederholt bis hin zum Dauergebrauch einsetzt.

Die Folge ist eine chronische Schwellung (Rhinitis medicamentosa) bis hin zur Atrophie der Nasenschleimhaut (Stinknase).

In leichteren Fällen kann erwogen werden, das Sympathomimetikum erst an einem Nasenloch abzusetzen und nach Abklingen der Beschwerden auf die andere Seite zu wechseln, um wenigstens einen Teil der Nasenatmung aufrecht zu halten.

Im übrigen kommt eine Therapie mittels lokaler Anwendung nicht resorbierbarer Kortikoide in Betracht.

10.14 Besondere Lager- und Aufbewahrungshinweise

Keine.

Monographien-Kommentar

Xylometazolinhydrochlorid-Lösung 0,1 Prozent

1 Bezeichnung des Fertigarzneimittels

Die Angabe 0,1 % ist nach internationalen Gepflogenheiten eine Gehaltsangabe; hier ist jedoch eine Konzentration gemeint: 0,1 g/100 ml

5 Inprozeß-Kontrollen

Das zulässige Intervall der Osmolalität beträgt ca. ±5 % des geforderten Wertes und ist eine Kontrollgröße, die die Eigenschaft der kompletten Lösung repräsentiert; das recht schmale zulässige pH-Wert Intervall ist begründet in den gewünschten pharmakologischen Eigenschaften und realisierbar durch die Verwendung des Phosphat Puffers. Da die Kationensäure Xylometazoliniumion sehr schwach sauer ist (pKa = 10,6 [2]), besteht nicht die Gefahr der Deprotonierung und Ausfällung der Base bei dem pH-Wert Bereich von 6,9 bis 7,1.

6 Eigenschaften und Prüfungen

6.1 Ausgangsstoffe

Die Identitätsprobe C von Xylometazolinhydrochlorid nach Ph. Eur. mit Nitroprussidnatrium ist in [1] beschrieben, die Struktur des Produktes scheint jedoch nicht geklärt; mit der Reaktion wird der Imidazolinring erfaßt.

Die anderen Inhaltsstoffe wie Benzalkoniumchlorid, Natriumdihydrogenphosphat-Dihydrat, Natriummonohydrogenphosphat-Dodekahydrat und Natriumchlorid sind in der Ph. Eur. beschrieben.

6.2 Fertigarzneimittel

6.2.2 Prüfung auf Identität

Bei der flüssigchromatographischen Untersuchung muß die Retentionszeit des dem Xylometazolin entsprechenden Signals bei ca. 3,3 min bei der Probelösung und dem Standard identisch sein (Differenz < 0,05 min); zur Validierung könnte das mittels Diodenarrayphotometer registrierte UV-Spektrum herangezogen werden. Auch Benzalkoniumchlorid wird über HPLC identifiziert; die vier Homologen (C10, C12, C14, C16) müssen, soweit vorhanden, identische Retentionszeiten aufweisen (Differenz < 0,05 min); die Vorschrift fordert nicht ein vergleichbares Verhältnis der Signale (Flächen) der einzelnen Homologen; zur Validierung könnte das mittels Diodenarrayphotometer registrierte UV-Spektrum herangezogen werden.

6.2.3 Prüfung auf Reinheit

Bei der chromatographischen Reinheitsprüfung (HPLC) wird nur auf das primäre Hydrolyseprodukt N-(2-Aminomethyl)-4-tert.-butyl-2,6-xylylacetamid geprüft;

dies erscheint sinnvoll, da die weitere Hydrolyse deutlich erschwert ist [2] und auf Syntheseneben- oder zwischenprodukte bereits beim Ausgangsstoff geprüft wurde.

6.2.4 Gehalt

Die Bestimmung erfolgt mittels HPLC, wobei über die Fläche nach der Methode des externen Standards ausgewertet wird; da Probe- und Standardlösung etwa gleichen Gehalt haben, kann auf eine Kalibrierung verzichtet werden. Für den Gehalt an Benzalkoniumchlorid ist lediglich ein Höchstwert angegeben; der Mindestwert ergibt sich aus den Anforderungen zur Haltbarkeitsdauer: Es muß ausreichend Konservierungsmittel vorhanden sein (nach Voigt > 0,005 % [3]). Die Bestimmung des Benzalkoniumchlorids kann nach USP 1995 erfolgen.

[1] Vejdelek/Kakác, Farbreaktionen in der Spektrophotometrischen Analyse organischer Verbindungen, Bd. II S. 280, VEB G. Fischer Verlag, Jena 1973.
[2] Y. Golander, W. J. Dewitte in K. Florey (Hrsg) „Analytical Profiles of Drug Substances, Bd. 14", Academic Press, New York, London.
[3] R. Voigt, Pharmazeutische Technologie, Ullstein/Mosby, Berlin 1992.

P. Surmann

Monographien-Kommentar

Xylometazolinhydrochlorid-Lösung 0,1 Prozent

Anmerkungen zur Rezeptur und Herstellung des Fertigarzneimittels

Xylometazolinhydrochlorid liegt als weißes bis fast weißes, kristallines Pulver vor, ist geruchlos oder nahezu geruchlos, löst sich bis zu 3% in Wasser, leicht in Ethanol, Methanol, praktisch jedoch nicht in Ether. Der pH-Wert einer 5%igen, wäßrigen Lösung liegt zwischen 5,0–6,6. Der pK_a-Wert beträgt 10,6 [1, 2, 3, 4].

Der Formulierung von Xylometazolinhydrochlorid-Lösung 0,1% liegt ein Kompromiß zugrunde zwischen der Notwendigkeit, das Präparat den physiologischen Bedingungen in den Nasenhöhlen anzugleichen und der Stabilität des Wirkstoffs in der Lösung.

Die Nasenschleimhaut des Erwachsenen weist einen pH-Wert im Bereich von 6,4–6,8 auf (Kinder: pH 6,0–6,7), der sich bei mechanischer und/oder chemischer Reizung zur alkalischen Seite hin verschiebt [5]. Der Nasenschleim bleibt mit pH 7–8 nahezu konstant und bildet den Träger für die instillierte Flüssigkeit. Träger und Tropfen werden zusammen via Ziliarbewegung mit einer Geschwindigkeit von 4–6 mm/min. binnen ca. 20 Minuten von vorne nach hinten in den Pharynx transportiert. Demzufolge hängen Wirksamkeit und Verträglichkeit der Nasentropfen davon ab, daß die Ziliarbewegung auch unter dem lokalen Einfluß des Präparates für diesen Zeitraum erhalten bleibt.

Xylometazolinhydrochlorid-Lösung 0,1% hält diese Rahmenbedingungen ein: Das Phosphatpuffersystem liefert in der vorliegenden Zusammensetzung pH-Werte zwischen 6,9 und 7,1. Darüber hinaus ergeben sich in Verbindung mit einem entsprechenden NaCl-Zusatz osmotische Druckzustände zwischen 286–320 mosm/kg und damit nahezu Isotonieverhältnisse (286 mosm/kg).

Xylometazolinhydrochlorid-Lösung 0,1% kann entsprechend der in der Monographie unter Pkt. 4 angegebenen Vorschrift hergestellt werden. Vor dem Filtrationsprozeß empfiehlt es sich, im Rahmen von Inprozeß-Kontrollen nicht nur die unter Pkt. 5 der Monographie aufgeführten Untersuchungen vorzunehmen, sondern auch das Aussehen der Lösung hinsichtlich Klarheit, Färbung und Schwebstoffgehalt z. B. gegen das zur Herstellung der Lösung eingesetzte Wasser zu prüfen. Sind partikuläre Verunreinigungen sichtbar, sollte der Entkeimungsfiltration eine Klärfiltration etwa durch Heranziehen eines geeigneten Tiefenfilters vorgeschaltet werden. Ferner ist zu berücksichtigen, daß der Konservierungsstoff Benzalkoniumchlorid von Filtermaterialien aus Cellulose-Estern, Nylon etc. sorbiert wird. Entsprechende Untersuchungen sind anzustellen und Maßnahmen zur Verhinderung einer Gehaltsminderung im Filtrat zu ergreifen.

An Nasenzubereitungen im Endbehältnis stellt die Ph. Eur. [6] unter Ziffer 5.1.4 folgende Anforderungen: Gesamtzahl an lebensfähigen, aeroben Keimen (2.6.12): Höchstens 10^2 aerobe Bakterien und Pilze je Gramm oder Milliliter; spezifische Mikroorganismen (2.6.13): Nicht mehr als 10^1 Enterobakterien und gewisse andere gramnegative Bakterien, dazu die Abwesenheit von Pseudomonas aeruginosa und Staphylococcus aureus (1,0 g oder 1,0 ml).

Monographien-Kommentar

2

Nach Ph. Eur. 5.1.1 ist das Filtrationsverfahren zu validieren, bevor es in der Praxis angewendet wird. Hierzu gehören neben der Typ-Validierung des Filtermediums, die von dem Hersteller vorzunehmen ist, die Validierung des Filtrationssystems sowohl nach produkt- als auch verfahrensspezifischen Gesichtspunkten, die Validierung der Abfüllanlage und die Festlegung der Inprozeß-Kontrollen, um den Gesamtprozeß abzusichern [7, 8].

Die Integrität des Filtrationssystems und der eingesetzten Membranfilter kann anhand von Testgeräten festgestellt werden, die von einer Reihe von Firmen im Handel angeboten werden [9]. Die Geräte prüfen automatisch die Dichtigkeit des Filters von der unreinen Seite her, so daß eine Verunreinigung der Sterilseite vermieden wird. Vom Arbeitsprinzip her gibt es zwischen den Geräten kaum Unterschiede: Filtrationssystem bzw. Filter werden mit einer geeigneten Flüssigkeit (meist Wasser) so benetzt, daß die Poren im Filtermedium vollständig gefüllt sind. Die unreine Seite wird über ein Ventil geschlossen und langsam mit einem Gasdruck beaufschlagt. Da das Gas ausschließlich durch die Membran diffundieren kann, kommt es nach Verdrängung der Flüssigkeit an der unreinen Seite zu einem Druckabfall. Dieser Druckabfall wird meßtechnisch erfaßt, registriert und ausgewertet.

Im Rahmen der Integritätstests wird hauptsächlich das Druckhaltevermögen der Filter überprüft, meist auch noch das sog. Blasendruckverfahren (Bubble-Point-Test, B.-P.-Test) mit in die Untersuchungen einbezogen.

Der B.-P.-Test basiert darauf, daß ein bestimmter Druck erforderlich ist, um das Gas durch den benetzten Filter zu drücken, und daß zwischen diesem Druck und der vorhandenen Porenweite Proportionalität besteht. Durch kontinuierliche Steigerung des Gasdruckes wird schließlich eine Höhe erreicht, bei der die Flüssigkeit aus den sog. „größten Poren" (besser: größten Kavernen) herausgedrückt wird, und erste Gasblasen in Form einer Kette aus der Filteroberfläche in die vorgelegte Grenzflüssigkeit hineinperlen. Dieses Druckmaximum gilt als Blasendruckwert, oder B.-P.-Wert, und ist bei einer definierten Flüssigkeit charakteristisch für die vom Hersteller deklarierte mittlere Porenweite des jeweiligen Filtermediums. Anzumerken ist, daß üblicherweise kein Einzelwert sondern ein Druckbereich angegeben wird, da die Filter keine vollkommen homogene Porenverteilung aufweisen und auch bei engermaschigen Membranen durchaus noch einige größere Poren vorhanden sein können. Liegt der Druckbereich jedoch außerhalb der vom Hersteller festgelegten Grenzen, hat das Filtermedium u. U. eine von der Deklaration abweichende mittlere Porenweite oder aber möglicherweise Schädigungen an der Membran.

Beim Druckhaltetest wird der Filter langsam bis zu einem Druck beaufschlagt, der bei ca. 70–80% des B.-P.-Druckbereiches liegt. Dieser Druck wird über einen Zeitraum von wenigen Minuten beobachtet. Der entstehende Druckabfall wird gemessen und mit dem vorgegebenen Grenzwert verglichen. Wird das Limit überschritten, können eine Reihe von Gründen hierfür ausschlaggebend gewesen sein. Beispielsweise durch

- Undichtigkeiten im System aufgrund fehlerhafter Dichtung. Bei Scheibenfiltern kann die Dichtung für die Filterplatte defekt sein, was zwar in der Regel nicht zu einer Keimzunahme im Filtrat führt, aber durch Blasenbildung den Test stören kann. Bei Einsatz von Filterkerzen kann der für die Abdichtung verwendete O-Ring defekt sein, was u. U. zur Folge hat, daß die Lösung von der unreinen zur reinen Seite durchtreten kann. Oder

- die Filtermembran ist nicht ausreichend benetzt oder weist Schädigungen auf, feststellbar durch Druckabfall und Gasdurchlaß. Oder

Xylometazolinhydrochlorid-Lösung 0,1 Prozent

- die Kerzen haben u. U. Schwächen im Bereich der Klebe- und Schweißstellen zwischen Abschlußkappe und plissierter Membran, so daß bei hoher plötzlicher Druckbelastung Undichtigkeiten auftreten können.

Bei der Auswahl der Filterschichten stehen verschiedene Materialien zur Verfügung: Zellulosefasern, die zu Tiefenfilter mit Schichtdicken bis etwa 3–4 mm verpreßt werden und dabei ein dreidimensionales, unregelmäßig geformtes Netzwerk bilden mit Zwischenräumen, in denen die abzutrennenden Partikel praktisch irreversibel durch Adsorption, elektrostatische Kräfte und Prallabscheiden gebunden werden.

Celluloseacetat, -nitrat finden entweder alleine oder in Mischungen Anwendung bei der Herstellung von Membranfiltern mit Schichtdicken bis zu 300 µm. Weitere Materialien für Membranfilter sind Polyamid, auch Nylon 66. Letzteres ist z. B. als Ultipor® N_{66} im Handel und wird vom Hersteller als ein „geschäumtes polymeres Material" beschrieben. Der Vorteil der Filter aus diesem Material ist, daß sie im Gegensatz zu denen aus Celluloseestern in Gegenwart von Wärme (z. B. bei der Dampfsterilisation) kaum schrumpfen und damit die deklarierte Porenweite nahezu erhalten bleibt.

Abhängig davon, ob die Filtergehäuse im Apothekenbereich oder im industriellen Rahmen eingesetzt werden sollen, sind sie hinsichtlich ihrer Größe und Konstruktion verschieden. Unterschiede ergeben sich ferner, ob das Trennmedium für Scheibenmembranen oder Filterkerzen ausgelegt ist.

Für den Apothekenbetrieb eignen sich Filtrationsvorsätze mit Luer-Lock-Eingang zum Anschluß an eine Injektionsspritze als Filtersystem mit Scheibenmembran. Sie sind in unterschiedlichen Durchmessern und Filtrationskapazitäten als Einmalvorsatz aus Kunststoff oder für den Mehrfachgebrauch in Edelstahl erhältlich. Arbeitstechnisch rationeller sind Konstruktionen, die über einen Dreiwegehahn verfügen, über den die zu filtrierende Lösung angesaugt und nach Hahnumstellung durch das Filter in einen vorher sterilisierten Quarantänebehälter gedrückt werden. Ist die Menge an zu filtrierender Lösung größer, empfiehlt es sich, Filter mit einem Aufgußraum zu verwenden, der bis zu 2 l Flüssigkeit aufnehmen kann.

Im industriellen Rahmen werden in der Regel kontinuierlich arbeitende Filtrationssysteme mit Kerzenfiltern bevorzugt, deren Oberfläche wesentlich größer ist und damit eine höhere Durchflußleistung und längere Standzeiten zulassen.

Im Anschluß an den Filtrationsvorgang empfiehlt es sich, noch vor dem Abfüllprozeß das Aussehen und die Eigenschaften der Xylometazolinhydrochlorid-Lösung 0,1% entsprechend Pkt. 6.2.1 der Monographie zu kontrollieren. Aus Sicherheitsgründen kann es ferner durchaus geboten sein, den Gehalt von Xylometazolinhydrochlorid in der Bulk-Ware zu bestimmen, um im Falle signifikanter Abweichungen bereits vor der Abfüllung Korrekturmaßnahmen ergreifen zu können.

Von den Behältnissen für flüssige Nasenzubereitungen ist zu fordern, daß sie

- die Flüssigkeit vor äußeren Einwirkungen durch mikrobiellen Befall, partikuläre Kontamination, durch Gase wie Sauerstoff der Luft, Licht etc. bewahren, daß
- alle mit der Flüssigkeit in Berührung kommenden Materialien gegenüber den Inhaltsstoffen während der gesamten Laufzeit des Präparates weitgehend inert sind. Dies betrifft sowohl die Adsorption von Stoffen aus der Lösung als auch die Migration von Bestandteilen des Behältnismaterials an die Lösung, daß

Monographien-Kommentar

4

- alle Behältnismaterialien einfach zu reinigen und durch ein anerkanntes antimikrobielles Verfahren keimfrei zu machen sind und
- die Lösung unkompliziert in die Behältnisse abgefüllt werden kann.

Die Monographie empfiehlt unter Pkt. 7 für Xylometazolinhydrochlorid-Lösung 0,15 als Nasentropfenpräparat dreiteilige Mehrdosenbehältnisse: Flaschen der Glasart III entsprechend Ph. Eur. 3.2.1, bestehend aus Kalk-Natron-Silikat mit reduziertem Alkaligehalt (< 15%), braun eingefärbt durch Zusatz anorganischer Pigmente (meist Ferrioxid), um eine Lichtschutzwirkung zu erzielen. Dazu eine Glaspipette (Weißglas, Glasart III) mit Saughütchen (PVC oder Silikongummi) und ein Lochschraubverschluß aus Polypropylen.

Als Behältnisse für Nasensprays eignen sich Kunststoffquetschflaschen mit eingesetztem Sprühventil und aufgeschraubter Verschlußkappe. Bei den Kunststoffflaschen handelt es sich meist um Gemische aus Polyethylen niedriger Dichte (LD-PE, früher als Hochdruckpolyethylen bezeichnet) und Polyethylen hoher Dichte (HD-PD, früher Niederdruckpolyethylen). LD-PE hat eine verzweigte Struktur, einen geringen Kristallinitätsgrad und ist daher besonders flexibel. HD-PE dagegen verfügt über eine weitgehend lineare Struktur, damit eine größere Steifigkeit und bessere Sperrwirkung gegen Gase und Dämpfe als LD-PE. Polyolefine benötigen keine Weichmacher, so daß Migrationsrisiken durch Einwanderung von Monomerenbestandteilen in das Füllgut entfallen. Ferner sind sie stets etwas milchig trüb und wirken im Vergleich zu glasklaren, transparenten Kunststoffen unvorteilhaft. Daher sind Zusätze wie z. B. Titandioxid als Weißpigment durchaus geläufig [10, 11].

Das Sprühventil besteht aus 2 Kunststoffkörpern, dem Olivenkörper mit Steigrohr (Sprüholive) und einer Düse (Sprühdüse). Die Düse ist in die Öffnung der Sprüholive integriert. Beide Körper sind aus Polyethylen, ebenso wie die Verschlußkappe, die mit einem Halbkegel die Sprühdüsenöffnung abdichtet.

Die Abfüllung der Lösung in die Behältnisse erfolgt in der Regel mit Hilfe von Dosierpumpen. Inprozeß-Kontrollen ergeben sich aus der Notwendigkeit, die jeweils erreichte Füllmenge mit dem Sollfüllvolumen zu vergleichen und aus der Erfordernis heraus, zu überprüfen, ob bei Verwendung der Quetschflaschen die einwandfreie Funktion der Sprüholiven und die Dichtigkeit des Sprühventils gewährleistet sind.

Die erreichte Füllmenge läßt sich relativ einfach kontrollieren: In regelmäßigen Zeitabständen werden n = 10 tarierte Leerbehältnisse in die Abfülllinie geschleust, nach Befüllung zurückgewogen, die Einzelwerte durch die Dichte der Charge dividiert und die erhaltenen Ergebnisse gemittelt. Der Mittelwert muß dem Sollfüllvolumen in den vorgegebenen Grenzen entsprechen. Die Abweichungen der Einzelwerte dürfen dabei die von der Fertigpackungsverordnung festgelegten Toleranzgrenzen nicht überschreiten.

Zur Kontrolle der korrekten Funktionsweise der Sprüholiven werden Muster der abgefüllten und verschlossenen Flaschen gezogen und nach Entfernen der Verschlußkappen das Sprühbild der Sprüholiven durch Druck auf die senkrecht stehenden Flaschen untersucht. Der Sprühkegel sollte sich dabei senkrecht ausbreiten und gleichmäßig ausgeformt sein. Wird die Düse in der Sprüholive verschlossen und Druck auf die Flasche ausgeübt, sollten keine Seitensprüher oder Undichtigkeiten zwischen Sprüholive und Flaschenmündung auftreten.

Ebenfalls für Nasensprays geeignet sind treibgasfreie, mechanisch arbeitende Dosier- und Zerstäuberpumpen. Erstere geben das Füllgut über ein Ventilsystem dosiert ab, letz-

Monographien-Kommentar

Xylometazolinhydrochlorid-Lösung 0,1 Prozent 5

tere sind in der Lage, über eine Düse die Flüssigkeit zu vernebeln. Vom Bauprinzip her gibt es vielfach Unterschiede zwischen den Pumpen, von der Arbeitsweise hingegen weniger. Wird das Ventilsystem betätigt, baut sich ein Druck von 600–1200 kPa auf. Die Pumpe entlüftet, das Füllgut wird angesaugt, in der Dosierkammer verdichtet und nach Einströmen in die Düse vernebelt. Die Abgabe erfolgt diskontinuierlich. Zu beurteilen sind die Hubmasse, die Dosierung und die Dosierungsgenauigkeit der Einzelsprühstöße. Ferner die Viskosität und Oberflächenspannung, weil sie die Feinheit und den Winkel des Sprühstrahls beeinflussen. Die Wirksamkeit des Präparates hängt in hohem Maße von der Aussprühcharakteristik der Pumpe und des Sprühkopfes ab. Beurteilt wird sie nach Zerstäubungsgrad, Größe und Größenverteilung der abgegebenen Flüssigkeitspartikeln, nach dem Winkel und dem Sprühbild. Wichtig für die Praxis ist die Ansprühcharakteristik. Mit ihr wird bestimmt, wieviele Hübe vom Beginn der Anwendung bis zum Erreichen der vollen Hubmasse erforderlich sind [12, 13].

[1] Xylometazolinhydrochlorid. In: Europäisches Arzneibuch, 3. Ausgabe, Deutscher Apotheker Verlag Stuttgart, Govi-Verlag-Pharmazeutischer Verlag GmbH, Frankfurt, 1997.

[2] Xylometazolinhydrochlorid. In: F. von Bruchhausen, S. Ebel, A. W. Frahm, E. Hackenthal: Bd. 9, Stoffe P–Z, 1218. In: Hagers Handbuch der Pharmazeutischen Praxis, 5. Aufl., Springer Verlag, Berlin, Heidelberg, New York, 1993.

[3] Xylometazoline Hydrochloride. In: The Merck Index, Ed. 12, 1724, Merck & Co. Inc., Whitehouse Station, New York, 1996.

[4] Xylometazoline Hydrochloride. In: Martindale, Ed. 31, 1595, Royal Pharmaceutical Society, London, 1996.

[5] Dolder, R., Arzneiformen für Auge, Nase und Ohr. In: Sucker, H., Fuchs, P., Speiser, P.: Pharmazeutische Technologie, 643, Georg Thieme Verlag, Stuttgart, New York, 1991.

[6] Mikrobiologische Qualität pharmazeutischer Zubereitungen, 5.1.4. In: Ph. Eur., Nachtrag 1998, Deutscher Apotheker Verlag, Stuttgart, Govi-Verlag-Pharmazeutischer Verlag GmbH, Frankfurt, 1998.

[7] Wallhäuser, K. H., Validierung des geeigneten Filtrationssystems. In: Wallhäuser, K. H., Praxis der Sterilisation, Desinfektion, Konservierung, 5. Aufl., 353, Georg Thieme Verlag, Stuttgart, New York, 1995.

[8] Braun, R., Filtration von pharmazeutischen Produkten, die nicht im Endbehältnis sterilisiert werden können. In: Braun, R., Standardzulassungen für Fertigarzneimittel, Kommentar, B 39, Deutscher Apotheker Verlag, Stuttgart, Govi-Verlag-Pharmazeutischer Verlag GmbH, Frankfurt, 1996.

[9] Rössler, R., Parenteralia. In: Nürnberg, E., Surmann, P., Hagers Handbuch der pharmazeutischen Praxis, Bd. 2, Methoden, 758, Springer Verlag, Berlin, Heidelberg, New York, 1991.

[10] Herrmann, D.; Arzneimittelverpackung. In: Sucker, H., Fuchs, P., Speiser, P.: Pharmazeutische Technologie, 643, Georg Thieme Verlag, Stuttgart, New York, 1991.

[11] Spingler, E.; Verpackung pharmazeutischer Produkte. In: Nürnberg, E., Surmann, P., Hagers Handbuch der pharmazeutischen Praxis, Bd. 2, Methoden, 758, Springer Verlag, Berlin, Heidelberg, New York, 1991.

[12] Wimmer, TH.; Aerosole. In: Nürnberg, E., Surmann, P., Hagers Handbuch der pharmazeutischen Praxis, Bd. 2, Methoden, 622, Springer Verlag, Berlin, Heidelberg, New York, 1991.

[13] Ross, G.; Aerosole und Pumpenaerosole. In: Sucker, H., Fuchs, P., Speiser, P.: Pharmazeutische Technologie, 673, Georg Thieme Verlag, Stuttgart, New York, 1991.

J. Ziegenmeyer

Zimtrinde

1 **Bezeichnung des Fertigarzneimittels**

   Zimtrinde

2 **Darreichungsform**

   Tee

3 **Eigenschaften und Prüfungen**

   Haltbarkeit:
   Die Haltbarkeit in den Behältnissen nach 4 beträgt 1 Jahr.

4 **Behältnisse**

   Geklebte Blockbodenbeutel bzw. Seitenfaltenbeutel aus einseitig glattem, gebleichtem Natronkraftpapier 50 g/m2, gefüttert mit gebleichtem Pergamyn 40 g/m^2.

5 **Kennzeichnung**

   Nach § 10 AMG, insbesondere:

5.1 Zulassungsnummer

   1709.99.99

5.2 Art der Anwendung

   Zum Trinken nach Bereitung eines Teeaufgusses.

5.3 Hinweise

   Vor Licht und Feuchtigkeit geschützt lagern.

6 **Packungsbeilage**

   Nach § 11 AMG, insbesondere:

6.1 Stoff- oder Indikationsgruppe

   Pflanzliches Magen-Darm-Mittel.

6.2 Anwendungsgebiete

   Appetitlosigkeit; Verdauungsbeschwerden mit leichten Krämpfen im Magen-Darm-Bereich, Völlegefühl, Blähungen.

6.3 Gegenanzeigen

   Überempfindlichkeit gegen Zimt oder Perubalsam; Schwangerschaft.

2 Zimtrinde

6.4 Wechselwirkungen mit anderen Mitteln

Keine bekannt.

6.5 Dosierungsanleitung und Art der Anwendung

Soweit nicht anders verordnet, wird 2- bis 4mal täglich zur Appetitanregung jeweils ca. eine halbe Stunde vor den Mahlzeiten, bei Verdauungsbeschwerden nach den Mahlzeiten eine Tasse des wie folgt bereiteten Teeaufgusses getrunken:

1 Teelöffel voll (ca. 1 g) Zimtrinde oder die entsprechende Menge in einem oder mehreren Aufgußbeutel(n) wird mit siedendem Wasser (ca. 150 ml) übergossen und nach etwa 10 bis 15 Minuten gegebenenfalls durch ein Teesieb gegeben.

6.6 Dauer der Anwendung

Bei akuten Beschwerden, die länger als eine Woche andauern oder periodisch wiederkehren, wird die Rücksprache mit einem Arzt empfohlen.

6.7 Nebenwirkungen

Häufig treten allergische Haut- und Schleimhautreaktionen auf.

6.8 Hinweis

Vor Licht und Feuchtigkeit geschützt aufbewahren.

Zinköl

1 Bezeichnung des Fertigarzneimittels

Zinköl

2 Darreichungsform

Suspension

3 Zusammenstzung

Zinkoxid	50 Teile
Olivenöl	50 Teile

4 Herstellungsvorschrift

Gesiebtes Zinkoxid (300) wird mit dem Olivenöl angeteigt, homogenisiert und in die vorgesehenen Behältnisse abgefüllt. Das Einarbeiten von Luft ist zu vermeiden, ggf. ist das Zinkoxidöl nach dem Homogenisieren zu entlüften.

5 Eigenschaften und Prüfungen

5.1 Aussehen, Eigenschaften

Weiße, dickflüssige, ölige, gießbare Suspension; Geruch nach Olivenöl.

5.2 Prüfungen auf Identität

40 ml Petrolether und 20 g Zinköl werden gemischt und durch ein Glassintertiegel Nr. 16 filtriert. Das eingedampfte Filtrat wird im Wasserbad bei einem verminderten Druck von 25 mbar vollständig vom Petrolether befreit.

Der ölige Rückstand wird für die Identitätsreaktion 2. verwendet. Der Rückstand auf dem Glassintertiegel wird mehrmals mit Petrolether und anschließend mit Wasser gewaschen. 1 g des Rückstandes wird in 15 ml Salzsäure (7prozentig) gelöst und mit 10 ml Wasser verdünnt (Prüflösung).

1. Die Prüflösung gibt die Identitätsreaktion auf Zink (AB.).

2. Verseifungszahl (AB.): 187 bis 196, bestimmt mit 2,00 g des öligen Rückstandes.

3. Peroxidzahl (AB.): Höchstens 30.

5.3 Gehalt

95,0 bis 105,0 Prozent der deklarierten Menge Zinkoxid.

Bestimmung: 0,300 g Zinköl werden mit 20 ml Salzsäure (7prozentig) auf einem Wasserbad erwärmt, bis sich das Zinkoxid vollständig gelöst und sich die ölige Phase klar abgeschieden hat. Die wäßrige Lösung wird nach dem

Abkühlen mit 130 ml Wasser verdünnt, mit 0,1 ml Methylorange-Lösung (0,1prozentig, AB.) versetzt und mit Natriumhydroxid-Lösung (8,5prozentig) neutralisiert. Es wird mit 10 ml Pufferlösung pH 10,9 (AB.) versetzt und nach Zusatz von 50 mg Eriochromschwarz-T-Mischindikator (AB.) mit 0,1 M-Natrium-ÄDTA-Lösung bis zum Farbumschlag nach grün titriert.

1 ml 0,1 M-Natrium-ÄDTA-Lösung entspricht 8,14 mg Zinkoxid.

5.4 Haltbarkeit

Die Haltbarkeit in den Behältnissen nach 6 beträgt maximal bis zu 1 Jahr.

6 Behältnisse

Dicht schließende Weithalsgefäße aus Braunglas.

7 Kennzeichnung

Nach § 10 AMG, insbesondere:

7.1 Zulassungsnummer

7599.99.99

7.2 Art der Anwendung

Zum Auftragen auf die Haut.

7.3 Hinweise

Vor Gebrauch schütteln.

Apothekenpflichtig

8 Packungsbeilage

Nach § 11 AMG, insbesondere:

8.1 Anwendungsgebiete

Zur Abdeckung der Haut von Wundrändern (Ulcera, Erosionen). Bei Reizungen und Rötungen der Haut im intertrigenösem Bereich (Hautfalten), im Windelbereich und am Übergangsbereich Haut/Schleimhaut (Mund, After, Genitalien). Bei Fissuren und Rhagaden.

8.2 Nebenwirkungen

Nach Auftragen von Zinköl auf stark entzündliche Hautpartien kann ein leichtes Brennen auftreten. Verschlechterung der Heilung durch Sekret- und Wärmestau.

8.3 Wechselwirkungen mit anderen Mitteln

Vor der Anwendung anderer Externa ist Zinköl vollständig zu entfernen (eingeschränkte Wirkung weiterer Externa).

8.4 Dosierungsanleitung und Art der Anwendung

Soweit nicht anders verordnet, wird Zinköl ein- bis mehrmals täglich auf die betroffenen Hautflächen aufgetragen.

8.5 Hinweis

Vor Gebrauch zu schütteln.

Monographien-Kommentar

Zinköl

4. Durch eingearbeiteten Luftsauerstoff wird Olivenöl schneller ranzig.

5.2 Prüfung auf Identität

Das Olivenöl wird hier lediglich über die Verseifungszahl charakterisiert. Ph. Eur. 1997 verzichtet darauf und identifiziert mittel Dünnschichtchromatographie.

5.3 Komplexometrische Bestimmung der Zinkionen im alkalischen Puffer mit EDTA. Die Methode ist unspezifisch, andere Metallkationen (2- und 3wertige) werden miterfaßt. Da eingesetztes Zinkoxid den Arzneibuchanforderungen genügen muß, ist die Bestimmung ausreichend. Selektiv neben Erdalkaliionen läßt sich Zink im Puffer bei pH 5 komplexometrisch bestimmen [1].

5.4 Als Haltbarkeitsprüfung reicht eine organoleptische Prüfung auf Ranzigkeit, wenn die Dauer der Haltbarkeit auf weniger als 1 Jahr beschränkt wird.

[1] Siehe Kommentar Ph. Eur. I + II. 2. Auflage (1978), S. 150. „Allgemeine Bestimmungsmethoden, komplexometrische Titration, Zink"

P. Surmann

Weiche Zinkpaste

1 **Bezeichnung des Fertigarzneimittels**
Weiche Zinkpaste

2 **Darreichungsform**
Weiche Paste

6 **Behältnisse**
Salbendosen aus Polypropylen oder Aluminiumtuben mit Innenschutzlack.

7 **Kennzeichnung**
Nach § 10 AMG, insbesondere:

7.1 Zulassungsnummer
7699.99.99

7.2 Art der Anwendung
Zum Auftragen auf die Haut.

7.3 Hinweis
Apothekenpflichtig

8 **Packungsbeilage**
Nach § 11 AMG, insbesondere:

8.1 Anwendungsgebiete
Zur Unterstützung einer Therapie von subakuten und chronischen Ekzemen;
Wundsein der Haut im intertriginösen Bereich durch Scheuern und Feuchtigkeit; Windeldermatitis; zur Abdeckung der Umgebung von Unterschenkelgeschwüren (Ulcus cruris).

8.2 Gegenanzeigen
Bekannte Überempfindlichkeit gegenüber Wollwachsalkoholen.

8.3 Nebenwirkungen
Nach Auftragen von weicher Zinkpaste auf stark entzündliche Hautpartien kann ein leichtes Brennen auftreten. Gelegentlich kann es zu Unverträglichkeitsreaktionen der Haut kommen.

8.4 Wechselwirkungen mit anderen Mitteln

Vor der Anwendung anderer Externa ist weiche Zinkpaste vollständig zu entfernen (eingeschränkte Wirkung weiterer Externa).

8.5 Dosierungsanleitung und Art der Anwendung

Soweit nicht anders verordnet, wird weiche Zinkpaste ein- bis mehrmals täglich auf die betroffenen Hautpartien aufgetragen und mit Mull abgedeckt.

Monographien-Kommentar

Weiche Zinkpaste

5.2 Prüfung auf Identität

2. Die beschriebene Reaktion (Liebermann-Burchard-Reaktion) dient dem Nachweis der Sterine in Wollwachsalkoholen. Über rot und blau entsteht unter den Bedingungen die geforderte smaragdgrüne Farbe. Die möglichen Produkte der Reaktion werden in [1] und [2] diskutiert.

3. Die beschriebene Reaktion dient dem Nachweis der Triglyceride. Durch Erhitzen mit Lauge werden die Glycerin-Fettsäureester gespalten. Chloroform und Ether lösen die Wollwachsalkohole, während Glycerin und die Natriumsalze der Fettsäuren in der wässrigen Phase bleiben. Nach dem weitgehenden Entfernen des Wassers wird Glycerin unter Zusatz von Kaliumhydrogensulfat durch trockenes Erhitzen zu Acrolein dehydratisiert. Dieses ist unter diesen Bedingungen flüchtig und reagiert mit Natriumpentacyanonitrosylferrat (II)/Piperidin zu einem blau gefärbten Produkt (Farbreaktion nach Simon [3]).

[1] C. H. Brieskorn, H. Herrig, Arch. Pharm. **292**, 485 (1959).
[2] C. H. Brieskorn, Arch. Pharm. **297**, 577 (1964).
[3] W. Awe, Pharm. Zentralh. **90**, 73 (1951).

P. Surmann

Zinkpaste

1 **Bezeichnung des Fertigarzneimittels**
Zinkpaste

2 **Darreichungsform**
Paste

3 **Behältnisse**
Salbendosen aus Polypropylen.

4 **Kennzeichnung**
Nach § 10 AMG, insbesondere:

4.1 Zulassungsnummer
7799.99.99

4.2 Art der Anwendung
Zum Auftragen auf die Haut.

4.3 Hinweis
Apothekenpflichtig

5 **Packungsbeilage**
Nach § 11 AMG, insbesondere:

5.1 Anwendungsgebiete
Zur Abdeckung und zum Schutz der gesunden Haut bei stark nässenden Hautausschlägen, infizierten Wunden und Geschwüren; auch am Übergang von Haut und Schleimhaut (Genitalbereich, Mund).

5.2 Gegenanzeigen
Nicht auf entzündete, nässende Haut und Wunden auftragen.

5.3 Nebenwirkungen
Nach Auftragen von Zinkpaste auf stark entzündliche Hautpartien kann ein leichtes Brennen auftreten.

5.4 Wechselwirkungen mit anderen Mitteln
Vor der Anwendung anderer Externa ist die Zinkpaste vollständig zu entfernen (eingeschränkte Wirkung weiterer Externa).

5.5 Dosierungsanleitung und Art der Anwendung

Soweit nicht anders verordnet, wird Zinkpaste einmal täglich auf die betroffenen Hautpartien aufgetragen und mit Mull abgedeckt.

Zinksalbe

1	**Bezeichnung des Fertigarzneimittels**

Zinksalbe

2	**Darreichungsform**

Salbe

3	**Behältnisse**

Salbendosen aus Polypropylen oder Aluminiumtuben mit Innenschutzlack.

4	**Kennzeichnung**

Nach § 10 AMG, insbesondere:

4.1 Zulassungsnummer

7899.99.99

4.2 Art der Anwendung

Zum Auftragen auf die Haut.

5	**Packungsbeilage**

Nach § 11 AMG, insbesondere:

5.1 Anwendungsgebiete

Zur Unterstützung der Wundheilung, auch bei nässenden oder juckenden Wunden, Schrunden; Verwendung als Decksalbe.

5.2 Gegenanzeigen

Überempfindlichkeit gegenüber Wollwachsalkoholen.

5.3 Nebenwirkungen

Nach Auftragen von Zinksalbe auf stark entzündliche Hautpartien kann ein leichtes Brennen auftreten. Gelegentlich kann es zu Unverträglichkeitsreaktionen der Haut kommen.

5.4 Wechselwirkungen mit anderen Mitteln

Vor der Anwendung anderer Externa ist die Zinksalbe vollständig zu entfernen (eingeschränkte Wirkung weiterer Externa).

5.5 Dosierungsanleitung und Art der Anwendung

Soweit nicht anders verordnet, wird Zinksalbe einmal bis mehrmals täglich auf die betroffenen Hautpartien aufgetragen und mit Mull abgedeckt.

Standardzulassungen für Fertigarzneimittel

Text und Kommentar

Herausgegeben von
Prof. Dr. Rainer Braun, Kronberg/Ts.

unter Mitarbeit von
Prof. Dr. Peter Surmann, Berlin
Dr. Ralf Wendt, Berlin
Prof. Dr. Max Wichtl, Marburg
Prof. Dr. Jochen Ziegenmeyer, Berlin

Mit 16. Ergänzungslieferung

Stand: Dezember 2004

Band 3

Deutscher Apotheker Verlag Stuttgart
Govi-Verlag GmbH Frankfurt

Ein Markenzeichen kann warenzeichenrechtlich geschützt sein, auch wenn ein Hinweis auf etwa bestehende Schutzrechte fehlt.

Bibliografische Information Der Deutschen Bibliothek
Die Deutsche Bibliothek verzeichnet diese Publikation in der Deutschen Nationalbibliografie; detaillierte bibliografische Daten sind im Internet unter http://dnb.ddb.de abrufbar.

Jede Verwertung des Werkes außerhalb der Grenzen des Urheberrechtsgesetzes ist unzulässig und strafbar. Dies gilt insbesondere für Übersetzung, Nachdruck, Mikroverfilmung oder vergleichbare Verfahren sowie für die Speicherung in Datenverarbeitungsanlagen.

ISBN 3-7692-3642-4 (16. Erg.-Lfg.)
ISBN 3-7692-3643-2 (Grundwerk einschl. 16. Erg.-Lfg.)

© 2005 Deutscher Apotheker Verlag, Birkenwaldstraße 44, 70191 Stuttgart
Printed in Germany
Satz und Druck: Kösel, Krugzell

Standardzulassungen zur Anwendung bei Tieren

Standardzulassungen zur Anwendung bei Tieren

Standardzulassungen zur Anwendung bei Tieren

Bezeichnung	Zulassungsnummer	Anzeigepflicht	Kommentar[1])
Ameisensäure 60% ad us. vet.	2469.99.99	+	–
Calciumhydroxid (Löschkalk) ad us. vet.	2239.99.99	+	–
Calciumoxid (Branntkalk) ad us. vet.	2249.99.99	+	–
Ethanol 70 Prozent (V/V) ad us. vet.	1379.99.99	–	–
Ethanol 80 Prozent (V/V) ad us. vet.	1389.99.99	–	–
Formaldehyd-Lösung 36 Prozent (m/m) ad us. vet.	2259.99.99	+	–
Fructose-Lösung 10 Prozent ad us. vet.	2059.99.99	+	–
Glucose-Lösung 5 Prozent ad us. vet.	2069.99.99	+	–
Glucose-Lösung 10 Prozent ad us. vet.	2069.98.99	+	–
Glucose-Lösung 20 Prozent ad us. vet.	2069.97.99	+	–
Glucose-Lösung 40 Prozent ad us. vet.	2069.96.99	+	–
Iod-Lösung, Ethanolhaltige ad us. vet.	2359.99.99	–	–
Kaliumpermanganat ad us. vet.	2269.99.99	+	–
Malachitgrünoxalat ad us. vet.	2279.99.99	+	–
Milchsäure 15% ad us. vet.	2569.99.99	–	–
Natriumchlorid ad us. vet.	2289.99.99	+	–
Natriumchlorid-Lösung, Isotonische ad us. vet.	1409.99.99	+	–

[1]) + heißt: Spezieller Kommentar vorhanden
– heißt: Kommentar wird nachgeliefert

Ameisensäure 60% ad us. vet.

1 Bezeichnung des Fertigarzneimittels

Ameisensäure, 60% ad us. vet.

2 Darreichungsform

Lösung

3 Zusammensetzung

Wirksamer Bestandteil:
  Ameisensäure 98% (m/m) 60,45 g

Sonstiger Bestandteil:
  Gereinigtes Wasser   zu 100,0 g

4 Herstellungsvorschrift

39,55 g gereinigtes Wasser und 60,45 g Ameisensäure 98% (m/m) werden gemischt. Die Lösung wird in die vorgesehenen Behältnisse abgefüllt.

5 Inprozeß-Kontrollen

Überprüfung der relativen Dichte (AB.2.2.5): 1,142–1,145

6 Eigenschaften und Prüfungen

6.1 Ausgangsstoffe

Ameisensäure 98% (m/m)

Die Substanz muß der Monographie „Ameisensäure 98 Prozent" des Deutschen Arzneimittel-Codex (DAC) in der jeweils gültigen Fassung entsprechen.

6.2 Fertigarzneimittel

6.2.1 Aussehen, Eigenschaften

Klare, farblose, flüchtige, stark ätzende Flüssigkeit; stechender Geruch.

6.2.2 Prüfung auf Identität

Die Mischung von 0,5 ml Substanz, 1 ml Citronensäure-Reagenz[1], 0,05 ml einer 30%igen Lösung von Natriumacetat R und 3,5 ml Acetanhydrid R wird 5 min. lang im Wasserbad von 50 °C erhitzt. Es entwickelt sich eine rote Färbung.

6.2.3 Gehalt

Die Lösung enthält mindestens 59,0 und höchstens 61,0 Prozent (m/m) wasserfreie Ameisensäure.

---

[1] 25 mg Citronensäure R und 0,5 g Acetamid werden in 5 ml Isopropylalkohol R gelöst.

2 Ameisensäure 60 % ad us. vet.

Bestimmung

1,000 g Substanz, mit 20 ml Wasser verdünnt, wird nach Zusatz von 1 ml Phenolphthalein-Lösung R mit Natriumhydroxid-Lösung (1 mol · l^{-1}) bis zur Rosafärbung titriert.

1 ml Natriumhydroxid-Lösung (1 mol · l^{-1}) entspricht 46,03 mg CH_2O_2.

6.2.4 Haltbarkeit

Die Haltbarkeit in den Behältnissen nach 7 beträgt 3 Jahre.

7 **Behältnisse**

Braunglas-Gewindeflaschen mit Schraubkappen aus Polypropylen und Gießringen aus Polyethylen.

8 **Kennzeichnung**

Nach § 10 AMG, insbesondere:

8.1 Zulassungsnummer

2469.99.99

8.2 Art der Anwendung

Zum Verdunsten mit Hilfe eines geeigneten Applikators.

8.3 Hinweise

Für Tiere (Bienen).
Wartezeit für Honig: Anwenden nach der letzten Honigernte des Jahres.
Die Lösung verursacht Verätzungen!
Dämpfe nicht einatmen!
Bei Berührung mit den Augen gründlich mit Wasser abspülen und Arzt konsultieren.
Bei Unfall oder Unwohlsein sofort Arzt hinzuziehen.
Beim Arbeiten mit Ameisensäure sind Schutzhandschuhe zu tragen.
Vor Licht und Wärme geschützt aufbewahren.
Nicht aufgebrauchte Mengen von Ameisensäure 60% ad us. vet. sind vor dem Entsorgen stark mit Wasser zu verdünnen (mindestens im Verhältnis 1:10).

9 **Packungsbeilage**

Nach § 11 AMG, insbesondere:

Arzneimittel für Tiere (Bienen).

9.1 Stoff und Indikationsgruppe

Antiparasitikum.

9.2 Anwendungsgebiete

Varroatose der Honigbiene (Apis mellifera).

9.3 Gegenanzeigen

Nicht während der Tracht anwenden.

9.4 Vorsichtsmaßnahmen für die Anwendung

Beim Arbeiten mit Ameisensäure sind Schutzhandschuhe zu tragen.

9.5 Wechselwirkungen mit anderen Mitteln

Es sind keine bekannt.

9.6 Warnhinweise

Ameisensäure 60% ad us. vet. darf nicht in die Hände von Kindern gelangen.
Die Lösung verursacht Verätzungen.
Dämpfe nicht einatmen.
Bei Berührung mit den Augen, gründlich mit Wasser abspülen und Arzt konsultieren.
Bei Unfall oder Unwohlsein sofort Arzt hinzuziehen.

9.7 Dosierungsanleitung, Art und Dauer der Anwendung

Dosierung mit Einzel- und Tagesangaben:

Die empfohlene Dosis für ein- bzw. zweizargige Völker liegt im Spätsommer/Herbst (vor der Brutpause) bei 6–10 g Ameisensäure 60% pro Zarge und Tag, im Sommer (nach der Abschleuderung) bei 15–20 g pro Zarge und Tag. Die Minimaldosis von 6 g pro Tag (vor der Brutpause) bzw. 15 g pro Tag (nach der Abschleuderung) darf nicht unterschritten werden. Die Gesamtdosis beträgt 85 g Ameisensäure 60% pro Zarge und Behandlung.
Das Volumen einer Zarge entspricht rund 40 Litern (~40 dm^3). Bei Beutetypen mit abweichendem Volumen ist die Dosis von Ameisensäure 60% dem vorhandenen Beutevolumen anzupassen.
Der angegebene mittlere Dosisbereich ist einzuhalten. Kurzfristige Überschreitungen der Dosis innerhalb der ersten drei Behandlungstage um bis zu 100% können toleriert werden.

Art und Dauer der Anwendung:

Die Ameisensäure wird mit Hilfe geeigneter Applikatoren (Verdunstungshilfen) in die Bienenvölker eingebracht. Das Besondere dieser Applikationsform ist die kontinuierliche Verdunstung niedriger Dosen pro Zeiteinheit über einen längeren Zeitraum. Die Verdunstung der Ameisensäure im Bienenvolk hat mit der höchstmöglichen Gleichmäßigkeit über einen Zeitraum von 10 Tagen zu erfolgen.

Beschreibung eines geeigneten Applikators (Beispiel s. Abb. 1):
Der Applikator besteht aus einem Kunststoffgefäß (Material: Polypropylen, säurefest, lebensmittelecht) in dessen Vorratsbehälter (1) während der Applikation ein Unterdruck entsteht, sowie einem Auslauf- und Verdunstungsbehälter (2). Vorrats- und Verdunstungsbehälter stehen über eine unmittelbar über dem Boden angeordnete Öffnung (Auslaufbereich, 3) in Verbindung. Ein abnehmbarer Deckel (4) schließt den Verdunstungsbehälter ab, damit keine Bienen oder Fremdkörper in den Verdunstungsbehälter gelangen können. Der Deckel ist mit einem Schlitz für die Verdunstungsfläche versehen.

Der Applikator wird vor der Anwendung im Bienenvolk in einem Leerrahmen durch vorgegebene Lochungen (5) angeschraubt und über die Öffnung in der Seitenwand (3) mit Ameisensäure 60% befüllt. In den Auslauf- und Verdunstungsbehälter des Applikators wird dann die Verdunstungsfläche (6) aus Papierfilz (Ma-

4 Ameisensäure 60 % ad us. vet.

terial: Holzschliffpapierfilz, Dicke: 1,5 mm) eingeschoben. Die Verdunstungsfläche beträgt im allgemeinen 18 cm², kann aber bei Bedarf (Abweichungen von der Tagesdosis) auf 9 bzw. 30 cm² verändert werden. Kurzfristige Abweichungen von der mittleren Tagesdosis um bis zum Doppelten können in den ersten drei Tagen toleriert werden.

Die Verdunstungsfläche ist erst direkt vor Einbringen in das Bienenvolk in den Applikator einzuschieben. Die Ameisensäure steigt nun in der Verdunstungsfläche auf und wird über ihre Oberfläche an die Umgebung abgegeben. Durch die Entstehung eines Unterdruckes im Vorratsbehälter bleibt der Flüssigkeitsspiegel im Verdunstungsbehälter annähernd konstant.

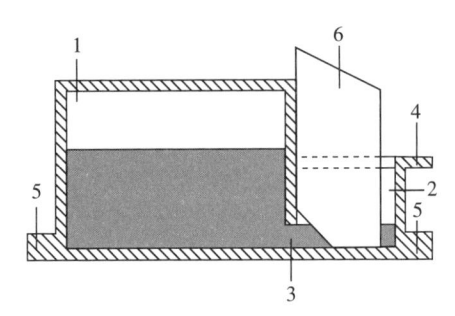

Der Applikator wird neben dem Brutnest, möglichst im Anschluß an eine Deckwabe, eingehängt. Einzargige Völker erhalten einen Applikator, zweizargige entsprechend zwei Applikatoren. Das Einhängen erfolgt generell fluglochfern und, bei Zweizargern, in der oberen Zarge in diagonaler Anordnung zur unteren Zarge.

Der Applikator bleibt im Volk, bis die Ameisensäure verdunstet ist.

Die Behandlung erfolgt zweimal pro Jahr, einmal direkt nach der Abschleuderung, einmal vor der Brutpause (in Mitteleuropa im Juli bzw. September).

Brut muß während der Behandlung vorhanden sein.

9.8 Hinweise für den Fall der Überdosierung

Verdunster entnehmen, Verdunstungsfläche verkleinern.

9.9 Nebenwirkungen

Beim Beachten der Anwendungsempfehlungen sind keine Nebenwirkungen bekannt.

Hinweis:
Jede beobachtete Nebenwirkung ist dem Tierarzt oder Apotheker mitzuteilen.

9.10 Wartezeit

Wartezeit für Honig: Anwenden nach der letzten Honigernte des Jahres.

9.11 Hinweis

Vor Licht und Wärme geschützt aufbewahren.

10 Fachinformation

Nach § 11a AMG, insbesondere:

Arzneimittel für Tiere (Bienen).

10.1 Verschreibungsstatus/Apothekenpflicht

Apothekenpflichtig.

10.2 Stoff- oder Indikationsgruppe

Antiparasitikum.

10.3 Anwendungsgebiete

Varroatose der Honigbiene (Apis mellifera).

10.4 Gegenanzeigen

Nicht während der Tracht anwenden.

10.5 Nebenwirkungen

Beim Beachten der Anwendungsempfehlungen sind keine Nebenwirkungen bekannt.

10.6 Wechselwirkungen mit anderen Mitteln

Es sind keine bekannt.

10.7 Warnhinweise

Ameisensäure 60 % ad. us. vet. darf nicht in die Hände von Kindern gelangen.

Die Lösung verursacht Verätzungen.

Dämpfe nicht einatmen.

Bei Berührung mit den Augen gründlich mit Wasser abspülen und Arzt konsultieren.

Bei Unfall oder Unwohlsein sofort Arzt hinzuziehen.

10.8 Wichtigste Inkompatibilitäten

Es sind keine bekannt.

10.9 Dosierung mit Einzel- und Tagesgaben

Die empfohlene Dosis für ein- bzw. zweizargige Völker liegt im Spätsommer/Herbst (vor der Brutpause) bei 6–10 g Ameisensäure 60 % pro Zarge und Tag, im Sommer (nach der Abschleuderung) bei 15–20 g pro Zarge und Tag. Die Minimaldosis von 6 g pro Tag (vor der Brutpause) bzw. 15 g pro Tag (nach der Abschleuderung) darf nicht unterschritten werden. Die Gesamtdosis beträgt 85 g Ameisensäure 60 % pro Zarge und Behandlung.

Das Volumen einer Zarge entspricht rund 40 Litern (~ 40 dm^3). Bei Beutetypen mit abweichendem Volumen ist die Dosis von Ameisensäure 60 % dem vorhandenen Beutevolumen anzupassen.

Der angegebene mittlere Dosisbereich ist einzuhalten. Kurzfristige Überschreitungen der Dosis innerhalb der ersten drei Behandlungstage um bis zu 100 % können toleriert werden.

10.10 Art und Dauer der Anwendung

Die Ameisensäure wird mit Hilfe geeigneter Applikatoren (Verdunstungshilfen) in die Bienenvölker eingebracht. Das Besondere dieser Applikationsform ist die kontinuierliche Verdunstung niedriger Dosen pro Zeiteinheit über einen längeren Zeitraum. Die Verdunstung der Ameisensäure im Bienenvolk hat mit der höchstmöglichen Gleichmäßigkeit über einen Zeitraum von 10 Tagen zu erfolgen.

Beschreibung eines geeigneten Applikators (Beispiel s. Abb. 1):

Der Applikator besteht aus einem Kunststoffgefäß (Material: Polypropylen, säurefest, lebensmittelecht), in dessen Vorratsbehälter (1) während der Applikation ein Unterdruck entsteht, sowie einem Auslauf- und Verdunstungsbehälter (2). Vorrats- und Verdunstungsbehälter stehen über eine unmittelbar über dem Boden angeordnete Öffnung (Auslaufbereich (3)) in Verbindung. Ein abnehmbarer Deckel (4) schließt den Verdunstungsbehälter ab, damit keine Bienen oder Fremdkörper in den Verdunstungsbehälter gelangen können. Der Deckel ist mit einem Schlitz für die Verdunstungsfläche versehen.

Der Applikator wird vor der Anwendung im Bienenvolk in einem Leerrahmen durch vorgegebene Lochungen (5) angeschraubt und über die Öffnung in der Seitenwand (3) mit Ameisensäure 60 % befüllt. In den Auslauf- und Verdunstungsbehälter des Applikators wird dann die Verdunstungsfläche (6) aus Papierfilz (Material: Holzschliffpapierfilz, Dicke: 1,5 mm) eingeschoben. Die Verdunstungsfläche beträgt im Allgemeinen 18 cm², kann aber bei Bedarf (Abweichungen von der Tagesdosis) auf 9 bzw. 30 cm² verändert werden. Kurzfristige Abweichungen von der mittleren Tagesdosis um bis zum Doppelten können in den ersten drei Tagen toleriert werden.

Die Verdunstungsfläche ist erst direkt vor Einbringen in das Bienenvolk in den Applikator einzuschieben. Die Ameisensäure steigt nun in der Verdunstungsfläche auf und wird über ihre Oberfläche an die Umgebung abgegeben. Durch die Entstehung eines Unterdruckes im Vorratsbehälter bleibt der Flüssigkeitsspiegel im Verdunstungsbehälter annähernd konstant.

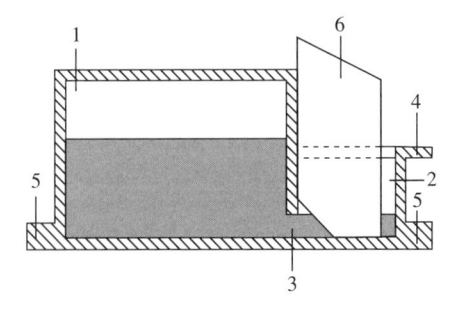

Der Applikator wird neben dem Brutnest, möglichst im Anschluß an eine Deckwabe, eingehängt. Einzargige Völker erhalten einen Applikator, zweizargige entsprechend zwei Applikatoren. Das Einhängen erfolgt generell fluglochfern und, bei Zweizargern, in der oberen Zarge in diagonaler Anordnung zur unteren Zarge.

Der Applikator bleibt im Volk, bis die Ameisensäure verdunstet ist.

Die Behandlung erfolgt zweimal pro Jahr, einmal direkt nach der Abschleuderung, einmal vor der Brutpause (in Mitteleuropa im Juli bzw. September).

Brut muß während der Behandlung vorhanden sein.

10.11 Notfallmaßnahmen, Symptome, Gegenmittel

Verdunster entnehmen, Verdunstungsfläche verkleinern.

10.12 Pharmakologische und toxikologische Eigenschaften, Pharmakokinetik, Bioverfügbarkeit, soweit diese Angaben für die therapeutische Verwendung erforderlich sind.

10.12.1 Pharmakologische Eigenschaften

Bei in-vitro-Versuchen mit Ameisensäure wurde bei einer Dosierung von ca. 2500 ppm in der Luft eine Hemmung der Atmung der Varroamilben sowie jüngerer (2- bis 4tägiger) Bienenbrut festgestellt. Sie erfolgte unterschiedlich schnell bis zur Vollständigkeit, was anhand des Sauerstoffverbrauchs der Organismen nachgewiesen werden konnte. Mit der Atmungshemmung tritt eine Übersäuerung des Körpers auf. Unter Praxisbedingungen im Bienenvolk tritt bei der Behandlung mit Ameisensäure bei maximal 500 ppm Ameisensäure in der Luft Atmungshemmung bei Varroa jacobsoni auf. Körpergröße bzw. Atmungsintensität und Empfindlichkeit der Milben und Bienen auf Ameisensäure korrelieren miteinander. Die Milben mit der geringsten Körpermasse und gleichzeitig größten Körperoberfläche, verbunden mit hoher Atmungsintensität, reagieren am empfindlichsten und sind am schnellsten übersäuert. Offenbar wird bei Varroa jacobsoni die Puffer- und Metabolisierungskapazität für Ameisensäure rascher als bei Larven oder Adulten von Apis mellifera überschritten. Die sich einstellende Gewebeübersäuerung könnte die Hemmung der Atmung auslösen. Die selektive Wirkung der Ameisensäure auf Varroa jacobsoni ist damit zumindest teilweise erklärbar. Die Beobachtung, daß Apis mellifera nach 40 Minuten Exposition irreversible Störungen der Lokomotorik aufweisen, läßt neurotoxische Effekte vermuten. Diese können hier wohl nicht auf verminderte oxidative Energieproduktion zurückgeführt werden, wie dies für Ratten angenommen wird.

10.12.2 Toxikologische Eigenschaften

Akute Toxizität:

Die LD_{50} von Ameisensäure nach oraler Applikation beträgt für die Maus 1,1 bzw. 1,3 g/kg Körpermasse. Akute Intoxikationen beim Menschen führen nach Überlastung der Eliminations- und Metabolisierungskapazität zu einer Akkumulation von Ameisensäure in den Zellen. Bei der dabei eintretenden Azidose kommt es zu pathologischen Veränderungen im Metabolismus; die Azidose hemmt auch, sehr wahrscheinlich über Cytochrom c, die Zellatmung.

Für den Menschen gelten 10 g Ameisensäure als gefährlich und 50–60 g als tödliche Dosis. In konzentrierter Form reizt Ameisensäure Haut und Schleimhäute. Nach Hautkontakt sind Verätzungen evtl. mit Blasenbildung, Entzündungen, Ulzerationen möglich. Die Dämpfe reizen die Schleimhäute der Atemwege (Erstickungsgefühl durch Schwellung der Kehlkopf und Bronchialschleimhaut, evtl. Lungenödem) und des Auges (Tränenfluß, Konjunktivitis). Orale Einnahme führt zu schweren, lebensgefährlichen Verätzungen (Azidose, Hämolyse, evtl. Nierenschädigungen).

Subchronische Toxizität:

In Fütterungsversuchen von Ratten bewirken Zusätze von 0,5–1% Ameisensäure zum Trinkwasser Wachstumsstörungen und Organschädigungen.

Aus neueren Arbeiten geht hervor, daß beim Menschen eine tägliche orale Aufnahme von 0,5 g Ameisensäure, das entspricht 8 mg/kg Körpermasse, über einen Zeitraum von vier Wochen ohne nachteilige Wirkung ist. Der ADI-Wert (acceptable daily intake) für Ameisensäure beträgt 3 mg/kg Körpermasse und Tag. Der MAK-Wert (maximale Arbeitsplatzkonzentration) für Ameisensäure liegt bei 5 ppm in der Luft (DFG, 1988).

Gegenüber Drosophila und einigen Mikroorganismen, jedoch nicht auf Säugetierzellen, wirkt Ameisensäure mutagen. Ameisensäure und Formiate sind nicht teratogen.

Chronische Toxizität:

Der Zusatz von 1% Ameisensäure zum Trinkwasser über 7 Monate führt bei Ratten zu einer Veränderung des Blutbildes; die Überlebensrate der Jungtiere wird verringert. Ameisensäure und Formiate sind nicht kanzerogen.

Bei Zulage von 1,5% Ameisensäure zum Futter fanden sich bei Ratten erhöhte Mortalität und Leberatrophien. In Zwei-Jahres-Studien an derselben Spezies lag der Maximum-no-adverse-effect-level bei 1,2%. Bei freiwilligen menschlichen Probanden fanden sich keine negativen Effekte nach täglicher oraler Aufnahme von 500 mg Ameisensäure während eines Jahres.

Pharmakokinetik:

Ameisensäure wird vom Körper wegen ihrer guten Löslichkeit leicht resorbiert, auch über die Haut und über Schleimhäute. Sie ist im übrigen normaler Bestandteil des menschlichen Blutes und der Gewebe und spielt im intermediären Stoffwechsel bei der Übertragung von C1-Körpern eine wichtige Rolle. Aufgenommene Ameisensäure wird zu einem kleinen Teil unverändert im Urin ausgeschieden. Der größte Teil wird im Stoffwechsel umgesetzt. Die biologische Halbwertzeit für Ameisensäure im Blutplasma nach oraler Verabfolgung von Natriumformiat beträgt beim Menschen etwa 45 Minuten.

10.13 Wartezeit

Wartezeit für Honig: Anwenden nach der letzten Honigernte des Jahres.

10.14 Besondere Lager- und Aufbewahrungshinweise

Vor Licht und Wärme geschützt lagern.

Calciumhydroxid (Löschkalk) ad us. vet.

1 **Bezeichnung des Fertigarzneimittels**
Calciumhydroxid (Löschkalk) ad us. vet.

2 **Darreichungsform**
Pulver

3 **Eigenschaften und Prüfungen**

3.1 Haltbarkeit
Die Haltbarkeit in den Behältnissen nach 4 beträgt 3 Jahre.

4 **Behältnisse**
Weithalsgefäße mit dichtschließenden Schraubdeckeln.

5 **Kennzeichnung**
Nach § 10 AMG, insbesondere:

5.1 Zulassungsnummer
2239.99.99

5.2 Art der Anwendung
Zur Herstellung von Lösungen zur Badebehandlung.

5.3 Hinweise
Apothekenpflichtig.
Die Behältnisse sind dicht verschlossen an einem trockenen Ort zu lagern.

5.4 Angabe der Tierart
Süß- und Salzwasserfische, z.B. Regenbogenforellen, Bachforellen, Saiblinge, Lachse, Karpfen, Schleie, Orfen, Welse, Aale, Hechte.

5.5 Wartezeit
Null Tage.

6 **Packungsbeilage**
Nach § 10 AMG, insbesondere:

6.1 Anwendungsgebiete
Einsatz gegen Fischegel; Haut- und Kiemenmykosen.

6.2 Gegenanzeigen

Einsatz in Wasser mit erhöhter Ammoniakkonzentration. Vor der Behandlung sind daher der pH-Wert und die Temperatur des Wassers sowie die Gesamtammoniumkonzentration zu messen. Aus diesen Größen wird die absolute Ammoniakkonzentration unter Zuhilfenahme von in der Teichwirtschaft üblichen Tabellen errechnet. Folgende Ammoniak-Grenzwerte dürfen nicht überschritten werden:

Regenbogenforellenbrut bis einsömmrige Setzlinge: 0,006 mg NH_3/l

Regenbogenforellen älter als einsömmrig: 0,01 mg NH_3/l

Karpfen: 0,02 mg NH_3/l

Wegen der Gefahr von Augenverätzungen sollte Calciumhydroxid nicht bei Hechten angewendet werden.

6.3 Nebenwirkungen

Nicht bekannt.

6.4 Wechselwirkungen mit anderen Mitteln

Nicht bekannt.

6.5 Dosierungsanleitung und Dauer der Anwendung

Die erforderliche Löschkalkmenge wird in Abhängigkeit vom Säurebindungsvermögen (SBV) und dem Volumen des Wassers errechnet und möglichst gleichmäßig auf der Wasseroberfläche der Becken oder der Teiche bei gleichbleibendem Wasserdurchlauf verteilt.

Säurebindungsvermögen (SBV)	Menge an Löschkalk
SBV von 1	40 g/m³ Wasser
SBV von 0,8	35 g/m³ Wasser
SBV von 0,5	30 g/m³ Wasser
SBV von 0,2	20 g/m³ Wasser

Bei einem Säurebindungsvermögen > 1 werden pro SBV-Einheit 40 g Löschkalk/m³ Wasser eingesetzt.

Zur Bekämpfung von Fischegeln werden in einem gesonderten Gefäß 200 g Löschkalk in 100 l Wasser gelöst. Diese Lösung wird dann in das eigentliche Behandlungsgefäß umgeschüttet, ohne dabei den Bodensatz aus restlichem Löschkalk mitzugießen. Die befallenen Fische werden im Kescher 5 bis 10 Sekunden in die Kalklösung getaucht und danach sofort in frisches Wasser umgesetzt.

Hinweis:

Vor der Anwendung von Löschkalk ist die Ammoniakkonzentration des Wassers zu bestimmen.

6.6 Art der Anwendung

Zur Herstellung von Lösungen zur Badebehandlung.

Hinweis:

Beim Streuen von Löschkalk Schutzkleidung tragen und vor allem die Augen schützen. Löschkalk kann Hornhautentzündungen verursachen.

6.7 Angabe der Tierart

Süß- und Salzwasserfische, z. B. Regenbogenforellen, Bachforellen, Saiblinge, Lachse, Karpfen, Schleie, Orfen, Welse, Aale, Hechte.

6.8 Wartezeit

Null Tage.

6.9 Hinweis

Die Behältnisse sind dicht verschlossen an einem trockenen Ort aufzubewahren.

6.10 Richtlinien für Medizinalbäder bei Fischen

– Becken vor der Behandlung säubern (organische Reste vermindern die Wirksamkeit des Arzneimittels).

– Die Fischdichte darf nicht zu hoch sein, und für ausreichende Belüftung ist zu sorgen, damit der Streß für die Fische minimiert wird. Der Sauerstoffgehalt des Wassers sollte während der Behandlung kontrolliert werden, da gestreßte Fische mehr Sauerstoff verbrauchen.

– Hungern der Fische 12 bis 24 Stunden vor der Behandlung reduziert ihren Sauerstoffbedarf und die Ammoniakausscheidung. Niemals innerhalb von 4 Stunden nach der Fütterung behandeln.

– Behandlungen sollten bei warmem Wetter stets zu der Zeit durchgeführt werden, bei der mit der niedrigsten Wassertemperatur (mit dem höchsten Sauerstoffgehalt) zu rechnen ist. Deshalb ist es grundsätzlich empfehlenswert, die Behandlung frühmorgens durchzuführen.

– Die Fische müssen während der Behandlung beobachtet werden, damit bei Unverträglichkeitserscheinungen schnell eingegriffen werden kann.

– Kiemenerkrankungen sind stets zuerst zu behandeln, da sie die Atemkapazität des Fisches verringern.

– Probe- bzw. Testbehandlung an einer repräsentativen Testgruppe durchführen.

– Keine verzinkten Behälter für Fischbäder benutzen, da Zink die Toxizität von einigen Stoffen erhöht.

Calciumoxid (Branntkalk) ad us. vet.

1 Bezeichnung des Fertigarzneimittels

Calciumoxid (Branntkalk) ad us. vet.

2 Darreichungsform

Pulver

3 Eigenschaften und Prüfungen

3.1 Calciumoxid

CaO $\qquad M_r\ 56{,}08$

Calciumoxid enthält mindestens 97,0 und höchstens 100,5 Prozent CaO, berechnet auf die geglühte Substanz.

Eigenschaften

Weiße oder fast weiße, leichte, harte, amorphe Masse oder weißes Pulver, geruchlos; praktisch unlöslich in Ethanol. Die Substanz setzt sich mit Wasser unter Wärmeentwicklung zu schwer löslichem Calciumhydroxid um und löst sich in verdünnten Mineralsäuren.

Prüfung auf Identität

A. 0,2 g Substanz werden, wenn nötig unter leichtem Erwärmen, in 5 ml Salzsäure 7 % R gelöst, und die Lösung wird mit 5 ml Wasser verdünnt. Je 0,2 ml dieser Lösung geben die Identitätsreaktionen auf Calcium (AB. V.3.1.1).

B. 1 g Substanz, mit 0,5 ml lauwarmem Wasser befeuchtet, muß unter Wärmeentwicklung energisch reagieren und zu pulverförmigem gelöschtem Kalk zerfallen.

Prüfung auf Reinheit

Prüflösung: 1,00 g des unter „Glühverlust" erhaltenen Rückstandes wird mit 0,5 ml destilliertem Wasser befeuchtet. Nach Zusatz von einem weiteren Milliliter destilliertem Wasser wird unter Umschütteln portionsweise mit 25 ml Salpetersäure 12,5 % R versetzt. Die Lösung, die eventuell einen unlöslichen Rückstand enthält, wird durch einen tarierten Glassintertiegel (16) filtriert. Der Rückstand wird 4mal mit je 5 ml destilliertem Wasser gewaschen. Filtrat und Waschflüssigkeit werden in einem 50-ml-Meßkolben mit destilliertem Wasser zu 50,0 ml ergänzt.

Aussehen der Lösung: Die Prüflösung muß farblos (AB. V.6.2, Methode II) sein.

2 Calciumoxid (Branntkalk) ad us. vet.

Chlorid (AB. V.3.2.4): 10 ml Prüflösung, mit Wasser zu 15 ml verdünnt, müssen der Grenzprüfung auf Chlorid entsprechen (250 ppm).

Silikat: Die Masse des bei der Herstellung der Prüflösung erhaltenen, im Trockenschrank auf 100 bis 105 °C getrockneten Rückstandes darf höchstens 20 mg betragen.

Sulfat (AB. V.3.2.13): 3 ml Prüflösung, mit destilliertem Wasser zu 15 ml verdünnt, müssen der Grenzprüfung auf Sulfat entsprechen (0,25 Prozent).

Glühverlust: Höchstens 9,0 Prozent, mit 1,20 g Substanz, rasch gewogen, durch Glühen bei 600 °C in einem Platintiegel bestimmt.

Gehaltsbestimmung

Mit 2,0 ml Prüflösung wird das Calcium nach „Komplexometrische Titrationen" (AB. V.3.5.4) unter Verwendung von 30 mg Calconcarbonsäure-Verreibung R bestimmt.

1 ml 0,1 M-Natriumedetat-Lösung entspricht 5,608 mg CaO.

3.2 Haltbarkeit

Die Haltbarkeit in den Behältnissen nach 4 beträgt drei Jahre.

4 **Behältnisse**

Weithalsgefäße mit dichtschließenden Schraubdeckeln.

5 **Kennzeichnung**

Nach § 10 AMG, insbesondere:

5.1 Zulassungsnummer

2249.99.99

5.2 Art der Anwendung

Zur Herstellung von Lösungen zur Badebehandlung.

5.3 Hinweise

Apothekenpflichtig.

Die Behältnisse sind dicht verschlossen an einem trockenen Ort zu lagern.

5.4 Angabe der Tierart

Süß- und Salzwasserfische, z. B. Regenbogenforellen, Bachforellen, Saiblinge, Lachse, Karpfen, Schleie, Orfen, Welse, Aale, Hechte.

5.5 Wartezeit

Null Tage.

6 Packungsbeilage

Nach § 11 AMG, insbesondere:

6.1 Anwendungsgebiete

Einsatz gegen Fischegel; Haut- und Kiemenmykosen.

6.2 Gegenanzeigen

Einsatz in Wasser mit erhöhter Ammoniakkonzentration. Vor der Behandlung sind daher der pH-Wert und die Temperatur des Wassers sowie die Gesamtammoniumkonzentration zu messen. Aus diesen Größen wird die absolute Ammoniakkonzentration unter Zuhilfenahme von in der Teichwirtschaft üblichen Tabellen errechnet. Folgende Ammoniak-Grenzwerte dürfen nicht überschritten werden:

Regenbogenforellenbrut bis einsömmrige Setzlinge: 0,006 mg NH_3/l

Regenbogenforellen älter als einsömmrig: 0,01 mg NH_3/l

Karpfen: 0,02 mg NH_3/l

Wegen der Gefahr von Augenverätzungen sollte Calciumoxid nicht bei Hechten angewendet werden.

6.3 Nebenwirkungen

Nicht bekannt.

6.4 Wechselwirkungen mit anderen Mitteln

Nicht bekannt.

6.5 Dosierungsanleitung und Dauer der Anwendung

Die erforderliche Branntkalkmenge wird in Abhängigkeit vom Säurebindungsvermögen (SBV) und dem Volumen des Wassers errechnet und möglichst gleichmäßig auf der Wasseroberfläche der Becken oder der Teiche bei gleichbleibendem Wasserdurchlauf verteilt.

Säurebindungsvermögen (SBV)	Menge an Branntkalk
SBV von 1	30 g/m^3 Wasser
SBV von 0,8	26 g/m^3 Wasser
SBV von 0,5	23 g/m^3 Wasser
SBV von 0,2	15 g/m^3 Wasser

Bei einem Säurebindungsvermögen > 1 werden pro SBV-Einheit 30 g Branntkalk/m^3 Wasser eingesetzt.

4 Calciumoxid (Branntkalk) ad us. vet.

Zur Bekämpfung von Fischegeln werden in einem gesonderten Gefäß 200 g Branntkalk in 100 l Wasser gelöst. Diese Lösung wird dann in das eigentliche Behandlungsgefäß umgeschüttet, ohne dabei den Bodensatz aus restlichem Branntkalk mitzugießen. Die befallenen Fische werden im Kescher 5 bis 10 Sekunden in die Kalklösung getaucht und danach sofort in frisches Wasser umgesetzt.

Hinweis:

Vor der Anwendung von Branntkalk ist die Ammoniakkonzentration des Wassers zu bestimmen.

6.6 Art der Anwendung

Zur Herstellung von Lösungen zur Badebehandlung.

Hinweis:

Beim Streuen von Branntkalk Schutzkleidung tragen und vor allem die Augen schützen. Branntkalk kann Hornhautentzündungen verursachen.

6.7 Angabe der Tierart

Süß- und Salzwasserfische, z. B. Regenbogenforellen, Bachforellen, Saiblinge, Lachse, Karpfen, Schleie, Orfen, Welse, Aale, Hechte.

6.8 Wartezeit

Null Tage.

6.9 Hinweis

Die Behältnisse sind dicht verschlossen an einem trockenen Ort aufzubewahren.

6.10 Richtlinien für Medizinalbäder bei Fischen

– Becken vor der Behandlung säubern (organische Reste vermindern die Wirksamkeit des Arzneimittels).

– Die Fischdichte darf nicht zu hoch sein, und für ausreichende Belüftung ist zu sorgen, damit der Streß für die Fische minimiert wird. Der Sauerstoffgehalt des Wassers sollte während der Behandlung kontrolliert werden, da gestreßte Fische mehr Sauerstoff verbrauchen.

– Hungern der Fische 12 bis 24 Stunden vor der Behandlung reduziert ihren Sauerstoffbedarf und die Ammoniakausscheidung. Niemals innerhalb von 4 Stunden nach der Fütterung behandeln.

– Behandlungen sollten bei warmem Wetter stets zu der Zeit durchgeführt werden, bei der mit der niedrigsten Wassertemperatur (mit dem höchsten Sauerstoffgehalt) zu rechnen ist. Deshalb ist es grundsätzlich empfehlenswert, die Behandlung frühmorgens durchzuführen.

– Die Fische müssen während der Behandlung beobachtet werden, damit bei Unverträglichkeitserscheinungen schnell eingegriffen werden kann.

- Kiemenerkrankungen sind stets zuerst zu behandeln, da sie die Atemkapazität des Fisches verringern.
- Probe- bzw. Testbehandlung an einer repräsentativen Testgruppe durchführen.
- Keine verzinkten Behälter für Fischbäder benutzen, da Zink die Toxizität von einigen Stoffen erhöht.

Ethanol 70 Prozent (V/V) ad us. vet.

1 **Bezeichnung des Fertigarzneimittels**

Ethanol 70 Prozent *(V/V)* ad us. vet.

2 **Darreichungsform**

Lösung

3 **Behältnisse**

Dichtschließende Behältnisse aus Braunglas.

4 **Kennzeichnung**

Nach § 10 AMG, insbesondere:

4.1 Zulassungsnummer

1379.99.99

4.2 Art der Anwendung

Zum Auftragen auf die Haut.

4.3 Hinweise

Vor Feuer schützen!
Gut verschlossen lagern.

4.4 Angabe der Tierart

Hund, Katze, Rind, Schaf, Ziege, Pferd, Schwein.

4.5 Wartezeit

Keine.

5 **Packungsbeilage**

Nach § 11 AMG, insbesondere:

5.1 Anwendungsgebiete

Desinfektion der Haut vor Injektionen; Kühlumschläge.

5.2 Gegenanzeigen

Ethanol 70 Prozent *(V/V)* ad us. vet. ist nicht zur Desinfektion großflächiger, offener Wunden geeignet.

2 Ethanol 70 Prozent (V/V) ad us. vet.

5.3 Nebenwirkungen

Bei Hauteinreibungen mit Ethanol 70 Prozent *(V/V)* ad us. vet. können Hautreizungen auftreten.

5.4 Dosierungsanleitung und Art der Anwendung

Zur Desinfektion die betroffene Hautfläche mit Ethanol 70 Prozent *(V/V)* ad us. vet. abreiben und trocknen lassen.

Für Kühlumschläge die Lösung mit gleichen Teilen Wasser verdünnt anwenden.

Hinweis:

Ethanol 70 Prozent *(V/V)* ad us. vet. wirkt nicht sporenabtötend und ist daher für die Aufbewahrung steriler Instrumente und Spritzen nicht geeignet.

5.5 Hinweise

Vor Feuer schützen!
Gut verschlossen aufbewahren.

5.6 Angabe der Tierart

Hund, Katze, Rind, Schaf, Ziege, Schwein, Pferd.

5.7 Wartezeit

Keine.

Ethanol 80 Prozent (V/V) ad us. vet.

1 **Bezeichnung des Fertigarzneimittels**
Ethanol 80 Prozent *(V/V)* ad us. vet.

2 **Darreichungsform**
Lösung

3 **Behältnisse**
Dichtschließende Behältnisse aus Braunglas.

4 **Kennzeichnung**
Nach § 10 AMG, insbesondere:

4.1 Zulassungsnummer
1389.99.99

4.2 Art der Anwendung
Zum Auftragen auf die Haut.

4.3 Hinweise
Vor Feuer schützen!
Gut verschlossen lagern.

4.4 Angabe der Tierart
Hund, Katze, Rind, Schaf, Ziege, Pferd, Schwein.

4.5 Wartezeit
Keine.

5 **Packungsbeilage**
Nach § 11 AMG, insbesondere:

5.1 Anwendungsgebiete
Desinfektion der Haut vor Injektionen; Kühlumschläge.

5.2 Gegenanzeigen
Ethanol 80 Prozent *(V/V)* ad us. vet. ist nicht zur Desinfektion großflächiger, offener Wunden geeignet.

5.3 Nebenwirkungen

Bei Hauteinreibungen mit Ethanol 80 Prozent *(V/V)* ad us. vet. können Hautreizungen auftreten.

5.4 Dosierungsanleitung und Art der Anwendung

Zur Desinfektion die betroffene Hautfläche mit Ethanol 80 Prozent *(V/V)* ad us. vet. abreiben und trocknen lassen.

Für Kühlumschläge die Lösung mit gleichen Teilen Wasser verdünnt anwenden.

Hinweis:

Ethanol 80 Prozent *(V/V)* ad us. vet. wirkt nicht sporenabtötend und ist daher für die Aufbewahrung steriler Instrumente und Spritzen nicht geeignet.

5.5 Hinweise

Vor Feuer schützen!
Gut verschlossen aufbewahren.

5.6 Angabe der Tierart

Hund, Katze, Rind, Schaf, Ziege, Schwein, Pferd.

5.7 Wartezeit

Keine.

Ethanolhaltige Iod-Lösungen ad us. vet.

1 Bezeichnung des Fertigarzneimittels

Ethanolhaltige Iod-Lösung ad us. vet.

2 Darreichungsform

Lösung

3 Eigenschaften und Prüfungen

Haltbarkeit:

Die Haltbarkeit in den Behältnissen nach 4 beträgt 3 Jahre.

4 Behältnisse

Braunglasflaschen mit Verschlußkappen aus Polypropylen und einem im Verschluß integrierten Spatel oder Pinsel.

5 Kennzeichnung

Nach § 10 AMG, insbesondere:

5.1 Zulassungsnummer

2359.99.99

5.2 Art der Anwendung

Zum Auftragen auf die Haut.

5.3 Hinweise

Für Tiere.

Vor Licht geschützt und dicht verschlossen lagern.

5.4 Angabe der Tierart

Rind, Schaf, Ziege, Pferd, Schwein, Hund, Katze

5.5 Wartezeit

Rind, Schaf, Ziege, Pferd, Schwein: Null Tage. Milch: Null Tage.

6 Packungsbeilage

Nach § 11 AMG, insbesondere:

6.1 Stoff- oder Indikationsgruppe

Desinfektionsmittel.

6.2 Anwendungsgebiete

Haut-. Wund- und Nabeldesinfektion.

2 Ethanolhaltige Iod-Lösungen ad us. vet.

6.3 Gegenanzeigen

Keine bekannt.

6.4 Wechselwirkungen mit anderen Mitteln

Keine bekannt.

6.5 Dosierungsanleitung, Art und Dauer der Anwendung

Zur Desinfektion die betroffene Hautfläche abreiben bzw. betupfen und trocknen lassen.

Dauer der Anwendung:

Zur Keimfreimachung von Operationsfeldern ist eine einmalige Anwendung, zur Wundbehandlung ggf. eine mehrfache Anwendung erforderlich.

6.6 Nebenwirkungen

Keine bekannt.

6.7 Hinweise

Für Tiere

Vor Licht geschützt und dicht verschlossen aufbewahren.

6.8 Angabe der Tierart

Rind, Schaf, Ziege, Pferd, Schwein, Hund, Katze.

6.9 Wartezeit

Rind, Schaf, Ziege, Pferd, Schwein: Null Tage.

Milch: Null Tage.

Nachweisgrenze: 20 µg/kg Körpermasse.

Formaldehyd-Lösung 36 Prozent (m/m) ad us. vet.

1 **Bezeichnung des Fertigarzneimittels**

Formaldehyd-Lösung 36 Prozent (m/m) ad us. vet.

2 **Darreichungsform**

Lösung

3 **Eigenschaften und Prüfungen**

3.1 Haltbarkeit

Die Haltbarkeit in den Behältnissen nach 4 beträgt drei Jahre.

4 **Behältnisse**

Braunglasflaschen mit Verschlußkappen und Konusdichtungen aus Polypropylen.

5 **Kennzeichnung**

Nach § 10 AMG, insbesondere:

5.1 Zulassungsnummer

2259.99.99

5.2 Art der Anwendung

Zur Herstellung von Lösungen zur Badebehandlung.

5.3 Hinweise

Apothekenpflichtig.
Nicht unterhalb von 9 °C lagern.
Nur klare Lösungen ohne weißen Bodensatz verwenden.
Vorsichtsmaßnahmen für den Menschen:
- Zur Vermeidung einer Kontamination mit Formaldehyd-Lösung Gummihandschuhe und Schutzkleidung tragen.
- Bei Berührung mit den Augen gründlich mit Wasser abspülen und einen Arzt konsultieren.
- Für eine gute Belüftung der Räume sorgen, in denen mit Formaldehyd-Lösung gearbeitet wird.
- Bei intensiver Kontamination mit Formaldehyd-Lösung sofort einen Arzt aufsuchen.

2 Formaldehyd-Lösung 36 Prozent (m/m) ad us. vet.

5.4 Angabe der Tierart

Süß- und Salzwasserfische, z. B. Regenbogenforellen, Bachforellen, Saiblinge, Lachse, Karpfen, Schleie, Orfen, Welse, Aale, Hechte.

5.5 Wartezeit

3 Tage.

6 **Packungsbeilage**

Nach § 11 AMG, insbesondere:

6.1 Anwendungsgebiete

Fische:

Ektoparasitosen durch Protozoen; Haut- und Kiemenmykosen.

Fischeier:

Mykosen, insbesondere durch Saprolegniazeen.

6.2 Gegenanzeigen

Formaldehyd-Lösung sollte nicht angewendet werden, wenn bereits eine leicht erkennbare Schädigung der Kiemen vorliegt.

6.3 Nebenwirkungen

Nach bestimmungsgemäßen Badebehandlungen mit Formaldehyd-Lösung kommt es zu hämatologischen und enzymserologischen Veränderungen im Blutbild von Fischen.

6.4 Wechselwirkungen mit anderen Mitteln

Formaldehyd-Lösung darf nicht zusammen mit Kupfersulfat, Methylenblau und Ammoniumverbindungen angewendet werden.

6.5 Dosierungsanleitung und Dauer der Anwendung

Formaldehyd-Lösung wird wie folgt dosiert:

Bei Fischen

– Bekämpfung von Haut- und Kiemenmykosen

Langzeitbehandlung:

25 ml/m^3 Wasser, jeden 2. Tag.

Kurzzeitbehandlung:

40 ml/100 l weiches Wasser (<7°dH) bzw. 50 ml/100 l hartes Wasser (>7°dH); 200 ml/100 l Salzwasser.

Behandlungsdauer bis zu einer Stunde; die Behandlung kann jeden 3. Tag wiederholt werden, bis zu einer dreimaligen Anwendung.

— Bekämpfung von Ektoparasitosen

Langzeitbehandlung:

15 bis 25 ml/m³ Wasser.

Die Behandlung erfolgt in Teichen über eine Dauer von 12 Stunden und länger.

Kurzzeitbehandlung:

16,7 bis 25 ml/100 l Wasser.

Die Behandlung erfolgt in Becken, Trögen und kleinen Teichen über eine Dauer von zwei Stunden und sollte jeden oder jeden zweiten Tag bis zur Gesundung der Fische fortgeführt werden.

Bei Fischeiern

1 bis 2 ml/l Wasser.

Behandlungsdauer 15 Minuten, die Behandlung kann ein- bis mehrmals pro Woche (wenn möglich täglich) durchgeführt werden.

6.6 Art der Anwendung

Zur Herstellung von Lösungen zur Badebehandlung.

Nur klare Lösungen ohne weißen Bodensatz verwenden.

6.7 Angabe der Tierart

Süß- und Salzwasserfische, z. B. Regenbogenforellen, Bachforellen, Saiblinge, Lachse, Karpfen, Schleie, Orfen, Welse, Aale, Hechte.

6.8 Wartezeit

3 Tage.

6.9 Hinweis

Vorsichtsmaßnahmen für den Menschen:

— Zur Vermeidung einer Kontamination mit Formaldehyd-Lösung Gummihandschuhe und Schutzkleidung tragen.

— Bei Berührung mit den Augen gründlich mit Wasser ausspülen und einen Arzt konsultieren.

— Für eine gute Belüftung der Räume sorgen, in denen mit Formaldehyd-Lösung gearbeitet wird.

— Bei intensiver Kontamination mit Formaldehyd-Lösung sofort einen Arzt aufsuchen.

6.10 Richtlinien für Medizinalbäder bei Fischen

— Becken vor der Behandlung säubern (organische Reste vermindern die Wirksamkeit des Arzneimittels).

- Die Fischdichte darf nicht zu hoch sein, und für ausreichende Belüftung ist zu sorgen, damit der Streß für die Fische minimiert wird. Der Sauerstoffgehalt des Wassers sollte während der Behandlung kontrolliert werden, da gestreßte Fische mehr Sauerstoff verbrauchen.
- Hungern der Fische 12 bis 24 Stunden vor der Behandlung reduziert ihren Sauerstoffbedarf und die Ammoniakausscheidung. Niemals innerhalb von 4 Stunden nach der Fütterung behandeln.
- Behandlungen sollten bei warmem Wetter stets zu der Zeit durchgeführt werden, bei der mit der niedrigsten Wassertemperatur (mit dem höchsten Sauerstoffgehalt) zu rechnen ist. Deshalb ist es grundsätzlich empfehlenswert, die Behandlung frühmorgens durchzuführen.
- Die Fische müssen während der Behandlung beobachtet werden, damit bei Unverträglichkeitserscheinungen schnell eingegriffen werden kann.
- Kiemenerkrankungen sind stets zuerst zu behandeln, da sie die Atemkapazität des Fisches verringern.
- Probe- bzw. Testbehandlung an einer repräsentativen Testgruppe durchführen.
- Keine verzinkten Behälter für Fischbäder benutzen, da Zink die Toxizität von einigen Stoffen erhöht.

Fructose-Lösung 10 Prozent ad us. vet.

1 Bezeichnung des Fertigarzneimittels

Fructose-Lösung 10 Prozent ad us. vet.

2 Darreichungsform

Lösung

3 Zusammensetzung

Fructose	100,0 g
Wasser für Injektionszwecke	zu 1000,0 ml

4 Herstellungsvorschriften

Die für die Herstellung einer Charge benötigte Menge Fructose wird in Wasser für Injektionszwecke gelöst und auf das erforderliche Volumen bzw. auf das erforderliche Gewicht aufgefüllt.

Die Lösung wird durch ein Membranfilter mit einem Porendurchmesser von ca. 0,22 µm, falls erforderlich mit vorgeschaltetem Tiefenfilter, in die vorgesehenen Behältnisse filtriert. Die Sterilisation der abgefüllten Lösung erfolgt bei 121 °C in gespanntem, gesättigtem Wasserdampf.

5 Inprozeß-Kontrollen

Überprüfung

- der relativen Dichte: 1,036 bis 1,042 oder
- des Brechungsindexes: 1,346 bis 1,348 sowie
- des pH-Wertes der unverdünnten Lösung: 3,5 bis 5,5.

6 Eigenschaften und Prüfungen

6.1 Ausgangsstoffe

6.1.1 Fructose

Zusätzliche Prüfung:

Reinheitsprüfung auf Arsen: höchstens 1 ppm. 1,0 g Substanz muß der Grenzprüfung A entsprechen.

2   Fructose-Lösung 10 Prozent ad us. vet.

6.2 Fertigarzneimittel

6.2.1 Aussehen und Eigenschaften

Fructose-Lösung 10 Prozent ad us. vet. ist eine klare, von Schwebestoffen praktisch freie, farblose bis schwach gelbliche Lösung ohne wahrnehmbaren Geruch. Sie hat einen pH-Wert zwischen 3,5 und 5,5.

6.2.2 Prüfung auf Identität

1. Entsprechend Identitätsreaktion D auf Fructose gemäß AB.
2. Die für die Gehaltsbestimmung benutzte Lösung dreht links.

6.2.3 Prüfung auf Reinheit

Prüfung auf Pyrogene

entsprechend AB.; 10 ml/kg Körpermasse werden injiziert.

Prüfung auf Bräunungsstoffe

Die unverdünnte Lösung darf nicht stärker gefärbt sein als eine Farbvergleichslösung bestehend aus 0,4 ml Farbreferenz-Lösung BG und 9,6 ml Salzsäure (1 Prozent).

Prüfung auf Hydroxymethylfurfural

Es wird mit Wasser eine Verdünnung hergestellt, die in 500 ml 1 g Fructose enthält. Die Absorption dieser Lösung darf bei 284 nm und einer Schichtdicke von 1 cm 0,25 nicht überschreiten.

6.2.4 Gehalt

95,0 bis 105,0 Prozent der deklarierten Menge Fructose.

Bestimmung: 5,0 ml der Lösung werden mit Wasser zu 10,0 ml verdünnt. Die optische Drehung dieser Lösung wird gemessen und ihr Gehalt berechnet, $[\alpha]_D^{20} = -92°$.

6.2.5 Haltbarkeit

Die Haltbarkeit in den Behältnissen nach 7 beträgt drei Jahre.

7   **Behältnisse**

DIN-Behältnisse aus Glas, verschlossen mit DIN-Stopfen aus Butylgummi.

8 Kennzeichnung

Nach § 10 AMG, insbesondere:

8.1 Zulassungsnummer

2059.99.99

8.2 Art der Anwendung

Zur intravenösen und intraperitonealen Injektion oder Infusion, zur subkutanen Injektion.

8.3 Hinweise

Apothekenpflichtig.

Steril und pyrogenfrei.

Nur klare Lösungen in unversehrten Behältnissen verwenden.
Theoretische Osmolarität: 555 mOsm/l.
pH-Wert: 3,5 bis 5,5.
Energiegehalt: 1674 kJ/l (400 kcal/l).

8.4 Angabe der Tierart

Hund, Katze, Pferd, Rind, Schaf, Ziege, Schwein.

8.5 Wartezeit

Keine.

9 Packungsbeilage

Nach § 11 AMG, insbesondere:

9.1 Anwendungsgebiete

Kohlenhydratinfusionstherapie; geeignet auch bei Diabetes mellitus und anderen Glucoseverwertungsstörungen; Hypersalämien; Substitution „freien" Wassers bei hypertoner Dehydratation; Trägerlösung für Elektrolytkonzentrate und für Arzneimittel, die mit der Fructose-Lösung 10 Prozent ad us. vet. verträglich sind.

9.2 Gegenanzeigen

Isotone und hypotone Hyperhydratation; Acidose; Fructoseintoleranz; Hyperlaktatämie; hypotone Dehydratation.

9.3 Nebenwirkungen

Bei Beachtung der Gegenanzeigen und Hinweise nicht bekannt.

9.4 Wechselwirkungen mit anderen Mitteln

Beim Mischen mit anderen Arzneimitteln ist zu beachten, daß der pH-Wert der Lösung 3,5 bis 5,5 beträgt, was zu Ausfällungen in der Mischung führen kann.

9.5 Dosierungsanleitung

Langsame Injektion bzw. Infusion.

Die Dosis ist dem Kalorien- und Flüssigkeitsbedarf anzupassen und soll im Regelfall folgende Mengen nicht überschreiten:

	ml/kg Körpermasse/Stunde	ml/kg Körpermasse/Tag
bis 2 kg Körpermasse	7,5	90
2 – 5 kg Körpermasse	5,5	65
5 – 20 kg Körpermasse	4,0	50
20 – 100 kg Körpermasse	3,0	35
über 100 kg Körpermasse	2,0	25

Hinweise:

Kontrolle des Blutglucosespiegels erforderlich.

Kontrolle des Serumionogramms und der Wasserbilanz empfehlenswert.

Vorsicht bei Hypokaliämie.

Vorsicht bei Hyponatriämie.

9.6 Art der Anwendung

Zur intravenösen und intraperitonealen Injektion oder Infusion, zur subkutanen Injektion.

9.7 Angabe der Tierart

Hund, Katze, Pferd, Rind, Schaf, Ziege, Schwein.

9.8 Wartezeit

Keine.

Glucose-Lösung 5 Prozent ad us. vet.

1 Bezeichnung des Fertigarzneimittels
Glucose-Lösung 5 Prozent ad us. vet.

2 Darreichungsform
Lösung

3 Zusammensetzung

Wasserfreie Glucose	50,0 g
Wasser für Injektionszwecke	zu 1000,0 ml

4 Herstellungsvorschrift
Die für die Herstellung einer Charge benötigte Menge wasserfreie Glucose wird in Wasser für Injektionszwecke gelöst und auf das erforderliche Volumen bzw. auf das erforderliche Gewicht aufgefüllt.

Die Lösung wird durch ein Membranfilter mit einem Porendurchmesser von ca. 0,22 µm, falls erforderlich mit vorgeschaltetem Tiefenfilter, in die vorgesehenen Behältnisse filtriert. Die Sterilisation der abgefüllten Lösung erfolgt bei 121 °C in gespanntem, gesättigtem Wasserdampf.

5 Inprozeß-Kontrollen
Überprüfung

– der relativen Dichte: 1,017 bis 1,022 oder

– des Brechungsindexes: 1,339 bis 1,341 sowie

– des pH-Wertes der unverdünnten Lösung: 3,5 bis 5,5.

6 Eigenschaften und Prüfungen

6.1 Fertigarzneimittel

6.1.1 Aussehen und Eigenschaften
Glucose-Lösung 5 Prozent ad us. vet. ist eine klare, von Schwebestoffen praktisch freie, farblose bis schwach gelbliche Lösung ohne wahrnehmbaren Geruch. Sie hat einen pH-Wert zwischen 3,5 und 5,5.

2   Glucose-Lösung 5 Prozent ad us. vet.

6.1.2   Prüfung auf Identität

1. Entsprechend den Identitätsreaktionen auf wasserfreie Glucose gemäß AB.
2. Die Lösung färbt Glucoseoxidase-Reagenzpapier.

6.1.3   Prüfung auf Reinheit

Prüfung auf Pyrogene

entsprechend AB.; 10 ml/kg Körpermasse werden injiziert.

Prüfung auf Bräunungsstoffe

Die unverdünnte Lösung darf nicht stärker gefärbt sein als eine Farbvergleichslösung bestehend aus 0,2 ml Farbreferenz-Lösung BG und 9,8 ml Salzsäure (1 Prozent).

Prüfung auf Hydroxymethylfurfural

Es wird mit Wasser eine Verdünnung hergestellt, die in 250 ml 1 g Glucose enthält. Die Absorption dieser Lösung darf bei 284 nm und einer Schichtdicke von 1 cm 0,25 nicht überschreiten.

6.1.4   Gehalt

95,0 bis 105,0 Prozent der deklarierten Menge Glucose.

Bestimmung: Die optische Drehung der Lösung wird gemessen und ihr Gehalt berechnet, $[\alpha]_D^{20} = +52,7°$.

6.1.5   Haltbarkeit

Die Haltbarkeit in den Behältnissen nach 7 beträgt drei Jahre.

7   Behältnisse

DIN-Behältnisse aus Glas, verschlossen mit DIN-Stopfen aus Butylgummi.

8   Kennzeichnung

Nach § 10 AMG, insbesondere:

8.1   Zulassungsnummer

2069.99.99

8.2   Art der Anwendung

Zur intravenösen und intraperitonealen Injektion oder Infusion, zur subkutanen Injektion.

8.3 Hinweise

Apothekenpflichtig.

Steril und pyrogenfrei.

Nur klare Lösungen in unversehrten Behältnissen verwenden.

Theoretische Osmolarität: 277 mOsm/l.
pH-Wert: 3,5 bis 5,5.
Energiegehalt: 837 kJ/l (200 kcal/l).

8.4 Angabe der Tierart

Hund, Katze, Pferd, Rind, Schaf, Ziege, Schwein.

8.5 Wartezeit

Keine.

9 Packungsbeilage

Nach § 11 AMG, insbesondere:

9.1 Anwendungsgebiete

Kohlenhydratinfusionstherapie; hypoglykämische Zustände; Substitution von „freiem" Wasser bei hypertoner Dehydratation; Hypersalämien; Trägerlösung für Elektrolytkonzentrate und für Arzneimittel, die mit der Glucose-Lösung 5 Prozent ad us. vet. verträglich sind.

9.2 Gegenanzeigen

Hyperglykämie; isotone und hypotone Hyperhydratation; hypotone Dehydratation.

9.3 Nebenwirkungen

Bei Beachtung der Gegenanzeigen und Hinweise nicht bekannt.

9.4 Wechselwirkungen mit anderen Mitteln

Beim Mischen mit anderen Arzneimitteln ist zu beachten, daß der pH-Wert der Lösung 3,5 bis 5,5 beträgt, was zu Ausfällungen in der Mischung führen kann.

9.5 Dosierungsanleitung

Langsame Injektion bzw. Infusion.

Die Dosis ist dem Kalorien- und Flüssigkeitsbedarf anzupassen und soll im Regelfall folgende Mengen nicht überschreiten:

		ml/kg Körpermasse/Stunde	ml/kg Körpermasse/Tag
bis	2 kg Körpermasse	25	100
2 –	5 kg Körpermasse	20	80
5 –	20 kg Körpermasse	15	60
20 –	100 kg Körpermasse	10	40
über	100 kg Körpermasse	6	30

Hinweise:

Postoperativ, posttraumatisch und bei anderen Störungen der Glucosetoleranz: Zufuhr nur unter Kontrolle des Blutglucosespiegels.

Kontrolle des Serumionogramms und der Wasserbilanz empfehlenswert.

Vorsicht bei Hypokaliämie.

Vorsicht bei Hyponatriämie.

9.6 Art der Anwendung

Zur intravenösen und intraperitonealen Injektion oder Infusion, zur subkutanen Injektion.

9.7 Angabe der Tierart

Hund, Katze, Pferd, Rind, Schaf, Ziege, Schwein.

9.8 Wartezeit

Keine.

Glucose-Lösung 10 Prozent ad us. vet.

1 Bezeichnung des Fertigarzneimittels

Glucose-Lösung 10 Prozent ad us. vet.

2 Darreichungsform

Lösung

3 Zusammensetzung

Wasserfreie Glucose	100,0 g
Wasser für Injektionszwecke	zu 1000,0 ml

4 Herstellungsvorschrift

Die für die Herstellung einer Charge benötigte Menge wasserfreie Glucose wird in Wasser für Injektionszwecke gelöst und auf das erforderliche Volumen bzw. auf das erforderliche Gewicht aufgefüllt.

Die Lösung wird durch ein Membranfilter mit einem Porendurchmesser von ca. 0,22 µm, falls erforderlich mit vorgeschaltetem Tiefenfilter, in die vorgesehenen Behältnisse filtriert. Die Sterilisation der abgefüllten Lösung erfolgt bei 121 °C in gespanntem, gesättigtem Wasserdampf.

5 Inprozeß-Kontrollen

Überprüfung

– der relativen Dichte: 1,035 bis 1,042 oder

– des Brechungsindexes: 1,346 bis 1,348 sowie

– des pH-Wertes der unverdünnten Lösung: 3,5 bis 5,5.

6 Eigenschaften und Prüfungen

6.1 Fertigarzneimittel

6.1.1 Aussehen und Eigenschaften

Glucose-Lösung 10 Prozent ad us. vet. ist eine klare, von Schwebestoffen praktisch freie, farblose bis schwach gelbliche Lösung ohne wahrnehmbaren Geruch. Sie hat einen pH-Wert zwischen 3,5 und 5,5.

2 Glucose-Lösung 10 Prozent ad us. vet.

6.1.2 Prüfung auf Identität

1. Entsprechend den Identitätsreaktionen auf wasserfreie Glucose gemäß AB.
2. Die im Verhältnis 1 : 1 mit Wasser verdünnte Lösung färbt Glucoseoxidase-Reagenzpapier.

6.1.3 Prüfung auf Reinheit

Prüfung auf Pyrogene

entsprechend AB.; 10 ml/kg Körpermasse werden injiziert.

Prüfung auf Bräunungsstoffe

Die unverdünnte Lösung darf nicht stärker gefärbt sein als eine Farbvergleichslösung bestehend aus 0,4 ml Farbreferenz-Lösung BG und 9,6 ml Salzsäure (1 Prozent).

Prüfung auf Hydroxymethylfurfural

Es wird mit Wasser eine Verdünnung hergestellt, die in 250 ml 1 g Glucose enthält. Die Absorption dieser Lösung darf bei 284 nm und einer Schichtdicke von 1 cm 0,25 nicht überschreiten.

6.1.4 Gehalt

95,0 bis 105,0 Prozent der deklarierten Menge Glucose.

Bestimmung: 5,0 ml der Lösung werden mit Wasser zu 10,0 ml verdünnt. Die optische Drehung der Lösung wird gemessen und ihr Gehalt berechnet, $[\alpha]_D^{20} = +52,7°$.

6.1.5 Haltbarkeit

Die Haltbarkeit in den Behältnissen nach 7 beträgt drei Jahre.

7 Behältnisse

DIN-Behältnisse aus Glas, verschlossen mit DIN-Stopfen aus Butylgummi.

8 Kennzeichnung

Nach § 10 AMG, insbesondere:

8.1 Zulassungsnummer

2069.98.99

8.2 Art der Anwendung

Zur intravenösen und intraperitonealen Injektion oder Infusion, zur subkutanen Injektion.

8.3 Hinweise

Apothekenpflichtig.

Steril und pyrogenfrei.

Nur klare Lösungen in unversehrten Behältnissen verwenden.

Theoretische Osmolarität: 555 mOsm/l.
pH-Wert: 3,5 bis 5,5.
Energiegehalt: 1674 kJ/l (400 kcal/l).

8.4 Angabe der Tierart

Hund, Katze, Pferd, Rind, Schaf, Ziege, Schwein.

8.5 Wartezeit

Keine.

9 Packungsbeilage

Nach § 11 AMG, insbesondere:

9.1 Anwendungsgebiete

Kohlenhydratinfusionstherapie; hypoglykämische Zustände; Acetonämie; Substitution „freien" Wassers bei hypertoner Dehydratation; Hypersalämien; Trägerlösung für Elektrolytkonzentrate und für Arzneimittel, die mit der Glucose-Lösung 10 Prozent ad us. vet. verträglich sind.

9.2 Gegenanzeigen

Hyperglykämie; isotone und hypotone Hyperhydratation; Acidose; hypotone Dehydratation.

9.3 Nebenwirkungen

Bei Beachtung der Gegenanzeigen und Hinweise nicht bekannt.

9.4 Wechselwirkungen mit anderen Mitteln

Beim Mischen mit anderen Arzneimitteln ist zu beachten, daß der pH-Wert der Lösung 3,5 bis 5,5 beträgt, was zu Ausfällungen in der Mischung führen kann.

4   Glucose-Lösung 10 Prozent ad us. vet.

9.5   Dosierungsanleitung

Langsame Injektion bzw. Infusion.

Die Dosis ist dem Kalorien- und Flüssigkeitsbedarf anzupassen und soll im Regelfall folgende Mengen nicht überschreiten:

		ml/kg Körpermasse/Stunde	ml/kg Körpermasse/Tag
bis	2 kg Körpermasse	12	100
2 –	5 kg Körpermasse	10	80
5 –	20 kg Körpermasse	7	60
20 –	100 kg Körpermasse	5	40
über	100 kg Körpermasse	3	30

Hinweise:

Kontrolle des Blutglucosespiegels erforderlich.

Kontrolle des Serumionogramms und der Wasserbilanz empfehlenswert.

Vorsicht bei Hypokaliämie.

Vorsicht bei Hyponatriämie.

9.6   Art der Anwendung

Zur intravenösen und intraperitonealen Injektion oder Infusion, zur subkutanen Injektion.

9.7   Angabe der Tierart

Hund, Katze, Pferd, Rind, Schaf, Ziege, Schwein.

9.8   Wartezeit

Keine.

Glucose-Lösung 20 Prozent ad us. vet.

1 **Bezeichnung des Fertigarzneimittels**
Glucose-Lösung 20 Prozent ad us. vet.

2 **Darreichungsform**
Infusionslösung

3 **Zusammensetzung**

Wasserfreie Glucose	200,0 g
Wasser für Injektionszwecke	zu 1000,0 ml

4 **Herstellungsvorschrift**
Die für die Herstellung einer Charge benötigte Menge wasserfreie Glucose wird in Wasser für Injektionszwecke gelöst und auf das erforderliche Volumen bzw. auf das erforderliche Gewicht aufgefüllt.

Die Lösung wird durch ein Membranfilter mit einem Porendurchmesser bis max. 0,45 µm, falls erforderlich mit vorgeschaltetem Tiefenfilter, in die vorgesehenen Behältnisse filtriert. Die Sterilisation der abgefüllten Lösung erfolgt bei 121 °C in gespanntem, gesättigtem Wasserdampf.

5 **Inprozeß-Kontrollen**
Überprüfung

– der relativen Dichte: 1,070 bis 1,079 oder

– des Brechungsindexes: 1,360 bis 1,363 sowie

– des pH-Wertes der unverdünnten Lösung: 3,5 bis 5,5.

6 **Eigenschaften und Prüfungen**

6.1 Fertigarzneimittel

6.1.1 Aussehen und Eigenschaften
Glucose-Lösung 20 Prozent ad us. vet. ist eine klare, von Schwebstoffen praktisch freie, farblose bis schwach gelbliche Infusionslösung ohne wahrnehmbaren Geruch. Sie hat einen pH-Wert zwischen 3,5 und 5,5.

6.1.2 Prüfung auf Identität

1. Entsprechend den Identitätsreaktionen auf wasserfreie Glucose gemäß AB.
2. Die mit Wasser auf einen Gehalt von 5 Prozent Glucose verdünnte Lösung färbt Glucoseoxidase-Reagenzpapier.

6.1.3 Prüfung auf Reinheit

Prüfung auf Pyrogene

entsprechend AB.; 10 ml/kg Körpermasse werden injiziert.

Prüfung auf Bräunungsstoffe

Die unverdünnte Lösung darf nicht stärker gefärbt sein als eine Farbvergleichslösung bestehend aus 0,4 ml Farbreferenz-Lösung BG und 9,6 ml Salzsäure (1 Prozent).

Prüfung auf Hydroxymethylfurfural

Es wird mit Wasser eine Verdünnung hergestellt, die in 250 ml 1 g Glucose enthält. Die Absorption dieser Lösung darf bei 284 nm und einer Schichtdicke von 1 cm 0,25 nicht überschreiten.

6.1.4 Gehalt

95,0 bis 105,0 Prozent der deklarierten Menge Glucose.

Bestimmung: 5,0 ml der Lösung werden mit Wasser zu 20,0 ml verdünnt. Die optische Drehung der Lösung wird gemessen und ihr Gehalt berechnet, $[\alpha]_D^{20} = +52,7°$.

6.1.5 Haltbarkeit

Die Haltbarkeit in den Behältnissen nach 7 beträgt drei Jahre.

7 Behältnisse

DIN-Behältnisse aus Glas, verschlossen mit DIN-Stopfen aus Butylgummi.

8 Kennzeichnung

Nach § 10 AMG, insbesondere:

8.1 Zulassungsnummer

2069.97.99

8.2 Art der Anwendung

Zur intravenösen und intraperitonealen Infusion.

8.3 Hinweise

Apothekenpflichtig.

Steril und pyrogenfrei.

Nur klare Lösungen in unversehrten Behältnissen verwenden.

Theoretische Osmolarität: 1110 mOsm/l.
pH-Wert: 3,5 bis 5,5.
Energiegehalt: 3349 kJ/l (800 kcal/l).

8.4 Angabe der Tierart

Hund, Katze, Pferd, Rind, Schaf, Ziege, Schwein.

8.5 Wartezeit

Keine.

9 Packungsbeilage

Nach § 11 AMG, insbesondere:

9.1 Anwendungsgebiete

Kohlenhydratinfusionstherapie; hypoglykämische Zustände; Acetonämie; Trägerlösung für Elektrolytkonzentrate und für Arzneimittel, die mit der Glucose-Lösung 20 Prozent ad us. vet. verträglich sind.

9.2 Gegenanzeigen

Hyperglykämie; Hyperhydratationszustände; Acidose; Hypokaliämie; hypotone Dehydratation.

9.3 Nebenwirkungen

Bei Beachtung der Gegenanzeigen und Hinweise nicht bekannt.

9.4 Wechselwirkungen mit anderen Mitteln

Beim Mischen mit anderen Arzneimitteln ist zu beachten, daß der pH-Wert der Lösung 3,5 bis 5,5 beträgt, was zu Ausfällungen in der Mischung führen kann.

4 Glucose-Lösung 20 Prozent ad us. vet.

9.5 Dosierungsanleitung

Langsame Infusion.

Die Infusionsmenge ist dem Kalorien- und Flüssigkeitsbedarf anzupassen und soll im Regelfall folgende Mengen nicht überschreiten:

	ml/kg Körpermasse/Stunde	ml/kg Körpermasse/Tag
bis 2 kg Körpermasse	6,0	100
2 – 5 kg Körpermasse	5,0	80
5 – 20 kg Körpermasse	3,5	60
20 – 100 kg Körpermasse	2,5	40
über 100 kg Körpermasse	1,5	30

Hinweise:

Kontrolle des Blutglucosespiegels erforderlich.

Kontrolle des Serumionogramms und der Wasserbilanz empfehlenswert.

Vorsicht bei Hyponaträmie.

Nicht geeignet zur Osmotherapie.

9.6 Art der Anwendung

Zur intravenösen und intraperitonealen Infusion.

9.7 Angabe der Tierart

Hund, Katze, Pferd, Rind, Schaf, Ziege, Schwein.

9.8 Wartezeit

Keine.

Glucose-Lösung 40 Prozent ad us. vet.

1 Bezeichnung des Fertigarzneimittels

Glucose-Lösung 40 Prozent ad us. vet.

2 Darreichungsform

Infusionslösung

3 Zusammensetzung

Wasserfreie Glucose	400,0 g
Wasser für Injektionszwecke	zu 1000,0 ml

4 Herstellungsvorschrift

Die für die Herstellung einer Charge benötigte Menge wasserfreie Glucose wird in Wasser für Injektionszwecke gelöst und auf das erforderliche Volumen bzw. auf das erforderliche Gewicht aufgefüllt.

Die Lösung wird durch ein Membranfilter mit einem Porendurchmesser bis max. 0,45 µm, falls erforderlich mit vorgeschaltetem Tiefenfilter, in die vorgesehenen Behältnisse filtriert. Die Sterilisation der abgefüllten Lösung erfolgt bei 121 °C in gespanntem, gesättigtem Wasserdampf.

5 Inprozeß-Kontrollen

Überprüfung

– der relativen Dichte: 1,140 bis 1,155 oder

– des Brechungsindexes: 1,387 bis 1,393 sowie

– des pH-Wertes der unverdünnten Lösung: 3,5 bis 5,5.

6 Eigenschaften und Prüfungen

6.1 Fertigarzneimittel

6.1.1 Aussehen und Eigenschaften

Glucose-Lösung 40 Prozent ad us. vet. ist eine klare, von Schwebstoffen praktisch freie, farblose bis schwach gelbliche Infusionslösung ohne wahrnehmbaren Geruch. Sie hat einen pH-Wert zwischen 3,5 und 5,5.

6.1.2 Prüfung auf Identität

1. Entsprechend den Identitätsreaktionen auf wasserfreie Glucose gemäß AB.
2. Die mit Wasser auf einen Gehalt von 5 Prozent Glucose verdünnte Lösung färbt Glucoseoxidase-Reagenzpapier.

6.1.3 Prüfung auf Reinheit

Prüfung auf Pyrogene

entsprechend AB.; 10 ml/kg Körpermasse einer mit Wasser für Injektionszwecke auf einem Gehalt von 20 Prozent Glucose verdünnten Lösung werden injiziert.

Prüfung auf Bräunungsstoffe

Die unverdünnte Lösung darf nicht stärker gefärbt sein als eine Farbvergleichslösung bestehend aus 0,8 ml Farbreferenz-Lösung BG und 9,2 ml Salzsäure (1 Prozent).

Prüfung auf Hydroxymethylfurfural

Es wird mit Wasser eine Verdünnung hergestellt, die in 250 ml 1 g Glucose enthält. Die Absorption dieser Lösung darf bei 284 nm und einer Schichtdicke von 1 cm 0,25 nicht überschreiten.

6.1.4 Gehalt

95,0 bis 105,0 Prozent der deklarierten Menge Glucose.

Bestimmung: 10,0 ml der Lösung werden mit Wasser zu 100,0 ml verdünnt. Die optische Drehung der Lösung wird gemessen und ihr Gehalt berechnet, $[\alpha]_D^{20} = +52,7°$.

6.1.5 Haltbarkeit

Die Haltbarkeit in den Behältnissen nach 7 beträgt drei Jahre.

7 Behältnisse

DIN-Behältnisse aus Glas, verschlossen mit DIN-Stopfen aus Butylgummi.

8 Kennzeichnung

Nach § 10 AMG, insbesondere:

8.1 Zulassungsnummer

2069.96.99

8.2 Art der Anwendung

Zur intravenösen Infusion.

8.3 Hinweise

Apothekenpflichtig.

Steril und pyrogenfrei.

Nur klare Lösungen in unversehrten Behältnissen verwenden.

Theoretische Osmolarität: 2220 mOsm/l.
pH-Wert: 3,5 bis 5,5.
Energiegehalt: 6698 kJ/l (1600 kcal/l).

8.4 Angabe der Tierart

Hund, Katze, Pferd, Rind, Schaf, Ziege, Schwein.

8.5 Wartezeit

Keine.

9 Packungsbeilage

Nach § 11 AMG, insbesondere:

9.1 Anwendungsgebiete

Hochkalorische Kohlenhydratinfusionstherapie; hypoglykämische Zustände; partielle oder komplette Deckung des Kohlenhydratbedarfs; Acetonämie.

9.2 Gegenanzeigen

Hyperglykämie; Hyperhydratationszustände; Acidose; Hypokaliämie; hypotone Dehydratation.

9.3 Nebenwirkungen

Bei Beachtung der Gegenanzeigen und Hinweise nicht bekannt.

9.4 Wechselwirkungen mit anderen Mitteln

Beim Mischen mit anderen Arzneimitteln ist zu beachten, daß der pH-Wert der Lösung 3,5 bis 5,5 beträgt, was zu Ausfällungen in der Mischung führen kann.

Glucose-Lösung 40 Prozent ad us. vet.

9.5 Dosierungsanleitung

Sehr langsame Infusion, möglichst über Dauertropf.

Die Infusionsmenge ist dem Kalorien- und Flüssigkeitsbedarf anzupassen und soll im Regelfall folgende Mengen nicht überschreiten:

	ml/kg Körpermasse/Stunde	ml/kg Körpermasse/Tag
bis 2 kg Körpermasse	3,0	70
2 – 5 kg Körpermasse	2,5	55
5 – 20 kg Körpermasse	2,0	40
20 – 100 kg Körpermasse	1,5	30
über 100 kg Körpermasse	0,8	15

Hinweise:

Kontrolle des Blutglucosespiegels erforderlich.

Kontrolle des Serumionogramms und der Wasserbilanz empfehlenswert.

Vorsicht bei Hyponatriämie.

Nicht geeignet zur Osmotherapie.

9.6 Art der Anwendung

Zur intravenösen und intraperitonealen Infusion.

9.7 Angabe der Tierart

Hund, Katze, Pferd, Rind, Schaf, Ziege, Schwein.

9.8 Wartezeit

Keine.

Milchsäure 15% ad us. vet.

1 Bezeichnung des Fertigarzneimittels

Milchsäure 15% ad us. vet.

2 Darreichungsformen

Lösung zur Sprühanwendung

3 Zusammensetzung

Arzneilich wirksamer Bestandteil:

    Milchsäure 90% (m/m)   16,67 g

    (hiervon ca. 90% als L-(+)-Enantiomer)

Sonstiger Bestandteil:

    Gereinigtes Wasser   zu   100,00 g

4 Herstellungsvorschrift

83,33 g gereinigtes Wasser und 16,67 g Milchsäure 90% (m/m) werden gemischt. Die Lösung wird in die vorgesehenen Behältnisse abgefüllt.

5 Inprozess-Kontrollen

Überprüfung der relativen Dichte (AB.2.2.5):

1,034–1,036.

6 Eigenschaften und Prüfungen

6.1 Aussehen, Eigenschaften

Klare, farblose Flüssigkeit.

6.2 Prüfung auf Identität

Die Lösung gibt die Identitätsreaktion auf Lactat (AB. 2.3.1).

6.3 Gehalt

Die Lösung enthält mindestens 14,0 und höchstens 16,0 Prozent (m/m) Milchsäure.

Bestimmung:

5,000 g Lösung werden in einem Erlenmeyerkolben mit Schliffstopfen mit 5 ml Wasser R und 20,0 ml Natriumhydroxid-Lösung (1 mol · l^{-1}) versetzt. Nach Zusatz von 0,5 ml Phenolphthalein-Lösung R wird mit Salzsäure (1 mol · l^{-1}) bis zum Verschwinden der Rosafärbung titriert.

1 ml Natriumhydroxid-Lösung (1 mol · l^{-1}) entspricht 90,1 mg $C_3H_6O_3$.

6.4 Haltbarkeit

Die Haltbarkeit in den Behältnissen nach 7 beträgt 3 Jahre.

7 Behältnisse

Polyethylen-Gewindeflaschen mit Druckdrehverschluss als kindergesicherte Verpackung nach DIN 55559.

Das zu verwendende Sprühgerät soll eine Volumenmessung für die ausgestoßene Menge erlauben, die im Bereich von 8 ± 1 ml/Wabenseite liegen soll, und eine Leistung von mindestens 80 ml/min aufweisen. D. h. pro Wabenseite soll die Besprühung innerhalb von etwa 6 sec abgeschlossen sein.

8 Kennzeichnung

Nach § 10 AMG, insbesondere:

8.1 Zulassungsnummer

2569.99.99

8.2 Art der Anwendung

Zur Sprühanwendung im Bienenstock.

Hinweise

Für Tiere.

Angabe der Tierart: Bienen.

Wartezeit für Honig: Bei Spätherbst-/Winterbehandlung keine; bei Sommerbehandlung erst die Honigernte der Tracht des Folgejahres nutzen.

Die Lösung kann Haut und Augen reizen.

Sprühnebeldämpfe nicht einatmen.

Das versehentliche Einatmen von sauren Dämpfen kann Husten- und Asthmaanfälle auslösen. Beim Arbeiten mit Milchsäure sind daher Schutzhandschuhe, Schutzbrille und ggf. Halbmasken mit Filter (A_1P_2 oder A_2P_2) zu tragen.

9 Packungsbeilage

Nach § 11 AMG, insbesondere:

Für Tiere (Bienen).

9.1 Stoff- oder Indikationsgruppe

Antiparasitikum.

9.2 Anwendungsgebiete

Varroatose (Erreger: Varroa destructor (früher: Varroa jacobsoni Oud.)) der Honigbiene (Apis mellifera).

9.3 Gegenanzeigen

Bei Einhalten der Dosierungsanleitung und der Art der Anwendung sind keine bekannt.

Sommerbehandlung:

In Ausnahmefällen ist eine Sommerbehandlung mit Milchsäure 15% zu empfehlen, z. B. nach dem Einschlagen eines Kunstschwarmes oder bei Ablegerbildung. Wesentlich ist, dass keine gedeckelte Bienenbrut vorhanden ist, da Milchsäure nicht in diese hinein wirkt. Die Behandlung muss zu Tageszeiten durchgeführt werden, in denen die Bienen nicht ausfliegen. Nur so ist eine ausreichende Effektivität zu erzielen.

Die Durchführung entspricht der einer Winterbehandlung mit folgender Besonderheit: Wenn offene Brut vorhanden ist, sollte die Milchsäurelösung in einem Winkel von 45° aufgesprüht werden, damit die Brut nicht geschädigt wird.

9.8 Hinweise für den Fall der Überdosierung

Keine erforderlich.

9.9 Nebenwirkungen

Beim Beachten der Anwendungsempfehlungen sind keine Nebenwirkungen bekannt.

Der Totenfall liegt nur unwesentlich oberhalb der natürlichen Bienenmortalität.

Bei erheblichen Überdosierungen von 100% und mehr sowie bei Behandlungen bei Außentemperaturen unterhalb von 4 °C ist mit erheblich höherem Totenfall zu rechnen.

Jede beobachtete Nebenwirkung ist dem Tierarzt oder dem Apotheker mitzuteilen.

9.10 Wartezeit

Wartezeit für Honig: Bei Spätherbst-/Winterbehandlung keine; bei Sommerbehandlung erst die Honigernte der Tracht des Folgejahres nutzen.

9.11 Lagerungs- und Entsorgungshinweise

Vor Licht und Wärme geschützt aufbewahren.

Nicht aufgebrauchte Tierarzneimittel sind vorzugsweise bei Schadstoffsammelstellen abzugeben. Bei gemeinsamer Entsorgung mit dem Hausmüll ist sicherzustellen, dass kein missbräuchlicher Zugriff auf diese Abfälle erfolgen kann. Tierarzneimittel dürfen nicht mit dem Abwasser bzw. über die Kanalisation entsorgt werden.

Natriumchlorid ad us. vet.

1 **Bezeichnung des Fertigarzneimittels**
Natriumchlorid ad us. vet.

2 **Darreichungsform**
Pulver

3 **Eigenschaften und Prüfungen**

3.1 Haltbarkeit
Die Haltbarkeit in den Behältnissen nach 4 beträgt drei Jahre.

4 **Behältnisse**
Säcke aus Polyethylen.

5 **Kennzeichnung**
Nach § 10 AMG, insbesondere:

5.1 Zulassungsnummer
2289.99.99

5.2 Art der Anwendung
Zur Herstellung von Lösungen zur Badebehandlung.

5.3 Hinweise
Apothekenpflichtig.
Bei der Anwendung von Natriumchlorid dürfen keine verzinkten Gefäße verwendet werden.

5.4 Angabe der Tierart
Süßwasserfische, z. B. Regenbogenforellen, Bachforellen, Saiblinge, Lachse, Karpfen, Schleie, Orfen, Welse, Aale, Hechte.

5.5 Wartezeit
Null Tage.

6 Packungsbeilage

6.1 Anwendungsgebiete

Ektoparasitosen durch Piscicola geometra, Chilodonella, Ichthybodo, Trichodina, Trichodinella; Anregung des Stoffwechsels; Verminderung von Transportverlusten.

6.2 Gegenanzeigen

Nicht bekannt.

6.3 Nebenwirkungen

Nicht bekannt.

6.4 Wechselwirkungen mit anderen Mitteln

Keine.

6.5 Dosierungsanleitung und Art der Anwendung

Natriumchlorid wird wie folgt dosiert:

6.5.1 Bei Forellen und anderen Salmoniden

Brut und Vorstreckbrut:

Zur Anregung des Stoffwechsels und zur Behandlung von Ektoparasitosen werden 5 bis 10 Gramm Natriumchlorid pro Liter Wasser gelöst. Die Behandlung erfolgt im Bad ohne Durchlauf für die Dauer von 20 bis 60 Minuten. Im Bedarfsfall ist für eine ausreichende Belüftung zu sorgen.

Zur Verminderung von Transportverlusten werden 2 bis 5 Gramm Natriumchlorid pro Liter Wasser gelöst. Die Anwendung erfolgt im Transportbehälter. Je nach Besatzdichte ist das Transportmedium nach 8 bis 12 Stunden zu wechseln.

Einsömmrige Setzlinge und ältere Fische:

Zur Anregung des Stoffwechsels und zur Behandlung von Ektoparasitosen werden 15 bis 20 Gramm Natriumchlorid pro Liter Wasser gelöst. Die Behandlung erfolgt im Bad ohne Durchlauf für die Dauer von 20 bis 60 Minuten. Im Bedarfsfall ist für eine ausreichende Belüftung zu sorgen. Bei Behandlung von Ektoparasitosen sind bis zu zwei Wiederholungsbehandlungen im Abstand von 24 Stunden durchzuführen.

In Ausnahmefällen können bei Forellen bei Befall mit Ektoparasiten Badebehandlungen in Lösungen mit bis zu 100 g Natriumchlorid pro Liter Wasser durchgeführt werden. Dabei müssen die Fische ständig beobachtet werden und in dem Moment, in dem sie sich auf die Seite legen, sofort in Frischwasser zurückversetzt werden.

Zur Verminderung von Transportverlusten werden 5 bis 10 Gramm Natriumchlorid pro Liter Wasser gelöst. Die Anwendung erfolgt im Transportbehälter. Je nach Besatzdichte ist das Transportmedium nach 8 bis 12 Stunden zu wechseln.

6.5.2 Bei Karpfen und anderen Fischen in der Teichwirtschaft (außer Salmoniden)

Brut und Vorstreckbrut:

Zur Anregung des Stoffwechsels und zur Behandlung von Ektoparasitosen werden 2 bis 5 Gramm Natriumchlorid pro Liter Wasser gelöst. Die Behandlung erfolgt im Bad ohne Durchlauf für die Dauer von 20 bis 60 Minuten. Im Bedarfsfall ist für eine ausreichende Belüftung zu sorgen.

Einsömmrige Setzlinge und ältere Fische:

Zur Anregung des Stoffwechsels und zur Behandlung von Ektoparasitosen werden 5 bis 10 Gramm Natriumchlorid pro Liter Wasser gelöst. Die Behandlung erfolgt im Bad ohne Durchlauf für die Dauer von 20 bis 60 Minuten. Im Bedarfsfall ist für eine ausreichende Belüftung zu sorgen.

Zur Verminderung von Transportverlusten werden 3 bis 7 Gramm Natriumchlorid pro Liter Wasser gelöst. Die Anwendung erfolgt im Transportbehälter. Je nach Besatzdichte ist das Transportmedium nach 8 bis 12 Stunden zu wechseln.

Hinweis:

Bei der Anwendung von Natriumchlorid dürfen keine verzinkten Gefäße verwendet werden.

6.6 Angabe der Tierart

Süßwasserfische, z. B. Regenbogenforellen, Bachforellen, Saiblinge, Lachse, Karpfen, Schleie, Orfen, Welse, Aale, Hechte.

6.7 Wartezeit

Null Tage.

6.8 Richtlinien für Medizinalbäder bei Fischen
- Becken vor der Behandlung säubern (organische Reste vermindern die Wirksamkeit des Arzneimittels).
- Die Fischdichte darf nicht zu hoch sein, und für ausreichende Belüftung ist zu sorgen, damit der Streß für die Fische minimiert wird. Der Sauerstoffgehalt des Wassers sollte während der Behandlung kontrolliert werden, da gestreßte Fische mehr Sauerstoff verbrauchen.
- Hungern der Fische 12 bis 24 Stunden vor der Behandlung reduziert ihren Sauerstoffbedarf und die Ammoniakausscheidung. Niemals innerhalb von 4 Stunden nach der Fütterung behandeln.
- Behandlungen sollten bei warmem Wetter stets zu der Zeit durchgeführt werden, bei der mit der niedrigsten Wassertemperatur (mit dem höchsten Sauerstoffgehalt) zu rechnen ist. Deshalb ist es grundsätzlich empfehlenswert, die Behandlung frühmorgens durchzuführen.
- Die Fische müssen während der Behandlung beobachtet werden, damit bei Unverträglichkeitserscheinungen schnell eingegriffen werden kann.

- Kiemenerkrankungen sind stets zuerst zu behandeln, da sie die Atemkapazität des Fisches verringern.
- Probe- bzw. Testbehandlung an einer repräsentativen Testgruppe durchführen.
- Keine verzinkten Behälter für Fischbäder benutzen, da Zink die Toxizität von einigen Stoffen erhöht."

Isotonische Natriumchlorid-Lösung ad us. vet.

1 Bezeichnung des Fertigarzneimittels

Isotonische Natriumchlorid-Lösung ad us. vet.

2 Darreichungsform

Lösung

3 Zusammensetzung

Natriumchlorid	9,00 g
Wasser für Injektionszwecke	zu 1000,0 ml

4 Herstellungsvorschrift

Die für die Herstellung einer Charge benötigte Menge Natriumchlorid wird in Wasser für Injektionszwecke gelöst und auf das erforderliche Volumen bzw. auf das erforderliche Gewicht aufgefüllt.

Die Lösung wird durch ein Membranfilter mit einem Porendurchmesser von ca. 0,22 µm, falls erforderlich mit vorgeschaltetem Tiefenfilter, in die vorgesehenen Behältnisse filtriert.

Die Sterilisation der abgefüllten Lösung erfolgt bei 121 °C in gespanntem, gesättigtem Wasserdampf (AB.).

5 Inprozeß-Kontrollen

Überprüfung

- der relativen Dichte (AB.): 1,004 bis 1,009 oder
- des Brechungsindex (AB.): 1,334 bis 1,336 sowie
- des pH-Wertes der unverdünnten Lösung: 5,0 bis 7,0

6 Eigenschaften und Prüfungen

6.1 Aussehen, Eigenschaften

Isotonische Natriumchlorid-Lösung ad us. vet. ist eine klare, von Schwebestoffen praktisch freie, farblose Infusionslösung ohne wahrnehmbaren Geruch. Sie hat einen pH-Wert zwischen 5,0 und 7,0.

6.2 Prüfung auf Identität

Natrium

entsprechend der Identitätsreaktion c auf Natrium (AB.).

2   Isotonische Natriumchlorid-Lösung ad us. vet.

Chlorid

entsprechend der Identitätsreaktion a auf Chlorid (AB.).

6.3   Prüfung auf Reinheit

Prüfung auf Pyrogene

entsprechend AB.: 10 ml/kg Körpergewicht werden injiziert.

6.4   Gehalt

95,0 bis 105,0 Prozent der deklarierten Menge Natriumchlorid.

Bestimmung: Entsprechend der Gehaltsbestimmung für Natriumchlorid (AB.) mit der unverdünnten Lösung.

7   **Behältnisse**

DIN-Behältnisse aus Glas, verschlossen mit DIN-Stopfen aus Butylgummi.

8   **Kennzeichnung**

Nach § 10 AMG, insbesondere:

8.1   Zulassungsnummer

1409.99.99

8.2   Art der Anwendung

Zur intravenösen Infusion, subcutanen, intraperitonealen Injektion und äußerlichen Anwendung.

8.3   Hinweise

Apothekenpflichtig

Steril und pyrogenfrei.

Nur klare Lösungen in unversehrten Behältnissen verwenden.

Theoretische Osmolarität: 309 mOsm/l
pH-Wert: 5,0–7,0

8.4   Angabe der Tierart

Hund, Katze, Rind, Schaf, Ziege, Pferd, Schwein.

8.5   Wartezeit

Keine.

9   **Packungsbeilage**

Nach § 11 AMG, insbesondere:

9.1 Anwendungsgebiete

Hypotone Dehydratation; isotone Dehydratation; plasmaisotoner Flüssigkeitsersatz bei Verlust extrazellulärer Flüssigkeiten; kurzfristiger, intravasaler Volumenersatz; Wundbehandlung und Befeuchtung von Verbänden; Trägerlösung für Arzneimittel, die mit der isotonischen Natriumchlorid-Lösung ad us. vet. verträglich sind.

9.2 Gegenanzeigen

Hypernatriämie; Hyperhydratation.

9.3 Nebenwirkung

Bei Beachtung der Gegenanzeigen und Hinweise nicht bekannt.

9.4 Wechselwirkungen mit anderen Mitteln

Beim Mischen mit anderen Arzneimitteln können Ausfällungen in der Mischung auftreten.

9.5 Dosierungsanleitung

Möglichst langsame Infusion von 15 bis 20 ml/kg Körpergewicht und Stunde.

In dringenden Fällen kann die Infusionsgeschwindigkeit gesteigert werden. Die Infusionsmenge ist dem Flüssigkeitsdefizit anzupassen.

Hinweise:
Kontrolle der Wasserbilanz.
Kontrolle des Serumionogramms ist empfehlenswert.
Vorsicht bei Hypokaliämie.
Vorsicht bei Hypernatriämie.

9.6 Art der Anwendung

Zur intravenösen Infusion, subcutanen, intraperitonealen Injektion und äußerlichen Anwendung.

9.7 Angabe der Tierart

Hund, Katze, Rind, Schaf, Ziege, Schwein, Pferd.

9.8 Wartezeit

Keine.

Notizen

Notizen

Notizen

Notizen

Notizen

Notizen

B. Kommentar

B. Kommentar

Allgemeine Erläuterungen

Von Rainer Braun, Kronberg/Ts.

1 Allgemeiner Teil

1.1 Einleitung

Nach dem am 1. Januar 1978 in Kraft getretenen Arzneimittelgesetz (Gesetz zur Neuordnung des Arzneimittelrechts vom 24. August 1976; AMG 76) bedürfen alle Fertigarzneimittel gemäß § 21 Abs. 1 einer Zulassung durch die zuständige Bundesoberbehörde (Bundesinstitut für Arzneimittel und Medizinprodukte [BfArM]), bevor sie im Geltungsbereich des Gesetzes in den Verkehr gebracht werden dürfen. Nach § 4 Abs. 1 AMG gelten Arzneimittel dann als Fertigarzneimittel, wenn sie im voraus hergestellt und in einer zur Abgabe an den Verbraucher bestimmten Verpackung in den Verkehr gebracht werden.

Somit werden im Vergleich zum Arzneimittelgesetz von 1961 (AMG 61) durch das AMG 76 zwei wichtige Neuerungen in das Arzneimittelrecht eingeführt. Einmal werden nach dem neuen Gesetz Arzneimittel nicht mehr „nur" registriert, entsprechend dem AMG 61, sondern nach erfolgter Prüfung der gesetzlich vorgeschriebenen und dem BfArM vorgelegten Prüfungsunterlagen zugelassen. Dabei muß insbesondere die Überprüfung der Arzneimittelqualität als Novum angesehen werden. Zum anderen wurde die Definition des zulassungspflichtigen Arzneimittels erheblich erweitert. Während nach dem AMG 61 nur Arzneimittel mit einer „besonderen Bezeichnung", die sogenannte Arzneispezialität, registriert werden mußte, bedarf jetzt das Fertigarzneimittel in der Begriffsbestimmung nach § 4 Abs. 1 einer Zulassung.

Damit wurde die Zulassungspflicht auf alle in Apotheken oder Krankenhausapotheken auf Vorrat hergestellte Arzneimittel (z. B. Handverkaufs-Arzneimittel) ebenso ausgedehnt wie auf industriell hergestellte sogenannte Generika.

Eine Ausnahme von der Zulassungspflicht erlaubt lediglich § 21 Abs. 2 Nr. 1 AMG. Diese Regelung bestimmt, daß für die Anwendung am Menschen bestimmte Arzneimittel keiner Zulassung bedürfen, wenn sie aufgrund nachweislich häufiger, ärztlicher oder zahnärztlicher Verschreibung in einer Apotheke in Chargengrößen bis zu hundert abgabefertigen Packungen an einem Tag im Rahmen des üblichen Apothekenbetriebes hergestellt werden und zur Abgabe in dieser Apotheke bestimmt sind. Diese Ausnahme ermöglicht vor allem die rationelle Herstellung häufig verordneter, identischer Rezepturen. Für eine Arzneimittelherstellung unter maschinellem Einsatz, wie sie zum Beispiel heute in modernen Krankenhausapotheken üblich ist, ist diese Regelung aufgrund der kleinen Chargengröße nicht ausreichend, besonders dann nicht, wenn vertraglich verbundene Krankenhäuser, wie nach der Apothekengesetz-Novelle möglich, mitversorgt werden sollen.

Sinn der Erweiterung der Zulassungspflicht war die Beseitigung der unterschiedlichen Behandlung von Arzneimitteln nach Herstellungsort oder Bezeichnung. Als Nachteil dieser Ausweitung der Zulassungspflicht ergab sich die Notwendigkeit, daß für alle in öffentlichen Apotheken ebenso wie in Krankenhausapotheken regelmäßig hergestellten Fertigarzneimittel mit gleichartiger oder gar identischer Zusammensetzung jeweils einzeln beim Bundesinstitut für Arzneimittel und Medizinprodukte (BfArM) ein Antrag auf Zulassung hätte gestellt werden müssen. Dies hätte zur Folge gehabt, daß alle Apotheken jeweils gesondert Unterlagen für Qualität, Wirksamkeit und Unbedenklichkeit hätten erarbeiten und vorlegen müssen. Das wäre für die Apotheken unzumutbar gewesen und hätte für das BfArM eine ungerechtfertigte Belastung bedeutet. Als Ausweg wurde deshalb zur Vermeidung eines Übermaßes an staatlicher Kontrolle die Ermächtigung für Standardzulassungen (§ 36 AMG) in das neue Arzneimittelgesetz aufgenommen.

> § 36[1] Ermächtigung für Standardzulassungen
> (1) Der Bundesminister wird ermächtigt, nach Anhörung von Sachverständigen durch Rechtsverordnung mit Zustimmung des Bundesrates bestimmte Arzneimittel oder Arzneimittelgruppen oder Arzneimittel in bestimmten Abgabeformen von der Pflicht zur Zulassung freizustellen, soweit eine unmittelbare oder mittelbare Gefährdung der Gesundheit von Mensch oder Tier nicht zu befürchten ist, weil die Anforderungen an die erforderliche Qualität, Wirksamkeit und Unbedenklichkeit erwiesen sind. Die Freistellung kann zum Schutz der Gesundheit von Mensch oder Tier von einer bestimmten Herstellung, Zusammensetzung, Kennzeichnung, Packungsbeilage, Fachinformation oder Darreichungsform abhängig gemacht sowie auf bestimmte Anwendungsarten, Anwendungsgebiete oder Anwendungsbereiche beschränkt werden. Die Angabe weiterer Gegenanzeigen, Nebenwirkungen und Wechselwirkungen durch den pharmazeutischen Unternehmer ist zulässig.
> (2) Bei der Auswahl der Arzneimittel, die von der Pflicht zur Zulassung freigestellt werden, muß den berechtigten Interessen der Arzneimittelverbraucher, der Heilberufe und der pharmazeutischen Industrie Rechnung getragen werden. In der Wahl der Bezeichnung des Arzneimittels ist der pharmazeutische Unternehmer frei.
> (3) Die Rechtsverordnung nach Absatz 1 ergeht im Einvernehmen mit dem Bundesminister für Wirtschaft, dem Bundesminister für Arbeit und Sozialordnung und, soweit es sich um radioaktive Arzneimittel und um Arzneimittel handelt, bei deren Herstellung ionisierende Strahlen verwendet werden, im Einvernehmen mit dem Bundesminister für Umwelt, Naturschutz und Reaktorsicherheit und, soweit es sich um Arzneimittel handelt, die zur Anwendung bei Tieren bestimmt sind, im Ein-

vernehmen mit dem Bundesminister für Ernährung, Landwirtschaft und Forsten.
(4) Vor Erlaß der Rechtsverordnung nach Absatz 1 bedarf es nicht der Anhörung von Sachverständigen und der Zustimmung des Bundesrates, soweit dies erforderlich ist, um Angaben zu Gegenanzeigen, Nebenwirkungen und Wechselwirkungen unverzüglich zu ändern und die Geltungsdauer der Rechtsverordnung auf längstens ein Jahr befristet ist. Die Frist kann bis zu einem weiteren Jahr einmal verlängert werden, wenn das Verfahren nach Absatz 1 innerhalb der Jahresfrist nicht abgeschlossen werden kann.

Diese Ermächtigung ermöglicht es, unter Wahrung der Anforderung an die Qualität, Wirksamkeit und Unbedenklichkeit Ausnahmen von der Zulassungspflicht zuzulassen.

Diese Ausnahmen sind dabei nicht auf die Handverkaufs-Arzneimittel der Apotheken beschränkt worden, sondern sie können auch für Fertigarzneimittel erlassen werden, die von industriellen Herstellern häufig und in identischer oder analoger Zusammensetzung in den Verkehr gebracht werden, wie zum Beispiel Generika, Blutzubereitungen, Dentalpräparate oder auch pflanzliche Arzneimittel.

Gemäß §25 Abs. 2 Nr. 8 AMG kann das BfArM sogar die Einzelzulassung für standardzugelassene Fertigarzneimittel versagen, soweit kein berechtigtes Interesse an einer Zulassung zu Exportzwecken glaubhaft gemacht werden kann.

Durch Art. 2§7 Abs. 3a AMNG wurde im Rahmen der 4. Änderung des Arzneimittelgesetzes vom 11. April 1990 den pharmazeutischen Herstellern die Möglichkeit eingeräumt, durch Änderung der Zusammensetzung eines fiktiv zugelassenen Arzneimittels („Altarzneimittels") dieses den Aufbereitungsergebnissen nach § 25 Abs. 7 Satz 1 AMG anzupassen. Häufig ist auch eine Anpassung der Zusammensetzung an eine bestehende Standardzulassung möglich, wodurch eine Nachzulassung überflüssig wird.

1.2 Arzneimittelauswahl und Verordnungsweg

Bei der Auswahl der Arzneimittel, die von der Pflicht zur Zulassung freigestellt werden sollen, muß dabei nach § 36 Abs. 2 AMG den berechtigten Interessen der Arzneimittelverbraucher, der Heilberufe und der pharmazeutischen Industrie Rechnung getragen werden. Dem ist der Gesetzgeber nachgekommen, indem er nach § 53 AMG einen Sachverständigenausschuß berufen hat, der bei der Erstellung von entsprechenden Prioritätslisten gehört wird.

§ 53 Anhörung von Sachverständigen
(1) Soweit nach § 36 Abs. 1, § 45 Abs. 1 und § 46 Abs. 1 vor Erlaß von Rechtsverordnungen Sachverständige anzuhören sind, errichtet hierzu der Bundesminister durch Rechtsverordnung ohne Zustimmung des Bundesrates einen Sachverständigen-Ausschuß. Dem Ausschuß sollen Sachverständige aus der medizinischen und pharmazeutischen Wissenschaft, den Krankenhäusern, den Heilberufen, den

beteiligten Wirtschaftskreisen und den Sozialversicherungsträgern angehören. In der Rechtsverordnung kann das Nähere über die Zusammensetzung, die Berufung der Mitglieder und das Verfahren des Ausschusses bestimmt werden.

Dieser Ausschuß setzt sich wie folgt zusammen:
- 3 Hochschullehrer der Pharmakologie, davon einer aus dem Fach Veterinärmedizin,
- 2 Hochschullehrer der Pharmazie,
- 1 Vertreter der Deutschen Krankenhausgesellschaft,
- 1 Vertreter der Krankenhausapotheker,
- 1 Vertreter der Arzneimittelkommission der Deutschen Ärzteschaft,
- 1 Arzt für Allgemeinmedizin,
- 1 Zahnarzt,
- 1 Tierarzt,
- 1 Heilpraktiker,
- 3 Vertreter der pharmazeutischen Industrie, davon einer für die veterinär-pharmazeutische Industrie,
- 1 Vertreter der Apothekerschaft,
- 1 Vertreter der Reformwaren-Hersteller,
- 1 Vertreter des Einzelhandels außerhalb der Apotheken,
- 1 Vertreter der Arbeitsgemeinschaft der Verbraucher,
- 1 Vertreter der Gewerkschaften, sowie
- 2 Vertreter der Sozialversicherungsträger.

Dem Sachverständigen-Ausschuß gehören folgende Damen und Herren als Mitglieder oder deren Stellvertreter an:

Mitglieder des Sachverständigenausschusses für Standardzulassung Stand: 1. April 2000

Mitglieder	Stellvertretende Mitglieder:
Auterhof, G.; Frankfurt/M.	Ammer, H.; München
Braun, R.; Eschborn	Braunewell, H.; Oberursel
Eberwein, B.; Bonn	Breithaupt, H.; Gießen
Eger, K.; Leipzig	Eckert-Lill, Ch.; Eschborn
Eschenhagen, Th.; Erlangen	Faust, G.; Mainz
Fink, H.; Berlin	Franz, G.; Regensburg
Galle-Hoffmann, U.; Bonn	Glaeske, G.; Bremen
Geißlinger, G.; Frankfurt/M.	Happel, J.; München
Greiser, E.; Bremen	Kaesbach, W.; Essen
Kietzmann, M.; Hannover	Keipert, S.; Berlin
König, B.; Mainz	Kimmel, U.; Frankfurt/M.
Krey, N.; Leverkusen	Küllenberg, B.; Berlin
Maschinski, G.; München	Löscher, W.; Hannover
Mielck, J. B.; Hamburg	Lüttgen, W.; Düren
Oppel, P. J.; Andernach	Nahnhauer, A.; Bergisch-Gladbach
Prügner, W.; München	Ohem, N.; Frankfurt/O.
Rahn, K. H.; Münster	Pfeffer, H.; Hamburg
Rostalski, B.; Siegburg	Roots, J.; Berlin
Schwarz, Th.; Berlin	Simon, J.; Berlin
Walger, M.; Berlin	Throm, S.; Berlin
Wieken, K.; Köln	Verspohl, E.; Münster
Zeh, D.; Bruckmühl	Weishase, R.; Bernburg

Die Vorschlagslisten, die von den interessierten Verbänden beim BGA eingereicht werden, werden aufbereitet dem Sachverständigenausschuß zugeleitet (Abb. 1).

Wichtige Auswahlkriterien für die Erstellung von Prioritätslisten waren bisher
- kein gewerblicher Rechtsschutz einschließlich Patentschutz,
- erwiesene Wirksamkeit,
- größere Zahl von pharmazeutischen Unternehmern (Apotheken), die das entsprechende Arzneimittel in den Verkehr bringen,
- Herstellung in Apotheken und Krankenhausapotheken,
- Freiverkäuflichkeit,
- relativ einfache Galenik,
- bekannte Analytik,
- Monowirkstoff-Arzneimittel.

Die Reihenfolge der Kriterien stellt dabei keine Wichtung dar. Gesichtspunkte wie Umsatzstärke, Verschreibungshäufigkeit oder Bedarf spielten bei der Auswahl bewußt keine Rolle.

Für die zur Freistellung nach § 36 AMG ausgewählten Arzneimittel erstellt das BfArM, teilweise in Zusammenarbeit mit externen Arbeitsgruppen Monographien, die durch Publikation in der Fachpresse der Öffentlichkeit zur Stellungnahme vorgelegt werden. Nach Berücksichtigung berechtigter Änderungsvorschläge werden die revidierten Monographien dem Sachverständigenausschuß zur Schlußstellungnahme zugeleitet. Die Monographien werden anschließend dem Bundesminister für Gesundheit (BMG) zur Erstellung eines Verordnungs-Entwurfs vorgelegt, der sowohl verschiedenen Ministerien, die durch die Verordnung tangiert sein können, als auch den Ländern und den Verbänden zur abschließenden Stellungnahme zugeleitet wird. Nach Zustimmung des Bundesrates zur Schlußfassung kann das Arzneimittel schließlich durch Rechtsverordnung durch den BMG von der Zulassung freigestellt werden. Die entsprechende Monographie wird anschließend im Bundesgesetzblatt veröffentlicht. Als

```
                    Verbände
                       │
                    Vorschläge
                       ↓
                    BfArM
                       ↓
              Sachverständigenausschuß
                       │
                    Prioritäten
                       ↓
                    BfArM ←──────────→ Arbeitsgruppen
                       ↓
                 Monographien ←──────→ Fachöffentlichkeit
                       ↓
              Revidierte Monographien
                       ↓
              Sachverständigenausschuß
                       ↓
Bundesministerien ←──→ BMG ←──────────→ Länder/Verbände
                       ↓
                    Bundesrat
                       ↓
                    Verordnung
```

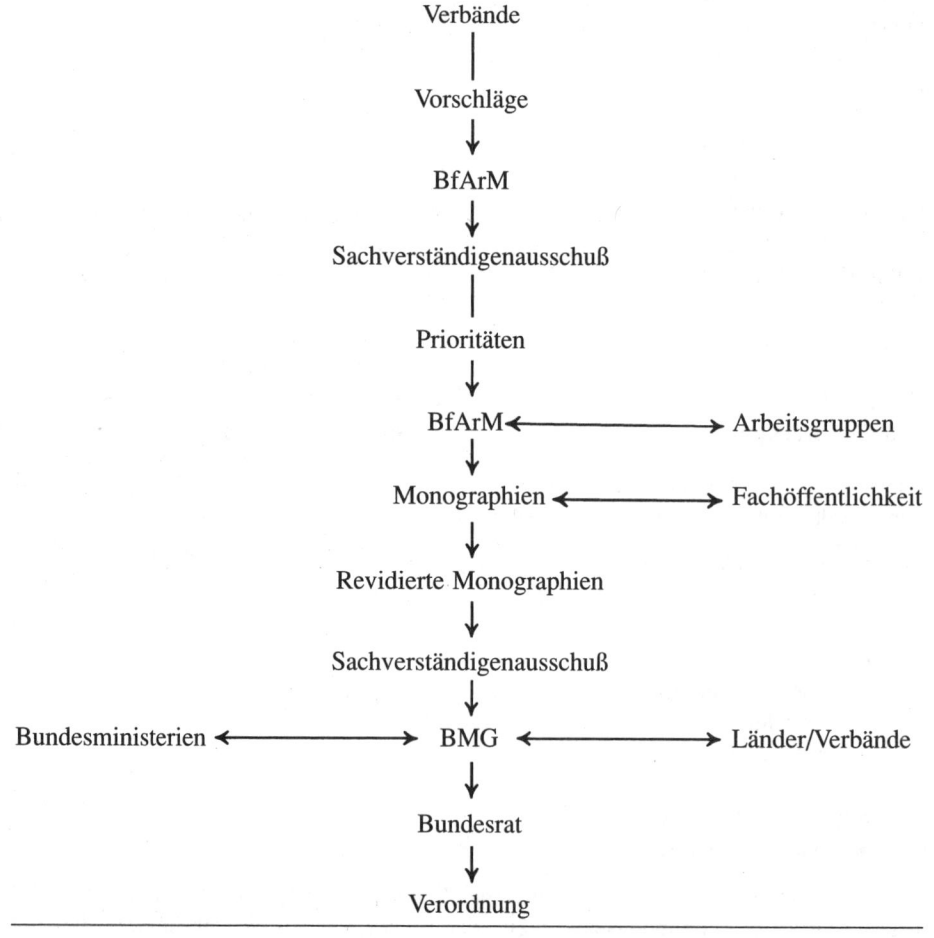

Abb. 1: Ablaufschema für das Zustandekommen einer „Standardzulassung"

Zeitbedarf muß für diesen Verordnungsweg eine Frist von etwa zwei Jahren angesehen werden, nachdem die ersten Freistellungen den Verordnungsweg passiert haben.

Die Standardzulassung entspricht somit den materiellen Anforderungen einer Zulassung. Die Verordnung nach § 36 AMG stellt den pharmazeutischen Unternehmer zwar von der formellen Zulassung nach § 21 AMG frei, aber ein entsprechendes Arzneimittel darf nur in den Verkehr gebracht werden, wenn es den Anforderungen der Standardzulassungsmonographie entspricht und insbesondere die behördlichen Forderungen an die Qualität erfüllt. Die Standardzulassung ist daher als ein standardisiertes Zulassungsverfahren im materiellen Sinn zu verstehen.

2 Monographieaufbau

Durch die Form der Standardzulassungsmonographie soll gewährleistet werden, daß die freigestellten Arzneimittel zum Schutz der Gesundheit von Mensch und Tier bezüglich der qualitativen und quantitativen Merkmale eine gleichbleibende Qualität bieten. Außerdem wird die Kennzeichnung des Arzneimittels nach § 10 AMG und der Inhalt der Packungsbeilage (Gebrauchsinformation) gemäß § 11 AMG und soweit erforderlich der Fachinformation gemäß § 11 a AMG durch die Monographie bestimmt. Dabei müssen die Monographien dem Aufbau nach dem gesetzlich geregelten Zulassungsverfahren angepaßt sein und können weniger einer Arzneibuchmonographie entsprechen, da das Arzneibuch nur Stoffe, aber keine Fertigarzneimittel kennt. Dies bedeutet, daß zum Beispiel eine Arzneibuch-Monographie für einen Stoff oder für eine Zubereitung, die in der Apotheke in unveränderter Form als Handverkaufs-Arzneimittel Verwendung finden, so ergänzt werden muß, daß den Anforderungen von § 22 AMG, der die Art der Zulassungsunterlagen bestimmt, entsprochen wird. So muß der pharmazeutische Teil zuzügliche Angaben zumindest über das Behältnis und die Haltbarkeit enthalten. Der Aufbau des pharmazeutischen Teils einer Monographie richtet sich somit stark nach der Art des jeweiligen Arzneimittels in Abhängigkeit davon, ob es sich um einen Einzelstoff oder eine Zubereitung, aufgeführt im Arzneibuch oder nicht, oder um ein nach einem bestimmten Herstellungsverfahren zusammengesetztes Arzneimittel handelt. Dies soll an einem allgemeinen Beispiel erläutert werden (Abb. 2).

2.1 Pharmazeutischer Monographieteil

Grundkonzept		Falls im Arzneibuch aufgeführt	
		Aufführung	Keine Aufführung
1	Bezeichnung des Fertigarzneimittels	+	+
2	Darreichungsform	+	+
3	Zusammensetzung	–	–
4	Herstellungsvorschrift	–	–
5	Inprozeß-Kontrollen	–	–
6	Eigenschaften und Prüfungen	–	+
6.1	Ausgangsstoffe	–	+
	Eigenschaften, Identität, Reinheit, Gehalt		
6.2	Fertigarzneimittel	–	+
	Aussehen und Eigenschaften,		
	Identität, Reinheit, Gehalt		
7	Behältnis	+	+
8	Haltbarkeit	+	+

Abb. 2: Aufbau des pharmazeutischen Teils einer Monographie

Eine vollständige Monographie enthält maximal Angaben zu den Punkten 1 bis 8. Dadurch sind die Qualitätsmerkmale eines Fertigarzneimittels charakterisiert. Bei einem Stoff, einer Droge oder einer Zubereitung, die im Arzneibuch aufgeführt sind, enthalten die Monographien nur Angaben zu den Punkten 1, 2, 7 und soweit erforderlich zu Punkt 8. Die anderen Punkte sind entweder nicht zutreffend oder bereits im Arzneibuch festgelegt. So schreibt zum Beispiel das Arzneibuch bei der Alkoholischen Jodlösung die Zusammensetzung, die Herstellungsvorschrift sowie die Prüfung auf Identität, Reinheit und Gehalt vor, was solche Angaben als Wiederholung in einer Standardzulassungsmonographie überflüssig macht. Soll ein Stoff, zum Beispiel eine Droge oder auch eine chemisch definierte Substanz, als Fertigarzneimittel in den Verkehr gebracht werden, die nicht im Arzneibuch aufgeführt sind, so muß die Standardzulassungsmonographie unter Punkt 6 eine arzneibuchähnliche Teilmonographie enthalten, durch die das fragliche Arzneimittel hinsichtlich seiner chemisch-physikalischen Eigenschaften sowie durch Angabe von Methoden zur Prüfung auf Identität, Reinheit und des Gehaltes eindeutig beschrieben ist.

Nachfolgend sollen die einzelnen Punkte des pharmazeutischen Teils einer Standardzulassungsmonographie kurz erläutert werden.

- **ad 1   Bezeichnung des Fertigarzneimittels** (Abb. 2)

Die Bezeichnung des Fertigarzneimittels wurde, wenn immer nur möglich, so gewählt, daß aus ihr der wirksame Bestandteil des Fertigarzneimittels, seine Konzentration oder Menge in der Darreichungsform und die Art der Darreichungsform hervorgeht. Die Bezeichnung des wirksamen Bestandteils entspricht der Bezeichnungsverordnung nach § 10 Abs. 6 Nr. 1 AMG. Handelt es sich um Stoffe, die im Arzneibuch aufgeführt sind, so wurden grundsätzlich die dort verwendeten deutschen Namen gewählt.

- **ad 2   Darreichungsform** (Abb. 2)

Die angegebenen Darreichungsformen wurden den „Amtlichen Erläuterungen zum Antrag auf Zulassung eines Arzneimittels" des BfArM (1) entnommen.

- **ad 3   Zusammensetzung**

Bei zusammengesetzten Arzneimitteln wird hier die vollständige Zusammensetzung (qualitativ und quantitativ) angegeben. Es werden alle Bestandteile, Hilfsstoffe und wirksame Bestandteile nach Art und Menge aufgeführt, die das Arzneimittel nach der Endfertigung der Darreichungsform tatsächlich enthält. Als Bezugsmenge für die Angaben der Zusammensetzung dienen angemessene Gewichts- oder Volumenmengen wie sie in therapeutischen Dosen vorliegen. Auf die Angabe einer chargenbezogenen Herstellungsformel,

---

(1) Herausgegeben vom Bundesinstitut für Arzneimittel und Medizinprodukte (BfArM)
    Vertrieb durch Bundesanzeiger Verlagsges. mbH, Köln

wie es im Einzelzulassungsverfahren üblich ist, wurde bei der Standardzulassung bewußt verzichtet, um dem pharmazeutischen Unternehmer einen Spielraum einzuräumen, den er gemäß seinen Bedürfnissen nutzen kann.

Die Bezeichnung der Bestandteile entspricht der Bezeichnungsverordnung nach §10 Abs. 6 AMG (siehe Synonymverzeichnis zum Arzneibuch).

Ist ein Bestandteil nicht in dieser Verordnung aufgeführt, so werden Kurzbezeichnungen gewählt, die von der Weltgesundheitsorganisation (WHO) empfohlen worden sind (International Nonproprietary Names, INN). Darüber hinaus werden auch, falls erforderlich, andere gebräuchliche, wissenschaftliche Bezeichnungen benutzt, wie sie zum Beispiel im Arzneibuch gelten oder entsprechend den Regeln der Nomenklaturkommission der International Union of Biochemistry (IUB). Die Mengenangabe erfolgt in Maßeinheiten entsprechend den Allgemeinen Vorschriften des Arzneibuches (Ph. Eur.).

- **ad 4 Herstellungsvorschrift** (Abb. 2)

Das Herstellungsverfahren wird, wo erforderlich, in seinen wesentlichen Schritten beschrieben. Dabei beschränken sich die Aussagen auf die qualitätsbestimmenden Herstellungsschritte, wie sie zur Erteilung der notwendigen Qualität des Endproduktes erforderlich sind. Keine Aussagen werden gemacht zu Maßnahmen, die zur Erzielung einer guten Reproduktion der Qualität dienen. Gedacht ist hier an die Beachtung von Regeln, die unabhängig von der Art des jeweiligen Arzneimittels die Bedingungen des Herstellungsvorganges bestimmen, wie Anforderungen an die Betriebsräume, den Maschinenpark, das Personal sowie die Lagerung von Ausgangsstoffen, Zwischenprodukten und Fertigarzneimitteln. Grundlage für diesen Teil der Arzneimittelherstellung sind vor allem die Grundregeln der Weltgesundheitsorganisation für die Herstellung von Arzneimitteln und die Sicherung ihrer Qualität (GMP-Richtlinien 1975; Bundesanzeiger Nr. 1 vom 3. Januar 1978) sowie die verschiedenen Richtlinien und Grundregeln der Pharmazeutischen Inspektions-Convention (PIC).
Auf die Beachtung solcher international anerkannter Regeln wird in der Amtlichen Begründung der ersten Verordnung von Standardzulassungen ausdrücklich hingewiesen Aufgrund ihres allgemeinen Charakters können sie nicht Bestandteil einer speziellen Arzneimittelmonographie für eine Standardzulassung oder auch nicht von Prüfungsunterlagen eines Antrages auf Einzelzulassung sein. Die Kontrolle der Beachtung und Einhaltung solcher Grundregeln obliegt vielmehr den Überwachungsbehörden der Länder.

- **ad 5 Inprozeß-Kontrollen** (Abb. 2)

Durch die Inprozeß-Kontrollen mit Beschreibung der Kontrollmethoden sowie Angaben der Grenzwerte wird die Herstellungsvorschrift ergänzt. Werden im Arzneibuch beschriebene Methoden verwendet, so wird lediglich auf diese verwiesen.

- **ad 6 Eigenschaften und Prüfung** (Abb. 2)
- **6.1 Ausgangsstoffe** (Abb. 2)

Für die Qualität eines Arzneimittels ist es von großer Wichtigkeit, daß eine gleichmäßige Beschaffenheit der Ausgangsstoffe bezüglich Identität, Reinheit, Gehalt sowie ihrer chemischen und physikalischen Eigenschaften gewährleistet ist.

Bei Stoffen, die im Arzneibuch aufgeführt sind, ist diese Forderung allgemein durch die entsprechenden Angaben in der Arzneibuchmonographie erfüllt. Folglich werden solche Stoffe nicht mehr beschrieben. Es können jedoch noch Zusatzforderungen aufgeführt sein, die durch die Art der Anwendung des Arzneimittels notwendig sind. In solchen Fällen wird in den Monographien an den entsprechenden Stellen in den Erläuterungen darauf hingewiesen.

Bei Stoffen dagegen, die nicht im Arzneibuch aufgeführt sind, enthält die Standardzulassungsmonographie für diesen Stoff eine Teilmonographie, in der die Eigenschaften, Prüfungen auf Identität und Reinheit sowie eine Gehaltsbestimmung genau beschrieben sind. Da es sich bei den Standardzulassungsmonographien um Verordnungen handelt, muß ein Verweis auf andere Pharmakopöen oder Monographiesammlungen, wie es im Einzelzulassungsverfahren üblich ist, als bedenklich angesehen werden. Es wäre einmal nur eine statische Zitierweise, wie zum Beispiel USPXX, möglich, was bei Fortschreibung der entsprechenden Monographiesammlung bezüglich der Verfügbarkeit des Werkes Probleme bereiten kann. Zum anderen kann kein fremdsprachiger Text Teil einer deutschen Verordnung sein. Ausnahmen von dieser Regelung sind in Zukunft daher nur für allgemeinzugängliche deutsche Monographiesammlungen (z. B. Deutscher Arzneimittel Codex, DAC) denkbar.

- **6.2 Fertigarzneimittel** (Abb. 2)

Die Kontrolle des Fertigarzneimittels beinhaltet die Überprüfung der allgemeinen Merkmale der jeweiligen Darreichungsform, des Aussehens und der Eigenschaften. Dabei wird die Überprüfung von im Arzneibuch beschriebenen charakteristischen Merkmalen der jeweiligen Darreichungsform nicht mehr erwähnt, da solche Untersuchungen vorgeschrieben sind. Es können aber Zusatzprüfungen aufgenommen werden, falls dies nach dem Stand der Wissenschaft erforderlich ist. In diesen Fällen wird in den Erläuterungen zu den einzelnen Monographien darauf hingewiesen.

Weiterhin werden Methoden zur Prüfung auf Identität sowie zur Gehaltsbestimmung der wirksamen Bestandteile angegeben. Diese Methoden sind dabei nicht immer identisch mit den bei der Charakterisierung der Ausgangsstoffe verwendeten Methoden. So können die Identitätsprüfungen beim Fertigprodukt häufig auf eine Methode eingeschränkt werden, wenn sie entsprechend spezifisch ist. Außerdem wird teilweise auch eine andere Methode zur Gehaltsbestimmung verwendet, wenn die beim Ausgangsstoff benutzte Methode beim Fertigarzneimittel nicht eingesetzt werden kann. Von den nichtwirksamen Bestandteilen (Hilfsstoffe) wird nur bei Farbstoffen und Konservierungsmitteln auf Identität geprüft und beim Konservierungsmittel zuzüglich der obere Grenzwert bestimmt. Siehe auch die Erläuterungen Punkt 2, 3 und 7 der Allgemeinen Bestimmungen.

Durch die Prüfung auf Reinheit sollen zum Beispiel Verunreinigungen durch den Herstellungsvorgang erfaßt werden. Darunter sind auch herstellungsbedingte Abbauprodukte sowie zum Teil mikrobiologische Kontamination zu verstehen. Reinheitsprüfungen wie sie bei den Ausgangsstoffen verlangt werden, werden hier in der Regel nicht wiederholt.

- **ad 7 Behältnis** (Abb. 2)

Die in den Monographien angegebenen Behältnisse sind allgemein gekoppelt mit den Aussagen zur Haltbarkeit. In der Regel werden Behältnisse aus Glas vorgeschrieben. Die Glasqualität hat den Anforderungen des Arzneibuchs zu entsprechen. Bezüglich weiterer Erläuterungen siehe Punkt 4 der Allgemeinen Bestimmungen.

- **ad 8 Haltbarkeit** (Abb. 2)

Zu diesem Punkt werden nur Angaben gemacht, wenn die Dauer der Haltbarkeit weniger als 3 Jahre beträgt. Bei zeitlich limitierten Angaben zur Haltbarkeit handelt es sich um zur Zeit verfügbare Daten aufgrund laufender Untersuchungen, die bei Verwendung der unter Punkt 7 beschriebenen Behältnisse erhalten wurden. Die Aussagen zur Haltbarkeit beruhen beim quantitativen Nachweis der wirksamen Bestandteile auf Ergebnissen, die mit trennenden Methoden gewonnen wurden, um sicherzugehen, daß nur der wirksame Bestandteil und nicht auch seine Zersetzungsprodukte erfaßt werden. Eine organoleptische Prüfung war ebenfalls Bestandteil der Prüfung auf Haltbarkeit. Bezüglich weiterer Erläuterungen siehe Punkt 4 der allgemeinen Bestimmungen.

2.2 Kennzeichnung des Fertigarzneimittels

Ein Fertigarzneimittel darf im Geltungsbereich des AMG 76 nur in den Verkehr gebracht werden, wenn auf dem Behältnis und, soweit verwendet, auf der äußeren Umhüllung bestimmte nach § 10 AMG vorgeschriebene Angaben enthalten sind.

> § 10   Kennzeichnung der Fertigarzneimittel
>
> (1) Fertigarzneimittel, die Arzneimittel im Sinne des § 2 Abs. 1 oder Abs. 2 Nr. 1 sind, dürfen im Geltungsbereich dieses Gesetzes nur in den Verkehr gebracht werden, wenn auf den Behältnissen und, soweit verwendet, auf den äußeren Umhüllungen in gut lesbarer Schrift, allgemeinverständlich in deutscher Sprache und auf dauerhafte Weise angegeben sind
>
> 1. der Name oder die Firma und die Anschrift des pharmazeutischen Unternehmers,
> 2. die Bezeichnung des Arzneimittels, sofern das Arzneimittel unter gleicher Bezeichnung in mehreren Darreichungsformen oder Stärken in den Verkehr gebracht wird, muß dieser Bezeichnung die Angabe der Darreichungsform, der Stärke oder der Personengruppe, für die das Arzneimittel bestimmt ist, folgen, es sei denn, daß diese Angabe bereits in der Bezeichnung enthalten ist,
> 3. die Zulassungsnummer mit der Abkürzung „Zul.-Nr.",
> 4. die Chargenbezeichnung, soweit das Arzneimittel in Chargen in den Verkehr gebracht wird, mit der Abkürzung „Ch.-B.", soweit es nicht in Chargen in den Verkehr gebracht werden kann, das Herstellungsdatum,
> 5. die Darreichungsform,
> 6. der Inhalt nach Gewicht, Rauminhalt oder Stückzahl,
> 7. die Art der Anwendung,
> 8. die arzneilich wirksamen Bestandteile nach Art und Menge und weitere Bestandteile nach der Art, soweit dies durch Auflage der zuständigen Bundesoberbehörde nach § 28 Abs. 2 Nr. 1 angeordnet oder durch Rechtsverordnung nach § 12 Abs. 1 Nr. 4 oder nach § 36 Abs. 1 vorgeschrieben ist; bei Arzneimitteln zur parenteralen oder zur topischen Anwendung, einschließlich der Anwendung am Auge, alle Bestandteile nach der Art,

8a. bei gentechnologisch gewonnenen Arzneimitteln der Wirkstoff und die Bezeichnung des bei der Herstellung verwendeten gentechnisch veränderten Mikroorganismus oder die Zellinie,
9. das Verfallsdatum mit dem Hinweis „verwendbar bis",
10. bei Arzneimitteln, die nur auf ärztliche, zahnärztliche oder tierärztliche Verschreibung abgegeben werden dürfen, der Hinweis „Verschreibungspflichtig", bei sonstigen Arzneimitteln, die nur in Apotheken an Verbraucher abgegeben werden dürfen, der Hinweis „Apothekenpflichtig",
11. bei Mustern der Hinweis „Unverkäufliches Muster",
12. der Hinweis, daß Arzneimittel unzugänglich für Kinder aufbewahrt werden sollen, es sei denn, es handelt sich um Heilwässer,
13. soweit erforderlich besondere Vorsichtsmaßnahmen für die Beseitigung von nicht verwendeten Arzneimitteln oder sonstige besondere Vorsichtsmaßnahmen, um Gefahren für die Umwelt zu vermeiden.

Sofern die Angaben nach Satz 1 zusätzlich in einer anderen Sprache wiedergegeben werden, müssen in dieser Sprache die gleichen Angaben gemacht werden. Weitere Angaben sind zulässig, soweit sie mit der Verwendung des Arzneimittels in Zusammenhang stehen, für die gesundheitliche Aufklärung wichtig sind und den Angaben nach § 11a nicht widersprechen.

(1a) Bei Arzneimitteln, die nur einen arzneilich wirksamen Bestandteil enthalten, muß der Angabe nach Absatz 1 Nr. 2 die Bezeichnung dieses Bestandteils mit dem Hinweis „Wirkstoff" folgen; dies gilt nicht, wenn in der Angabe nach Abs. 1 Nr. 2 die Bezeichnung des arzneilich wirksamen Bestandteils nach Abs. 1 Nr. 8 enthalten ist.

(2) Es sind ferner Warnhinweise, für die Verbraucher bestimmte Aufbewahrungshinweise und für die Fachkreise bestimmte Lagerhinweise anzugeben, soweit dies nach dem jeweiligen Stand der wissenschaftlichen Erkenntnisse erforderlich oder durch Auflagen der zuständigen Bundesoberbehörde nach § 28 Abs. 2 Nr. 1 angeordnet oder durch Rechtsverordnung vorgeschrieben ist.

(3) Bei Sera ist auch die Art des Lebewesens, aus dem sie gewonnen sind, bei Virusimpfstoffen das Wirtssystem, das zur Virusvermehrung gedient hat, anzugeben.

(4) Bei Arzneimitteln, die in das Register für homöopathische Arzneimittel eingetragen sind, muß bei der Bezeichnung nach Absatz 1 Satz 1 Nr. 2 der Hinweis „Homöopathisches Arzneimittel" angegeben werden. An die Stelle der Angaben nach Absatz 1 Satz 1 Nr. 3 tritt die Registernummer mit der Abkürzung „Reg.-Nr.". Angaben über Anwendungsgebiete dürfen nicht gemacht werden. Es ist die Angabe „Registriertes homöopathisches Arzneimittel, daher ohne Angabe einer therapeutischen Indikation" und bei Arzneimitteln, die zur Anwendung bei Menschen bestimmt sind, der Hinweis an den Anwender, bei während der Anwendung des Arzneimittels fortdauernden Krankheitssymptomen medizinischen Rat einzuholen, aufzunehmen. Die Angaben nach Absatz 1 Satz 1 Nr. 12 und 13 können entfallen. Die Sätze 1 und 3 bis 5 gelten entsprechend für Arzneimittel, die nach § 38 Abs. 1 Satz 3 von der Registrierung freigestellt sind. Arzneimittel, die nach einer homöopathischen Verfahrenstechnik hergestellt und nach § 25 zugelassen sind, sind mit einem Hinweis auf die homöopathische Beschaffenheit zu kennzeichnen.

(5) Bei Arzneimitteln, die zur Anwendung bei Tieren bestimmt sind, ist ferner anzugeben:
1. der Hinweis „Für Tiere" und die Tierart, bei der das Arzneimittel angewendet werden soll.

2. die Wartezeit, soweit es sich um Arzneimittel handelt, die zur Anwendung bei Tieren bestimmt sind, die der Gewinnung von Lebensmitteln dienen; ist die Einhaltung einer Wartezeit nicht erforderlich, so ist dies anzugeben,
3. der Hinweis „Nicht bei Tieren anwenden, die der Gewinnung von Lebensmitteln dienen", soweit die Arzneimittel ausschließlich zur Anwendung bei Tieren bestimmt sind, die nicht der Gewinnung von Lebensmitteln dienen,
3a der Hinweis „Nur durch den Tierarzt selbst anzuwenden", soweit dies durch Rechtsverordnung nach § 56a Abs. 3 Nr. 2 vorgeschrieben ist,
4. bei Arzneimittel-Vormischungen der Hinweis „Arzneimittel-Vormischung".
In der Angabe nach Absatz 1 Satz 1 Nr. 2 ist anstelle der Personengruppen die Tierart anzugeben. Abweichend von Absatz 1 Satz 1 Nr. 8 sind die wirksamen Bestandteile nach Art und Menge anzugeben.

(6) Für die Bezeichnung der Bestandteile gilt folgendes:
1. Zur Bezeichnung der Art sind die internationalen Kurzbezeichnungen der Weltgesundheitsorganisation oder, soweit solche nicht vorhanden sind, gebräuchliche wissenschaftliche Bezeichnungen zu verwenden. Der Bundesminister wird ermächtigt, durch Rechtsverordnung ohne Zustimmung des Bundesrates die einzelnen Bezeichnungen zu bestimmen.
2. Zur Bezeichnung der Menge sind Maßeinheiten zu verwenden; sind biologische Einheiten oder andere Angaben zur Wertigkeit wissenschaftlich gebräuchlich, so sind diese zu verwenden.

(7) Das Verfalldatum ist mit Monat und Jahr anzugeben.

(8) Durchdrückpackungen sind mit dem Namen oder der Firma des pharmazeutischen Unternehmers, der Bezeichnung des Arzneimittels, der Chargenbezeichnung und dem Verfalldatum zu versehen. Auf die Angaben von Namen und Firma eines Parallelimporteurs kann verzichtet werden. Bei Behältnissen von nicht mehr als zehn Millimeter Rauminhalt und bei Ampullen, die nur eine einzige Gebrauchseinheit erhalten, brauchen die Angaben nach den Abs. 1 bis 5 nur auf den äußeren Umhüllungen gemacht zu werden; jedoch müssen sich auf den Behältnissen und Ampullen mindestens die Angaben nach Abs. 1 Nr. 2, 6, 4, 7, 9 sowie nach Abs. 3 und Abs. 5 Nr. 1 befinden; es können geeignete Abkürzungen verwendet werden.
Bei Frischplasmazubereitungen und Zubereitungen aus Blutzellen müssen mindestens die Angaben nach Absatz 1 Nr. 1 – 4, 6, 7 und 9 gemacht sowie die Blutgruppe und bei Zubereitungen aus roten Blutkörperchen zusätzlich die Rhesusformel angegeben werden.

(9) Bei den Angaben nach den Abs. 1 bis 5 dürfen im Verkehr mit Arzneimitteln übliche Abkürzungen verwendet werden. Die Firma nach Abs. 1 Nr. 1 darf abgekürzt werden, sofern das Unternehmen aus der Abkürzung allgemein erkennbar ist.

(10) Für Arzneimittel, die zur klinischen Prüfung oder zur Rückstandsprüfung bestimmt sind, finden Abs. 1 Nr. 1, 2 und 4 bis 7 sowie die Abs. 8 und 9, soweit sie sich hierauf beziehen, Anwendung. Arzneimittel, die zur klinischen Prüfung bestimmt sind, sind mit dem Hinweis „Zur klinischen Prüfung bestimmt", und Arzneimittel, die zur Rückstandsprüfung bestimmt sind, mit dem Hinweis „Zur Rückstandsprüfung bestimmt" zu versehen. Soweit zugelassene Arzneimittel nach Satz 2 den Hinweis „Zur klinischen Prüfung bestimmt" tragen müssen, sind sie unter Verzicht auf die zugelassene mit einer von der Zulassung abweichenden Bezeichnung zu versehen. Durchdrückpackungen sind mit der Bezeichnung und der Chargenbezeichnung zu versehen; die Sätze 2 und 3 finden Anwendung.

In den Monographien für Standardzulassungen sind unter der Rubrik Kennzeichnung regelmäßig nur Angaben zur Zulassungsnummer, zur Art der Anwendung sowie, falls erforderlich, Hinweise enthalten, da die übrigen Angaben zu § 10 Abs. 1 AMG entweder bereits im pharmazeutischen Teil der Monographie enthalten sind und folglich nicht wiederholt werden, oder durch den pharmazeutischen Unternehmer bestimmt werden. Infolge dessen sollen die nachfolgenden Erläuterungen die Erstellung einer fehlerfreien Kennzeichnung erleichtern.

Die Angaben müssen in „gut lesbarer Schrift" gemacht werden, das heißt, die Buchstaben müssen so groß sein, daß sie bei normaler Sehfähigkeit ohne Hilfsmittel gelesen werden können. Nach einem Beschluß des Bundesgerichtshofes vom 24. November 1988 (Az: I ZR 144/86, s. Dtsch. Apotheker Zeitung **129**, 150, 1989) müssen die Pflichtangaben eine Schrifthöhe von mindestens 6 Punkten (Versalhöhe von 1,59 mm) haben. Die Angaben sind so zu machen, daß sie innerhalb einer üblichen Zeit für Lagerung und Verbrauch nicht unleserlich werden. Eine nachträgliche Veränderung der Beschriftung darf nicht ohne sichtbare Beschädigung der Packung möglich sein.

Zu Absatz 1 Nr. 1

Wer ein Arzneimittel verantwortlich unter seinem Namen in den Verkehr bringt, ist nach § 4 Abs. 18 AMG pharmazeutischer Unternehmer. Dies kann eine Person oder auch eine Firma sein. Dabei ist es unerheblich, wer das Arzneimittel herstellt. Pharmazeutischer Unternehmer können der Hersteller aber auch ein Vertriebsunternehmer oder Importeur sein. Die Anschrift ist so anzugeben, daß eine normale Postzustellung möglich ist.

Zu Absatz 1 Nr. 2

Es ist die Bezeichnung aus dem pharmazeutischen Teil der Monographie zu übernehmen. Ist nur ein wirksamer Bestandteil enthalten, muß nach Abs. 1a der Angabe nach Abs. 1 Nr. 2 die Bezeichnung dieses Bestandteils mit dem Hinweis „Wirkstoff" erfolgen.

Zu Absatz 1 Nr. 3

Arzneimittel, die dem AMG 76 entsprechend in den Verkehr gebracht werden (Einzelzulassung und Standardzulassung), besitzen eine Zulassungsnummer, im Gegensatz zu den Arzneimitteln, die gemäß dem AMG 61 über eine Registriernummer verfügen. Die vom Bundesgesundheitsamt festgelegte Zulassungsnummer ist zusammen mit der Abkürzung „Zul.-Nr." zu verwenden.

Zu Absatz 1 Nr. 4

Nach § 4 Abs. 16 AMG ist eine Charge die jeweils in einem einheitlichen Herstellungsgang erzeugte Menge eines Arzneimittels. Die Chargen-Bezeichnung dient der Identifizierung der einzelnen Charge sowie zur Nachprüfung des Produktionsablaufs der Charge einschließlich der Kontrollen.
Für den Fall, daß ein Arzneimittel nicht chargenweise in den Verkehr gebracht wird, genügt der Aufdruck des Herstellungsdatums. Letzteres kann besonders für die Herstellung von Arzneimitteln in Apotheken und Krankenhausapotheken von Bedeutung sein.

Zu Absatz 1 Nr. 5

Es ist die diesbezügliche Angabe aus dem pharmazeutischen Teil der Monographie zu übernehmen.

Zu Absatz 1 Nr. 6
Bei der Angabe des Inhalts nach Gewicht, Rauminhalt oder Stückzahl sind nur solche Gewichte und Volumeneinheiten zu verwenden, die in den allgemeinen Bestimmungen und Erläuterungen des Arzneibuches angegeben sind. Die Maßeinheiten sollten stets der Größenordnung der Mengen angepaßt sein (nicht 1000 mg, sondern 1 g). Wird neben dem Behältnis noch eine äußere Umhüllung verwendet, so brauchen Angaben zum Inhalt nur auf der Umhüllung gemacht werden (siehe auch § 10 Abs. 8 AMG).

Gemäß dem offiziellen Text der Einführung zum AMG76 gehören zum richtigen Gebrauch von Arzneimitteln auch therapiegerechte Packungsgrößen. Zu große Packungen können zu schädlichem Zuvielverbrauch, aber auch, falls der überschießende Teil aufgehoben wird, zum Verderb von Arzneimitteln führen. Deshalb kann die Zulassungsbehörde den pharmazeutischen Unternehmer zum Inverkehrbringen therapiegerechter Packungsgrößen verpflichten (siehe § 28 Abs. 2 Nr. 4). In der Standardzulassung wird diese Forderung durch Punkt 8 der Allgemeinen Bestimmungen entsprochen. Auf konkrete Angaben von Packungsgrößen wurde in der Standardzulassung bisher bewußt verzichtet, um dem pharmazeutischen Unternehmer einen gewissen Spielraum einzuräumen. Dies kann zum Beispiel gerade bei der Verpackung von Arzneimitteln in Mehrdosenbehältnissen mit Hilfe von Verpackungsmaschinen erforderlich sein. Weiterhin sei für den Bereich der festen oralen Arzneiformen auf die „Empfehlung über therapiegerechte Packungsgrößen" vom 4. Februar 1980, zuletzt geändert am 8. April 1981, hingewiesen, wie sie zwischen der Arbeitsgemeinschaft der Berufsvertretungen Deutscher Apotheker (ABDA), der Kassenärztlichen Bundesvereinigung (KBV), den Spitzenverbänden der Gesetzlichen Krankenversicherungen (GKV) und dem Bundesverband der Pharmazeutischen Industrie e.V. (BPI) vertreten in Anlehnung an § 368p Abs. 1 Satz 2 RVO übereinstimmend beschlossen wurde.

Zu Absatz 1 Nr. 7

Die Angaben über die Art der Anwendung erfolgen entsprechend der in den „Amtlichen Erläuterungen zum Antrag auf Zulassung eines Arzneimittels" des BGA (1) aufgeführten Liste für die Bezeichnung der wesentlichen Anwendungsarten.

Zu Absatz 1 Nr. 8

Die Art der wirksamen Bestandteile ist der Zusammensetzung im pharmazeutischen Teil der Monographie zu entnehmen. Ist eine genaue Zusammensetzung nicht angegeben, kann die Art und Menge der wirksamen Bestandteile aus der Bezeichnung des Arzneimit-

---

(1) Herausgegeben vom Bundesgesundheitsamt, 1978
   Vertrieb durch Bundesanzeiger Verlagsges. mbH, Köln

tels entnommen werden. Bei der Angabe der Menge soll auf eine bestimmte Bezugsgröße abgestellt werden, das heißt bei abgefüllten Darreichungsformen jeweils auf ein Stück, im übrigen auf eine bestimmte Gewichts- oder Volumenmenge. Die Angaben zur Zusammensetzung können hier genutzt werden.

Handelt es sich bei dem Arzneimittel um einen nicht weiter bearbeiteten Stoff oder eine Zubereitung des Arzneibuches, so kann eine Angabe entfallen.

Zu Absatz 1 Nr. 9

Die Angabe eines Verfalldatums richtet sich nach der Aussage zur Haltbarkeit im pharmazeutischen Teil der Monographie. Ist danach die Angabe eines Verfalldatums erforderlich, so ist dieses gemäß § 10 Abs. 7 AMG mit Monat und Jahr anzugeben.

Zu Absatz 1 Nr. 12

Im Rahmen der 5. AMG-Novelle, die am 17. August 1994 in Kraft getreten ist, wurde dieser Hinweis von der Gebrauchsinformation auf die Verpackung übertragen.

Zu Absatz 1 Nr. 13

Altarzneimittel zählen nach der Auffassung des Umweltbundesamtes sowie der Umweltministerien des Bundes und der Länder zum Hausmüll. Bei bestimmten Arzneimitteln kann aber aus umwelttoxikologischen Gründen eine besondere Entsorgung erforderlich sein (z. B. Cytostatika). In diesen Fällen hat das Bundesinstitut für Arzneimittel und Medizinprodukte entsprechende Vorgaben zu machen. Bei Standardzulassungen muß der Verordnungsgeber die Vorsichtsmaßnahmen in den Standardzulassungsmonographien festlegen.

Hinweise

Die Angaben zum Verkehr sowie zur Lagerung des Arzneimittels sind wörtlich zu übernehmen.

2.3 Packungsbeilage

Ein Fertigarzneimittel darf im Geltungsbereich des AMG 76 nur mit einer Packungsbeilage in den Verkehr gebracht werden, die die Überschrift „Gebrauchsinformation" trägt. Sie muß die nach § 11 AMG vorgeschriebenen Angaben enthalten.

> § 11 Packungsbeilage
>
> (1) Fertigarzneimittel, die Arzneimittel im Sinne des § 2 Abs. 1 oder Abs. 2 Nr. 1 sind und nicht zur klinischen Prüfung oder zur Rückstandsprüfung bestimmt sind, dürfen im Geltungsbereich dieses Gesetzes nur mit einer Packungsbeilage in den Verkehr gebracht werden, die die Überschrift „Gebrauchsinformation" trägt sowie folgende Angaben in der nachstehenden Reihenfolge allgemeinverständlich in deutscher Sprache und in gut lesbarer Schrift enthalten muß:

1. die Bezeichnung des Arzneimittels; § 10 Abs. 1 Nr. 2, Abs. 1a und Abs. 10 Satz 3 findet entsprechende Anwendung,
2. die arzneilich wirksamen Bestandteile nach Art und Menge und die sonstigen Bestandteile nach der Art; § 10 Abs. 6 findet Anwendung,
3. die Darreichungsform und den Inhalt nach Gewicht, Rauminhalt oder Stückzahl,
4. die Stoff- oder Indikationsgruppe oder die Wirkungsweise,
5. den Namen oder die Firma und die Anschrift des pharmazeutischen Unternehmers sowie des Herstellers, der das Fertigarzneimittel für das Inverkehrbringen freigegeben hat.
6. die Anwendungsgebiete,
7. die Gegenanzeigen,
8. Vorsichtsmaßnahmen für die Anwendung, soweit diese nach dem jeweiligen Stand der wissenschaftlichen Erkenntnisse erforderlich sind,
9. Wechselwirkungen mit anderen Mitteln, soweit sie die Wirkung des Arzneimittels beeinflussen können,
10. Warnhinweise, insbesondere soweit dies durch Auflage der zuständigen Bundesoberbehörde nach § 28 Abs. 2 Nr. 2 angeordnet oder durch Rechtsverordnung vorgeschrieben ist,
11. die Dosierungsanleitung mit Art der Anwendung, Einzel- oder Tagesgaben und bei Arzneimitteln, die nur begrenzte Zeit angewendet werden sollen, Dauer der Anwendung,
12. Hinweise für den Fall der Überdosierung, der unterlassenen Einnahme oder Hinweise auf die Gefahr von unerwünschten Folgen des Absetzens, soweit erforderlich,
13. die Nebenwirkungen; zu ergreifende Gegenmaßnahmen sind, soweit dies nach dem jeweiligen Stand der wissenschaftlichen Erkenntnisse erforderlich ist, anzugeben; den Hinweis, daß der Patient aufgefordert werden soll, dem Arzt oder Apotheker jede Nebenwirkung mitzuteilen, die in der Packungsbeilage nicht aufgeführt ist,
14. den Hinweis, daß das Arzneimittel nach Ablauf des auf Behältnis und äußerer Umhüllung angegebenen Verfalldatums nicht mehr anzuwenden ist, und, soweit erforderlich, die Angabe der Haltbarkeit nach Öffnung des Behältnisses oder nach Herstellung der gebrauchsfertigen Zubereitung durch den Anwender und die Warnung vor bestimmten sichtbaren Anzeichen dafür, daß das Arzneimittel nicht mehr zu verwenden ist.
14a. bei Arzneimitteln aus humanem Blutplasma zur Fraktionierung die Angabe des Herkunftlandes des Blutplasmas,
15. das Datum der Fassung der Packungsbeilage.

Erläuternde Angaben zu den in Satz 1 genannten Begriffen sind zulässig. Sofern die Angaben nach Satz 1 in der Packungsbeilage zusätzlich in einer anderen Sprache wiedergegeben werden, müssen in dieser Sprache die gleichen Angaben gemacht werden. Satz 1 gilt nicht für Arzneimittel, die nach § 21 Abs. 2 Nr. 1 einer Zulassung nicht bedürfen. Weitere Angaben sind zulässig, soweit sie mit der Verwendung des Arzneimittels in Zusammenhang stehen, für die gesundheitliche Aufklärung wichtig sind und den Angaben nach § 11a nicht widersprechen. Bei den Angaben nach Satz 1 Nr. 7 bis 9 ist, soweit dies nach dem jeweiligen Stand der wissenschaftlichen Erkenntnisse erforderlich ist, auf die besondere Situation bestimmter Personengruppen, wie Kinder, Schwangere oder stillende Frauen, ältere Menschen oder Personen mit spezifischen Erkrankungen einzugehen; ferner sind, soweit erforderlich, mögliche

Auswirkungen der Anwendung auf die Fahrtüchtigkeit oder die Fähigkeit zur Bedienung bestimmter Maschinen anzugeben. Die Angaben nach Satz 1 Nr. 8 und 10 können zusammengefaßt werden.

(1a) Ein Muster der Packungsbeilage und geänderter Fassungen ist der zuständigen Bundesoberbehörde unverzüglich zu übersenden, soweit nicht das Arzneimittel von der Zulassung oder Registrierung freigestellt ist.

(2) Es sind ferner in der Packungsbeilage Hinweise auf Bestandteile, deren Kenntnis für eine wirksame und unbedenkliche Anwendung des Arzneimittels erforderlich ist, und für die Verbraucher bestimmte Aufbewahrungshinweise anzugeben, soweit dies nach dem jeweiligen Stand der wissenschaftlichen Erkenntnisse erforderlich oder durch Auflage der zuständigen Bundesoberbehörde nach § 28 Abs. 2 Nr. 2 angeordnet oder durch Rechtsverordnung vorgeschrieben ist.

(2a) Bei radioaktiven Arzneimitteln sind ferner die Vorsichtsmaßnahmen aufzuführen, die der Verwender und der Patient während der Zubereitung und Verabreichung des Arzneimittels zu ergreifen haben, sowie besondere Vorsichtsmaßnahmen für die Entsorgung des Transportbehälters und nicht verwendeter Arzneimittel.

(3) Bei Arzneimitteln, die in das Register für Homöopathische Arzneimittel eingetragen sind, muß bei der Bezeichnung nach Absatz 1 Satz 1 Nr. 1 der Hinweis „Homöopathisches Arzneimittel" angegeben werden. Angaben über Anwendungsgebiete dürfen nicht gemacht werden; an deren Stelle ist die Angabe „Registriertes homöopathisches Arzneimittel, daher ohne Angabe einer therapeutischen Indikation" und bei Arzneimitteln, die zur Anwendung bei Menschen bestimmt sind, der Hinweis an den Anwender, bei während der Anwendung des Arzneimittels fortdauernden Krankheitssymptomen medizinischen Rat einzuholen, aufzunehmen. Die Angaben nach Absatz 1 Satz 1 Nr. 4, 7, 9, 12, 13 und 15 können entfallen. Die Sätze 1 bis 3 gelten entsprechend für Arzneimittel, die nach § 38 Abs. 1 Satz 3 von der Registrierung freigestellt sind.

(3a) Bei Sera ist auch die Art des Lebewesens, aus dem sie gewonnen sind, bei Virusimpfstoffen das Wirtssystem, das zur Virusvermehrung gedient hat, anzugeben.

(4) Bei Arzneimitteln, die zur Anwendung bei Tieren bestimmt sind, müssen ferner folgende Angaben gemacht werden:

1. die Angaben nach § 10 Abs. 5,
2. bei Arzneimittel-Vormischungen Hinweise für die sachgerechte Herstellung der Fütterungsarzneimittel, die hierfür geeigneten Mischfuttermitteltypen und Herstellungsverfahren, die Wechselwirkungen mit nach Futtermittelrecht zugelassenen Zusatzstoffen sowie Angaben über die Dauer der Haltbarkeit für Fütterungsarzneimittel,
3. soweit dies nach dem jeweiligen Stand der wissenschaftlichen Erkenntnisse erforderlich ist, besondere Vorsichtsmaßnahmen für die Beseitigung von nicht verwendeten Arzneimitteln.

Abweichend von Absatz 1 Satz 1 Nr. 2 sind die wirksamen Bestandteile nach Art und Menge anzugeben. Die Angabe nach Absatz 1 Satz 1 Nr. 4 und die Angabe des Herstellers nach Absatz 1 Satz 1 Nr. 5 können entfallen. Der Hinweis nach Absatz 1 Satz 1 Nr. 13 ist mit der Maßgabe anzugeben, daß der Tierhalter zur Mitteilung der genannten Nebenwirkungen an den Tierarzt oder Apotheker aufgefordert werden soll.

(5) Können die nach Absatz 1 Nr. 7, 9 und 13 vorgeschriebenen Angaben nicht gemacht werden, so können sie entfallen. Werden auf der Packungsbeilage weitere

Angaben gemacht, so müssen sie von den Angaben nach den Absätzen 1 bis 4 deutlich abgesetzt und abgegrenzt sein.

(6) Die Packungsbeilage kann entfallen, wenn die nach den Absätzen 1 bis 4 vorgeschriebenen Angaben auf dem Behältnis oder auf der äußeren Umhüllung stehen. Absatz 5 findet entsprechende Anwendung.

Auch unter dieser Rubrik befinden sich in den Monographien nur Angaben, wenn sie nicht bereits an anderer Stelle ausgeführt wurden oder durch den pharmazeutischen Unternehmer bestimmt werden.

Die Packungsbeilage ist ein wichtiger Informationsträger für Verbraucher und soll einer sachgerechten Anwendung von Arzneimitteln dienen. Folglich müssen auch diese Angaben, hinsichtlich einer gut lesbaren Schrift, den bereits unter „Kennzeichnung" gemachten Forderungen entsprechen.

Durch die 5. AMG-Novelle, die am 17. August 1994 in Kraft getreten ist, wurde die Gebrauchsinformation völlig neu gestaltet. Sie richtet sich nun ausschließlich nur noch an den Verbraucher.
Dies bedingt für den strukturellen Aufbau der Standardzulassungsmonographien unter dem Abschnitt „Packungsbeilagen" eine generelle Überarbeitung durch den Verordnungsgeber. Gemäß den Übergangsbestimmungen soll dies innerhalb von zwei Jahren nach der Freistellung von der Einzelzulassung erfolgen. Diese Regelung ist nicht eindeutig, da viele Standardzulassungsmonographien erheblich älter sind und eine Verlängerung von der Freistellung der Einzelzulassung in zum Beispiel 5jährigen Abstand wie bei der Einzelzulassung nicht vorgesehen ist. Den Nutzern der Standardzulassung wird daher empfohlen, die Packungsbeilagen in der bisherigen Form weiter zu benutzen und auf eine Überarbeitung durch den Verordnungsgeber zu achten.
Hingewiesen sei auch auf die Bekanntmachung des BfArM „Bekanntmachung über die Zulassung und Registrierung und über die Verlängerung der Zulassung von Human-Arzneimitteln nach § 105 AMG (Empfehlung zur Gestaltung von Packungsbeilagen; BAnz. Nr. 161, S. 9242 vom 26. August 1994)." In dieser Bekanntmachung werden Empfehlungen für die patientenfreundliche Packungsbeilage gegeben.

2.4 Fachinformation

Nach § 11 AMG 76 muß ein pharmazeutischer Unternehmer (Apotheker) auch für apothekenpflichtige Standardzulassungen, die erstmals nach dem 1. Februar 1987 von der Zulassung freigestellt werden, auf Anforderung eine Gebrauchsinformation für Fachkreise (Fachinformation) zur Verfügung stellen. Diese Fachinformationen werden, wie die Monographien, durch das Bundesgesundheitsamt erstellt. Bis zur Festlegung dieser Fachinformation dürfen die Standardzulassungen auch ohne Vorliegen dieser Gebrauchsinformation für Fachkreise in den Verkehr gebracht werden.

Die Fachinformationen werden zukünftig Bestandteil der Standardzulassungs-Monographien sein. Sie sind Teil der Verordnung und dürfen textlich nicht verändert werden. Auch Ergänzungen sind nicht möglich.

3 Erläuterungen zur Herstellung von Standardzulassungen

Je nach Art des Arzneimittels – Art der Darreichungsform, Eigenschaften des/der wirksamen Bestandteile(s) – werden die Monographien mehr oder weniger detailliert formuliert. Forderungen, die bereits verbindlich sind, werden nicht noch einmal aufgeführt, wie z.B. die Vorschriften des Arzneibuches. Hierauf wurde in Teil B 2.1 bereits verschiedentlich eingegangen. Aber auch hinsichtlich der Angaben zur Zusammensetzung bzgl. der zu verwendenden Hilfsstoffe sowie der zu verwendenden Prüfmethoden beim Fertigarzneimittel werden die Monographien variabel gestaltet.

3.1 Allgemeine Einführung und Erläuterung der verschiedenen Monographieformen

Im Prinzip wurden zwei verschiedene Monographieformen entwickelt. Die erste Form enthält im pharmazeutischen Teil, in Übereinstimmung mit der Einzelzulassung, vollständige Angaben zu den Punkten 1–8 des pharmazeutischen Monographieteils (s. Abb. 2, Teil B 2.1). Dadurch sind die Qualitätsmerkmale eines Fertigarzneimittels ausreichend charakterisiert. Eine solche Monographieform wird immer dann gewählt, wenn es sich bei den Wirkstoffen um Problemsubstanzen, z..B. hinsichtlich der Stabilität oder der Bioverfügbarkeit, handelt.

Die zweite Monographieform dagegen kennt keine definitiven Angaben zur Zusammensetzung sowie zum Herstellungsvorgang und infolgedessen auch nicht zu Inprozeß-Kontrollen. Ebenso werden keine speziellen Bestimmungsmethoden beim Fertigarzneimittel aufgeführt. Allerdings wird der wirksame Bestandteil ausführlich monographisch beschrieben und es ist auch ein Katalog von Qualitätsmerkmalen für das Fertigprodukt vorhanden. Auf den ersten Blick ergeben sich bei dieser Monographie erhebliche Abweichungen zu den Gepflogenheiten im Einzelzulassungsverfahren. Aber nicht der Weg, der zu einem Ziel führt, ist von primärer Bedeutung, sondern das Erreichen des Ziels, d.h. ein Fertigprodukt mit einer notwendigen Qualität. Durch die Unterlagen bei der Einzelzulassung wird an einem Modell die beanspruchte Qualität der Ausgangsstoffe, des Fertigarzneimittels sowie des Herstellungsvorganges, der zum Fertigarzneimittel geführt hat, charakterisiert. Diese Unterlagen werden im BfArM auf Plausibilität geprüft. Maßnahmen, die der sicheren Reproduktion der Qualität dienen, sind gar nicht oder nur teilweise Bestandteile von Zulassungsunterlagen. Sowohl Art und Weise des Herstellungsvorganges als auch Maßnahmen zur Reproduktionstreue werden aber auch durch die interne Struktur des pharmazeutischen Unternehmers, wie die technologische und analytische Ausrüstung, die Qualifikation des Personals u.a. bestimmt. Diese z.T. Hersteller-bedingten Parameter haben Einfluß auf Art und Inhalt der dem Einzelzulassungsantrag beigefügten Unterlagen, die zur Beurteilung der den Fertigarzneimitteln zugeschriebenen Qualität notwendig sind.

Bei der Standardzulassung ist die Ausgangssituation aber eine andere. Hier ist das Ziel ein Fertigarzneimittel definierter Qualität, das von mehreren oder gar zahlreichen Herstellern mit den unterschiedlichsten Strukturen und damit den verschiedensten Möglichkeiten der Produktion vergleichbarer Qualität hergestellt wird. Somit resultieren andere Wege zur Sicherung der erforderlichen Qualität. Dabei wird ohne Ausnahme die Qualität der wirksamen Ausgangsstoffe monographisch beschrieben, wobei ausschließlich nur Vorschriften des Arzneibuches oder anderer, wissenschaftlich anerkannter Pharmakopöen und Monographiesammlungen herangezogen werden. Auf die Angaben von Hilfsstoffen und damit auch folglich der Herstellungsformel und der Herstellungsvorschrift wird, wenn es die Natur des wirksamen Bestandteils erlaubt, verzichtet. Dies erlaubt es dem jeweiligen Hersteller, betriebsinterne Vorgaben bei der Erarbeitung der Rezeptur zu berücksichtigen, um Arzneimittel vergleichbarer Qualität zu produzieren. So kann z. B. für die Exzentermaschine einer Krankenhausapotheke bzgl. des Verhältnisses der Hilfsstoffe eine andere Rezeptur erforderlich sein als für den Rundläufer eines industriellen Herstellers.

Unter Berücksichtigung solcher Aspekte ist die Angabe einer festen Rezeptur nicht unbedingt sinnvoll. Es kann sogar zum Nachteil der Qualität werden, wenn nach einer bestimmten Rezeptur gearbeitet werden muß und unter Umständen auf besondere Kontrollmaßnahmen verzichtet wird, im blinden Vertrauen auf eine vom Gesetzgeber monographierte Vorschrift.

Infolgedessen kann der gewählte Weg, die Wahl der Hilfsstoffe und damit die Art des Herstellungsprozesses dem Hersteller zu überlassen, als ausreichend sicher angesehen werden. Bereits in den Leitsätzen zu § 36 AMG wird darauf hingewiesen, daß im Rahmen der Standardzulassung nicht in jedem Fall eine punktuelle Fixierung der quantitativen Zusammensetzung erforderlich ist. Es liegt somit in der gesetzlichen Verantwortung des Herstellungs- und Kontrolleiters, solche Herstellungsverfahren und Prüfmethoden zu entwickeln, die geeignet sind, die beim Fertigarzneimittel beschriebenen Qualitätsmerkmale zu garantieren.

Um die Standardzulassung nun aber nicht zum Versuchsfeld für neue, noch wenig erprobte oder nur schlecht charakterisierte Hilfsstoffe werden zu lassen, wurden in die „Allgemeinen Bestimmungen" eine Reihe von Bedingungen aufgenommen (s. Teil A – Allgem. Best. Nr. 2).

Die Erfahrungen in der Einzelzulassung zeigen, daß die Qualität der überwiegenden Mehrheit aller eingesetzten Hilfsstoffe auf diese Weise erfaßt wird. Bei so definierten Hilfsstoffen genügt im Einzelzulassungsverfahren dann in der Regel ein Verweis auf solch eine Monographie.

Die Qualitätsmerkmale des Fertigarzneimittels werden bei der Standardzulassung im Gegensatz zur Einzelzulassung, wie schon erwähnt, nicht als Folge eines bestimmten Herstellungsprozesses beschrieben, sondern per Forderung festgelegt; dies geschieht unter Berücksichtigung der für den jeweiligen Arzneistoff bekannten Charakteristika. Dabei wird jedoch in den Monographien bei den verschiedenen Darreichungsformen nicht mehr auf vorhandene Arzneibuchvorschriften eingegangen, da deren Beachtung gesetzlich nach § 55 Abs. 8 AMG vorgeschrieben ist. Hierauf wird in der „Amtlichen Begründung" der ersten Verordnung für Standardzulassungen noch einmal ausdrücklich hingewiesen. So werden z. B. bei Tabletten oder Kapseln keine Angaben zur Gleichförmigkeit des Gewichts oder zur Zerfallszeit gemacht, da diese eben den Arzneibuchvorschriften entsprechen müssen. Es wird also in der Standardzulassungsmonographie eine Mindestforderung gestellt, deren Einhaltung eine angemessene Qualität sichert.

In Fällen, in denen die Vorschriften des Arzneibuches als nicht ausreichend angesehen werden müssen, werden weitere Forderungen mit Angabe der entsprechenden Prüfvorschriften in die Monographie aufgenommen. So lassen die Monographien z. B. bei niedrig dosierten Tabletten u. a. zuzüglich auf eine Gleichförmigkeit des Gehaltes (content uniformity) prüfen. Die Voraussetzungen für die Forderungen nach solch einer Prüfung sind die gleichen wie bei der Einzelzulassung. Weiterhin wird generell bei allen Problemstoffen bzgl. Löslichkeit oder der Biopharmazie eine Überprüfung der Wirkstofffreisetzung mit Angabe von Mindestwerten vorgeschrieben. Die jeweils zu verwendende Prüfmethode und das Auflösungsmedium werden genau definiert. Mögliche hilfsstoffbedingte Variabilitäten der Auflösungsgeschwindigkeit werden auf diese Art auf ein therapeutisch vertretbares Maß reduziert. In keinem Fall wird in der Standardzulassung bei problematischen Arzneimitteln auf die Bestimmung der Bioverfügbarkeit verzichtet, wenn sie für Arzneimittel mit dem gleichen Wirkstoff im Einzelzulassungsverfahren verlangt wird.

Auch bezüglich des Gehalts an wirksamen Bestandteilen im Fertigarzneimittel werden in der Standardzulassung die gleichen Forderungen gestellt wie in der Einzelzulassung. Da die Hilfsstoffe nicht verbindlich vorgegeben sind, kann folglich in der Monographie eine definierte Methode der Gehaltsbestimmung nicht angegeben werden, da mögliche Störungen durch Hilfsstoffe nicht a priori vorhersehbar sind. Die Verpflichtung des Kontrolleiters, nur eine Bestimmungsmethode zu wählen, die durch die sonstigen Bestandteile des Arzneimittels nicht beeinflußt wird, ist in den „Allgemeinen Bestimmungen" (s. Teil A – Allgem. Best. Nr. 12) ausdrücklich festgelegt.

Die verwendete Methode soll außerdem hinreichend empfindlich und die Reproduzierbarkeit statistisch abgesichert sein. Da es sich bei den in der Standardzulassung verwendeten Stoffen ausnahmslos um lange Zeit bekannte und auch analytisch gut erforschte Arzneimittel handelt, ist diese Forderung eigentlich eine Selbstverständlichkeit. Die in den Monographien gemachten Angaben zum Gehalt des wirksamen Bestandteils sind dabei von der angewendeten Analysenmethode unabhängige Absolutwerte. Die Werte gelten zur Zeit der Chargenfreigabe (s. Teil A – Allgem. Best. Nr. 7).

Entsprechend ist die Situation im Bereich der Haltbarkeit. Diese hat der pharmazeutische Unternehmer für sein individuelles Produkt in dem von ihm gewählten Behältnis zu bestimmen und ggf. bei einer Frist von weniger als drei Jahren zu deklarieren. Die für die Bestimmung des wirksamen Bestandteils angewendete Methode hat dabei gemäß den „Allgemeinen Bestimmungen" substanzspezifisch zu sein. Eine Bestimmung des Wirkstoffes neben eventuell auftretenden Zersetzungsprodukten muß gewährleistet sein.

Diese Forderungen unterscheiden sich nicht von denen bei der Einzelzulassung. Aber nicht nur der Gehalt des wirksamen Bestandteils ist Teil der Prüfung auf Haltbarkeit, sondern auch die Prüfung der organoleptischen, chemischen, physikalischen und biopharmazeutischen Eigenschaften. So müssen Tabletten z. B. auch noch am Ende der Haltbarkeitsdauer über eine Arzneibuch-konforme Zerfallszeit verfügen oder bzgl. der Freisetzung den Monographieanforderungen entsprechen.

Die in der Standardzulassung aufgenommenen Stoffe erlauben es in der Regel Fertigarzneimittel herzustellen, deren Haltbarkeit mehr als drei Jahre beträgt. Dennoch könnte im Einzelzulassungsverfahren eine Zulassung für ein Produkt mit einer kürzeren Haltbarkeit nicht verweigert werden. Aus diesem Grund kann in der Standardzulassung keine Haltbarkeitsdauer vorgeschrieben werden, wie sie dem Stand der Wissenschaft entspricht. Um aber allzu labile Produkte vom Markt fernzuhalten, wurde generell eine Mindesthaltbarkeit von einem Jahr vorgeschrieben. Ein Verfalldatum ist in diesem Fall natürlich auf der Verpackung anzubringen.

Weiterhin wurde die Sicherheit der Herstellung von Fertigarzneimitteln nach Standardzulassungsmonographien, die hinsichtlich der zu verwendenden Hilfsstoffe und Prüfmethoden weniger detailliert formuliert sind, durch eine Reihe von gesetzlichen Bestimmungen erhöht. Die Kenntnis bzw. Beachtung dieser Vorschriften ist jedem pharmazeutischen Unternehmer dringend zu empfehlen; siehe hierzu C I.

Außerdem sei an dieser Stelle bereits darauf hingewiesen, daß die neue Betriebsordnung für pharmazeutische Unternehmer (Pharm. Betr.V) am 1. April 1985 in Kraft treten wird.

3.2 Spezielle Erläuterungen zu einzelnen Darreichungsformen

Zur sicheren Nutzung der weniger detailliert ausgeführten Monographien sollen nachfolgend einige Ausführungen von allgemeiner Art gemacht werden, die spezifisch für einzelne Darreichungsformen zutreffend sind und deren Beachtung unbedingt erforderlich ist.

3.2.1 Tabletten und Dragees

Hierunter werden alle nichtüberzogenen und überzogenen Tabletten verstanden. Dazu zählen neben der Definition nach dem Arzneibuch auch nach den BfArM-amtlichen Erläuterungen

- Dragees,
- Lutschdragees,
- Manteldragees,
- Filmtabletten,
- Lacktabletten und
- Manteltabletten.

Bei der Herstellung und Prüfung sollte zu folgenden Punkten eine betriebsinterne Dokumentation angelegt werden.

Herstellung und Inprozeßkontrollen: Herstellung und Verarbeitung des Wirkstoff-Hilfsstoff-Gemischs zur Preßmasse, wie z. B. durch Trocken- oder Feuchtgranulation; Bestimmung der Korngröße oder Korngrößenverteilung, insbesondere bei mikronisierten Wirkstoffen.

- Bestimmung des Siebdurchgangs, des Stampf- oder Schüttvolumens,
- ggf. Bestimmung der Restfeuchte und Festlegung der Trocknungsparameter,
- ggf. Prüfung auf Lösungsmittelrückstände (s. Teil A – Allgem. Best. Nr. 2),
- Verfahren der Tabletten- bzw. Kernherstellung,
- gegebenenfalls Art der Herstellung des Überzugs,
- neben den Prüfungen des Arzneibuches für die entsprechende Arzneiform bzw. den Forderungen der Monographie Prüfung der Abmessungen (z. B. Steghöhe), der Druckfestigkeit (Härte) und des Abriebs (Friabilität).

Fertigarzneimittel: Neben den Prüfungen des Arzneibuches für die entsprechende Arzneiform bzw. den Forderungen der Monographie, soweit nicht bereits als Inprozeßkontrolle durchgeführt

- Beschreibung der äußeren Merkmale,
- Prüfung auf Identität des Wirkstoffes,
- gegebenenfalls Prüfung auf färbende Stoffe und Konservierungsstoffe (s. Teil A – Allgem. Best. Nr. 2),

- Prüfung auf Reinheit (z.B. Neben-, Abbauprodukte, mikrobielle Reinheit),
- Prüfung auf Gehalt des Wirkstoffes in der Darreichungsform (s. Teil A – Allgem. Best. Nr. 7 u. 12).

Verpackungsmaterial: Das Primärpackmittel ist hinsichtlich seiner Art (z.B. Glasqualität, Art des Kunststoffes etc.) und seiner Eignung zu beschreiben.

Haltbarkeit: Neben den Prüfungen des Arzneibuches für die entsprechende Arzneiform bzw. den Forderungen der Monographie sind durchzuführen

- Prüfung der äußeren Merkmale der Darreichungsform,
- Prüfung auf Gehalt (s. Teil A – Allgem. Best. Nr. 13),
- Prüfung auf Reinheit.

3.2.2 Kapseln

Hierunter werden alle einzeln dosierten Arzneiformen in einer formbeständigen Hülle verstanden. Bei der Herstellung und Prüfung sollten zu folgenden Punkten eine betriebsinterne Dokumentation angelegt werden.

Herstellung und Inprozeßkontrollen:
- Charakterisierung der Leerkapseln hinsichtlich Art und Eignung.
- Herstellung und Verarbeitung des Wirkstoff-Hilfsstoff-Gemischs zur Kapselfüllmasse; Bestimmung der Korngröße oder Korngrößenverteilung, insbesondere bei mikronisierten Wirkstoffen,
- Beschreibung des Verfahrens der Kapselfüllung.

Für die Angaben zum Fertigarzneimittel, zum Verpackungsmaterial sowie zur Haltbarkeit gelten die unter Pkt. 3.2.1 gemachten Ausführungen.

3.2.3 Dermatika

Hierunter werden alle halbfesten Arzneiformen verstanden, die zum äußerlichen Gebrauch bestimmt sind und bei Raumtemperatur eine streichbare Konsistenz besitzen. Bei der Herstellung und Prüfung sollten zu folgenden Punkten eine betriebsinterne Dokumentation angelegt werden.

Herstellung und Inprozeßkontrolle:

- Herstellung und Verarbeitung des Wirkstoff-Grundlagen-Hilfsstoff-Gemisches zur fertigen Arzneiform,
- Charakterisierung der halbfesten Arzneiform als Gel, Salbe, Creme oder Paste; Herstellung durch suspendieren, lösen oder emulgieren des Wirkstoffes,
- Bestimmung der Teilchengrößenverteilung bei Suspensionssalben,
- Bestimmung der Tröpfchengröße (5–10 μm) bei Emulsionen,
- Bestimmung des pH-Wertes bei wäßrigen Gelen bzw. O/W-Emulsionen,
- ggf. Beschreibung der Maßnahmen zur Sterilisation oder aseptischen Zubereitung.
- Mikrobiologischer Status; nicht sterilisierte halbfeste Arzneiformen sollten nicht mehr als 1000 Keime ml^{-1} enthalten. Hydrogele oder O/W-Emulsionen sollten in geeigneter Weise konserviert werden.

Fertigarzneimittel: Neben den Prüfungen des Arzneibuches für die Arzneiform bzw. den Forderungen der Monographie, soweit nicht bereits als Inprozeßkontrolle durchgeführt, muß erfolgen:

- Beschreibung der Konsistenz,
- Mikroskopische Prüfung auf Fremdpartikel, Pulvernester, Luftblasen, Kristallbildung und Homogenität,
- Prüfung des mikrobiologischen Status bzw. auf Sterilität (s. unter Inprozeßkontrollen),
- Prüfung auf Identität des Wirkstoffes,
- Prüfung auf Reinheit (z. B. Neben- und Aufbauprodukte),
- Prüfung auf Gehalt des Wirkstoffes in der Darreichungsform (s. Teil A – Allgem. Best. Nr. 7. u. 12),
- Prüfung auf Identität und Bestimmung des oberen Grenzwertes des verwendeten Konservierungsmittels (s. Teil A – Allgem. Best. Nr. 2).

Für die Angaben zum Verpackungsmaterial sowie zur Haltbarkeit gelten die unter Pkt. 3.2.1 gemachten Ausführungen.

3.2.4 Parenteralia

Herstellung

Bei Parenteralia handelt es sich um besondere Arzneimittel, an die aufgrund ihrer Applikationsart sowie des zum Teil großen Applikationsvolumens spezielle Anforderungen an die Qualität, insbesondere die Reinheit, gestellt werden müssen. Infolge dessen fallen den Bedingungen, denen das Personal, die Produktionsräume, die technische Ausrüstung, die Betriebshygiene, die eigentliche Herstellung und Verpackungen zu entsprechen haben, eine besondere Bedeutung zu. Die Beschreibung der zu beachtenden Regeln kann aber nicht Teil einer Standardzulassungsmonographie sein, da sie zur Erzielung einer guten Reproduktion der erforderlichen Qualität dienen. Die Überwachung der Einhaltung dieser Regeln fällt in den Zuständigkeitsbereich der Länderbehörden.

Es ist zu verlangen, daß die Herstellung nach dem „Leitfaden einer Guten Herstellungspraxis für pharmazeutische Produkte" (PIC-Dokument PH 5/89, BAnz. v. 10. 8. 1990) erfolgt sowie der ergänzenden PIC-Leitlinie für die „Herstellung steriler pharmazeutischer Produkte".

Durch den Beitritt der Bundesrepublik zum PIC-Abkommen bekommen diese Richtlinien eine besondere Bedeutung.

Herstellung steriler pharmazeutischer Produkte

Grundsätze

Bei der Herstellung steriler Zubereitungen sind besondere Anforderungen zu erfüllen, um das Risiko einer Kontamination mit Mikroorganismen, Partikeln und Pyrogenen zu minimieren. Vieles hängt von Sachkenntnis, Schulung und Verhalten des Personals ab. Die Qualitätssicherung ist hier von besonders großer Bedeutung, und die Herstellung muß streng nach sorgfältig erarbeiteten und validierten Methoden und Verfahren erfolgen.

Anmerkung: Diese Leitlinien ersetzen nicht die entsprechenden Kapitel des Leitfadens, sondern stellen lediglich bestimmte, für die Herstellung steriler Zubereitungen wichtige Punkte heraus.

Allgemeine Anforderungen

1. Die Produktion steriler Zubereitungen sollte in reinen Bereichen durchgeführt werden. Diese Bereiche sollten für Personal nur über Schleusen zugänglich sein; ebenso sollte die Einbringung von Materialien über Schleusen erfolgen. In den reinen Bereichen sollte ein geeigneter Reinheitsgrad aufrechterhalten werden; ihre Belüftung sollte über Filter angemessener Wirksamkeit erfolgen.

2. Die verschiedenen Arbeitsgänge wie die Vorbereitung von Bestandteilen, die Zubereitung der Produkte, die Abfüllung und Sterilisation sollten in abgetrennten Zonen innerhalb des reinen Bereichs durchgeführt werden.

3. Reine Bereiche für die Produktion steriler Zubereitungen werden entsprechend der erforderlichen Luftqualität in die Klassen A, B, C und D eingeteilt. In der folgenden Tabelle sind die Anforderungen an die Qualität der Luft angegeben.

Klassifizierung der Luftqualität für die Herstellung steriler Produkte

Reinheitsklasse	Max. erlaubte Zahl von Partikeln pro m³		Max. erlaubte Zahl an lebensfähigen Mikroorganismen pro m³
	$\geq 0{,}5\ \mu m$	$\geq 5\ \mu m$	
A laminarer Luftstrom im Arbeitsbereich	3500	keine	weniger als 1*
B	3500	keine	5*
C	350 000	2000	100
D	3 500 000	20 000	500

Bemerkungen:
- Laminare Luftströmungssysteme sollten eine gleichmäßige Strömungsgeschwindigkeit von 0,30 m/s für die vertikale und 0,45 m/s für die horizontale Strömung liefern.
- Um die Reinheitsklassen B, C, und D zu erreichen, sollten in einem Raum mit guten Luftströmungsbedingungen und geeigneten HEPA-Filtern im allgemeinen mehr als 20 Luftwechsel pro Stunde erfolgen.
- Die mit * gekennzeichneten niedrigen Werte sind nur mit einer Vielzahl von Luftproben zuverlässig bestimmbar.
- Die für die erlaubte Höchstmenge an Partikeln angegenen Richtwerte entsprechen in etwa den Klassen 100 (Reinheitsklasse A und B), 10 000 (Reinheitsklasse C) und 100 000 (Reinheitsklasse D) des US Federal Standard 209 C.
- Es wird zugestanden, daß die Einhaltung der Partikelgrenzwerte am Abfüllort während des Abfüllvorgangs nicht immer nachgewiesen werden kann, da sich dabei Teilchen oder Tröpfchen von dem Produkt selbst bilden können.

4. Jeder Herstellungsvorgang erfordert einen angemessenen Luftreinheitsgrad, um das Risiko einer Verunreinigung des Produkts oder der verwendeten Materialien mit Partikeln oder Mikroorganismen zu minimieren. Unter den Nummern 5 und 6 sind die Mindestanforderungen an die Luftqualität für verschiedene Herstellungsvorgänge angegeben. Die in der Tabelle angegebenen Grenzwerte für Partikel und Mikroorganismen sollten in der das Produkt unmittelbar umgebenden Zone eingehalten werden, wenn dieses der Umgebung ausgesetzt ist. Die Bedingungen sollten auch im gesamten Hintergrundbereich erfüllt sein, wenn sich kein Personal mehr darin aufhält und eine kurze „clean up"-Phase verstrichen ist.

Der Einsatz absolut geschlossener und automatisierter Systeme, um menschliches Eingreifen in Fertigungsbereichen zu minimieren, kann für die Sicherstellung der Sterilität der hergestellten Produkte von großem Nutzen sein. Wenn solche Techniken eingesetzt werden, gelten die Empfehlungen dieser ergänzenden Leitlinien weiterhin, insbesondere diejenigen, die die Luftqualität und -kontrolle betreffen, und zwar mit einer geeigneten Interpretation der Begriffe „Arbeitsplatz" und „Umgebung". Die Herstellungsvorgänge werden im folgenden in zwei Kategorien unterteilt: in solche, bei denen die Produkte in ihren Endbehältnissen sterilisiert werden, und in solche, die ganz oder teilweise unter aseptischen Bedingungen ausgeführt werden müssen.

Im Endbehältnis sterilisierte Produkte

5. Lösungen sollten unter Bedingungen der Reinheitsklasse C hergestellt werden, um niedrige Partikel- und Mikrobenzahlen zu erreichen, die für Filtration und Sterilisation geeignet sind. Die Lösungen können auch unter Bedingungen der Reinheitsklasse D hergestellt werden, wenn zusätzliche Vorkehrungen getroffen werden, um die Kontamination zu minimieren, z.B. durch die Verwendung geschlossener Gefäße. Großvolumige Parenteralia sollten in einem Arbeitsbereich mit laminarem Luftstrom in einem Raum der Klasse C abgefüllt werden. Das gleiche wird für kleinvolumige Parenteralia empfohlen.
Zubereitung und Abfüllung von Salben, Cremes, Suspensionen und Emulsionen sollten vor der endgültigen Sterilisation in der Regel unter Bedingungen der Reinheitsklasse C erfolgen.

Aseptische Zubereitungen

6. Ausgangsmaterialien sollten unter Bedingungen der Reinheitsklasse C gehandhabt werden, wenn sie später sterilfiltriert werden, oder wenn dies nicht der Fall ist, unter Bedingungen der Reinheitsklasse A in einem Raum der Reinheitsklasse B.
Die Zubereitung von Lösungen, die während des Prozesses sterilfiltriert werden müssen, sollte in einem Bereich der Reinheitsklasse C erfolgen. Wenn sie nicht filtriert werden, sollten sie unter Bedingungen der Reinheitsklasse A in einem Raum der Reinheitsklasse B zubereitet werden.
Handhabung und Abfüllung aseptisch zubereiteter Produkte, einschließlich klein- und großvolumiger Parenteralia, sollten unter Bedingungen der Reinheitsklasse A in einem Raum der Reinheitsklasse B erfolgen.
Zubereitung und Abfüllung von Salben, Cremes, Suspensionen und Emulsionen sollten unter Bedingungen der Reinheitsklasse A in einem Raum der Reinheitsklasse B erfolgen, wenn die Zubereitung im offenen Behältnis und ohne Filtration abläuft.

Personal

7. In reinen Bereichen sollte nur die unbedingt nötige Anzahl von Personen anwesend sein; dies gilt besonders für aseptische Arbeitsgänge. Inspektionen und Kontrollen sollten möglichst von außen erfolgen.
8. Das gesamte in reinen Bereichen beschäftigte Personal (einschließlich des Reinigungs- und Wartungspersonals) sollte in den für die sachgemäße Herstellung steriler Produkte wichtigen Disziplinen regelmäßig geschult werden. Die Schulung sollte auch Hygiene und die Grundlagen der Mikrobiologie umfassen. Wenn nicht entsprechend geschulte betriebsfremde Personen (z.B. solche, die mit Bau- oder Wartungsarbeiten beauftragt sind) reine Bereiche betreten müssen, sollten sie sehr sorgfältig beaufsichtigt werden.
9. Mitarbeiter, die mit anderen als den in dem laufenden Herstellungsprozeß eingesetzten tierischen Geweben oder Kulturen von Mikroorganismen arbeiten, sollten Produktionsbereiche für Sterilprodukte nicht betreten, es sei denn, sie haben strenge und klar definierte Dekontaminationsverfahren befolgt.
10. Ein hoher Standard der Personalhygiene und -sauberkeit ist unentbehrlich. Das mit der Herstellung von Sterilprodukten befaßte Personal sollte angewiesen werden, alle Umstände zu melden, die zu einer Freisetzung von nach Zahl oder Art ungewöhnlichen Verunreinigungen führen können. Regelmäßige Gesundheitskontrollen hierauf sind wünschenswert. Eine hierfür benannte, kompetente Person sollte entscheiden, welche Maßnahmen gegenüber Mitarbeitern ergriffen werden müssen, von denen ein nicht vertretbares mikrobiologisches Risiko ausgehen könnte.
11. Straßenbekleidung sollte nicht in reine Bereiche gebracht werden. Personal, das die Umkleideräume betritt, sollte bereits die Standardschutzkleidung des Betriebs tragen. Umkleiden und Waschen sollten nach schriftlichen Verfahren erfolgen.
12. Die Kleidung und deren Qualität müssen an die Arbeitsgänge und an den Arbeitsplatz angepaßt und so getragen werden, daß das Produkt vor Verunreinigungen geschützt wird.
13. In den reinen Bereichen sollten Armbanduhren und Schmuck nicht getragen werden. Partikelabgebende Kosmetika sollten nicht verwendet werden.
14. Die Kleidung sollte für die Reinheitsklasse des Bereichs, in dem das Personal arbeitet, geeignet sein. Nachfolgend wird die in den einzelnen Reinheitsklassen erforderliche Kleidung beschrieben:
    Klasse D: Haar und ggf. Bart sollten bedeckt sein. Es sollten allgemein übliche Schutzkleidung und geeignete Schuhe oder Überschuhe getragen werden. Geeignete Maßnahmen sollten ergriffen werden, um jegliche Kontamination von außerhalb zu vermeiden.
    Klasse C: Haar und ggf. Bart sollten bedeckt sein. Es sollten ein ein- oder zweiteiliger Anzug mit geschlossenem Bund an den Handgelenken und hohem Kragen sowie geeignete Schuhe oder Überschuhe getragen werden. Der Anzug sollte keine Fasern oder Partikel abgeben.

Klasse B: Eine Kopfbedeckung sollte Haar und ggf. Bart vollständig bedecken. Sie sollte in den Kragen des Anzugs gesteckt werden. Eine Gesichtsmaske sollte getragen werden, um eine Abgabe von Tröpfchen zu verhindern. Es sollten sterilisierte, nicht gepuderte Gummi- oder Plastikhandschuhe und sterilisiertes oder desinfiziertes Schuhwerk getragen werden. Die Hosenbeine sollten in das Schuhwerk und die Ärmel in die Handschuhe gesteckt werden. Die Schutzkleidung sollte selbst keine Fasern oder Partikel abgeben und vom Körper abgegebene Teilchen zurückhalten.

15. Jedem Mitarbeiter in einem Raum der Reinheitsklasse B sollte für jede Arbeitsperiode oder, wenn die Ergebnisse der Umgebungskontrolle dies rechtfertigen, mindestens einmal pro Tag saubere, sterilisierte Schutzkleidung zur Verfügung gestellt werden. Handschuhe sollten während der Arbeit regelmäßig desinfiziert werden. Gesichtsmasken und Handschuhe sollten mindestens zu jeder Arbeitsperiode gewechselt werden. Unter bestimmten Bedingungen kann die Verwendung von Einmalkleidung notwendig sein.

16. Reinraumkleidung sollte so gewaschen oder gereinigt werden, daß sie keine Partikel aufnimmt, die später wieder abgegeben werden können. Für diese Kleidung sind separate Wasch- und Reinigungsmöglichkeiten wünschenswert. Ungeeignete Reinigung oder Sterilisation kann die Fasern angreifen und die Gefahr vergrößern, daß sich Partikel ablösen. Wasch- und Reinigungsvorgänge sollten nach schriftlich festgelegten Verfahren erfolgen.

Räumlichkeiten

17. In reinen Bereichen sollten alle exponierten Oberflächen glatt, undurchlässig und ohne Risse sein, um eine Ablösung oder eine Ansammlung von Partikeln und Mikroorganismen zu vermeiden und wiederholtes Reinigen und ggf. Desinfizieren zu ermöglichen.

18. Um die Ansammlung von Staub zu vermindern und das Reinigen zu erleichtern, sollten keine unzugänglichen Nischen und möglichst wenig vorstehende Leisten, Regale, Schränke und Ausrüstungsgegenstände vorhanden sein. Türen sollten sorgfältig konstruiert sein, um für die Reinigung unzugängliche Stellen zu vermeiden. Schiebetüren sind aus diesem Grund unerwünscht.

19. Eingezogene Decken sollten versiegelt sein, um Verunreinigungen aus dem darüberliegenden Raum zu verhindern.

20. Rohre und Leitungen sollten so verlegt sein, daß keine schwer zu reinigenden Stellen entstehen.

21. Ausgüsse und Abflüsse sollten weitestgehend und in Bereichen, in denen aseptisch gearbeitet wird, ganz vermieden werden. Wo sie jedoch vorhanden sind, sollten sie so konstruiert, angeordnet und gewartet sein, daß das Risiko mikrobieller Verunreinigung minimal ist. Sie sollten mit wirksamen, leicht zu reinigenden Rückstauklappen und Geruchsverschlüssen versehen sein, um eine Rückströmung zu verhindern. Alle Abflußrinnen im Fußboden sollten offen, flach und leicht zu reinigen sein. Sie sollten mit den Abflüssen außerhalb des Bereichs so

verbunden sein, daß ein Eindringen mikrobieller Verunreinigungen verhindert wird.
22. Umkleideräume sollten als Schleusen ausgelegt sein und so genutzt werden, daß die einzelnen Umkleidevorgänge voneinander getrennt erfolgen und auf diese Weise die Verunreinigung der Schutzkleidung mit Mikroorganismen und Partikeln minimiert wird. Die Umkleideräume sollten von gefilterter Luft wirksam durchströmt werden. Manchmal sind separate Umkleideräume zum Betreten und Verlassen der reinen Bereiche wünschenswert. Handwaschbecken sollten nur in den Umkleideräumen vorhanden sein.
23. Schleusentüren sollten nicht gleichzeitig geöffnet werden. Das gleichzeitige Öffnen von mehr als einer Tür sollte durch eine Sperre oder ein visuelles und/oder akustisches Warnsystem verhindert werden.

Ausrüstung

24. Die Versorgung mit gefilterter Luft sollte so ausgelegt sein, daß unter allen Betriebsbedingungen gegenüber angrenzenden Bereichen ein Überdruck aufrechterhalten und der Bereich wirksam durchströmt wird.
Darüber hinaus sollte besonders auf den Schutz der Zone des höchsten Risikos geachtet werden, d.h. auf die unmittelbare Umgebung, der das Produkt und die gereinigten, mit dem Produkt in Berührung kommenden Gegenstände ausgesetzt sind. Verschiedene Empfehlungen zu Luftzufuhr und Druckunterschieden müssen u.U. geändert werden, wenn die Verbreitung beispielsweise pathogener, hochgiftiger, radioaktiver oder lebender viraler oder bakterieller Materialien oder Produkte verhindert werden muß. Dekontaminationseinrichtungen und die Behandlung der Abluft aus einem Reinraum können bei gewissen Arbeitsgängen notwendig sein.
25. Es sollte nachgewiesen werden, daß die Luftführung kein Kontaminationsrisiko darstellt; z.B. sollte sichergestellt sein, daß die Luftströmung Partikel, die von einer Person abgegeben werden oder bei einer Tätigkeit oder an einer Maschine anfallen, nicht in eine Zone mit höherem Risiko trägt.
26. Es sollte ein Warnsystem installiert sein, das Störungen in der Luftzufuhr meldet. Soweit ein Druckunterschied zwischen verschiedenen Bereichen wichtig ist, sollte zwischen diesen Bereichen ein Druckmeßgerät angebracht und die Differenz regelmäßig aufgezeichnet werden.
27. Durch die Trennwand zwischen einem Bereich der Reinheitsklasse B und einem Arbeitsbereich mit niedrigerem Luftreinheitsgrad sollte kein Förderband laufen, es sei denn, das Band selbst wird kontinuierlich sterilisiert (z.B. in einem Sterilisiertunnel).
28. Soweit möglich, sollten Armaturen und Bedienungselemente so ausgelegt und installiert sein, daß Bedienungsvorgänge, Wartungs- und Reparaturarbeiten außerhalb des reinen Bereichs vorgenommen werden können. Wenn Ausrüstungsteile sterilisiert werden müssen, sollte dies möglichst erst dann erfolgen, wenn sie wieder vollständig zusammengesetzt sind.

29. Wenn eine Wartung der Ausrüstung innerhalb des reinen Bereichs durchgeführt wurde, sollte der Raum gereinigt und ggf. desinfiziert werden, bevor der Betrieb wieder aufgenommen wird, wenn die geforderten Standards hinsichtlich Sauberkeit und/oder Asepsis während der Wartung nicht aufrechterhalten wurden.
30. Die gesamte Ausrüstung einschließlich der Sterilisatoren, Luftfiltrations- und Wasseraufbereitungssysteme mit den Destillationsanlagen sollte nach Plan gewartet und validiert werden. Ihr Wiedergebrauch nach Wartungsarbeiten sollte von der Qualitätskontrolle genehmigt werden.
31. Wasseraufbereitungsanlagen sollten so ausgelegt, konstruiert und gewartet werden, daß Wasser von geeigneter Qualität zuverlässig erzeugt wird. Die Anlagen sollten nicht über ihre vorgesehene Kapazität hinaus betrieben werden. Wasser sollte so aufbereitet, gelagert und verteilt werden, daß mikrobielles Wachstum verhindert wird. Dies wird z.B. durch konstante Zirkulation bei Temperaturen über 70 °C erreicht.

Betriebshygiene

32. Die Betriebshygiene in reinen Bereichen ist besonders wichtig. Sie sollten häufig und gründlich nach einem schriftlich festgelegten, von der Qualitätskontrollabteilung genehmigten Programm gereinigt werden. Wenn Desinfektionsmittel verwendet werden, sollten mehrere Typen eingesetzt werden. Es sollten regelmäßige mikrobiologische Kontrollen erfolgen, um die Entwicklung resistenter Stämme aufzudecken.
33. Desinfektionsmittel und Detergenzien sollten auf mikrobiologische Verunreinigungen kontrolliert werden. Verdünnungen sollten in vorher gereinigten Behältnissen aufbewahrt und nicht über lange Zeit gelagert werden, wenn sie nicht sterilisiert sind. Teilweise entleerte Behältnisse sollten nicht aufgefüllt werden.
34. Die Begasung von reinen Bereichen kann nützlich sein, um eine mikrobiologische Kontamination an unzugänglichen Stellen zu verringern.
35. In reinen Bereichen sollte während des Betriebs in festgelegten Abständen die Keimzahl bestimmt werden. In Räumen, in denen aseptisch gearbeitet wird, sollten häufige Kontrollen stattfinden; die Ergebnisse sollten auch bei der Chargenfreigabe berücksichtigt werden. Manchmal sind auch zusätzliche Kontrollen außerhalb der Produktionszeiten wünschenswert, z.B. nach einer Validierung von Systemen, Reinigung oder Begasung.

Verarbeitungsvorgänge

36. Auf allen Verarbeitungsstufen einschließlich der Stufen vor der Sterilisation sollten Vorkehrungen getroffen werden, um Verunreinigungen zu minimieren.
37. Mikrobiologische Präparate sollten nicht in Bereichen angefertigt oder abgefüllt werden, in denen andere pharmazeutische Produkte verarbeitet werden; allerdings können Impfstoffe aus abgetöteten Organismen oder aus Bakterienextrakten nach der Inaktivierung in denselben Räumen abgefüllt werden wie andere sterile pharmazeutische Produkte.

38. Aseptische Verfahren und signifikante Verfahrensänderungen sollten validiert werden, wobei ein steriles Nährmedium zu verwenden ist, um den durchzuführenden Prozeß zu simulieren. Diese Validierung sollte in regelmäßigen Abständen wiederholt werden.
39. Es sollte dafür Sorge getragen werden, daß Validierungen nicht die Verarbeitungsprozesse gefährden.
40. Ausgangswasser, Wasseraufbereitungsanlagen und aufbereitetes Wasser sollten regelmäßig auf chemische und biologische Verunreinigungen sowie ggf. auf Endotoxine überprüft werden. Aufzeichnungen über die Ergebnisse dieser Kontrollen und über jede durchgeführte Maßnahme sollten aufbewahrt werden.
41. In reinen Bereichen und besonders während aseptischer Arbeiten sollte es nur ein Minimum an Aktivitäten geben. Das Personal sollte sich kontrolliert und planmäßig bewegen, um eine übermäßige Abgabe von Partikeln und Organismen durch übertriebene Aktivität zu vermeiden. Die Raumtemperatur und -feuchtigkeit sollten wegen der wärmestauenden Eigenschaften der Schutzkleidung nicht unangenehm hoch sein.
42. Ausgangsstoffe sollten nur minimal mikrobiell verunreinigt sein. Die Keimbelastung sollte vor der Sterilisation kontrolliert werden. In Spezifikationen sollten Anforderungen an die mikrobiologische Qualität enthalten sein, wenn sich die Notwendigkeit hierfür aus den Kontrolluntersuchungen ergeben hat.
43. Behältnisse und Materialien, die leicht Fasern abgeben können, sollten in reinen Bereichen möglichst nicht verwendet und bei aseptischen Arbeiten ganz vermieden werden.
44. Bestandteile, Behältnisse und Ausrüstung sollten nach dem letzten Reinigungsvorgang so gehandhabt werden, daß sie nicht erneut verunreinigt werden.
45. Der Zeitraum zwischen Waschen, Trocknen und Sterilisation sowie zwischen Sterilisation und Gebrauch von Bestandteilen, Behältnissen und Ausrüstung sollte so kurz wie möglich und entsprechend den Lagerungsbedingungen befristet sein.
46. Der Zeitraum zwischen dem Beginn der Zubereitung einer Lösung und ihrer Sterilisation oder Filtration durch ein Bakterien zurückhaltendes Filter sollte so kurz wie möglich sein. In Abhängigkeit von der Zusammensetzung und den vorgeschriebenen Lagerungsbedingungen sollte für jedes Produkt ein zuverlässiger Höchstwert festgelegt sein.
47. Vor der Sterilisation sollte die mikrobiologische Verunreinigung der Produkte minimal sein. Sie sollte unmittelbar vor der Sterilisation einen Grenzwert nicht überschreiten, der unter Berücksichtigung der Wirksamkeit der eingesetzten Methode und des Pyrogenrisikos anzusetzen ist. Alle Lösungen, insbesondere großvolumige Infusionslösungen, sollten einer Keimfiltration unterzogen werden, wenn möglich unmittelbar vor dem Abfüllen.
48. Bestandteile, Behältnisse, Ausrüstung und alle anderen Dinge, die in einem reinen Bereich benötigt werden, in dem aseptisch gearbeitet wird, sollten sterilisiert und durch zweitürige, in die Wand eingelassene Sterilisatoren eingeschleust werden. Dies kann auch nach einem anderen Verfahren geschehen, wenn es gleichermaßen wirksam vor Verunreinigungen schützt.

49. die Wirksamkeit eines jeden Verfahrens sollte validiert werden. Die Validierung sollte danach in regelmäßigen Abständen oder bei jeder wesentlichen Änderung des Verfahrensablaufs oder der Ausrüstung wiederholt werden.

Sterilisation

50. Alle Sterilisationsverfahren sollten validiert sein. Besondere Vorsicht ist geboten, wenn die Sterilisationsmethode nicht in der gültigen Ausgabe des Europäischen oder eines anderen relevanten Arzneibuchs beschrieben ist oder sie für andere Zubereitungen als einfache wäßrige oder ölige Lösungen eingesetzt wird. Wenn möglich und praktisch durchführbar, ist die Hitzesterilisation die Methode der Wahl. In jedem Fall muß das angewandte Sterilisationsverfahren in Übereinstimmung mit den Zulassungsunterlagen und der Herstellungserlaubnis stehen.
51. Bevor ein Sterilisationsverfahren eingeführt wird, sollte nachgewiesen werden, daß es für das Produkt geeignet ist und die gewünschten Sterilisationsbedingungen in allenTeilen der Ladung jedes vorgesehenen Sterilisationsgutes erreicht werden. Dieser Nachweis sollte in regelmäßigen Abständen, mindestens jährlich, wiederholt werden und immer dann, wenn wesentliche Veränderungen an der Ausrüstung vorgenommen wurden. Die Ergebnisse sollten protokolliert werden.
52. Um eine wirksame Sterilisation durchzuführen, muß das gesamte Material der erforderlichen Behandlung unterworfen werden. Das Verfahren sollte so konzipiert sein, daß dieses Ziel mit Sicherheit erreicht wird.
53. Biologische Indikatoren sollten nur als eine zusätzliche Methode der Sterilisationskontrolle angesehen werden. Wenn sie eingesetzt werden, sollten strenge Vorkehrungen getroffen werden, um jede mikrobiologische Verunreinigung durch die Indikatoren zu verhindern.
54. Nichtsterilisierte und sterilisierte Produkte sollten auf eindeutige Weise voneinander unterschieden werden. Jeder Korb, jedes Tablett oder jedes andere Behältnis mit Produkten oder Bestandteilen sollte deutlich mit dem Namen des Materials, seiner Chargenbezeichnung sowie mit dem Hinweis auf erfolgte oder nicht erfolgte Sterilisation gekennzeichnet werden. Es können ggf. Indikatoren wie z.B. Autoklavenbänder verwendet werden, um anzuzeigen, ob eine Charge (oder Teilcharge) den Sterilisationsprozeß durchlaufen hat oder nicht. Diese Indikatoren geben aber keinen zuverlässigen Hinweis darauf, ob die Charge tatsächlich steril ist.

Hitzesterilisation

55. Jeder Hitzesterilisationszyklus sollte in einem Zeit/Temperatur-Diagramm mit ausreichend großem Maßstab oder mittels anderer geeigneter Geräte mit ausreichender Genauigkeit und Präzision aufgezeichnet werden. Die Temperatur sollte mittels einer Sonde an dem im Rahmen der Validierung bestimmten kältesten Punkt der Ladung oder der beschickten Kammer gemessen und vorzugsweise gegen eine zweite, unabhängige, an der gleichen Stelle befindlicher Temperatursonde kontrolliert werden. Das Diagramm oder eine Kopie davon sollte Be-

standteil des Chargenprotokolls sein. Chemische oder biologische Indikatoren können ebenfalls verwendet werden, aber sie sollten physikalische Kontrollen nicht ersetzen.

56. Die Aufheizzeit muß ausreichend bemessen sein, damit die gesamte Beschickung die erforderliche Temperatur erreicht, bevor mit der Messung der Sterilisationszeit begonnen wird. Diese Zeit muß für jedes Sterilisationsgut ermittelt werden.

57. Nach der Hochtemperaturphase eines Hitzesterilisationszyklus sollten Vorkehrungen getroffen werden, daß das sterilisierte Material nicht während des Abkühlens kontraminiert wird. Kühlflüssigkeit oder Kühlgase, die mit dem Produkt in Berührung kommen, sollten steril sein, es sei denn, es kann nachgewiesen werden, daß kein undichtes Behältnis zur Verwendung freigegeben würde.

Feuchte Hitze

58. Um den Vorgang zu überwachen, sollten sowohl die Temperatur als auch der Druck kontrolliert werden. Der Temperaturverlauf sollte normalerweise automatisch aufgezeichnet werden und der Sterilisator mit einem unabhängigen Temperaturanzeiger ausgestattet sein, dessen Anzeige während der Sterilisationszeit routinemäßig mit dem Diagrammschreiber verglichen wird. Bei Sterilisatoren mit einem Abfluß am Kammerboden kann es auch nötig sein, die Temperatur während der Sterilisation an dieser Stelle aufzuzeichnen. Wenn der Zyklus auch eine Vakuumphase umfaßt, sollte die Kammer regelmäßig auf ihre Dichtigkeit geprüft werden.

59. Sterilisiergut sollte, soweit es sich nicht um Produkte in dicht verschlossenen Behältnissen handelt, in Material eingepackt sein, das die Entfernung der Luft und das Eindringen von Dampf erlaubt, aber eine Rekontamination nach der Sterilisation verhindert. Alle Teile der Ladung sollten bei der erforderlichen Temperatur für die erforderliche Zeit mit Wasser oder gesättigtem Dampf in Kontakt sein.

60. Es sollte sichergestellt werden, daß der für die Sterilisation verwendete Dampf von geeigneter Qualität ist und keine Zusätze in solchen Mengen enthält, daß sie eine Kontamination des Produkts oder der Ausrüstung verursachen könnten.

Trockene Hitze

61. Das angewandte Verfahren sollte die Luftzirkulation innerhalb der Kammer und die Aufrechterhaltung eines Überdrucks beinhalten, um das Eindringen von unsteriler Luft zu verhindern. Wenn Luft zugeführt wird, sollte diese durch ein Mikroorganismen zurückhaltendes Filter geleitet werden. Wenn mit dieser Methode durch Pyrogene entfernt werden sollen, können für die Validierung ggf. auch Belastungstests mit Endotoxinen notwendig sein.

Strahlensterilisation

62. Die Strahlensterilisation wird hauptsächlich zur Sterilisation hitzeempfindlicher Materialien und Produkte eingesetzt. Viele pharmazeutische Produkte und einige

Verpackungsmaterialien sind strahlungsempfindlich. Daher ist diese Methode nur zulässig, wenn experimentell bestätigt wurde, daß das Produkt nicht nachteilig beeinflußt wird. UV-Bestrahlung ist in der Regel keine annehmbare Sterilisationsmethode.
63. Während des Sterilisationsverfahrens sollte die Strahlendosis gemessen werden. Zu diesem Zweck sollten von der Dosisleitung unabhängige Dosimeter verwendet werden, die die vom Produkt selbst empfangene Dosis quantitativ erfassen. Dosimeter sollten in ausreichender Zahl und genügend nahe beieinander in die Ladung eingebracht werden, um zu gewährleisten, daß sich immer ein Dosimeter in der Kammer befindet. Sofern Plastikdosimeter eingesetzt werden, sollten diese innerhalb ihrer Kalibrierungsfrist verwendet werden. Die Dosimeter sollten innerhalb kurzer Zeit, nachdem sie der Strahlung ausgesetzt waren, abgelesen werden.
Der Einsatz von Bioindikatoren ist nur als zusätzliche Kontrolle anzusehen. Strahlenempfindliche Farbscheiben können ebenfalls eingesetzt werden, um zwischen bestrahlten und nicht bestrahlten Packungen zu unterscheiden; sie sind keine Indikatoren für eine erfolgreiche Sterilisation. Die erhaltenen Informationen sollten Bestandteil des Chargenprotokolls sein.
64. Validierungen sollten sicherstellen, daß die Auswirkungen von Änderungen der Beladungsdichte berücksichtigt werden.
65. Vorschriften zur Handhabung der Materialien sollten Verwechslungen von bestrahlten und nicht bestrahlten Materialien verhindern. Jede Packung sollte mit einem strahlungsempfindlichen Indikator versehen sein, der anzeigt, ob eine Strahlenbehandlung stattgefunden hat oder nicht.
66. Die gesamte Strahlendosis sollte innerhalb einer im voraus festgelegten Zeitspanne verabreicht werden.

Ethylenoxid-Sterilisation

67. Diese Methode sollte nur eingesetzt werden, wenn keine andere anwendbar ist. Während der Prozeßvalidierung sollte nachgewiesen werden, daß das Produkt nicht nachteilig beeinflußt wird und Entgasungsbedingungen und -zeit so gewählt sind, daß Restgasanteil und Reaktionsprodukte auf ein definiertes, für das jeweilige Produkt oder Material akzeptables Niveau reduziert werden.
68. Der direkte Kontakt zwischen Gas und Mikroorganismen ist ausschlaggebend. Vorsichtsmaßnahmen sollten getroffen werden, um das Vorhandensein von Organismen zu verhindern, die in Materialien wie Kristallen oder getrocknetem Protein eingeschlossen sein könnten. Art und Menge der Packmittel können den Vorgang wesentlich beeinflussen.
69. Bevor die Materialien dem Gas ausgesetzt werden, sollten sie ins Gleichgewicht mit der für den Prozeß erforderlichen Feuchtigkeit und Temperatur gebracht werden. Die hierfür erforderliche Zeit sollte vor dem Hintergrund der Notwendigkeit festgelegt werden, die Zeitspanne vor der Sterilisation möglichst kurz zu halten.

70. Jeder Sterilisationszyklus sollte mit geeigneten Bioindikatoren überwacht werden, wobei eine angemessene Anzahl von Testeinheiten über die gesamte Ladung zu verteilen ist. Die dabei erhaltenen Informationen sollten Bestandteil des Chargenprotokolls sein.
71. Biologische Indikatoren sollten den Gebrauchsanweisungen des Herstellers entsprechend aufbewahrt und verwendet werden. Ihre Funktionsfähigkeit sollte durch Positivkontrollen überprüft werden.
72. Zu jedem Sterilisationszyklus sollten Aufzeichnungen über die Dauer des gesamten Zyklus, den Druck, die Temperatur und die Feuchtigkeit innerhalb der Kammer während des Prozesses sowie über die Gaskonzentration geführt werden. Druck und Temperatur sollten während des gesamten Zyklus in einem Diagramm aufgezeichnet werden. Die Aufzeichnungen sollten Bestandteil des Chargenprotokolls sein.
73. Nach der Sterilisation sollte die Ladung unter kontrollierten Bedingungen gut belüftet gelagert werden, damit die Rückstände an Gas und Reaktionsprodukten auf das festgelegte Niveau abnehmen können. Dieser Prozeß sollte validiert werden.

Filtration von pharmazeutischen Produkten, die nicht im Endbehältnis sterilisiert werden können (Sterilfiltration)

74. Wenn eine Sterilisation im Endbehältnis durchgeführt werden kann, ist die alleinige Filtration nicht ausreichend. Im Hinblick auf derzeit verfügbare Methoden sollte der Dampfsterilisation der Vorzug gegeben werden. Wenn das Produkt nicht im Endbehältnis sterilisiert werden kann, können Lösungen oder Flüssigkeiten durch ein steriles Filter mit einer nominellen Porengröße von 0,22 µm (oder weniger) oder ein anderes Filter mit mindestens gleichen Rückhalteeigenschaften für Mikroorganismen in ein zuvor sterilisertes Behältnis filtriert werden. Solche Filter können Bakterien und Schimmelpilze, aber nicht alle Viren oder Mykoplasmen entfernen. Eine Ergänzung des Filtrationsprozesses durch eine gewisse Hitzebehandlung sollte erwogen werden.
75. Da im Vergleich zu anderen Sterilisationsverfahren bei der Sterilfiltration zusätzliche Risiken bestehen, kann eine zweite Filtration unmittelbar vor der Abfüllung durch ein weiteres sterilisiertes Filter, das Mikroorganismen zurückhält, ratsam sein. Die letzte Sterilfiltration sollte so nahe wie möglich beim Abfüllpunkt durchgeführt werden.
76. Filter, die Fasern abgeben, sollten nicht verwendet werden.
77. Die Unversehrtheit des Filters sollte unmittelbar nach jeder Verwendung durch eine geeignete Methode, z.B. den Blasendrucktest (bubble point test), überprüft werden. (Es kann auch nützlich sein, das Filter auf diese Weise vor der Verwendung zu testen.) Bei der Validierung sollte die benötigte Filtrationszeit für ein bekanntes Volumen an Bulklösung sowie die bei der Filtration anzuwendende Druckdifferenz bestimmt werden. Alle wesentlichen Abweichungen hiervon sollten aufgezeichnet und untersucht werden. Die Ergebnisse dieser Überprüfungen sollten im Chargenprotokoll festgehalten werden.

78. Das gleiche Filter sollte nicht länger als ein Arbeitstag verwendet werden, es sei denn, die darüber hinausgehende Verwendung ist validiert worden.
79. Das Filter sollte das Produkt nicht durch Absorption von Inhaltsstoffen oder durch die Abgabe von Substanzen nachteilig beeinflussen.

Fertigstellung steriler Produkte

80. Behältnisse sollten nach hinreichend validierten Methoden verschlossen werden. Proben sollten nach geeigneten Verfahren auf Unversehrtheit überprüft werden.
81. Proben von unter Vakuum verschlossenen Behältnissen sollten nach Ablauf einer geeigneten, im voraus festgelegten Frist auf das Fortbestehen des Vakuum geprüft werden.
82. Abgefüllte Behältnisse mit Parenteralia sollten einzeln kontrolliert werden. Visuelle Kontrollen sollten unter geeigneten und kontrollierten Bedingungen hinsichtlich Beleuchtung und Hintergrund erfolgen. Das die Prüfung durchführende Personal sollte regelmäßigen Sehtests (ggf. mit Brille) unterzogen werden. Bei der Kontrolltätigkeit sollten häufige Pausen vorgesehen sein. Wenn andere Prüfmethoden eingesetzt werden, sollte das Verfahren validiert sein und die ordnungsgemäße Funktion der Ausrüstung regelmäßig kontrolliert werden.

Qualitätskontrolle

83. die am Fertigprodukt durchgeführte Sterilitätsprüfung sollte nur als letzte einer Reihe von Kontrollmaßnahmen zur Sicherstellung der Sterilität betrachtet werden.
84. Für die Prüfung auf Sterilität gezogene Proben sollten für die gesamte Charge repräsentativ sein, aber insbesondere auch Proben von den Teilen der Charge enthalten, für die das größte Kontaminationsrisiko anzunehmen ist. Z.B. sollten
    a) bei aseptisch abgefüllten Produkten die Proben Behältnisse einschließen, die zu Anfang und zum Ende der Charge und nach jeder wesentlichen Arbeitsunterbrechung abgefüllt wurden,
    b) bei dem Endbehältnis hitzesterilisierten Produkten Proben vom erwartungsgemäß kältesten Teil der Ladung entnommen werden.
85. Bei Injektionspräparaten sollten das Wasser, das Zwischen- und das Fertigprodukt auf Endotoxine nach der im Europäischen Arzneibuch beschriebenen Methode geprüft werden, die für jeden Produkttyp validiert werden sollte. Bei großvolumigen Infusionslösungen sollte die Kontrolle des Wassers oder der Zwischenprodukte immer zusätzlich zu den nach den Zulassungsunterlagen erforderlichen Prüfungen des Fertigprodukts durchgeführt werden. Wenn eine Probe den Anforderungen nicht entspricht, sollte die Ursache hierfür abgeklärt und, falls nötig, Abhilfe geschaffen werden.

Allgemeine Anmerkungen zu Infusionslösung-Monographien

Zum besseren Verständnis der Monographien, die aufgrund ihres Verordnungscharakters textlich sehr knapp gehalten sind, sind für die Nutzung einige Anmerkungen von Vorteil.

Filtration

Im Rahmen der Herstellungsvorschrift wird dem Hersteller freigestellt, ob er ein Tiefenfilter benutzt oder nicht. Zweck einer solchen Filtration ist die Adsorption von Pyrogenen. Sehr gute diesbezügliche Eigenschaften besitzen Asbestfilter, gegen die allerdings wegen der Abgabe von gefährlichen Asbestfasern erhebliche, gesundheitliche Bedenken erhoben werden müssen. Da die Verwendung solcher Asbestfilter, im Gegensatz zu einer Reihe von ausländischen Regelungen, in Deutschland noch nicht ausdrücklich verboten ist, kann ihre Verwendung weder in der Einzelzulassung noch in der Standardzulassung verboten werden. Dennoch muß der Einsatz solcher Filter als nicht mehr dem Stand der Wissenschaft entsprechend angesehen werden. Die Effektivität von Tiefenfiltern aus anderem Material ist in den letzten Jahren erheblich verbessert worden. Es bedarf allerdings häufig der richtigen Filterwahl für die jeweilige Lösung. Dieser Validierungsschritt muß von jedem Hersteller selbst vollzogen werden und kann nicht monographisch festgelegt werden. Weiterhin sei auf die Möglichkeit der Molekularfiltration (10^4 Dalton) hingewiesen. Diese aufwendige Methode der Pyrogenentfernung erübrigt eine Tiefenfiltration.

Im Gegensatz zur Tiefenfiltration ist die abschließende Filtration über eine Membranfiltration zwingend vorgeschrieben. Der jeweils gewählte Porendurchmesser ist der Viskosität der Lösung entsprechend angepaßt.

Prüfung der Ausgangsstoffe

Die Prüfung der Ausgangsstoffe wird, soweit es sich um im Arzneibuch aufgeführte Stoffe handelt, nicht mehr besonders aufgeführt, da diese dem Arzneibuch entsprechen müssen. Dies gilt auch für Wasser für Injektionszwecke. Allerdings können in besonderen Fällen Zusatzprüfungen aufgeführt sein, wenn die Spezifikation des Arzneibuches für den Stoff für eine Verwendung zur Herstellung einer Infusionslösung nicht ausreichend ist. Eine solche Möglichkeit der Forderung von Zusatzprüfungen über die Anforderungen des Arzneibuches hinaus ist in der EG-Richtlinie 75/318 ausdrücklich vorgesehen.

Bei Stoffen, wo ein Bezug auf das Arzneibuch nicht gegeben ist, wird eine Teilmonographie aufgeführt, aus der Eigenschaften, Identität, Reinheit und Gehalt hervorgehen. Auch hier können, wenn sich die Teilmonographie an die Vorlage einer bekannten, anerkannten Monographiesammlung anlehnt, falls erforderlich, Zusatzprüfungen aufgenommen werden.

Bezüglich der Prüfung auf eine Kontamination mit Pyrogenen vor Einsatz des Stoffes zur Herstellung einer Infusionslösung sei auf Punkt 10 der Allgemeinen Bestimmungen hingewiesen.

Prüfung des Fertigarzneimittels

Entsprechend dem Arzneibuch müssen Infusionspräparate steril und pyrogenfrei sein. Bei visueller Prüfung müssen sie praktisch frei von Schwebeteilchen sein.
Infolgedessen ist die Prüfung auf Sterilität nach dem Arzneibuch nicht mehr extra aufgeführt. Angaben zur erforderlichen Prüfung auf Pyrogene wurden nur soweit aufgenommen, wie sie das zu injizierende Volumen bzw. dessen Herstellung betreffen.
Die Prüfung auf visuelle Partikel muß entsprechend dem Arzneibuch bei jeder einzelnen Infusionsflasche erfolgen, wobei die Art der geeigneten Sichtbedingungen nicht näher definiert ist. Die Erfassungsgrenze für sichtbare Partikel liegt bei ca. 50 µm. Darüber hinaus ist aber auch eine Begrenzung für subvisuelle partikuläre Verunreinigungen zu fordern. So schlägt die Aufbereitungskommission für Infusionen und Transfusionen (B-10-Kommission) folgende Grenzwerte vor:

$$\leq 100 \text{ Partikel} \geq 5 \text{ µm/ml}$$
$$\leq 50 \text{ Partikel} \geq 10 \text{ µm/ml}$$
$$\leq 5 \text{ Partikel} \geq 25 \text{ µm/ml}$$

Die Partikelerfassung und die Größenbestimmung ist allerdings abhängig von der verwendeten Methode. Verbindliche Aussagen zugunsten einer bestimmten Methode, zum Beispiel Coulter Counter- oder Schattenmeßverfahren, sind nicht möglich. Da es sich aber in jedem Fall um eine das Fertigarzneimittel zerstörende Prüfung handelt, können nur Stichproben gezogen werden. Die Aussagekraft des Prüfergebnisses für die gesamte Charge ist von begrenzter Bedeutung. Ein auf Reduktion der Partikelzahl validierter Herstellungsprozeß ist dagegen von großer Wichtigkeit.
Ebenfalls in den Monographien nicht erwähnt ist die nach dem Arzneibuch erforderliche Bestimmung des entnehmbaren Volumens.
Bei den in den Monographien aufgenommenen Prüfungen an Fertigarzneimitteln bezüglich Eigenschaften, Identität, Reinheit, Gehalt und Haltbarkeit handelt es sich somit nur um solche, die für die jeweilige Lösung spezifisch sind und das Arzneimittel eindeutig hinsichtlich seiner Qualität charakterisieren. Sie sind bei jeder Charge durchzuführen.

3.2.5 Pflanzliche Arzneimittel

Reinheit

Drogen und Drogenmischungen müssen in der Standardzulassung denselben allgemeinen Reinheitsanforderungen entsprechen wie in der Einzelzulassung. Dies gilt insbesondere für Restmengen von Pflanzenbehandlungsmitteln, die mikrobielle Reinheit sowie Reste oder Folgeprodukte von Entwesungs- oder Entkeimungsmitteln.

Pflanzenbehandlungsmittel
Die Deutsche Arzneibuchkommission vertritt in einer Verlautbarung (BGA-Pressedienst, 9. März 1979) die Auffassung, daß Restmengen von Pflanzenbehandlungsmitteln als ungewöhnliche Verunreinigungen anzusehen sind. Die Kommission bezieht sich dabei auf die allgemeine Vorschrift des Europäischen Arzneibuches (Ph. Eur. Band III, S. 19 – Zitat: Die verbindlichen Vorschriften gehen nicht so weit, daß alle möglichen Verunreinigungen berücksichtigt sind. So wird zum Beispiel nicht vorausgesetzt, daß eine ungewöhnliche Verunreinigung, die mit Hilfe der angegebenen Prüfungsmethoden nicht nachgewiesen wird, erlaubt ist, wenn die Vernunft und eine gute pharmazeutische Praxis ihre Abwesenheit erfordern.)

Infolgedessen werden solche Restmengen als unvertretbar angesehen, die die Höchstwerte, die in der Verordnung über Pflanzenbehandlungsmittel in oder auf Lebensmitteln pflanzlicher Herkunft und Tabakerzeugnissen (Höchstmengenverordnung Pflanzenbehandlungsmittel) vom 13. Juni 1978 (Bundesgesetzblatt I, S. 718), zuletzt geändert am 26. Sept. 1997 (BGBl I S. 2366), festgelegt sind, überschreiten. Sinngemäß ist diese Verordnung auch auf nicht im Arzneibuch aufgeführte Drogen anzuwenden.

Bezogen auf Teemischungen läßt sich in Analogie zu dem Teil dieser Verordnung, der sich mit „Zusammengesetzten Lebensmitteln" befaßt, ableiten, daß die zulässige Höchstmenge auf die Einzelbestandteile bezogen werden muß und nicht auf die fertige Teemischung. Es ist also unzulässig, einen der Höchstmengenverordnung nicht mehr entsprechenden Einzelbestandteil zur Herstellung einer Teemischung zu verwenden, obwohl der Pestizidgehalt (mg/kg) durch Mischen mit geringer belasteten Bestandteilen relativ vermindert wird.

Die Höchstmengen sollten sich auf die getrockneten Drogen beziehen, das heißt auf die Form, in der die Drogen gewöhnlich im Handel sind.

Bei der Prüfung auf Restmengen können zunächst sogenannte Sammelmethoden zur Erfassung bestimmter Gruppen von Pestiziden eingesetzt werden. Solche Gruppen können sein:

>Organochlor-Insektizide,
>Organochlor- und Organophosphor-Insektizide,
>Akarizide und Fungizide,
>Triazin-Herbizide,
>Substituierte Phenylharnstoff-Herbizide.

Bei positivem Nachweis einer dieser Gruppen ist eine spezifische Prüfung (qualitativ und quantitativ) auf die Stoffe dieser einzelnen Gruppe durchzuführen.

Methoden zum Nachweis einzelner Pestizide sowie auch der Sammelmethoden sind unter anderem zu finden in der „Methodensammlung zur Rückstandsanalytik von Pflanzenschutzmitteln", herausgegeben von der Deutschen Forschungsgemeinschaft (DFG).

Zur Prüfung auf Pestizid-Rückstände siehe auch Ph. Eur. 2.8.13.

Mikrobiologische Reinheit
Ursache für eine mikrobielle Kontamination von Drogen sind einerseits die natürliche Mikroflora der lebenden Pflanzen und andererseits Sekundärkontaminationen während der Ernte, der Lagerung, der Verarbeitung usw. Eine Begrenzung der Keimzahl von Drogen erscheint insbesondere dann geboten, wenn man die Entwicklung der Keimzahl nach Aufguß des Tees, die Temperatur des Wassers und die eventuelle Standzeit (Kaltmazeration) in die Betrachtung der Problematik miteinbezieht.

Zur Begrenzung des Befalls von Drogen mit Schadinsekten und Mikroorganismen gab es lange keine verbindlichen Vorschriften. Als eine wichtige Orientierungshilfe konnte jedoch die FIP-Richtlinie zur „Mikrobiologischen Reinheit von Arzneimitteln, die nicht steril sein müssen" vom Juli 1975 (Pharm. Acta Helv. **51**, 41 bis 49 [1976]) angesehen werden. Danach gelten zum Beispiel für Oralia als tolerierbare Grenzen für vernehmungsfähige Keime

Gesamtzahl aerobe Bakterien	10^4
Schimmelpilze und Hefen	10^2/g
Enterobakterien	10^2/g
E.coli	abwesend
Salmonellen	abwesend
Pseudomonas aeruginosa	abwesend
Staphylococcus aureus	abwesend

Aufgrund der bei Drogen üblichen, stark schwankenden natürlichen Mikroflora wurden bei Drogen vom BGA im Zulassungsverfahren etwas höhere Keimzahlen toleriert (siehe Erläuterungen für die Datenbögen zum Nachweis der Qualität von Fertigarzneimitteln, Stand: Mai 1986, Bundesanzeiger Verlagsges., Köln). Danach gelten folgende Grenzwerte:

5×10^4 koloniebildende Einheiten (KBE)/1 g Droge

5×10^2 Pilze und Hefen/1 g Droge

bzw.

10^4 koloniebildende Einheiten (KBE)/1 g Drogenzubereitung

10^2 Pilze und Hefen.

Staphylococcus aureus, Pseudomonas aeruginosa, Escherichia coli und Salmonellen dürfen in 1 g auch hier nicht nachweisbar sein.

Inzwischen wurden in der Ph. Eur. verbindliche Grenzwerte festgelegt, die in ihren Grundzügen auf den Richtlinien der FIP basieren.

Neben der mikrobiologischen Belastung kann aber auch die durch Stoffwechselprodukte von Bakterien, Pilzen und Hefen von Bedeutung sein. Hier spielen insbesondere die Aflatoxine als Stoffwechselprodukte des Schimmelpilzes Aspergillus flavus eine Rolle. Aufgrund ihrer außerordentlichen Toxizität wurden für den Lebensmittelbereich Höchstwerte festgesetzt (Verordnung über Höchstmengen an Aflatoxinen in Lebensmitteln, BGBl. vom 25. Juli 2000), die jedoch auch für pflanzliche Arzneimittel gelten sollten. Danach dürfen insgesamt nicht mehr als 4 ppb (µg/kg) der Aflatoxine B 1, B 2, G 1 und G 2 enthalten sein oder nicht mehr als 2 ppb (µg/kg) des Aflatoxins B 1 alleine bzw. 0,05 ppb (µg/kg) Aflatoxin M 1.

Entkeimungsmittel

Die hohe mikrobiologische Belastung von Drogen macht Maßnahmen zur Keimreduzierung oft unverzichtbar. Dabei bietet sich aus technischen Gründen besonders die Anwendung von keimtötenden Gasen an.

Grundsätzlich sollte die Begasung jedoch nicht unreflektiert erfolgen, da Probleme aufgeworfen werden, die bis heute noch nicht geklärt sind. So ist mit Rückständen der meist toxischen Begasungsmittel zu rechnen, aber auch mit Resten von Umwandlungsprodukten der Begasungsmittel sowie mit unbekannten Reaktionsprodukten aus der Reaktion der Gase mit Drogeninhaltsstoffen, was zu einer Qualitätsminderung führen kann.

Ethylenoxid

Ethylenoxid war das am häufigsten zur Entkeimung verwendete Gas. Aufgrund seiner Genotoxizität sowie die seines Umwandlungsproduktes Ethylenchlorhydrin wurde in jüngster Zeit seine Anwendung stark eingeschränkt. (Empfehlung des BGA zur Frage der Verwendung von Ethylenoxid, Bundesgesundheitsblatt **29**, 21 (1986); s. auch Dtsch. Apoth. Ztg. **126**, 659 (1986) und schließlich seine Anwendung nach dem 31. Dezember 1990 ganz verboten (Erste Verordnung zur Änderung der Verordnung über den Verbot der Verwendung von Ethylenoxid bei Arzneimitteln, BGBl. I, S. 1792, 1989).

Als Mittel zur Entwesung zum Zwecke des Vorratsschutzes wurde Ethylenoxid schon zu einem früheren Zeitpunkt verboten (Pflanzenschutz-Anwendungsverordnung vom 19. Dezember 1980, BGBl. I S. 2335).

Methylbromid und Phosphorwasserstoff

Diese Gase sind als Entwesungsmittel zum Zwecke des Vorratsschutzes nach der Pflanzenschutz-Anwendungsverordnung erlaubt. (Letzte Fassung vom 27. Juli 1988, BGBl. I, S. 1196). Beide Gase verfügen über ein hohes toxisches Potential. Ihr Einfluß auf die Qualität der Drogen bei Kontamination mit diesen Gasen ist bisher nur wenig untersucht. Über Grenzwerte werden in der Anwendungsverordnung keine Angaben gemacht.

Kontamination mit Schwermetallen

Zum Problem der Kontamination von Drogen mit Schwermetallen können mangels gesetzlicher Regelungen keine verbindlichen Aussagen gemacht werden. Eine systematische Überwachung sowie festgelegte Grenzwerte existieren z.Z. noch nicht.

Nach einer Bekanntmachung von Empfehlungen für Höchstmengen an Schwermetallen bei Arzneimitteln pflanzlicher und tierischer Herkunft (Arzneimittelkontaminanten – Empfehlung Schwermetalle), einem Entwurf des Bundesgesundheitsministeriums vom 17. Oktober 1991 gelten folgende Grenzwerte, die vom BfArM angewendet werden:

Blei	5 mg/kg
Cadmium	0,2 mg/kg
Quecksilber	0,1 mg/kg

Für eine toxikologische Bewertung eignen sich WHO/FAO-Grenzwerte, die für einen 70 kg schweren Menschen eine wöchentlich duldbare maximale Aufnahme vorsehen für

Blei	3,5 mg
Cadmium	0,53 mg
Quecksilber	0,35 mg

Diese Werte beziehen sich auf die Gesamtaufnahme und können nicht auf die maximale Belastung durch Drogen umgerechnet werden, da die arzneiliche Anwendung von Drogen eben nur *eine* Belastungsquelle darstellt. Durch Kopplung der BfArM- und der WHO-Werte ist es aber möglich, den Bereich einer vertretbaren Kontamination von Drogen durch Schwermetalle festzulegen.

Kontamination mit radioaktiven Stoffen

Der Reaktorunfall in Tschernobyl/UdSSR hat die allgemeine Aufmerksamkeit hinsichtlich der Belastung durch radioaktive Stoffe auch auf Drogen gelenkt. Da viele in Deutschland angewendete Drogen aus Osteuropa importiert werden (siehe hierzu auch Monographie-Kommentare), sah sich der Bundesminister für Jugend, Familie, Frauen und Gesundheit veranlaßt, bereits am 6. Mai 1986 folgende Nachricht an die Herstellerverbände, Behörden und Arzneimittelkommissionen der Heilberufe zu veröffentlichen:

> „Im Hinblick auf den Reaktorunfall in der UdSSR mache ich darauf aufmerksam, daß nach hiesiger Auffassung bei Arzneimitteln und Ausgangsstoffen auch eine Prüfung auf radioaktive Kontamination durchgeführt werden muß, soweit Anhaltspunkte dafür bestehen, daß eine solche zu befürchten ist.
>
> Diese Verpflichtung ergibt sich insbesondere aus § 6 der Betriebsverordnung für pharmazeutische Unternehmer in Verbindung mit den allgemeinen Vor-

schriften des Arzneibuches (Ph. Eur.). Eine unvertretbare Verunreinigung, die mit Hilfe der im Arzneibuch angegebenen Prüfmethoden nicht nachgewiesen werden kann, ist gleichwohl unzulässig, wenn die Vernunft und eine gute pharmazeutische Praxis ihre Abwesenheit erfordern. Dies gilt auch für eine Kontamination mit radioaktiven Stoffen."

Da der pharmazeutische Unternehmer oder gar Apotheker die diesbezüglichen Kontrolluntersuchungen in der Regel nicht selbst durchführen kann, wird empfohlen, vom Importeur ein Zertifikat über die Abwesenheit bedenklicher radioaktiver Kontaminationen zu verlangen, wenn ein begründeter Verdacht der radioaktiven Belastung besteht; siehe auch [1].

Grenzwerte für eine entsprechende Belastung bei Drogen gibt es z.Z. nicht. Es ist aber auch hier zu empfehlen, sich an den diskutierten Grenzwerten für pflanzliche Lebensmittel zu orientieren.

[1] Dtsch. Apoth. Ztg. 37, 1957 (1986).

Haltbarkeit von pflanzlichen Arzneimitteln

Nach § 10 Abs. 1 Pkt. 9 AMG muß auf das Behältnis oder die äußere Umhüllung eines Fertigarzneimittels ein Verfalldatum angegeben werden. Nur bei einer Haltbar-keit von mehr als 3 Jahren kann z.Z. noch auf diese Angabe verzichtet werden. Im Zweiten Gesetz zur Änderung des Arzneimittelgesetzes vom 21. August 1986 (BGBl. I S. 1285) ist jedoch ein offenes Verfalldatum vorgesehen, so daß zukünftig auch bei einer Haltbarkeit von mehr als 3 Jahren ein definitives Verfalldatum angegeben werden muß.

Während bei Fertigarzneimitteln mit einem definierten Gehalt an wirksamen Bestandteilen die Dauer der Haltbarkeit, d.h. der Zeitraum der Abnahme des Wirkstoffgehaltes auf maximal 90 Prozent der Deklaration, experimentell bestimmbar ist, ergeben sich bei pflanzlichen Arzneimitteln (Drogen) durch die natürlichen Schwankungen wertbestimmender Inhaltsstoffe einerseits und durch die im Arzneibuch oder die in den Monographien geforderten Mindestgehalte gewisse Schwierigkeiten. In den Monographien wurde versucht, den verschiedenen Situationen durch flexible Angaben gerecht zu werden. Dabei beruhen die Angaben auf umfangreichen Untersuchungen zur Haltbarkeit mit verschiedenen Ernten, die von mehreren Drogenlieferanten bezogen wurden. Es wurden verschiedene Verpackungsmaterialien untersucht. Die in den Monographien angegebenen Verpackungsmaterialien stellen einen Kompromiß zwischen Eignung und Kosten dar; siehe hierzu auch Kommentar zu Allgem. Best. Nr. 4.

Folgende Angaben zur Haltbarkeit finden sich in den Monographien:

1. Keine Angaben: Dies bedeutet, daß sich bei Haltbarkeitsuntersuchungen die Droge für mehr als 3 Jahre in dem angegebenen Behältnis als stabil erwiesen hat. Dies ist oft der Fall bei Drogen mit u.a. Flavonoiden, Anthrachinonen, Gerb- oder Schleimstoffen als Inhaltsstoffe.

2. Angabe einer variablen Haltbarkeitsdauer: Hier handelt es sich um Drogen mit weniger stabilen Inhaltsstoffen (z. B. ätherische Öle). Die Untersuchungen zur Haltbarkeit über einen Zeitraum von 2 – 3 Jahren ergaben in der Regel einen individuellen, verschiedenen, kontinuierlichen Abfall des Wirkstoffgehaltes, der es ermöglichte, einen durchschnittlichen Abfall pro Jahr zu ermitteln. Somit läßt sich die Dauer der Haltbarkeit aus der Differenz des Wirkstoffgehaltes zum Zeitpunkt der Verpackung und dem monographisch festgelegten Mindestgehalt definieren.

Der Wirkstoffgehalt der im Markt angebotenen Ware differiert sehr häufig beträchtlich vom geforderten Mindestgehalt. Folglich werden auch unterschiedliche Fristen für die Haltbarkeit resultieren. Um eine möglichst lange Haltbarkeit zu garantieren, empfiehlt es sich, für Fertigarzneimittel nur qualitativ hochwertige Drogen zu verwenden, deren Wirkstoffgehalt deutlich über den Mindestforderungen liegt.

3. Angabe einer maximalen Haltbarkeitsdauer: Für Drogen mit labilen Inhaltsstoffen, die vom Handel in der Regel nur in Qualitäten geliefert werden können, die knapp über den Mindestforderungen liegen, ergeben sich zwangsläufig nur relativ kurze Fristen für die Haltbarkeit. Dem wurde bei den Angaben zur Haltbarkeit durch konkrete Zeitangaben Rechnung getragen. Dabei wurde aber bewußt die Laufzeit von einem Jahr nicht unterschritten, da die Dauer der Vegetationsperiode, d. h. die Zeitdauer zwischen den Ernten, berücksichtigt werden mußte.

4. Angabe einer Mindestforderung: Gelegentlich wurde keine Angabe über eine Haltbarkeitsdauer gemacht, sondern die Forderung nach einer Mindesthaltbarkeit von einem Jahr erhoben (z. B. Hopfen). Dieses Verfahren wurde gewählt, wenn sich chargenbezogen starke Schwankungen in der Haltbarkeitsdauer ergeben haben, weshalb generelle Angaben nicht möglich sind. Hier hat der pharmazeutische Unternehmer sich selbst um die Bestimmung der Haltbarkeit zu kümmern. Für den Apotheker empfiehlt es sich, die Haltbarkeit für die Dauer nur einer Vegetationsperiode festzulegen.

An dieser Stelle sei noch einmal darauf hingewiesen, daß längere Haltbarkeitsfristen, als in der Monographie angegeben, in Anspruch genommen werden können, wenn nachgewiesen wird, daß durch das jeweils verwendete Verpackungsmaterial, in Abweichung vom Vorschlag in der Monographie, längere Fristen gewährleistet sind.

B I. Praktische Hinweise für die Nutzung von Standardzulassungen

1 Betriebsinterne Dokumentation für die Herstellung von standardzugelassenen Arzneimitteln in der Apotheke

Aufgrund des § 22 der „Verordnung über den Betrieb von Apotheken" (ApBetrO) bzw. des § 15 der „Betriebsverordnung für pharmazeutische Unternehmer" sowie des § 3 Abs. 4 der „Allgemeinen Verwaltungsvorschriften zur Durchführung des Arzneimittelgesetzes" (AMGVwV) ist auch der Hersteller von Arzneimitteln im Rahmen der Standardzulassung verpflichtet, Aufzeichnungen über die Herstellung, Prüfung, Lagerung, Einfuhr, das Inverkehrbringen und den Rückruf von Arzneimitteln anzufertigen. Die Aufzeichnungen sind mindestens drei Jahre aufzubewahren und der zuständigen Behörde anläßlich der durch die AMGVwV vorgeschriebenen Besichtigungen auf Verlangen vorzulegen. Die derzeit gültige Apothekenbetriebsordnung sieht in den §§ 8 und 9 für die Herstellung und Prüfung von Arzneimitteln das Führen eines Herstellungs- bzw. Prüfungsbuches vor, doch sind die Eintragungen im wesentlichen auf Angaben zur Art und Menge, zum Datum und zu den zugrundeliegenden Herstellungsvorschriften der auf Vorrat hergestellten Arzneimittel bzw. auf Angaben zu dem Ergebnis der Prüfung sowie zur Art und zum Datum der Untersuchung beschränkt.

Im folgenden sollen einige Ausführungen über die im Rahmen der Apothekendefektur nach § 8 der ApBetrO zu erstellende Dokumentation dazu beitragen, Unsicherheiten über diese in der Art für die Apotheken ungewohnte Vorschrift abzubauen.

Das anzufertigende Herstellungsprotokoll muß nach § 8 Abs. 1 ApBetrO mindestens enthalten:

- die Bezeichnung und die Darreichungsform des hergestellten Arzneimittels
- die Art, Menge, Qualität, Chargenbezeichnung oder Prüfnummer der verwendeten Ausgangsstoffe
- die der Herstellung des Arzneimittels zugrundeliegenden Herstellungsvorschriften
- das Herstellungsdatum oder die Chargenbezeichnung
- das Verfalldatum
- das Namenszeichen des für die Herstellung verantwortlichen Apothekers.

Für die Art ist die in der Standardzulassungsmonographie unter „Zusammensetzung" angegebene Bezeichnung der Stoffe zu verwenden. Macht die Monographie keine Angaben über die zu verwendenden Hilfsstoffe, so hat deren Bezeichnung – sofern möglich – nach der Bezeichnungsverordnung zu erfolgen. Ist der Stoff dort nicht aufgeführt, sind die von der Weltgesundheitsorganisation (WHO) empfohlenen Kurzbezeichnungen zu verwenden. Sind auch solche Bezeichnungen nicht vorhanden, sind gebräuchliche wissenschaftliche Namen zu wählen.

Die Angaben zur Menge sind auf eine Bezugsmenge an Darreichungsform auszurichten. Als Bezugsmenge ist bei abgeteilten Darreichungsformen jeweils 1 Stück, bei anderen Formen jeweils die der Packungsgröße oder der Einzeldosis entsprechende oder angemessene Gewichts- oder Volumenmenge anzugeben. Neben Aussagen über Art und Menge sind auch Angaben über die Qualität der Ausgangsstoffe erforderlich, wobei zu beachten ist, daß unter Ausgangsstoffe auch die Materialien für Primär- und Sekundärpackmittel fallen.

Stoffe, für die im Arzneibuch (DAB, Ph. Eur., HAB) eine Monographie enthalten ist, müssen gemäß § 55 AMG dieser Monographie entsprechen. Sind die verwendeten Hilfsstoffe hier nicht beschrieben, kann auf Pharmakopöen der Mitgliedstaaten der EU oder ggf. auf Pharmakopöen anderer Länder (z. B. The United States Pharmacopeia (USP)) oder Monographie-Sammlungen (z. B. DAC, The National Formulary (NF)) verwiesen werden. Ist auch dort die Qualität nicht bestimmt, muß die Verwendung des Stoffes als Hilfsstoff in der pharmazeutischen Wissenschaft und Praxis allgemein bekannt sein und seine Qualität in der Art der Monographien des Arzneibuches beschrieben sein und den dort beschriebenen Anforderungen entsprechen.

Das verwendete Verpackungsmaterial soll zweckentsprechend sein und keine nachteiligen Auswirkungen auf das Arzneimittel haben. Primärverpackungsmaterial soll ausreichenden Schutz gegen äußere Einflüsse und mögliche Verunreinigungen bieten und möglichst jede erforderliche antimikrobielle Behandlung aushalten. Einzelheiten zu diesem Thema werden in den „PIC-Richtlinien für das Verpacken pharmazeutischer Produkte"(Anhang zu den PIC-Grundregeln für die sachgemäße Herstellung pharmazeutischer Produkte") abgehandelt.

Vorgaben für die Qualität der Packmittel werden teilweise auch durch Pharmakopöen, z. B. das DAB oder die USP, sowie durch DIN-Normen geliefert.

Die Chargenbezeichnung oder die Prüfnummer der eingesetzten Ausgangsstoffe sollen um Aussagen über Herkunft, Eingangsdatum und Zeitpunkt der Eingangsprüfung erweitert werden.

Zu den Herstellungsvorschriften gehören auch Angaben für ggf. eingesetzte Produktions- und Stabilitätszuschläge inklusive einer Begründung über deren Notwendigkeit, über die theoretische und tatsächliche Ausbeute der Herstellungsstufen, über den Vorgang des Abpackens in die Endbehältnisse, ggf. kindergesicherte Verpackung, über Etiketten und Packungsbeilagen.

Ferner sollen hier die verwendeten Betriebsmittel genannt werden. Hierunter wird im allgemeinen verstanden die technische Ausrüstung sowie alle sonstigen Materialien, die während der Fertigung eingesetzt werden und mit dem entstehenden Arzneimittel unmittelbar in Berührung kommen bzw. bei unsachgemäßem Einsatz in Kontakt kommen können, wie z. B. Filter, Schläuche, Rohrverbindungen, Dichtungen, komprimierte Gase, Reinigungsmittel. Ebenso gehören hierher Aussagen über die Maßnahmen, die getroffen werden, Verunreinigungen des Arzneimittels und seines Behältnisses während des Herstellungsvorganges auszuschließen. Für die Herstellung von Parenteralia bedeutet dies z. B. die Mitteilung, dass der aseptische Herstellungsbereich durch Methoden wie Laminar-Flow-Technik geschützt wird sowie dass der Personalhygiene durch Sterilkleidung, Hauben, Atemmasken, Gummihandschuhe und Überschuhe Rechnung getragen wird. Für die Fertigung lichtempfindlicher Produkte gehören hierzu die Beschreibung von Schutzmaßnahmen, wie z. B. zur Minimierung sowohl der Zeitdauer der Lichteinwirkung als auch der dem Licht ausgesetzten Arzneimitteloberfläche.

Neben dem Herstellungsprotokoll ist nach § 8 Abs. 2 der ApBetrO auch ein Protokoll über die Prüfung des hergestellten Arzneimittels anzufertigen. Von dieser Prüfung kann ganz oder teilweise nur dann abgesehen werden, wenn die Standardzulassungsmonographie keine Kontrolle vorschreibt und wenn gleichzeitig in begründeten Ausnahmefällen besonders komplexer Mischungen, bei denen die Bestimmung zahlreicher oder in geringen Mengen vorhandener wirksamer Bestandteile schwierige Prüfungen erforderlich machen würde, die Qualität des Arzneimittels durch das Herstellungsverfahren gewährleistet ist.

Ausgehend von den Angaben der Monographie zur Kontrolle des Fertigarzneimittels soll das Prüfprotokoll enthalten:

- eine für die Dauer der Haltbarkeit verbindliche Spezifikation sowie die dazugehörigen Prüfvorschriften. Unter der Spezifikation wird verstanden eine Aufzählung der qualitätsbestimmenden Eigenschaften des Arzneimittels in Bezug auf Identität und Gehalt der/des wirksamen Bestandteile/s sowie auf Reinheit und auf die allgemeinen und speziellen Merkmale der jeweiligen Darreichungsform, verbunden mit der Angabe von Grenzwerten, innerhalb welcher die einzelnen Parameter schwanken dürfen.

  Bei den Prüfvorschriften ist entweder auf die in der Monographie angegebenen Methoden zu verweisen, oder es sind die verwendeten Verfahren zu beschreiben;

- die Ergebnisse der Prüfung in Form einer Gegenüberstellung von Soll- und Ist-Werten sowie das Datum der Prüfung;

- eine des für die Prüfung verantwortlichen Apothekers mit Datum und eigenhändiger Unterschrift versehene Bestätigung, dass das Arzneimittel geprüft worden ist und die erforderliche Qualität aufweist.

Zusammenfassend kann gesagt werden, die betriebsinterne Dokumentation verfolgt das Ziel, die Vorgänge um die Herstellung und Prüfung von Arzneimitteln so darzustellen, dass später jederzeit eine Kontrolle der qualitätsbestimmenden Faktoren möglich ist. Die Unterlagen dienen der betriebsinternen Selbstkontrolle, sind aber auch für die Überwachung der Apotheke durch die zuständige Behörde erforderlich. Die Forderungen an den Inhalt des Protokolls sind eine auf die Apotheke zugeschnittene Umsetzung der GMP-Richtlinien der WHO („Grundregeln für die Herstellung von Arzneimitteln und die Sicherung ihrer Qualität"). Der

Umfang der Dokumentation bemißt sich nach dem Ausmaß der Produktion des Arzneimittels und dieses wiederum bestimmt die Größenordnung der Kontrolle.

Mit den Vorschriften über das Herstellungs- und Prüfprotokoll wird zum Ausdruck gebracht, dass an in der Apotheke produzierte Arzneimittel gleich hohe Anforderungen gestellt werden müssen wie an industriell hergestellte Arzneimittel.

1.1 Muster für Herstellungs- und Prüfprotokolle

1.1a Arzneimittel: Ethanolhaltige Iod-Lösung

Herstellungsprotokoll

Bezeichnung des Fertigarzneimittels:
Ethanolhaltige Iod-Lösung

Darreichungsform:
Lösung

Zusammensetzung:

Iod	0,25 Teile
Kaliumiodid	0,25 Teile
Gereinigtes Wasser	2,85 Teile
Ethanol 90 % (V/V)	6,65 Teile

Chargenansatz für 1 kg:

Iod	25,0 g
Kaliumiodid	25,0 g
Gereinigtes Wasser	285,0 g
Ethanol 90 % (V/V)	665,0 g

Ausgangsstoffe:	*Qualität:*	*Ch.-B.*	*Lieferant*	*Dat. d. Prüf.*
Iod	Ph. Eur.	———	———	———
Kaliumiodid	Ph. Eur.	———	———	———
Gereinigtes Wasser	Ph. Eur.	———	———	———
Ethanol 90 % (V/V)	DAB	———	———	———
10-ml-Braungl.-Fl., Verschlußkappe mit Spatel aus Polyethylen	Glasart III Ph. Eur.	———	———	———

Herstellungsvorschrift:
25,0 g Iod und 25,0 g Kaliumiodid werden in 50 g Wasser vollständig gelöst. Die Lösung wird mit dem restlichen Wasser und mit 665,0 g Ethanol 90 % (V/V) gemischt und dann in 10-ml-Braunglas-Flaschen abgefüllt. Die Flaschen werden mit einer Verschlußkappe mit Spatel sowie dem Etikett versehen und samt Packungsbeilage in die äußere Umhüllung gegeben.

Geräte: Becherglas, Glasstab

Inprozeßkontrolle:
Relative Dichte (AB.2.2.5): 0,928 bis 0,933

Datum der Herstellung: _____

Namenszeichen des für die Herstellung verantwortlichen Apothekers:

BI 6 Kommentar

Prüfprotokoll

Spezifikation für das Fertigarzneimittel	Prüfvorschrift	Prüfergebnis
Aussehen und Geruch: Klare, braunrote Flüssigkeit, die nach Iod und Ethanol riecht		Entspricht
Identitätsprüfung auf Iod: positiv	DAB	Entspricht
Identitätsprüfung auf Iodid: positiv	DAB	Entspricht
Identitätsprüfung auf Kalium: positiv	DAB	Entspricht
Gehalt: 2,4 bis 2,7 % Iod	DAB	2,58%
2,4 bis 2,7 % Iodid	DAB	2,49%
Ethanolgehalt: 63,0 bis 66,5 % (V/V)	DAB	65,7% (V/V)
Relative Dichte: 0,928 bis 0,933	DAB	0,929
Methanol: Nicht nachweisbar innerhalb von 30 Min.	DAB	Entspricht
Isopropylalkohol: Nicht nachweisbar	DAB	Entspricht

Datum der Prüfung: _____

Das Arzneimittel ist geprüft worden und weist die erforderliche Qualität auf.

_____   _____
Unterschrift   *Datum*

1.1b Arzneimittel: Diphenhydraminhydrochlorid-Kapseln 25 mg
(Als Beispiel wurde eine fiktive, vom Autor nicht erprobte Rezeptur gewählt)

Herstellungsprotokoll

Bezeichnung des Fertigarzneimittels:
Diphenhydraminhydrochlorid-Kapseln 25 mg

Darreichungsform:
Kapseln

Zusammensetzung einer Kapsel:
Diphenhydraminhydrochlorid	25 mg
Mischung aus 0,5 % hochdispersem Siliciumdioxid und 99,5 % Mannitol	q. s.

Chargensatz für 2000 Kapseln:
Diphenhydraminhydrochlorid	50,0 g
Mischung aus 0,5 % hochdispersem Siliciumdioxid und 99,5 % Mannitol	q. s.
Hartgelatine-Steckkapseln Gr. 1	2000

Ausgangsstoffe:	Qualität:	Ch.-B.	Lieferant	Dat. d. Prüf.
Diphenhydramin-hydrochlorid	Ph. Eur.	———	———	———
Hochdisperses Siliciumdioxid	Ph. Eur.	———	———	———
Mannitol	Ph. Eur.	———	———	———
Hartgelatine Steckkapseln	———	———	———	———
Behältnisse aus Braunglas	Glasart III Ph. Eur.	———	———	———

Herstellungsvorschrift:
Die Herstellung wird mit gepulverten Ausgangsstoffen (Sieb 180) nach den Angaben des DAC (Anlage G, Methode B) mit Hartgelatine-Steckkapseln der Größe 1 vorgenommen.
Geräte: Sieb 180, Meßzylinder, Porzellanreibschale, Kapselfüllgerät

Inprozeßkontrolle:
Kapselfüllmasse:
　Schüttvolumen: _____ ml · g^{-1} bis _____ ml · g^{-1}
　Stampfvolumen: _____ ml · g^{-1} bis _____ ml · g^{-1}
Kapselhülle: _____ g bis _____ g
Kapselgewicht: _____ g bis _____ g

Datum der Herstellung: _____

Namenszeichen des für die Herstellung verantwortlichen Apothekers:

Prüfprotokoll		
Spezifikation für das Fertigarzneimittel	*Prüfvorschrift*	*Prüfergebnis*
Aussehen: Farblose Hartgelatine-Kapseln Gr. 1, an deren Außenseite kein Pulver anhaften darf; gleichmäßiger Kapselinhalt		Entspricht
Identitätsprüfung auf Diphenhydramin: positiv	Nachweis mittels DC nach Extraktion mit Chloroform	Entspricht
Identitätsprüfung auf Chlorid: positiv	Nachweis nach Ph. Eur. nach Extraktion mit Wasser	Entspricht
Reinheit: Kein Nebenprodukt > 1 %	„Diphenhydramine Capsules" BP 1988	Entspricht
Gleichförmigkeit des Gewichts: gemäß Ph. Eur.	Ph. Eur.	Entspricht
Auflösungsgeschwindigkeit: Mindestens 75 % der pro Kapsel deklarierten Menge Diphenhydraminhydrochlorid innerhalb von 45 Min.	Standardzulassungsmonographie	89 %
Gehalt: 23,75–26,25 mg Diphenhydraminhydrochlorid pro Kapsel	„Diphenhydramine Capsules" BP 1988	25,41 mg
Datum der Prüfung: _____ Das Arzneimittel ist geprüft worden und weist die erforderliche Qualität auf.		
Unterschrift		Datum

C. Materialien

C I. Sammlung relevanter Gesetze, Verordnungen, Richtlinien und Empfehlungen für den Verkehr mit Arzneimitteln

Die Herstellung und das Inverkehrbringen von Fertigarzneimitteln unterliegen zahlreichen gesetzlichen Regelungen. Weiterhin sind eine Fülle von nationalen und internationalen Empfehlungen, Übereinkommen und Richtlinien zu beachten.

Wenn auch bei weitem nicht alle Vorschriften für die Herstellung von Fertigarzneimitteln in der Apotheke von direkter Bedeutung sind, sollte auch der Apotheker, der die Arzneimittel nur zur Abgabe in seiner Apotheke herstellt, wie jeder andere Arzneimittelhersteller das Regelwerk, in dem die Fertigarzneimittel eingebettet sind, zumindest für seinen individuellen Bereich genau kennen.

Mit der nachfolgenden Sammlung wird versucht, die wichtigsten Regelungen für Arzneimittel aufzulisten. Bei einigen Vorschriften, bei denen aus dem Titel der Inhalt nicht sofort erkenntlich ist, wird eine knappe Inhaltsangabe hinzugefügt.

Die Sammlung erhebt nicht den Anspruch der Vollständigkeit. Sie wird bei Inkrafttreten neuer Vorschriften fortgeschrieben. Für Vorschläge zu weiteren Beiträgen für diese Sammlung ist der Verfasser dankbar.

Gliederung

1 Allgemeines

2 Ausgangsstoffe

3 Herstellung und Kontrolle des Fertigarzneimittels

4 Behältnisse und Haltbarkeit

5 Kennzeichnung und Packungsbeilage/Fachinformation

Vorschriften, die Angaben zu mehreren Gliederungspunkten enthalten, werden unter „Allgemeines" aufgeführt.

1 Allgemeines

1.1 „Gesetz zur Neuordnung des Arzneimittelrechts" (Arzneimittelgesetz) vom 24. August 1976 (BGBl. I S. 2445, 2448).

1.2 „Erstes Gesetz zur Änderung des Arzneimittelgesetzes" vom 24. Februar 1983 (BGBl. I S. 169).

> Eindämmung des Mißbrauchs von Arzneimitteln bei Tieren und Schaffung von Voraussetzungen für eine bessere Kontrolle der Gewinnung rückstandsunbedenklicher Lebensmittel. Die Zulassung von Arzneimitteln, die zur Anwendung bei Tieren bestimmt sind, die der Gewinnung von Lebensmitteln dienen, wird von der Vorlage praktikabler Rückstandsnachweisverfahren abhängig gemacht.

1.3 „Zweites Gesetz zur Änderung des Arzneimittelgesetzes" vom 16. August 1986 (BGBl. I S. 1296).

> Regelung der Zweitanmelderfrage; Regelung der Tätigkeit der Transparenzkommission; Angabe des INN bei Monopräparaten; Angabe eines offenen Verfalldatums bei allen Fertigarzneimitteln; Einführung einer gesonderten Fachinformation für Ärzte, Zahnärzte und Apotheker; Anzeigepflicht für Standardzulassungen; Beschränkung der Abgabe von Arzneimittelmustern.

1.4 „Drittes Gesetz zur Änderung des Arzneimittelgesetzes" vom 20. Juli 1988 (BGBl. I S. 1050).

> Maßnahmen zum Abbau des Staus bei der Zulassung von Arzneimitteln (Prüfung der Qualität durch externe Gegensachverständige); Einführung einer Liste der Arzneimittel, für die Bioverfügbarkeitsuntersuchungen erforderlich sind; Klärung der Behandlung von Zulassungsanträgen, deren Bearbeitung bis zum Inkrafttreten der Zweitantragstellerregelung im 2. AMG-Änderungsgesetz nicht abgeschlossen worden ist.

1.5 „Gesetz zur Änderung des Gesetzes zur Neuordnung des Arzneimittelrechts" vom 22. Dezember 1989 (BGBl. I S. 2462).

1.6 „Viertes Gesetz zur Änderung des Arzneimittelgesetzes" vom 11. April 1990 (BGBl. I S. 717).

Einbeziehung externer Sachverständiger in das Zulassungsverfahren als Maßnahme zum Abbau des Antragsstaus bei der Zulassungsbehörde; die Erleichterung der „Nachzulassung" und die bessere Berücksichtigung von Vorbeugemitteln und anderer nicht Heilzwecken dienender sowie mild wirksamer Arzneimittel; Einbeziehung bzw. Quasi-Anerkennung von Zulassungsentscheidungen anderer EG-Mitgliedstaaten.

1.7 „Fünftes Gesetz zur Änderung des Arzneimittelgesetzes" vom 9. August 1994 (BGBl. I S. 2071).

Präzisierung der Vorschriften zur Kennzeichnung von Arzneimitteln; bessere Patienteninformation durch Ausbau der Packungsbeilage; Fachinformation jetzt auch für Tierarzneimittel; Zustimmung statt Widerspruch bei Bezugnahme in der Generika-Zulassung; Umkehr der Beweislast für den Wirksamkeitsnachweis; Wegfall der Aufbereitung von Erkenntnismaterial über Wirksamkeit und Unbedenklichkeit; neues Verfahren zur Nebenwirkungsmeldung; Neuregelung der Anforderungen an klinische Prüfungen; Arzneibuch nicht mehr Rechtsverordnung, sondern amtliche Sammlung von Qualitätsnormen; Einführung eines Informationsbeauftragten; Maßnahmen zur Beschleunigung und Effektivierung der Nachzulassung; Maßnahmen zur Verbesserung der Sicherheit von Blut und Blutprodukten.

1.8 „Bekanntmachung der Neufassung des Arzneimittelgesetzes" vom 19. Oktober 1994 (BGBl. I S. 3018).

Zusammenfassung der bislang fünf Änderungsgesetze des Arzneimittelgesetzes.

1.9 „Sechstes Gesetz zur Änderung des Arzneimittelgesetzes" vom 20. Dezember 1996 (BGBl. I S. 2084).

Erweiterung der Berechtigung, Kosten für bestimmte Amtshandlungen zu erheben, auf Regelungen durch die EG-Verordnung Nr. 541/95 (Änderungen an Zulassungen).
Verlängerung der Möglichkeit, einen Antrag auf Nachzulassung zurückzunehmen, bis zum 31.12.1999.

1.10 „Siebtes Gesetz zur Änderung des Arzneimittelgesetzes" vom 28. Februar 1998 (BGBl. I S. 374).

Dieses Gesetz dient der Umsetzung der
– Richtlinie 93/39/EWG des Rates vom 14. Juni 1993 zur Änderung der Richtlinien 65/65/EWG, 75/318/EWG und 75/319/EWG betreffend Arzneimittel (ABl. EG Nr. L 214, S. 22),
– Richtlinie 93/40/EWG des Rates vom 14. Juni 1993 zur Änderung der Richtlinien 81/851/EWG und 81/852/EWG zur Angleichung der Rechtsvorschriften der Mitgliedstaaten über Tierarzneimittel (ABl. EG Nr. L 214, S. 31),

- Richtlinie 93/41/EWG des Rates vom 14. Juni 1993 zur Aufhebung der Richtlinie 87/22/EWG zur Angleichung der einzelstaatlichen Maßnahmen betreffend das Inverkehrbringen technologisch hochwertiger Arzneimittel, insbesondere aus der Biotechnologie (ABl. EG Nr. L 214, S. 40),
- Richtlinie 96/22/EG des Rates vom 29. April 1996 über das Verbot der Verwendung bestimmter Stoffe mit hormonaler bzw. thyreostatischer Wirkung und von β-Agonisten in der tierischen Erzeugung und zur Aufhebung der Richtlinien 81/602/EWG, 88/146/EWG und 88/299/EWG (ABl. EG Nr. L 125, S. 3),
- Richtlinie 96/23/EG des Rates vom 29. April 1996 über Kontrollmaßnahmen hinsichtlich bestimmter Stoffe und ihrer Rückstände in lebenden Tieren und tierischen Erzeugnissen und zur Aufhebung der Richtlinien 85/385/EWG und 86/469/EWG und der Entscheidungen 89/187/EWG und 91/664/EWG (ABl. EG Nr. L 125, S. 10),
- Richtlinie 93/35/EWG des Rates vom 14. Juni 1993 zur sechsten Änderung der Richtlinie 76/768/EWG zur Angleichung der Rechtsvorschriften der Mitgliedstaaten über kosmetische Mittel (ABl. EG Nr. L 151, S. 32).

Die Verpflichtung aus der Richtlinie 83/189/EWG des Rates vom 28. März 1983 über ein Informationsverfahren auf dem Gebiet der Normen und technischen Vorschriften (ABl. EG Nr. L 109, S. 8), zuletzt geändert durch die Richtlinie 94/10/EG des Europäischen Parlaments und des Rates vom 23. März 1994 (ABl. EG Nr. L 100, S. 30), sind beachtet worden.

1.11 „Achtes Gesetz zur Änderung des Arzneimittelgesetzes" vom 7. September 1998 (BGBl. I S. 2649).

Dieses Gesetz dient der Umsetzung der
- Richtlinie 97/36/EG des Europäischen Parlaments und des Rates vom 30. Juni 1997 zur Änderung der Richtlinie 89/552/EWG des Rates zur Koordinierung bestimmter Rechts- und Verwaltungsvorschriften der Mitgliedstaaten über die Ausübung der Fernsehtätigkeit (ABl. EG Nr. L 202 S. 60),
- Richtlinie 96/23/EG des Rates vom 29. April 1996 über Kontrollmaßnahmen hinsichtlich bestimmter Stoffe und ihrer Rückstände in lebenden Tieren und tierischen Erzeugnissen und zur Aufhebung der Richtlinien 85/358/EWG und 86/469/EWG und der Entscheidungen 89/187/EWG und 91/664/EWG (ABl. EG Nr. L 125 S. 10).

1.12 „Bekanntmachung der Neufassung des Arzneimittelgesetzes" vom 11. Dezember 1998 (BGBl. I S. 3596).

1.13 „Neuntes Gesetz zur Änderung des Arzneimittelgesetzes" vom 26. Juli 1999 (BGBl. I S. 1666).

1.14 „Zehntes Gesetz zur Änderung des Arzneimittelgesetzes" vom 4. Juli 2000 (BGBl. I S. 1002).

Mit dem Gesetz wird den Bedenken der Europäischen Kommission Rechnung getragen, die diese wegen mangelnder Übereinstimmung einiger Nachzulassungsvorschriften des Arzneimittelgesetzes mit dem Gemeinschaftsrecht dargelegt hat. Das Verfahren für in der Nachzulassung befindliche Arzneimittel wird gestrafft und den Regelungen über die Neuzulassung von Arzneimitteln angepasst.

1.15 „Verordnung zur Festlegung von Anforderungen an den Antrag auf Zulassung, Verlängerung der Zulassung und Registrierung von Arzneimitteln" vom 21. Dezember 1989 (BGBl. I S. 2547).

1.16 „Bekanntmachung über die Zulassung von Arzneimitteln durch das Bundesinstitut für Arzneimittel und Medizinprodukte – (Neuer Formularsatz für den Antrag auf Zulassung eines Arzneimittels und Erläuterungen zum Antrag auf Zulassung eines Arzneimittels beim Bundesinstitut für Arzneimittel und Medizinprodukte)" vom 31. Oktober 1996 (BAnz. Nr. 44a vom 5. 3. 1997).

1.17 „Bekanntmachung des Bundesinstituts für Arzneimittel und Medizinprodukte zur Einreichung von Zulassungsanträgen und Unterlagen für Arzneimittel und Medizinprodukte" vom 15. Oktober 1998 (BAnz. Nr. 201 vom 27. 10. 1998, S. 15405).

1.18 „Allgemeine Verwaltungsvorschrift zur Durchführung des Arzneimittelgesetzes (AMGVwV)" vom 25. August 1983 (BAnz. vom 1. 9. 1983, S. 9649).

Anweisungen für die Durchführung der Überwachung von pharmazeutischen Betrieben, für die Mindestqualifikation der Überwachungsbeamten, Art und Umfang der Probennahme und der Untersuchung von Arzneimitteln sowie für die Amtshilfe zwischen den Behörden.

1.19 „Erste Allgemeine Verwaltungsvorschrift zur Änderung der Allgemeinen Verwaltungsvorschrift des Arzneimittelgesetzes (1. AMGVwVÄndVwV)" vom 7. Dezember 1990 (BAnz. vom 19. 12. 1990, S. 6660).

1.20 „9. Bekanntmachung der für den Vollzug des Arzneimittelgesetzes zuständigen Behörden, Stellen und Sachverständigen" vom 23. Juli 1999 (BAnz. Nr. 236a vom 14. 12. 1999).

1.21 „Bekanntmachung über die Zulassung von Arzneimitteln – Vollzug des 3. Gesetzes zur Änderung des Arzneimittelgesetzes" vom 20. Juli 1988 (BAnz. Nr. 139 vom 29. 7. 1988).

Aufruf an die pharmazeutischen Unternehmer, die Zulassungsanträge zu benennen, für die die Regelung des Artikels 1 des 3. AMG-Änderungsgesetzes in Anspruch genommen wird; Verfahren der Benennung von Gegensachverständigen; Aussage zur Identität von wirksamen und arzneilich wirksamen Bestandteilen, Aussage über vergleichbare Darreichungsformen; Veröffentlichung einer Liste der Arzneistoffe, für die Bioverfügbarkeitsuntersuchungen erforderlich sind.

1.22 „Bekanntmachung des Bundesinstituts für Arzneimittel und Medizinprodukte vom 18. April 2000 über die Verlängerung der Zulassungen nach § 105 des Arzneimittelgesetzes (AMG) – Verzicht, Wiederaufgreifen, Einreichen der Unterlagen gemäß 10. Änderungsgesetz zum Arzneimittelgesetz" (BAnz. Nr. 93 vom 17. 5. 2000, S. 9084).

1.23 „Bekanntmachung des Bundesgesundheitsamtes über die Zulassung und Registrierung und über die Verlängerung der Zulassung von Arzneimitteln nach Art. 3 § 7 des Gesetzes zur Neuordnung des Arzneimittelrechts – Bioverfügbarkeit/Bioäquivalenz" vom 20. August 1992 (BAnz. Nr. 174 vom 16. 9. 1992, S. 7770).

1.24 „Bekanntmachung des Bundesgesundheitsamtes über die Zulassung und Registrierung und über die Verlängerung der Zulassung von Arzneimitteln nach Art. 3 § 7 des Gesetzes zur Neuordnung des Arzneimittelrechts – Bioverfügbarkeit/Bioäquivalenz" vom 10. Februar 1993 (BAnz. Nr. 45 vom 6. 3. 1993, S. 1924).

1.25 „3. Bekanntmachung des Bundesgesundheitsamtes über die Zulassung und Registrierung und über die Verlängerung der Zulassung von Arzneimitteln nach Art. 3 § 7 des Gesetzes zur Neuordnung des Arzneimittelrechts – Bioverfügbarkeit/Bioäquivalenz" vom 24. Juni 1993 (BAnz. Nr. 132 vom 20. 7. 1993, S. 6561).

1.26 „4. Bekanntmachung des Bundesgesundheitsamtes über die Zulassung und Registrierung und über die Verlängerung der Zulassung von Arzneimitteln nach Art. 3 § 7 des Gesetzes zur Neuordnung des Arzneimittelrechts – Bioverfügbarkeit/Bioäquivalenz" vom 18. November 1993 (BAnz. Nr. 236 vom 16. 12. 1993, S. 10828).

1.27 „5. Bekanntmachung des Bundesgesundheitsamtes über die Zulassung und Registrierung und über die Verlängerung der Zulassung von Arzneimitteln nach Art. 3 § 7 des Gesetzes zur Neuordnung des Arzneimittelrechts – Bioverfügbarkeit/Bioäquivalenz" vom 9. Juni 1994 (BAnz. Nr. 149 vom 10. 8. 1994, S. 8284).

1.28 „6. Bekanntmachung des Bundesinstituts für Arzneimittel und Medizinprodukte gemäß § 26 Abs. 3 AMG über die Zulassung nach § 21 AMG und die Verlängerung der Zulassung von Arzneimitteln nach § 105 AMG – Bioverfügbarkeit/Bioäquivalenz" vom 7. Februar 1995 (BAnz. Nr. 52 vom 15. 3. 1995, S. 2638).

1.29 „7. Bekanntmachung des Bundesinstituts für Arzneimittel und Medizinprodukte gemäß § 26 Abs. 3 AMG über die Zulassung nach § 21 AMG und die Verlängerung der Zulassung von Arzneimitteln nach § 105 AMG – Bioverfügbarkeit/Bioäquivalenz" vom 20. Juni 1995 (BAnz. Nr. 129 vom 13. 7. 1995, S. 7575).

1.30 „Bekanntmachung einer Ergänzung zur 7. Bekanntmachung" vom 3. Januar 1996 (BAnz. Nr. 23 vom 2. 2. 1996, S. 1043).

1.31 „8. Bekanntmachung des Bundesinstituts für Arzneimittel und Medizinprodukte gemäß § 26 Abs. 3 AMG über die Zulassung nach § 21 AMG und die Verlängerung der Zulassung von Arzneimitteln nach § 105 AMG – Bioverfügbarkeit/Bioäquivalenz" vom 24. April 1997 (BAnz. Nr. 97 vom 31. 5. 1997, S. 6523).

1.32 „9. Bekanntmachung des Bundesinstituts für Arzneimittel und Medizinprodukte gemäß § 26 Abs. 3 AMG über die Zulassung nach § 21 AMG und die Verlängerung der Zulassung von Arzneimitteln nach § 105 AMG – Bioverfügbarkeit/Bioäquivalenz" vom 19. Januar 1998 (BAnz. Nr. 43 vom 4.3.1998, S. 2847).

1.33 „Bekanntmachung einer Ergänzung zur 9. Bekanntmachung" vom 3. Januar 2000 (BAnz. Nr. 37 vom 23.2.2000, S. 2772).

1.34 „Richtlinie 92/73/EWG des Rates vom 22. Dezember 1992 zur Erweiterung des Anwendungsbereiches der Richtlinien 65/65/EWG und 75/319/EWG zur Angleichung der Rechts- und Verwaltungsvorschriften über Arzneimittel und zur Festlegung zusätzlicher Vorschriften für homöopathische Arzneimittel" (Amtsbl. der Europ. Gemeinsch. Nr. L 97 vom 13.10.1992, S. 8).

1.35 „Verordnung über homöopathische Arzneimittel" vom 15. März 1978 (BGBl. I S. 401).

1.36 „Bekanntmachung des Bundesinstituts für Arzneimittel und Medizinprodukte vom 18. November 1998 über Empfehlungen der Kommission D nach § 25 Abs. 6 und 7 des Arzneimittelgesetzes zur Planung und Durchführung homöopathischer Arzneimittelprüfungen" (BAnz. Nr. 239 vom 18.12.1998, S. 17540).

1.37 „Allgemeine Verwaltungsvorschrift zur Registrierung homöopathischer Arzneimittel" vom 18. Dezember 1992 (BAnz. Nr. 244 vom 30.12.1992, S. 9704).

1.38 „Bekanntmachung der Neufassung der Kosmetik-Verordnung" vom 7. Oktober 1997 (BGBl. I S. 2410).

1.39 „Siebenundzwanzigste Verordnung zur Änderung der Kosmetik-Verordnung" vom 19. Dezember 1997 (BGBl. I S. 3314).

1.40 „Richtlinie des Rates vom 27. Juli 1976 zur Angleichung der Rechtsvorschriften der Mitgliedstaaten über kosmetische Mittel (76/768/EWG)" (Amtsbl. der Europ. Gemeinsch. Nr. L 262 vom 27.9.1976, S. 169; zuletzt geändert durch 6. Änderungsrichtlinie 93/35/EWG vom 14. Juni 1993, ABl. EG Nr. L 151 vom 23.6.1993, S. 32).

    Abgrenzung der Kosmetika von den Arzneimitteln.

1.41 „Bekanntmachung der Neufassung des Lebensmittel- und Bedarfsgegenständegesetzes" vom 9. September 1997 (BGBl. I S. 2296).

1.42 „Gesetz über die Neuordnung zentraler Einrichtungen des Gesundheitswesens (GNG)" vom 24. Juni 1994 (BGBl. I S. 1416).

    Auflösung des Bundesgesundheitsamtes, Einrichtung dreier selbständiger Bundesinstitute als Nachfolgeeinrichtungen.

1.43 „Bekanntmachung über den Vollzug des Gesetzes über die Neuordnung zentraler Einrichtungen des Gesundheitswesens – Weitergeltung der Bekanntmachungen des Bundesgesundheitsamtes für das Bundesinstitut für Arzneimittel und Medizinprodukte" vom 5. September 1994 (BAnz. Nr. 186 vom 30. 9. 1994, S. 10522).

1.44 „Verordnung zur Änderung der Zuständigkeit des Paul-Ehrlich-Instituts" vom 25. September 1996 (BGBl. I S. 1487).

1.45 „Verordnung über Standardzulassungen" vom 3. Dezember 1982 (BGBl. I S. 1601).

1.46 „Erste Verordnung zur Änderung der Verordnung über Standardzulassungen" vom 25. Februar 1985 (BGBl. I S. 446).

1.47 „Zweite Verordnung zur Änderung der Verordnung über Standardzulassungen" vom 12. März 1986 (BGBl. I S. 354).

1.48 „Dritte Verordnung zur Änderung der Verordnung über Standardzulassungen" vom 3. März 1987 (BGBl. I S. 886).

1.49 „Vierte Verordnung zur Änderung der Verordnung über Standardzulassungen von Arzneimitteln" vom 16. Dezember 1988 (BGBl. I S. 2620).

1.50 „Fünfte Verordnung zur Änderung der Verordnung über Standardzulassungen von Arzneimitteln" vom 6. Oktober 1993 (BGBl. I S. 1675).

1.51 „Sechste Verordnung zur Änderung der Verordnung über Standardzulassungen von Arzneimitteln" vom 20. Dezember 1993 (BGBl. I S. 2370).

1.52 „Siebte Verordnung zur Änderung der Verordnung über Standardzulassungen von Arzneimitteln" vom 20. Januar 1995 (BGBl. I S. 90).

1.53 Änderung der „Verordnung über Standardzulassungen von Arzneimitteln" durch Art. 1 der „Verordnung zu Änderung arzneimittelrechtlicher Vorschriften" vom 22. Januar 1996 (BGBl. I S. 101).

1.54 „Achte Verordnung zur Änderung der Verordnung über Standardzulassungen von Arzneimitteln" vom 26. Juni 2000 (BGBl. I S. 1010).

1.55 „Verordnung über Standardregistrierungen" vom 3. Dezember 1982 (BGBl. I S. 1602).

1.56 „Erste Verordnung zur Änderung der Verordnung über Standardregistrierungen" vom 9. Mai 1985 (BGBl. I S. 769).

1.57 „Zweite Verordnung zur Änderung der Verordnung über Standardregistrierungen" vom 18. Dezember 1992 (BGBl. I S. 2077).

1.58 „Verordnung zur Ausdehnung der Vorschriften über die Zulassung und staatliche Chargenprüfung auf Testsera und Testantigene" vom 31. Oktober 1978 (BGBl. I S. 1720).

1.59 „Verordnung zur Änderung der Verordnung zur Ausdehnung der Vorschriften über die Zulassung und staatliche Chargenprüfung auf Testsera und Testantigene" vom 8. Mai 1985 (BGBl. I S. 768).

1.60 „Zweite Verordnung zur Änderung der Verordnung zur Ausdehnung der Vorschriften über die Zulassung und staatliche Chargenprüfung auf Testsera und Testantigene" vom 6. Juli 1993 (BGBl. I S. 1148).

1.61 „Richtlinie für die Überwachung der Herstellung und des Verkehrs mit Blutzubereitungen" vom 17./18. September 1996 (Bundesgesundhbl. 1997, Nr. 2, S. 58).

> Beschluß des Ausschusses für Apotheken-, Arzneimittelwesen sowie Medizinprodukte der Arbeitsgemeinschaft der Leitenden Medizinalbeamten der Länder auf seiner Sitzung am 17. und 18. September 1996.

1.62 „Verordnung über die Einführung der staatlichen Chargenprüfung bei Blutzubereitungen" vom 15. Juli 1994 (BGBl. I S. 1614).

1.63 „Erste Verordnung zur Änderung der Verordnung zur Ausdehnung der Vorschriften über die staatliche Chargenprüfung auf Blutzubereitungen" vom 26. Juni 1995 (BGBl. I S. 854).

1.64 „Verordnung zur Ausdehnung der Vorschriften über die Zulassung und staatliche Chargenprüfung auf Tests zur In-vitro-Diagnostik nach dem Arzneimittelgesetz (In-vitro-Diagnostika-Verordnung nach dem Arzneimittelgesetz – IVD-AMG-V)" vom 24. Mai 2000 (BGBl. I S. 746).

1.65 „Bekanntmachung des Bundesgesundheitsamtes über die Zulassung von Fertigarzneimitteln mit gefrorenem Human-Plasma und/oder zellulären Human-Blutbestandteilen" vom 10. März 1994 (BAnz. Nr. 76 vom 22. 4. 1994, S. 4378).

1.66 „Bekanntmachung der Neufassung der Tierimpfstoff-Verordnung" vom 12. November 1993 (BGBl. I S. 1880).

1.67 „Bekanntmachung der Neufassung der Allgemeinen Verwaltungsvorschrift zur Beobachtung, Sammlung und Auswertung von Arzneimittelrisiken (Stufenplan) nach § 63 des Arzneimittelgesetzes (AMG)" vom 10. Mai 1990 (BAnz. vom 16. 5. 1990, S. 2570).

1.68 „Bekanntmachung des Bundesinstituts für Arzneimittel und Medizinprodukte vom 12. November 1998 über Empfehlungen zur Planung und Durchführung von Anwendungsbeobachtungen" (BAnz. Nr. 229 vom 4. 12. 1998, S. 16884).

1.69 „Bekanntmachung über die Anzeige von Nebenwirkungen, Wechselwirkungen mit anderen Mitteln und Arzneimittelmißbrauch nach § 29 Abs. 1 Sätze 2 bis 5 AMG" vom 25. Juli 1991 (BAnz. Nr. 149 vom 13. 8. 1991, S. 5389).

1.70 „Bekanntmachung über die Anzeige von Nebenwirkungen, Wechselwirkungen und Arzneimittelmißbrauch nach § 29 Abs. 1 Satz 2 bis 8 AMG" vom 15. Mai 1996 (BAnz. Nr. 97 vom 25. 5. 1996, S. 5929).

1.71 „Verordnung (EG) Nr. 540/95 der Kommission vom 10. März 1995 zur Festlegung der Bestimmungen für die Mitteilung von vermuteten unerwarteten, nicht schwerwiegenden Nebenwirkungen, die innerhalb oder außerhalb der Gemeinschaft an gemäß der Verordnung (EWG) Nr. 2309/93 zugelassenen Human- oder Tierarzneimitteln festgestellt werden" (Amtsbl. der Europ. Gemeinsch. Nr. L 55 vom 11. 3. 1995, S. 5).

1.72 „Verordnung über die Zulassung von Ausnahmen von Vorschriften des Arzneimittelgesetzes für den Bereich der Bundeswehr" vom 27. Februar 1991 (BAnz. Nr. 41 vom 28. 2. 1991, S. 1201).

1.73 „Bekanntmachung des Bundesinstituts für Arzneimittel und Medizinprodukte vom 11. Juli 1995 über die Verlängerung der Zulassungen nach § 105 des Arzneimittelgesetzes (AMG) – Anwendungsgebiete für traditionelle Arzneimittel nach § 109a AMG, Teil 1" (BAnz. Nr. 141 vom 29. 7. 1995, S. 8306).

> Für die in § 109a Abs. 1 AMG genannten Arzneimittel hat das Bundesinstitut für Arzneimittel und Medizinprodukte gemäß Abs. 3 dieser Vorschrift nach Anhörung der vom Bundesministerium berufenen Kommission für Stoffe und Stoffkombinationen eine Aufstellung von Anwendungsgebieten zu erstellen, die unter Berücksichtigung der Besonderheiten der Arzneimittel und der traditionellen und dokumentierten Erfahrung festzulegen sind.

1.74 „Bekanntmachung des Bundesinstituts für Arzneimittel und Medizinprodukte vom 25. August 1995 über die Verlängerung der Zulassungen nach § 105 des Arzneimittelgesetzes (AMG) – Anwendungsgebiete für traditionelle Arzneimittel nach § 109a AMG, Teil 2" (BAnz. Nr. 190 vom 10. 10. 1995, S. 10975).

1.75 „Bekanntmachung des Bundesinstituts für Arzneimittel und Medizinprodukte vom 15. September 1995 über die Verlängerung der Zulassungen nach § 105 des Arzneimittelgesetzes (AMG) – Anwendungsgebiete für traditionelle Arzneimittel nach § 109a AMG, Teil 3" (BAnz. Nr. 194 vom 14. 10. 1995, S. 11058).

1.76 „Bekanntmachung des Bundesinstituts für Arzneimittel und Medizinprodukte vom 12. November 1995 über die Verlängerung der Zulassungen nach § 105 des Arzneimittelgesetzes (AMG) – Anwendungsgebiete für traditionelle Arzneimittel nach § 109a AMG, Teil 4" (BAnz. Nr. 238 vom 19. 12. 1995, S. 12662).

1.77 „Bekanntmachung des Bundesinstituts für Arzneimittel und Medizinprodukte vom 3. April 1996 über die Verlängerung der Zulassungen nach § 105 des Arzneimittelgesetzes (AMG) – Anwendungsgebiete für traditionelle Arzneimittel nach § 109a AMG, Teil 5" (BAnz. Nr. 85 vom 7. 5. 1996, S. 5228).

1.78 „Bekanntmachung des Bundesinstituts für Arzneimittel und Medizinprodukte vom 23. August 1996 über die Verlängerung der Zulassungen nach § 105 des Arzneimittelgesetzes (AMG) – Anwendungsgebiete für traditionelle Arzneimittel nach § 109a AMG, Teil 6" (BAnz. Nr. 183 vom 27.9.1996, S. 11079).

1.79 „Bekanntmachung des Bundesinstituts für Arzneimittel und Medizinprodukte vom 11. November 1996 über die Verlängerung der Zulassungen nach § 105 des Arzneimittelgesetzes (AMG) – Anwendungsgebiete für traditionelle Arzneimittel nach § 109a AMG, Teil 7" (BAnz. Nr. 216 vom 19.11.1996, S. 12135).

1.80 „Bekanntmachung des Bundesinstituts für Arzneimittel und Medizinprodukte vom 30. Mai 1997 über die Verlängerung der Zulassungen nach § 105 des Arzneimittelgesetzes (AMG) – Anwendungsgebiete für traditionelle Arzneimittel nach § 109a AMG, Teil 8" (BAnz. Nr. 123 vom 8.7.1997, S. 8362).

1.81 „Bekanntmachung des Bundesinstituts für Arzneimittel und Medizinprodukte vom 13. Januar 1998 über die Verlängerung der Zulassungen nach § 105 des Arzneimittelgesetzes (AMG) – Anwendungsgebiete für traditionelle Arzneimittel nach § 109a AMG, Teil 9" (BAnz. Nr. 30 vom 13.2.1998, S. 1725).

1.82 „Bekanntmachung des Bundesinstituts für Arzneimittel und Medizinprodukte vom 26. November 1998 über die Verlängerung der Zulassungen nach § 105 des Arzneimittelgesetzes (AMG) – Anwendungsgebiete für traditionelle Arzneimittel nach § 109a AMG, Teil 10" (BAnz. Nr. 244 vom 29.12.1998, S. 17754).

1.83 „Bekanntmachung des Bundesinstituts für Arzneimittel und Medizinprodukte vom 17. Februar 1999 über die Verlängerung der Zulassungen nach § 105 des Arzneimittelgesetzes (AMG) – Anwendungsgebiete für traditionelle Arzneimittel nach § 109a AMG, Teil 11" (BAnz. Nr. 63 vom 1.4.1999, S. 5514).

1.84 „Bekanntmachung des Bundesinstituts für Arzneimittel und Medizinprodukte vom 1. März 2000 über die Verlängerung der Zulassungen nach § 105 des Arzneimittelgesetzes (AMG) – Anwendungsgebiete für traditionelle Arzneimittel nach § 109a AMG, Teil 12" (BAnz. Nr. 64 vom 31.3.2000, S. 5779).

1.85 „Bekanntmachung des Bundesinstituts für Arzneimittel und Medizinprodukte vom 15. Mai 2000 über die Verlängerung der Zulassungen nach § 105 des Arzneimittelgesetzes (AMG) – Anwendungsgebiete für traditionelle Arzneimittel nach § 109a AMG, Teil 13" (BAnz. Nr. 107 vom 8.6.2000, S. 10638).

1.86 „Bekanntmachung des Bundesinstituts für Arzneimittel und Medizinprodukte vom 31. Mai 2000 über die Verlängerung der Zulassungen nach § 105 des Arzneimittelgesetzes (AMG) – Anwendungsgebiete für traditionelle Arzneimittel nach § 109a AMG, Teil 14" (BAnz. Nr. 121 vom 1.7.2000, S. 12481).

1.87 „Mitteilung der Kommission über Parallelimporte von Arzneispezialitäten, deren Inverkehrbringen bereits genehmigt ist" (Amtsbl. der Europ. Gemeinsch. Nr. C 115 vom 6.5.1982, S. 5).

1.88 „Bekanntmachung des Bundesministeriums für Gesundheit vom 23. Februar 1995 über den Nachweis der Qualitätsprüfung bei parallelimportierten Arzneimitteln" (BAnz. Nr. 46 vom 7.3.1995, S. 2277).

1.89 „Bekanntmachung des Bundesministeriums für Gesundheit über die Zulassung von parallelimportierten Arzneimitteln im Rahmen eines vereinfachten Verfahrens" vom 6. November 1995 (BAnz. Nr. 10 vom 16.1.1996, S. 398).

1.90 „Bekanntmachung der Neufassung des Gesetzes über die Werbung auf dem Gebiete des Heilwesens" vom 19. Oktober 1994 (BGBl. I S. 3068).

1.91 „Bekanntmachung der Neufassung der Apothekenbetriebsordnung" vom 26. September 1995 (BGBl. I S. 1195).

1.92 Änderung der „Apothekenbetriebsordnung" durch Artikel 6 des „Gesetzes zur Änderung des Gesetzes über den Ladenschluß und zur Neuregelung der Arbeitszeit in Bäckereien und Konditoreien" vom 30. Juli 1996 (BGBl. I S. 1186).

1.93 Änderung der „Apothekenbetriebsordnung" durch § 36 des „Transfusionsgesetzes – TFG" vom 1. Juli 1998 (BGBl. I S. 1752).

1.94 Änderung der „Apothekenbetriebsordnung" durch Art. 2 der „Vierten Verordnung zur Änderung der Gefahrstoffverordnung" vom 18. Oktober 1999 (BGBl. I S. 2059).

1.95 „Betriebsverordnung für pharmazeutische Unternehmer (PharmBetrV)" vom 8. März 1985 (BGBl. I S. 546).

1.96 „Erste Verordnung zur Änderung der Betriebsverordnung für pharmazeutische Unternehmer" vom 25. März 1988 (BGBl. I S. 480).

> Verpflichtung zur schriftlichen Festlegung des Verantwortungsbereichs des Stufenplanbeauftragten; Modifizierung der teilweisen Geltung des § 10 AMG für die Kennzeichnung von Gegenständen, Verbandstoffen, Flächendesinfektionsmitteln und Labordiagnostika auf den 1. Januar 1989 und die Einbeziehung von sterilen Einmalartikeln in diese Regelung; Regelung der Aufgaben des Stufenplanbeauftragten; Verpflichtung zur Bestellung einer dem Stufenplanbeauftragten entsprechenden Person für pharmazeutische Unternehmer, die nicht von § 63a AMG erfaßt werden; Einbeziehung der Aufzeichnung des Stufenplanbeauftragten in die Dokumentationspflicht.

1.97 „Zweite Verordnung zur Änderung der Betriebsverordnung für pharmazeutische Unternehmer" vom 13. Juli 1994 (BGBl. I S. 1561).

> Diese Verordnung dient der Umsetzung der Richtlinie 91/356/EWG zur Festlegung der Grundsätze und Leitlinien einer Guten Herstellungspraxis für zur Anwendung beim Menschen bestimmte Arzneimittel und der Richtlinie 91/412/EWG zur Festlegung der Grundsätze und Leitlinien einer Guten Herstellungspraxis für Tierarzneimittel in nationales Recht.

1.98 Änderung der Betriebsverordnung für pharmazeutische Unternehmer durch Artikel 4 des „Fünften Gesetzes zur Änderung des Arzneimittelgesetzes" vom 9. August 1994 (BGBl. I S. 2071).

1.99 Änderung der „Betriebsverordnung für pharmazeutische Unternehmer" durch Art. 2 des „Siebten Gesetzes zur Änderung des Arzneimittelgesetzes" vom 25. Februar 1998 (BGBl. I S. 374).

1.100 Änderung der „Betriebsverordnung für pharmazeutische Unternehmer" durch § 35 des „Transfusionsgesetzes – TFG" vom 1. Juli 1998 (BGBl. I S. 1752).

1.101 „Betriebsverordnung für Arzneimittelgroßhandelsbetriebe" vom 10. November 1987 (BGBl. I S. 2370).

1.102 „Erste Verordnung zur Änderung der Betriebsverordnung für Arzneimittelgroßhandelsbetriebe" vom 16. Juli 1996 (BGBl. I S. 1003).

> Diese Verordnung dient der Umsetzung der Richtlinie 92/25/EWG des Rates vom 31. März 1992 über den Großhandelsbetrieb von Arzneimitteln (ABl. EG Nr. L 113, S. 112).

1.103 „Bekanntmachung der Neufassung der Verordnung über tierärztliche Hausapotheken" vom 27. März 1996 (BGBl. I S. 554).

1.104 „Richtlinie des Rates vom 26. Januar 1965 zur Angleichung der Rechts- und Verwaltungsvorschriften über Arzneispezialitäten (65/65/EWG)" (Amtsbl. der Europ. Gemeinsch. Nr. 22 vom 9. 2. 1965, S. 369/65).

> Regelungen über die Genehmigung für das Inverkehrbringen von Arzneispezialitäten, Aussetzung und Widerruf der Genehmigung, Etikettierung von Arzneispezialitäten.

1.105 „Richtlinie des Rates vom 20. Mai 1975 zur Angleichung der Rechts- und Verwaltungsvorschriften der Mitgliedstaaten über die analytischen, toxikologisch-pharmakologischen und ärztlichen oder klinischen Vorschriften und Nachweise über Versuche mit Arzneispezialitäten (75/318/EWG)" (Amtsbl. der Europ. Gemeinsch. Nr. L 147 vom 9. 6. 1975, S. 1).

> Prüfrichtlinie mit allgemein anerkannten Grundsätzen für die Beurteilung von Wirksamkeit, Unbedenklichkeit und Qualität.

1.106 „Zweite Richtlinie des Rates vom 20. Mai 1975 zur Angleichung der Rechts- und Verwaltungsvorschriften über Arzneispezialitäten (75/319/EWG)" (Amtsbl. der Europ. Gemeinsch. Nr. L 147 vom 9. 6. 1975, S. 13).

> Erweiterung der Richtlinie 65/65/EWG; Einrichtung eines Ausschusses für Arzneispezialitäten, um eine gemeinsame Haltung der Mitgliedstaaten bei den Entscheidungen über die Erteilung von Genehmigungen für das Inverkehrbringen zu erleichtern; Herstellung von Arzneispezialitäten und Einfuhr mit Herkunft aus Drittländern; Überwachung durch die zuständigen Behörden.

1.107 „Richtlinie des Rates vom 26. Oktober 1983 zur Änderung der Richtlinien 65/65/EWG, 75/318/EWG und 75/319/EWG zur Angleichung der Rechts- und Verwaltungsvorschriften über Arzneispezialitäten (83/570/EWG)" (Amtsbl. der Europ. Gemeinsch. Nr. L 332 vom 28. 11. 1983, S. 1).

> Anpassung der bestehenden Richtlinien an den veränderten Stand der wissenschaftlichen Erkenntnisse.

1.108 „Empfehlung des Rates vom 26. Oktober 1983 zu den Versuchen mit Arzneispezialitäten im Hinblick auf deren Inverkehrbringen (83/571/EWG)" (Amtsbl. der Europ. Gemeinsch. Nr. L 332 vom 28. 11. 1983, S. 1).

> Eine erste Reihe von erläuternden Hinweisen, durch die eine unterschiedliche Bewertung bei der Anwendung der in der Richtlinie 75/318/EWG des Rates vom 20. Mai 1975, geändert durch die Richtlinie 83/570/EWG, genannten Vorschriften und Nachweise über Versuche mit Arzneispezialitäten vermieden werden soll.

1.109 „Empfehlung des Rates vom 9. Februar 1987 zu den Versuchen mit Arzneispezialitäten im Hinblick auf deren Inverkehrbringen (87/176/EWG)" (Amtsbl. der Europ. Gemeinsch. Nr. L 73 vom 16. 3. 1987, S. 1).

> Aufnahme neuer erläuternder Hinweise als Ergänzung der im Anhang der Empfehlung 83/571/EWG enthaltenen Hinweise.

1.110 „Richtlinie des Rates vom 22. Dezember 1986 zur Änderung der Richtlinie 75/318/EWG zur Angleichung der Rechts- und Verwaltungsvorschriften der Mitgliedstaaten über die analytischen, toxikologisch-pharmakologischen und ärztlichen oder klinischen Vorschriften und Nachweise über Versuche mit Arzneispezialitäten (87/19/EWG)" (Amtsbl. der Europ. Gemeinsch. Nr. L 15 vom 17. 1. 1987, S. 31).

> Einsetzung eines Ausschusses für die Anpassung der Richtlinien an den technischen Fortschritt und zur Beseitigung der technischen Handelshemmnisse auf dem Gebiet der Arzneispezialitäten; Erweiterungen der Anhänge „Physikalisch-chemische, biologische oder mikrobiologische Versuche mit Arzneispezialitäten" und „Versuche toxikologischer und pharmakologischer Art".

1.111 „Richtlinie des Rates vom 22. Dezember 1986 zur Änderung der Richtlinie 65/65/EWG zur Angleichung der Rechts- und Verwaltungsvorschriften über Arzneispezialitäten (87/21/EWG)" (Amtsbl. der Europ. Gemeinsch. Nr. L 15 vom 17. 1. 1987, S. 36).

> Erleichterungen im Zulassungsverfahren von Zweitanmeldungen bei der Bezugnahme auf pharmakologische und toxikologische Unterlagen der Originalspezialität; Regelungen für neue Arzneispezialitäten aus bekannten Bestandteilen, welche bisher zu therapeutischen Zwecken noch nicht miteinander in Verbindung gebracht worden sind.

1.112 „Verordnung über Regelungen im Verkehr mit Arzneimitteln für Tiere" vom 2. Januar 1978 (BGBl. I S. 26).

1.113 „Zweite Verordnung über Regelungen im Verkehr mit Arzneimitteln für Tiere" vom 3. Mai 1985 (BGBl. I S. 746).

1.114 „Verordnung zur Änderung tierarzneimittelrechtlicher Vorschriften" vom 27. März 1996 (BGBl. I S. 552).

1.115 „Zweite Verordnung zur Änderung tierarzneimittelrechtlicher Vorschriften" vom 10. Juni 1997 (BGBl. I S. 1354).

> Durch diese Verordnung werden die Verordnung über Stoffe mit pharmakologischer Wirkung sowie die Verordnung über das Verbot der Verwendung bestimmter Stoffe bei der Herstellung von Arzneimitteln zur Anwendung bei Tieren geändert.
> Sie dient der Umsetzung des Verbotes von β-Antagonisten nach der Richtlinie 96/22/EG des Rates vom 29. April 1996 über das Verbot der Verwendung bestimmter Stoffe mit hormonaler bzw. thyreostatischer Wirkung und von β-Antagonisten in der tierischen Erzeugung und zur Aufhebung der Richtlinien 81/602/EWG, 88/146/EWG und 88/299/EWG.

1.116 „1. Bekanntmachung des Bundesinstituts für gesundheitlichen Verbraucherschutz und Veterinärmedizin vom 18. November 1998 über die Verlängerung der Zulassungen nach § 105 des Arzneimittelgesetzes (AMG) – Anwendungsgebiete für traditionelle Tierarzneimittel nach § 109a AMG" (BAnz. Nr. 244 vom 29. 12. 1998, S. 17755).

1.117 „2. Bekanntmachung des Bundesinstituts für gesundheitlichen Verbraucherschutz und Veterinärmedizin vom 10. Mai 1999 über die Verlängerung der Zulassungen nach § 105 des Arzneimittelgesetzes (AMG) – Anwendungsgebiete für traditionelle Tierarzneimittel nach § 109a AMG" (BAnz. Nr. 104 vom 10. 6. 1999, S. 9010).

1.118 „3. Bekanntmachung des Bundesinstituts für gesundheitlichen Verbraucherschutz und Veterinärmedizin vom 3. September 1999 über die Verlängerung der Zulassungen nach § 105 des Arzneimittelgesetzes (AMG) – Anwendungsgebiete für traditionelle Tierarzneimittel nach § 109a AMG" (BAnz. Nr. 187 vom 5. 10. 1999, S. 17062).

1.119 „4. Bekanntmachung des Bundesinstituts für gesundheitlichen Verbraucherschutz und Veterinärmedizin vom 25. Januar 2000 über die Verlängerung der Zulassungen nach § 105 des Arzneimittelgesetzes (AMG) – Anwendungsgebiete für traditionelle Tierarzneimittel nach § 109a AMG" (BAnz. Nr. 37 vom 27. 2. 2000, S. 2772).

1.120 „5. Bekanntmachung des Bundesinstituts für gesundheitlichen Verbraucherschutz und Veterinärmedizin vom 10. Mai 2000 über die Verlängerung der Zulassungen nach § 105 des Arzneimittelgesetzes (AMG) – Anwendungsgebiete für traditionelle Tierarzneimittel nach § 109a AMG" (BAnz. Nr. 110 vom 14.6.2000, S. 10967).

1.121 „Verordnung über Nachweispflichten für Arzneimittel, die zur Anwendung bei Tieren bestimmt sind" vom 2. Januar 1978 (BGBl. I S. 26).

1.122 Änderung der „Verordnung über Nachweispflichten für Arzneimittel, die zur Anwendung bei Tieren bestimmt sind" durch Artikel 4 der „Verordnung zur Änderung tierarzneimittelrechtlicher Vorschriften" vom 27. März 1996 (BGBl. I S. 552).

1.123 Änderung der „Verordnung über Nachweispflichten für Arzneimittel, die zur Anwendung bei Tieren bestimmt sind" in der „Ersten Verordnung zur Änderung tierarzneimittel- und lebensmittelrechtlicher Vorschriften" vom 7. Juli 1998 (BGBl. I S. 1807).

1.124 „Richtlinie des Rates vom 28. September 1981 zur Angleichung der Rechtsvorschriften der Mitgliedstaaten über Tierarzneimittel (81/851/EWG)" (Amtsbl. der Europ. Gemeinsch. Nr. L 317 vom 6. 11. 1981, S. 1).

> Der Richtlinie 65/65/EWG analoge Regelungen für Tierarzneimittel.

1.125 „Richtlinie des Rates vom 28. September 1981 über die analytischen, toxikologisch-pharmakologischen und tierärztlichen oder klinischen Vorschriften und Nachweise über Versuche mit Tierarzneimitteln (81/852/EWG)" (Amtsbl. der Europ. Gemeinsch. Nr. L 317 vom 6. 11. 1981, S. 16).

> Der Richtlinie 75/318/EWG analoge Prüfrichtlinie für Tierarzneimittel.

1.126 „Richtlinie des Rates vom 22. Dezember 1986 zur Änderung der Richtlinie 81/852/EWG über die analytischen, toxikologisch-pharmakologischen und tierärztlichen oder klinischen Vorschriften und Nachweise über Versuche mit Tierarzneimitteln (87/20/EWG)" (Amtsbl. der Europ. Gemeinsch. Nr. L 15 vom 17. 1. 1987, S. 34).

> Der Richtlinie 87/19/EWG analoge Anpassung der Prüfrichtlinie für Tierarzneimittel.

1.127 „Richtlinie des Rates vom 13. Dezember 1990 zur Änderung der Richtlinie 81/851/EWG zur Angleichung der Rechtsvorschriften der Mitgliedstaaten über Tierarzneimittel (90/676/EWG)" (Amtsbl. der Europ. Gemeinsch. Nr. L 373 vom 31. 12. 1990, S. 15).

1.128 „Richtlinie des Rates vom 13. Dezember 1990 zur Erweiterung des Anwendungsbereiches der Richtlinie 81/851/EWG zur Angleichung der Rechtsvorschriften der Mitgliedstaaten über Tierarzneimittel sowie zur Festlegung zusätzlicher Vorschriften für immunologische Tierarzneimittel (90/677/EWG)" (Amtsbl. der Europ. Gemeinsch. Nr. L 373 vom 31. 12. 1990, S. 26).

1.129 „Richtlinie 92/18/EWG vom 20. März 1992 über die analytischen, toxikologisch-pharmakologischen und tierärztlichen oder klinischen Vorschriften und Nachweise über Versuche mit Tierarzneimitteln" (Amtsbl. der Europ. Gemeinsch. Nr. L 97 vom 10.4.1992, S. 1).

1.130 „Richtlinie 92/74/EWG des Rates vom 22. September 1992 zur Erweiterung des Anwendungsbereiches der Richtlinie 81/851/EWG zur Angleichung der Rechts- und Verwaltungsvorschriften über Tierarzneimittel und zur Festlegung zusätzlicher Vorschriften für homöopathische Tierarzneimittel" (Amtsbl. der Europ. Gemeinsch. Nr. L 297 vom 13.10.1992, S. 12).

1.131 „Richtlinie 93/40/EWG des Rates vom 14. Juni 1993 zur Änderung der Richtlinien 81/851/EWG und 81/852/EWG zur Angleichung der Rechtsvorschriften der Mitgliedstaaten über Tierarzneimittel" (Amtsbl. der Europ. Gemeinsch. Nr. L 214 vom 24.8.1993, S. 31).

1.132 „Richtlinie des Rates vom 26. März 1990 zur Festlegung der Bedingungen für die Herstellung, das Inverkehrbringen und die Verwendung von Fütterungsarzneimitteln in der Gemeinschaft (90/167/EWG)" (Amtsbl. der Europ. Gemeinsch. Nr. L 92 vom 7.4.1990, S. 42).

1.133 „Verordnung (EWG) Nr. 2377/90 des Rates vom 26. Juni 1990 zur Schaffung eines Gemeinschaftsverfahrens für die Festsetzung von Höchstmengen für Tierarzneimittelrückstände in Nahrungsmitteln tierischen Ursprungs" (Amtsbl. der Europ. Gemeinsch. Nr. L 224 vom 18.8.1990, S. 1).

1.134 „Verordnung (EG) Nr. 1430/94 der Kommission vom 22. Juni 1994 zur Änderung der Anhänge I, II, III und IV der Verordnung (EWG) Nr. 2377/90 des Rates zur Schaffung eines Gemeinschaftsverfahrens für die Festsetzung von Höchstmengen für Tierarzneimittelrückstände in Nahrungsmitteln tierischen Ursprungs" (Amtsbl. der Europ. Gemeinsch. Nr. L 156 vom 23.6.1994, S. 6).

1.135 „Verordnung (EG) Nr. 2701/94 der Kommission vom 7. November 1994 zur Änderung der Anhänge I bis IV der Verordnung (EWG) Nr. 2377/90 des Rates zur Schaffung eines Gemeinschaftsverfahrens für die Festsetzung von Höchstmengen für Tierarzneimittelrückstände in Nahrungsmitteln tierischen Ursprungs" (Amtsbl. der Europ. Gemeinsch. Nr. L 287 vom 8.11.1994, S. 7).

1.136 „Verordnung (EG) Nr. 2703/94 der Kommission vom 7. November 1994 zur Änderung der Anhänge I, II und III der Verordnung (EWG) Nr. 2377/90 des Rates zur Schaffung eines Gemeinschaftsverfahrens für die Festsetzung von Höchstmengen für Tierarzneimittelrückstände in Nahrungsmitteln tierischen Ursprungs" (Amtsbl. der Europ. Gemeinsch. Nr. L 287 vom 8.11.1994, S. 19).

1.137 „Verordnung (EG) Nr. 1441/95 der Kommission vom 26. Juni 1995 zur Änderung der Anhänge I, II und III der Verordnung (EWG) Nr. 2377/90 des Rates zur Schaffung eines Gemeinschaftsverfahrens für die Festsetzung von Höchstmengen für Tierarzneimittelrückstände in Nahrungsmitteln tierischen Ursprungs" (Amtsbl. der Europ. Gemeinsch. Nr. L 143 vom 27.6.1995, S. 22).

1.138 „Verordnung (EG) Nr. 1442/95 der Kommission vom 26. Juni 1995 zur Änderung der Anhänge I, II und III der Verordnung (EWG) Nr. 2377/90 des Rates zur Schaffung eines Gemeinschaftsverfahrens für die Festsetzung von Höchstmengen für Tierarzneimittelrückstände in Nahrungsmitteln tierischen Ursprungs" (Amtsbl. der Europ. Gemeinsch. Nr. L 143 vom 27.6.1995, S. 26).

1.139 „Berichtigung der Verordnung (EG) Nr. 1442/95 der Kommission vom 26. Juni 1995 zur Änderung der Anhänge I, II und III der Verordnung (EWG) Nr. 2377/90 des Rates zur Schaffung eines Gemeinschaftsverfahrens für die Festsetzung von Höchstmengen für Tierarzneimittelrückstände in Nahrungsmitteln tierischen Ursprungs" (Amtsbl. der Europ. Gemeinsch. Nr. L 143 vom 27.6.1995, S. 35).

1.140 „Verordnung (EG) Nr. 2796/95 der Kommission vom 4. Dezember 1995 zur Änderung des Anhangs II der Verordnung (EWG) 2377/90 des Rates zur Schaffung eines Gemeinschaftsverfahrens für die Festsetzung von Höchstmengen für Tierarzneimittelrückstände in Nahrungsmitteln tierischen Ursprungs" (Amtsbl. der Europ. Gemeinsch. Nr. L 290 vom 5.12.1995, S. 1).

1.141 „Verordnung (EG) Nr. 2804/95 der Kommission vom 5. Dezember 1995 zur Änderung des Anhangs II der Verordnung (EWG) Nr. 2377/90 des Rates zur Schaffung eines Gemeinschaftsverfahrens für die Festsetzung von Höchstmengen für Tierarzneimittelrückstände in Nahrungsmitteln tierischen Ursprungs" (Amtsbl. der Europ. Gemeinsch. Nr. L 291 vom 6.12.1995, S. 8).

1.142 „Verordnung (EG) Nr. 281/96 der Kommission vom 14. Februar 1996 zur Änderung der Anhänge I und II der Verordnung (EWG) Nr. 2377/90 des Rates zur Schaffung eines Gemeinschaftsverfahrens für die Festsetzung von Höchstmengen für Tierarzneimittelrückstände in Nahrungsmitteln tierischen Ursprungs" (Amtsbl. der Europ. Gemeinsch. Nr. L 37 vom 15.2.1996, S. 9).

1.143 „Verordnung (EG) Nr. 282/96 der Kommission vom 14. Februar 1996 zur Änderung der Anhänge I, II und III der Verordnung (EWG) Nr. 2377/90 des Rates zur Schaffung eines Gemeinschaftsverfahrens für die Festsetzung von Höchstmengen für Tierarzneimittelrückstände in Nahrungsmitteln tierischen Ursprungs" (Amtsbl. der Europ. Gemeinsch. Nr. L 37 vom 15.2.1996, S. 12).

1.144 „Berichtigung der Verordnung (EG) Nr. 1442/95 der Kommission vom 26. Juni 1996 zur Änderung der Anhänge I, II und III der Verordnung (EWG) Nr. 2377/90 des Rates zur Schaffung eines Gemeinschaftsverfahrens für die Festsetzung von Höchstmengen für Tierarzneimittelrückstände in Nahrungsmitteln tierischen Ursprungs (ABl. Nr. L 143 vom 27. 6. 1995)" (Amtsbl. der Europ. Gemeinsch. Nr. L 316 vom 5. 12. 1996, S. 37).

1.145 „Verordnung (EG) Nr. 1311/96 der Kommission vom 8. Juli 1996 zur Änderung der Anhänge I, II, III und IV der Verordnung (EWG) Nr. 2377/90 des Rates zur Schaffung eines Gemeinschaftsverfahrens für die Festsetzung von Höchstmengen für Tierarzneimittelrückstände in Nahrungsmitteln tierischen Ursprungs" (Amtsbl. der Europ. Gemeinsch. Nr. L 170 vom 9. 7. 1996, S. 4).

1.146 „Verordnung (EG) Nr. 1433/96 der Kommission vom 23. Juli 1996 zur Änderung der Anhänge II und III der Verordnung (EWG) Nr. 2377/90 des Rates zur Schaffung eines Gemeinschaftsverfahrens für die Festsetzung von Höchstmengen für Tierarzneimittelrückstände in Nahrungsmitteln tierischen Ursprungs" (Amtsbl. der Europ. Gemeinsch. Nr. L 184 vom 24. 7. 1996, S. 21).

1.147 „Verordnung (EG) Nr. 1742/96 der Kommission vom 6. September 1996 zur Änderung der Anhänge I, II und III der Verordnung (EWG) Nr. 2377/90 des Rates zur Schaffung eines Gemeinschaftsverfahrens für die Festsetzung von Höchstmengen für Tierarzneimittelrückstände in Nahrungsmitteln tierischen Ursprungs" (Amtsbl. der Europ. Gemeinsch. Nr. L 226 vom 7. 9. 1996, S. 5).

1.148 „Verordnung (EG) Nr. 1798/96 der Kommission vom 17. September 1996 zur Änderung des Anhangs III der Verordnung (EWG) Nr. 2377/90 des Rates zur Schaffung eines Gemeinschaftsverfahrens für die Festsetzung von Höchstmengen für Tierarzneimittelrückstände in Nahrungsmitteln tierischen Ursprungs" (Amtsbl. der Europ. Gemeinsch. Nr. L 236 vom 18. 9. 1996, S. 23).

1.149 „Verordnung (EG) Nr. 2010/96 der Kommission vom 21. Oktober 1996 zur Änderung des Anhangs II der Verordnung (EWG) Nr. 2377/90 des Rates zur Schaffung eines Gemeinschaftsverfahrens für die Festsetzung von Höchstmengen für Tierarzneimittelrückstände in Nahrungsmitteln tierischen Ursprungs" (Amtsbl. der Europ. Gemeinsch. Nr. L 69 vom 22. 10. 1996, S. 5).

1.150 „Verordnung (EG) Nr. 2017/96 der Kommission vom 22. Oktober 1996 zur Änderung des Anhangs III der Verordnung (EWG) Nr. 2377/90 des Rates zur Schaffung eines Gemeinschaftsverfahrens für die Festsetzung von Höchstmengen für Tierarzneimittelrückstände in Nahrungsmitteln tierischen Ursprungs" (Amtsbl. der Europ. Gemeinsch. Nr. L 270 vom 23. 10. 1996, S. 2).

1.151 „Verordnung (EG) Nr. 2034/96 der Kommission vom 24. Oktober 1996 zur Änderung der Anhänge I, II und III der Verordnung (EWG) Nr. 2377/90 des Rates zur Schaffung eines Gemeinschaftsverfahrens für die Festsetzung von Höchstmengen für Tierarzneimittelrückstände in Nahrungsmitteln tierischen Ursprungs" (Amtsbl. der Europ. Gemeinsch. Nr. L 272 vom 25. 10. 1996, S. 2).

1.152 „Verordnung (EG) Nr. 17/97 der Kommission vom 8. Januar 1997 zur Änderung der Anhänge I, II, III und IV der Verordnung (EWG) Nr. 2377/90 des Rates zur Schaffung eines Gemeinschaftsverfahrens für die Festsetzung von Höchstmengen für Tierarzneimittelrückstände in Nahrungsmitteln tierischen Ursprungs" (Amtsbl. der Europ. Gemeinsch. Nr. L 5 vom 9. 1. 1997, S. 12).

1.153 „Verordnung (EG) Nr. 211/97 der Kommission vom 4. Februar 1997 zur Änderung des Anhangs II der Verordnung (EWG) Nr. 2377/90 des Rates zur Schaffung eines Gemeinschaftsverfahrens für die Festsetzung von Höchstmengen für Tierarzneimittelrückstände in Nahrungsmitteln tierischen Ursprungs" (Amtsbl. der Europ. Gemeinsch. Nr. L 35 vom 5. 2. 1997, S. 1).

1.154 „Verordnung (EG) Nr. 270/97 der Kommission vom 14. Februar 1997 zur Änderung der Anhänge I, II und III der Verordnung (EWG) Nr. 2377/90 des Rates zur Schaffung eines Gemeinschaftsverfahrens für die Festsetzung von Höchstmengen für Tierarzneimittelrückstände in Nahrungsmitteln tierischen Ursprungs" (Amtsbl. der Europ. Gemeinsch. Nr. L 45 vom 15. 2. 1997, S. 8).

1.155 „Verordnung (EG) Nr. 434/97 der Kommission vom 3. März 1997 zur Änderung der Verordnung (EWG) Nr. 2377/90 des Rates zur Schaffung eines Gemeinschaftsverfahrens für die Festsetzung von Höchstmengen für Tierarzneimittelrückstände in Nahrungsmitteln tierischen Ursprungs" (Amtsbl. der Europ. Gemeinsch. Nr. L 67 vom 7. 3. 1997, S. 1).

1.156 „Verordnung (EG) Nr. 716/97 der Kommission vom 23. April 1997 zur Änderung der Anhänge II und III der Verordnung (EWG) Nr. 2377/90 des Rates zur Schaffung eines Gemeinschaftsverfahrens für die Festsetzung von Höchstmengen für Tierarzneimittelrückstände in Nahrungsmitteln tierischen Ursprungs" (Amtsbl. der Europ. Gemeinsch. Nr. L 106 vom 24. 4. 1997, S. 10).

1.157 „Verordnung (EG) Nr. 748/97 der Kommission vom 25. April 1997 zur Änderung der Anhänge I und II der Verordnung (EWG) Nr. 2377/90 des Rates zur Schaffung eines Gemeinschaftsverfahrens für die Festsetzung von Höchstmengen für Tierarzneimittelrückstände in Nahrungsmitteln tierischen Ursprungs" (Amtsbl. der Europ. Gemeinsch. Nr. L 110 vom 26. 4. 1997, S. 21).

1.158 „Verordnung (EG) Nr. 749/97 der Kommission vom 25. April 1997 zur Änderung der Anhänge I, II und III der Verordnung (EWG) Nr. 2377/90 des Rates zur Schaffung eines Gemeinschaftsverfahrens für die Festsetzung von Höchstmengen für Tierarzneimittelrückstände in Nahrungsmitteln tierischen Ursprungs" (Amtsbl. der Europ. Gemeinsch. Nr. L 110 vom 26. 4. 1997, S. 24).

1.159 „Verordnung (EG) Nr. 613/98 der Kommission vom 18. März 1998 zur Änderung der Anhänge II, III und IV der Verordnung (EWG) Nr. 2377/90 des Rates zur Schaffung eines Gemeinschaftsverfahrens für die Festsetzung von Höchstmengen für Tierarzneimittelrückstände in Nahrungsmitteln tierischen Ursprungs" (Amtsbl. der Europ. Gemeinsch. Nr. L 82 vom 19. 3. 1998, S. 14).

1.160 „Verordnung (EG) 1191/98 der Kommission vom 9. Juni 1998 zur Änderung der Anhänge I und II der Verordnung (EWG) Nr. 2377/90 des Rates zur Schaffung eines Gemeinschaftsverfahrens für die Festsetzung von Höchstmengen für Tierarzneimittelrückstände in Nahrungsmitteln tierischen Ursprungs" (Amtsbl. der Europ. Gemeinsch. Nr. L 165 vom 10. 6. 1998, S. 6).

1.161 „Verordnung (EG) 1568/98 der Kommission vom 17. Juli 1998 zur Änderung der Anhänge I, II, III und IV der Verordnung (EWG) Nr. 2377/90 des Rates zur Schaffung eines Gemeinschaftsverfahrens für die Festsetzung von Höchstmengen für Tierarzneimittelrückstände in Nahrungsmitteln tierischen Ursprungs" (Amtsbl. der Europ. Gemeinsch. Nr. L 205 vom 22. 7. 1998, S. 1).

1.162 „Verordnung (EG) 1569/98 der Kommission vom 17. Juli 1998 zur Änderung der Anhänge II und III der Verordnung (EWG) Nr. 2377/90 des Rates zur Schaffung eines Gemeinschaftsverfahrens für die Festsetzung von Höchstmengen für Tierarzneimittelrückstände in Nahrungsmitteln tierischen Ursprungs" (Amtsbl. der Europ. Gemeinsch. Nr. L 205 vom 22. 7. 1998, S. 7).

1.163 „Verordnung (EG) 1570/98 der Kommission vom 17. Juli 1998 zur Änderung der Anhänge I bis IV der Verordnung (EWG) Nr. 2377/90 des Rates zur Schaffung eines Gemeinschaftsverfahrens für die Festsetzung von Höchstmengen für Tierarzneimittelrückstände in Nahrungsmitteln tierischen Ursprungs" (Amtsbl. der Europ. Gemeinsch. Nr. L 205 vom 22. 7. 1998, S. 10).

1.164 „Verordnung (EG) 1916/98 der Kommission vom 9. September 1998 zur Änderung der Anhänge I und II der Verordnung (EWG) Nr. 2377/90 des Rates zur Schaffung eines Gemeinschaftsverfahrens für die Festsetzung von Höchstmengen für Tierarzneimittelrückstände in Nahrungsmitteln tierischen Ursprungs" (Amtsbl. der Europ. Gemeinsch. Nr. L 250 vom 10. 9. 1998, S. 8).

1.165 „Verordnung (EG) 1917/98 der Kommission vom 9. September 1998 zur Änderung der Anhänge I und II der Verordnung (EWG) Nr. 2377/90 des Rates zur Schaffung eines Gemeinschaftsverfahrens für die Festsetzung von Höchstmengen für Tierarzneimittelrückstände in Nahrungsmitteln tierischen Ursprungs" (Amtsbl. der Europ. Gemeinsch. Nr. L 250 vom 10. 9. 1998, S. 13).

1.166 „Verordnung (EG) Nr. 1931/1999 der Kommission vom 9. September 1999 zur Angleichung der Anhänge I, II und III der Verordnung (EWG) Nr. 2377/90 des Rates zur Schaffung eines Gemeinschaftsverfahrens für die Festsetzung von Höchstmengen für Tierarzneimittelrückstände in Nahrungsmitteln tierischen Ursprungs" (Amtsbl. der Europ. Gemeinsch. Nr. L 240 vom 10. 9. 1999, S. 3).

1.167 „Verordnung (EG) Nr. 1942/1999 der Kommission vom 10. September 1999 zur Angleichung der Anhänge I, II und III der Verordnung (EWG) Nr. 2377/90 des Rates zur Schaffung eines Gemeinschaftsverfahrens für die Festsetzung von Höchstmengen für Tierarzneimittelrückstände in Nahrungsmitteln tierischen Ursprungs" (Amtsbl. der Europ. Gemeinsch. Nr. L 241 vom 11. 9. 1999, S. 4).

1.168 „Verordnung (EG) Nr. 1944/1999 der Kommission vom 10. September 1999 zur Angleichung der Anhänge I, II und III der Verordnung (EWG) Nr. 2377/90 des Rates zur Schaffung eines Gemeinschaftsverfahrens für die Festsetzung von Höchstmengen für Tierarzneimittelrückstände in Nahrungsmitteln tierischen Ursprungs" (Amtsbl. der Europ. Gemeinsch. Nr. L 241 vom 11. 9. 1999, S. 9).

1.169 „Verordnung (EG) Nr. 1286/2000 der Kommission zur Änderung der Anhänge I, II und III der Verordnung (EWG) Nr. 2377/90 des Rates zur Schaffung eines Gemeinschaftsverfahrens für die Festsetzung von Höchstmengen von Tierarzneimittelrückständen in Nahrungsmitteln tierischen Ursprungs" vom 19. Juni 2000 (Amtsbl. der Europ. Gemeinsch. Nr. L 145 vom 20. 6. 2000, S. 15).

1.170 „Richtlinie des Rates vom 22. Dezember 1986 zur Angleichung der einzelstaatlichen Maßnahmen betreffend das Inverkehrbringen technologisch hochwertiger Arzneimittel, insbesondere aus der Biotechnologie (87/22/EWG)" (Amtsbl. der Europ. Gemeinsch. Nr. L 15 vom 17. 1. 1987, S. 38).

1.171 „Richtlinie 93/41/EWG des Rates vom 14. Juni 1993 zur Aufhebung der Richtlinie 87/22/EWG zur Angleichung der einzelstaatlichen Maßnahmen betreffend das Inverkehrbringen technologisch hochwertiger Arzneimittel, insbesondere aus der Biotechnologie" (Amtsbl. der Europ. Gemeinsch. Nr. L 214 vom 24. 8. 1993, S. 40).

1.172 „Richtlinie des Rates vom 21. Dezember 1988 betreffend die Transparenz von Maßnahmen zur Regelung der Preisfestsetzung bei Arzneimitteln für den menschlichen Gebrauch und ihre Einbeziehung in die staatlichen Krankenversicherungssysteme (89/105/EWG)" (Amtsbl. der Europ. Gemeinsch. Nr. L 40 vom 11. 2. 1989, S. 8).

1.173 „Richtlinie des Rates vom 3. Mai 1989 zur Änderung der Richtlinien 65/65/EWG, 75/318/EWG und 75/319/EWG zur Angleichung der Rechts- und Verwaltungsvorschriften über Arzneispezialitäten (89/341/EWG)" (Amtsbl. der Europ. Gemeinsch. Nr. L 142 vom 25.5.1989, S. 11 bis 13).

> Ausdehnung der Arzneimittelrichtlinien auf alle Generika; Packungsbeilagen für prinzipiell alle Arzneimittel; Einhaltung der Grundsätze der guten Herstellungspraktiken für Arzneimittel unabhängig vom endgültigen Bestimmungszweck; Zulassungspflicht und Herstellungserlaubnis für Arzneimittelausfuhren in Drittstaaten.

1.174 „Richtlinie des Rates vom 3. Mai 1989 zur Erweiterung des Anwendungsbereiches der Richtlinien 65/65/EWG und 75/319/EWG und zur Festlegung zusätzlicher Vorschriften für aus Impfstoffen, Toxinen oder Seren und Allergenen bestehende immunologische Arzneimittel (89/342/EWG)" (Amtsbl. der Europ. Gemeinsch. Nr. L 142 vom 25.5.1989, S. 14).

1.175 „Richtlinie des Rates vom 3. Mai 1989 zur Erweiterung des Anwendungsbereiches der Richtlinien 65/65/EWG und 75/319/EWG zur Festlegung zusätzlicher Vorschriften für radioaktive Arzneimittel (89/343/EWG)" (Amtsbl. der Europ. Gemeinsch. Nr. L 142 vom 25.5.1989, S. 16).

1.176 „Richtlinie des Rates vom 14. Juni 1989 zur Erweiterung des Anwendungsbereiches der Richtlinien 65/65/EWG und 75/319/EWG zur Angleichung der Rechts- und Verwaltungsvorschriften über Arzneispezialitäten und zur Festlegung besonderer Vorschriften für Arzneimittel aus menschlichem Blut oder Blutplasma (89/381/EWG)" (Amtsbl. der Europ. Gemeinsch. Nr. L 181 vom 28.6.1989, S. 44).

1.177 „Richtlinie der Kommission vom 19. Juli 1991 zur Änderung des Anhangs der Richtlinie des Rates 75/318/EWG zur Angleichung der Rechts- und Verwaltungsvorschriften der Mitgliedstaaten über die analytischen, toxikologisch-pharmakologischen und ärztlichen oder klinischen Vorschriften und Nachweise über Versuche mit Arzneimitteln (91/507/EWG)" (Amtsbl. der Europ. Gemeinsch. Nr. L 270 vom 26.9.1991, S. 32).

> Im Anschluß an den Erlaß der Richtlinien 89/342/EWG, 89/343/ EWG und 89/381/EWG stellt sich die Notwendigkeit einer Änderung des Anhangs der Richtlinie 75/318/EWG, um spezielle Anforderungen an Versuche mit immunologischen Arzneimitteln, radioaktiven Arzneimitteln und aus menschlichem Blut oder Blutplasma hergestellten Arzneimitteln festzulegen.
> Außerdem ist eine Anpassung der gemäß in dem Anhang der Richtlinie 75/318/EWG festgelegten geltenden Anforderungen an den technischen Fortschritt, insbesondere im Hinblick auf die besondere Art der Arzneimittel erforderlich, die nach den in der Liste A und im ersten Gedankenstrich der Liste B des Anhangs der Richtlinie 87/22/EWG des Rates aufgeführten Verfahren hergestellt werden.

1.178 „Note for Guidance on Fixed Combination Medicinal Products" (CPMP/ EWP/240/95) vom 17. April 1996 des Committee for Proprietary Medicinal Products (CPMP) (Pharm. Ind. 58 (1996), S. 504).

> Diese Leitlinie bezieht sich auf Kapitel C. 6, Teil 4, des Anhangs der Richtlinie 91/507/EWG. Sie löst die EG-Empfehlung für fixe Arzneimittelkombinationen aus dem Jahre 1983 ab und soll im Oktober 1996 offiziell in Kraft treten.

1.179 „Richtlinie 92/25/EWG des Rates vom 31. März 1992 über den Großhandelsvertrieb von Arzneimitteln" (Amtsbl. der Europ. Gemeinsch. Nr. L 113 vom 30. 4. 1992, S. 1).

1.180 „Richtlinie 92/26/EWG des Rates vom 31. März 1992 zur Einstufung bei der Abgabe von Humanarzneimitteln" (Amtsbl. der Europ. Gemeinsch. Nr. L 113 vom 30. 4. 1992, S. 5).

1.181 „Richtlinie 92/27/EWG des Rates vom 31. März 1992 über die Etikettierung und die Packungsbeilage von Humanarzneimitteln" (Amtsbl. der Europ. Gemeinsch. Nr. L 113 vom 30. 4. 1992, S. 8).

1.182 „Richtlinie 92/28/EWG des Rates vom 31. März 1992 über die Werbung für Humanarzneimittel" (Amtsbl. der Europ. Gemeinsch. Nr. L 113 vom 30. 4. 1992, S. 13).

1.183 „Verordnung (EWG) Nr. 1768/92 des Rates vom 18. Juni 1992 über die Schaffung eines ergänzenden Schutzzertifikates für Arzneimittel" (Amtsbl. der Europ. Gemeinsch. Nr. L 182 vom 2. 7. 1992, S. 1).

> Nach der ersten Zulassung eines Arzneimittels in einem EG-Land, das durch ein Patent geschützt ist, kann bei den nationalen Patentämtern ein Schutzzertifikat (Supplementary Protection Certificate, SPC) beantragt werden, dessen Laufzeit mit dem Ablauf der Patentschutzfrist beginnt.

1.184 „Richtlinie des Rates vom 22. September 1992 zur Erweiterung des Anwendungsbereiches der Richtlinien 65/65/EWG und 75/319/EWG zur Angleichung der Rechts- und Verwaltungsvorschriften über Arzneimittel und zur Festlegung zusätzlicher Vorschriften für homöopathische Arzneimittel (92/73/EWG)" (Amtsbl. der Europ. Gemeinsch. Nr. L 297 vom 13. 10. 1992, S. 8).

1.185 „Richtlinie 93/39/EWG des Rates vom 14. Juni 1993 zur Änderung der Richtlinien 65/65/EWG, 75/318/EWG und 75/319/EWG betreffend Arzneimittel" (Amtsbl. der Europ. Gemeinsch. Nr. L 214 vom 24. 8. 1993, S. 22).

> Maßnahmen für die schrittweise Vollendung des Binnenmarktes im Arzneimittelbereich für solche Arzneimittel, die nicht dem zentralisierten Gemeinschafts-Genehmigungsverfahren unterliegen.

1.186 „Verordnung (EG) Nr. 541/95 der Kommission vom 10. März 1995 über die Prüfung von Änderungen einer Zulassung, die von einer zuständigen Behörde eines Mitgliedsstaats erteilt wurde" (Amtsbl. der Europ. Gemeinsch. Nr. L 55 vom 11. 3. 1995, S. 7).

1.187 „Verordnung (EWG) Nr. 2309/93 des Rates zur Festlegung von Gemeinschaftsverfahren für die Genehmigung und Überwachung von Human- und Tierarzneimitteln und zur Schaffung einer Europäischen Agentur für die Beurteilung von Arzneimitteln" vom 22. Juli 1993 (Amtsbl. der Europ. Gemeinsch. Nr. L 214 vom 24. 8. 1993, S. 1).

1.188 „Mitteilung 94/C82/04 der Kommission über die Anwendung neuer Verfahren für die Zulassung von Human- und Tierarzneimitteln gemäß der Verordnung (EWG) Nr. 2309/93 des Rates vom 22. Juli 1993 und den Richtlinien 93/39/EWG und 93/41/EWG des Rates vom 14. Juni 1993" (Amtsbl. der Europ. Gemeinsch. Nr. C 82 vom 19. 3. 1994).

1.189 „Verordnung (EG) Nr. 1662/95 der Kommission vom 7. Juli 1995 zur Festlegung der Modalitäten für die Anwendung gemeinschaftlicher Beschlußverfahren für die Zulassung von Arzneimitteln oder Tierarzneimitteln" (Amtsbl. der Europ. Gemeinsch. Nr. L 158 vom 8. 7. 1995, S. 4).

> Gemäß der Verordnung (EWG) Nr. 2309/93 des Rates muß die Kommission die erforderlichen Bestimmungen für das in Art. 10 Abs. 3 und Art. 32 Abs. 3 der Verordnung genannte schriftliche Verfahren erlassen.

1.190 „Verordnung (EG) Nr. 542/95 der Kommission vom 10. März 1995 über die Prüfung von Änderungen einer Zulassung gemäß der Verordnung (EWG) Nr. 2309/93 des Rates" (Amtsbl. der Europ. Gemeinsch. Nr. L 55 vom 11. 3. 1995, S. 15).

1.191 „Verordnung (EG) Nr. 2141/96 der Kommission vom 7. November 1996 über die Prüfung eines Antrags auf Übertragung einer Zulassung für ein in den Geltungsbereich der Verordnung (EWG) Nr. 2309/93 des Rates fallendes Arzneimittel." (Amtsbl. der Europ. Gemeinsch. Nr. L 286 vom 8. 11. 1996, S. 6).

1.192 „Richtlinie 1999/82/EG der Kommission vom 8. September 1999 zur Änderung des Anhangs der Richtlinie 75/318/EWG des Rates zur Angleichung der Rechts- und Verwaltungsvorschriften der Mitgliedstaaten über die analytischen, toxikologisch-pharmakologischen und ärztlichen oder klinischen Vorschriften und Nachweise über Versuche mit Arzneispezialitäten" (Amtsbl. der Europ. Gemeinsch. Nr L 243 vom 15. 9. 1999, S. 7).

> Mit dieser Richtlinie werden für Humanarzneimittel durch Änderung der Richtlinie 75/318/EWG spezielle Maßnahmen zur Verhütung der Übertragung spongiformer Enzephalopathien tierischen Ursprungs EU-weit eingeführt. Bezugsdokument hierfür ist die an den neuesten wissenschaftlichen Erkenntnisstand angepaßte CPMP-Leitlinie „Note for Guidance on Minimizing the Risk of Transmitting Animal Spongiform Encephalopathy via Medicinal Products (CPMP/BWP/1230/98 vom 21. 4. 1999)". Mit der Aufnahme in den Anhang der Richtlinie 75/318/EWG werden hierin enthaltene Vorschriften künftig verbindlich für die Herstellung von Humanarzneimitteln vorgegeben werden. Es ist beabsichtigt, die Bestimmung der EU-Richtlinie durch eine Verwaltungsvorschrift (zur Änderung der Arzneimittelprüfrichtlinien) umzusetzen.

1.193 „Richtlinie 1999/83/EG der Kommission vom 8. September 1999 zur Änderung des Anhangs der Richtlinie 75/318/EWG des Rates zur Angleichung der Rechts- und Verwaltungsvorschriften der Mitgliedstaaten über die analytischen, toxikologisch-pharmakologischen und ärztlichen oder klinischen Vorschriften und Nachweise über Arzneispezialitäten" (Amtsbl. der Europ. Gemeinsch. Nr. L 243 vom 15. 9. 1999, S. 9).

> Die EG-Kommission hat die Zulassungsanforderungen für Arzneimittel mit „allgemein medizinisch verwendeten" Bestandteilen mit „anerkannter Wirksamkeit" und einem „annehmbaren Grad der Sicherheit" vereinfacht. Mit der neuen Richtlinie wurde Gemeinschaftsrecht mit der Verwaltungspraxis in der Mehrheit der Mitgliedstaaten in Einklang gebracht. Probleme bei der Nachzulassung, die in einigen Mitgliedstaaten, wie auch der Bundesrepublik Deutschland aufgetreten waren, dürften sich nun leichter lösen lassen. Der Bereich der Arzneimittel mit traditioneller Anwendung wird von der Richtlinienänderung nicht erfaßt.

1.194 „Verordnung (EG) Nr. 141/2000 des Europäischen Parlaments und des Rates vom 16. Dezember 1999 über Arzneimittel für seltene Leiden (Orphan Medicinal Products)" (Amtsbl. der Europ. Gemeinsch. Nr. L 18 vom 22. 1. 2000, S. 1).

1.195 „Procedure for Orphan Medicinal Product Designation – General Principles" COMP-Papier vom 15. 06. 2000 (EMEA/COMP/20/00) (Pharm. Ind. 62, Nr. 7 (2000), S. 502).

1.196 „Richtlinie des Rates vom 20. Juni 1990 zur Angleichung der Rechtsvorschriften der Mitgliedstaaten über aktive implantierbare medizinische Geräte (90/385/EWG)" (Amtsbl. der Europ. Gemeinsch. Nr. L 189 vom 20. 7. 1990, S. 17).

> Anwendungsbereich: Aktive implantierbare medizinische Geräte zur Anwendung am Menschen (z. B. Herzschrittmacher, Medikamentenpumpen, Nerven- und Muskelstimulatoren).
> Die Vorschriften verfolgen den Zweck, daß nur solche Geräte in den Verkehr gebracht und in Betrieb genommen werden dürfen, die einen medizinischen Zweck gemäß der Definition dieser Richtlinie und der Angabe des Herstellers erfüllen, sowie die Sicherheit und Gesundheit der Patienten, der Anwender und ggf. Dritter bei sachgemäßer Implantation und bestimmungsgemäßer Verwendung nicht gefährden, d. h. nicht unvertretbar beeinträchtigen.

1.197 „Bekanntmachung zu der EG-Richtlinie über aktive implantierbare medizinische Geräte (90/385/EWG) – Übergangsweises Vorgehen bis zum Medizinproduktegesetz" vom 16. Juli 1992 (BAnz. Nr. 142 vom 1. 8. 1992, S. 6325).

1.198 „Richtlinie 93/42/EWG des Rates vom 14. Juni 1993 über Medizinprodukte" (Amtsbl. der Europ. Gemeinsch. Nr. L 169 vom 12. 7. 1993, S. 1).

1.199 „Bekanntmachung des Bundesministeriums für Gesundheit über Arzneimittel, die der Richtlinie des Rates über Medizinprodukte (93/42/EWG) unterliegen" vom 26. Oktober 1993 (BAnz. Nr. 224 vom 30.11.1993, S. 10372).

1.200 „Bekanntmachung des Bundesministeriums für Gesundheit vom 30. November 1994 über harmonisierte Normen für Medizinprodukte" (BAnz. Nr. 232 vom 10.12.1994, S. 12061).

> Zur Durchführung der Richtlinie 90/385/EWG des Rates vom 20. Juni 1990 zur Angleichung der Rechtsvorschriften der Mitgliedstaaten über aktive implantierbare medizinische Geräte (Amtsbl. der Europ. Gemeinsch. Nr. L 189 vom 20. 7.1990, S. 17) und der Richtlinie 93/42/EWG des Rates vom 14. Juni 1993 über Medizinprodukte (Amtsbl. der Europ. Gemeinsch. Nr. L 169 vom 12. 7.1993, S. 1) hat die Kommission der Europäischen Union die Fundstellen einschlägiger von CEN/CENELEC/ETSI erarbeiteter harmonisierter Normen im Amtsbl. der Europ. Gemeinsch. Nr. C 227 vom 4.10.1994, S. 6 bekanntgemacht.

1.201 „Bekanntmachung des Bundesministeriums für Gesundheit vom 20. September 1995 über harmonisierte Normen für Medizinprodukte" (BAnz. Nr. 186 vom 30.9.1995, S. 10851).

1.202 „Bekanntmachung des Bundesgesundheitsministeriums über Normen für Medizinprodukte" vom 12. März 1997 (BAnz. Nr. 57 vom 22.3.1997, S. 3771).

> Die Normen wurden von CEN/CENELEC auf der Grundlage eines Mandats der Europäischen Kommission zur Durchführung der Richtlinie 90/385/EWG des Rates vom 20. Juni 1990 zur Angleichung der Rechtsvorschriften der Mitgliedstaaten über aktive implantierbare medizinische Geräte (ABl EG Nr. L 189/17 vom 20. Juli 1990) in der geltenden Fassung bzw. der Richtlinie 93/42/EWG des Rates vom 14. Juni 1993 über Medizinprodukte (ABl. EG Nr. L 169/1 vom 12. Juli 1993) erarbeitet. Sie wurden noch nicht als harmonisierte Normen im Amtsblatt der Europäischen Gemeinschaften veröffentlicht, deshalb lösen sie noch keine Konformitätsvermutung aus. In der Regel kann jedoch davon ausgegangen werden, daß die Normen in unveränderter Form im Amtsblatt veröffentlicht werden. Der Europäischen Kommission steht es jedoch frei, auf Grund von Bedenken eine Norm zur weiteren Bearbeitung an das Normungsgremium zurückzuverweisen.

1.203 „Bekanntmachung des Bundesgesundheitsministeriums über harmonisierte Normen für Medizinprodukte" vom 27. Mai 1998 (BAnz. Nr. 108 vom 17.6.1998, S. 8213).

1.204 „Bekanntmachung des Bundesgesundheitsministeriums über harmonisierte Normen für Medizinprodukte" vom 22. Juli 1998 (BAnz. Nr. 141 vom 1.8.1998, S. 11035).

1.205 „Bekanntmachung des Bundesgesundheitsministeriums über harmonisierte Normen für Medizinprodukte" vom 15. Oktober 1998 (BAnz. Nr. 201 vom 27. 10. 1998, S. 15400).

1.206 „Bekanntmachung des Bundesgesundheitsministeriums über harmonisierte Normen für Medizinprodukte" vom 30. Juli 1999 (BAnz. Nr. 161 vom 28. 8. 1999, S. 15041).

> Auf Grund des §3 Nr. 17 des Medizinproduktegesetzes macht das Bundesgesundheitsministerium bekannt:
> – Normen zur Richtlinie 90/385/EWG
> – Normen zur Richtlinie 93/42/EWG

1.207 „Bekanntmachung des Bundesgesundheitsministeriums über harmonisierte Normen für Medizinprodukte" vom 3 September 1999 (BAnz. Nr. 177 vom 21. 9. 1999, S. 16179).

1.208 „Bekanntmachung des Bundesgesundheitsministeriums über harmonisierte Normen für Medizinprodukte" vom 1. März 2000 (BAnz. Nr. 49 vom 10. 3. 2000, S. 3609).

1.209 „Bekanntmachung des Bundesgesundheitsministeriums über die Nomenklatur für Medizinprodukte" vom 27. Februar 1997 (BAnz. Nr. 47 vom 8. 3. 1997, S. 2769).

> Deutschsprachige Fassung der UMDNS (Universal Medical Device Nomenclature System).

1.210 „Bekanntmachung des Bundesgesundheitsministeriums über die Version 1.1 der Nomenklatur für Medizinprodukte UMDNS" vom 29. Juni 1999 (BAnz. Nr. 133 vom 21. 7. 1999, S. 11913).

1.211 „Richtlinie 93/68/EWG des Rates vom 22. Juli 1993 zur Änderung u. a. der Richtlinie 90/385/EWG (aktive implantierbare medizinische Geräte)" (Amtsbl. der Europ. Gemeinsch. Nr. L 220 vom 30. 8. 1993, S. 1).

1.212 „Gesetz über Medizinprodukte (Medizinproduktegesetz – MPG)" vom 2. August 1994 (BGBl. I S. 1963).

> Dieses Gesetz dient u. a. der Umsetzung der Richtlinie 90/385/EWG über aktive implantierbare Geräte, der Richtlinie 93/42/EWG über Medizinprodukte sowie der Änderungsrichtlinie 93/68/EWG über aktive implantierbare medizinische Geräte in nationales Recht.

1.213 „Erstes Gesetz zur Änderung des Medizinproduktegesetzes (1. MPG – ÄndG)" vom 6. August 1998 (BGBl. I S. 2005).

1.214 „Verordnung über Medizinprodukte (Medizinprodukte-Verordnung – MPV)" vom 17. Dezember 1997 (BGBl. I S. 3138).

> Diese Verordnung dient der Umsetzung der Richtlinie 90/385/EWG des Rates vom 20. Juni 1990 zur Angleichung der Rechtsvorschriften der Mitgliedstaaten über aktive implantierbare medizinische Geräte (ABl. EG Nr. L 189, S. 17), geändert durch die Richtlinie des Rates 93/42/EWG vom 14. Juni 1993 (ABl. EG Nr. L 169, S. 1) und durch die Richtlinie des Rates 93/68/EWG vom 22. Juli 1993 (ABl. EG Nr. L 220, S. 1), und der Umsetzung der Richtlinie 93/42/EWG des Rates vom 14. Juni 1993 (ABl. EG Nr. L 169, S. 1).

1.215 „Berichtigung der Medizinprodukte-Verordnung" vom 11. März 1998 (BGBl. I S. 515).

1.216 „Verordnung über die Verschreibungspflicht von Medizinprodukten (MPVerschrV)" vom 17. Dezember 1997 (BGBl. I S. 3164).

> Die Verpflichtungen aus der Richtlinie 83/189/EWG des Rates vom 28. März 1983 über ein Informationsverfahren auf dem Gebiet der Normen und technischen Vorschriften (ABl. EG Nr. L 109, S. 8), zuletzt geändert durch die Richtlinie 94/10/EG des Europäischen Parlaments und des Rates vom 23. März 1994 (ABl. EG Nr. L 100, S. 30), sind beachtet worden.

1.217 „Verordnung über Vertriebswege für Medizinprodukte (MPVertrV)" vom 17. Dezember 1997 (BGBl. I S. 3148).

> Die Verpflichtungen aus der Richtlinie 83/189/EWG des Rates vom 28. März 1983 über ein Informationsverfahren auf dem Gebiet der Normen und technischen Vorschriften (Abl. EG Nr. L 109, S. 8), zuletzt geändert durch die Richtlinie 94/10/EG des Europäischen Parlaments und des Rates vom 23. März 1994 (ABl. EG Nr. L 100, S. 30), sind beachtet worden.

1.218 „Verordnung über das Errichten, Betreiben und Anwenden von Medizinprodukten (Medizinprodukte-Betreiberverordnung – MPBetreibV)" vom 29. Juni 1998 (BGBl. I S. 1762).

1.219 „Verordnung über Grundlegende Anforderungen bei Medizinprodukten zum Schutz vor TSE (MPG-TSE-Verordnung)" als Artikel 7 der „Ersten Verordnung zur Änderung fleisch- und lebensmittelhygienerechtlicher Vorschriften" vom 3. Dezember 1997 (BGBl. I S. 2842).

1.220 Änderung der „MPG-TSE-Verordnung" durch Art. 4 der „Zweiten Verordnung zur Änderung von Vorschriften zum Schutz der Verbraucher vor der Bovinen Spongiformen Enzephalopathie" vom 4. März 1999 (BGBl. I S. 306).

1.221 Änderung der „MPG-TSE-Verordnung" durch Art. 4 der „Dritten Verordnung zur Änderung von Vorschriften zum Schutz der Verbraucher vor der Bovinen Spongiformen Enzephalopathie" vom 27. Juli 1999 (BAnz. Nr. 141 vom 31. 7. 1999, S. 12733).

1.222 Änderung der „MPG-TSE-Verordnung" durch Art. 4 der „Vierten Verordnung zur Änderung von Vorschriften zum Schutz der Verbraucher vor der Bovinen Spongiformen Enzephalopathie" vom 23. März 2000 (BGBl. I S. 244).

1.223 Änderung der „MPG-TSE-Verordnung" durch Art. 5 der „Fünften Verordnung zur Änderung von Vorschriften zum Schutz der Verbraucher vor der Bovinen Spongiformen Enzephalopathie" vom 29. Juni 2000 (BGBl. I S. 997).

1.224 „Verordnung über die Sicherheit medizinisch-technischer Geräte (Medizingeräteverordnung – MedGV)" vom 14. Januar 1985 (BGBl. I S. 93).

1.225 Änderung der Medizingeräteverordnung durch Art. 9 Nr. 8 des „Zweiten Gesetzes zur Änderung des Gerätesicherheitsgesetzes" vom 26. August 1992 (BGBl. I S. 1574).

1.226 Änderung der „Medizingeräteverordnung" durch § 16 der „Medizinprodukte-Betreiberverordnung" vom 29. Juni 1998 (BGBl. I S. 1762).

1.227 „Guide to Good Manufacturing Practice for in vitro-Diagnostic Products" (Hrsg.: European Diagnostic Manufactures Association, Avenue Louise 500, B – 1050 Brüssel).

1.228 „Bekanntmachung der Neufassung der Allgemeinen Verwaltungsvorschrift zur Anwendung der Arzneimittelprüfrichtlinien" vom 5. Mai 1995 (BAnz. Nr. 96a vom 20. 5. 1995).

1.229 „Allgemeine Verwaltungsvorschrift zur Anwendung der Tierarzneimittelprüfrichtlinien" vom 30. März 1995 (BAnz. Nr. 70 vom 8. 4. 1995, S. 4241).

> Die allgemeine Verwaltungsvorschrift zur Anwendung der Tierarzneimittelprüfrichtlinien dient der Umsetzung der Richtlinie 92/18/EWG der Kommission zur Angleichung der Rechtsvorschriften der Mitgliedstaaten über die analytischen, toxikologisch-pharmakologischen und tierärztlichen oder klinischen Vorschriften und Nachweise über Versuche mit Tierarzneimitteln.

1.230 APV-Richtlinie „Zur Prüfung von Fertigarzneimitteln in der Apotheke" (Dtsch. Apoth. Ztg. 1988, Nr. 21, S. 1111).

1.231 „F.I.P. Guidelines for Dissolution Testing of Solid Oral Products" – Joint report of the Section for official laboratories and medicines control services and the section of industrial pharmacists of the F.I.P. (Pharm. Ind. 59 (1997), S. 760).

1.232 APV-Richtlinie „Untersuchungen zur Bioverfügbarkeit, Bioäquivalenz" (Dtsch. Apoth. Ztg. 1987, Nr. 32, S. 1645).

1.233 „Richtlinien für eine sachgerechte Lagerhaltung (Good Storage Practice) der Federation Internationale Pharmaceutique (FIP)" vom September 1980 (Pharm. Ind. 44 (1982), S. 491).

1.234 „Bekanntmachung der revidierten Grundregeln der Weltgesundheitsorganisation für die Herstellung von Arzneimitteln und die Sicherung ihrer Qualität" vom 1. Dezember 1977 (BAnz. Nr. 1 vom 3. 1. 1978).

> Good Manufacturing Practices (GMP) – Richtlinie der Weltgesundheitsorganisation (WHO) von 1975; Beschreibung geeigneter Maßnahmen für die Herstellung und Qualitätskontrolle von Arzneimitteln.

1.235 „Good Manufacturing Practices for Pharmaceutical Products", WHO Technical Report Series No. 823, 1992, WHO-Expert Committee on Specifications for Pharmaceutical Preparations.

1.236 „Bekanntmachung der revidierten Leitlinien für das Zertifikatsystem der Weltgesundheitsorganisation über die Qualität pharmazeutischer Produkte im internationalen Handel" (BAnz. Nr. 141 a vom 1. 8. 1998).

1.237 „Richtlinie der Kommission vom 13. Juni 1991 zur Festlegung der Grundsätze und Leitlinien der Guten Herstellungspraxis für zur Anwendung beim Menschen bestimmte Arzneimittel (91/356/EWG)" (Amtsbl. der Europ. Gemeinsch. Nr. L 193 vom 17. 7. 1991, S. 30).

> Die Grundsätze und Leitlinien der Guten Herstellungspraxis befassen sich hauptsächlich mit dem Qualitätssicherungssystem, dem Personal, den Räumlichkeiten und der Ausrüstung, der Dokumentation, der Produktion, der Qualitätskontrolle, der Auftragsherstellung, den Beanstandungen, dem Produktrückruf sowie den Selbstinspektionen.

1.238 „Richtlinie der Kommission vom 23. Juli 1991 zur Festlegung der Grundsätze und Leitlinien der Guten Herstellungspraxis für Tierarzneimittel (91/412/EWG)" (Amtsbl. der Europ. Gemeinsch. Nr. L 228 vom 17. 8. 1991, S. 70).

1.239 „EG-Leitfaden einer Guten Herstellungspraxis für Arzneimittel" einschließlich Ergänzender Leitlinien – Dokument III/2244/87, REV. 3. Januar 1989 (Pharm. Ind. 52, Nr. 7 (1990), S. 853).

   1. Ergänzende Leitlinien für die Herstellung steriler Arzneimittel
   2. Ergänzende Leitlinien für die Herstellung von biologischen pharmazeutischen Produkten zur Anwendung beim Menschen
   3. Ergänzende Leitlinien für die Herstellung von Radiopharmaka
   4. Ergänzende Leitlinien für die Herstellung von Tierarzneimitteln, außer immunologischen Tierarzneimitteln
   5. Ergänzende Leitlinien für die Herstellung von immunologischen Tierarzneimitteln
   6. Ergänzende Leitlinien für die Herstellung medizinischer Gase
   7. Ergänzende Leitlinien für die Herstellung von pflanzlichen pharmazeutischen Produkten
   8. Ergänzende Leitlinien für die Probennahme von Ausgangsstoffen und Verpackungsmaterial
   9. Ergänzende Leitlinien für die Herstellung von Liquida, Cremes und Salben

10. Ergänzende Leitlinien für die Herstellung von Aerosolpräparaten in Sprühflaschen mit vorgegebener Dosiereinrichtung zur Inhalation
11. Ergänzende Leitlinien für computergestützte Systeme
12. Ergänzende Leitlinien für die Herstellung von pharmazeutischen Produkten unter Verwendung ionisierender Strahlen.

(Pharm. Ind. 54 (1992), S. 135 und Pharm. Ind. 55 (1993), S. 125).

13. Die Gute Herstellungspraxis für klinische Prüfpräparate
14. Die Gute Herstellungspraxis für Produkte aus menschlichem Blut oder Blutplasma

(Pharm Ind. 55 (1993), S. 890).

1.240 „Revidierte 1. Ergänzende Leitlinie für die Herstellung steriler Arzneimittel des EU-GMP-Leitfadens" (Pharm. Ind. 59 (1997), S. 30).

1.241 „Leitfaden einer Guten Herstellungspraxis für pharmazeutische Produkte der Pharmazeutischen Inspektions-Convention (PIC) einschließlich der Ergänzenden Leitlinie ‚Herstellung steriler pharmazeutischer Produkte'" vom 10. August 1990 (PIC-Dokument PH 5/89 vom September 1989) (BAnz. Nr. 214a vom 16. 11. 1990).

1.242 „Bekanntmachung von Ergänzenden Leitlinien zum Leitfaden einer Guten Herstellungspraxis für pharmazeutische Produkte der Pharmazeutischen Inspektions-Convention (PIC)" vom 2. Januar 1992 (PIC-Dokument PH 4/91):

– Anlage 1: Ergänzende Leitlinien für die Herstellung von Liquida, Cremes und Salben

– Anlage 2: Ergänzende Leitlinien für die Herstellung von Aerosolpräparaten in Sprühflaschen mit vorgegebener Dosiereinrichtung zur Inhalation

– Anlage 3: Ergänzende Leitlinien für die Herstellung von Radiopharmaka

– Anlage 4: Ergänzende Leitlinien für die Probennahme von Ausgangsstoffen und Verpackungsmaterial

– Anlage 5: Ergänzende Leitlinien für computergestützte Systeme.

(BAnz. Nr. 18 vom 28. 1. 1992, S. 466).

1.243 „Bekanntmachung von Ergänzenden Leitlinien zum Leitfaden einer Guten Herstellungspraxis für pharmazeutische Produkte der Pharmazeutischen Inspektions-Convention (PIC)" vom 28. Oktober 1992 (PIC-Dokumente PH 5/92 und 6/92, S. 1–13):

– Anlage 1: Ergänzende Leitlinien für die Herstellung biologischer pharmazeutischer Produkte zur Anwendung beim Menschen
– Anlage 2: Ergänzende Leitlinien für die Herstellung pflanzlicher pharmazeutischer Produkte

- Anlage 3: Ergänzende Leitlinien für die Herstellung medizinischer Gase
- Anlage 4: Ergänzende Leitlinien für die Herstellung von Arzneimitteln unter Verwendung ionisierender Strahlen
- Anlage 5: Ergänzende Leitlinien für die Herstellung von Tierarzneimitteln außer immunologischen Tierarzneimitteln.

(BAnz. Nr. 224 vom 28. 11. 1992, S. 8953).

1.244 „Bekanntmachung von Ergänzenden Leitlinien zum Leitfaden einer Guten Herstellungspraxis für pharmazeutische Produkte der Pharmazeutischen Inspektions-Convention (PIC)" vom 17. August 1993 (PIC-Dokumente PH 6/93 und 7/93):

- Anlage 1: Ergänzende Leitlinien für die Herstellung klinischer Prüfpräparate
- Anlage 2: Ergänzende Leitlinien für die Herstellung von Produkten aus menschlichem Blut oder Blutplasma.

(BAnz. Nr. 176 vom 18. 9. 1993, S. 9073).

1.245 „Richtlinien für die Herstellung pharmazeutischer Wirkstoffe der Pharmazeutischen Inspektions-Convention" vom Juni 1987, PIC-Dokument PH 2/87 (BAnz. Nr 34 vom 19. 2. 1988, S. 698).

1.246 „Bekanntmachung der OECD-Grundsätze der Guten Laborpraxis (GLP)" vom 4. Februar 1983 (BAnz. Nr. 42a vom 2. 3. 1983, Beilage 7/83).

1.247 „Richtlinie des Rates vom 18. Dezember 1986 zur Angleichung der Rechts- und Verwaltungsvorschriften für die Anwendung der Grundsätze der Guten Laborpraxis und zur Kontrolle ihrer Anwendung bei Versuchen mit chemischen Stoffen (87/18/EWG)" (Amtsbl. der Europ. Gemeinsch. Nr. L 15 vom 17. 1. 1987, S. 29).

> Regelung für die Durchführung von Versuchen nach den Grundsätzen, die im Anhang 2 des Beschlusses des OECD-Rates vom 12. Mai 1981 über die gegenseitige Anerkennung der Daten zur Bewertung chemischer Erzeugnisse aufgeführt sind.

1.248 „Richtlinie des Rates vom 9. Juni 1988 über die Inspektion und Überprüfung der Guten Laborpraxis (GLP) – (88/320/EWG)" (Amtsbl. der Europ. Gemeinsch. Nr. L 145 vom 11. 6. 1988, S. 35).

1.249 „Richtlinie der Kommission vom 18. Dezember 1989 zur Anpassung der Richtlinie 88/320/EWG des Rates über die Inspektion und Überprüfung der Guten Laborpraxis (GLP) an den technischen Fortschritt (90/18/EWG)" (Amtsbl. der Europ. Gemeinsch. Nr. L 11 vom 13. 1. 1990, S. 37).

1.250 „Richtlinie 1999/12/EG der Kommission vom 8. März 1999 zur zweiten Anpassung des Anhangs der Richtlinie 88/320/EWG des Rates über die Inspektion und Überprüfung der Guten Laborpraxis (GLP)" (Amtsbl. der Europ. Gemeinsch. Nr. L 77 vom 23. 3. 1999, S. 22).

1.251 „Richtlinie 1999/11/EG der Kommission vom 8. März 1999 zur Anpassung der Grundsätze der Guten Laborpraxis an den technischen Fortschritt gemäß Richtlinie 87/18/EWG des Rates zur Angleichung der Rechts- und Verwaltungsvorschriften für die Anwendung der Grundsätze der Guten Laborpraxis und zur Kontrolle ihrer Anwendung bei Versuchen mit chemischen Stoffen" (Amtsbl. der Europ. Gemeinsch. Nr. L 77 vom 23.3. 1999, S. 8).

1.252 „Bekanntmachung über Vereinbarungen zwischen der Bundesrepublik Deutschland, Österreich, der Schweiz und den Vereinigten Staaten von Amerika über die Gute Laborpraxis bei Arzneimitteln, Chemikalien und Pflanzenschutzmitteln" vom 8. Februar 1989 (BAnz. vom 15.3.1989, S. 775).

> Diese Vereinbarungen haben die gegenseitige Anerkennung nationaler staatlicher Überwachungsmaßnahmen auf der Basis international anerkannter Richtlinien zum Gegenstand. Sie nehmen Bezug auf die OECD-Grundsätze der Guten Laborpraxis (Bekanntmachung vom 4. Februar 1983, BAnz. Nr. 42a vom 2.3.1983).

1.253 „Neufassung der Allgemeinen Verwaltungsvorschrift zum Verfahren der behördlichen Überwachung der Einhaltung der Grundsätze der Guten Laborpraxis (ChemVw-GLP) vom 15. Mai 1997 (GMBl. Nr. 17 vom 9.6. 1997, S. 257).

1.254 „Richtlinien für die Gute Validierungpraxis" – Gemeinsam bearbeitet vom Komitee für Laboratorien und Offizielle Medikamentenkontrolldienste und der Sektion der Industrieapotheker der F.I.P. (Pharm. Ind. 42 (1980), S. 981).

> Die Validierung im Sinne dieser Richtlinien umfaßt die systematische Überprüfung der wesentlichen Arbeitsschritte und Einrichtungen in Entwicklung und Produktion einschließlich der Kontrolle von pharmazeutischen Produkten mit dem Ziel, sicherzustellen, daß die hergestellten Produkte bei Innehaltung der festgelegten Produktions- und Kontrollverfahren zuverlässig und reproduzierbar in der gewünschten Qualität hergestellt werden können.

1.255 „PIC – Empfehlungen für die Validierung – Recommendations on Validation Master Plan, Installation and Operational Qualification, Non-Sterile Process Validation, Cleaning Validation" vom 31. Januar 1999 – PIC-Dokument PR 1/99-1 vom 1. März 1999 (Pharm. Ind. 61 (1999), S. 984).

1.256 „Leitlinie des CPMP der Europäischen Gemeinschaften für die Gute Vertriebspraxis von Humanarzneimitteln" (Amtsbl. der Europ. Gemeinsch. Nr. C 63 vom 1.3.1994, S. 4).

> Diese Leitlinien wurden auf der Grundlage von Artikel 10 der Richtlinie 92/25/EWG des Rates vom 31. März 1992 über den Großhandelsvertrieb von Humanarzneimitteln erstellt. Sie behandeln weder die geschäftlichen Beziehungen zwischen den am Vertrieb von Arzneimitteln beteiligten Parteien noch Fragen des Arbeitsschutzes.

1.257 „Gesetz zu dem Übereinkommen vom 8. Oktober 1970 zur gegenseitigen Anerkennung von Inspektionen betreffend die Herstellung pharmazeutischer Produkte (Gesetz zur Pharmazeutischen Inspektions-Convention – PIC)" vom 10. März 1983 (BGBl. II S. 158).

1.258 „Bekanntmachung über das Inkrafttreten des Übereinkommens zur gegenseitigen Anerkennung von Inspektionen betreffend die Herstellung pharmazeutischer Produkte (Pharmazeutische Inspektions-Convention – PIC)" vom 20. Juli 1983 (BGBl. II S. 457).

1.259 „Bekanntmachungen der Grundregeln und Richtlinien der Pharmazeutischen Inspektions-Convention – PIC" vom 22. März 1985, 20. Juni 1986 und 26. Januar 1988:

I. Grundregeln für die sachgemäße Herstellung pharmazeutischer Produkte, Juni 1983 (PIC-Dokument PH 3/83).

II. Richtlinien:
   a) Richtlinien für den Umgang mit Ausgangsstoffen, März 1973 (PIC-Dokument PH 2/73)
   b) Richtlinien für die Herstellung und Kontrolluntersuchungen im Lohnauftrag, Mai 1976 (PIC-Dokument PH 3/76)
   c) Richtlinien betreffend die Herstellung von sterilen Produkten, Mai 1981 (PIC-Dokument PH 1/81)
   d) Richtlinien für das Verpacken pharmazeutischer Produkte, Mai 1984 (PIC-Dokument PH 1/84)
   e) Richtlinien für gute pharmazeutische Kontrollabor-Praxis, November 1985 (PIC-Dokument PH 5/85)
   f) Richtlinien für die Herstellung pharmazeutischer Wirkstoffe, Juni 1987 (PIC-Dokument PH 2/87).

III. Leitfaden für die Erstellung von Informationen gemäß Art. 2 der Pharmazeutischen Inspektions-Convention, Juli 1985 (PIC-Dokument PH 2/85).

(BAnz. Nr. 98 vom 30. 5. 1985, S. 5520 mit Beilage Nr. 98a, BAnz. Nr. 140 vom 2. 8. 1986 und BAnz. Nr. 34 vom 19. 2. 1988, S. 698).

1.260 „Bekanntmachung einer Anleitung für die Erstellung von Informationen gemäß Artikel 2 der Pharmazeutischen Inspektions-Convention (PIC)" vom 6. Januar 1992 (PIC-Dokument PH 6/91) (BAnz. Nr. 18 vom 28. 1. 1992, S. 468).

1.261 „Bekanntmachung von Grundsätzen für die ordnungsgemäße Durchführung der klinischen Prüfung von Arzneimitteln" vom 9. Dezember 1987 (BAnz. Nr. 243 vom 30. 12. 1987, S. 16617).

1.262 „Bekanntmachung einer Empfehlung über die Mindestanforderungen an die pharmakologisch-toxikologische Prüfung als Voraussetzung für den Beginn der klinischen Prüfung onkologischer Arzneimittel beim Menschen" vom 21. Juni 1988 (BAnz. Nr. 123 vom 7. 7. 1988, S. 2695).

1.263 „Gute Klinische Praxis für die klinische Prüfung von Arzneimitteln in der Europäischen Gemeinschaft (EG-GCP-Note for Guidance)" vom 11. Juli 1990 (Pharm. Ind. 52, Nr. 12 (1990), S. 1485).

1.264 „Geänderter Vorschlag (1999/C 161/05) der Kommission für eine Richtlinie des Europäischen Parlaments und des Rates zur Angleichung der Rechts- und Verwaltungsvorschriften über die Anwendung der Guten Klinischen Praxis bei der Durchführung von klinischen Prüfungen mit Humanarzneimitteln" vom April 1999 (Amtsbl. der Europ. Gemeinsch. Nr. C 161 vom 8. 6. 1999, S. 5).

1.265 „International Conference on Harmonization (ICH) Tripartite Guideline for Good Clinical Practice" vom Europäischen Spezialitätenausschuß (CPMP) am 16./17. Juli 1997 für die Europäische Union übernommen, Stufe-4-Version (Pharm. Ind. 58 (1996), S. 690).

1.266 „Richtlinie 92/117/EWG des Rates vom 17. Dezember 1992 über Maßnahmen zum Schutz gegen bestimmte Zoonosen bzw. ihre Erreger bei Tieren und Erzeugnissen tierischen Ursprungs zur Verhütung lebensmittelbedingter Infektionen und Vergiftungen" (Amtsbl. der Europ. Gemeinsch. Nr. L 62 vom 15. 3. 1993, S. 38).

1.267 „Vorschlag für eine Richtlinie des Rates zur Änderung der Richtlinie 92/117/EWG über Maßnahmen zum Schutz gegen bestimmte Zoonosen bzw. ihre Erreger bei Tieren und Erzeugnissen tierischen Ursprungs zur Verhütung lebensmittelbedingter Infektionen und Vergiftungen" vom 24. Oktober 1995 (Amtsbl. der Europ. Gemeinsch. Nr. C 13 vom 18. 1. 1996, S. 23).

1.268 „Richtlinie 92/118/EWG des Rates vom 17. Dezember 1992 über die tierseuchenrechtlichen und gesundheitlichen Bedingungen für den Handel mit Erzeugnissen tierischen Ursprungs in der Gemeinschaft sowie für ihre Einfuhr in die Gemeinschaft, soweit sie diesbezüglich nicht den spezifischen Gemeinschaftsregelungen nach Anhang A Kapitel I der Richtlinie 89/662/EWG und – in bezug auf Krankheitserreger – der Richtlinie 90/425/EWG unterliegen" (Amtsbl. der Europ. Gemeinsch. Nr. L 62 vom 15. 3. 1993, S. 49).

1.269 „Richtlinie des Rates vom 11. Dezember 1989 zur Regelung veterinärrechtlicher Kontrollen im innergemeinschaftlichen Handel im Hinblick auf den gemeinsamen Binnenmarkt (89/662/EWG)" (Amtsbl. der Europ. Gemeinsch. Nr. L 395 vom 30. 12. 1989, S. 13).

1.270 „BSE-Verordnung" vom 22. März 1996 (BAnz. Nr. 59 vom 23. 3. 1996, S. 3393).

1.271 „Verordnung über das Verbot der Verwendung bestimmter Stoffe zur Vermeidung des Risikos durch BSE bei Arzneimitteln (AMG-BSE-Verordnung)" als Artikel 3 der „Verordnung zum Schutz der Verbraucher vor der Bovinen Spongiformen Encephalopathie (BSE)" vom 28. März 1996 (BAnz. Nr. 63 vom 29. 3. 1996, S. 3817).

1.272 Änderung der „AMG-BSE-Verordnung" durch Art. 2 der „Verordnung zur Änderung von Vorschriften zum Schutz der Verbraucher vor der Bovinen Spongiformen Enzephalopathie" vom 19. Juli 1996 (BGBl. I S. 1027).

1.273 „Änderung der „AMG-BSE-Verordnung" durch Artikel 6 der „Ersten Verordnung zur Änderung fleisch- und lebensmittelhygienerechtlicher Vorschriften" vom 3. Dezember 1997 (BGBl. I S. 2786).

1.274 Änderung der „AMG-TSE-Verordnung" durch Art. 3 der „Zweiten Verordnung zur Änderung von Vorschriften zum Schutz der Verbraucher vor der Bovinen Spongiformen Enzephalopathie" vom 4. März 1999 (BGBl. I S. 306).

1.275 Änderung der „AMG-TSE-Verordnung" durch Art. 3 der „Dritten Verordnung zur Änderung von Vorschriften zum Schutz der Verbraucher vor der Bovinen Spongiformen Enzephalopathie" vom 27. Juli 1999 (BAnz. Nr. 141 vom 31. 7. 1999, S. 12733).

1.276 Änderung der „AMG-TSE-Verordnung" durch Art. 3 der „Vierten Verordnung zur Änderung von Vorschriften zum Schutz der Verbraucher vor der Bovinen Spongiformen Enzephalopathie" vom 23. März 2000 (BGBl. I S. 244).

1.277 „Bekanntmachung der Empfehlungen zur Minderung des Infektionsrisikos durch Zoonosenerreger und sonstige Erreger von Tierinfektionen bei der Herstellung von Arzneimitteln (Zoonosen-Empfehlung)" vom 15. August 1991 (BAnz. Nr. 164 vom 3. 9. 1991, S. 6120).

1.278 „Bekanntmachung des Bundesgesundheitsamtes vom 16. Februar 1994 zu den Sicherheitsanforderungen an Arzneimittel aus Körperbestandteilen von Rind, Schaf oder Ziege zur Vermeidung des Risikos einer Übertragung von BSE oder Scrapie" (BAnz. Nr. 40 vom 26. 2. 1994, S. 1851).

1.279 „Bekanntmachung des Bundesinstituts für Arzneimittel und Medizinprodukte vom 25. September 1995 zu zulassungs- oder registrierungspflichtigen Fertigarzneimitteln, die Bestandteile aus Gehirn, Rückenmark, Auge, Milz, Tonsillen, Lymphknoten, Ileum, proximalem Colon, Hypophyse, Zirbeldrüse, Dura mater, Cerebrospinalflüssigkeit, Nebennieren, Plazenta oder Peritoneum vom Rind enthalten" (BAnz. Nr. 210 vom 9. 11. 1995, S. 11604).

1.280 „Bekanntmachung des Instituts für Arzneimittel und Medizinprodukte vom 28. März 1996 zu zulassungs- oder registrierungspflichtigen Fertigarzneimitteln, die Bestandteile aus Leber, Pankreas, Lunge, Jejunum, distalem Colon, Knochenmark, Thymus, peripheren Nerven, Nasenschleimhaut, Herz, Uterus, Skelettmuskulatur, Sehnen, Knochen, Knorpel, Bindegewebe, Haut, Talg, Haaren, Speicheldrüsen, Schilddrüse, Milchdrüsen, Nieren, Ovarien, Hoden, Prostata, Samenblase, Samen, Blut, Speichel, Galle, Milch, Urin, Faeces, fetalem Gewebe oder sonstigen Organen und Geweben vom Rind enthalten" (BAnz. Nr. 67 vom 4. 4. 1996, S. 4158).

1.281 „Bekanntmachung des Bundesinstituts für Arzneimittel und Medizinprodukte vom 11. Dezember 1995 zu den Sicherheitsanforderungen an Arzneimittel aus Körperbestandteilen von Rind, Schaf oder Ziege zur Vermeidung des Risikos einer Übertragung von BSE bzw. Scrapie – Gelatine und Lactose" (BAnz. Nr. 33 vom 16. 2. 1996, S. 1545).

1.282 „Bekanntmachung des Bundesinstituts für Arzneimittel und Medizinprodukte vom 18. April 1997 zu den Sicherheitsanforderungen an Arzneimittel aus Körperbestandteilen von Rind, Schaf oder Ziege zur Vermeidung des Risikos einer Übertragung von BSE bzw. Scrapie – Hilfsstoffe und Produktionshilfsstoffe, die aus tierischen Fetten hergestellt werden" (BAnz. Nr. 81 vom 30. 4. 1997, S. 5478).

1.283 „Bekanntmachung einer Empfehlung an die Mindestanforderungen an die pharmakologisch-toxikologische Prüfung als Voraussetzung für den Beginn der klinischen Prüfungvon Arzneimitteln gegen HIV-Infektionen und AIDS beim Menschen" vom 2. Oktober 1991 (BAnz. Nr. 204 vom 31. 10. 1991, S. 7330).

1.284 „Bekanntmachung des Bundesinstituts für Arzneimittel und Medizinprodukte über den Katalog unerwünschter Arzneimittelwirkungen (UAW) einschließlich der deutschen Übersetzung der WHO-Adverse Reaction Terminology (Version 5,0)" vom 5. Juli 1995 (BAnz. Nr. 152 vom 15. 8. 1995, S. 8954).

1.285 „Vorläufige Leitsätze für die Aufbereitung des Erkenntnismaterials über Unbedenklichkeit und Wirksamkeit von Arzneimitteln und die Nachzulassung nach Artikel 3 §7 des Gesetzes zur Neuordnung des Arzneimittelrechts" vom 22. September 1983 (BAnz. Nr. 194 vom 14. 10. 1983).

1.286 „Bekanntmachung des Arbeitskonzeptes zur Aufbereitung des Erkenntnismaterials über Unbedenklichkeit und Wirksamkeit von Arzneimitteln und die Nachzulassung nach Artikel 3 §7 des Gesetzes zur Neuordnung des Arzneimittelrechts" vom 15. Januar 1985 (BAnz. Nr. 16 vom 24. 1. 1985).

1.287 „Verordnung über Stoffe mit pharmakologischer Wirkung" in der Fassung der Bekanntmachung vom 25. September 1984 (BGBl. I S. 1251).

1.288 „Verordnung zur Änderung von Vorschriften über Stoffe mit pharmakologischer Wirkung" vom 11. März 1988 (BGBl. I S. 303).

1.289 Änderung der „Verordnung über Stoffe mit pharmakologischer Wirkung" durch Artikel 1 der „Verordnung zur Änderung tierarzneimittelrechtlicher Vorschriften" vom 27. März 1996 (BGBl. I S. 552).

1.290 Änderung der „Verordnung über Stoffe mit pharmakologischer Wirkung" in der „Ersten Verordnung zur Änderung tierarzneimittel- und lebensmittelrechtlicher Vorschriften" vom 7. Juli 1998 (BGBl. I S. 1807).

1.291 „Verordnung über das Verbot der Verwendung bestimmter Stoffe zur Herstellung von Arzneimitteln (Frischzellen-Verordnung)" vom 4. März 1997 (BGBl. I S. 432).

1.292 „Bekanntmachung der Neufassung des Betäubungsmittelgesetzes" vom 1. März 1994 (BGBl. I S. 358).

1.293 „Sechste Verordnung zur Änderung betäubungsmittelrechtlicher Vorschriften (6. Betäubungsmittelrechts-Änderungsverordnung – 6. BtMÄndV)" vom 14. September 1995 (BGBl. I S. 1161).

1.294 „Siebte Verordnung zur Änderung betäubungsmittelrechtlicher Vorschriften (Siebte Betäubungsmittelrechts-Änderungsverordnung – 7. BtMÄndV)" vom 29. März 1996 (BGBl. I S. 562).

1.295 „Achte Verordnung zur Änderung betäubungsmittelrechtlicher Vorschriften" vom 14. November 1996 (BGBl. I S. 1728).

1.296 „Neunte Verordnung zur Änderung betäubungsmittelrechtlicher Vorschriften" vom 28. Januar 1997 (BGBl. I S. 65).

1.297 „Zweites Gesetz zur Änderung des Betäubungsmittelgesetzes (Zweites BtMG-Änderungsgesetz – 2. BtMG-ÄndG)" vom 4. April 1996 (BGBl. I S. 582).

1.298 „Zehnte Verordnung zur Änderung betäubungsmittelrechtlicher Vorschriften (Zehnte Betäubungsmittelrechts-Änderungsverordnung – 10. BtMÄndV)" vom 20. Januar 1998 (BGBl. I S. 74).

1.299 „Elfte Verordnung zur Änderung betäubungsmittelrechtlicher Vorschriften (Elfte Betäubungsmittelrechts-Änderungsverordnung – 11. BtMÄndV)" vom 23. Juni 1998 (BGBl. I S. 1510).

1.300 „Zwölfte Verordnung zur Änderung betäubungsmittelrechtlicher Vorschriften (Zwölfte Betäubungsmittelrechts-Änderungsverordnung – 12. BtMÄndV)" vom 7. Oktober 1998 (BGBl. I S. 3126).

1.301 „Dreizehnte Verordnung zur Änderung betäubungsmittelrechtlicher Vorschriften (Dreizehnte Betäubungsmittelrechts-Änderungsverordnung – 13. BtMÄndV)" vom 24. September 1999 (BGBl. I S. 1935).

1.302 „Drittes Gesetz zur Änderung des Betäubungsmittelgesetzes (Drittes BtMG-Änderungsgesetz – 3. BtMG -ÄndG)" vom 28. März 2000 (BGBl. I S. 302).

1.303 „Gesetz zur Überwachung des Verkehrs mit Grundstoffen, die für die unerlaubte Herstellung von Betäubungsmitteln mißbraucht werden können (Grundstoffüberwachungsgesetz – GÜG)" vom 7. Oktober 1994 (BGBl. I S. 2835).

1.304 „Gesetz zur Ausführung des Übereinkommens der Vereinten Nationen vom 20. Dezember 1988 gegen den unerlaubten Verkehr mit Suchtstoffen und psychotropen Stoffen (Ausführungsgesetz Suchtstoffübereinkommen 1988)" vom 2. August 1993 (BGBl. I S. 1407).

1.305 „Bekanntmachung über das Inkrafttreten des Ausführungsgesetzes zum Suchtstoffübereinkommen 1988" vom 23. Februar 1994 (BGBl. I S. 342).

1.306 „Bekanntmachung des Bundesgesundheitsministeriums vom 20. Januar 1998 über die Musterrichtlinien der Weltgesundheitsorganisation für die internationale Bereitstellung von der Überwachung nach den Suchtstoff-Übereinkommen unterliegenden Arzneimitteln für die medizinische Notfallversorgung" (BAnz. Nr. 17 vom 27. 1. 1998, S. 860).

1.307 „Bekanntmachung über den Geltungsbereich des Übereinkommens von 1971 über psychotrope Stoffe" vom 27. Oktober 1993 (BGBl. II S. 2039).

1.308 „Betäubungsmittel-Binnenhandelsverordnung (BtMBinHV)" vom 16. Dezember 1981 (BGBl. I S. 1425).

1.309 „Bekanntmachung zur Betäubungsmittel-Binnenhandelsverordnung (BtMBinHV)" vom 22. Dezember 1981 (BAnz. Nr. 9 vom 15. 1. 1982).

1.310 „2. Bekanntmachung zur Betäubungsmittel-Binnenhandelsverordnung (BtMBinHV)" vom 20. Dezember 1988 (BAnz. vom 20. 1. 1989, S. 341).

1.311 „3. Bekanntmachung zur Betäubungsmittel-Binnenhandelsverordnung (BtMBinHV)" vom 7. Oktober 1994 (BAnz. Nr. 199 vom 20. 10. 1994, S. 10911).

1.312 „Bekanntmachung des Bundesinstituts für Arzneimittel und Medizinprodukte vom 25. Juni 1997 zur Betäubungsmittel-Binnenhandelsverordnung" (BAnz. Nr. 122 vom 5. 7. 1997, S. 8313).

1.313 „Betäubungsmittel-Außenhandelsverordnung (BtMAHV)" vom 16. Dezember 1981 (BGBl. I S. 1420).

1.314 „Bekanntmachung zur Betäubungsmittel-Außenhandelsverordnung (BtMAHV)" vom 22. Dezember 1981 (BAnz. Nr. 9 vom 15. 1. 1982) in der Fassung der Berichtigung vom 11. März 1983 (BAnz. S. 2683).

1.315 „Bekanntmachung zur Änderung der Bekanntmachung zur Betäubungsmittel-Außenhandelsverordnung" vom 24. Januar 1994 (BAnz. Nr. 22 vom 2. 2. 1994, S. 857).

1.316 „Bekanntmachung zur Änderung der Bekanntmachung zur Betäubungsmittel-Außenhandelsverordnung (BtMAHV)" vom 25. Juli 1995 (BAnz. Nr. 152 vom 15. 8. 1995, S. 8955).

1.317 „Betäubungsmittel-Kostenverordnung (BtMKostV)" vom 16. Dezember 1981 (BGBl. I S. 1433).

1.318 „Verordnung zur Änderung der Betäubungsmittel-Kostenverordnung" vom 1. September 1993 (BGBl. I S. 1552).

1.319 „Richtlinie 92/109/EWG des Rates vom 14. Dezember 1992 über die Herstellung und das Inverkehrbringen bestimmter Stoffe, die zur unerlaubten Herstellung von Suchtstoffen und psychotropen Stoffen verwendet werden" (Amtsbl. der Europ. Gemeinsch. Nr. L 370 vom 19. 12. 1992, S. 76).

1.320 „Verordnung (EG) Nr. 1485/96 der Kommission vom 26. Juli 1996 über Durchführungsverordnungen zur Richtlinie 92/109/EWG des Rates betreffend Erklärungen des Kunden über den Verwendungszweck von Stoffen, die zur unerlaubten Herstellung von Suchtstoffen und psychogenen Stoffen verwendet werden" (Amtsbl. der Europ. Gemeinsch. Nr. L 188 vom 27. 7. 1996, S. 28).

1.321 „Verordnung (EWG) Nr. 3677/90 des Rates vom 13. Dezember 1990 über Maßnahmen gegen die Abzweigung bestimmter Stoffe zur unerlaubten Herstellung von Suchtstoffen und psychotropen Substanzen" (Amtsbl. der Europ. Gemeinsch. Nr. L 357 vom 20. 12. 1990, S. 1).

1.322 „Verordnung (EWG) Nr. 900/92 des Rates vom 31. März 1992 zur Änderung der Verordnung (EWG) Nr. 3677/90 über Maßnahmen gegen die Abzweigung bestimmter Stoffe zur unerlaubten Herstellung von Suchtstoffen und psychotropen Substanzen" (Amtsbl. der Europ. Gemeinsch. Nr. L 96 vom 10. 4. 1992, S. 1).

1.323 „Verordnung (EWG) Nr. 3769/92 der Kommission vom 21. Dezember 1992 zur Durchführung und Änderung der Verordnung (EWG) Nr. 3677/90 des Rates über Maßnahmen gegen die Abzweigung bestimmter Stoffe zur unerlaubten Herstellung von Suchtstoffen und psychotropen Substanzen" (Amtsbl. der Europ. Gemeinsch. Nr. L 383 vom 29. 12. 1992, S. 17).

1.324 „Verordnung (EWG) Nr. 2959/93 der Kommission vom 27. Oktober 1993 zur Änderung der Verordnung (EWG) Nr. 3769/92 zur Durchführung und Änderung der Verordnung Nr. 3677/90 des Rates über Maßnahmen gegen die Abzweigung bestimmter Stoffe zur unerlaubten Herstellung von Suchtstoffen und psychotropen Stoffen" (Amtsbl. der Europ. Gemeinsch. Nr. L 267 vom 28. 10. 1993, S. 8).

1.325 „Verordnung (EG) Nr. 2093/97 der Kommission vom 24. Oktober 1997 zur Änderung der Verordnung (EWG) Nr. 3769/92 des Rates über Maßnahmen gegen die Abzweigung bestimmter Stoffe zur unerlaubten Herstellung von Suchtstoffen und psychotropen Stoffen" (Amtsbl. der Europ. Gemeinsch. Nr. L 292 vom 25. 10. 1997, S. 11).

1.326 „Kostenverordnung für die Zulassung von Arzneimitteln durch das Bundesgesundheitsamt" vom 16. September 1993 (BGBl. I S. 1634).

1.327 „Verordnung zur Änderung der Kostenverordnung für die Zulassung von Arzneimitteln durch das Bundesinstitut für Arzneimittel und Medizinprodukte" vom 15. September 1994 (BGBl. I S. 2556).

1.328 „Bekanntmachung der Neufassung der Kostenverordnung für die Registrierung homöopathischer Arzneimittel durch das Bundesinsitut für Arzneimittel und Medizinprodukte und das Bundesinstitut für gesundheitlichen Verbraucherschutz und Veterinärmedizin" vom 9. April 1997 (BGBl. I S. 779).

1.329 „Kostenverordnung für Amtshandlungen des Paul-Ehrlich-Instituts nach dem Arzneimittelgesetz" vom 16. Dezember 1996 (BGBl. I S. 1971).

1.330 „Verordnung zur Änderung der Kostenverordnung für Amtshandlungen des Paul-Ehrlich-Instituts nach dem Arzneimittelgesetz" vom 26. März 1990 (BGBl. I S. 593).

1.331 „Verordnung zur Änderung der Kostenverordnung für die Zulassung von Arzneimitteln durch das Bundesinstitut für Arzneimittel und Medizinprodukte und das Bundesinstitut für gesundheitlichen Verbraucherschutz und Veterinärmedizin und der Kostenverordnung für Amtshandlungen des Paul-Ehrlich-Instituts nach dem Arzneimittelgesetz" vom 23. Dezember 1998 (BGBl. I S. 4054).

1.332 „Verordnung (EG) Nr. 297/95 des Rates vom 10. Februar 1995 über die Gebühren der Europäischen Agentur für die Beurteilung von Arzneimitteln" (Amtsbl. der Europ. Gemeinsch. Nr. L 35 vom 15. 2. 1995, S. 1).

1.333 „Berichtigung der Verordnung (EG) Nr. 297/95 des Rates vom 10. Februar 1995 über die Gebühren der Europäischen Agentur für die Beurteilung von Arzneimitteln" (Amtsbl. der Europ. Gemeinsch. Nr. L 75 vom 4. 4. 1995, S. 29).

1.334 „Arzneimittelpreisverordnung (AMPreisV)" vom 14. November 1980 (BGBl. I S. 2147).

1.335 „Erste Verordnung zur Änderung der Arzneimittelpreisverordnung" vom 15. April 1998 (BGBl. I S. 721).

1.336 „Verordnung zur Errichtung von Sachverständigen-Ausschüssen für Standardzulassungen, Apothekenpflicht und Verschreibungspflicht von Arzneimitteln" vom 2. Januar 1978 (BGBl. I S. 30).

1.337 „Erste Verordnung zur Änderung der Verordnung zur Errichtung von Sachverständigen-Ausschüssen für Standardzulassungen, Apothekenpflicht und Verschreibungspflicht von Arzneimitteln" vom 16. März 1981 (BGBl. I S. 323).

> Erweiterung der Zusammensetzung der Ausschüsse für Standardzulassungen und Apothekenpflicht.

1.338 „Zweite Verordnung zur Änderung der Verordnung zur Errichtung von Sachverständigen-Ausschüssen für Standardzulassungen, Apothekenpflicht und Verschreibungspflicht von Arzneimitteln" vom 27. Januar 1983 (BGBl. I S. 62).

> Erweiterung der Zusammensetzung des Ausschusses für Verschreibungspflicht.

1.339 „Dritte Verordnung zur Änderung der Verordnung zur Errichtung von Sachverständigen-Ausschüssen für Standardzulassungen, Apothekenpflicht und Verschreibungspflicht von Arzneimitteln" vom 25. März 1988 (BGBl. I S. 479).

> Aufnahme eines Vertreters der veterinär-pharmazeutischen Industrie in die Ausschüsse.

1.340 „Bekanntmachung des Bundesgesundheitsamtes über die Anzeige nach § 67 Abs. 5 AMG über das Inverkehrbringen von Arzneimitteln, die nach der Verordnung über Standardzulassungen von der Zulassung freigestellt und für den Verkehr außerhalb der Apotheken nicht freigegeben sind" vom 26. Februar 1987 (BAnz. Nr. 46 vom 7. 3. 1987, S. 2345).

1.341 „Zweiunddreißigste Allgemeine Verwaltungsvorschrift über Mindestanforderungen an das Einleiten von Abwasser in Gewässer (Arzneimittel) – (32. AbwasserVwV)" vom 5. September 1984 (BGBl. I S. 338).

> Allgemeine Verwaltungsvorschrift für in Gewässer einzuleitendes Abwasser, dessen Schmutzfracht im wesentlichen aus der Herstellung von Arzneimitteln stammt.

1.342 „Verordnung über die Entsorgung gebrauchter halogenierter Lösungsmittel – (HKWAbfV)" vom 23. Oktober 1989 (BGBl. I S. 1918).

1.343 „Erste Verordnung zum Schutz des Verbrauchers vor bestimmten aliphatischen Chlorkohlenwasserstoffen (1. Chloraliphatenverordnung – 1. aCKWV)" vom 30. April 1991 (BGBl. I S. 1059).

1.344 „Verordnung (EWG) Nr. 594/91 des Rates über Stoffe, die zu einem Abbau der Ozonschicht führen" vom 4. März 1991 (Amtsbl. der Europ. Gemeinsch. Nr. L 67 vom 14. 3. 1991, S. 1).

1.345 „Verordnung (EWG) Nr. 3952/92 des Rates vom 30. Dezember 1992 zur Änderung der Verordnung (EWG) Nr. 594/91 über den beschleunigten Verzicht auf Stoffe, die zum Abbau der Ozonschicht führen" (Amtsbl. der Europ. Gemeinsch. Nr. L 405 vom 31. 12. 1992, S. 41).

1.346 „Verordnung zum Verbot von bestimmten die Ozonschicht abbauenden Halogenkohlenwasserstoffen (FCKW-Halon-Verbots-Verordnung)" vom 6. Mai 1991 (BGBl. I S. 1090).

1.347 „Bekanntmachung des Bundesinstituts für Arzneimittel und Medizinprodukte über die Zulassung und Registrierung sowie die Verlängerung der Zulassung von Arzneimitteln – Ausnahmen vom Verbot bestimmter die Ozonschicht abbauender Halogenkohlenwasserstoffe nach der FCKW-Halon-Verbots-Verordnung" vom 29. November 1995 (BAnz. Nr. 236 vom 15. 12. 1995, S. 12576).

1.348 „Bekanntmachung des Bundesinstituts für Arzneimittel und Medizinprodukte über Ausnahmen vom Verbot bestimmter die Ozonschicht abbauender Halogenkohlenwasserstoffe nach der FCKW-Halon-Verbots-Verordnung" vom 10. Dezember 1998 (BAnz. Nr. 244 vom 29. 12. 1998, S. 17755).

1.349 „Bekanntmachung des Bundesinstituts für Arzneimittel und Medizinprodukte über Ausnahmen vom Verbot bestimmter die Ozonschicht abbauender Halogenkohlenwasserstoffe nach der FCKW-Halon-Verbots-Verordnung" vom 20. Dezember 1999 (BAnz. Nr. 4 vom 7. 1. 2000, S. 141).

1.350 „Verordnung (EWG) Nr. 2455/92 des Rates vom 23. Juli 1992 betreffend die Ausfuhr und Einfuhr bestimmter gefährlicher Chemikalien" (Amtsbl. der Europ. Gemeinsch. Nr. L 251 vom 29. 8. 1992, S. 13).

1.351 „Verordnung (EG) Nr. 1492/96 der Kommission vom 26. Juli 1996 zur Änderung der Anhänge II und III der Richtlinie (EWG) Nr. 2455/92 des Rates betreffend die Ausfuhr und Einfuhr bestimmter gefährlicher Chemikalien" (Amtsbl. der Europ. Gemeinsch. Nr. L 189 vom 30. 7. 1996, S. 19).

1.352 „Berichtigung der Verordnung (EG) Nr. 1492/96 der Kommission vom 26. Juli 1996 zur Änderung der Anhänge II und III der Richtlinie (EWG) Nr. 2455/92 des Rates betreffend die Ausfuhr und Einfuhr bestimmter gefährlicher Chemikalien (ABl. Nr. L 189 vom 30. 7. 1996)" (Amtsbl. der Europ. Gemeinsch. Nr. L 230 vom 11. 9. 1996, S. 32).

1.353 „Verordnung (EG) Nr. 1237/97 der Kommission vom 27. Juni 1997 zur Änderung des Anhangs II der Verordnung (EWG) Nr. 2455/92 des Rates betreffend die Ausfuhr und Einfuhr bestimmter gefährlicher Chemikalien" (Amtsbl. der Europ. Gemeinsch. Nr. L 173 vom 1. 7. 1997, S. 37).

1.354 „Erste Verordnung zur Änderung chemikalienrechtlicher Vorschriften" vom 12. Juni 1996 (BGBl. I S. 818).

> Diese Verordnung dient im wesentlichen der Umsetzung folgender Richtlinien:
> – Richtlinie 94/48/EG des Europäischen Parlaments und des Rates vom 7. Dezember 1994 zur dreizehnten Änderung der Richtlinie 76/769/EWG zur Angleichung der Rechts- und Verwaltungsvorschriften der Mitgliedstaaten für Beschränkungen des Inverkehrbringens und der Verwendung gewisser gefährlicher Stoffe und Zubereitungen (ABl. EG Nr. L 331, S. 7),
> – Richtlinie 94/60/EG des Europäischen Parlaments und des Rates vom 20. Dezember 1994 zur vierzehnten Änderung der Richtlinie 76/769/EWG zur Angleichung der Rechts- und Verwaltungsvorschriften der Mitgliedstaaten für Beschränkungen des Inverkehrbringens und der Verwendung gewisser gefährlicher Stoffe und Zubereitungen (ABl. EG Nr. L 365, S. 1).

1.355 „Zweite Verordnung zur Änderung chemikalienrechtlicher Verordnungen" vom 22. Dezember 1998 (BGBl. I S. 3956).

> Diese Verordnung dient im wesentlichen der Umsetzung folgender Richtlinien:
> – Richtlinie 96/55/EG der Kommission vom 4. September 1996 zur zweiten Anpassung von Anhang I der Richtlinie 76/769/EWG des Rates zur Angleichung der Rechts- und Verwaltungsvorschriften der Mitgliedstaaten für Beschränkungen des Inverkehrbringens und der Verwendung gewisser gefährlicher Stoffe und Zubereitungen an den technischen Fortschritt (chlorierte Lösungsmittel) (ABl. EG Nr. L 231 S. 20),
> – Richtlinie 97/10/EG der Kommission vom 26. Februar 1997 zur dritten. Anpassung der Richtlinie 76/769/EWG des Rates zur Angleichung der Rechts- und Verwaltungsvorschriften der Mitgliedstaaten für Beschränkungen des Inverkehrbringens und der Verwendung gewisser gefährlicher Stoffe und Zubereitungen an den technischen Fortschritt (ABl. EG Nr. L 68 S. 24),
> – Richtlinie 97/16/EG des Europäischen Parlaments und des Rates vom 10. April 1997 zur fünfzehnten Änderung der Richtlinie 76/769/EWG über Beschränkungen des Inverkehrbringens und der Verwendung gewisser gefährlicher Stoffe und Zubereitungen (ABl. EG Nr. L 116 S. 31),
> – Richtlinie 97/64/EG der Kommission vom 10. November 1997 zur vierten Anpassung von Anhang I der Richtlinie 76/769/EWG des Rates zur Angleichung der Rechts- und Verwaltungsvorschriften für Beschränkungen des Inverkehrbringens und der Verwendung gewisser gefährlicher Stoffe und Zubereitungen (Lampenöle) (ABl. EG Nr. L 315 S. 13).

1.356 „Richtlinie 96/55/EG der Kommission vom 4. September 1996 zur zweiten Anpassung von Anhang I der Richtlinie 76/769/EWG des Rates zur Angleichung der Rechts- und Verwaltungsvorschriften der Mitgliedstaaten für Beschränkungen des Inverkehrbringens und der Verwendung gewisser gefährlicher Stoffe und Zubereitungen an den technischen Fortschritt (chlorierte Lösungsmittel)" (Amtsbl. der Europ. Gemeinsch. Nr. L 231 vom 12.9.1996, S. 20).

1.357 „Richtlinie 97/10/EG der Kommission vom 26. Februar 1997 zur 3. Anpassung der Richtlinie 76/769/EWG des Rates zur Angleichung der Rechts- und Verwaltungsvorschriften der Mitgliedstaaten für Beschränkungen des Inverkehrbringens und der Verwendung gewisser gefährlicher Stoffe und Zubereitungen an den technischen Fortschritt" (Amtsbl. der Europ. Gemeinsch. Nr. L 68 vom 8.3.1997, S. 24).

1.358 „Bekanntmachung der Neufassung des Chemikaliengesetzes" vom 25. Juli 1994 (BGBl. I S. 1703).

1.359 Änderung des Chemikaliengesetzes durch § 52 des „Gesetzes über Medizinprodukte (Medizinproduktegesetz – MPG)" vom 2. August 1994 (BGBl. I S. 1983).

1.360 „Verordnung zur Änderung des Anhangs 1 des Chemikaliengesetzes" (GLP-Grundsätze) vom 14. Mai 1997 (BGBl. I S. 1060).
> Reduzierung der Archivierungsdauer von GLP-Dokumenten von 30 auf 15 Jahre.

1.361 „Bekanntmachung zu § 28 des Chemikaliengesetzes" vom 27. September 1994 (BGBl. I S. 2858).

1.362 „Bekanntmachung der Bundesanstalt für Arbeitsschutz von Informationen über nach dem Chemikaliengesetz gemeldete Stoffe" vom 21. November 1994 (BAnz. Nr. 232 a vom 10. 12. 1994).

1.363 „Richtlinie des Rates vom 7. Juni 1988 zur Angleichung der Rechts- und Verwaltungsvorschriften der Mitgliedstaaten für die Einstufung, Verpackung und Kennzeichnung gefährlicher Zubereitungen (88/379/EWG)" (Amtsbl. der Europ. Gemeinsch. Nr. L 187 vom 16. 7. 1988, S. 14; berichtigt durch ABl. EG Nr. L 140 vom 4. 9. 1991, S. 22 und ABl. EG Nr. L 317 vom 18. 12. 1993, S. 83).

1.364 „Richtlinie 96/56/EG des Europäischen Parlaments und des Rates vom 3. September 1996 zur Änderung der Richtlinie 67/548/EWG zur Angleichung der Rechts- und Verwaltungsvorschriften für die Einstufung, Verpackung und Kennzeichnung gefährlicher Stoffe" (Amtsbl. der Europ. Gemeinsch. Nr. L 236 vom 18. 9. 1996, S. 35).

1.365 „Richtlinie 96/54/EG der Kommission vom 30. Juli 1996 zur zweiundzwanzigsten Anpassung der Richtlinie 67/548/EWG des Rates zur Angleichung der Rechts- und Verwaltungsvorschriften für die Einstufung, Verpackung und Kennzeichnung gefährlicher Stoffe an den technischen Fortschritt" (Amtsbl. der Europ. Gemeinsch. Nr. L 248 vom 30. 9. 1996, S. 1).

1.366 „Richtlinie 1999/45/EG des Europäischen Parlaments und des Rates vom 31. Mai 1999 zur Angleichung der Rechts- und Verwaltungsvorschriften der Mitgliedstaaten für die Einstufung, Verpackung und Kennzeichnung gefährlicher Zubereitungen" (Amtsbl. der Europ. Gemeinsch. Nr. L 200 vom 30. 7. 1999, S. 1).

1.367 „Bekanntmachung der Neufassung der Chemikalien-Verbotsverordnung" vom 19. Juli 1996 (BGBl. I. S. 1151).

1.368 Änderung der „Chemikalien-Verbotsverordnung" durch Art. 2 der „Vierten Verordnung zur Änderung der Gefahrstoffverordnung" vom 18. Oktober 1999 (BGBl. I S. 2059).

1.369 „Bekanntmachung der Neufassung der Giftinformationsverordnung" vom 31. Juli 1996 (BGBl. I S. 1198).

1.370 „Verordnung über Prüfnachweise und sonstige Anmelde- und Mitteilungsunterlagen nach dem Chemikaliengesetz (Prüfnachweisverordnung – ChemPrüfV)" vom 1. August 1994 (BGBl. I S. 1877).

1.371 „Verordnung über Kosten für Amtshandlungen der Bundesbehörden nach dem Chemikaliengesetz (Chemikalien-Kostenverordnung – ChemKostV)" vom 16. August 1994 (BGBl. I S. 2118).

1.372 „Verordnung zur Änderung der Chemikalien-Kostenverordnung" vom 21. Oktober 1997 (BGBl. I S. 2492).

1.373 „Verordnung zur Durchsetzung gemeinschaftsrechtlicher Verordnungen über Stoffe und Zubereitungen (Chemikalien-Straf- und Bußgeldverordnung – ChemStrOWiV)" vom 25. April 1996 (BGBl. I S. 662).

1.374 „Änderung der „Chemikalien-Straf- und Bußgeldverordnung" durch Art. 2 der „Vierten Verordnung zur Änderung der Gefahrstoffverordnung" vom 18. Oktober 1999 (BGBl. I S. 2059).

1.375 „Chemikalien-Altstoffverordnung (ChemAltstoffV)" vom 22. November 1990 (BGBl. I S. 2544).

1.376 „Verordnung zur Bezeichnung der nach dem Chemikaliengesetz mit Geldbuße bewehrten Tatbestände in EWG-Verordnungen über Stoffe und Zubereitungen (Chemikalien-Bußgeldverordnung – ChemBußgeldV)" vom 30. März 1994 (BGBl. I S. 718).

1.377 „Bekanntmachung der Neufassung der Gefahrstoffverordnung" vom 15. November 1999 (BGBl. I S. 2223).

1.378 „Berichtigung der Bekanntmachung der Neufassung der Gefahrstoffverordnung" vom 18. Mai 2000 (BGBl. I S. 739).

1.379 Änderung der „Gefahrstoffverordnung" durch die „Verordnung zur Änderung chemikalienrechtlicher Verordnungen" vom 25. Mai 2000 (BGBl. I S. 747).

1.380 „Neue Technische Regeln für Gefahrstoffe (TRGS 525) – Umgang mit Gefahrstoffen in Einrichtungen zur humanmedizinischen Versorgung" (Bundesarbeitsbl. Nr. 5 (1998).

1.381 „Bekanntmachung der Liste der gefährlichen Stoffe und Zubereitungen nach § 4a der Gefahrstoffverordnung" vom 8. Januar 1996 (BAnz. Nr. 90a vom 14.5.1996).

1.382 „Zweite Verordnung zur Änderung der Verordnung zum Schutz vor gefährlichen Stoffen" vom 19. September 1994 (BGBl. I S. 2557).

1.383 „Bekanntmachung der Neufassung des Gentechnikgesetzes" vom 16. Dezember 1993 (BGBl. I S. 2066).

1.384 „Bekanntmachung der Neufassung der Gentechnik-Anhörungsverordnung" vom 4. November 1996 (BGBl. I S. 1649).

1.385 „Bekanntmachung der Neufassung der Gentechnik-Verfahrensverordnung" vom 4. November 1996 (BGBl. I S. 1657).

1.386 „Zweite Verordnung zur Änderung der Gentechnik-Verfahrensverordnung" vom 10. Dezember 1997 (BGBl. I S. 2884).

1.387 „Bekanntmachung der Neufassung der Gentechnik-Sicherheitsverordnung" vom 14. März 1995 (BGBl. I S. 297).

1.388 „Bekanntmachung der Neufassung der Gentechnik-Aufzeichnungsverordnung" vom 4. November 1996 (BGBl. I S. 1644).

1.389 „Verordnung über die Erstellung von außerbetrieblichen Notfallplänen und über Informations-, Melde- und Unterrichtungspflichten (Gentechnik-Notfallverordnung – GenTNotfV)" vom 10. Dezember 1997 (BGBl. I S. 2882).

> Die Verordnung dient der Umsetzung der Artikel 14 bis 16 der Richtlinie 90/219/EWG des Rates über die Anwendung genetisch veränderter Mikroorganismen in geschlossenen Systemen vom 23. April 1990 (ABl. EG Nr. L 117, S. 1).

1.390 „Richtlinie des Rates vom 23. April 1990 über die Anwendung genetisch veränderter Mikroorganismen in geschlossenen Systemen (90/219/EWG)" (Amtsbl. der Europ. Gemeinsch. Nr. L 117 vom 8. 5. 1990, S. 1).

1.391 „Richtlinie des Rates vom 23. April 1990 über die absichtliche Freisetzung genetisch veränderter Organismen in die Umwelt (90/220/EWG)" (Amtsbl. der Europ. Gemeinsch. Nr. L 117 vom 8. 5. 1990, S. 15).

1.392 „Richtlinie (EG) Nr. 15/94 des Rates vom 15. April 1994 über die absichtliche Freisetzung genetisch veränderter Organismen in die Umwelt" (Amtsbl. der Europ. Gemeinsch. Nr. L 103 vom 22. 4. 1994, S. 20).

1.393 „Bekanntmachung des Bundesministeriums für Gesundheit vom 5. Januar 1995 über den erfolgten Erlaß der Richtlinie 94/15/EG der Kommission vom 15. April 1994 (Amtsbl. der Europ. Gemeinsch. Nr. L 103, S. 20) zur ersten Anpassung der Richtlinie 90/220/EWG des Rates über die absichtliche Freisetzung gentechnisch veränderter Organismen in die Umwelt an den technischen Fortschritt" (BAnz. Nr. 22 vom 1. 2. 1995, S. 906).

1.394 „Gesetz für die Haftung für fehlerhafte Produkte (Produkthaftungsgesetz – ProdHaftG)" vom 15. Dezember 1989 (BGBl. I S. 2198).

1.395 „European Drug Master File Procedure for Active Ingredients" (Note for Guidance der Working party on Quality of Medicinal Products des Committee for Proprietary Medicinal Products (CPMP, III/3836/89-EN Final, July 1990).
Commission of the European Communities, Directorate General for Internal Market and Industrial Affairs (Pharm. Ind. 52. Nr. 10 (1990), S. 1208).

1.396 „Bekanntmachung des Bundesgesundheitsamtes zum Europäischen Drug Master File-Verfahren" vom 7. Mai 1993 (BAnz. Nr. 111 vom 19.6.1993, S. 3622).

1.397 „2. Bekanntmachung zum Europäischen Drug Master File-Verfahren" vom 9. Juni 1995 (BAnz. Nr. 126 vom 8.7.1995, S. 7389).

1.398 „3. Bekanntmachung des Bundesinstituts für Arzneimittel und Medizinprodukte und des Bundesinstituts für gesundheitlichen Verbraucherschutz und Veterinärmedizin zum Europäischen Drug Master File-Verfahren" vom 25. April 1997 (BAnz. Nr. 92 vom 22.5.1997, S. 6226).

> Präzisierung der Angaben der 2. Bekanntmachung und Berücksichtigung der EG-Guideline „European Drug Master File Procedure for Active Substances".

1.399 „Pharmazeutische Begriffsbestimmungen" des Ausschusses Arzneimittel-, Apotheken- und Gefahrstoffwesen der Arbeitsgemeinschaft der Leitenden Medizinalbeamten der Länder (Bundesgesundhbl. 35, Nr. 3 (1992), S. 158).

1.400 „Verordnung über die Vermeidung von Verpackungsabfällen (Verpackungsverordnung – VerpackV)" vom 12. Juni 1991 (BGBl. I S. 1234).

1.401 „Verordnung (EG) Nr. 467/97 des Rates vom 3. März 1997 über die Zollbefreiung für bestimmte pharmazeutische Wirkstoffe, die einen von der Weltgesundheitsorganisation vorgegebenen ‚Internationalen Freinamen' (INN) tragen, und für bestimmte Erzeugnisse, die bei der Herstellung pharmazeutischer Fertigerzeugnisse verwendet werden, sowie über die Rücknahme der Zollbefreiung für bestimmte, in erster Linie nicht pharmazeutischen Zwecken dienende INN" (Amtsbl. der Europ. Gemeinsch. Nr. L 71 vom 11.3.1997, S. 1).

1.402 „Verordnung (EG) Nr. 110/1999 des Rates vom 10. Mai 1999 über die Zollbefreiung für bestimmte pharmazeutische Wirkstoffe, die einen von der Weltgesundheitsorganisation vergebenen ‚Internationalen Freinamen' (INN) tragen, und für bestimmte Erzeugnisse, die bei der Herstellung pharmazeutischer Fertigerzeugnisse verwendet werden" (Amtsbl. der Europ. Gemeinsch. Nr. L 135 vom 25.5.1999, S. 1).

1.403 „Bekanntmachung über das Erlöschen fiktiver Zulassungen nach Artikel 3 § 7 Abs. 3 Satz 1 des Gesetzes zur Neuordnung des Arzneimittelrechtes (AMNG)" vom 28. August 1992 (BAnz. Nr. 235a vom 15.12.1992).

> Wegen des großen Umfangs der Bekanntmachung erschien die Liste als Beilage zu vier aufeinanderfolgenden Ausgaben des Bundesanzeigers:
>
> Band 1 (Buchstabe A–E): Beilage zum BAnz. Nr. 235 vom 15.12.1992
> Band 2 (Buchstabe F–K): Beilage zum BAnz. Nr. 236 vom 16.12.1992
> Band 3 (Buchstabe L–R): Beilage zum BAnz. Nr. 237 vom 17.12.1992
> Band 4 (Buchstabe S–Z): Beilage zum BAnz. Nr. 238 vom 18.12.1992

1.404 „Richtlinie für die Überwachung des Verkehrs mit Arzneimitteln" – Bekanntmachung der Arbeitsgruppe „Arzneimittel- und Apothekenwesen, Medizinprodukte (AAMP)" der Arbeitsgemeinschaft der Obersten Landesgesundheitsbehörden (AOLG) vom Februar 1998 (Bundesgesundheitsbl. – Gesundheitsforsch. – Gesundheitsschutz Nr. 8 (1999), S. 673).

2 Ausgangsstoffe

2.1 „Arzneibuchverordnung (ABV)" vom 27. September 1986 (BGBl. I S. 1610).

2.2 „Erste Verordnung zur Änderung der Arzneibuchverordnung (ABVÄndV)" vom 22. September 1989 (BGBl. I S. 1780).

- Einführung des Ersten Nachtrages zum Deutschen Arzneibuch 9. Ausgabe.

2.3 „Zweite Verordnung zur Änderung der Arzneibuchverordnung (2. ABVÄndV)" vom 19. Oktober 1990 (BGBl. I S. 2252).

- Einführung des Zweiten Nachtrages zum Deutschen Arzneibuch 9. Ausgabe.

2.4 „Dritte Verordnung zur Änderung der Arzneibuchverordnung (3. ABVÄndV)" vom 6. August 1991 (BGBl. I S. 1775).

- Einführung des Ersten Nachtrages zum Homöopathischen Arzneibuch 1. Ausgabe (HAB 1, 1. Nachtrag).

2.5 „Vierte Verordnung zur Änderung der Arzneibuchverordnung (4. ABVÄndV)" vom 17. Dezember 1991 (BGBl. I S. 2236).

- Einführung des Deutschen Arzneibuches in der Fassung der 10. Ausgabe.

2.6 „Fünfte Verordnung zur Änderung der Arzneibuchverordnung (5. ABVÄndV)" vom 15. Dezember 1992 (BGBl. I S. 2015).

- Einführung des Ersten Nachtrages zum Deutschen Arzneibuch 10. Ausgabe.

2.7 „Sechste Verordnung zur Änderung der Arzneibuchverordnung (6. ABVÄndV)" vom 20. Dezember 1993 (BGBl. I S. 2371).

- Einführung des Zweiten Nachtrags zum Deutschen Arzneibuch 10. Ausgabe.

2.8 „Berichtigung der Sechsten Verordnung zur Änderung der Arzneibuchverordnung" vom 30. Mai 1994 (BAnz. Nr. 116 vom 24. 6. 1994, S. 6565).

2.9 „Beschluß des Rates vom 16. Juni 1994 zur Annahme des Übereinkommens über die Ausarbeitung eines Europäischen Arzneibuches im Namen der Europäischen Gemeinschaft (94/358/EWG)" (Amtsbl. der Europ. Gemeinsch. Nr. 178 vom 25. 6. 1994, S. 17).

2.10 „Bekanntmachung über den Geltungsbereich des Übereinkommens über die Ausarbeitung eines Europäischen Arzneibuches" vom 26. Oktober 1994 (BGBl. II S. 3742).

2.11 „Bekanntmachung des Bundesministeriums für Gesundheit vom 18. Juni 1997 zum Europäischen Arzneibuch 1997 Amtliche deutsche Ausgabe" (BAnz. Nr. 121 vom 4.7.1997, S. 8249).

2.12 „Bekanntmachung des Bundesministeriums für Gesundheit vom 1. Juli 1997 zum Deutschen Arzneibuch 1997" (BAnz. Nr. 121 vom 15.7.1997, S. 8674).

2.13 „Bekanntmachung der Neufassung des Homöopathischen Arzneibuches 1. Ausgabe" vom 25. Oktober 1985 (BGBl. I S. 2035).

2.14 „Bekanntmachung des Bundesgesundheitsministeriums über ein revidiertes Verfahren zur Bescheinigung der Konformität mit den Monographien des Europäischen Arzneibuches" vom 5. Mai 1997 (BAnz. Nr. 128a vom 15.7.1997).

2.15 „Richtlinie des Rates vom 12. Dezember 1977 zur Angleichung der Rechtsvorschriften der Mitgliedstaaten über die Stoffe, die Arzneimitteln zum Zwecke der Färbung hinzugefügt werden dürfen (78/25/EWG)" (Amtsbl. der Europ. Gemeinsch. Nr. L 11 vom 14.1.1978, S. 18).

2.16 „Richtlinie des Rates vom 24. Juni 1981 zur Änderung der Richtlinie 78/25/EWG zur Angleichung der Rechtsvorschriften der Mitgliedstaaten über Stoffe, die Arzneimitteln zum Zwecke der Färbung hinzugefügt werden dürfen (81/464/EWG)" (Amtsbl. der Europ. Gemeinsch. Nr. L 183 S. 33).

2.17 „Arzneimittelfarbstoffverordnung (AMFarbV)" vom 25. August 1982 (BGBl. I S. 1237).

2.18 „Erste Verordnung zur Änderung der Arzneimittelfarbstoffverordnung (1. ÄndAMFarbV)" vom 21. Februar 1983 (BGBl. I S. 219).

2.19 Änderung der Arzneimittelfarbstoffverordnung durch Art. 5 des „Gesetzes zur Ausführung des Abkommens vom 2. Mai 1992 über den Europäischen Wirtschaftsraum (EWR-Ausführungsgesetz)" vom 27. April 1993 (BGBl. I S. 514).

2.20 „Bekanntmachung der Neufassung der Verordnung über brennbare Flüssigkeiten" vom 13. Dezember 1996 (BGBl. I S. 1937).

2.21 „Berichtigung der Bekanntmachung der Neufassung der Verordnung über brennbare Flüssigkeiten" vom 24. Februar 1997 (BGBl. I S. 447).

2.22 „Bekanntmachung der Neufassung der Pflanzenschutzmittelverordnung" vom 17. August 1998 (BGBl. I S. 2161).

2.23 „Bekanntmachung der Neufassung der Verordnung über Höchstmengen an Pflanzenschutz- und sonstigen Mitteln sowie anderen Schädlingsbekämpfungsmitteln in oder auf Lebensmitteln und Tabakerzeugnissen (Pflanzenschutzmittel-Höchstmengenverordnung – PHmV)" vom 16. Oktober 1989 (BGBl. I S. 1861).

2.24 „Vierte Verordnung zur Änderung der Pflanzenschutzmittel-Höchstmengenverordnung" vom 9. März 1990 (BGBl. I S. 481).

2.25 „Berichtigung der Neufassung der Pflanzenschutzmittel-Höchstmengenverordnung" vom 6. August 1990 (BGBl. I S. 1514).

2.26 „Fünfte Verordnung zur Änderung der Pflanzenschutzmittel-Höchstmengenverordnung" vom 9. Juli 1992 (BGBl. I S. 1313).

2.27 „Sechste Verordnung zur Änderung der Pflanzenschutzmittel-Höchstmengenverordnung" vom 1. September 1992 (BGBl. I S. 1605).

2.28 „Richtlinie 90/642/EWG vom 27. November 1990 über die Festlegung von Höchstgehalten an Rückständen von Schädlingsbekämpfungsmitteln auf und in bestimmten Erzeugnissen pflanzlichen Ursprungs, einschließlich Obst und Gemüse" (Amtsbl. der Europ. Gemeinsch. Nr. L 350, S. 71).

2.29 „Richtlinie 93/57/EWG vom 29. Juni 1993 zur Änderung der Anhänge der Richtlinien 86/362/EWG und 86/363/EWG über die Festsetzung von Höchstgehalten an Rückständen von Schädlingsbekämpfungsmitteln auf und in Getreide sowie Lebensmitteln tierischen Ursprungs" (Amtsbl. der Europ. Gemeinsch. Nr. L 211, S. 1).

2.30 „Richtlinie 93/58/EWG vom 29. Juni 1993 zur Änderung von Anhang II der Richtlinie 76/895/EWG über die Festsetzung von Höchstgehalten an Rückständen von Schädlingsbekämpfungsmitteln auf und in Obst und Gemüse sowie zur Änderung des Anhanges der Richtlinie 90/642/EWG über die Festsetzung von Höchstgehalten an Rückständen von Schädlingsbekämpfungsmitteln auf und in bestimmten Erzeugnissen pflanzlichen Ursprungs, einschließlich Obst und Gemüse sowie zur Erstellung einer ersten Liste von Höchstgehalten" (Amtsbl. der Europ. Gemeinsch. Nr. L 211, S. 6).

2.31 „Richtlinie 97/71/EG der Kommission vom 15. Dezember 1997 zur Änderung der Anhänge der Richtlinien 86/362/EWG, 86/363/EWG und 90/642/EWG des Rates über die Festsetzung von Höchstgehalten an Rückständen von Schädlingsbekämpfungsmitteln auf und in Getreide, Lebensmitteln tierischen Ursprungs und bestimmten Erzeugnissen pflanzlichen Ursprungs, einschließlich Obst und Gemüse" (Amtsbl. der Europ. Gemeinsch. Nr. L 347 vom 18. 12. 1997, S. 42).

2.32 „Bekanntmachung der Neufassung der Rückstands-Höchstmengenverordnung" vom 21. Oktober 1999 (BGBl. I S. 2082).

2.33 „Verordnung über Anwendungsverbote für Pflanzenschutzmittel (Pflanzenschutz-Anwendungsverordnung)" vom 10. November 1992 (BGBl. I S. 1887).

2.34 „Erste Verordnung zur Änderung der Pflanzenschutz-Anwendungsverordnung" vom 3. August 1993 (BGBl. I S. 1455).

2.35 „Zweite Verordnung zur Anwendung der Pflanzenschutz-Anwendungsverordnung" vom 24. Januar 1997 (BGBl. I S. 60).

> Die Verpflichtungen aus der Richtlinie 83/189/EWG des Rates vom 28. März 1993 über ein Informationsverfahren auf dem Gebiete der Normen und technischen Vorschriften (ABl. EG Nr. L 109, S. 8), zuletzt geändert durch die Richtlinie 94/10/EG des Europäischen Parlaments und des Rates vom 23. März 1994 (ABl. EG Nr. L 100, S. 30) sind berücksichtigt worden.

2.36 „Verordnung über Höchstmengen an Schadstoffen in Lebensmitteln (Schadstoff-Höchstmengenverordnung – SHmV)" vom 23. März 1988 (BGBl. I S. 422).

2.37 „Verordnung zur Änderung der Schadstoff-Höchstmengenverordnung" vom 3. März 1997 (BGBl. I S. 430).

2.38 „Verordnung über Höchstmengen an bestimmten Lösungsmitteln in Lebensmitteln (Lösungsmittel-Höchstmengenverordnung – LHmV)" vom 25. Juli 1989 (BGBl. I S. 1568).

2.39 „Verordnung über die Verwendung von Extraktionslösungsmitteln bei der Herstellung von Lebensmitteln (Extraktionslösungsmittelverordnung – ELV)" vom 8. November 1991 (BGBl. I S. 2100).

2.40 Änderung der „Extraktionslösungsmittelverordnung" durch Art. 28 des „Gesetzes zur Ausführung des Abkommens vom 2. Mai 1992 über den Europäischen Wirtschaftsraum (EWR-Ausführungsgesetz)" vom 27. April 1993 (BGBl. I S. 527).

2.41 „Verordnung zur Änderung der Extraktionslösungsmittelverordnung und der Aromenverordnung" vom 20. Dezember 1993 (BGBl. I S. 2304).

2.42 „Verordnung über das Verbot der Verwendung von mit Aflatoxinen kontaminierten Stoffen bei der Herstellung von Arzneimitteln (Aflatoxin VerbotsV)" vom 19 Juli 2000 (BGBl. I S. 1081).

2.43 „Verordnung über Höchstmengen an Aflatoxinen in Lebensmitteln (Aflatoxin-Verordnung)" vom 30. November 1976 (BGBl. I S. 3313).

> Begrenzung von Stoffwechselprodukten bestimmter Schimmelpilze in fetthaltigen Drogen, die auch als Arzneimittel verwendet werden.

2.44 „Erste Verordnung zur Änderung der Aflatoxin-Verordnung" vom 6. November 1990 (BGBl. I S. 2443).

2.45 „Verordnung über radioaktive oder mit ionisierenden Strahlen behandelte Arzneimittel (AMRadV)" vom 28. Januar 1987 (BGBl. I S. 502).

> Ausnahmen von dem generellen Verbot des §7 AMG, radioaktive oder mit ionisierenden Strahlen behandelte Arzneimittel in den Verkehr zu bringen.

2.46 „Bekanntmachung der Neufassung der Verordnung über den Schutz vor Schäden durch ionisierende Strahlen (Strahlenschutzverordnung – StrSchV)" vom 30. Juni 1989 (BGBl. I S. 1321).

2.47 „Berichtigung der Zweiten Verordnung zur Änderung der Strahlenschutzverordnung und der Neufassung der Strahlenschutzverordnung" vom 16. Oktober 1989 (BGBl. I S. 1926).

2.48 Änderung der „Strahlenschutzverordnung" durch §49 des Medizinproduktegesetzes vom 2. August 1994 (BGBl. I S. 1963).

2.49 „Verordnung zur Änderung der Strahlenschutzverordnung und der Röntgenverordnung" vom 25. Juli 1996 (BGBl. I S. 1172).

2.50 „Vierte Verordnung zur Änderung der Strahlenschutzverordnung" vom 18. August 1997 (BGBl. I S. 2113).

2.51 „Gesetz zum vorsorgenden Schutz der Bevölkerung gegen Strahlenbelastung (Strahlenschutzvorsorgegesetz – StrVG)" vom 19. Dezember 1986 (BGBl. I S. 2610).

> Der Bundesminister für Jugend, Familie, Frauen und Gesundheit kann durch Rechtsverordnung zur Einhaltung bestimmter Kontaminationswerte das Inverkehrbringen von Arzneimitteln und deren Ausgangsstoffen verbieten oder beschränken.

2.52 „Empfehlungen des Bundesgesundheitsamtes zur Frage der Verwendung von Ethylenoxid" (Bundesgesundhbl. 29, Nr. 1 (1986), S. 21).

> Einschränkungen bei der Ethylenoxid-Behandlung zum Zwecke der Keimzahlverminderung bei Drogen, der Keimzahlverminderung oder Sterilisation bei Behältnismaterialien in Einmalapplikatoren; Ethylenoxid-Rückstände in pharmazeutischen Hilfsstoffen.

2.53 „Verordnung über ein Verbot der Verwendung von Ethylenoxid bei Arzneimitteln" vom 11. August 1988 (BGBl. I S. 1586).

2.54 „Erste Verordnung zur Änderung der Verordnung über ein Verbot der Verwendung von Ethylenoxid bei Arzneimitteln" vom 26. September 1989 (BGBl. I S. 1792).

2.55 „Empfehlung des Bundesgesundheitsamtes zu pharmazeutischen Ausgangsstoffen, die ganz oder teilweise aus Ethylenoxid hergestellt werden" vom 12. April 1988 (BAnz. Nr. 74 vom 20. 4. 1988).

> Festlegung eines oberen Grenzwertes von 1 µg Ethylenoxid pro Gramm Ausgangsstoff.

2.56 „Verordnung über das Verbot der Verwendung bestimmter Stoffe bei der Herstellung von Arzneimitteln zur Anwendung bei Tieren" vom 21. Oktober 1981 (BGBl. I S. 1135).

2.57 „Erste Verordnung zur Änderung der Verordnung über das Verbot der Verwendung bestimmter Stoffe bei der Herstellung von Arzneimitteln zur Anwendung bei Tieren" vom 22. Dezember 1982 (BGBl. I S. 2011).

2.58 „Bekanntmachung des Bundesinstituts für Arzneimittel und Medizinprodukte und des Bundesinstituts für gesundheitlichen Verbraucherschutz und Veterinärmedizin zur Aromatisierung bzw. Parfümierung von Arzneimitteln" vom 20. Dezember 1995 (BAnz. Nr. 33 vom 16. 2. 1996, S. 1546).

2.59 „Bekanntmachung der Neufassung der Trinkwasserverordnung" vom 5. Dezember 1990 (BGBl. I S. 2612).

2.60 „Berichtigung der Neufassung der Trinkwasserverordnung" vom 23. Januar 1991 (BGBl. I S. 227).

2.61 „Verordnung zur Änderung der Trinkwasserverordnung" vom 1. April 1998 (BGBl. I S. 699

> Diese Verordnung dient der Umsetzung der Richtlinie 91/692/EWG des Rates vom 23. Dezember 1991 zur Vereinheitlichung und zweckmäßigen Gestaltung der Berichte über die Durchführung bestimmter Umweltschutzrichtlinien (Abl. EG Nr. L 377, S. 48)

2.62 „Gesetz über das Branntweinmonopol (BranntwMonG)" in der im Bundesgesetzblatt Teil III, Gliederungsnummer 612-7, veröffentlichten bereinigten Fassung.

2.63 Änderung im Gesetz über das Branntweinmonopol (BranntwMonG) in der im Bundesgesetzblatt Teil III, Gliederungsnummer 612-7, veröffentlichten bereinigten Fassung durch Art. 3 Abs. 1 des „Verbrauchssteuer-Binnenmarktgesetzes" vom 21. Dezember 1992 (BGBl. I S. 2150).

2.64 „Branntweinmonopolverordnung (BrMV)" vom 20. Februar 1998 (BGBl. I S. 383).

2.65 „Branntweinsteuerverordnung (BrStV)" vom 21. Januar 1994 (BGBl. I S. 104).

2.66 „Erste Verordnung zur Änderung der Branntweinsteuerverordnung" vom 26. Juni 1996 (BGBl. I S. 916).

2.67 „Zweite Verordnung zur Änderung der Branntweinsteuerverordnung" vom 11. Juli 1997 (BGBl. I S. 1800).

3 Herstellung und Kontrolle des Fertigarzneimittel

3.1 „Wirkstoffzuschläge und ihre Zulässigkeit" – Rund-Erlaß des Ministers für Arbeit, Gesundheit und Soziales Nordrhein-Westfalen (Ministerialbl. für das Land Nordrhein-Westfalen Nr. 43 vom 29. Mai 1981).

> Begriffsbestimmungen, Angabe und Begründung von Zuschlägen, Obergrenze.

3.2 „Mikrobiologische Reinheit von Arzneimitteln, die nicht steril sein müssen" – 2. Gemeinsamer Bericht des Komitees der offiziellen Laboratorien und Dienststellen zur Kontrolle von Medikamenten und der Sektion der Industrie-Apotheker der FIP vom Juli 1975 (Pharm. Acta Helv. 51 (1976), S. 41 bis 49).

3.3 „Bekanntmachung des Bundesgesundheitsamtes zur Möglichkeit des Ersatzes der Prüfung auf Pyrogene durch die Prüfung auf Bakterien-Endotoxine nach DAB 10 (Parenteralia: Prüfung auf Reinheit)" vom 25./30. November 1992 (BAnz. Nr. 2 vom 6. 1. 1993, S. 67).

3.4 „Bekanntmachung des Bundesgesundheitsamtes zu Maßnahmen zur Verminderung der Kontamination von parenteralen Arzneimitteln durch Asbest" vom 19. November 1993 (BAnz. Nr. 243 vom 28. 12. 1993, S. 11067).

3.5 „Bekanntmachung der Neufassung der Fertigpackungsverordnung" vom 8. März 1994 (BGBl. I S. 451).

3.6 „Berichtigung der Neufassung der Fertigpackungsverordnung" vom 14. Juni 1994 (BGBl. I S. 1307).

3.7 „Fünfte Verordnung zur Änderung der Fertigpackungsverordnung" vom 21. August 1996 (BGBl. I S. 1333).

> Artikel 1 Nr. 5 Buchstabe a, b Untergliederung aa und Buchstabe c Untergliederung aa und Nr. 6 Buchstabe g dient der Umsetzung der Richtlinie 95/58/EG des Europäischen Parlaments und des Rates vom 29. November 1995 zur Änderung der Richtlinie 79/581/EWG über den Schutz der Verbraucher bei der Angabe der Preise für Lebensmittel und der Richtlinie 88/314/EWG über den Schutz der Verbraucher bei der Angabe der Preise für andere Erzeugnisse als Lebensmittel (ABl. EG Nr. L 299, S. 11).

3.8 „Verordnung zur Änderung der Preisangaben- und der Fertigpackungsverordnung" vom 28. Juli 2000 (BGBl. I S. 1238)

> Diese Verordnung dient der Umsetzung der Richtlinien 98/6/EG des Europäischen Parlaments und des Rates vom 16. Februar 1998 über den Schutz der Verbraucher bei der Angabe der Preise der ihnen angebotenen Erzeugnisse (ABl. EG Nr. L 80 S. 27) sowie der Richtlinie 98/7/EG des Europäischen Parlaments und des Rates vom 16. Februar 1998 zur Angleichnug der Rechts- und Verwaltungsvorschriften der Mitgliedstaaten über den Verbraucherkredit (ABl. EG Nr. L 101 S. 17).

3.9 „Empfehlungen über therapiegerechte Packungsgrößen" vom 4. Februar 1980, zuletzt am 7. Juni 1983 (Pharm. Zeit. 127 (1982), S. 1983 und 128 (1983), S. 1207).

3.10 „Richtlinie des Rates vom 20. Dezember 1979 zur Angleichung der Rechtsvorschriften der Mitgliedstaaten über die Einheiten im Meßwesen und zur Aufhebung der Richtlinie 71/354/EWG (80/181/EWG)" (Amtsbl. der Europ. Gemeinsch. Nr. L 39 vom 15. 2. 1980, S. 40).

> Der Anhang der Richtlinie enthält im Kapitel I die endgültigen gesetzlichen Einheiten im Meßwesen (SI-System) und in den Kapiteln II und III die Einheiten, die unter bestimmten Bedingungen bis zu den in Artikel 1 festgelegten Zeitpunkten noch gesetzliche Einheiten sind.

3.11 „Bekanntmachung der Neufassung des Eichgesetzes" vom 23. März 1992 (BGBl. I S. 711).

3.12 „Eichordnung" vom 12. August 1988 (BGBl. I S. 1657).

3.13 „Verordnung zur Änderung der Eichordnung" vom 24. September 1992 (BGBl. I S. 1653).

3.14 Änderung der Eichordnung in Artikel 4 der „Verordnung zur Änderung straßenverkehrsrechtlicher Vorschriften und der Eichordnung" vom 19. November 1992 (BGBl. I S. 1931).

3.15 „Zweite Verordnung zur Änderung der Eichordnung" vom 21. Juni 1994 (BGBl. I S. 1293).

3.16 Änderung der „Eichordnung" durch § 17 der „Medizinprodukte-Betreiberverordnung" vom 29. Juni 1998 (BGBl. I S. 1762).

3.17 „Dritte Verordnung zur Änderung der Eichordnung" vom 18. August 2000 (BGBl. I S. 1307).

> Die Verpflichtungen aus der Richtlinie 98/34/EG des Europäischen Parlaments und des Rates vom 22. Juni 1998 über ein Informationsverfahren auf dem Gebiet der Normen und technischen Vorschriften (ABl: EG Nr. L 204 S. 37), zuletzt geändert durch die Richtlinie 98/48/EG des Europäischen Parlaments und des Rates vom 20. Juli 1998 (ABl. EG Nr. L 217 S. 18), sind beachtet worden.

3.18 „Gesetz über Einheiten im Meßwesen" vom 21. Februar 1985 (BGBl. I S. 401).

3.19 „Ausführungsverordnung zum Gesetz über Einheiten im Meßwesen (Einheitenverordnung – EinhV)" vom 13. Dezember 1985 (BGBl. I S. 2272).

3.20 „Erste Verordnung zur Änderung der Ausführungsverordnung zum Gesetz über Einheiten im Meßwesen" vom 22. März 1991 (BGBl. I S. 836).

3.21 „Zweite Verordnung zur Änderung der Einheitenverordnung" vom 10. März 2000 (BGBl. I S. 214).

> Die Verordnung dient zur Umsetzung der Richtlinie 1999/103/EG des Europäischen Parlaments und des Rates vom 24. Januar 2000 zur Änderung der Richtlinie 80/181/EWG zur Angleichung der Rechtsvorschriften der Mitgliedstaaten über die Einheiten im Meßwesen (ABl. EG Nr. L 34 S. 17).

3.22 „Berichtigung der Zweiten Verordnung zur Änderung der Einheitenverordnung" vom 5. April 2000 (BGBl. I S. 447).

4 Behältnisse und Haltbarkeit

4.1 „Grundsätze für die Verpackung von Arzneimitteln für den Krankenhausbedarf – Gemeinsame Empfehlung der Deutschen Krankenhausgesellschaft und der Arbeitsgemeinschaft Deutscher Krankenhausapotheker" vom 19. Juni 1979 (Pharm. Ind. 48 (1986), S. 569).

4.2 Kindergesicherte Verpackungen für Arzneimittel

1. Anordnung einer Auflage nach § 28 AMG vom 18. April 1979 (BAnz. Nr. 81 vom 28. 4. 1979).

2. Anordnung einer Auflage nach § 28 AMG vom 10. April 1980 (BAnz. Nr. 76 vom 22. 4. 1980).

3. Anordnung einer Auflage nach § 28 AMG vom 12. Februar 1982 (BAnz. Nr. 36 vom 23. 2. 1982).

4. Anordnung einer Auflage nach § 28 AMG vom 17. September 1984 (BAnz. Nr. 178 vom 29. 9. 1984).

5. Anordnung einer Auflage nach § 28 AMG vom 13. März 1985 (BAnz. Nr. 57 vom 22. 3. 1985).

> Aufzählung der Arzneistoffe, bei deren Anwesenheit die Arzneimittel in einem Behältnis mit bestimmtem Verschluß oder sonstiger Sicherheitsvorkehrung in den Verkehr gebracht werden müssen, um die Gefahr des Mißbrauchs durch Kinder zu verhüten.

4.3 „Bekanntmachung zu einer Auflage nach § 28 AMG (Kindergesicherte Verpackungen für Arzneimittel)" vom 15. Juli 1980 (BAnz. Nr. 147 vom 12. 8. 1980).

4.4 „1. Ergänzung der Bekanntmachung zu einer Auflage nach § 28 AMG" vom 19. Dezember 1980 (BAnz. Nr. 1 vom 3. 1. 1981).

4.5 „2. Ergänzung der Bekanntmachung zu einer Auflage nach § 28 AMG" vom 26. Juni 1981 (BAnz. Nr. 117 vom 1. 7. 1981).

4.6 „3. Ergänzung der Bekanntmachung zu einer Auflage nach § 28 AMG" vom 26. August 1981 (BAnz. Nr. 163 vom 3. 9. 1981).

4.7 „4. Ergänzung der Bekanntmachung zu einer Auflage nach § 28 AMG" vom 17. November 1981 (BAnz. Nr. 222 vom 27. 9. 1981).

4.8 „5. Ergänzung der Bekanntmachung zu einer Auflage nach § 28 AMG" vom 28. Januar 1982 (BAnz. Nr. 24 vom 4. 2. 1982).

4.9 „6. Ergänzung der Bekanntmachung zu einer Auflage nach § 28 AMG" vom 13. April 1982 (BAnz. Nr. 74 vom 21. 4. 1982).

4.10 „7. Ergänzung der Bekanntmachung zu einer Auflage nach § 28 AMG" vom 7. Oktober 1982 (BAnz. Nr. 194 vom 16. 10. 1982).

4.11 „8. Ergänzung der Bekanntmachung zu einer Auflage nach § 28 AMG" vom 14. Februar 1983 (BAnz. Nr. 36 vom 22. 2. 1983).

4.12 „9. Ergänzung der Bekanntmachung zu einer Auflage nach § 28 AMG" vom 9. April 1985 (BAnz. Nr. 86 vom 9. 5. 1985).

4.13 „10. Ergänzung der Bekanntmachung zu einer Auflage nach § 28 AMG" vom 2. September 1986 (BAnz. Nr. 168 vom 11. 9. 1986).

4.14 „11. Ergänzung der Bekanntmachung zu einer Auflage nach § 28 AMG" vom 13. Januar 1987 (BAnz. Nr. 14 vom 22. 1. 1987).

4.15 „12. Ergänzung der Bekanntmachung zu einer Auflage nach § 28 AMG" vom 8. September 1987 (BAnz. Nr. 173 vom 17. 9. 1987).

4.16 „13. Ergänzung der Bekanntmachung zu einer Auflage nach § 28 AMG" vom 18. Juli 1988 (BAnz. Nr. 136 vom 26. 7. 1988).

4.17 „14. Ergänzung der Bekanntmachung zu einer Auflage nach § 28 AMG" vom 8. Oktober 1991 (BAnz. Nr. 194 vom 17. 10. 1991).

4.18 „15. Ergänzung der Bekanntmachung zu einer Auflage nach § 28 AMG" vom 8. Februar 1993 (BAnz. Nr. 33 vom 18. 2. 1993).

4.19 „16. Ergänzung der Bekanntmachung zu einer Auflage nach § 28 AMG" vom 10. Juni 1996 (BAnz. Nr. 113 vom 21. 6. 1996).

4.20 „17. Ergänzung der Bekanntmachung zu einer Auflage nach § 28 AMG" vom 18. Januar 1999 (BAnz. Nr. 18 vom 28. 1. 1999, S. 1086).

4.21 „18. Ergänzung der Bekanntmachung zu einer Auflage nach § 28 AMG" vom 7. Juni 2000 (BAnz. Nr. 117 vom 27. 6. 2000, S. 11949).

4.22 „Richtlinie der Kommission vom 19. Dezember 1989 zur Festlegung gemäß Art. 6 der Richtlinie 88/379/EWG der Kategorien von Zubereitungen, deren Verpackungen mit kindergesicherten Verschlüssen versehen sein und/oder ein fühlbares Warnzeichen tragen müssen (90/35/EWG)" (Amtsbl. der Europ. Gemeinsch. Nr. L 19 vom 24. 1. 1990, S. 14).

4.23 „DIN EN 28 317 Kindersichere Verpackung; Anforderungen und Prüfverfahren für wiederverschließbare Verpackungen (ISO 8317 v. 1989)"; Deutsche Fassung der EN 28 317 von 1992, März 1994.

4.24 „DIN 55 559 Kindergesicherte Packungen: Anforderungen und Prüfungen" vom Oktober 1980.

4.25 „Entwurf der DIN EN 862 Kindersichere Verpackung: Anforderungen und Prüfverfahren für nichtwiederverschließbare Verpackungen" vom Dezember 1992; Deutsche Fassung prEN 862 von 1992.

4.26 „Haltbarkeit und Haltbarkeitsprüfung von Arzneimitteln – APV-Richtlinie mit Kommentar" (Pharm. Ind. 47, Nr. 6 (1985), S. 627).

> Definition von Haltbarkeit, Haltbarkeitsdauer, Lagerungsbedingungen, Verpackung, Prüfung.

4.27 „Bekanntmachung des Bundesministers für Jugend, Familie, Frauen und Gesundheit über Lagerungshinweise für Fertigarzneimittel" vom 1. März 1989 (BAnz. vom 9. 3. 1989).

5 Kennzeichnung und Packungsbeilage

5.1 „Bekanntmachung des Bundesinstituts für Arzneimittel und Medizinprodukte vom 17. August 1994 über die Zulassung und Registrierung und über die Verlängerung der Zulassung von Human-Arzneimitteln nach § 105 AMG (Empfehlungen zur Gestaltung von Packungsbeilagen) (BAnz. Nr. 161 vom 26. 8. 1994, S. 9242).

5.2 „Bekanntmachung der Neufassung der Verordnung über apothekenpflichtige und freiverkäufliche Arzneimittel" vom 24. November 1988 (BGBl. I S. 2150).

5.3 „Berichtigung der Neufassung der Verordnung über apothekenpflichtige und freiverkäufliche Arzneimittel" vom 17. Februar 1989 (BGBl. I S. 254).

5.4 „Verordnung zur Änderung der Verordnung über apothekenpflichtige und freiverkäufliche Arzneimittel" vom 28. September 1993 (BGBl. I S. 1671).

5.5 Änderung der Verordnung über apothekenpflichtige und freiverkäufliche Arzneimittel durch Artikel 2 der „Verordnung zur Änderung arzneimittelrechtlicher Vorschriften" vom 22. Januar 1996 (BGBl. I S. 101).

5.6 „Verordnung über den Nachweis der Sachkenntnis im Einzelhandel mit freiverkäuflichen Arzneimitteln" vom 20. Juni 1978 (BGBl. I S. 753).

5.7 „Erste Verordnung zur Änderung der Verordnung über den Nachweis der Sachkenntnis im Einzelhandel mit freiverkäuflichen Arzneimitteln" vom 6. August 1998 (BGBl. I S. 2044).

5.8 „Bekanntmachung der Neufassung der Verordnung über verschreibungspflichtige Arzneimittel" vom 30. August 1990 (BGBl. I S. 1866).

5.9 „Vierundzwanzigste Verordnung zur Änderung der Verordnung über verschreibungspflichtige Arzneimittel" vom 14. Dezember 1990 (BGBl. I S. 2827).

5.10 „Fünfundzwanzigste Verordnung zur Änderung der Verordnung über verschreibungspflichtige Arzneimittel" vom 13. Juni 1991 (BGBl. I S. 1241).

5.11 „Sechsundzwanzigste Verordnung zur Änderung der Verordnung über verschreibungspflichtige Arzneimittel" vom 4. Oktober 1991 (BGBl. I S. 1970).

5.12 „Siebenundzwanzigste Verordnung zur Änderung der Verordnung über verschreibungspflichtige Arzneimittel" vom 5. Dezember 1991 (BGBl. I S. 2161).

5.13 „Achtundzwanzigste Verordnung zur Änderung der Verordnung über verschreibungspflichtige Arzneimittel" vom 17. Juni 1992 (BGBl. I S. 1085).

5.14 „Neunundzwanzigste Verordnung zur Änderung der Verordnung über verschreibungspflichtige Arzneimittel" vom 2. Dezember 1992 (BGBl. I S. 1981).

5.15 „Dreißigste Verordnung zur Änderung der Verordnung über verschreibungspflichtige Arzneimittel" vom 3. Juni 1993 (BGBl. I S. 817).

5.16 „Einunddreißigste Verordnung zur Änderung der Verordnung über verschreibungspflichtige Arzneimittel" vom 2. Dezember 1993 (BGBl. I S. 2004).

5.17 „Zweiunddreißigste Verordnung zur Änderung der Verordnung über verschreibungspflichtige Arzneimittel" vom 16. Juni 1994 (BGBl. I S. 1278).

5.18 „Dreiunddreißigste Verordnung zur Änderung der Verordnung über verschreibungspflichtige Arzneimittel" vom 2. Dezember 1994 (BGBl. I S. 3666).

5.19 „Vierunddreißigste Verordnung zur Änderung der Verordnung über verschreibungspflichtige Arzneimittel" vom 7. Juni 1995 (BGBl. I S. 789).

5.20 „Fünfunddreißigste Verordnung zur Änderung der Verordnung über verschreibungspflichtige Arzneimittel" vom 4. Dezember 1995 (BGBl. I S. 1586).

5.21 „Sechsunddreißigste Verordnung zur Änderung der Verordnung über verschreibungspflichtige Arzneimittel" vom 4. Juni 1996 (BGBl. I S. 790).

5.22 „Siebenunddreißigste Verordnung zur Änderung der Verordnung über verschreibungspflichtige Arzneimittel" vom 4. Dezember 1996 (BGBl. I S. 1846).

5.23 „Achtunddreißigste Verordnung zur Änderung der Verordnung über verschreibungspflichtige Arzneimittel" vom 18. Juni 1997 (BGBl. I S. 1371).

5.24 „Neununddreißigste Verordnung zur Änderung der Verordnung über verschreibungspflichtige Arzneimittel" vom 5. Dezember 1997 (BGBl. I S. 2871).

5.25 „Vierzigste Verordnung zur Änderung der Verordnung über verschreibungspflichtige Arzneimittel" vom 17. Juni 1998 (BGBl. I S. 1504).

5.26 „Einundvierzigste Verordnung zur Änderung der Verordnung über verschreibungspflichtige Arzneimittel" vom 3. Dezember 1998 (BGBl. I S. 3537).

5.27 „Zweiundvierzigste Verordnung zur Änderung der Verordnung über verschreibungspflichtige Arzneimittel" vom 2. Juni 1999 (BGBl. I S. 1236).

5.28 „Dreiundvierzigste Verordnung zur Änderung der Verordnung über verschreibungspflichtige Arzneimittel" vom 2. Dezember 1999 (BGBl. I S. 2497).

5.29 „Vierundvierzigste Verordnung zur Änderung der Verordnung über verschreibungspflichtige Arzneimittel" vom 26. Mai 2000 (BGBl. I S. 750).

5.30 „Verordnung über die automatische Verschreibungspflicht" vom 26. Juni 1978 (BGBl. I S. 917).

5.31 „Erste Verordnung zur Änderung der Verordnung über die automatische Verschreibungspflicht" vom 9. Oktober 1978 (BGBl. I S. 1682).

5.32 „Zweite Verordnung zur Änderung der Verordnung über die automatische Verschreibungspflicht" vom 30. Januar 1979 (BGBl. I S. 140).

5.33 „Dritte Verordnung zur Änderung der Verordnung über die automatische Verschreibungspflicht" vom 3. April 1979 (BGBl. I S. 451).

5.34 „Vierte Verordnung zur Änderung der Verordnung über die automatische Verschreibungspflicht" vom 7. Juni 1979 (BGBl. I S. 633).

5.35 „Fünfte Verordnung zur Änderung der Verordnung über die automatische Verschreibungspflicht" vom 25. Oktober 1979 (BGBl. I S. 1792).

5.36 „Sechste Verordnung zur Änderung der Verordnung über die automatische Verschreibungspflicht" vom 17. Dezember 1979 (BGBl. I S. 2090).

5.37 „Siebente Verordnung zur Änderung der Verordnung über die automatische Verschreibungspflicht" vom 10. März 1980 (BGBl. I S. 315).

5.38 „Achte Verordnung zur Änderung der Verordnung über die automatische Verschreibungspflicht" vom 9. Juni 1980 (BGBl. I S. 703).

5.39 „Neunte Verordnung zur Änderung der Verordnung über die automatische Verschreibungspflicht" vom 17. September 1980 (BGBl. I S. 1792).

5.40 „Zehnte Verordnung zur Änderung der Verordnung über die automatische Verschreibungspflicht" vom 2. Dezember 1980 (BGBl. I S. 2225).

5.41 „Elfte Verordnung zur Änderung der Verordnung über die automatische Verschreibungspflicht" vom 16. März 1981 (BGBl. I S. 324).

5.42 „Zwölfte Verordnung zur Änderung der Verordnung über die automatische Verschreibungspflicht" vom 17. August 1981 BGBl. I S. 890).

5.43 „Dreizehnte Verordnung zur Änderung der Verordnung über die automatische Verschreibungspflicht" vom 7. Oktober 1981 (BGBl. I S. 1120).

5.44 „Vierzehnte Verordnung zur Änderung der Verordnung über die automatische Verschreibungspflicht" vom 15. Dezember 1981 (BGBl. I S. 1418).

5.45 „Fünfzehnte Verordnung zur Änderung der Verordnung über die automatische Verschreibungspflicht" vom 10. März 1982 (BGBl. I S. 322).

5.46 „Sechzehnte Verordnung zur Änderung der Verordnung über die automatische Verschreibungspflicht" vom 23. Juni 1982 (BGBl. I S. 688).

5.47 „Siebzehnte Verordnung zur Änderung der Verordnung über die automatische Verschreibungspflicht" vom 9. September 1982 (BGBl. I S. 1323).

5.48 „Achtzehnte Verordnung zur Änderung der Verordnung über die automatische Verschreibungspflicht" vom 17. Dezember 1982 (BGBl. I S. 1851).

5.49 „Neunzehnte Verordnung zur Änderung der Verordnung über die automatische Verschreibungspflicht" vom 20. April 1983 (BGBl. I S. 448).

5.50 „Zwanzigste Verordnung zur Änderung der Verordnung über die automatische Verschreibungspflicht" vom 16. September 1983 (BGBl. I S. 1182).

5.51 „Einundzwanzigste Verordnung zur Änderung der Verordnung über die automatische Verschreibungspflicht" vom 16. Dezember 1983 (BGBl. I S. 1465).

5.52 „Zweiundzwanzigste Verordnung zur Änderung der Verordnung über die automatische Verschreibungspflicht" vom 25. Juni 1984 (BGBl. I S. 798).

5.53 „Dreiundzwanzigste Verordnung zur Änderung der Verordnung über die automatische Verschreibungspflicht" vom 12. Dezember 1984 (BGBl. I S. 1527).

5.54 „Vierundzwanzigste Verordnung zur Änderung der Verordnung über die automatische Verschreibungspflicht" vom 3. Mai 1985 (BGBl. I S. 743).

5.55 „Fünfundzwanzigste Verordnung zur Änderung der Verordnung über die automatische Verschreibungspflicht" vom 20. Juni 1985 (BGBl. I S. 1134).

5.56 „Sechsundzwanzigste Verordnung zur Änderung der Verordnung über die automatische Verschreibungspflicht" vom 12. Dezember 1985 (BGBl. I S. 2263).

5.57 „Siebenundzwanzigste Verordnung zur Änderung der Verordnung über die automatische Verschreibungspflicht" vom 20. Juni 1986 (BGBl. I S. 930).

5.58 „Achtundzwanzigste Verordnung zur Änderung der Verordnung über die automatische Verschreibungspflicht" vom 11. Dezember 1986 (BGBl. I S. 2455).

5.59 „Neunundzwanzigste Verordnung zur Änderung der Verordnung über die automatische Verschreibungspflicht" vom 16. Juni 1987 (BGBl. I S. 1550).

5.60 „Dreißigste Verordnung zur Änderung der Verordnung über die automatische Verschreibungspflicht" vom 16. Dezember 1987 (BGBl. I S. 2804).

5.61 „Einunddreißigste Verordnung zur Änderung der Verordnung über die automatische Verschreibungspflicht" vom 22. Juni 1988 (BGBl. I S. 867).

5.62 „Zweiunddreißigste Verordnung zur Änderung der Verordnung über die automatische Verschreibungspflicht" vom 16. Dezember 1988 (BGBl. I S. 2296).

5.63 „Dreiunddreißigste Verordnung zur Änderung der Verordnung über die automatische Verschreibungspflicht" vom 19. Juni 1989 (BGBl. I S. 1120).

5.64 „Vierunddreißigste Verordnung zur Änderung der Verordnung über die automatische Verschreibungspflicht" vom 15. Dezember 1989 (BGBl. I S. 2446).

5.65 „Fünfunddreißigste Verordnung zur Änderung der Verordnung über die automatische Verschreibungspflicht" vom 13. Juni 1990 (BGBl. I S. 1099).

5.66 „Sechsunddreißigste Verordnung zur Änderung der Verordnung über die automatische Verschreibungspflicht" vom 17. Dezember 1990 (BGBl. I S. 2875).

5.67 „Siebenunddreißigste Verordnung zur Änderung der Verordnung über die automatische Verschreibungspflicht" vom 18. Juni 1991 (BGBl. I S. 1274).

5.68 „Achtunddreißigste Verordnung zur Änderung der Verordnung über die automatische Verschreibungspflicht" vom 12. Dezember 1991 (BGBl. I S. 2211).

5.69 „Neununddreißigste Verordnung zur Änderung der Verordnung über die automatische Verschreibungspflicht" vom 22. Juni 1992 (BGBl. I S. 1162).

5.70 „Vierzigste Verordnung zur Änderung der Verordnung über die automatische Verschreibungspflicht" vom 16. Dezember 1992 (BGBl. I S. 2058).

5.71 „Einundvierzigste Verordnung zur Änderung der Verordnung über die automatische Verschreibungspflicht" vom 18. Juni 1993 (BGBl. I S. 926).

5.72 „Zweiundvierzigste Verordnung zur Änderung der Verordnung über die automatische Verschreibungspflicht" vom 20. Dezember 1993 (BGBl. I S. 2306).

5.73 „Dreiundvierzigste Verordnung zur Änderung der Verordnung über die automatische Verschreibungspflicht" vom 23. Juni 1994 (BGBl. I S. 1369).

5.74 „Vierundvierzigste Verordnung zur Änderung der Verordnung über die automatische Verschreibungspflicht" vom 14. Dezember 1994 (BGBl. I S. 3819).

5.75 „Fünfundvierzigste Verordnung zur Änderung der Verordnung über die automatische Verschreibungspflicht" vom 16. Juni 1995 (BGBl. I S. 814).

5.76 „Sechsundvierzigste Verordnung zur Änderung der Verordnung über die automatische Verschreibungspflicht" vom 19. Dezember 1995 (BGBl. I S. 2069).

5.77 „Siebenundvierzigste Verordnung zur Änderung der Verordnung über die automatische Verschreibungspflicht" vom 24. Juni 1996 (BGBl. I S. 900).

5.78 „Achtundvierzigste Verordnung zur Änderung der Verordnung über die automatische Verschreibungspflicht" vom 13. Dezember 1996 (BGBl. I S. 1955).

5.79 „Neunundvierzigste Verordnung zur Änderung der Verordnung über die automatische Verschreibungspflicht" vom 23. Juni 1997 (BGBl. I S. 1510).

5.80 „Fünfzigste Verordnung zur Änderung der Verordnung über die automatische Verschreibungspflicht" vom 17. Dezember 1997 (BGBl. I S. 3150).

5.81 „Bekanntmachung des Bundesinstituts für Arzneimittel und Medizinprodukte zur 50. Verordnung über die automatische Verschreibungspflicht nach § 49 des Arzneimittelgesetzes (AMG)" vom 10. Januar 1998 (BAnz. Nr. 15 vom 23. 1. 1998, S. 715).

5.82 „Einundfünfzigste Verordnung zur Änderung der Verordnung über die automatische Verschreibungspflicht" vom 23. Juni 1998 (BGBl. I S. 1620).

5.83 „Zweiundfünfzigste Verordnung zur Änderung der Verordnung über die automatische Verschreibungspflicht" vom 26. November 1998 (BGBl. I S. 3429).

5.84 „Dreiundfünfzigste Verordnung zur Änderung der Verordnung über die automatische Verschreibungspflicht" vom 16. Dezember 1998 (BGBl. I S. 3746).

5.85 „Vierundfünfzigste Verordnung zur Änderung der Verordnung über die automatische Verschreibungspflicht" vom 23. Juni 1999 (BGBl. I S. 1460).

5.86 „Fünfundfünfzigste Verordnung zur Änderung der Verordnung über die automatische Verschreibungspflicht" vom 21. Dezember 1999 (BGBl. I S. 2841).

5,87 „Sechsundfünfzigste Verordnung zur Änderung der Verordnung über die automatische Verschreibungspflicht" vom 20. Juni 2000 (BGBl. I S. 913).

5.88 „Arzneimittel-Warnhinweisverordnung (AMWarnV)" vom 21. Dezember 1984 (BGBl. I S. 22).

> Vorschrift über die Kennzeichnung von Arzneimitteln, die Ethanol oder Tartrazin enthalten und zur Anwendung beim Menschen bestimmt sind.

5.89 „Erste Verordnung zur Änderung der Arzneimittel-Warnhinweisverordnung" vom 5. Dezember 1985 (BGBl. I S. 2167).

5.90 „Zweite Verordnung zur Änderung der Arzneimittel-Warnhinweisverordnung (2. ÄV–AMWarnV)" vom 24. Oktober 1987 (BGBl. I S. 2333).

> Anwendung der für die Packungsbeilage vorgeschriebenen Warnhinweise auch auf der Fachinformation.

5.91 „Verordnung über die Bezeichnung der Art der wirksamen Bestandteile von Fertigarzneimitteln (BezeichnungsVO)" vom 15. September 1980 (BGBl. I S. 1736).

> Verbindliche Festlegung der Bezeichnung der wirksamen Bestandteile im Sinne des § 10 Abs. 1 Nr. 8 AMG.

5.92 „Erste Verordnung zur Änderung der Bezeichnungsverordnung" vom 15. Dezember 1981 (BGBl. I S. 1417).

5.93 „Zweite Verordnung zur Änderung der Bezeichnungsverordnung" vom 25. Juni 1984 (BGBl. I S. 809).

5.94 „Verordnung über die Angabe von Arzneimittelbestandteilen" vom 4. Oktober 1991 (BGBl. I S. 1968).

5.95 „Bekanntmachung des Bundesgesundheitsamtes und des Paul-Ehrlich-Instituts vom 9./22. August 1991 über Hinweise und Empfehlungen zur Vermeidung von irreführenden Arzneimittelbezeichnungen" (BAnz. Nr. 185 vom 2. 10. 1991, S. 6971).

5.96 „International Nonproprietary Names (INN) for pharmaceutical substances – Cumulative List No. 9: Lists 1 to 73 of Proposed INN and Lists 1 to 35 of Recommended INN" (World Health Organization (WHO), Genf 1996).

5.97 „Bekanntmachung einer Veröffentlichung der Weltgesundheitsorganisation über eine Liste 74 von vorgeschlagenen internationalen, gesetzlich nicht geschützten Bezeichnungen (Proposed International Nonproprietary Names) für Substanzen, die für pharmazeutische Zwecke verwendet werden, mit einer Berichtigung früherer Listen" vom 15. März 1996 (BAnz. Nr. 62 vom 28. 3. 1996, S. 3668).

5.98 „Bekanntmachung einer Veröffentlichung der Weltgesundheitsorganisation über eine Liste 75 von vorgeschlagenen internationalen, gesetzlich nicht geschützten Bezeichnungen (Proposed International Nonproprietary Names) für Substanzen, die für pharmazeutische Zwecke verwendet werden, mit einer Berichtigung früherer Listen" vom 20. Oktober 1996 (BAnz. Nr. 212 vom 13. 11. 1996, S. 12010).

5.99 „Bekanntmachung einer Veröffentlichung der Weltgesundheitsorganisation über eine Liste 76 von vorgeschlagenen internationalen, gesetzlich nicht geschützten Bezeichnungen (Proposed International Nonproprietary Names) für Substanzen, die für pharmazeutische Zwecke verwendet werden, mit einer Berichtigung früherer Listen" vom 21. April 1997 (BAnz. Nr. 89 vom 16. 5. 1997, S. 5986).

5.100 „Bekanntmachung einer Veröffentlichung der Weltgesundheitsorganisation über eine Liste 77 von vorgeschlagenen internationalen, gesetzlich nicht geschützten Bezeichnungen (Proposed International Nonproprietary Names) für Substanzen, die für pharmazeutische Zwecke verwendet werden, mit einer Berichtigung früherer Listen" vom 26. August 1997 (BAnz. Nr. 170 vom 11. 9. 1997, S. 11790).

5.101 „Bekanntmachung einer Veröffentlichung der Weltgesundheitsorganisation über eine Liste 78 von vorgeschlagenen internationalen, gesetzlich nicht geschützten Bezeichnungen (Proposed International Nonproprietary Names) für Substanzen, die für pharmazeutische Zwecke verwendet werden, mit einer Berichtigung früherer Listen" vom 25. Februar 1998 (BAnz. Nr. 58 vom 25. 3. 1998, S. 4507).

5.102 „Bekanntmachung einer Veröffentlichung der Weltgesundheitsorganisation über eine Liste 79 von vorgeschlagenen internationalen, gesetzlich nicht geschützten Bezeichnungen (Proposed International Nonproprietary Names) für Substanzen, die für pharmazeutische Zwecke verwendet werden, mit einer Berichtigung früherer Listen" vom 5. August 1998 (BAnz. Nr. 155 vom 21. 8. 1998, S. 12347).

5.103 „Bekanntmachung einer Veröffentlichung der Weltgesundheitsorganisation über eine Liste 80 von vorgeschlagenen internationalen, gesetzlich nicht geschützten Bezeichnungen (Proposed International Nonproprietary Names) für Substanzen, die für pharmazeutische Zwecke verwendet werden, mit einer Berichtigung früherer Listen" vom 19. Februar 1999 (BAnz. Nr. 44 vom 5. 3. 1999, S. 3242).

5.104 „Bekanntmachung einer Veröffentlichung der Weltgesundheitsorganisation über eine Liste 81 von vorgeschlagenen internationalen, gesetzlich nicht geschützten Bezeichnungen (Proposed International Nonproprietary Names) für Substanzen, die für pharmazeutische Zwecke verwendet werden, mit einer Berichtigung früherer Listen" vom 29. September 1999 (BAnz. Nr. 195 vom 15. 10. 1999, S. 17551).

5.105 „Bekanntmachung einer Veröffentlichung der Weltgesundheitsorganisation über eine Liste 36 von empfohlenen internationalen, gesetzlich nicht geschützten Bezeichnungen (Recommended International Nonproprietary Names) für Substanzen, die für pharmazeutische Zwecke verwendet werden" vom 13. März 1997 (BAnz. Nr. 62 vom 3. 4. 1997, S. 4379).

5.106 „Bekanntmachung einer Veröffentlichung der Weltgesundheitsorganisation über eine Liste 37 von empfohlenen internationalen, gesetzlich nicht geschützten Bezeichnungen (Recommended International Nonproprietary Names) für Substanzen, die für pharmazeutische Zwecke verwendet werden" vom 30. Juni 1997 (BAnz. Nr. 130 vom 17. 7. 1997, S. 8819).

5.107 „Bekanntmachung einer Veröffentlichung der Weltgesundheitsorganisation über eine Liste 38 von empfohlenen internationalen, gesetzlich nicht geschützten Bezeichnungen (Recommended International Nonproprietary Names) für Substanzen, die für pharmazeutische Zwecke verwendet werden" vom 28. November 1997 (BAnz. Nr. 235 vom 16. 12. 1997, S. 14775).

5.108 „Bekanntmachung einer Veröffentlichung der Weltgesundheitsorganisation über eine Liste 39 von empfohlenen internationalen, gesetzlich nicht geschützten Bezeichnungen (Recommended International Nonproprietary Names) für Substanzen, die für pharmazeutische Zwecke verwendet werden" vom 8. Juni 1998 (BAnz. Nr. 115 vom 26. 6. 1998, S. 8859).

5.109 „Bekanntmachung einer Veröffentlichung der Weltgesundheitsorganisation über eine Liste 40 von empfohlenen internationalen, gesetzlich nicht geschützten Bezeichnungen (Recommended International Nonproprietary Names) für Substanzen, die für pharmazeutische Zwecke verwendet werden" vom 8. Dezember 1998 (BAnz. Nr. 1 vom 5. 1. 1999, S. 4).

5.110 „Bekanntmachung einer Veröffentlichung der Weltgesundheitsorganisation über eine Liste 41 von empfohlenen internationalen, gesetzlich nicht geschützten Bezeichnungen (Recommended International Nonproprietary Names) für Substanzen, die für pharmazeutische Zwecke verwendet werden" vom 11. Juni 1999 (BAnz. Nr. 120 vom 2. 7. 1999, S. 10630).

5.111 „Verordnung über die Bestimmung von Stoffen oder Zubereitungen aus Stoffen nach § 38a des Arzneimittelgesetzes 1961" vom 14. November 1973 (BGBl. I S. 1708), geändert durch die Verordnung vom 21. Juni 1974 (BGBl. I S. 1321).

> Bei den in den Anlagen zur Verordnung aufgeführten Stoffen handelt es sich um solche, die als Bestandteile von Schmerz-, Schlaf- und Abmagerungsmitteln geeignet sind, bei langanhaltendem Gebrauch und nicht nur in Folge besonderer Umstände des Einzelfalles die Gesundheit des Menschen zu gefährden.

R. Wendt

C. Materialien

Zusammengestellt von Ulrich Schlottmann, Bonn

1 Amtliche Begründung zum § 36 AMG 3

Die Ermächtigung ermöglicht es, unter Wahrung der Anforderungen an die Qualität, Wirksamkeit und Unbedenklichkeit Ausnahmen von der Zulassungspflicht nach § 21 zuzulassen. Von dieser Ermächtigung soll insbesondere für solche Fertigarzneimittel Gebrauch gemacht werden, die durch Normen im Arzneibuch in ihrer Qualität und Kennzeichnung fixiert werden. Ähnliches wird für Fertigarzneimittel gelten können, die auf Grund einheitlicher und veröffentlichter Rezepturen hergestellt werden, die den materiellen Ansprüchen der §§ 22 ff gerecht werden. Die Ermächtigung dient nicht zuletzt auch dem Ziel, die zuständige Bundesoberbehörde, soweit das unter gesundheitspolitischen Aspekten gerechtfertigt ist, zu entlasten.

2 Bericht des Bundestagsausschusses Jugend, Familie und Gesundheit zum AMG

Im Ausschuß sind die von der Opposition vorgetragenen gesundheitspolitischen Bedenken ausführlich diskutiert worden. Sie bestehen insbesondere darin, daß die Meldung von Nebenwirkungen bei Standard-Arzneimitteln nicht so lückenlos durchgeführt werden könnte wie bei Arzneimitteln mit Einzelzulassung. Demgegenüber wurde betont, daß Standard-Arzneimittel jeweils den Namen und die Anschrift des pharmazeutischen Unternehmers und außerdem die Zulassungsnummer des Standards tragen müßten, so daß Produktionsfehler oder sonstige Risiken schnell ermittelt werden könnten.
Es wurden ferner die Bedenken erörtert, die auch vom Wirtschaftsausschuß geäußert worden waren. Danach ist zu befürchten, daß die pharmazeutische Industrie an der Entwicklung neuer Arzneimittel deshalb nicht mehr interessiert sein könnte, weil durch die Veröffentlichung von entsprechenden Standard-Monographien ein ausreichender wirtschaftlicher Schutz nicht mehr gewährleistet sei. Gegenüber dem § 34 Abs. 1 Nr. 4 des Regierungsentwurfs trägt die Fassung des § 36 diesen Bedenken besser Rechnung. Abgesehen davon, daß nach Auffassung der Bundesregierung der gewerbliche Rechtsschutz einschließlich des Patentschutzes voll gewahrt bleiben soll, wird durch die Verpflichtung zur Anhörung von Sachverständigen aus den Fachkreisen ein Interessenschutz herbeige-

führt. Dieser wird noch dadurch verstärkt, daß der Verordnungsgeber selbst in Absatz 2 verpflichtet wird, bei der Auswahl der Arzneimittel den berechtigten Interessen der Arzneimittelverbraucher, der Heilberufe und der pharmazeutischen Industrie Rechnung zu tragen. Durch diese Absicherung soll erreicht werden, daß der Verordnungsgeber von der Ermächtigung für neue Arzneimittel nur sehr restriktiv Gebrauch machen kann. Andererseits wird durch die Fassung des § 36 die Möglichkeit für die mittelständische pharmazeutische Industrie eröffnet, die mit den Standardzulassungen verbundenen Erleichterungen bei denjenigen Arzneimitteln auszunutzen, die sich bereits seit längerer Zeit auf dem Markt befinden.

3 Entschließung des Bundesrates vom 25. Juni 1976

Der Bundesrat geht davon aus, daß die Bundesregierung von der Ermächtigung zu Standardzulassungen nur restriktiv Gebrauch macht, damit die Neuentwicklung und die Verbesserung von Arzneimitteln für den Hersteller auch künftig wirtschaftlich interessant bleibt. Standardzulassungen dürfen sich daher nicht auf die mit erheblichen eigenen Aufwendungen der Hersteller erarbeiteten, dem Bundesgesundheitsamt mit dem Zulassungsantrag vorgelegten neuen Arbeitsergebnisse stützen. Der Bundesrat versteht die Aussagen der Vertreter der Bundesregierung im Vermittlungsausschuß und vor dem Bundesverband der Pharmazeutischen Industrie am 9. Juni 1976 in dem Sinne, daß sie entsprechend verfahren wird.

4 Leitsätze des BMJFG zum Erlaß der Rechtsverordnung über Standardzulassungen vom 1. September 1976

Die Ermächtigung nach § 36 des Arzneimittelgesetzes 1976 ermöglicht es, unter Wahrung der Anforderungen an die Qualität, Wirksamkeit und Bedenklichkeit, Ausnahmen von der nach § 21 vorgesehenen Einzelzulassung von Fertigarzneimitteln zuzulassen. Eine solche Ausnahme wird nur für solche Fertigarzneimittel gelten können, die den materiellen Ansprüchen der §§ 22 ff. gerecht werden und für die die Nachweise für ausreichende Qualität, Wirksamkeit und Unbedenklichkeit durch das Bundesgesundheitsamt als erbracht gelten können.
1. Ziel einer solchen Rechtsverordnung wird es insbesondere sein, für bestimmte Fertigarzneimittel
   a) Standards aufzustellen, für die Wirksamkeit, Unbedenklichkeit und Qualität als erwiesen gelten;

b) das Bundesgesundheitsamt von der Belastung zu befreien, viele gleichartige Einzelzulassungen bearbeiten zu müssen;
c) den pharmazeutischen Unternehmer von Einzelzulassung und der damit verbundenen Vorlage und Erarbeitung der Zulassungsunterlagen zu befreien;
d) zur Übersichtlichkeit der auf dem Arzneimittelmarkt vorhandenen Arzneimittel beizutragen.

2. Mit der Festlegung offizieller Standards wird die ursprüngliche Idee der Arzneibücher wieder aufgenommen, durch die Veröffentlichung von Monographien für häufig gebrauchte Fertigarzneimittel den Verbrauchern und Patienten sowie den Angehörigen der Heilberufe einen Qualitätsstandard zu gewährleisten. Durch die industrielle Herstellung ist diese ursprüngliche Idee zugunsten der Festlegung von Mindestanforderungen an die Ausgangssubstanzen für Arzneimittel in den Hintergrund getreten.

3. Um bei den von der Einzelzulassung freigestellten Fertigarzneimitteln gleichbleibende Erzeugnisse zum Schutz der Gesundheit von Mensch und Tier zu gewährleisten, wird es in der Regel erforderlich sein, die Herstellung, Zusammensetzung, Kennzeichnung, Packungsbeilage oder Darreichungsform sowie die Kontrollanalytik festzulegen. Das bedeutet, daß eine Standardisierung nur dann vorgenommen werden kann, wenn alle qualitativen und quantitativen Merkmale einer Standardisierung zugänglich sind.
Die vorgesehene Standardisierung macht nicht in jedem Fall eine punktuelle Fixierung der qualitativen und quantitativen Zusammensetzung erforderlich, sondern läßt auch die Festlegung von Bandbreiten (z. B. Infusionslösungen) zu.

4. Fertigarzneimittel biologischer Herkunft (z. B. Blutzubereitungen) sind relativ schwer in konstanter Zusammensetzung herzustellen, weil die Ausgangsmaterialien zu unterschiedlich sind. Die Festlegung von Standards mit Bandbreiten bietet deshalb große Vorteile, weil durch die Festlegung des Herstellungsverfahrens eine weitgehende einheitliche Qualität mit festgelegten Schwankungsbreiten möglich ist.

5. Die Standardisierung von Fertigarzneimitteln gewährleistet gleiche Qualität bei gleicher Kennzeichnung unabhängig von der unter Umständen großen Zahl von verschiedenen Firmen, die sie herstellen. Die Marktübersicht wird deshalb erheblich verbessert. Bei der Festlegung der Kontrollmethoden ist besonders darauf zu achten, daß der biologischen Verfügbarkeit eine angemessene Beachtung geschenkt wird. Da entsprechend dem Arzneimittelgesetz 1976 alle Arzneimittelfirmen in Zukunft GMP-gerecht ihre Arzeimittel herstellen müssen, wird auch bei der Herstellung eine gleichmäßige Qualität gewährleistet sein.

6. In § 79 des Arzneimittelgesetzes 1976 ist die Verordnungsermächtigung enthalten, in Krisenzeiten Ausnahmen von den gesetzlichen Vorschriften zu machen. Dies könnte beispielsweise bedeuten, daß dann die Apotheken einschließlich der Krankenhausapotheken - auch der Bundeswehr - standardisierte Fertigarzneimittel unter Aufhebung der bestehenden Erlaubnisbeschränkungen herstellen könnten. Gleiches könnte für die galenischen Institute der Hochschulen gelten.

7. Bei der Auswahl der Arzneimittel, die von der Pflicht zur Zulassung freigestellt werden, muß den berechtigten Interessen der Arzneimittelverbraucher, der Heilberufe und der pharmazeutischen Industrie Rechnung getragen werden.
Vor Erlaß der Rechtsverordnung sind Sachverständige aus der medizinischen und pharmazeutischen Wissenschaft, den Krankenhäusern, den Heilberufen, den beteiligten Wirtschaftskreisen und den Sozialversicherungsträgern anzuhören (entsprechend § 53 Abs. 1).
8. Der gewerbliche Rechtschutz bleibt unberührt. Arzneimittel, für die Patentschutz (achtzehn Jahre) besteht, kommen für eine Standardzulassung nicht in Betracht.
9. Die Ausarbeitung der Standards muß in Einklang mit den in der Nummer 1 genannten Zielen stehen und innerhalb der Zeiträume bewältigt werden, die das Gesetz festlegen wird. Im Arzneimittelgesetz 1976 ist vorgesehen, daß die in Apotheken hergestellten Fertigarzneimittel erst fünf Jahre nach dem Inkrafttreten des Gesetzes zulassungspflichtig werden, soweit sie nicht davon durch Rechtsverordnung nach § 36 ausgenommen sind. Diese Standards brauchen deshalb voraussichtlich erst 1983 vorzuliegen (vgl. Artikel 3 § 10). Die übrigen müßten jedoch alsbald nach dem Inkrafttreten des Gesetzes erarbeitet sein. Es sollen deshalb eine Reihe von Institutionen für eine Beteiligung an der Ausarbeitung der Standards gewonnen werden. Es kommen u. a. für die Zusammenarbeit in Betracht:
a) Hochschulinstitute
b) Arbeitsgemeinschaft für pharmazeutische Verfahrenstechnik e. V.
c) Sanitätsdienst der Bundeswehr
d) Arzneimittelausschuß der Krankenhausapotheker
e) Zentrallaboratorium Deutscher Apotheker
f) Deutsches Arzneiprüfungsinstitut München
10. Bei der Ausarbeitung der Standards kann zum Teil auf entsprechende Standards in ausländischen Arzneibüchern zurückgegriffen werden. Außerdem können die Kriterien der Expertengruppen, wie sie im Rahmen der Nachzulassung entwickelt werden sollen, mitverwertet werden. Eine Beteiligung der pharmazeutischen Industrie in angemessener Form ist vorgesehen.
Beim Bundesgesundheitsamt bleibt damit im Ergebnis die materielle und formelle Entscheidung über die Zulassung. Durch das vorgeschlagene Verfahren tritt jedoch eine erhebliche Reduzierung des individuellen Prüfungsaufwandes und damit eine beträchtliche Entlastung der Zulassungsbehörde ein.

5 Aus dem Bericht der Bundesregierung vom 12. Februar 1982 über Erfahrungen mit dem Arzneimittelgesetz

Gemäß § 36 AMG können Arzneimittel durch Rechtsverordnung von der Zulassungspflicht nach § 21 AMG freigestellt werden, wenn ihre Qualität, Wirksamkeit und Unbedenklichkeit erwiesen sind.
Der Sachverständigen-Ausschuß für Standardzulassungen nach § 53 Abs. 1 AMG wurde berufen. Die Fachkreise wurden aufgefordert, Arzneimittel zu nennen, die für eine Bearbeitung zur Standardzulassung geeignet sind. Nach Aufbereitung der sehr zahlreich gemeldeten Arzneimittel durch das Bundesgesundheitsamt wurde von dem Sachverständigen-Ausschuß eine Prioritätenliste erstellt, nach der Monographien für die Standardzulassungen wiederum durch das Bundesgesundheitsamt, zum Teil auf Grund extern durchgeführter experimenteller Untersuchungen, erarbeitet werden. Leider haben nicht alle Institutionen, die sich zunächst zu einer Mitarbeit bereit erklärt hatten, an den Untersuchungen mitgewirkt.
Zur Beschreibung der Qualität kann es zum einen ausreichend sein, wenn nur die Qualitätsmerkmale beschrieben werden und es dem pharmazeutischen Hersteller überlassen bleibt, auf welchem Herstellungsweg er diesen Anforderungen gerecht wird. Bei Präparaten dagegen, deren Qualität nur durch eine detaillierte Beschreibung der Herstellungsmethode standardisiert werden kann, erweist es sich als notwendig, diese in die Monographie aufzunehmen.
25 Monographien wurden in der Fachpresse zur Diskussion gestellt. Nach Prüfung der bekanntgewordenen kritischen Anmerkungen werden diese Monographien 1982 zusammen mit dem Entwurf der Rechtsverordnung und einem allgemeinen Erläuterungsteil dem Sachverständigen-Ausschuß für Standardzulassungen vorgelegt. Mit dem Erlaß der Verordnung ist noch im selben Jahr zu rechnen.
Weitere Entwürfe von Monographien werden folgen. Dabei werden vorrangig Arzneimittel aus dem Apothekenbereich berücksichtigt, die nach dem 31. Dezember 1982 als sog. Apothekenhandverkaufsartikel zulassungspflichtig werden. Die beschleunigte Bearbeitung dieser Arzneimittel ist notwendig, um sowohl den Herstellern als auch der Zulassungsbehörde Doppelarbeit zu ersparen. Die Arbeiten für die Erstellung von Monographien für Blutzubereitungen und Zahnfüllungsmaterialien sind aufgenommen.

6 Amtliche Begründung zur Verordnung über Standardzulassungen

Die Ermächtigung nach §36 des Arzneimittelgesetzes vom 24. August 1976 (BGBl. I S. 2445, 2448) ermöglicht es, durch Rechtsverordnung Ausnahmen von der nach §21 vorgesehenen Einzelzulassung von Fertigarzneimitteln zuzulassen. Sinn der Ermächtigung ist es, die Zulassungsbehörde von der Belastung durch viele gleichartige Einzelzulassungen und den pharmazeutischen Unternehmer von der Einzelzulassung und der damit verbundenen Erarbeitung von Zulassungsunterlagen zu befreien und zugleich die Übersichtlichkeit des Arzneimittelmarktes zu erhöhen.

Mit der vorliegenden Verordnung wird – nach Anhörung des entsprechend §36 i. V. m. §53 Abs. 1 AMG berufenen Sachverständigen-Ausschusses – von der Ermächtigung des §36 AMG für 28 in der Anlage benannte und monographisch beschriebene Arzneimittel Gebrauch gemacht. Die in den Monographien formulierten Anforderungen stellen sicher, daß eine unmittelbare oder mittelbare Gesundheitsgefährdung nicht zu befürchten ist.

Zulassungspflichtige Arzneimittel, die in einer Apotheke hergestellt und an den Verbraucher abgegeben werden, können nach der Übergangsregelung in Artikel 3 §10 des Gesetzes zur Neuordnung des Arzneimittelrechts vom 24. August 1976 (BGBl. I S. 2445) noch bis zum Jahresende 1982 ohne Zulassung in den Verkehr gebracht werden. Um für die große Anzahl dieser sogenannten Handverkaufsartikel, wie zum Beispiel Kamillenblüten, Pfefferminzblätter, verdünnte Wasserstoffperoxid-Lösung, nach Ablauf der Übergangsfrist sonst nötige Einzelzulassungen zu vermeiden, erfaßt die Rechtsverordnung im Interesse der Betroffenen neben anderen insbesondere Fertigarzneimittel aus diesem Bereich. Auch sonst trägt die Auswahl der von der Einzelzulassung freigestellten Arzneimittel den berechtigten Interessen der Verbraucher, der Heilberufe und der pharmazeutischen Industrie Rechnung.

Um bei den durch Standardzulassungen freigestellten Fertigarzneimitteln gleichbleibende Erzeugnisse zum Schutz der Gesundheit von Mensch und Tier zu gewährleisten, ist es erforderlich, die qualitativen und quantitativen Merkmale des Arzneimittels sowie Kennzeichnung und Packungsbeilage monographisch zu normieren, wobei die zu erstellenden Monographien der Form nach dem gesetzlich geregelten Zulassungsverfahren anzupassen sind. Eine enge Verknüpfung an das Arzneibuch ist erfolgt.

In der Anlage sind in den Monographien die Vorschriften der ersten 28 Fertigarzneimittel zusammengestellt, die der Standardzulassung zugeführt werden.

Zusätzlich wurden „Allgemeine Bestimmungen" erarbeitet, mit deren Hilfe eine einheitliche Handhabung der Vorschriften gewährleistet ist. Die Herstellung und Prüfung der Arzneimittel hat nach den international anerkannten Regeln der pharmazeutischen Wissenschaft, insbesondere nach den GMP-Regeln, zu erfolgen. Die Vorschriften des Arzneibuches (AB.; Ph.Eur. und DAB), des Arzneimittelgesetzes und der im jeweiligen Fall zutreffenden Betriebsordnung sind zu beachten.

Bei Haltbarkeitsangaben von unter 3 Jahren handelt es sich um zum Zeitpunkt der Monographieerstellung verfügbare Mindestwerte. Sollten sich im Laufe der Prüfung günstigere Werte ergeben, werden die Angaben zur Haltbarkeit entsprechend revidiert.
Häufig wiederkehrende Methoden, die nicht im Arzneibuch aufgeführt sind, werden in einem Abschnitt „Allgemeine Methoden" zusammengefaßt.

7 Beschluß des Bundesrates zur Verordnung über Standardzulassungen

Der Bundesrat hat in seiner 517. Sitzung am **26. November 1982** beschlossen, der Verordnung gemäß Artikel 80 Abs. 2 des Grundgesetzes zuzustimmen.

Der Bundesrat hat ferner die nachstehenden Entschließungen gefaßt:

1. Der Bundesrat bittet die Bundesregierung darauf hinzuwirken, daß die in Artikel 3 § 10 des Gesetzes zur Neuordnung des Arzneimittelrechts bestimmte Fünfjahresfrist für das Inverkehrbringen bestimmter Arzneimittel ohne Zulassung oder Registrierung angemessen verlängert wird.

2. Der Bundesrat bittet die Bundesregierung, vorrangig solche Arzneimittel durch Standardzulassungen zu erfassen, die im Einzelhandel zur Eigenherstellung für den Handverkauf geeignet sind.

3. Der Bundesrat gibt zu bedenken, daß eine Regelung, nach der nichtwirksame Bestandteile weitgehend nach eigenem Ermessen bei der Arzneimittelherstellung eingesetzt werden können, für die Überwachungsbehörden der Länder zu Schwierigkeiten führen kann.
   Neben Qualitätsfragen, die die Arzneimittelsicherheit berühren, werden sich Probleme ergeben, die jeweilige Zusammensetzung der Fertigarzneimittel festzustellen, da bei den Behörden keine entsprechenden Unterlagen vorliegen.
   Die Bundesregierung wird daher gebeten zu prüfen, ob nicht künftig die Angabe der nichtwirksamen Bestandteile, ggf. auch wahlweise, vorgeschrieben oder alternativ hierzu die Hinterlegung von Herstellungsunterlagen sowie Änderungsanzeigen vorgesehen werden sollten. Dies gilt insbesondere auch im Hinblick auf die beabsichtigte Erweiterung der Residenzpflicht für pharmazeutische Unternehmer auf Mitgliedstaaten der Europäischen Gemeinschaft.

4. Die Bundesregierung wird gebeten zu prüfen, ob es möglich ist, im Rahmen einer Rechtsverordnung nach § 12 Abs. 1 Nr. 2 des Arzneimittelgesetzes auf die Packungsbeilage nach § 11 des Arzneimittelgesetzes zu verzichten, soweit Arzneimittel in Apotheken hergestellt und im Rahmen des § 14 des Apothekengesetzes in Krankenhäusern in den Verkehr gebracht werden.

8 Schreiben des Bundesverbandes der Pharmazeutischen Industrie vom 21. September 1982

STELLUNGNAHME
zur derzeitigen Situation betreffend Standardzulassungen (Verordnungsentwurf vom 26. Juli 1982; Entwürfe vom Januar/Februar 1982; derzeit in Ausarbeitung befindliche Monographieentwürfe; Vorschläge für Monographieentwürfe, wie sie demnächst diskutiert werden).

Der vorgelegte Verordnungsentwurf vom 26. Juli 1982 und noch mehr die Entwürfe vom Januar/Februar 1982 sind für den Bundesverband nicht akzeptabel. § 36 Abs. 2 Arzneimittelgesetz schreibt vor, daß bei der Auswahl der Arzneimittel den berechtigten Interessen u. a. der pharmazeutischen Industrie Rechnung getragen werden muß. Dies ist nicht der Fall.

Die von der Bundesregierung akzeptierte Entschließung des Bundesrates vom 25. Juni 1976 (Bundesrats-Drucksache 417/1/76) wird nicht beachtet, da die bisherigen Entwürfe und in Bearbeitung befindlichen Monographien von der Verordnungsermächtigung zur Freistellung extensiv und nicht restriktiv, wie es der Entschließung des Bundesrates entspräche, Gebrauch machen.

Begründung:

1. Das Arzneimittelgesetz ist ein Arzneimittelsicherheits-, nicht ein Arzneimittelmarkt-Gesetz. Aus § 1 AMG und der Diskussion geht eindeutig hervor, und die Bundesregierung hat dies sowohl vor der Verabschiedung des Gesetzes als auch nachher immer und wiederholt betont, daß beim Arzneimittelgesetz in erster Linie Arzneimittelsicherheitsaspekte eine Rolle spielen. Aus diesem Grund wurden auch Regelungen für eine Verbesserung der Transparenz des Arzneimittelmarkts nicht in das Arzneimittelgesetz aufgenommen. Die Bundesregierung hat sowohl vor als auch nach Verabschiedung des Arzneimittelgesetzes wiederholt betont, daß mit diesem Gesetz nicht in die gewachsenen Strukturen des Arzneimittelmarkts eingegriffen werden soll. Daraus ist zu folgern, daß der Status quo in bezug auf zum Beispiel die industrielle Herstellung und Herstellung in den Apotheken erhalten bleiben soll.

2. § 36 AMG war notwendig, um die Nachteile, die mit der Ausweitung der Zulassungspflicht von Arzneispezialitäten auf Fertigarzneimittel entstanden sind, aufzufangen. Es ist auch für den Bundesverband unstrittig, daß Regelungen im Sinne des § 36 AMG notwendig sind, um die sogenannten Hausspezialitäten und Handverkaufsartikel in Apotheken, für die die Befreiung von § 21 Abs. 2 Nr. 1 AMG nicht gilt, da sie in der Regel nicht auf ärztliche Verschreibung abgegeben werden, von der Zulassung freizu-

stellen. Außerdem wird das Bundesgesundheitsamt von einer Vielzahl gleichlautender Zulassungsanträge entlastet.

3. Nach den bisherigen Ausführungen muß also bei der Freistellung von der Zulassung den berechtigten Wünschen und Notwendigkeiten des Offizinapothekers und nicht den Wünschen der Krankenhausapotheker, des Exports, der Kostendämpfung oder dem Wunsch nach mehr Wettbewerb Rechnung getragen werden. Der überwiegende Teil der vorgelegten Auswahl der Monographien für Standardzulassungen führt aber zu einer Wettbewerbsverzerrung sowohl innerhalb der pharmazeutischen Industrie als auch zwischen pharmazeutischer Industrie und Apotheken, insbesondere Krankenhausapotheken; die Auswahl stellt somit einen Eingriff in den Markt dar.

4. Eine Freistellung von der Zulassung für die Herstellung von Arzneimitteln in der Krankenhausapotheke ist nicht notwendig, da die Freistellung des §21 Abs. 2 Nr. 1 AMG ausreichend ist. Danach können bis zu hundert abgabefertige Packungen pro Tag ohne Zulassung hergestellt werden, wenn, was im Krankenhaus der Normalfall ist, nur auf ärztliche Verschreibung im Krankenhaus selbst abgegeben wird. Diese Freistellung ist für Offizinapotheken in der Regel nicht relevant, da Handverkaufsartikel nicht überwiegend ärztlich verordnet werden. Demnach ist es unstrittig, daß Jodtinktur, Tees oder Hustensaft freigestellt werden sollten, Infusionslösungen aber nicht.

5. Das Interesse nichtforschender Unternehmen an der Freistellung von der Zulassung ist gering, da die bereits bestehende Zulassungserleichterung in §22 Abs. 3 AMG umfassend und ausreichend ist. Danach muß ein Nachahmer nur die analytischen Unterlagen selbst erstellen; bezüglich der übrigen Angaben kann er sich auf anderes wissenschaftliches Erkenntnismaterial beziehen. Die Regelung ist forschungsschädlich, denn sobald ein Arzneistoff nicht mehr unter Patentschutz fällt, kann für ihn eine Standardzulassungsmonographie erstellt werden, was bei Betrachtung der vorgelegten Entwürfe erkennbar ist. Längerfristig betrachtet ist also die Freistellung von der Zulassung deshalb nicht mittelstandsfreundlich, weil eine extensive Handhabung der Standardzulassungen als forschungsfeindlich angesehen werden muß – für forschende Unternehmen wird es immer uninteressanter, neue Wirkstoffe zu entwickeln, so daß auch für Zweitanmelder oder Imitatoren zukünftig weniger Nachahmenswertes mit therapeutischem Wert anfallen dürfte.

6. Eine generelle Freistellung von der Zulassung für Arzneimittel, die über den reinen Offizinapothekenbedarf hinausgeht, schadet der Arzneimittelsicherheit:

   a) Die Freistellung von der Einzelzulassung ist keine Zulassung, sondern eine Freistellung. Dadurch verliert das Bundesgesundheitsamt alle Möglichkeiten, die es bei einzeln zugelassenen Arzneimitteln hat. Es ist danach kein direkter Zugriff auf die freigestellten Arzneimittel mehr möglich, sondern nur noch über eine Änderung der Rechtsordnung mit Zustimmung des Bundesrates. Derartige Änderungen dauern einige Monate. Mit der Freistellung von der Zulassung hat das Bundesgesundheitsamt nicht mehr die Möglichkeit, Auflagen nach §28 AMG anzuordnen, Maßnahmen nach §30 AMG zu ergreifen oder auch den Hersteller zu veranlassen, bei Änderungen Anzeige nach §29 AMG zu erstatten.

b) Das Bundesgesundheitsamt und die Überwachungsbehörden der Bundesländer wissen nicht, welche Fertigarzneimittel im Verkehr sind; sie erfahren es erst u. U. mit erheblicher Zeitverzögerung. Damit verlieren die zuständigen Stellen unzweideutig den Überblick über die im Markt befindlichen Fertigarzneimittel, ein Nachteil, der durch die beabsichtigte Aufhebung der Residenzpflicht in §9 Abs. 2 AMG noch gravierender wird. Sollte die Residenzpflicht aufgehoben werden, so kann ein pharmazeutischer Unternehmer mit Sitz in einem Mitgliedstaat der EG freigestellte Fertigarzneimittel von dort direkt an Großhandlungen oder Apotheken in der Bundesrepublik liefern, ohne daß eine Behörde hierfür zuständig wäre.

c) Die Möglichkeit der Verwendung von Warenzeichen neben der in der Standardzulassungsmonographie genannten Bezeichnung trägt nicht zur Erhöhung der Transparenz bei, wie es in den Leitsätzen des Bundesministeriums für Jugend, Familie und Gesundheit für den Bundestag zum Ausdruck gebracht wurde. Die Verwendung von Warenzeichen für freigestellte Fertigarzneimittel steht außerdem im Widerspruch zu Artikel 3 der 1. EG-Richtlinie (65/65/EWG), die davon ausgeht, daß für alle Arzneispezialitäten eine Einzelzulassung erfolgt. §36 AMG der Ermächtigung für Standardzulassungen ist nur dann EG-konform, wenn es sich um Fertigarzneimittel unter einer allgemein verwendbaren Bezeichnung, also um sogenannte Generics handelt.

7. Es stellt sich ferner die Frage, ob die Standardzulassung auch ein Maßstab für die Zulassung ist. Die derzeit vorgelegten Qualitätsanforderungen entsprechen nicht dem heute üblichen Standard, wie er bei der Einzelzulassung angwandt wird. Das Bundesministerium für Jugend, Familie und Gesundheit hat früher zum Ausdruck gebracht, die Monographien müßten so ausführlich sein, um sicherzustellen, daß keine unterschiedlichen Qualitäten von verschiedenen Herstellern produziert werden können. Da die Entwürfe der Standardzulassungen in Ringversuchen nicht nachgearbeitet wurden, ist es bisher offen, ob mit den vorgelegten Entwürfen gleiche Qualitäten produziert werden können. Bevor dieser Nachweis nicht für die einzelnen Monographien erbracht ist, muß der Bundesverband verständlicherweise seine Zustimmung versagen.

Der Bundesverband hält es für notwendig, die vollständige Zusammensetzung (Wirk- und Hilfsstoffe) nach Art und Menge anzugeben. Willkürliche Änderungen in der Zusammensetzung der Hilfsstoffe werden dadurch verhindert beziehungsweise müssen durch Änderungsanzeige nach §29 AMG mitgeteilt werden. Sie sind damit aktenkundig und werden durch die überwachende Behörde nach §64 AMG nachprüfbar. Der Bundesverband hält es deshalb für erforderlich, daß der Hersteller, der eine Standardzulassung nutzen will, die in den Entwürfen für Standardzulassungen nicht enthaltenen Angaben, die aber für eine Einzelzulassung erforderlich sind, durch einen

Nutzungsantrag mit anzugeben hat. Für nicht im Arzneibuch enthaltene Hilfsstoffe sind den Anforderungen der Einzelzulassung entsprechend Monographien mit den dazugehörigen Prüfmethoden einzureichen. Der Bundesverband hält es darüber hinaus für erforderlich, daß für die in Standardzulassungen vorgegebenen Bestandteile, die nicht im Arzneibuch beschrieben sind, die Deutsche Arzneibuch-Kommission dasjenige Gremium ist, das die Qualitäts- und gegebenenfalls Herstellungsnormen setzt. Es ist nach unserer Auffassung nicht möglich, daß das Bundesgesundheitsamt unter Umgehung der Deutschen Arzneibuch-Kommission und damit des §55 AMG von sich aus Qualitätsnormen für Wirk- und Hilfsstoffe setzt, ohne den Sachverstand dieser Kommission in Anspruch zu nehmen. Dies halten wir für eine kardinale Forderung, da hier für die festgesetzten Spezifikationen nicht der Hersteller haftet, sondern das Bundesgesundheitsamt und damit der Gesetzgeber. Würde diesem Vorschlag nicht entsprochen werden, ist die Zahl der nach einer Standardzulassung hergestellten Fertigarzneimittel mit den unterschiedlichsten Zusammensetzungen nicht vorhersehbar; es würde gerade das Gegenteil eines „Standards", das heißt gleichbleibende Zusammensetzung, Qualität, Wirksamkeit und Unbedenklichkeit, erreicht.

8. Das von verschiedenen Seiten vorgebrachte Argument, daß insbesondere Krankenhausapotheken, aber auch Offizinapotheken für Krisenzeiten gerüstet sein müßten, kann nicht überzeugen, da in §79 AMG Ausnahmeermächtigungen für Krisenzeiten bereits vorgesehen sind. Diese Ausnahmeermächtigungen für Krisenzeiten auf die Standardzulassungen anzuwenden, ist nicht akzeptabel.

Antwortschreiben aus dem Bundesministerium für Jugend, Familie und Gesundheit vom 1. Oktober 1982

Als Anlage übersende ich Ihnen die Neufassung des Verordnungsentwurfes über Standardzulassungen nebst Anlage, dem Sie entnehmen können, daß die verabredeten Änderungen in unserem Gespräch vom 13. September 1982 berücksichtigt wurden.
Seit Beginn der Diskussionen über Standardzulassungen hat der BPI bekannte, unterschiedliche Standpunkte, die sich mehr auf allgemeine Grundsätze, die noch während der Gesetzgebungsphase strittig waren, bezogen als auf den vorgelegten Verordnungsentwurf. Die von Ihnen häufig vorgetragenen Argumente wurden ebenso häufig eindeutig zurückgewiesen, u. a. während der verschiedenen Sitzungen des Sachverständigenausschusses für Standardzulassungen, in einem ausführlichen Briefwechsel seitens des BGA und nicht zuletzt in einer – außerhalb des üblichen Geschäftsverfahrens – einberufenen Sitzung der Verbände der pharmazeutischen Hersteller am 13. September 1982 in meinem Hause. Deshalb kann ich heute nur auf Ihre Hauptargumente nochmals eingehen.
Zur Diskussion steht der vorgelegte Verordnungsentwurf und nicht grundsätzlich der §36 des AMG. Zu diesem Entwurf und dessen Anlage wird Ihrerseits wenig ausgeführt, zumal noch während der Sitzung am 13. September *einvernehmlich* inhaltliche Verbesserungen

an den Monographien der Standardzulassungen (Infusionslösungen) vorgenommen wurden.
Der Verordnungsentwurf ist ausgewogen, er beachtet die berechtigten Interessen aller Beteiligten, u. a. auch die der Pharmazeutischen Industrie. Allerdings sind nicht nur diese Interessen zu beachten, sondern auch die der Krankenhausapotheker, der Offizinapotheker, des Drogenhandels etc.
Von der Ermächtigung ist in keinem Fall extensiv, sondern restriktiv Gebrauch gemacht worden. Nach nahezu 4 Jahren Arzneimittelgesetz werden die ersten 28 Fertigarzneimittel der Standardzulassung unterstellt, von denen keines der ausschließlichen Industrieherstellung zuzurechnen ist. Es ist zurückzuweisen, daß die Standardzulassungen nur auf Handverkaufsartikel und Hausspezialitäten der Apotheken zu beschränken sind. Dies läuft eindeutig den Intentionen der Standardzulassung, wie sie immer seitens des BMJFG dargestellt wurden, zuwider. Diese Standardzulassungen sind mittelstandsfreundlich.
Mit Entschiedenheit wird die erneut erhobene Unterstellung zurückgewiesen, daß der BMJFG die Arzneimittelsicherheit mit diesen Standardzulassungen gefährden würde. Mit dem vorgelegten Entwurf wird kein Eingriff in gewachsene Strukturen des Arzneimittelmarktes vorgenommen. Standardzulassungen sind für *alle* pharmazeutischen Hersteller von Relevanz. Wodurch der vorgelegte Verordnungsentwurf Wettbewerbsverzerrungen hervorruft, bleibt seitens des BPI nachzuweisen.
Unverständlich ist, daß ein Verband, der in den vergangenen Jahren ständig das Mehr an bürokratischer Verwaltung ablehnte, in dem Moment eine weniger bürokratische Regelung ablehnt, in dem diese seinen vermeintlichen Wirtschaftsinteressen entgegensteht, was bei dem vorgelegten Entwurf und bei der Mitgliederstruktur des Verbandes erst glaubhaft nachgewiesen werden müßte.
Zum jetzigen Zeitpunkt ist von dem bestehenden § 9 Abs. 2 AMG, also von der Residenzpflicht des pharmazeutischen Unternehmers, auszugehen. Auch die 1. Änderungsnovelle des AMG wird dieses nicht verändern.
Eine enge Verknüpfung zum Arzneibuch ist gegeben. Alle Bestimmungen des Arzneibuches sind anzuwenden. Von einer Umgehung des Arzneibuches kann nicht die Rede sein.
Der BPI wird hiermit aufgefordert, dem berechtigten Interesse an und von vielen Seiten geforderten Standardzulassungen beizutreten und in Zukunft bei der Ausarbeitung aktiv mitzuarbeiten.

9 Stellungnahme des Bundesfachverbandes der Heilmittelindustrie zum Entwurf vom 26. Juli 1982

Der Bundesfachverband der Heilmittelindustrie begrüßt den vorliegenden Entwurf einer Verordnung über Standardzulassungen sowie die in der Anlage befindlichen Monographieentwürfe, soweit sie den Bereich der Selbstmedikation betreffen. Nach Ansicht des Verbandes sind Standardzulassungen eine sinnvolle Alternative zu Einzelzulassungen insbesondere für den Bereich verschreibungsfreier Präparate, da sie zu einem sinnvollen Abbau unnötigen Verwaltungsaufwandes führen. Es ist zu hoffen, daß nach Überarbeitung des Verordnungsentwurfs sowie seiner Anlagen, gemäß der anliegenden Stellungnahme, die Verordnung baldmöglichst in Kraft tritt und bald durch weitere Einzelmonographien ergänzt wird.

Weiterhin wird seitens des Verbandes begrüßt, daß die Möglichkeit der Verwendung von Standardzulassungen nicht nur für Apotheker für die Präparate gemäß Artikel 3 § 10 des Gesetzes zur Neuordnung des Arzneimittelrechts besteht, sondern grundsätzlich für alle pharmazeutischen Unternehmer.

Die anliegende Stellungnahme gliedert sich in einen allgemeinen Teil, der sich mit den allgemeinen Bestimmungen der Anlagen des Verordnungsentwurfs befaßt, sowie in einen speziellen Teil, der Verbesserungsvorschläge für die Monographieentwürfe Kamillenblüten und Leinsamen enthält.

Ich bitte um Berücksichtigung unserer Stellungnahme in den weiteren Beratungen des Verordnungsentwurfs.

Antwortschreiben aus dem Bundesministerium für Jugend, Familie und Gesundheit vom 1. Oktober 1982

Ich begrüße in Ihrer Stellungnahme, daß Sie sich dafür einsetzen, daß dieser Verordnungsentwurf über Standardzulassungen baldmöglichst in Kraft tritt, daß diese Verordnung für alle pharmazeutischen Unternehmer Gültigkeit haben soll und daß Sie es begrüßen, daß keine Meldung des Herstellers einer solchen Standardzulassung an das BGA notwendig ist.

Ebenso versichere ich Ihnen, daß die in dem Allgemeinen Teil Ihrer Stellungnahme unter Punkt 2 genannten Vorbehalte ausgeräumt sind. Die unter Punkt 3 genannten Packungsgrößen haben zum Hintergrund die bereits bestehende freiwillige Vereinbarung über Packungsgrößen (N 1, N 2 etc.). Im übrigen haben diese Bestimmungen empfehlenden Charakter.

Zu den in Ihrem speziellen Teil gemachten Anmerkungen bemerke ich, daß alle diese Punkte in den zuständigen Gremien der Standardzulassungen aber auch in der Kommission E behandelt wurden und nicht Eingang in diese Monographien gefunden haben. Im übrigen verweise ich auf die frühzeitige Veröffentlichung dieser Monographien in der Fachpresse. Mir waren zu dem damaligen, rechtzeitigen Zeitpunkt keine Äußerungen in dieser Richtung von Ihnen bekannt.

Als Anlage übersende ich Ihnen die Neufassung des Verordnungsentwurfes, dem Sie entnehmen können, daß die bei der Sitzung am 13. September 1982 vorgeschlagenen Änderungen aufgenommen worden sind.

1 Standardzulassungen sind vernünftig

Von Prof. Dr. Hans-Georg Wolters, Staatssekretär im Bundesministerium für Jugend, Familie und Gesundheit
(Dtsch. Apoth. Ztg. **116**, 410 [1976])

Im Rahmen der Beratungen des Entwurfs für ein neues Arzneimittelgesetz ist die Bundesregierung verschiedentlich aufgefordert worden, den Inhalt vorgesehener Rechtsverordnungen oder Verwaltungsvorschriften näher zu beschreiben. Die Bundesregierung hat daraufhin in Form von Leitsätzen Ziel und Inhalt der beabsichtigten Regelungen näher konkretisiert. An den Leitsätzen zur Ermächtigung in § 34 des Regierungsentwurfs (DAZ 1975, Nr. 52, S. 2036) ist Kritik laut und von der Presse aufgegriffen worden (DAZ 1976, Nr. 10, S. 346). In dieser Ermächtigung ist vorgesehen, daß bestimmte Fertigarzneimittel durch Rechtsverordnung von der Zulassungspflicht freigestellt werden können. Nach der Ermächtigung ist dies jedoch nur möglich, „soweit eine unmittelbare oder mittelbare Gefährdung der Gesundheit von Mensch und Tier nicht zu befürchten ist, weil die Anforderungen an die erforderliche Qualität, Wirksamkeit und Unbedenklichkeit erwiesen sind".

Ausgangspunkt für die Überlegung, bestimmte Arzneimittel von der Einzelzulassung zu befreien, war die Tatsache, daß die Zulassungspflicht nach Auffassung aller Parteien über die Arzneispezialiäten mit einer besonderen Bezeichnung hinaus auf alle Fertigarzneimittel, also zum Beispiel sogenannte Generica, ausgedehnt werden sollte. Damit stellte sich die Frage, ob auch die in öffentlichen Apotheken ebenso wie in Krankenhausapotheken regelmäßig hergestellten Fertigarzneimittel, wie zum Beispiel Jodtinktur, einzeln beim Bundesgesundheitsamt zur Zulassung beantragt werden müßten. Dies hätte zur Folge, daß alle Apotheken jeweils gesondert Unterlagen für Qualität, Wirksamkeit und Unbedenklichkeit erarbeiten und vorlegen müßten. Da dies für die Apotheken unzumutbar gewesen wäre und für das Bundesgesundheitsamt eine ungerechtfertigte Belastung bedeutet hätte, wurde die ursprüngliche Idee der Arzneibücher wieder aufgegriffen, für häufig gebrauchte, leicht standardisierbare Fertigarzneimittel offizielle Standards in Form von Monographien festzulegen und zu veröffentlichen, um dadurch für Arzt und Patient einen bestimmten Qualitätsstandard festzulegen. Solche Standards werden sich ausdrücklich nicht nur auf Zusammensetzung und Reinheit des Arzneimittels beziehen, sondern selbstverständlich auch auf Hilfsstoffe, Darreichungsformen, Herstellung und biologische Verfügbarkeit.

In den Monographien über Standard-Arzneimittel werden die Kennzeichnung und die Packungsbeilage festgelegt. Es kann überhaupt keine Rede davon sein, daß Standard-Arzneimittel eine geringere Qualität gegenüber den auf Grund einer Einzelzulassung im Verkehr befindlichen Fertigarzneimitteln haben werden. Das Standard-Arzneimittel ist stärker festgelegt als ein Arzneimittel mit Einzelzulassungen, denn bei letzteren kommt es immer wieder vor, daß der Hersteller zum Beispiel eine Änderung der Hilfsstoffe vornimmt, was keine neue Zulassung notwendig macht. Der Arzt erfährt solche Veränderungen „seines" Arzneimittels im allgemeinen gar nicht.

Für kein Arzneimittel, bei dem sich auch nur ein Kriterium der eindeutigen Beschreibung im Arzneibuch entzieht, kann und wird es eine Festlegung solcher Standards geben. Anders ausgedrückt, die Standardzulassung garantiert die tatsächliche Identität von gleichen Arzneimitteln mit verschiedenen Bezeichnungen, wie Gesetzesformulierung und Leitsätze erkennbar ausweisen. Deshalb sind Stellungnahmen, die in diesem Zusammenhang irgendwelche Gefahren für die Volksgesundheit oder die ärztliche Therapiefreiheit wieder einmal an die Wand malen, entweder unseriös oder bewußte Polemik.

Bei diesen Überlegungen lag die weitere Frage nahe, ob diese Standards exklusiv nur von den Apotheken oder darüber hinaus auch von industriellen Herstellern in Anspruch genommen werden könnten. Alle Gründe sprechen dafür, den Weg der Standardzulassung auch für industrielle Hersteller zu eröffnen.

1. Die pharmazeutischen Unternehmer werden insoweit von Einzelzulassungen und der damit verbundenen Erarbeitung und Vorlage von Zulassungsunterlagen befreit.
2. Das Bundesgesundheitsamt wird von der Bearbeitung vieler gleichartiger Einzelzulassungen entlastet.
3. Gleiche Qualität bei gleicher wissenschaftlicher Kennzeichnung verbessert die Übersichtlichkeit auf dem Arzneimittelmarkt, unabhängig von der unter Umständen großen Zahl verschiedener Hersteller.
4. Dabei wird möglicherweise als Nebeneffekt der Wettbewerb unter den pharmazeutischen Herstellern gleicher Standards verbessert. Wenn sich das günstig auf die Arzneimittelpreise auswirkt, ist das durchaus erwünscht.

Vor allem aber wäre eine Ungleichbehandlung von öffentlichen Apotheken und Krankenhausapotheken, die etwa Infusionslösungen und bestimmte Antibiotika häufig in großen Mengen herstellen, einerseits, und kleinen oder mittleren Arzneimittelherstellern andererseits, eine Verletzung des Gleichheitsgrundsatzes. Auch der öffentlich lancierte Vorwurf, Nachahmer würden zu Lasten der forschenden Industrie begünstigt, kann nicht treffen. Die erwähnten Leitsätze für die künftige Rechtsverordnung stellen nämlich klar, daß der gewerbliche Rechtsschutz unberührt bleibt und daß Arzneimittel, für die Patentschutz besteht, für eine Standardzulassung nicht in Betracht kommen. Das bedeutet, daß 18 Jahre vom Zeitpunkt der Patentanmeldung für einen neu erforschten Wirkstoff an, also auch in ungünstigen Fällen, mindestens zehn Jahre nach dem Inverkehrbringen eines solchen neuen Arzneimittels eine Standardzulassung schon aus Rechtsgründen gar nicht in Frage käme.

Die Idee der Standardzulassungen erweist sich damit als ausgesprochen mittelstandsfreundlich, obwohl die Regelungen die berechtigten Interessen der forschenden Industrie respektieren. Bei den Standard-Arzneimitteln werden also weder die Therapiesicherheit des Arztes und die Forschungsmotivation der Industrie beeinträchtigt noch die staatliche Kontrolle weniger wirksam sein als bei Arzneimitteln, die einzeln zugelassen werden. Die Aufgabe der staatlichen Untersuchungsstellen besteht im wesentlichen darin, zu überprüfen, ob die aus der laufenden Produktion gezogenen Proben mit dem zugelassenen Modell übereinstimmen. Dabei macht es grundsätzlich wie faktisch keinen Unterschied, ob das Modell durch eine Einzelzulassung oder durch einen veröffentlichten Standard fixiert ist. Die staatliche Kontrolle kann sogar dann besonders rationalisiert werden, wenn gleichzeitig Proben derselben Standards verschiedener Hersteller gezogen und die Untersuchungen serienmäßig vorgenommen werden.

2 Monographie-Entwürfe für Standardzulassungen: Sinn und Zweck

Von Dr. R. Braun, Bundesgesundheitsamt, Berlin
(Dtsch. Apoth. Ztg. **121**, 1595 [1981])

Die vom Bundesgesundheitsamt vorgelegten und zur Diskussion gestellten Monographie-Entwürfe für Standardzulassungen nach § 36 AMG wurden der DAZ Nr. 9 vom 26. Februar 1981 beigelegt. Aufgrund der eingegangenen Stellungnahmen (s. dazu auch die Leserbriefe in DAZ Nr. 11, S. 589, Nr. 14, S. 741, und Nr. 28, S. 1536) übersandte uns das BGA die folgenden erklärenden Ausführungen.

Als Leiter des Fachgebietes Standardzulassung möchte ich allen, die uns gegenüber sachliche Kritik und Verbesserungsvorschläge an den Monographie-Entwürfen geäußert haben, danken. Ohne eine kritische Begleitung der Arbeit an Standardzulassungen durch die Fachöffentlichkeit ist eine optimale Regelung kaum denkbar.
Bei einigen der Kritiker sind Mißverständnisse über Sinn und Zweck der veröffentlichten Monographie-Entwürfe und der daraus zu erstellenden Rechtsverordnung über Standardzulassungen aufgetreten. Diese hoffen wir mit den folgenden Ausführungen beheben zu können.

Aufgabe der Standardzulassung

Während nach dem Arzneimittelgesetz von 1961 nur Arzneimittel mit einer besonderen Bezeichnung (Spezialitätenname) registrierungspflichtig waren, sind nach dem neuen Arzneimittelgesetz (AMG 1976) alle Arzneimittel, die im voraus hergestellt und in einer zur Abgabe an den Verbraucher bestimmten Verpackung in den Verkehr gebracht werden (§ 4, Abs. 1 AMG 1976), zulassungspflichtig. Somit hat der Gesetzgeber auch alle Arzneimittel, die in Apotheken auf Vorrat abgepackt und zum Verkauf vorrätig gehalten werden, oder auch durch andere pharmazeutische Unternehmer in den Handel gebracht werden (Handverkaufsartikel), zulassungspflichtig gemacht. Die Zulassungspflicht gilt natürlich nicht für solche Arzneimittel, die auf Verlangen des Patienten im Einzelfall hergestellt oder abgefaßt und abgegeben werden. Weiterhin bedürfen nach § 21 Abs. 2 Nr. 1 AMG keiner Zulassung solche Arzneimittel, die aufgrund *nachweislich* häufiger ärztlicher oder zahnärztlicher Verschreibung in einer Apotheke in Chargengrößen bis zu 100 abgabefertigen Packungen an einem Tag hergestellt werden und zur Abgabe in dieser Apotheke bestimmt sind.

Um dem Apotheker den erheblichen Arbeitsaufwand und die Kosten eines Zulassungsverfahrens zu ersparen, hat der Gesetzgeber den Bundesminister für Jugend, Familie und Gesundheit nach § 36 Abs. 1 AMG ermächtigt, durch Rechtsverordnung bestimmte Arzneimittel von der Pflicht der Zulassung freizustellen (Standardzulassung). Nach § 36 AMG sind Standardzulassungen aber auch für andere Arzneimittel als Handverkaufsartikel möglich, wenn sie gleichzeitig von zahlreichen Herstellern in identischer oder ähnlicher Zusammensetzung in den Verkehr gebracht werden. Gedacht ist hier besonders an Arzneimittel, die in zum Teil erheblichem Umfang in Krankenhausapotheken hergestellt oder in Form von Generica angeboten werden. Voraussetzung für eine Freistellung ist aber immer, daß eine Gefährdung der Gesundheit von Mensch und Tier nicht zu befürchten ist, weil die Anforderungen an die erforderliche Qualität, Wirksamkeit und Unbedenklichkeit erwiesen sind.

Bei der Auswahl der Arzneimittel, die von der Pflicht zur Zulassung freigestellt werden sollen, muß nach § 36 Abs. 2 AMG den berechtigten Interessen der Arzneimittelverbraucher, der Heilberufe und der pharmazeutischen Industrie Rechnung getragen werden. Diese Forderung hat ihre Berücksichtigung in der Berufung eines Sachverständigenausschusses (§ 53 AMG) gefunden, der eine erste Prioritätenliste von Arzneimitteln verabschiedet hat, für die zunächst Standardzulassungen durch das BGA vorbereitet werden sollen.

Form der Monographien

Um bei den durch Standardzulassungen freigestellten Fertigarzneimitteln gleichbleibende Erzeugnisse zu gewährleisten, ist es erforderlich, die qualitativen und quantitativen Merkmale sowie die Kennzeichnung, Packungsbeilage und Darreichungsform monographisch festzulegen, wobei die zu erstellenden Monographien der Form nach dem gesetzlich geregelten Zulassungsverfahren angepaßt sein müssen und weniger einer Arzneibuchmonographie entsprechen können, da das Arzneibuch nur Stoffe, aber keine Fertigarzneimittel kennt. Infolgedessen bedarf es gerade bei solchen Stoffen, die im Arzneibuch bereits monographisch erfaßt sind und die in unveränderter Form als Fertigarzneimittel in den Verkehr gebracht werden sollen, entsprechender Ergänzungen bezüglich der Verpackung, der Kennzeichnung des Fertigarzneimittels (§ 10 AMG) und der Packungsbeilage (§ 11 AMG). Um bei unterschiedlichen Fertigarzneimitteln (zusammengesetzte Arzneimittel und Einzelstoffarzneimittel) möglichst über der Form nach einheitliche Monographien zu verfügen, ist es gelegentlich nicht ganz vermeidbar, daß, besonders bei einfachen Handverkaufsartikeln, bestimmte Angaben dem Apotheker als eigentlich selbstverständlich oder gar banal erscheinen. Es sei hier aber daran erinnert, daß das Arzneimittelgesetz keinen Unterschied zwischen der Standardzulassung und der Einzelzulassung bezüglich der Anforderungen kennt. Weiterhin muß bedacht werden, daß gerade die Handverkaufsartikel zur Selbstmedikation vielfach auch außerhalb der Apotheken in den Verkehr gebracht werden. Ein bestimmtes Maß an gesetzlicher Regelung ist dabei für die Erhaltung einer gleichbleibenden Qualität unerläßlich.

Verpackung

Die Haltbarkeit eines Fertigarzneimittels hängt in entscheidendem Maße mit von der gewählten Verpackung ab. Die in den publizierten Monographien jeweils angegebenen Verpackungsarten sind bisher keineswegs als verbindlich anzusehen, sondern geben nur an, welche Behältnisse zur Zeit bei Haltbarkeitsuntersuchungen geprüft werden. Hier können sich durchaus noch Änderungen als notwendig erweisen, weshalb in allen Monographien zur Haltbarkeit noch keine Angaben gemacht wurden.
Im Einzelfall kann vom Hersteller auch ein anderes Behältnis gewählt werden, wenn er eine zumindest vergleichbare Haltbarkeit des Arzneimittels in dieser Verpackung nachweist.
Hinsichtlich der Packungsgrößen kann ebenfalls von vorgegebenen Größen abgewichen werden. Allerdings ist der Hersteller verpflichtet, bezüglich der Wahl der Packungsgröße therapeutische Erfordernisse zu beachten.

Kennzeichnung des Arzneimittels und der Packungsbeilage

Auch zu diesen Punkten sind einige Bemerkungen eingegangen, die, da es sich meist um geringfügige Änderungsvorschläge handelt, nicht einzeln abgehandelt werden sollen. Bezüglich der Kennzeichnung werden Unkorrektheiten in der Terminologie verbessert werden. Beide Abschnitte werden im Aufbau noch klarer an die Forderungen des AMG angepaßt werden.
Hinsichtlich der Aussagen zu Gegenanzeigen, Nebenwirkungen und Interaktionen muß angemerkt werden, daß die in den Monographien gemachten Ausführungen sich prinzipiell nur auf den bestimmungsgemäßen Gebrauch der jeweiligen Arzneimittel (siehe Punkt Anwendungsgebiete und Punkt Dosierungsanleitung) beziehen können. Es dürfte kaum möglich sein, auf alle nur erdenklichen weiteren Anwendungen entprechend einzugehen. Einige Fehler, die sich, vor allem bei den Infusionen, eingeschlichen haben, werden selbstverständlich eliminiert werden.
Das Bundesgesundheitsamt ist für solche Hinweise dankbar und auch selbstverständlich bereit, berechtigte Anmerkungen in entsprechender Form zu verwerten.
Ich hoffe, mit diesen Ausführungen einige Mißverständnisse bezüglich des Wesens der Standardzulassung vor allem in Kreisen der Apothekerschaft ausräumen zu können. Ich danke noch einmal allen Einsendern von kritischen und berechtigten Anmerkungen und hoffe auch weiterhin bei der Veröffentlichung von Monographien für Standardzulassungen auf sachliche Diskussionsbeiträge.

3 Standardzulassungen – wem nützen sie eigentlich?

Von Dr. Otto May, Ingelheim*)
(Dtsch. Apoth. Ztg. **122**, 2232 [1982])

Standardzulassungen waren und sind seit ihrer „Geburt" heftig umstritten. Von den einen als Allheilmittel zum Druck auf die Arzneimittelpreise und zur Nachahmerbegünstigung gepriesen, von anderen als Chance für den Apotheker und für die verstärkte Eigenherstellung in Apotheken betrachtet und wieder von anderen als Gefahr für die Arzneimittelforschung. Die Interessenlagen der Apotheker und der Pharmaindustrie werden nachfolgend untersucht. Die Standardzulassungen sollten sich an den Bedürfnissen des Apotheken-Handverkaufs orientieren. Weitergehende Freistellungen schaden auf Dauer gesehen weltweit mehr, als sie kurzfristig vielleicht nützen könnten. Auch durch Standardzulassungen darf die Arzneimittelsicherheit nicht negativ beeinflußt werden.

Das am 1. Januar 1978 in Kraft getretene Arzneimittelgesetz (AMG) schreibt in § 21 Abs. 1 vor, daß Fertigarzneimittel nur dann in den Verkehr gebracht werden dürfen, wenn sie staatlich zugelassen sind. Fertigarzneimittel sind alle solche Arzneimittel, die im voraus hergestellt und in einer zur Abgabe an den Verbraucher bestimmten Packung in den Verkehr gebracht werden.

Zulassungspflichtige Fertigarzneimittel

Durch das neue AMG wurden also weitere Arzneimittel in die staatliche Genehmigungspflicht aufgenommen, die nach dem bis dahin geltenden AMG nicht registrierungspflichtig waren. Bekanntlich unterlagen nach dem alten AMG nur Arzneispezialitäten der Registrierungspflicht, d. h. Fertigarzneimittel unter einer besonderen Bezeichnung. Es wurden also jetzt auch Fertigarzneimittel ohne eine besondere Bezeichnung (sog. Generika) und alle in Apotheken auf Vorrat hergestellten Arzneimittel (z. B. bestimmte Handverkaufs-Arzneimittel) zulassungspflichtig, die nicht unter die Ausnahmeregelung des § 21 Abs. 2 AMG und hier insbesondere der Nr. 1 fallen. Diese Ausnahmeregelung in Nr. 1 sieht vor, daß solche Human-Arzneimittel *keiner* Zulassung bedürfen, wenn sie aufgrund nachweislich häufiger ärztlicher Verschreibung in einer Apotheke in Chargengrößen bis zu hundert abgabefertigen Packungen an einem Tag im Rahmen des üblichen Apothekenbetriebs hergestellt werden und zur Abgabe in dieser Apotheke bestimmt sind.

---

*) Die Herren Apotheker Dr. Horst Kassebaum und Priv.-Doz. Dr. Rainer Braun haben im Anschluß an die Veröffentlichung des obigen Artikels in der Deutschen Apotheker Zeitung ihre Ansichten zu den Standardzulassungen ebenfalls in der Deutschen Apotheker Zeitung veröffentlicht. Eine Stellungnahme von Dr. Otto May zu diesen beiden Artikeln erfolgte nicht, was nicht bedeuten soll, daß er mit den Meinungen, die in den beiden Artikeln vertreten wurden, übereinstimmt. Aus der unterschiedlichen Interessenlage heraus gibt es unterschiedliche Betrachtungen der Standardzulassungen, die auch durch weitere Diskussionen nicht ausgeräumt werden können. Die unterschiedlichen Standpunkte der drei Autoren bleiben auch ohne eine erneute Stellungnahme deshalb bestehen.

Die Erweiterung der Zulassungspflicht war dringend geboten, da nur dadurch alle im Verkehr befindlichen Arzneimittel auch staatlich erfaßt werden konnten, was zur Erhöhung der Arzneimittelsicherheit notwendig war. Auch sollte die unterschiedliche Behandlung von Arzneimitteln je nach Herstellungsort oder Bezeichnung beseitigt werden. Es wird später noch zu untersuchen sein, ob insbesondere die vollständige staatliche Erfassung *aller* Fertigarzneimittel auch erreicht wurde.

Der aus der notwendigen Ausweitung resultierende Nachteil, daß nämlich jetzt eine Vielzahl von bestimmten Handverkaufs-Arzneimitteln der Apotheken, also eine Vielzahl gleichartiger und identischer Fertigarzneimittel, jeweils gesondert hätten vom Bundesgesundheitsamt (BGA) zugelassen werden müssen, mußte beseitigt werden. Ansonsten wäre das BGA restlos überschüttet worden mit Zulassungsanträgen, und die Frage nach Aufwand und Nutzen wäre zweifellos berechtigt gewesen. Das Maß notwendiger staatlicher Kontrolle wäre in ein Übermaß umgeschlagen. Es mußte also nach einem Weg gesucht werden, der einerseits dem notwendigen Erfordernis der Erhöhung der Arzneimittelsicherheit Rechnung trägt, andererseits das Übermaßverbot beachtet. So kam es zu dem § 36 AMG mit der Überschrift „Ermächtigung für Standardzulassungen", d. h. zur Freistellung von der jeweiligen Einzelzulassung.

Standardzulassungen: Pro und Kontra

Um diese Ermächtigung hat es von Anfang an Auseinandersetzungen zwischen der Pharmaindustrie einerseits und dem Gesetzgeber andererseits gegeben. Einige Apotheker und insbesondere die Krankenhausapotheker sahen in diesen Standardzulassungen gewisse Chancen für die Eigenherstellung von Arzneimitteln in Apotheken. Über die Notwendigkeit für eine solche Regelung gab es keine unterschiedlichen Auffassungen. Auch die Pharmaindustrie erkannte an, daß es unnütz wäre, wenn jede Apotheke, die Pfefferminzblätter oder Jodtinktur oder Baldriantropfen im voraus abfüllt, um diesen Vorgang nicht bei jeder Anforderung eines Kunden erneut vornehmen zu müssen, eine gesonderte Zulassung beantragen müßte und dann eine eigene Zulassungsnummer erhielte.

Die Argumente der Pharmaindustrie gegen die Standardzulassungen waren und sind ökonomischer und gesundheitspolitischer Art. Durch staatlich erstellte Monographien wird nicht nur dem Apotheker, sondern noch viel mehr dem Nachahmer der Marktzutritt im In- und auch im Ausland erleichtert, so daß er keinerlei eigene Entwicklungsarbeit mehr leisten muß. Dadurch würden insbesondere forschende Unternehmen nachteilig beeinflußt, falls – wie heute ersichtlich – die freizustellenden Arzneimittel von der Art und Zahl sehr weit gefaßt würden. Die Zahl der Arzneimittel würde erhöht und die Marktübersicht würde erschwert oder ginge ganz verloren. Auf weitere Argumente wird noch später einzugehen sein.

Interessenabwägung Offizinapotheker und Pharmaindustrie

Es ging vor Verabschiedung des AMG und es geht heute bei Erstellung der Monographien für Standardzulassungen (s. DAZ 1982, Nr. 7, S. 354) um die Grenze zwischen dem

Notwendigen für die Apotheke und den nicht akzeptablen Nachteilen für die Pharmaindustrie. Diese Grenze im Einzelfall zu finden ist zweifelsohne schwierig, und deshalb wird es immer Diskussionen über Einzelfälle geben: Iodtinktur ja, Diazepam-Tabletten nein? Diese Grenze sollte zwischen solchen Arzneimitteln liegen, die in großem Maße heute in vielen Offizinapotheken nach gleicher Vorschrift selbst hergestellt oder abgepackt werden, und solchen Arzneimitteln, die heute überwiegend industriell hergestellt werden. Bei dieser Grenzziehung können und sollten zweifelsohne die Bedürfnisse der Offizinapotheken im Vordergrund stehen, denn die Herstellung in Krankenhausapotheken ist durch die Zulassungsbefreiung in § 21 Abs. 2 Nr. 1 AMG ausreichend geregelt, besonders wenn man bedenkt, daß nach der Apothekengesetz-Novelle Krankenhausapotheken auch die vertraglich verbundenen Krankenhäuser in angrenzenden Kreisen beliefern können. Daraus ergeben sich – insbesondere nach den Gebietsreformen – sehr große Gebiete. Das Instrument der Kostendämpfung aber, das heute von verschiedenen Seiten als Argument für Standardzulassungen angeführt wird, hat bei Verabschiedung des Gesetzes – zumindest offiziell – keine Rolle gespielt und sollte deshalb auch heute nicht als Kriterium für die Freistellung ausreichend sein.

Wenn man diese Interessenabwägung – auch innerhalb der Pharmaindustrie zwischen forschenden und nichtforschenden Unternehmen – vornimmt, muß immer bedacht werden, daß nicht nur die Auswirkungen in der Bundesrepublik Deutschland, sondern weltweit zu bedenken sind. Im Ausland gibt es zwar nicht die Freistellung von der Zulassung, aber mit Verabschiedung und Veröffentlichung der Rechtsverordnungen sind die Monographien weltweit bekannt und deren Inhalt bei ausländischen Zulassungsanträgen verwendbar. Unternehmen, die sich ausschließlich auf den Export spezialisiert haben, sind deshalb an Standardzulassungen sehr interessiert. Bei der Diskussion um die Standardzulassung ging und geht es nicht darum, den Apotheken das Vorrätighalten von Pfefferminzblättern oder Iodtinktur in für den Verbraucher bestimmten Packungen zu erschweren oder das BGA mit Zulassungsanträgen „zuzufahren". Es geht um die Frage, wann der Verordnungsgeber davon ausgehen kann, daß an freigestellten Fertigarzneimitteln ein so großer Bedarf in öffentlichen Apotheken besteht, daß ohne Freistellung sowohl das BGA unnütz belastet würde, als auch den Apotheken Arbeiten aufgebürdet würden, die nicht zur Erhöhung der Arzneimittelsicherheit beitragen. Wenn der Verordnungsgeber sich nicht an diesen Notwendigkeiten orientieren würde, müßte unterstellt werden, daß ein öffentliches Interesse an staatlichen Erleichterungen für Nachahmer existiert, also an einer Verschiebung des früheren Gleichgewichtes zwischen Innovator und Imitator. Bei der Durchsicht der vorliegenden Verordnungsentwürfe muß man leider zu dieser Schlußfolgerung kommen.

Standardzulassung – Nachteil für Arzneimittelforschung

Sollten Fertigarzneimittel insbesondere aus modernen Arzneistoffen von der Zulassung freigestellt werden, die heute in Apotheken üblicherweise nicht hergestellt werden, trifft das forschende Unternehmen negativ.

Dabei muß man bedenken, daß heute die Erforschung und Entwicklung eines neuen Arzneistoffes, abhängig von der Arzneimittelgruppe, acht bis zwölf Jahre dauert und unter

Einrechnung der Fehlschläge im Durchschnit etwa 90 bis 120 Mio DM kostet. Von der heute üblichen Patentlaufzeit von 20 Jahren ist bis zur Ersteinführung fast die Hälfte verbraucht. Nach der Ersteinführung muß dann zwangsläufig die weltweite Einführung folgen, um die Möglichkeiten zu vergrößern, die investierten Millionen auch wieder zurückzuverdienen. Die weltweite Einführung benötigt noch weitere Jahre, und bis zu dem Zeitpunkt, ab dem man ein Arzneimittel als wirklich eingeführt und den Fachkreisen bekannt betrachten kann, vergehen auch noch einige Jahre. So bleiben von der ursprünglich 20jährigen Patentlaufzeit nur wenige Jahre übrig. An sich wäre es erforderlich, in dieser Restpatentlaufzeit das investierte Kapital zurückzuverdienen, was aber nur durch sehr hohe Preise realisiert werden könnte. Wenn das der Fall wäre, daß während der Patentlaufzeit das investierte Forschungskapital wieder zurückfließen würde, bräuchte man sich über Interessenabwägung und Nachahmerbegünstigung oder, wie es der an Standardzulassungen interessierte Bundesverband der Ortskrankenkassen in seiner Zeitschrift „Die Ortskrankenkasse" Nr. 13/81 auf Seite 540 zutreffend formuliert: „Erleichterung für den nachstoßenden Wettbewerb", nicht zu unterhalten. Falls das investierte Forschungskapital aber nur während der Restpatentlaufzeit wieder zurückverdient werden müßte, wären diese Arzneimittel so teuer, daß sie dann auch von der Ortskrankenkasse nicht mehr bezahlbar wären. Jedes forschende Unternehmen muß sich nämlich auch bei patentierten Arzneimitteln an den Marktpreisen orientieren und kann keine „Mondpreise" verlangen.

Interessen nichtforschender Unternehmen?

Die Begünstigung der Nachahmer ist im AMG schon so weitgehend erfolgt (§ 22 Abs. 3 AMG; für bekannte Arzneimittel oder Arzneistoffe kann an Stelle der umfangreichen wissenschaftlichen Unterlagen, wie sie für neue Stoffe notwendig sind, „anderes wissenschaftliches Erkenntnismaterial" vorgelegt werden), daß es eigentlich gerechtfertigt wäre, nicht auch noch zum Mittel der Standardzulassung zu greifen, um Arzneistoffe nach Patentablauf von der Zulassung gänzlich freizustellen. Häufig wird die Ansicht vertreten, nichtforschende Pharmaunternehmen hätten ein Interesse an der Freistellung von der Zulassung, da sie dann auch noch die Erarbeitung der in den Monographien enthaltenen Methoden sparen würden. Auf den ersten Blick ist dieses Argument zwar einleuchtend, bei näherer Betrachtung wird aber auch den befürwortenden Pharmafirmen deutlich, daß es besser ist, eine vereinfachte Zulassung zu beantragen, da sie sich dann u. U. in der Qualität von standardzugelassenen Fertigarzneimitteln abheben und ihr Arzneimittel unter Warenzeichen vertreiben können. Auch setzt sich immer mehr die Erkenntnis durch, daß letztlich nur das nachgeahmt werden kann, was vorher erforscht wurde. Ohne Forschung kein Nachahmer. Hier geht es nicht um die Frage, Generics ja oder nein. Die europäische Pharmaindustrie, zusammengeschlossen in der EFPIA, ist überzeugt, daß nur eine freie Marktwirtschaft die Voraussetzungen für wettbewerbsfähige Unternehmen schafft. Sie ist ferner der Ansicht, daß ihre Zukunft und die eines verbesserten Gesundheitswesens unabdingbar mit der Forschung und Entwicklung neuer und wirkungsvoller Arzneimittel verbunden ist. In diesem Konzept haben auch Nachahmer und Generics Platz, falls diese nicht staatlich bevorteilt werden.

Resolution des Bundesrates

Grundlegend ist die Entschließung des Bundesrates vom 25. Juni 1976, in der dieser, mit Zustimmung der Bundesregierung – wie diese auch an anderer Stelle erklärte – beschloß, daß er (Bundesrat) davon ausgeht, „daß die Bundesregierung von der Ermächtigung zu Standardzulassungen *nur restriktiv Gebrauch* macht, damit die Neuentwicklung und die Verbesserung von Arzneimitteln für den Hersteller auch künftig wirtschaftlich interessant bleibt. Standardzulassungen dürfen sich daher nicht auf die mit erheblichen eigenen Aufwendungen der Hersteller erarbeiteten, den Bundesgesundheitsamt mit dem Zulassungsantrag vorgelegten neuen Arbeitsgebnisse stützen" (abgedruckt bei Sander/Scholl: „Arzneimittelrecht"; Kommentar [Verlag Kohlhammer] Erl. zu § 36). Nur durch Annahme dieser Entschließung erfolgte die Zustimmung des Bundesrates zum AMG 1976. Dieser zwar auch nicht sehr konkrete Beschluß geht über den AMG-Text in § 36 Abs. 2 hinaus, bedarf aber auch der Interpretation. Im AMG-Text wird gefordert, daß bei der Auswahl der Arzneimittel für die Freistellung „den berechtigten Interessen der Arzneimittelverbraucher, der Heilberufe und der Pharmazeutischen Industrie Rechnung getragen werden" muß. Auch wenn der damalige Staatssekretär im Bundesministerium für Jugend, Familie und Gesundheit (BMJFG), Prof. Dr. Wolters, in einem Aufsatz mit der Überschrift „Standardzulassungen sind vernünftig" in Dtsch. Apoth. Ztg. *116,* 410 (1976) schreibt: „Auch der öffentlich lancierte Vorwurf, Nachahmer würden zu Lasten der forschenden Industrie begünstigt, kann nicht treffen" und auf die damals gerade veröffentlichen Leitsätze für die Rechtsverordnung verweist (Leitsätze vom 17. März 1976 bzw. deren Vorläufer vom 12. November 1975; s. Dtsch. Apoth. Ztg. *115,* 2036 [1975]), wonach patentierte Wirkstoffe nicht für Standardzulassungen verwendet werden dürfen, sind obige Ausführungen doch zutreffend, denn alle Arzneimittel eines forschenden Unternehmens müssen Deckungsbeiträge für die Forschung liefern und nicht nur die patentierten. Wolters erwähnt weiter, daß die Idee der Standardzulassung sich als ausgesprochen mittelstandsfreundlich erweist. Meint er damit die Nachahmer?

Absicht und Realität: Beibehaltung des Status quo?

Wenn man nun die Liste der kürzlich veröffentlichten Monographie-Entwürfe betrachtet, so stellt man zwar fest, daß keine patentierten Wirkstoffe aufgenommen wurden, dafür aber solche, die heute üblicherweise nicht in Apotheken hergestellt werden, für die also bis heute keine Notwendigkeit bestand, und es wurden sogar solche aufgenommen, deren Patente erst kürzlich abgelaufen sind. Dies ist ein eklatanter Eingriff in das früher weitgehend bestehende Gleichgewicht zwischen Innovator und Imitator. Dieses frühere Gleichgewicht wurde durch verschiedene gesetzgeberische Maßnahmen bereits so sehr gestört, daß in der Zukunft Gefahren für die Forschung nicht mehr auszuschließen sind. Man fragt sich oftmals, welchen Sinn es hat, einerseits Forschung staatlich mit vielen Millionen zu fördern, andererseits aber privatfinanzierte Forschung zu benachteiligen.

Wo liegen die Interessen der Apotheker?

Soweit die Interessen der Pharmaindustrie. Wie ist nun die Interessenlage der Apotheker und hier insbesondere der Krankenhausapotheker? Es ist verständlich, wenn der Präsident der APV, Apotheker Paul Reisen, auf dem Kongreß in Meran 1982 laut dpa/VWD fordert, Apotheker sollten verstärkt Medikamente selbst herstellen (s. auch DAZ 1982, Nr. 26, S. 1375), und in dem DAZ-Interview auch auf die Möglichkeiten für den Apotheker eingeht, die sich aus den Standardzulassungen ergeben.

Bedenklich wird es allerdings, wenn Reisen die Ansicht vertritt: Will man „den juristischen Grundsatz der Angemessenheit der Mittel nicht überstrapazieren, kann man von der Apotheke nur einen Bruchteil dessen und nur eine sinngemäße Erfüllung dessen verlangen, was in den GMP-Richtlinien drinsteht". Weiter führt Reisen aus, daß gerade unter dem Aspekt der Kostendämpfung und des stark gewachsenen Generic-Marktes auch der Apotheker, der sich darum bemüht, hier eine Chance haben wird.

Man würde Reisen sicher falsch interpretieren, wenn man aus seinen Aussagen folgern würde: für in der Apotheke hergestellte Arzneimittel etwas weniger Qualität, dafür aber zum Preis der Generics, also billiger. Diese zugegebenermaßen etwas polemische Interpretation der Äußerungen Reisens sind aber auf der gleichen Linie mit der Antwort, die der für das Gesundheitswesen in Berlin zuständige Senator vor einigen Jahren auf eine Anfrage im Berliner Abgeordnetenhaus gab, daß bei der Herstellung von Infusionslösungen in Krankenhausapotheken Gleichpreisigkeit mit der Industrie nur dann zu erreichen ist, wenn die Anforderungen an die Qualität der Infusionslösungen geringer sind. Weiter führte der Senator aus, daß bei gleicher Qualität die Industriepreise durch Herstellung in Krankenhausapotheken nicht zu unterbieten seien.

Wenn ein Offizin- oder Krankenhausapotheker eine reale Vollkalkulation unter Beachtung aller Kosten und unter gleichen Qualitätsanforderungen wie in der Pharmaindustrie vornimmt, wird er vermutlich zu einem ähnlichen Ergebnis kommen, wie der frühere Berliner Senator. Wenn natürlich nur eine Teilkalkulation vorgenommen wird, nach dem Prinzip: eine Tablettenpresse habe ich sowieso und das Personal auch, dann allerdings können erhebliche Preisunterschiede resultieren. Dann aber kommt der Preis nicht durch eine Vollkalkulation zustande.

Vermutlich zu einer anderen Einschätzung kam auf dem Deutschen Apothekertag 1981 der Präsident der Landesapothekerkammer Hessen, Apotheker Peter Schuffels, als er die Standardzulassungen als die Hoffnung für den Berufsstand kennzeichnete (s. Dtsch. Apoth. Ztg. *121,* 2382 [1981]). Hinweisend auf seine Science fiction-Einleitung stellte er fest, daß bei den Standardzulassungen Wunsch und Wirklichkeit in einem besonderen Mißverhältnis stehen. „Nehmen wir einmal an, es gäbe am Tag X, wenn die Standardzulassungen das embryonale Stadium überwunden haben,

■ eine Standardzulassung nach §36 Abs. 1 AMG für Erythromycinsuccinat, für Doxycyclin, für Paracetamol und andere Monosubstanzen,

■ eine Standardvorschrift für die Verarbeitung nach DAC, entwickelt im Zentrallabor Deutscher Apotheker, als Saft, Kapseln und Tropfenzubereitung,

■ eine Verordnungsempfehlung für eine Individual- und Initialtherapie an die Ärzte, entworfen von der Arzneimittelkommission der Deutschen Apotheker,

dann geht die Kosten-Nutzen-Rechnung für die Apotheke bei der Herstellungsarbeit schon eher auf. Quasi als Nebenprodukt fiele dabei an: Der pharmazeutisch-technische Assistent hat seinen richtigen Arbeitseinsatz, der Pharmazie-Praktikant die richtige Ausbildung, die berufliche Fortbildung bekäme neue Akzente und die Weiterbildung des Apothekers einen festen Anker. Weiter führte Schuffels aus: „Die Standardzulassungen waren die Hoffnung für den Berufsstand der Apotheker und die Gelegenheit für eine wirtschaftliche Arzneimittelpalette, die gerade bei der ärztlichen Basistherapie eingesetzt werden könnte."

Sollte diese Ansicht des Präsidenten der Landesapothekerkammer Hessen die Ansicht der Mehrzahl der Apotheker sein, wird allerdings eines Tages die Frage gestellt werden müssen – und zwar nicht heute, sondern in 20 oder 30 Jahren –, welche neuen Arzneistoffe dann noch für Standardzulassungen überhaupt herangezogen werden können, wenn aus der Pharmaforschung keine neuen Stoffe mehr kommen.

Beeinträchtigung der Arzneimittelsicherheit?

Aber es geht auch noch um einen anderen, ebenso gravierenden Punkt, der letztlich die Arzneimittelsicherheit nachteilig beeinflussen kann. Es geht um die Qualität der Monographien und damit um die Qualität der nach diesen hergestellten Fertigarzneimittel. Im Zusammenhang mit der Arzneimittelsicherheit muß natürlich auch bedacht werden, daß durch die Freistellung von der Zulassung die Übersichtlichkeit über den Arzneimittelmarkt verlorengeht, denn das BGA weiß dann nicht mehr, welche Fertigarzneimittel überhaupt in der Bundesrepublik Deutschland im Verkehr sind.

Es sollte nicht übersehen werden, daß es Zweck des AMG war, die Arzneimittelsicherheit in der Bundesrepublik zu erhöhen. Auch vor Verabschiedung des Gesetzes hat der Gesetzgeber eingehend die Frage geprüft, ob diese durch Standardzulassungen wirklich erhöht wird. Die damaligen Befürchtungen scheinen nicht grundlos gewesen zu sein.

Standardzulassung oder Freistellung von der Zulassung?

Besonders wenn man die im Februar 1982 vorgelegten Entwürfe zu Monographien für Standardzulassungen kennt, aber auch unabhängig davon muß man zu dem Ergebnis kommen, daß eigentlich die Überschrift zu § 36 „Ermächtigung für Standardzulassungen" falsch ist. Es geht hierbei nämlich nicht um die Zulassung, sondern im Gegenteil um eine *Freistellung von der Zulassung*. Diese bedeutet, daß nicht einmal eine Anzeige beim BGA notwendig wird, so daß die nach dem AMG zuständige Zentralstelle für die Bundesrepublik Deutschland nicht erfährt, welche Arzneimittel von welchen Herstellern im Verkehr sind. Auf die Konsequenzen dieser Nichtkenntnis und auf die Freistellung von der Zulassung wird noch einzugehen sein.

Aber nicht nur dieser Wortteil „Zulassung" ist falsch, noch viel mehr ist das Wort „Standard" irreführend, denn darunter versteht man „Maßstab oder Normalmaß oder Durchschnittsbeschaffenheit", mit anderen Worten, ein Maß, an dem sich alle zu messen haben.

Konsequenzen

Untersuchen wir zuerst die Konsequenzen aus einer Nicht-Zulassung, aus der Freistellung von der Zulassung. Es handelt sich dabei um eine Ausnahme von der sonst allgemein gültigen Zulassungspflicht. Wenn nun die Rechtsverordnung zur Freistellung in Kraft getreten ist, kann jeder, der eine Erlaubnis zur Herstellung besitzt oder – wie Apotheken – nicht benötigt, diese Arzneimittel nach diesen Vorschriften herstellen und in den Verkehr bringen. Als Hersteller unterliegt er der Überwachung durch die zuständige Landesbehörde, die Apotheke wird durch behördlich beauftragte Personen überwacht. Eine Anzeige beim BGA, welche der freigestellten Arzneimittel in den Verkehr gebracht werden, ist nicht notwendig. Aber zusätzlich hat das BGA mit der Freistellung von der Zulassung die sich aus dem Zulassungsakt für den Anmelder entstehenden Konsequenzen verloren, d. h. der Hersteller eines freigestellten Fertigarzneimittels braucht keinerlei Anzeigen nach § 29 AMG vorzunehmen, auch nicht, wenn er neue Nebenwirkungen oder sonstige unerwünschte Begleiterscheinungen erfährt. Die Behörde kann Änderungen in der Monographie durch Änderung der Rechtsverordnung vornehmen, aber dieses Verfahren dauert unter Umständen lange. Kann das BGA von sich aus bei von der Zulassung freigestellten Fertigarzneimitteln nachträglich Auflagen anordnen, die Freistellung zurücknehmen, widerrufen oder ruhen lassen? Muß nicht vorher die Verordnung geändert werden? Dauert das nicht sehr lange? Erhöht diese Unsicherheit denn wirklich die Arzneimittelsicherheit, wie es der Zweck des Gesetzes ist (§ 1 AMG)?

Das BGA stellt in seinem Vorwort zu den Monographie-Entwürfen vom Februar 1982 (s. DAZ 1982, Nr. 7, S. 354) zwar fest, daß trotz Freistellung von der Einzelzulassung die Standardzulassung gleichwohl eine Zulassung bedeutet und den pharmazeutischen Unternehmer lediglich von der Erarbeitung und Vorlage der Zulassungsunterlagen beim BGA nach § 22 ff AMG befreit. Aber, auch wenn dies als Widerspruch erscheinen mag, so ist zu fragen, aufgrund welcher gesetzlicher Vorschriften das BGA zu dieser Ansicht kommt?

Warenzeichen oder generische Bezeichnung

Bereits in den Leitsätzen zu den Standardzulassungen, erstellt vor Verabschiedung des AMG durch das BMJFG für den Bundestag, hat das Ministerium ausgeführt, daß die Verordnung für Standardzulassungen „zur Übersichtlichkeit der auf dem Arzneimittelmarkt vorhandenen Arzneimittel beizutragen" hat (abgedruckt bei Sander/Scholl: „Arzneimittelrecht"; Kommentar [Verlag Kohlhammer], Erl. zu § 36). Es wird weiter ausgeführt, daß bei gleicher Kennzeichnung die Marktübersicht erheblich verbessert wird. Andererseits wird jetzt in dem Vorwort erwähnt, daß neben der einheitlichen Bezeichnung der pharmazeutische Unternehmer auch „noch einen freigewählten Namen benutzen" kann. Schaffung individueller Freiräume werden die einen sagen, Verwirrung die anderen. Wo bleibt die Arzneimittelsicherheit? Führt das zu mehr Transparenz?

Zweifellos hat die zusätzliche Verwendung einer besonderen Bezeichnung (z. B. Warenzeichen oder Herstellername) für den pharmazeutischen Unternehmer den Vorteil, daß ein Arzt auch exakt dieses Arzneimittel verordnen kann. Bei Verordnung unter rein generischer Bezeichnung könnte das Fertigarzneimittel für Arzt und Apotheker nicht mehr exakt identifiziert werden, denn letzterer wäre gezwungen, das jeweils billigste Generic abzugeben.

Standardzulassung und Marktübersicht

Auch wenn das oftmals geäußerte Argument zutrifft, daß die Überwachung der Hersteller durch die zuständige Landesbehörde und der Apotheker durch jeweils Beauftragte dieser Landesbehörde ausreichend ist und die Marktübersicht durch diese herbeigeführt wird, sollte diese Frage erneut unter einem neuen Aspekt diskutiert werden: dem Wegfall der sogenannten Residenzpflicht durch Streichung des §9 Abs. 2 AMG. Bisher war es notwendig, daß ein pharmazeutischer Unternehmer, der Arzneimittel in der Bundesrepublik Deutschland in den Verkehr bringen wollte, seinen Sitz in der Bundesrepublik haben mußte. Nur eine Klage der EG-Kommission gegen die Bundesrepublik – nicht einmal das Gerichtsurteil – hat dazu geführt, daß die Bundesregierung gegenüber der EG-Kommission bereits erklärt hat, daß sie diese Bestimmung nicht mehr anwenden wird.

Daraus ergibt sich der Sachverhalt, daß ein pharmazeutischer Unternehmer in der Bundesrepublik Deutschland von der Zulassung freigestellte und im Ausland hergestellte Fertigarzneimittel aus irgendeinem EG-Mitgliedstaat direkt an Großhandlungen oder Apotheken oder Krankenhausapotheken liefern kann, ohne daß eine Landesbehörde erfährt, wer im Geltungsbereich des AMG welche Arzneimittel in den Verkehr bringt. Da wir gerade bei EG-Fragen sind, darf auch die Feststellung erlaubt sein, daß die Freistellung von der Zulassung mit den pharmazeutischen Richtlinien der EG nicht in Einklang steht, denn diese gehen von der Einzelgenehmigung aller Arzneispezialitäten aus. Generics werden von den EG-Richtlinien nicht erfaßt, so daß von dieser Seite eine Freistellung nur erfolgen dürfte, falls das Arzneimittel unter einer allgemein verwendbaren, einer generischen Bezeichnung und nicht unter einem Warenzeichen in den Verkehr gebracht würde. Die Aussage des BGA, daß „freigewählte Namen" benutzt werden können, müßte daher entfallen.

Standardzulassungen: Standard für Zulassungen?

Untersuchen wir abschließend das Wort „Standard" im Vergleich mit der Qualität, wie diese sich aus den Monographie-Entwürfen ergibt.

In der im Februar 1982 vorgelegten Entwurfsform stellen diese keinen Maßstab dar, denn die Monographie-Entwürfe sind so vage, daß es schon ein Zufall wäre, wenn verschiedene Hersteller zu gleichen Qualitäten kämen. Es ergäbe sich unter Umständen für die Standardzulassung eine minderwertigere Qualität gegenüber zugelassenen Fertigarzneimitteln, für die höhere und detailliertere Anforderungen gestellt werden. Die Qualitätsangaben sind völlig insuffizient und würden, falls diese im Rahmen eines normalen Zulassungsverfahrens vorgelegt würden, zu einer Mängelrüge führen.

Es sind z. B. keine Rezepturen angegeben, ferner keine Herstellungsverfahren, obwohl feste orale Darreichungsformen enthalten sind und es bekannt ist, wie wichtig Hilfsstoffe und Herstellungsverfahren für Freisetzung, Resorption und Bioverfügbarkeit sind. Obwohl in den Leitsätzen des BMJFG von 1975/76 unter Nr. 3 festgestellt wird, daß es in

---

Standardzulassungen 1982 Stand: 3. Dezember 1982

der Regel erforderlich ist, um gleichbleibende Erzeugnisse zu gewährleisten, die Herstellung und Zusammensetzung festzulegen, fehlt diese. Ferner führte das BMJFG damals aus, „daß eine Standardisierung nur dann vorgenommen werden kann, wenn alle qualitativen und quantitativen Merkmale einer Standardisierung zugänglich sind". Hat man 1982 seine Absichten von 1975 vergessen?

Obwohl das BMJFG 1975 dem Bundestag in den Leitsätzen mitteilte, daß bei der Festlegung der Kontrollmethoden besonders darauf zu achten ist, daß der biologischen Verfügbarkeit eine angemessene Beachtung geschenkt wird, sind jetzt in dem Entwurf Monographien für Substanzen aufgenommen worden, von denen bekannt ist, daß sie den sogenannten Problemsubstanzen bezüglich Bioverfügbarkeit gehören und unterschiedliche Freisetzungen und Bioverfügbarkeiten bekannt sind.

Viele Detailpunkte könnten noch genannt werden. Hier geht es aber um eine Darstellung der Gefahren, die mit Monographien für Standardzulassungen verbunden sind. Auch wenn das BMJFG in seinen Leitsätzen von 1975 von der Wiederaufnahme der ursprünglichen Idee des Arzneibuchs sprach, so ist doch zu fragen, warum alle großen Arzneibücher im Laufe der Jahre immer mehr auf Monographien für bestimmte Fertigarzneimittel/Arzneimittel in bestimmten Darreichungsformen verzichtet haben. Die zuständigen Pharmakopöe-Kommissionen haben erkannt, welche Gefahren für sie in haftungsrechtlicher Sicht und unter Arzneimittelsicherheitsgesichtspunkten in solchen Monographien liegen, wenn sie sie nicht exakt und so detailliert beschreiben, daß unterschiedliche Benutzer zu gleichen Ergebnissen kommen. Oder steckt hinter allen diesen Maßnahmen nicht letztlich der Wunsch nach möglichst billigen Arzneimitteln? Etwas weniger Qualität, dafür aber billiger! Ist das das Ziel? Die Produktion geringerer Qualität kann auch die Pharmaindustrie vornehmen. Gibt es dann eines Tages geringere Qualität für den deutschen Patienten und gute Qualität für den Export?

Alle am Arzneimittelmarkt beteiligten Kreise sind nach bisherigem Bekunden an einer guten Qualität – nicht an einer teuren Über-Qualität – interessiert. Sollte man unter diesem Aspekt und den bisherigen Erfahrungen nicht noch einmal – sine ira et studio – die Gesamtproblematik diskutieren?

Schlußfolgerung

Die Interessenlage beider Seiten, der Apotheker und der Pharmaindustrie, ist verständlich. Professor Wolters hat recht, wenn er schreibt, „Standardzulassungen sind vernünftig", aber er sollte gestatten, daß ein „Wenn" angehängt wird. Standardzulassungen sind nämlich nur dann vernünftig, wenn die berechtigten Interessen *wirklich* beachtet werden, d. h.:

■ Aus der Natur der Sache heraus sind allgemein Arzneimittel, die heute noch nicht in großem Maße in Offizinapotheken selbst hergestellt werden – besonders dann, wenn die Patente erst vor einigen Jahren abgelaufen sind –, nicht notwendig und nicht geeignet für die Freistellung von der Zulassung in Form von Standardzulassungen. Als Abgrenzungskriterium sollte der Status quo in Offizinapotheken gelten.

■ Für Krankenhausapotheken sind Standardzulassungen, die über den Rahmen der Offizinapotheke hinausgehen, gar nicht notwendig, da alle Fertigarzneimittel in Krankenhausapotheken nur aufgrund ärztlicher Verordnungen abgegeben werden, also voll unter die Ausnahmeregelung des § 21 Abs. 2 Nr. 1 AMG fallen.

■ Standardzulassungen als Mittel zur Senkung der Marktzutrittsschranken zu verwenden oder als Exporterleichterung, führt zur Nachahmerbegünstigung und damit zu Wettbewerbsverzerrungen. In unserer Marktwirtschaft sollten die Marktkräfte nicht staatlich beeinflußt und verzerrt werden.

■ Die Qualitätsanforderungen an zugelassene und von der Zulassung freigestellte Fertigarzneimittel müssen gleich sein. Es darf keine zwei verschiedenen Qualitäten geben. Deshalb müssen die Monographien für Standardzulassungen so detailliert abgefaßt sein, daß unterschiedliche Hersteller ein und dieselbe Qualität und wirklich identische Arzneimittel produzieren, gleichgültig ob die Herstellung in der Offizin- oder Krankenhausapotheke oder der Pharmaindustrie im In- oder Ausland erfolgt. Dies erfordert auch GMP für alle.

■ Die Freistellung von der Zulassung darf nicht bedeuten, daß die Übersicht über den Markt verlorengeht. Eine Anzeige beim BGA sollte zumindest erfolgen unter Angabe des Namens, unter dem das betreffende von der Zulassung freigestellte Fertigarzneimittel in den Verkehr kommt, unter Vorlage der Texte für Kennzeichnung und Packungsbeilage und Angabe der Zusammensetzung und eventuell analytischer Untersuchungsmethoden, falls sich diese nicht aus der Monographie ergeben.

■ Bei allen Kostendämpfungsbemühungen darf der Zweck des AMG nicht übersehen werden: Arzneimittelsicherheit. Diese ist gefährdet, falls die derzeitigen Entwürfe in dieser Form vom Bundesrat verabschiedet würden. Nach Wegfall der Residenzpflicht für den pharmazeutischen Unternehmer ist auch auf diesem Gebiet eine neue Situation entstanden, die es zu überdenken gilt.

Reisen hat recht: Standardzulassungen sind Chancen für die Apothekenherstellung, aber nur unter Beachtung obiger Grundsätze. Wettbewerb ist zu bejahen, aber er darf nicht verzerrt werden. Jeder Apotheker sollte genau kalkulieren. Falls er die Arzneimittelherstellung in der Apotheke als Hobby betrachtet, kostet ihn dieses unter Umständen viel Geld. Das gilt es auch zu bedenken.

4 Standardzulassungen – wem sie nützen!

Von Priv.-Doz. Dr. Rainer Braun, Berlin
(Dtsch. Apoth. Ztg. **122**, 2605 [1982])

In DAZ Nr. 43, S. 2232, fragt Dr. O. May in einem Aufsatz „Standardzulassungen – wem nützen sie eigentlich?" Seine Äußerungen zu diesem Thema sind geeignet, beim weniger informierten Leser Mißverständnisse über die Einrichtung Standardzulassung sowie über Qualitätsanforderungen in den Monographien für Standardzulassungen zu wecken, weshalb der Aufsatz nicht ohne Kommentar bleiben soll. In der nachfolgenden Kommentierung – Dr. R. Braun gibt hier seine Meinung als Privatmann wieder – wird dabei zum besseren Verständnis für den Leser die vom Autor gewählte Gliederung beibehalten.

Zulassungspflichtige Fertigarzneimittel

Der Autor entwickelt zur Beantwortung der eingangs gestellten Frage Gedanken und Überlegungen aus der Sicht der pharmazeutischen Großindustrie. Die von ihm vorgebrachten, bekannten Argumente sind gesundheitspolitischer und ökonomischer Natur.

Standardzulassungen: Pro und Kontra

Neben den pharmazeutischen Großherstellern sind noch weitere Gruppen am Arzneimittelmarkt beteiligt und somit mehr oder weniger von der Einrichtung Standardzulassung berührt. Folgerichtig bestimmt der Gesetzgeber in § 36 Abs. 2 AMG, daß bei der Auswahl der Arzneimittel für Standardzulassungen den berechtigten Interessen der Arzneimittelverbraucher, der Heilberufe und der pharmazeutischen Industrie Rechnung getragen werden muß. Zur Sicherstellung dieser Forderung hat der Gesetzgeber daher nach § 53 AMG einen Sachverständigenausschuß berufen, der bei der Auswahl der für eine Standardzulassung in Frage kommenden Arzneimittel gehört wird. Infolgedessen ist die bisher getroffene Auswahl recht breit gestreut und keineswegs ausschließlich auf Apotheken-Handverkaufsarzneimittel beschränkt. Letzteres hat niemand erwartet und hätte auch der Existenz des Sachverständigenausschusses nicht bedurft. Wichtige Auswahlkriterien waren im Sinne der Amtlichen Begründung und der Erläuterungen zu § 36 AMG u. a. das Inverkehrbringen eines Arzneimittels durch viele Unternehmer, bereits vorhandene Stoffmonographien in anerkannten Arzneibüchern sowie eine allgemeine gute Kenntnis der zu erwartenden technologischen Aufgaben. Prioritätskriterien wie Umsatzstärke oder Verschreibungshäufigkeit wurden vom Sachverständigenausschuß mehrheitlich nicht akzeptiert. Das Instrument der Kostendämpfung spielte somit bei der Arzneimittelauswahl keine Rolle.

Interessenabwägungen Offizinapotheker und Pharmaindustrie

Somit ist die Auffassung des Autors schwer verständlich, daß Standardzulassungen ausschließlich für Apotheken-Handverkaufsarzneimittel und nicht für industriell hergestellte Arzneimittel notwendig sind. Selbst den Krankenhausapotheken wird eine Arzneimittelherstellung im Rahmen der Standardzulassung abgesprochen unter Hinweis auf die Zulassungsbefreiung nach § 21 Abs. 2 Nr. 1 AMG. Diese Ausnahmeregelung wird der Praxis nicht gerecht. Sie läßt nur Chargengrößen bis zu *100* abgabefertigen Packungen zu, die an einem Tag aufgrund nachweislich häufiger ärztlicher oder zahnärztlicher Verschreibung in einer Apotheke hergestellt werden und zur Abgabe in dieser Apotheke bestimmt sind. Bei einer Arzneimittelherstellung unter maschinellem Einsatz, wie sie in Krankenhausapotheken üblich ist, sind so kleine Chargengrößen nicht ausreichend, zumal, wenn auch noch vertraglich verbundene Krankenhäuser – wie argumentiert wird – mitversorgt werden sollen.

Standardzulassungen – Nachteil für Arzneimittelforschung

Der Feststellung, daß die Entwicklung neuer Arzneistoffe sehr kostspielig ist und fast die Hälfte der Patentlaufzeit von 20 Jahren verbraucht, soll nicht widersprochen werden.

Allerdings darf die Behauptung bezweifelt werden, daß durch Standardzulassungen für patentfreie Stoffe die forschenden Unternehmen hinsichtlich der Möglichkeit des Rückverdienens von investiertem Kapital merklich beschnitten werden, da die Verordnung für Standardzulassungen für Arzneimittel, an denen potente Imitatoren interessiert sein könnten, erst mehrere Jahre nach dem Patentablauf in Kraft tritt. Diese Verzögerung ist durch den Entscheidungsprozeß und die für die Entwicklung der Monographien benötigte Zeit bedingt. Die auf Imitation spezialisierten Unternehmer warten aber diese Zeit nicht ab, sondern drängen über eine Einzelzulassung auf den Markt. So führt die „Rote Liste" z. B. für Allopurinol beziehungsweise Bisacodyl 26 resp. 15 verschiedene pharmazeutische Unternehmer auf, die Mitglieder des Bundesverbandes der Pharmazeutischen Industrie (BPI) sind. Bis zur Freistellung dieser Stoffe nach §36 AMG dürfte sich diese Zahl noch erhöhen. Somit ist nicht zu erwarten, daß die Standardzulassung entscheidend in existierende Marktverhältnisse eingreift. Sie wird vielmehr nur häufige, gleichlautende Zulassungsanträge von öffentlichen und Krankenhausapotheken sowie von Kleinherstellern erübrigen, wobei der Marktanteil dieser zwar zahlreichen Hersteller insgesamt nur marginal ist.

Interessen nichtforschender Unternehmen?

Hier wird unterstellt, daß durch die Standardzulassung Nachahmer über die Begünstigung nach §22 Abs. 3 AMG hinaus bevorteilt würden, da sie sich die Erarbeitung der in den Monographien enthaltenen Methoden ersparen könnten. Es wird weiterhin der Eindruck erweckt, die nach §36 AMG freigestellten Arzneimittel hätten eine mindere Qualität. Diese Auffassung beruht auf einer Fehlinterpretation der kürzlich publizierten Monographien (s. DAZ 1982, Nr. 7, S. 354). Danach ist die Qualität des Fertigarzneimittels eindeutig definiert, wobei als Maßstab die Prüfkriterien der Einzelzulassung zugrunde liegen. Es bleibt dem Hersteller allerdings überlassen, auf welchem Weg er die vorgeschriebene Qualität erreicht; d. h. er hat die Methoden der Herstellung und Prüfung im vorgegebenen Rahmen selbst zu entwickeln unter Beachtung der GMP-Richtlinien, Arzneibuchvorschriften, Validierungsmaßnahmen etc. (s. Amtl. Begründung des Verordnungsentwurfs, sowie Allgem. Bestimmungen). Von einer staatlichen Bevorteilung durch Standardzulassungen kann also keine Rede sein. Im Gegenteil, die Verantwortung des Herstellers ist bei der Standardzulassung genauso gefordert wie bei der Herstellung für eine Einzelzulassung. Bei Beachtung der Regeln der pharmazeutischen Wissenschaft ist unabhängig von der Art der Zulassung eine gleichwertige Qualität zu erwarten, da die Anforderungen an das Fertigarzneimittel in beiden Arten der Zulassung gleich sind.

Resolution des Bundesrates

Weiterhin erhebt der Autor die Vorwürfe, daß im Gegensatz zu einer Entschließung des Bundesrates vom 25. Juni 1976, nicht restriktiv von der Standardzulassung Gebrauch gemacht wird und sich diese auf vom Hersteller dem BGA mit dem Zulassungsantrag vorgelegten Arbeitsergebnisse stützen.

Die seit 1979 erarbeitete Zahl von Monographien für etwa 50 Stoffe, von denen nur eine Minderheit den rein industriellen Herstellungsbereich betrifft, zeigt eine restriktive Praxis. Es wurden in keiner Weise die von einem pharmazeutischen Unternehmer mit einem Zulassungsantrag eingerichteten Arbeitsergebnisse genutzt. Vielmehr stützen sich die medizinischen Angaben in den Monographien nach §22 Abs. 3 AMG auf öffentlich zugängiges, wissenschaftliches Erkenntnismaterial. Die pharmazeutischen Angaben entstammen national und international anerkannten Arzneibüchern und Monographiesammlungen oder wurden nachweislich im Auftrag des BGA durch externe Arbeitsgruppen erstellt.

Wo liegen die Interessen der Apotheker?

Zu Gedanken der pharmazeutischen Industrie über die Interessen der Apotheker soll sich hier nicht geäußert werden. Es darf aber festgestellt werden, daß die Entscheidung, ob eine Standardzulassung genutzt werden soll oder nicht, eine wirtschaftliche Individualentscheidung darstellt, die für die Einrichtung Standardzulassung selbst nicht von Bedeutung ist. Zu der zitierten Science-fiction-Vision darf angemerkt werden, daß die „Verordnungsempfehlung" – gemeint ist wohl die Gebrauchsinformation nach §11 AMG – bisher nicht und auch in Zukunft nicht von der Arzneimittelkommission der Deutschen Apotheker entworfen wird, sondern vom BGA gemäß dem ihm vorliegenden Erkenntnismaterial. Darüber hinaus dürfte die Vision einer Standardzulassung für Erythromycin oder Doxycyclin aus Gründen der Arzneimittelsicherheit auch eine Vision bleiben.

Beeinträchtigung der Arzneimittelsicherheit: Standardzulassungen oder Freistellung von der Zulassung?

Die Standardzulassung entspricht, entgegen der Auffassung des Autors, sehr wohl den materiellen Anforderungen einer Zulassung. Die Verordnung nach §36 AMG stellt den pharmazeutischen Unternehmer von der formellen Zulassung nach §21 AMG frei; d. h. ein entsprechendes Arzneimittel darf nur in den Verkehr gebracht werden, wenn es den Anforderungen der Standardzulassungsmonographie entspricht und insbesondere die behördlichen Forderungen an die Qualität erfüllt. Die Interpretation des Begriffs Standardzulassung – in der Auslegung des Autors eine Zulassung von Standards – versteht sich somit als ein standardisiertes Zulassungsverfahren im materiellen Sinn.

Konsequenzen

Die hier vorgebrachten Argumente sind nicht erst seit der Vorbereitung der ersten Verordnung für Standardzulassungen bekannt, sondern sie sind bereits vor der Verabschiedung des AMG ausführlich diskutiert worden. Der Gesetzgeber hat keine Gefährdung der Arzneimittelsicherheit durch die Standardzulassung gesehen. Es ist zwar richtig, daß eine Änderung der Monographie nur durch Änderung der Verordnung erfolgen kann, aber in einem Ernstfall stehen durchaus schnell greifende Instrumente zur Verfügung (z. B. Eilverordnung oder Risikomaßnahmen der zuständigen Länderbehörden nach § 69 AMG). Ein solcher Ernstfall dürfte allerdings bei so altbekannten Arzneimitteln, wie sie sich für die Standardzulassung anbieten, eine Seltenheit sein.

Warenzeichen oder generische Bezeichnung

Es ist schwer einzusehen, weshalb die Übersicht der auf dem Arzneimittelmarkt vorhandenen Arzneimittel durch Standardzulassungen beeinträchtigt werden soll, wenn neben einer einheitlichen, generischen Bezeichnung, die in der Monographie vorgeschrieben ist, als Ergänzung nachgeordnet noch ein firmenspezifischer Name verwendet werden kann. Alle Fertigarzneimittel, die aufgrund einer Standardzulassung in den Verkehr gebracht werden, tragen unabhängig vom pharmazeutischen Unternehmer die gleiche Zulassungsnummer und die gleiche Bezeichnung. Damit ist weder die Arzneimittelsicherheit noch die Transparenz gefährdet.

Die geäußerte Vermutung, daß die vom Verordnungsgeber vorgesehene zusätzliche Möglichkeit der Verwendung eines Herstellernamens den Arzt dazu verleiten soll, genau dieses Generic zu verordnen und es dem Apotheker dadurch verwehrt ist, das jeweils billigste Generic abzugeben, verkennt den Charakter der Standardzulassung. Sie ist ja gerade kein Mittel zur Kostendämpfung. Im übrigen dürfte der Arzt in der Regel, wenn er sich erst einmal für die Verordnung eines Generics entschieden hat, auf den Zusatznamen verzichten. Welches Interesse sollte er haben, aus einer Gruppe gleichwertiger Arzneimittel nicht das billigste zu wählen? Warum aber sollte es andererseits z. B. einer Apotheke verwehrt sein, neben dem Genericnamen die alte Bezeichnung für eine Hausspezialität weiterzuführen?

Standardzulassung und Marktübersicht

Zur Frage des Imports von Arzneimitteln aus EG-Staaten ist anzumerken, daß die Regelung in § 9 Abs. 2 AMG nach wie vor gültig ist und von den zuständigen Landesbehörden auch angewendet wird. Falls sie aufgehoben werden sollte, ist das daraus folgende Arzneimittelrisiko für die Standard- und Einzelzulassung gleich zu bewerten.

Standardzulassung: Standard für Zulassungen?

Die Äußerungen verkennen den materiellen Gehalt der publizierten Monographien. Die Behauptung, Standardzulassungen könnten keine der Einzelzulassung vergleichbare Qualität gewährleisten, ist nicht begründet.

Durch die Unterlagen bei der Einzelzulassung wird an einem Modell die Qualität der Ausgangsstoffe, des Fertigarzneimittels sowie des Herstellungsvorganges, der zum Fertigarzneimittel geführt hat, charakterisiert. Maßnahmen, die der sicheren Reproduktion der Qualität dienen (GMP u. a.), sind nicht Teil von Zulassungsunterlagen, sondern für die Überwachungsbehörden von Interesse. Sowohl Art und Weise des Herstellungsvorganges als auch Maßnahmen zur Reproduktionstreue werden aber nicht nur durch das Fertigarzneimittel, sondern auch durch die innere Struktur des pharmazeutischen Herstellers, wie technologische und analytische Ausrüstung, Qualifikation des Personals u. a., bestimmt. Diese z. T. herstellerbedingten Parameter haben Einfluß auf die dem Einzelzulassungsantrag beigefügten Unterlagen, die zur Glaubhaftmachung der vom Fertigarzneimittel behaupteten Qualität notwendig sind.

Bei der Entwicklung einer Standardzulassungsmonographie ist die Ausgangssituation aber eine andere. Hier ist das Ziel ein Fertigarzneimittel definierter Qualität, das unter Umständen von zahlreichen Herstellern mit den unterschiedlichsten inneren Strukturen und den verschiedensten Möglichkeiten der Qualitätsproduktion hergestellt wird. Folglich müssen bei der Standardzulassung andere Wege zur Sicherung der erforderlichen Qualität eingeschlagen werden.

Dabei wird ohne Ausnahme die Qualität der wirksamen Ausgangsstoffe eindeutig monographisch beschrieben, wobei ausschließlich nur Vorschriften des Arzneibuchs oder anderer, wissenschaftlich anerkannter Pharmakopöen und Monographiesammlungen herangezogen wurden. Die Qualitätsmerkmale des Fertigarzneimittels werden bei der Standardzulassung im Gegensatz zur Einzelzulassung nicht als Folge eines bestimmten Herstellungsprozesses beschrieben, sondern per Forderung festgelegt; unter Berücksichtigung der für den jeweiligen Arzneistoff bekannten Charakteristika. In den Monographien wird bei den verschiedenen Darreichungsformen nicht mehr auf vorhandene Arzneibuchvorschriften eingegangen, da deren Beachtung gesetzlich nach §55 Abs. 3 AMG vorgeschrieben ist (s. auch Amtl. Begründung des Entwurfs der ersten Verordnung für Standardzulassungen und Allgem. Bestimmungen). So werden z. B. bei Tabletten oder Kapseln keine Angaben zur Gleichförmigkeit des Gewichts oder zur Zerfallszeit gemacht, da diese eben den Arzneibuchvorschriften entsprechen müssen. Es wird also in der Standardzulassungsmonographie eine Mindestforderung gestellt, deren Einhaltung eine angemessene Qualität sichert. In den Unterlagen der Einzelzulassung dagegen wird dem BGA unter Umständen ein konkreter Wert mitgeteilt, der ebenfalls der Arzneibuchforderung entsprechen muß; aber aus einer z. B. eventuell kürzeren Zerfallszeit, als die im Arzneibuch normal geforderte Höchstzeit von 15 Minuten, läßt sich noch keine bessere Qualität ableiten, da solche Unterschiede in der Regel ohne therapeutische Bedeutung sind.

In Fällen, wo die Vorschriften des Arzneibuchs als nicht ausreichend angesehen werden müssen, wurden weitere Forderungen mit Angabe der entsprechenden Prüfungsvorschriften in die Monographien aufgenommen. So lassen die Monographien z. B. bei niedrig dosierten Tabletten u. a. zuzüglich auf eine Gleichförmigkeit des Gehaltes (content uniformity) prüfen. Auch wird generell bei allen Problemstoffen eine Überprüfung der Wirkstofffreisetzungen mit Angabe der Mindestwerte vorgeschrieben. In keinem Fall wurden für Arzneimittel mit problematischer Bioverfügbarkeit Standardzulassungen entwickelt, wenn für solche Arzneimittel im Einzelzulassungsverfahren die Bestimmung der Bioverfügbarkeit verlangt wird. Ganz im Gegenteil, das BGA hat den Sachverständigenausschuß für Standardzulassungen mehrfach gebeten, bestimmte Stoff mit geringer therapeutischer Breite und/oder problematischer Bioverfügbarkeit aus dem Bereich der Antibiotika, Corticosteroide, Herzglykoside oder auch Synthetika aus der Prioritätsliste zurückzunehmen. Dies ist der pharmazeutischen Industrie bekannt. Weiterhin werden bzgl. des Gehaltes an wirksamen Bestandteilen im Fertigarzneimittel sowie der Verpakkung und der Haltbarkeit in der Standardzulassung die gleichen Forderungen gestellt wie in der Einzelzulassung.

Bleiben zum Schluß noch einige Erläuterungen zum Problem der Vorgabe von Hilfsstoffen, der Zusammensetzung und der Herstellungsvorschrift im Rahmen einer Standardzulassungsmonographie. Wie oben schon aufgeführt, können betriebsinterne Gründe dazu führen, daß eine Rezeptur formal von Hersteller zu Hersteller variiert werden muß, um Arzneimittel vergleichbarer Qualität zu produzieren. So kann z. B. für die Exzentermaschine einer Krankenhausapotheke bzgl. des Verhältnisses der Hilfsstoffe eine andere Rezeptur erforderlich sein als für den Rundläufer eines industriellen Herstellers. D. h. die Angabe einer festen Rezeptur ist nicht unbedingt sinnvoll, wenn viele Hersteller danach arbeiten sollen. Es kann sogar zu Lasten der Qualität gehen, wenn nach einer bestimmten Rezeptur gearbeitet werden muß und im blinden Vertrauen auf eine vom Gesetzgeber monographierte Vorschrift auf besondere Kontrollmaßnahmen verzichtet wird. Infolgedessen muß der vom Verordnungsgeber gewählte Weg, die Wahl der Hilfsstoffe und damit die Art des Herstellungsprozesses dem Hersteller zu überlassen, als der sicherere angesehen werden. Bereits in den Leitsätzen (4/77) zu § 36 AMG wird darauf hingewiesen, daß im Rahmen der Standardzulassung nicht in jedem Fall eine punktuelle Fixierung der qualitativen Zusammensetzung erforderlich ist.

Um die Standardzulassung nun aber nicht zum Versuchsfeld für neue, noch wenig erprobte oder nur schlecht charakterisierte Hilfsstoffe werden zu lassen, wurden in die „Allgem. Bestimmungen" eine Reihe von Bedingungen aufgenommen. So dürfen selbstverständlich nur Arzneimittelfarbstoffe verwendet werden, die der neuen AM-Farbstoffverordnung entsprechen. Ihre Identität ist im Fertigarzneimittel nachzuweisen, und ihr Gehalt ist zu bestimmen. Weiterhin müssen die selbst gewählten Hilfsstoffe in der pharmazeutischen Wissenschaft als bekannt gelten und im Arzneibuch, einem Arzneibuch eines EG-Staates oder in einer anderen, allgemein anerkannten Monographiesammlung beschrieben sein. Bei solchen Hilfsstoffen genügt im Einzelzulassungsverfahren in der Regel ein Verweis auf solch eine Monographie. Antioxidantien, Konservierungsmittel, Lösungsvermittler oder Stabilisatoren dürfen, wenn ihre Verwendung in einer Monographie nicht ausdrücklich aufgeführt ist, auch hier nicht verwendet werden. Es liegt somit in der gesetzlichen Verantwortung des Herstellungs- und des Kontrolleiters, das Herstellungsverfahren und die Prüfmethoden zu entwickeln, die geeignet sind, die beim Fertigarzneimittel beschriebenen Qualitätsmerkmale zu garantieren. Da auf diese Weise die Entwicklung von eigenem Know-how gefordert ist, ist der Vorwurf der Bevorteilung von Imitatoren nicht gerechtfertigt.

Zusammenfassung

Es muß noch einmal darauf hingewiesen werden, daß die Standardzulassung nicht nur im Spannungsfeld zwischen Offizinapotheker und pharmazeutischer Großindustrie steht. Es müssen vielmehr die Interessen *aller* am Arzneimittelmarkt beteiligten Gruppen beachtet werden. Das setzt bei einer stark divergierenden Interessenlage eine hohe Kompromißbereitschaft voraus, wobei folgende Punkte unstrittig sein sollten:

1. Bei der Auswahl der für eine Standardzulassung in Frage kommenden Arzneimittel muß der Sachverständigenausschuß gehört werden.
2. Die Ausnahmeregelung des § 21 Abs. 2 AMG wird dem Bedarf der Krankenhausapotheken nicht gerecht. Die in Krankenhausapotheken üblichen Chargen liegen regelmäßig weit über 100 abgabefertigen Packungen.
3. Standardzulassungen führen nicht zu Wettbewerbsverzerrungen, da vom Staat in der Regel keine Forschungs- und Entwicklungskosten zugunsten von Imitatoren aufgebracht werden. Der Marktzutritt wird lediglich durch ein standardisiertes Verfahren zur Entlastung des pharmazeutischen Herstellers und des BGA erleichtert.
4. Es gibt keinen Unterschied in der erforderlichen Qualität zwischen zugelassenen und nach § 36 AMG freigestellten Arzneimitteln. Der Zusammensetzung nach identische Arzneimittel müssen nicht über gleiche Qualität verfügen; aber analoge Arzneimittel mit unterschiedlicher Zusammensetzung können sehr wohl eine vergleichbare Qualität aufweisen. GMP gilt für alle pharmazeutischen Hersteller.
5. Für die Forderung einer Nutzungsanzeige beim BGA gibt es im AMG z. Z. keine Grundlage. Die Texte für Kennzeichnung und Packungsbeilage sind Bestandteil der Monographien.
6. Kostendämpfungsbemühungen stehen, wie mehrfach aufgezeigt, bei der Standardzulassung nicht im Vordergrund. Folgen eines Wegfalls von § 9 Abs. 2 AMG stehen z. Z. nicht zur Diskussion. Der Vertrieb von Arzneimitteln auf der Grundlage von Standardzulassung greift weit weniger in den Wettbewerb ein als der Verkauf von Generika durch auf Imitation spezialisierte Großhersteller, die Inhaber einer Einzelzulassung sind.

Zur Bedeutung des Wettbewerbs abschließend ein Zitat von Prof. Dr. H. Gareis, Leiter des Geschäftsbereichs Pharma der Hoechst AG aus einem Interview: „Ich glaube, daß überall – eben auch in der pharmazeutischen Industrie – die Konkurrenz stimuliert. Ohne sie gibt es keinen Anreiz voranzukommen. Der Forschungsfortschritt geht bekanntlich in kleinen Schritten, und nur selten wird – völlig unerwartet – ein neues Niveau erreicht. Um nun die kleinen Fortschritte zu machen, ist die Konkurrenz unbedingt notwendig, sie zwingt uns geradezu. Die Konkurrenz erzwingt den Fortschritt? Das gilt zumindest für die pharmazeutische Industrie" (bild der wissenschaft, *19*, 67 [1982]).

5 Standardzulassungen – wem nützen sie und wie sind sie zu nutzen?

Von Dr. Horst Kassebaum, Hamburg
(Dtsch. Apoth. Ztg. **122**, 2603 [1982])

Der Themenkomplex Standardzulassungen läßt sich nicht ohne Umfeld verstehen. Die Jahre des Umbruchs, des Umdenkens aus der fast unbeschränkten Euphorie des wirtschaftlichen, technischen und wissenschaftlichen Wachstums heraus haben auch vor dem Pharmakon nicht haltgemacht. Der Wunsch unseres Kulturkreises nach sicherem Netz impliziert den mystischen Wunsch nach Arzneimittelsicherheit. Geschürt von der Idee, gelegentliche Fehler der Heilberufe zu eliminieren, hat der Gesetzgeber das Arzneimittelgesetz konzipiert und erlassen.

Wir können nicht umhin festzustellen, daß der gebildete Laie dieses gut und richtig findet. Wir stimmen mit ihm darin überein, daß an Arzneimittel Qualitätsnormen gestellt werden, daß Wirksamkeit, Unbedenklichkeit und Qualität darzulegen sind.

Der Arbeitsaufwand eines Zulassungsantrages ist bekannterweise erheblich, so daß der Bundesminister ermächtigt wurde, bestimmte Arzneimittel von der Pflicht zur Einzelzulassung freizustellen, soweit eine Gefährdung der Gesundheit nicht zu befürchten ist. Die Freistellung kann von einer bestimmten Herstellung, Zusammensetzung, Kennzeichnung, Packungsbeilage oder Darreichungsform abhängig gemacht werden.

Die Krankenhausapotheker und Offizinapotheker, die dem Patienten Arzneimittel aus der eigenen Herstellung in der Form eines Fertigarzneimittels zur Verfügung stellen, werden dieses nur auf dem Qualitätsniveau wollen, das durch Stand des Wissens und der Technik gekennzeichnet ist, auf dem Qualitätsniveau, das das AMG von allen Herstellern fordert. Ein auch nur formal niederes Niveau für die deutsche Apotheke ist m. E. undenkbar.

Daraus folgt: auch die Fertigarzneimittel, die wir selbst herstellen oder in Auftrag geben, benötigen den Standard der Zulassung. Die Arbeitsgemeinschaft Deutscher Krankenhausapotheker hat vor etwa fünf Jahren die derzeit für notwendig gehaltenen Rezepturen der Eigenherstellung gesammelt, geordnet und systematisiert. Daraus resultiert eine Liste von gut 300 Produkten, für die Zulassungen erforderlich sind.

In die Arbeit an den für uns wichtigsten Monographien für die ersten Infusionslösungen schob sich die Erkenntnis, daß die HV-Artikel als Arzneifertigwaren zu sehen sind und ebenfalls der Zulassungspflicht unterliegen.

Bis zum 30. Juni 1978 konnten die Fertigarzneimittel, die bei Verkündung und Inkrafttreten regelmäßig hergestellt werden, angemeldet werden. Für diese gilt eine Übergangsfrist, in der sie als zugelassen gelten, bis Ende 1989. Die durchschnittliche Krankenhausapotheke mit Tradition und der Eigenherstellung hatte je etwa 100 Fertigarzneimittel angemeldet. Dabei hatte man aber die Arzneimittel, die in öffentlichen Apotheken HV-Artikel sind, überwiegend nicht berücksichtigt. Sicher haben auch die meisten Offizinapotheker überhaupt nicht daran gedacht.

Bisher hilft hier die Übergangsfrist aus Artikel 3 § 10. Diese läuft aber zum 31. Dezember 1982 aus, wenn sie nicht verlängert wird.

Es stellen sich jetzt drei Fragen:
1. Sind HV-Artikel wirklich Fertigarzneimittel?
2. Wird der Apotheker durch § 21 (2) entlastet?
3. Müssen Standardzulassungsmonographien für HV-Artikel so bürokratisch perfektioniert erlassen werden?

Ad 1: Die Frage hätte an Juristen weitergegeben werden können, wenn nicht der Markt bereits reagiert hätte.

Andere Anbieter haben erkannt, daß es einen Marktvorteil darstellt, wenn z. B. Kamillentee in der Aufmachung eines Fertigarzneimittels mit medizinischer Indikation und mit der Formalqualifikation „Zulassungsnummer des BGA" feilgehalten werden kann.
Diese Anbietergruppen haben früh reagiert und sind interessiert. Wenn ich juristisch richtig informiert wurde, darf man pharmakopöegerechte Kamillenblüten ohne Indikation weiter nach Belieben feilhalten – aber der Verbraucher wird dem scheinbar höheren Niveau der zugelassenen Artikel eine emotionale Präferenz einräumen.
Ad 2: Kann man häufige ärztliche Verschreibung nachweisen, dürfen bis zu 100 abgabefertige Packungen an einem Tage in der Aufmachung eines Fertigarzneimittels für die Abgabe in der Apotheke hergestellt werden.
Ad 3: Der Rahmen, den das Arzneimittelgesetz für die Zulassung vergibt, ist auch für Standardzulassungen einzuhalten; so lautet die gesetzlich vorgegebene Hausmeinung im Bundesgesundheitsamt.

Monographie-Raster

Im Raster einer Standardzulassungsmonographie z. B. für eine Infusionslösung findet sich als grobe Gliederung:

1. Bezeichnung des Fertigarzneimittels
2. Darreichungsform
3. Zusammensetzung
4. Herstellung
5.1 Inprozeßkontrollen
6. Eigenschaften und Prüfungen
6.1 Ausgangsstoffe
6.2 Fertigarzneimittel
6.2.1 Aussehen und Eigenschaften
6.2.2 Prüfung auf Identität
6.2.3 Prüfung auf Reinheit
6.2.4 Gehaltsbestimmung
6.2.5 Haltbarkeit
7. Behältnisse
8. Kennzeichnung nach § 10 AMG
9. Packungsbeilage nach § 11 AMG.

Neben diesem Raster, das für Infusionslösungen leicht zu akzeptieren ist, besteht Bedarf für ein vereinfachtes Muster für HV-Artikel und Drogen. Die Vereinfachung kann aber ein formales Minimum nicht unterschreiten.
Die Monographie enthält überwiegend gliedernde Überschriften und Vorschriften für das sogenannte „Labelling", für Bezeichnung und Gebrauchsinformation auf dem Behältnis, der äußeren Umhüllung sowie dem Beipackzettel, entsprechend §§ 10 und 11 des AMG.
Beispiel:

1. Bezeichnung des Fertigarzneimittels
2. Darreichungsform
3. Behältnisse
4. Haltbarkeit
5. Kennzeichnung nach § 10 AMG
6. Packungsbeilage nach § 11 AMG.

Für feste Arzneiformen gilt ähnliches. Das Raster ist um Prüfungsvorschriften erweitert und lautet:

1. Bezeichnung des Fertigarzneimittels
2. Darreichungsform
3. Eigenschaften und Prüfungen
3.1 Ausgangsstoffe
3.2 Fertigarzneimittel
3.2.1 Aussehen, Eigenschaften
3.2.2 Gleichförmigkeit des Gehaltes
3.2.3 Auflösungsgeschwindigkeit
3.2.4 Gehalt
3.2.5 Haltbarkeit
4. Behältnisse
5. Kennzeichnung nach § 10 AMG
6. Packungsbeilage nach § 11 AMG.

Der Verzicht auf Angabe von Vorschriften über Zusammensetzung, Herstellung und Inprozeßkontrollen ist nicht auf den Wunsch von Krankenhausapothekern zurückzuführen. Er ist mit drei Sätzen begründbar:

Es ist schwierig, für manche feste Arzneiform Rezepturen zu entwickeln, die an allen Produktionsstätten im Geltungsbereich des AMG mit allen Unterschiedlichkeiten instrumenteller Ausrüstung, qualitativ gleichwertige und gleich stabile Arzneimittel garantieren. Es ist notwendig, vorhandenem Know-how zu ermöglichen, bessere Ergebnisse zu erzielen, als es etwa eine suboptimale Monographie vorschreibt.

Es ist nicht wünschenswert, das z. B. bei den Mitgliedsfirmen des Bundesverbandes der Pharmazeutischen Industrie vorhandene Know-how „schwieriger Arzneimittel" durch allgemein zugängliche Monographien zu entwerten.

Wie kommen Monographien für Standardzulassungen zustande?

Standardzulassungswünsche und Standardzulassungen kommen nicht aus autoritären Amtsstuben. Sie haben bis zur „Verordnung" einen demokratischen Marsch zu absolvieren, der viele Eingriffsmöglichkeiten offenhält.

Die sogenannten „Interessierten Kreise", darunter die ABDA, die Arbeitsgemeinschaft Deutscher Krankenhausapotheker (ADKA), reichen Vorschläge ein. Der Sachverständigenausschuß wählt aus den Vorschlägen geeignete aus und setzt Prioritäten. Unter Obhut des BGA werden Vorschriften/Vorschläge von DAPI, ZL, Hochschulinstituten, der Bundeswehr und der ADKA erarbeitet.

Diese werden zunächst intern, dann öffentlich diskutiert. Es bestehen Unterschiede zwischen den Entwürfen, die zunächst veröffentlicht wurden, und denen, die dem Sachverständigenausschuß zur Genehmigung vorliegen.

Endgültig erlassen werden die Monographien in der Rechtsform einer Verordnung unter Zustimmung des Bundesrates. Die erste Serie Monographien wurde jetzt im Bundesrat erlassen. Ein Rückruf bei Vorliegen heute ungeahnter Erkenntnisse (Stichwort Aristolochiasäure) würde per Stufenplan eingeleitet, der endgültige formale Widerruf würde aber in gleicher Weise der Zustimmung des Bundesrates bedürfen.

Wie läßt sich eine Standardzulassung nutzen?

Hier ist das letzte Wort noch nicht gesprochen. Dem Bundesministerium schwebt bisher vor, so unbürokratisch wie möglich vorzugehen.

Danach dürfen entsprechende Fertigarzneimittel in der Offizin hergestellt und vorrätig gehalten werden, wenn alle vorgegebenen Bedingungen eingehalten werden. Es wäre Sache der Länderaufsicht, sich von der Einhaltung der qualitativen Anforderungen und des Labellings zu überzeugen. Es ist abzuwarten, ob dieses Verfahren durchführbar ist.

Andere am Arzneimittelmarkt Interessierte glauben, daß der Arzneimittelsicherheit besser gedient wäre, wenn der Nutzer eine Nutzungsanmeldung an das BGA gibt, in der er Hilfsstoffe, Herstellungsvorschrift und Analytik angibt.

Einen Konsens könnte man dadurch finden, daß Apotheken von der Pflicht zur Nutzungsanmeldung ausgenommen werden.

Für die Apotheke können drei sehr unterschiedliche Modelle der Nutzung von Standardzulassungen in Frage kommen.

Notwendige Angaben auf Arzneimitteln

Kennzeichnung der in der Apotheke hergestellten Arzneimittel nach Apothekenbetriebsordnung § 10 (6)	Kennzeichnung der Fertigarzneimittel nach Arzneimittelgesetz § 10 (1)	Packungsbeilage nach Arzneimittelgesetz § 11 (1)
der Name oder die Firma des Inhabers der Apotheke und deren Anschrift,	der Name oder die Firma und die Anschrift des pharmazeutischen Unternehmers,	der Name oder die Firma und die Anschrift des pharmazeutischen Unternehmers,
	die Bezeichnung des Arzneimittels,	die Bezeichnung des Arzneimittels,
	die Zulassungsnummer mit der Abkürzung „Zul.-Nr.",	
	die Chargenbezeichnung...,	
	die Darreichungsform,	
der Inhalt nach Gewicht, Rauminhalt oder Stückzahl,	der Inhalt nach Gewicht, Rauminhalt oder Stückzahl,	
die Art der Anwendung, wenn nicht eine Gebrauchsanweisung zu vermerken ist,	die Art der Anwendung,	
die arzneilich wirksamen Bestandteile... sowie deren Mengen...,	die wirksamen Bestandteile nach Art und Menge	die wirksamen Bestandteile nach Art und Menge
das Datum der Herstellung oder der Abgabe		die Anwendungsgebiete, die Gegenanzeigen, die Nebenwirkungen, die Wechselwirkungen..., die Dosierungsanleitung mit Einzel- und Tagesangaben und den Hinweis „soweit nicht anders verordnet", die Art der Anwendung und... die Dauer der Anwendung,

Standardzulassungen 1982   Stand: 3. Dezember 1982

Kennzeichnung der in der Apotheke hergestellten Arzneimittel nach Apothekenbetriebsordnung § 10 (6)	Kennzeichnung der Fertigarzneimittel nach Arzneimittelgesetz § 10 (1)	Packungsbeilage nach Arzneimittelgesetz § 11 (1)
ein Hinweis auf die beschränkte Haltbarkeit, sofern ...	das Verfalldatum u.U. „Verschreibungspflichtig" ... „Apothekenpflichtig".	den Hinweis: Verfalldatum; unzugänglich für Kinder ...

Beispiel 1: Droge als HV-Artikel.
Die Droge wird eingekauft, die Qualität geprüft und im Untersuchungsbuch dokumentiert. Beim Fachhandel wird ein Beutel der vorgegebenen oder einer besseren Qualität bestellt und der Aufdruck verabredet, der der Monographie entspricht. Es ist erlaubt, den vorgeschriebenen Text zu erweitern, wenn nicht zugleich die genehmigte Indikation erweitert wird.

Beispiel 2: Fertigung einer Infusionslösung.
Wenn Infusionslösungen der Regel entsprechend gefertigt werden, wird längst geprüft worden sein, ob die Herstellungsvorschrift, die Prüfvorschriften, das Labelling den Monographie-Vorschriften entsprechen, ferner ob die Dokumentation ausreicht, die produzierte Qualität darzulegen.
Wenn die Nutzung der Monographie in einem Notfall erforderlich ist, gibt die Herstellungsvorschrift kurzgefaßte Hilfen der Erinnerung an Erlerntes und Hilfen insofern, als ein Anhalt dafür gegeben wird, daß die ermittelten Daten der Inprozeßkontrolle in der Norm liegen.

Beispiel 3: Fertigung von Tabletten im Rahmen einer Standardzulassung.
Hier findet sich in der Monographie nichts als die Idee und die zu erfüllenden Qualitätsnormen sowie das Labelling. Es gibt keine weiteren Hilfen. Der Nutzer muß wissen, wie er Stabilität und evtl. content uniformity, Zerfall und Lösungsgeschwindigkeit produziert, validiert und dokumentiert. Er muß wissen, welche Hilfsstoffe einsetzbar sind und welche der Stabilität abträglich wären. Nur das Labelling ist leicht zu übernehmen.
Im denkbaren Fall der Nutzungsanmeldung wird ein letztlich vereinfachter Antrag auf Nutzung oder Zulassung gestellt. Die Parameter der pharmazeutischen Qualität werden eingereicht, nicht nötig sind Angaben zur Wirksamkeit und Unbedenklichkeit, da diese als erwiesen gelten dürfen. Erspart werden also Pharmakologie und Toxikologie.
Diese Form der Monographie entspräche einem Kompromiß zwischen den Wünschen von Apotheken, die Tabletten produzieren, und den berechtigten Interessen der pharmazeutischen Industrie.
Nicht einsehbar ist, daß aus dieser Kompromißformel der Vorwurf der Insuffizienz von Standardzulassungen abgeleitet wird. Es darf darauf hingewiesen werden, daß sich ebenso unterschiedliche Informationsdichten auch in den Pharmakopöen anderer Staaten unseres Wirtschaftssystems finden.
Abschließend werden die Gliederungen der nach den §§ 10 ApoBO beziehungsweise 10 und 11 AMG erforderlichen Angaben nebeneinandergestellt. Es wäre sine ira et studio zu

prüfen, ob der Patient auf die zusätzlichen Angaben des AMG verzichten möchte oder gar kann.

Ganz zweifelsfrei ist bei der Formulierung sehr sorgfältig zu verfahren, um nicht den Wert der Angaben durch ungeschickte Formulierung ins Gegenteil umzudrehen. Auch hier sind die Apotheker als zitierte „Interessierte Kreise" aufgerufen, jeden einzelnen Entwurf zu prüfen und Einwände oder Verbesserungsvorschläge direkt oder über den Vertreter im Sachverständigenausschuß einzureichen.

6 Die rechtlichen Grundlagen der Selbstherstellung von Arzneimitteln in der Apotheke

Von Dr. Hans-Heinrich Schmidt-Felzmann, Norderstedt
(Dtsch. Apoth. Ztg. **123**, 1441 (1983))

Anläßlich des letzten Deutschen Apothekertages in Düsseldorf setzten sich die Landesapothekerkammer Rheinland-Pfalz und die ABDA für eine Verlängerung der Übergangsfrist nach Artikel 3 § 10 des Gesetzes zur Neuordnung des Arzneimittelrechts (AMG 1976) ein, damit defekturmäßig in der Apotheke hergestellte Handverkaufsmittel auch weiterhin hergestellt und vertrieben werden können. Dieser Antrag stand im Zusammenhang damit, daß der bisher vorliegende Entwurf einer Verordnung über Standardzulassungen für völlig unzureichend gehalten wurde (vgl. DAZ 1982 Nr. 42, S. 2170 und 2174). Frau Staatssekretärin Karwatzki versprach, die am 31. Dezember 1982 abgelaufene Übergangsfrist nach Artikel 3 § 10 AMNG 1976 um weitere drei Jahre zu verlängern. Dies ist auch durch Änderung des Arzneimittelgesetzes vom 24. Februar 1983 (BGBl. I, S. 169; vgl. DAZ 1983, Nr. 10, S. 502 ff., 506) geschehen.

Bis Ende 1985 ist damit die Möglichkeit der Selbstherstellung von Hausspezialitäten der Apotheken zufriedenstellend geregelt.

Zum Verständnis der Tragweite der Vorschrift nach Artikel 3 § 10 AMNG soll nachstehend auf die verschiedenen rechtlichen Bestimmungen eingegangen werden, die eine Selbstherstellung von Arzneimitteln in der Apotheke regeln.

Rechtliche Bestimmungen

1. Der normale Weg, Fertigarzneimittel herzustellen und zu vertreiben, führt über die *Arzneimittelzulassung* beim Bundesgesundheitsamt (BGA) nach §§ 21 ff., 25 Abs. 1 AMG. Diese Möglichkeit hat jeder Hersteller von Arzneimitteln.

2. Zum Zeitpunkt des Inkrafttretens des Arzneimittelgesetzes und schon bei Verkündung des Arzneimittelgesetzes vertriebene Arzneimittel konnten durch eine Anzeige beim BGA nach Artikel 3 § 7 AMNG die sog. *„Giltzulassung"* erhalten. Es handelt sich hier um die sog. Altarzneimittel mit Registriernummer, aber auch um die Altspezialitäten ohne Registriernummer, die nicht mehr zur Registrierung aufgerufen worden waren. Schließlich fallen hierunter auch Generika ohne besondere Bezeichnung, die nach dem AMG 1961 nicht registrierungspflichtig waren. Die Anzeige nach Artikel 3 § 7 AMNG 1976 konnten auch Apotheker für ihre Hausspezialitäten beim BGA einreichen, die nach § 20 Abs. 4 Satz 1 AMG 61 nicht registriert werden mußten.

3. *Ohne Arzneimittelzulassung* können nach § 21 Abs. 2 Nr. 1 AMG Fertigarzneimittel aufgrund *nachweislich häufiger* ärztlicher oder zahnärztlicher *Verschreibung* in einer Apotheke in Chargengrößen bis zu 100 g abgabefertigen Packungen an einem Tag im Rahmen des üblichen Apothekenbetriebs hergestellt und in dieser Apotheke abgegeben werden. Diese Möglichkeit setzt allerdings den Nachweis häufiger ärztlicher oder zahnärztlicher Verschreibung solcher Humanarzneimittel

voraus. Sie ist als „verlängerte Rezeptur" bekannt, während Rezeptur-Arzneimittel nicht zulassungspflichtig sind, weil sie nicht „im voraus hergestellt" werden (vgl. die Definition des Fertigarzneimittels in § 4 Abs. 1 AMG).

4. *Hausspezialitäten,* die der Apotheker ohne den Nachweis häufiger ärztlicher Verschreibung selbst herstellt und verkauft, kann er ohne Arzneimittelzulassung *nur* noch nach der *befristeten Übergangsvorschrift* des erwähnten Artikel 3 § 10 AMNG 1976 herstellen. Diese Übergangsvorschrift, die nach der jetzigen Verlängerung eine Herstellungsmöglichkeit nur noch bis Ende 1985 gibt, sollte ein Ersatz für den Wegfall der Vorschrift über die Hausspezialitäten nach § 20 Abs. 4 Satz 1 AMG 1961 sein (vgl. Sander/Scholl, Arzneimittelrecht, Erläuterung 1 zu Artikel 3 § 10 AMG 1976). Als Ausgleich für den Wegfall dieser befristeten Herstellungsmöglichkeit sind die Standardzulassungen nach § 36 AMG vorgesehen. Die erste Verordnung über Standardzulassungen wurde bereits am 8. Dezember 1982 verkündet (BGBl. I, S. 1601; vgl. DAZ 1982, Nr. 50, S. 2610 und 2621). Über die Entwürfe der Verordnungen betreffend Standardzulassungen ist in dieser Zeitschrift mehrfach berichtet worden.

Hausspezialitäten nach § 21 Abs. 3 AMG sind dann, wenn sie nach dieser Vorschrift für den Herausgeber der Herstellungsvorschrift zugelassen sind und nicht etwa nach Artikel 3 § 10 AMNG 1976 hergestellt und vertrieben werden, zugelassene Arzneimittel, für die alle Vorschriften über zugelassene Arzneimittel gelten (wie etwa das Erfordernis einer Herstellungserlaubnis nach § 13 AMG und der Abschluß einer Gefährdungshaftpflichtversicherung; vgl. hierzu die folgenden Ausführungen).

Rechtliche Konsequenzen der Eigenherstellung

Der Apotheker, der sich mit der Herstellung von Fertigarzneimitteln befaßt, sollte sich über die rechtlichen Konsequenzen im klaren sein:

● Einer *Herstellungserlaubnis* nach § 13 Abs. 2 AMG bedarf der Inhaber einer Apotheke für die Herstellung von Arzneimitteln im Rahmen des üblichen Apothekenbetriebes nicht. Eine gewerbsmäßige Belieferung anderer Apotheken mit in der Apotheke hergestellten Arzneimitteln sprengt diesen Rahmen (vgl. Sander/Scholl, § 13 AMG Erläuterung 6; Klösel/Cyran, § 13 AMG Anm. 11). Für Krankenhausapotheken regelt § 13 Abs. 2 Nr. 2 AMG diese Möglichkeiten etwas weitherziger.

● An den Abschluß einer *Gefährdungshaftpflichtversicherung nach §§ 84, 94 AMG* ist zu denken. Eine solche Deckungsvorsorge ist für Arzneimittel zu erbringen, die der Pflicht zur Zulassung unterliegen oder durch Rechtsverordnung von der Zulassung befreit sind. Das trifft insbesondere zu für Standardzulassungen nach § 36 AMG. Eine Gefährdungshaftpflicht besteht auch für die sog. unechten Hausspezialitäten (§ 21 Abs. 3 S. 3 AMG).

Die Gefährdungshaftpflichtversicherung ist natürlich abzuschließen für Arzneimittel, für die eine Zulassung erwirkt worden ist oder nach Artikel 3 § 7 AMNG 1976 als erteilt gilt, auch wenn es sich hier um eigene Hausspezialitäten handelt, die man zur Vermeidung des Verlustes der Herstellungsmöglichkeit nach Ablauf der Übergangsfrist des Artikels 3 § 10 AMNG dem BGA nach Artikel 3 § 7 angezeigt hat. *Keine Gefährdungshaftpflicht* besteht nach den zitierten Vorschriften für die nicht zulassungspflichtige Herstellung der sog. verlängerten Rezeptur nach § 21 Abs. 2 Nr. 1 AMG und nach Artikel 3 § 10 AMNG 1976; denn die nach diesen Vorschriften hergestellten Arzneimittel unterliegen weder der Pflicht zur Zulassung nach dem AMG, noch ist die Herstellung dieser Arzneimittel durch eine Rechtsverordnung nach § 36 AMG von der Zulassung befreit worden. Das schließt nicht aus, daß eine *Verschuldenshaftung* nach anderen Vorschriften, insbesondere aufgrund von Delikts- und Vertragsrechtsvorschriften, besteht. Diese Haftpflicht kann durch eine Betriebshaftpflicht-Versicherung abgedeckt werden. Es ist dies aber ein Unterschied zu der Gefährdungshaftung nach §§ 84, 94 AMG.

- Die *Beschriftung* der in der Apotheke hergestellten *Arzneimittel* richtet sich nach arzneimittelrechtlichen Vorschriften. In Betracht kommen insbesondere für die nach § 21 Abs. 2 Nr. 1 AMG und Artikel 3 § 10 AMNG 1976 hergestellten Arzneimittel §§ 10 und 11 AMG. Im übrigen ist § 10 der Apothekenbetriebsordnung (ApoBO) über die Abgabe der Arzneimittel zu beachten. § 10 Abs. 6 ApoBO gilt nur für die Abgabe von Arzneimitteln auf Verschreibung und im Handverkauf. Hierunter fallen also nur die Arzneimittel, die im Einzelfall auf Verschreibung in der Apotheke hergestellt (Rezepturarzneimittel) oder im Handverkauf ad hoc für den Kunden in ein Behältnis abgefüllt oder abgepackt werden. In der Apotheke im voraus abgabefertig verpackte Arzneimittel müssen nach §§ 10 und 11 AMG beschriftet werden, auch wenn sie nicht zulassungspflichtig sind (vgl. Cyran, Lukkenbach, Hügel, Apothekenbetriebsordnung, Kommentar, § 10 Anm. 11; Kloesel/Cyran, Arzneimittelrecht-Kommentar § 10 Anm. 1). Für die Kennzeichnung von Arzneimitteln in Packungen für den Krankenhausbedarf und gegebenenfalls ihrer Bausteine gibt es darüber hinaus eine Empfehlung der Deutschen Krankenhausgesellschaft und der Arbeitsgemeinschaft Deutscher Krankenhausapotheker (vgl. Kloesel/Cyran, Arzneimittelgesetz, Anm. 2a zu § 10 AMG sowie unter A 2.27).

Altarzneimittel aus der Zeit vor Inkrafttreten des AMG 76 sind nach der Übergangsbestimmung des Artikel 3 § 11 AMNG 1976 bis zur sog. Nachzulassung nach den Vorschriften des AMG 1961 zu kennzeichnen, wobei die Abweichungen zum neuen AMG insoweit wichtig sind, als z. B. Anwendungsgebiete, Gegenanzeigen und eventuelle Nebenwirkungen sowie Wechselwirkungen auf der Packungsbeilage – bzw., wenn diese fehlt, nach § 11 Abs. 6 AMG auf der Packung – anzugeben sind.

- Die Herstellung von Arzneimitteln in der Apotheke muß kunstgerecht erfolgen, also insbesondere dem Arzneibuch entsprechen (§ 55 AMG). Die noch zu erlassende Betriebsordnung im Sinne des § 54 AMG gilt auch für Apotheken, soweit über die Ausnahme des § 13 Abs. 2 Nr. 1 AMG hinaus eine Herstellungserlaubnis nach § 13 AMG benötigt wird.

Die Bedeutung der Eigenherstellung

Die jetzt um drei Jahre verlängerte Möglichkeit der Herstellung von eigenen Fertigarzneimitteln nach Artikel 3 § 10 AMNG 1976 berechtigt den Apotheker, nicht nur Arzneimittel herzustellen, die er schon zur Zeit des Inkrafttretens des AMG 76 hergestellt hat, sondern auch dazu, weitere Arzneimittel erstmals herzustellen und in den Verkehr zu bringen (vgl. Sander/Scholl, Arzneimittelrecht, Artikel 3 § 10 Erläuterung 2; Kloesel/Cyran, Arzneimittelrecht-Kommentar, Artikel 3 § 10 Anm. 2). Es ist danach auch möglich, etwa völlig neue Hausspezialitäten zu konzipieren und in der eigenen Apotheke herzusellten und abzugeben. Das gilt auch etwa für Schwedenkräutermischungen. Der Apotheker hat insoweit in eigener Verantwortung zu entscheiden, ob es für die von ihm hergestellten Hausspezialitäten ein Bedürfnis und ein sinnvolles Anwendungsgebiet gibt. § 5 AMG 1976 – Verbot bedenklicher Arzneimittel – muß dabei jedoch immer beachtet werden. Er wird berücksichtigen müssen, daß die durch Artikel 3 § 10 AMNG 1976 eingeräumten Herstellungs- und Vertriebsmöglichkeiten nur noch bis zum 31. Dezember 1985 offen stehen.

Von diesem Zeitpunkt ab wird er sich nur noch der Standardzulassungen oder schon vorhandener Zulassungen (etwa nach § 21 Abs. 3 S. 2. AMG unter Erstattung der Anzeige nach § 29 Abs. 1 AMG) bedienen können. Oder er muß, abgesehen von den Möglichkeiten der verlängerten Rezeptur nach § 21 Abs. 2 Nr. 1 AMG, die Arzneimittel jeweils ad hoc auf jeweiliges Verlangen der Kunden abfüllen, so daß er keine Fertigarzneimittel herstellt, sondern nach § 10 Abs. 6 Apothekenbetriebsordnung zu kennzeichnende Handverkaufsarzneimittel.

Dr. Hans-H. Schmidt-Felzmann, Rechtsanwalt und Notar, Ochsenzoller Str. 173, 2000 Norderstedt.